AVREMO UN BAMBINO

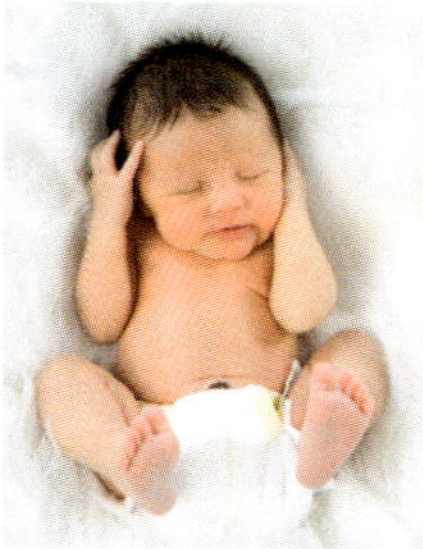

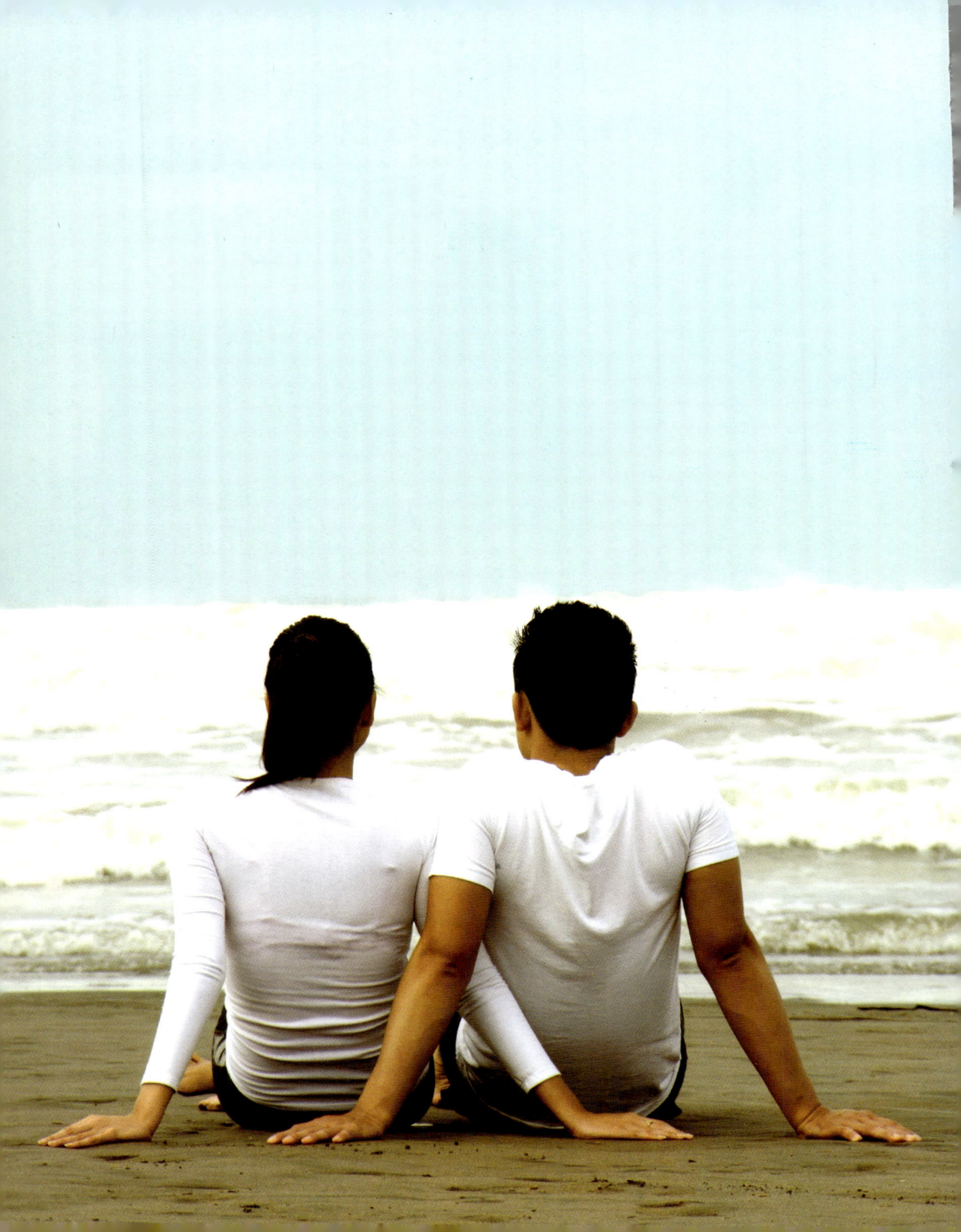

Avremo un bambino

Janet Balaskas
Yehudi Gordon

consulenza per l'edizione italiana
Roberto Fraioli

red!

Janet Balaskas ha una lunga esperienza di insegnante nei corsi di preparazione al parto organizzati dal *National Childbirth Trust* di Londra. Ha fondato nel 1982 l'*International Active Birth Movement* che prepara le coppie al parto e svolge attività di informazione e ricerca per far comprendere i processi fisiologici del parto. Da anni sostiene il diritto delle donne a partorire naturalmente, influenzando in questo senso i servizi di maternità in Gran Bretagna. Di Janet Balaskas sono usciti in Italia anche: *Manuale del parto attivo*, *Audiocorso per il parto attivo*, *Manuale del parto in acqua* e *Il nuovo libro della salute in gravidanza* (tutti pubblicati da red!).

Yehudi Gordon, ostetrico ginecologo e padre di tre bambini, si è laureato nella Repubblica Sudafricana e ha svolto in seguito un dottorato di ricerca a Londra. Le sue ricerche biochimiche sul benessere del feto sono state l'occasione per diverse pubblicazioni scientifiche. Sostenitore convinto del parto naturale, è noto in Gran Bretagna per aver introdotto un'atmosfera amichevole nella pratica ospedaliera del parto. Collabora con il Movimento per il parto attivo fin dai suoi esordi.

Roberto Fraioli, ginecologo e curatore dell'edizione italiana, è Segretario dell'Associazione Scientifica Andria.

nuova edizione aggiornata
www.rededizioni.it

Traduzione di Francesca Speciani
dall'originale inglese
The Encyclopedia of Pregnancy and Birth, © 1987 Macdonald & Co. Publishers Ltd., Londra
Testo di Janet Balaskas
e Yehudi Gordon © 1987

Coordinamento editoriale:
Enrico Torrone
Redazione:
Giuliana Citton,
Roberto Stefanizzi,
Paola Comparetti

Impaginazione: Giralacarta, Milano
Stampato in Slovenia
da Svetprint and partners
Ristampa 2015

red! è un marchio Il Castello Srl
Via Milano 73/75 - 20010
Cornaredo (MI)
Tel. 02 99762433
Fax 02 99762445
www.ilcastelloeditore.it

Gli autori ringraziano le madri, i padri e i bambini che, con la loro esperienza, sono stati fonte d'ispirazione e di conoscenza; Stephen Russel, per averli introdotti alla filosofia e al massaggio taoista; Carole Elliott, Sheila Kitzinger, Frédérick Leboyer, Ronald Laing e Michel Odent per aver ispirato il loro lavoro.

Prefazione

Ogni donna vive la propria gravidanza in modo del tutto personale, in relazione all'educazione che ha ricevuto, all'ambiente sociale in cui vive, alle esperienze fatte, alle sue condizioni di salute, al suo grado di emotività, alle caratteristiche del rapporto che la lega al padre del suo bambino.
In ogni caso il fatto stesso che sia in arrivo un figlio non potrà che rivoluzionare la vita della gestante. Il nuovo bambino, anche se ancora del tutto sconosciuto, vive dentro di lei, grazie a lei. A livello psicologico fa già parte della vita della madre come ne fa parte a livello biologico.
In altri termini, l'organismo femminile è davvero impegnato con tutte le sue componenti nel processo riproduttivo.
Nella grande maggioranza dei casi tutto va per il meglio con molta naturalezza, soprattutto al giorno d'oggi, grazie alle migliori condizioni generali in cui vivono le donne nel nostro paese e ai progressi fatti in materia di assistenza al parto.
Gravidanza e parto, tuttavia, restano eventi complessi e delicati. Qualche problema, grande o piccolo, può sempre presentarsi. Soprattutto possono presentarsi molti timori, talvolta ingiustificati o mal riposti.
Per questo è utile che la donna che si avvia a dare alla luce un bambino conosca bene i meccanismi biofisici messi in moto dallo sviluppo di un nuovo essere dentro il suo corpo, gli scopi che si propongono i vari esami ai quali verrà sottoposta, i rischi – anche remoti – cui potrebbe andare incontro. Altrettanto importante è per la coppia vivere insieme e consapevolmente tutto il percorso della gestazione, che è anche la via del divenire genitori.
A questi bisogni risponde benissimo questo volume, scritto in modo chiaro, attento agli aspetti psicologici e vicino al punto di vista delle donne, diventato negli anni un classico della letteratura scientifica di divulgazione sulla gravidanza.
Nella prima edizione del testo si avvertiva un clima pionieristico rispetto a un parto che fosse in primo luogo naturale, consapevole e 'attivo', mentre oggi tante conquiste sono state raggiunte proprio anche grazie all'opera di autori come Janet Balaskas e Yehudi Gordon, che hanno fatto sì che molte conoscenze siano ormai diventate patrimonio comune di tutti coloro che praticano l'assistenza al parto.
Completamente rinnovata nelle illustrazioni e nella veste grafica, questa nuova edizione è stata anche aggiornata nei contenuti, dando spazio alle nuove tecnologie, al parto in acqua, alle moderne conoscenze derivate dalle indicazioni della più recente letteratura scientifica EBM (*Evidence Based Medicine*), ovvero basata sulle prove di efficacia.
Quest'opera assolve quindi ottimamente il compito di fornire alla coppia tutte le informazioni per affrontare in modo sereno e consapevole l'arrivo di una nuova creatura.

Roberto Fraioli

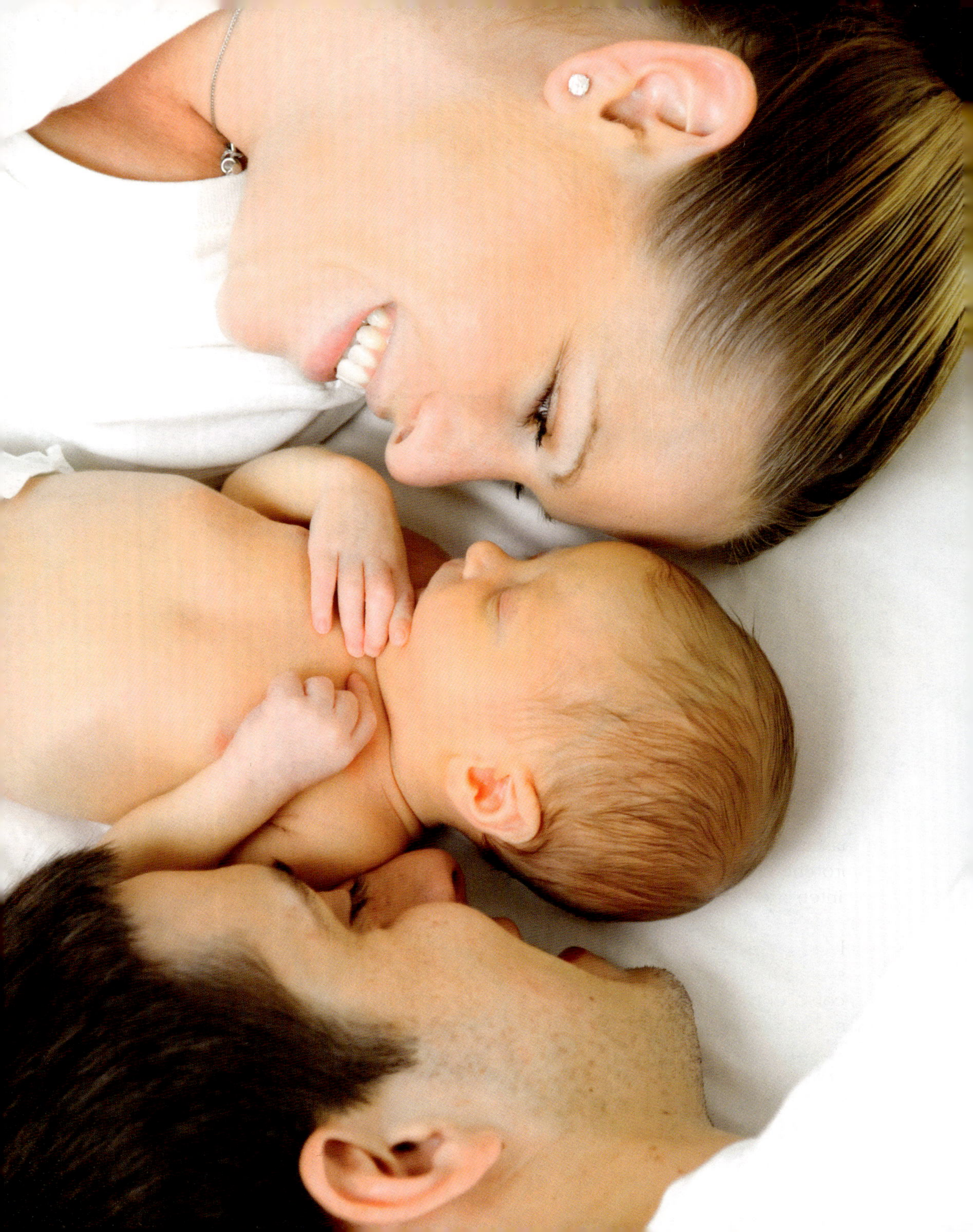

Un libro per il parto attivo

Sono veramente felice di aver avuto l'occasione di scrivere questo libro con la mia amica e collega Janet Balaskas. L'inizio della nostra collaborazione risale al 1978. Da allora, il Movimento per il parto attivo è cresciuto; nel nostro paese il parto e la nascita hanno subito profondi mutamenti e le donne hanno ormai una maggiore possibilità di scegliere come e dove partorire. Questa enciclopedia della gravidanza e della nascita ha avuto una lunga gestazione, durante la quale ci siamo spesso scontrati sul modo di intendere, e di vivere, il primo cruciale anno di vita di ogni essere umano, dal concepimento in poi.
Il risultato finale è una sintesi dei nostri punti di vista che, pur diversi su alcuni singoli dettagli, sono comunque assai simili sui principi fondamentali.

La nascita è un'avventura per tutti coloro che coinvolge: è l'esperienza più intensa che molti di noi fanno nella vita. Anche le esigenze e le emozioni del bambino sono importanti e per questo sono costantemente sottolineate nel corso di tutto il libro.
La trasformazione da adulti in genitori, da donne in madri, da uomini in padri e da genitori in nonni è densa di meraviglia, di eccitazione e di emozione. Le emozioni variano dall'ebbrezza all'euforia, dall'ansia alla paura fino alla depressione.
Non abbiamo voluto limitarci agli aspetti rosei dell'essere genitori, ma abbiamo cercato di trattare realisticamente anche i problemi che possono presentarsi in una gravidanza. È infatti questo un momento in cui si desidera sostegno e conforto, un momento in cui dare e ricevere attenzione.
I progressi tecnologici hanno reso il parto meno pericoloso per madre e bambino. Tuttavia, questo miglioramento rischia di essere messo in discussione dal ricorso indiscriminato a tecniche e medicinali che, dove non vi sia un reale bisogno, ostacolano invece di facilitare il processo fisiologico della gravidanza e del parto per madre e bambino. Nascere è il frutto di un processo minuziosamente calibrato e le nuove tecnologie non di rado promettono più di quanto possano mantenere. Con questo libro abbiamo voluto sostenere il principio che madre e bambino possono oggi tornare a essere i veri protagonisti del parto e dei primi giorni di vita, mentre la tecnologia ostetrica, utile in una minoranza di casi, dovrebbe rimanere sullo sfondo, per intervenire solo in caso di reale necessità. Sono sempre di più le persone che desiderano

prendersi cura attivamente di se stesse e dei propri cari. Il nostro scopo è di informare e assistere i genitori e aiutarli a prepararsi al loro nuovo ruolo con un libro esauriente, facile da capire e da usare.
Sono un ricercatore, un ostetrico ginecologo e un padre che ha assistito alla nascita dei suoi tre figli. Ogni volta rimango sorpreso dal mistero e dall'emozione che accompagnano il parto. Non di rado in questo momento si rivive la propria esperienza e riaffiorano emozioni a lungo dimenticate.
Mi auguro che questo libro incoraggi la comprensione, il calore, il contatto, la gentilezza e l'amore, perché il modo in cui veniamo al mondo e in seguito siamo nutriti segna indelebilmente il resto della nostra vita.

Yehudi Gordon

La prima volta che ho incontrato Yehudi Gordon, con cui ho avuto il privilegio di scrivere questo libro, fu nel 1978, quando gli chiesi di leggere il manoscritto del mio primo libro, *New Life* (nuova vita). Era un libro innovativo, che parlava del parto e della nascita come di eventi fisiologici e dimostrava come il corpo femminile fosse strutturalmente più adatto a partorire in posizione verticale che non semisdraiata. Descriveva chiaramente i vantaggi della posizione accovacciata e suggeriva un programma di esercizi ricavati dallo yoga, da praticare in gravidanza per prepararsi al parto.
All'epoca in cui il libro uscì, queste idee sembravano rivoluzionarie. L'uso prevalente della posizione sdraiata non solo intralciava l'azione della forza di gravità, ma rendeva la donna una paziente passiva invece che una protagonista attiva del parto. I corsi preparatori erano sostanzialmente informativi e si frequentavano solo nelle ultime settimane di gravidanza.
Praticare lo yoga e lo stretching per tutta la gravidanza è sicuramente un modo meno 'intellettuale' di prepararsi al parto e aumenta il piacere e la consapevolezza del proprio corpo da parte della donna incinta, che sono fondamentali perché al momento del parto riesca a fidarsi del proprio istinto. In gravidanza, yoga e stretching danno alla donna una consapevolezza della propria autonomia, potenza e resistenza interiore, consapevolezza che la accompagna naturalmente durante il travaglio e la maternità.

Alla fine degli anni Settanta, mentre aspettavo il mio secondo figlio, cominciai a tenere corsi di yoga per donne incinte e le incoraggiai a frequentarli per tutta la gravidanza.
Molte scoprirono che, per il travaglio, le posizioni yoga erano molto più comode di quella sdraiata, e decisero di partorire carponi o accovacciate. Seguendo la consapevolezza intrinseca dei loro corpi, queste donne stavano involontariamente cambiando la storia dell'ostetricia.
Erano solo una parte del numero sempre crescente di donne che

in tutto il mondo cominciavano a rivendicare per se stesse il controllo e la responsabilità del proprio parto, per la prima volta da trecento anni, da quando cioè, nella Francia del XVII secolo, era stato inventato il forcipe. Ben presto la locuzione *active birth* (parto attivo) divenne un modo popolare di esprimere il salto di coscienza rispetto al parto che stava prendendo piede tra queste donne.
Nel parto attivo, la madre è perfettamente libera di seguire il suo istinto in un'atmosfera di sicurezza, di pace e di intimità. Le ricerche hanno dimostrato che in un clima di questo tipo il travaglio di solito procede meglio, i rischi per il bambino sono minori ed è più probabile che il parto si concluda spontaneamente per via vaginale.
Le complicazioni sono più rare e la madre è quasi sempre più soddisfatta. Anche per il bambino la nascita è più dolce e meno traumatica e il naturale legame tra il bambino e i suoi genitori (*bonding*, 'attaccamento') si instaura con maggiore naturalezza.

I miei due figli minori sono nati a casa, dove è più facile stabilire le condizioni ideali per un parto attivo e naturale. Ma quando Yehudi Gordon ha cominciato a incoraggiare le donne incinte che seguiva a praticare gli esercizi di stretching, abbiamo scoperto che era possibile partorire in modo attivo e istintivo anche in ospedale. Perché questo possa avvenire, a casa o in ospedale, è necessario un cambiamento radicale di atteggiamento. La donna che partorisce deve imparare ad aver fiducia nel suo corpo e nelle sue potenzialità.
Le ostetriche e i medici che la seguono devono essere capaci di resistere alla tentazione di controllare, intervenendo solo quando c'è bisogno della loro specifica competenza.
In molte strutture ospedaliere è possibile una nascita normale, fisiologica, con il 'paracadute' offerto dalla moderna ostetricia. Partendo dal punto fermo che una donna abbia fiducia nella propria capacità di portare in grembo, partorire, nutrire e assistere il suo bambino, è possibile finalmente concepire in una prospettiva sensata e non invadente l'uso di un'appropriata assistenza medica.

Avremo un bambino è un libro insolito, perché combina le opinioni di una donna con quelle di un medico.
Abbiamo deliberatamente evitato di scrivere individualmente sulle nostre specialità, ma abbiamo invece cercato di riflettere il più possibile le opinioni di entrambi in tutto il corso del libro.
Il risultato è un libro che nessuno dei due avrebbe potuto scrivere da solo e che per questo potrà essere utile in un momento come questo, in cui i progressi dell'ostetricia moderna cominciano ad ammettere un diverso atteggiamento nei confronti dell'evento fisiologico e dei cambiamenti psicologici che hanno luogo con la nascita di un bambino.

Janet Balaskas

INDICE

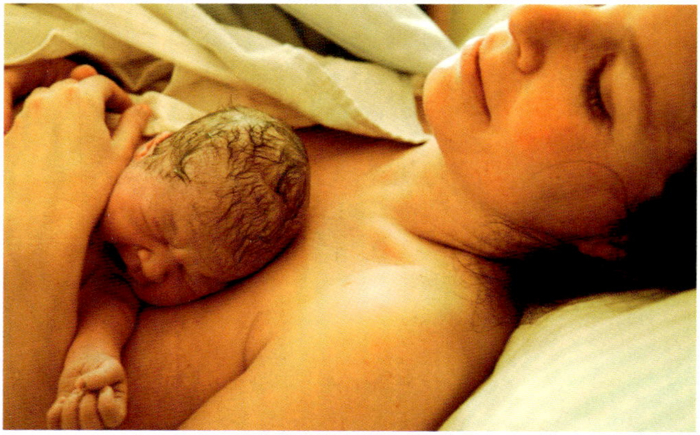

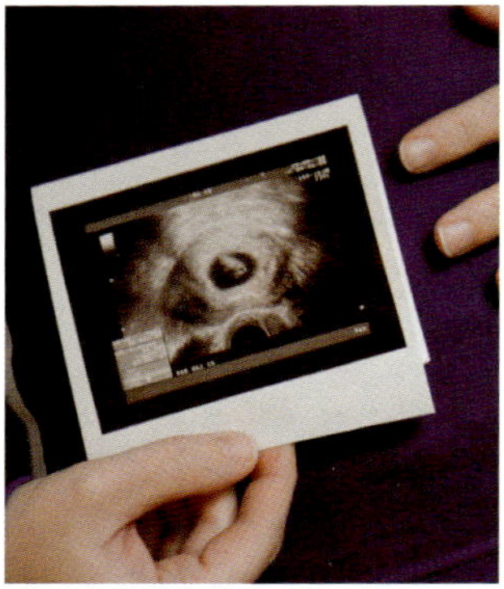

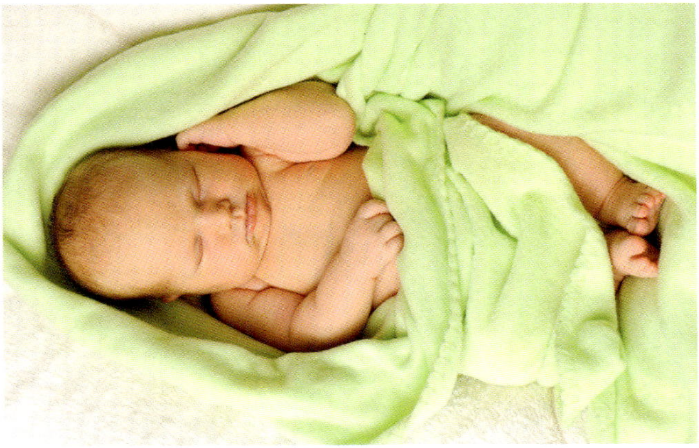

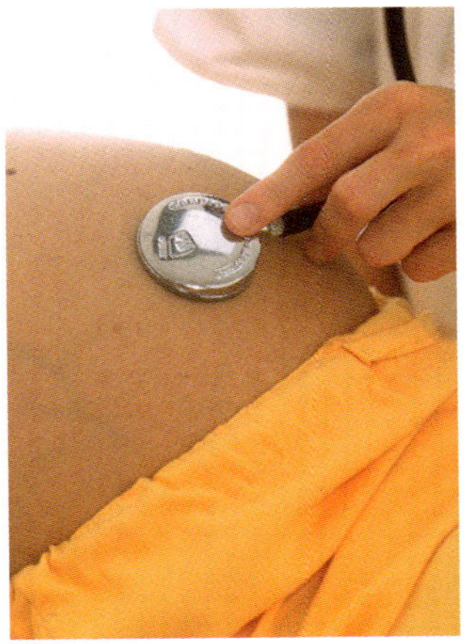

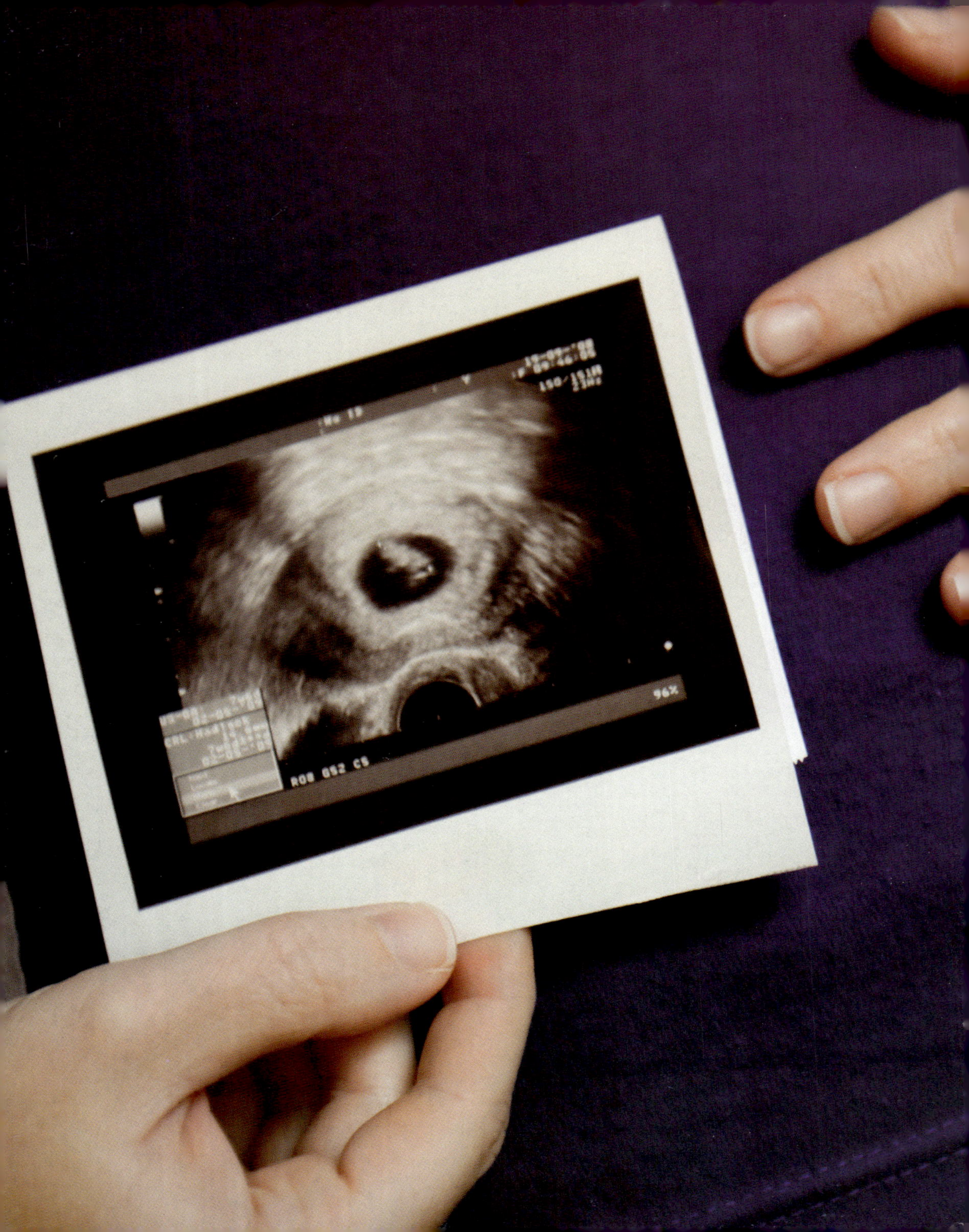

LA GRAVIDANZA

Prepararsi alla gravidanza

Avere un bambino è uno degli avvenimenti più belli e gratificanti della vita di una persona.
La spinta a mettere al mondo un essere vivente è un impulso biologico forte e primitivo, comune a tutte le specie; un impulso che assicura la continuità della vita sulla terra, quasi altrettanto forte della necessità di nutrirsi e di respirare.
Nella coppia la decisione di concepire un bambino è generalmente accompagnata da molti interrogativi, dubbi e riflessioni su ciò che comporta il diventare genitori. A volte può capitare di concepire un figlio senza averlo programmato, e sarà quindi necessario un po' più di tempo per abituarsi all'idea.
Che la gravidanza sia voluta oppure no, essa è comunque destinata non solo a modificare profondamente la vostra vita, ma ad aprirvi nuovi orizzonti via via che prenderete coscienza di quanto avviene dentro di voi e vi addentrerete nell'avventura di diventare genitori.

Fertilità e concepimento

Prima di programmare una gravidanza, è consigliabile sottoporsi a una visita medica di coppia, sia per controllare il proprio stato di salute e conoscere i meccanismi legati alla fertilità e al concepimento, sia per informarsi sulle visite da effettuare in gravidanza e conoscere i diversi aspetti del parto e del diventare genitori.
Gli argomenti che si affrontano con il medico sono più o meno gli stessi della prima visita ostetrica dopo il concepimento.

✔ rosolia *vedi* pagina 451

In questa occasione è opportuno farsi prescrivere il rubeo test, che verifica se si è immuni dalla rosolia, malattia che si presenta generalmente in forma molto leggera negli adulti e nei bambini, e che può avere effetti devastanti sul feto se la donna la contrae nelle prime sedici settimane circa di gravidanza. Se non si è immuni, è forse bene vaccinarsi, aspettando almeno tre mesi prima di concepire.

La visita medica di coppia non è certo garanzia di un concepimento immediato o di una gravidanza senza problemi; è però una buona forma di prevenzione nei confronti della salute vostra e del vostro bambino.

Verificare la salute e la forma fisica

La salute della mamma e la sua alimentazione influiscono sul benessere del bambino e sull'esito del parto; i mesi che precedono il concepimento sono quindi il momento ideale per modificare la dieta rendendola più sana ed equilibrata.

Un'alimentazione corretta nei sei mesi che precedono il concepimento, il più possibile ricca di alimenti freschi e priva di sostanze chimiche potenzialmente negative per la fertilità, come additivi, conservanti e dolcificanti artificiali, aumenta le vostre possibilità di restare incinte.

✔ alimentazione
vedi pagina 158

Sarà proprio il modo in cui vi alimenterete in questo periodo a garantire che il bambino abbia tutti gli elementi nutritivi essenziali nelle prime dieci settimane di gravidanza, che sono cruciali per il suo sviluppo.

Questo non è comunque il momento indicato per iniziare una dieta per dimagrire, per non alterare in alcun modo il delicato equilibrio di vitamine, aminoacidi e minerali presenti nel vostro organismo. È sicuramente il momento migliore, invece, per cominciare, o eventualmente continuare, a lavorare sulla forma fisica.

La pratica quotidiana sia dello yoga, in tutte le sue varianti, sia dello stretching o del Pilates vi farà molto bene, come pure nuotare, fare jogging, giocare a tennis o passeggiare all'aria aperta.

È consigliabile sospendere la pillola o togliere la spirale (IUD) almeno tre mesi prima di tentare il concepimento, per consentire all'organismo di riprendere i suoi ritmi spontanei.

Dopo la sospensione della pillola, le mestruazioni possono essere irregolari per alcuni mesi; se aspetterete che siano tornate regolari, sarà più facile calcolare la data presunta del concepimento.

Una coppia che decide di affrontare una gravidanza può trovare una risposta a molti dubbi in un colloquio preventivo con il proprio medico di fiducia.

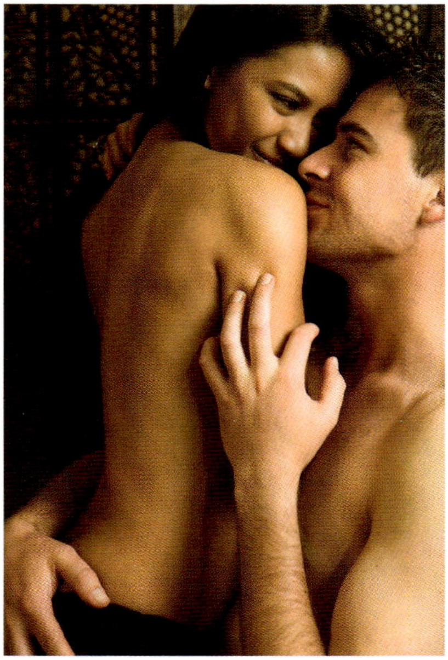

✔ aborto spontaneo *vedi* pagina 417

✔ gravidanza extrauterina *vedi* pagina 408

Nell'eventualità in cui il concepimento avvenga con la spirale ancora inserita, o quando l'abbiate tolta da meno di tre mesi, di solito non vi sono particolari problemi; il rischio di aborti spontanei e di gravidanze extrauterine aumenta però leggermente.

Mantenere la serenità e l'equilibrio psichico

È di estrema importanza, se le circostanze lo consentono, che entrambi i partner abbiano il tempo di prepararsi emotivamente a diventare genitori: la gravidanza è un periodo di grandi trasformazioni per la donna, ma anche per la maturazione individuale di entrambi i futuri genitori.

Avere un figlio darà una nuova dimensione al rapporto con il vostro compagno e con il resto della famiglia, ma richiede una grande apertura al cambiamento e la capacità di accogliere i nuovi sentimenti suscitati dall'arrivo di un bambino.

Può essere il momento adatto per riflettere sulla vostra infanzia, sul rapporto che avete avuto con i vostri genitori, per provare a risolvere eventuali conflitti ancora presenti.

Pochissimi diventano genitori nelle circostanze ideali; cercate, se potete, di non focalizzarvi solo sugli aspetti medici e fisici della gravidanza, ma di prendere in esame anche il lato emotivo.

Se sentite di avere dei problemi che non potete risolvere con l'aiuto del vostro partner, della famiglia o degli amici, prendete in considerazione l'eventualità di rivolgervi a uno psicologo o a uno psicoterapeuta; oppure provate a parlare con chi tiene il corso preparto, con un'ostetrica di fiducia o con il vostro ginecologo: in certi casi può essere risolutivo

Affrontare alcune questioni pratiche

Se state cambiando casa, riflettete sui vantaggi che potrebbe offrire la vicinanza alla vostra famiglia o ad amici con cui condividere la nuova condizione di genitori.

Verificate anche che nella zona ci siano nidi, scuole materne ed elementari, parchi giochi e così via.

Avere un bambino comporta un impegno diverso anche dal punto di vista economico.

Sia che decidiate di abbandonare il lavoro per un po' di tempo per dedicarvi a tempo pieno a vostro figlio, sia se rientrerete al lavoro subito dopo la maternità, avrete comunque bisogno di una maggiore disponibilità finanziaria, soprattutto nel caso sia necessaria una casa più grande. Informatevi sui diritti previsti dal vostro contratto per il congedo per maternità, e se esistono particolari agevolazioni per le famiglie nel vostro comune di residenza.

✔ tutela della maternità *vedi* pagina 462

Tutto risulterà più facile se avrete avuto il tempo di fare dei progetti prima di rimanere incinte, evitando motivi di stress durante la gravidanza.

L'apparato genitale femminile

Nel momento in cui ha inizio una nuova vita, il vostro corpo subisce una serie di trasformazioni, prima fra tutte la sospensione del ciclo mestruale, che lo prepareranno gradualmente alla gravidanza, al parto e all'allattamento.
Capire come il corpo femminile genera e nutre un bambino può essere utile e anche affascinante.

L'utero

L'utero è l'organo che durante la gravidanza e il parto svolge il ruolo principale.
Normalmente ha la forma e le dimensioni di una piccola pera rovesciata, ma è capace di aumentare notevolmente il proprio volume per accogliere il bambino dall'inizio alla fine della gravidanza.
All'inizio della gravidanza è situato nel bacino, tra la vescica e il retto (l'ultimo tratto dell'intestino). Alla fine della gravidanza occupa tutta la cavità addominale, fino alle costole inferiori.
La parte più bassa, cioè il suo ingresso, viene chiamata 'cervice' o, più comunemente, 'collo dell'utero'.
Al di sopra c'è la parte centrale, il corpo, mentre la parte superiore è detta 'fondo'.

Il collo dell'utero

È lo stretto passaggio, lungo 4 cm circa, tra la vagina e la cavità uterina. È uno sfintere ad anello, cioè un tessuto muscolare liscio, elastico e fibroso, che svolge diverse importanti funzioni.
Le ghiandole che si trovano nella mucosa cervicale producono muco e sono molto attive per tutta l'età adulta. La natura di questo muco varia nel corso del ciclo mestruale: è fluido nel periodo

dell'ovulazione per favorire la risalita degli spermatozoi; diventa denso e viscoso prima e dopo le mestruazioni.
Durante la gravidanza le stesse ghiandole producono uno spesso tappo mucoso che sigilla l'ingresso della cervice e, insieme con le membrane che racchiudono il feto avvolto nel liquido amniotico, forma una barriera per impedire a eventuali aggressioni batteriche di raggiungere il bambino.
Il canale cervicale è chiuso per la maggior parte del ciclo mestruale; si dilata di un centimetro circa nel periodo dell'ovulazione e di nuovo durante le mestruazioni per permettere il passaggio degli spermatozoi e del sangue mestruale.
Durante la gravidanza rimane invece serrato per proteggere e trattenere il feto, almeno fino alla trentesima settimana di gravidanza, quando le prime contrazioni uterine tendono ad accorciarlo, cominciando anche ad aprirlo (cioè a dilatarlo) in vista del parto.

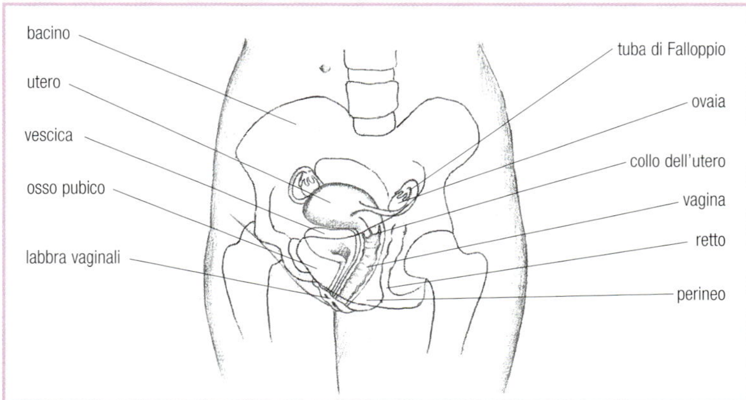

L'apparato genitale femminile nella cavità pelvica.

Il corpo dell'utero
Il corpo dell'utero è formato dai due terzi superiori dell'utero, al di sopra della cervice. La maggior parte del tessuto muscolare di quest'organo è localizzata nelle pareti del corpo dell'utero, la cui attività durante il parto deriva proprio dalle contrazioni ritmiche di queste fibre muscolari.
È un tessuto muscolare liscio, che agisce involontariamente, come quello dei vasi sanguigni o dell'intestino, e non può quindi essere controllato.
Il corpo dell'utero è costituito da tre strati: quello esterno è una membrana forte e liscia detta 'peritoneo', quello intermedio, il

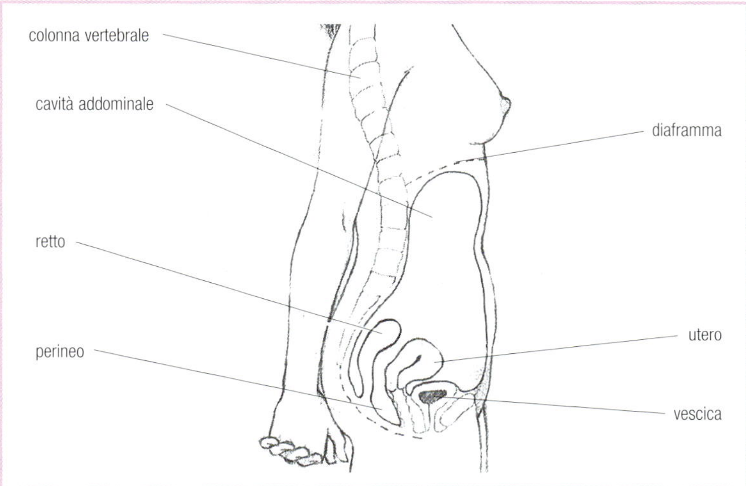

Gli organi pelvici nella cavità addominale visti di lato. In gravidanza l'utero si espande fino a occupare la maggior parte della cavità addominale.

'miometrio', è composto da tre strati di fibre muscolari disposte verticalmente, orizzontalmente e diagonalmente.
Internamente, questa parete muscolare è rivestita dal terzo strato, l''endometrio'.
Nel corso della vita di una donna, la muscolatura uterina si contrae e si rilassa costantemente, anche se in genere è possibile avvertire queste contrazioni soltanto in corrispondenza delle mestruazioni e durante la gravidanza e il parto.
In gravidanza, le fibre muscolari dell'utero aumentano notevolmente di dimensioni. Quando il bambino è pronto per nascere, la parte superiore dell'utero può avere raggiunto uno spessore di 5 cm, a partire da 1 cm iniziale. Oltre a contrarsi e a rilassarsi, la muscolatura uterina può anche retrarsi, cioè ridursi di volume. Questo avviene per esempio quando, appena nato il bambino ed espulsa la placenta, l'utero si riduce a un terzo delle sue dimensioni nel giro di pochi minuti.
Il centro cavo dell'utero è detto 'cavità uterina'. Nella parte inferiore, la cavità uterina è collegata alla vagina per mezzo della cervice e in quella superiore alle tube di Falloppio, dove è necessario che giungano gli spermatozoi per incontrare un ovulo e fecondarlo.

L'endometrio

Questa struttura mucosa che riveste internamente la cavità uterina è ricca di vasi sanguigni. Durante il ciclo mestruale cresce,

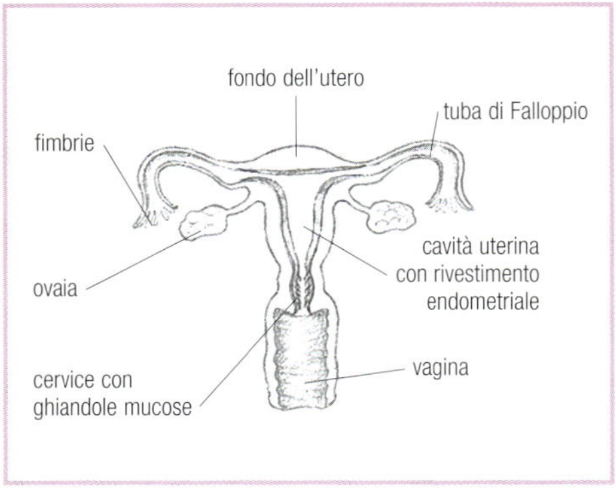

Gli organi dell'apparato genitale femminile con il rivestimento uterino e le ghiandole cervicali.

preparandosi a nutrire un eventuale ovulo fecondato. Se l'ovulo non viene fecondato, lo strato superficiale dell'endometrio viene eliminato con le mestruazioni per poi rigenerarsi durante il ciclo.
La mucosa endometriale in eccesso viene anche eliminata dopo il parto.
Se un ovulo viene fecondato, l'embrione che si produce si impianta nell'endometrio, e nel corso della gestazione anche la placenta si fissa nei suoi strati più profondi.

Le tube di Falloppio

Le due tube di Falloppio (dette anche 'tube uterine' o 'salpingi') si dispongono a partire dai due lati della parte superiore dell'utero, formano una curva e terminano in numerose frange, dette 'fimbrie', che circondano le ovaie.
Le tube di Falloppio sono canali muscolari sottili e cavi, rivestiti di ghiandole mucose dotate di cellule ciliate.
Hanno principalmente due funzioni:

- portare l'ovulo nell'utero;
- nutrire l'ovulo e gli spermatozoi.

Al momento dell'ovulazione, quando cioè l'ovaia espelle una cellula uovo, le fimbrie si stringono delicatamente intorno all'ovaia per raccogliere l'ovulo e immetterlo nella tuba.
L'ovulo viene poi sospinto verso l'utero dalle contrazioni ritmiche delle stesse tube e dall'ondeggiare delle cilia, che battono a loro volta ritmicamente in direzione dell'utero.
Nel frattempo gli spermatozoi risalgono le tube controcorrente, anch'essi sorretti dalla secrezione locale, ricca di ossigeno e di nutrimento. La fecondazione ha luogo a due terzi della tuba, dopo di che l'ovulo fecondato impiega sette giorni circa a raggiungere la cavità uterina.

Le ovaie

Le ovaie sono grandi come mandorle e si trovano ai lati dell'utero, in prossimità della parte terminale delle tube di Falloppio. Sono situate in profondità nel bacino, protette da eventuali traumi.

Le ovaie svolgono due funzioni:

- custodiscono gli ovuli;
- producono gli ormoni estrogeno e progesterone, responsabili della caratterizzazione femminile del corpo (forma e distribuzione dei peli), oltre che del ciclo mestruale.

Nell'embrione femminile in via di sviluppo, le ovaie contengono da quattro a cinque milioni di ovuli, che all'epoca della prima mestruazione si sono già ridotti a mezzo milione circa. Ognuno di essi è avvolto in una membrana traslucida e brillante detta 'zona pellucida' sotto la quale si trova una membrana più sottile a contatto con l'ovulo.
Il nucleo al centro dell'ovulo contiene informazioni genetiche sotto forma di ventitré cromosomi che si uniranno al momento della fecondazione con i ventitré cromosomi contenuti nello spermatozoo.
Con ogni ciclo mestruale cominciano a maturare dai dieci ai cento ovuli, ma generalmente solo uno raggiunge la maturazione completa il giorno dell'ovulazione e può quindi essere fecondato. A mano a mano che gli ovuli maturano, le cellule ovariche che li circondano producono una secrezione contenente estrogeno, che in seguito raggiunge la circolazione sanguigna, influendo su tutto il corpo. La secrezione aumenta e, insieme con centinaia di cellule, forma sulla superficie dell'ovaia un follicolo a grappolo che può raggiungere i 2 cm di diametro.
L'estrogeno liberato poi dal follicolo avvia la produzione di ormoni ipofisari che a loro volta fanno sì che il follicolo si apra, rilasciando l'ovulo. Questo viene quindi risucchiato nella tuba di Falloppio, dove può avvenire la fecondazione.
Il follicolo svuotato diventa a questo punto il 'corpo luteo', che produce gli ormoni necessari a supportare la gravidanza nelle sei, dieci settimane successive, fino al momento in cui interverrà la placenta.

La vagina

La vagina è il canale che unisce il collo dell'utero ai genitali esterni. È lunga approssimativamente 10 cm ed è inclinata verso l'alto all'indietro, quindi vicino all'osso pubico in basso e presso il sacro in alto.
È sostenuta dai legamenti attaccati alle pareti laterali e posteriori del bacino e dai muscoli del pavimento pelvico. Questi sostegni,

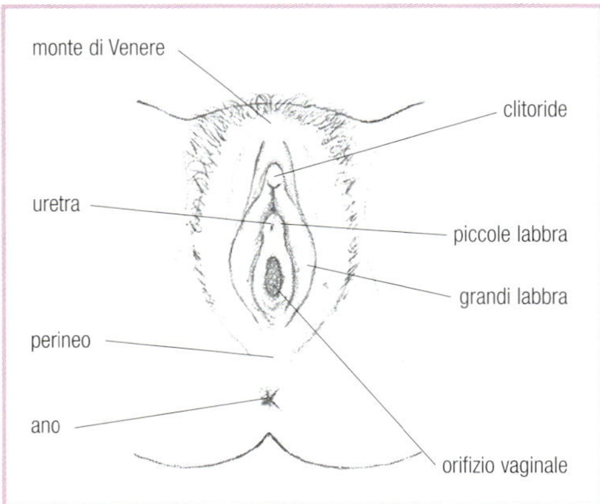

I genitali esterni femminili.

che condivide con l'utero, sono flessibili e permettono alla vagina di muoversi. Le pareti vaginali sono costituite da tessuto elastico e muscolare; la mucosa che le riveste internamente è dotata di molte pieghe: per questo motivo si allunga facilmente sia durante il rapporto sessuale sia nel corso del parto. Le pareti normalmente sono in contatto tra di loro; un po' per questo motivo e un po' grazie alla contrazione dei muscoli che ne circondano l'ingresso, la vagina è normalmente chiusa e quindi protetta.

La pelle all'ingresso della vagina forma una piega detta 'imene'; questa membrana è aperta in modo da consentire il passaggio del sangue mestruale e in genere si lacera durante il primo rapporto sessuale.

Normalmente la vagina è mantenuta umida e lubrificata dalle secrezioni del collo dell'utero e delle ghiandole di Bartolino, poste ai lati della vagina, oltre che dalla linfa che filtra attraverso i vasi sanguigni da cui è irrorata.

A metà del ciclo mestruale, la lubrificazione vaginale aumenta grazie al muco prodotto a livello della cervice, favorendo la risalita degli spermatozoi verso l'ovulo.

Vulva e perineo

La parte esterna dell'apparato genitale femminile è detta 'vulva': ne fanno parte le grandi labbra, le piccole labbra e il clitoride.

Davanti alla vulva sta il cosiddetto 'monte di Venere', un cuscinetto di tessuto adiposo che copre l'osso pubico.

Il perineo è la zona compresa tra la vagina e l'ano, in cui i muscoli che circondano ano e vagina si incontrano con quelli che corrono lungo i lati del bacino. Oltre a tenere chiusa la vagina, questi muscoli forniscono un ulteriore sostegno al pavimento pelvico.

Durante il parto, al passaggio della testa del bambino, i tessuti del perineo si estendono notevolmente.

Il ciclo mestruale

Nel corso della sua vita una donna ha approssimativamente cinquecento cicli mestruali. In media ognuno dura ventotto giorni a partire dal primo giorno delle mestruazioni, ma sono da considerarsi perfettamente normali anche cicli di ventuno o trentacinque giorni. I fenomeni che avvengono durante il ciclo mestruale sono controllati dal delicato meccanismo della secrezione di ormoni, i messaggeri chimici che, fra l'altro, garantiscono la periodicità del ciclo fertile.

Gli ormoni sono prodotti dalle ghiandole endocrine e immessi direttamente nel sangue, che li trasporta dove sono necessari. Le ghiandole endocrine maggiormente interessate dal ciclo mestruale sono quattro: la tiroide, che si trova nel collo, l'ipotalamo e l'ipofisi situati nel cervello in profondità, e le ovaie.

Il ciclo è innanzitutto influenzato dall'attività dell'ipofisi e delle ovaie, mentre gli ormoni tiroidei controllano il flusso di energia all'interno del corpo, consentendo il funzionamento regolare degli altri ormoni. L'ipofisi è la ghiandola che dà avvio al ciclo mestruale.

C'è un complesso sistema di azione e di reazione che collega le ovaie, l'ipotalamo e l'ipofisi al fine di mantenere il ritmo dei cicli. Inoltre, essendo l'ipotalamo strettamente collegato ad altre aree del cervello, non è raro che i fattori emotivi abbiano dei riflessi sul ciclo mestruale.

Il ciclo mestruale si compone di quattro fasi.

Attorno al ciclo mestruale ruota il delicato ciclo della vita che presiede a ogni gravidanza.

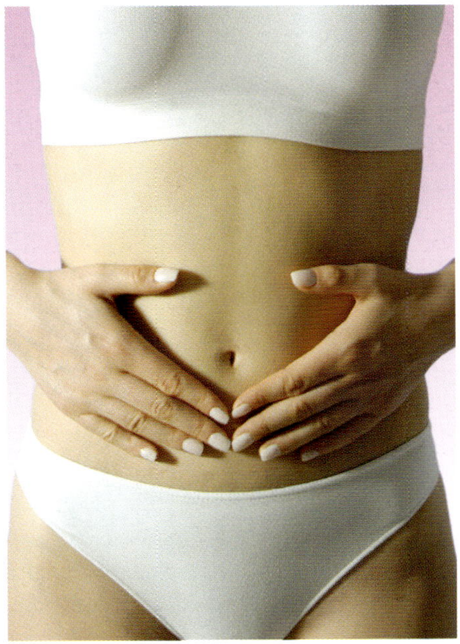

La fase follicolare

I primi ormoni coinvolti nel ciclo mestruale sono l'ormone follicolo-stimolante (FSH) e l'ormone luteinizzante (LH), prodotti dall'ipofisi, che raggiungono le ovaie attraverso il sangue, stimolando lo sviluppo di un numero di follicoli compreso tra dieci e cento. L'ormone luteinizzante stimola anche la produzione di quantità maggiori di estrogeno, ormone femminile che agisce in diverse parti del corpo.

Solitamente le ovaie sono stimolate a cicli alterni; tuttavia, se una delle ovaie non funziona, l'altra è in grado di sopperire senza che la fertilità ne risenta.

L'ipofisi secerne anche un altro ormone, la prolattina. Perché avvenga l'ovulazione è necessario che questo ormone, per tutto il

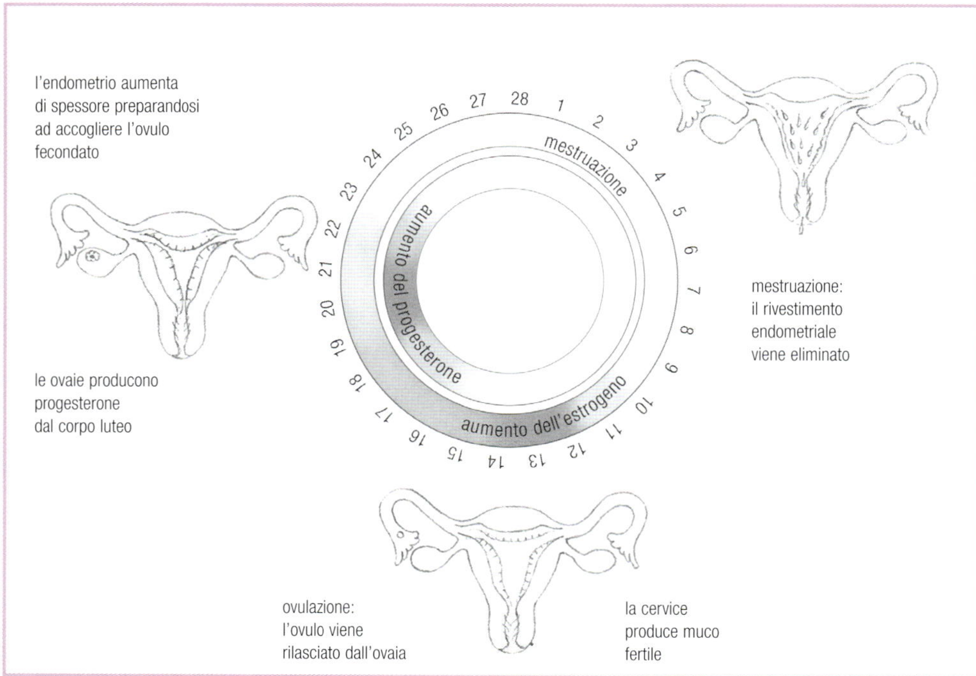

Il cerchio rappresenta un ciclo mestruale tipo di ventotto giorni, in cui il primo giorno coincide con l'inizio dell'emorragia, e mostra le variazioni dei livelli ormonali e la loro azione nelle diverse fasi.

ciclo, si mantenga a livelli bassi. Durante l'allattamento è invece presente in una concentrazione assai maggiore, tale a volte da inibire l'ovulazione e la fertilità.

L'estrogeno prodotto dall'ovaia agisce anche sull'ipotalamo, stimolandolo a produrre i *releasing hormones* (fattori di liberazione) che raggiungono l'ipofisi. È quindi un delicato sistema circolare di azioni e reazioni in cui gli ormoni ipofisari avviano lo sviluppo dei follicoli nelle ovaie, che a loro volta inviano all'ipotalamo l'estrogeno per stimolare la produzione di altri ormoni ipofisari.

A metà circa del ciclo, quando il tasso di estrogeno nel sangue è alto, l'ipofisi libera una grande quantità di LH e di FSH, il che spinge un ovulo, e talvolta più di uno, a raggiungere la superficie del follicolo, preparandosi per l'ovulazione. Gli altri follicoli messi in moto recedono gradualmente nei quattordici giorni successivi. Intanto l'estrogeno ha fatto aumentare di spessore l'endometrio (la mucosa che riveste internamente l'utero), preparandolo ad accogliere l'ovulo fecondato, e ha stimolato la cervice a produrre il muco fertile, acquoso e trasparente, che agevola la risalita degli spermatozoi.

L'ovulazione

Circa trentadue ore dopo quest'ultima emissione di LH e FSH, il follicolo maturo si rompe lasciando uscire dall'ovaia l'ovulo avvolto in una membrana protettiva di cellule follicolari. A questo punto l'ovulo viene fagocitato dalle fimbrie e sospinto nella tuba di Falloppio, da cui viene nutrito in attesa di essere fecondato da uno spermatozoo non più tardi di dodici, trentasei ore dopo, ormai privato delle cellule follicolari. Se non avviene la fecondazione, l'ovulo degenera e viene riassorbito.

La fase luteinica

Nell'ovaia, il follicolo rotto comincia ad assorbire colesterolo e a diventare giallo. Da qui in poi si chiamerà 'corpo luteo' e continuerà a produrre estrogeno, ma insieme con un altro ormone, il progesterone. Quest'ultimo altera il muco prodotto dalla cervice, rendendolo troppo spesso perché gli spermatozoi lo possano attraversare e, nel contempo, stimola le ghiandole delle tube e dell'utero a produrre il nutrimento necessario per l'ovulo, creando le condizioni per la fecondazione all'interno della tuba e per l'impianto dell'ovulo fecondato sulla parete uterina.

Se la fecondazione non ha luogo, il corpo luteo si riassorbe e i livelli di progesterone e di estrogeno si riducono nei dieci giorni successivi, cessando di stimolare il rivestimento endometriale, che viene così eliminato attraverso le mestruazioni.

A questo punto il ciclo è completo e può ricominciare da capo.

Se l'ovulo viene fecondato, alcune sue cellule (che andranno in seguito a formare la placenta) cominciano a produrre la gonadotropina corionica umana (HCG), sulla presenza della quale si basano tutti i test di gravidanza. L'HCG impedisce il riassorbimento del corpo luteo in modo che continui a produrre progesterone e a nutrire l'endometrio; questa sua funzione è essenziale per le prime dieci settimane di gravidanza, fino al momento in cui la placenta è pronta a funzionare.

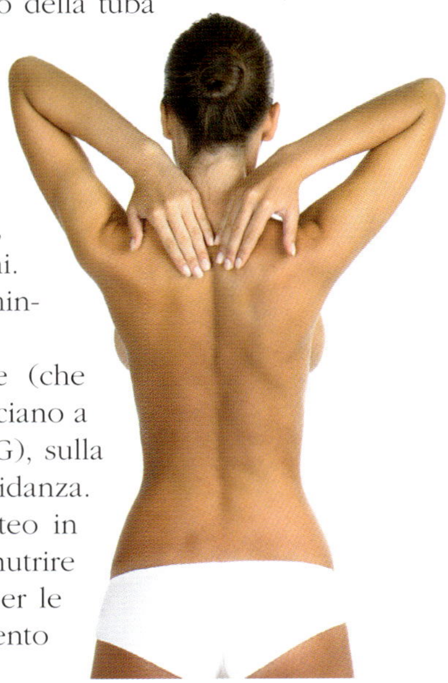

Il ciclo mestruale coinvolge un complesso di ormoni con ripercussioni su tutto il corpo della donna.

Gli ormoni e il fenomeno dell'ovulazione

Gli ormoni FSH (*Follicle Stimulating Hormone*, ormone follicolo-stimolante) e LH (*Luteinizing Hormone*, ormone luteinizzante) sono entrambi prodotti dall'ipofisi.

Svolgono tre funzioni principali:
- favoriscono la maturazione di un follicolo ovarico;
- stimolano la produzione di estrogeno;
- stimolano la produzione di progesterone.

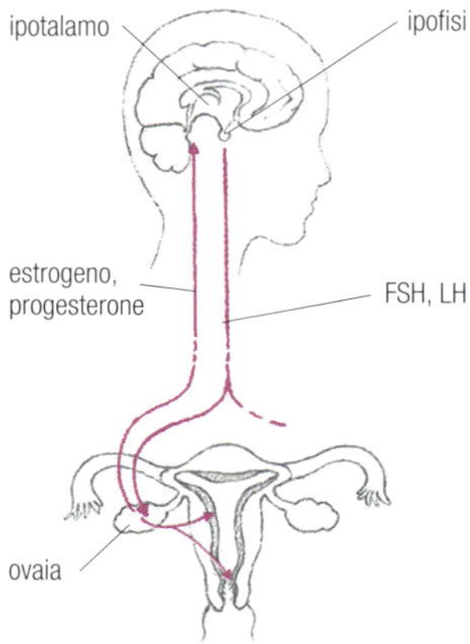

La funzione dell'estrogeno e del progesterone

L'estrogeno e il progesterone, dal momento in cui entrano in circolo, sono in grado di stimolare l'ipofisi che, a sua volta, libera una quantità maggiore di ormone follicolo-stimolante e di ormone luteinizzante.
Questo processo permette di raggiungere il tasso di ormone follicolo-stimolante e di ormone luteinizzante che si rivela necessario a determinare il fenomeno dell'ovulazione non appena il follicolo è giunto a maturazione.

Le mestruazioni

Il primo giorno delle mestruazioni il rivestimento dell'utero ha uno spessore doppio di quello che avrà alla fine. Se non c'è stata fecondazione e i livelli di estrogeno e progesterone calano, i vasi sanguigni dell'endometrio si contraggono, provocando la perdita delle ghiandole spugnose di cui è composto e di sangue proveniente dai vasi sottostanti.

La perdita media di sangue è pari a 40-60 ml, equivalente a tre o quattro cucchiai di sangue, ma le differenze del flusso mestruale possono essere notevoli.

Le mestruazioni durano di solito da tre a cinque giorni, a seconda della velocità con cui viene eliminato il rivestimento uterino, e cessano quando la parte più superficiale dell'endometrio è completamente eliminata e il suo strato più profondo riprende a crescere con l'inizio di un nuovo ciclo.

L'apparato genitale maschile

L'apparato genitale maschile svolge tre funzioni:
- la produzione di spermatozoi nei testicoli;
- il loro trasporto attraverso il pene durante il rapporto sessuale;
- la produzione degli ormoni sessuali maschili, dei quali il più importante è il testosterone, responsabile dei caratteri sessuali secondari maschili come la distribuzione dei peli, la struttura fisica e il tono di voce.

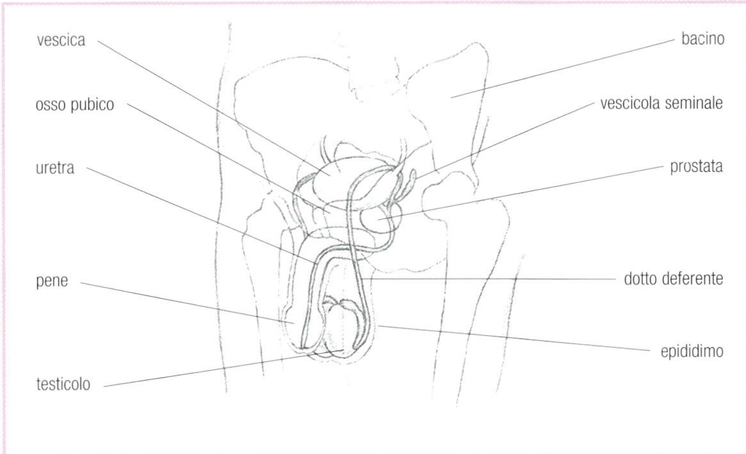

L'apparato genitale maschile nella cavità pelvica.

I testicoli

I due testicoli, ciascuno lungo 4 cm e largo 2,5 cm circa, sono posti nello scroto, la sacca di pelle che pende esternamente dal perineo, alla base del pene. Nel corso dello sviluppo embrionale, i testicoli si formano all'interno della cavità addominale, per scendere in seguito nello scroto. Nei testicoli si trovano i tubuli seminiferi, in cui si formano gli spermatozoi, e le cellule interstiziali, dove si producono gli ormoni maschili.

Dietro ai testicoli, nello scroto, si trova una struttura detta 'epididimo', dove, attraverso minuscoli condotti, si raccolgono gli spermatozoi per giungere a maturazione. Questi condotti si uniscono a formare un passaggio relativamente grande detto 'dotto deferente' (*vas deferens*), che trasporta gli spermatozoi alla prostata e alle vescicole seminali, poste alla base della vescica nella cavità pelvica.

La produzione spermatica è ottimale quando la temperatura dei testicoli è di uno o due gradi inferiore a quella del resto del corpo. Quando fa caldo, la temperatura nello scroto si riduce per l'attività delle ghiandole sudoripare, mentre quando fa freddo il muscolo cremastere che circonda il dotto deferente ritira i testicoli verso il corpo per equilibrare la temperatura.

Le vescicole seminali e la prostata

Il dotto deferente sale dal testicolo per ridiscendere al di là dell'osso pubico, dove corre per un tratto lungo la base della vescica.

Al termine, un ramo va a formare una delle due vescicole seminali che secernono una parte del liquido spermatico. Da qui in poi il dotto deferente diventa un dotto eiaculatore e attraversa la prostata, dove al suo contenuto si aggiunge un fluido lattiginoso. Nella prostata, il dotto si unisce con l'uretra, attraverso cui viene espulsa l'urina. L'ultimo ingrediente del liquido seminale viene prodotto dalle due ghiandole bulbouretrali situate alla base del pene.

Il liquido seminale è necessario per il trasporto e il nutrimento degli spermatozoi. Questi vengono spinti fuori dall'epididimo tramite le contrazioni muscolari prodotte dall'eccitamento sessuale e, insieme con gli altri componenti, vengono eiaculati attraverso il pene durante l'orgasmo.

Il pene

Il pene è un organo formato da pelle e da tessuto erettile ed è percorso al centro dall'uretra. La punta del pene è detta 'glande' ed è una parte particolarmente sensibile, molto ricca di terminazioni nervose; negli uomini non circoncisi è protetta dal prepuzio.

Se l'uomo non è eccitato, il pene è floscio e pendente e la sua pelle appare rugosa e molle. Durante il rapporto sessuale, invece, il suo tessuto erettile si congestiona e il pene diventa più grande e più duro e stira completamente la pelle che lo circonda; dai 7,5-10 cm iniziali può allungarsi fino a 15-18 cm circa.

L'uretra, attraverso cui passano sia il liquido seminale sia l'urina, proprio prima dell'orgasmo si restringe per effetto di una contrazione muscolare, bloccando la comunicazione con la vescica e impedendo quindi che lo sperma venga inquinato dall'urina.

Produzione degli spermatozoi ed eiaculazione

L'ipofisi maschile produce gli ormoni FSH (ormone follicolo-stimolante) e LH (ormone luteinizzante), identici a quelli prodotti dall'ipofisi femminile, e anche il sistema di azione e di reazione è molto simile a quello delle donne.

La produzione degli ormoni maschili, invece, è un processo continuo e non ciclico.

Gli spermatozoi vengono infatti prodotti durante tutta la vita adulta e mentre nelle donne le ovaie cessano di ovulare generalmente

Sperma, spermatozoi e ciclo riproduttivo

Ogni eiaculazione produce da tre a cinque millilitri (poco più di mezzo cucchiaino) di sperma, in cui sono contenuti circa centocinquanta milioni di spermatozoi.

Al momento dell'orgasmo, le contrazioni ritmiche della regione genitale consentono l'eiaculazione degli spermatozoi attraverso il pene nella vagina femminile, da cui possono raggiungere l'apertura del collo dell'utero.

Durante tutto il ciclo riproduttivo, salvo nei quattro giorni centrali corrispondenti all'ovulazione, il muco prodotto dalla cervice forma una barriera impenetrabile per gli spermatozoi che, a meno di essere protetti e nutriti dal muco fertile, nel quale sopravvivono anche per diversi giorni, muoiono entro ventiquattro ore.

Non tutti gli spermatozoi sono uguali

Esaminando un campione di sperma al microscopio, normalmente si verifica che fino al 20% degli spermatozoi sono imperfetti: non si muovono bene, hanno la testa troppo grande o la coda troppo corta.

Gli spermatozoi anormali spesso non raggiungono le tube e, anche quando ci arrivano, non riescono quasi mai a fecondare un ovulo.

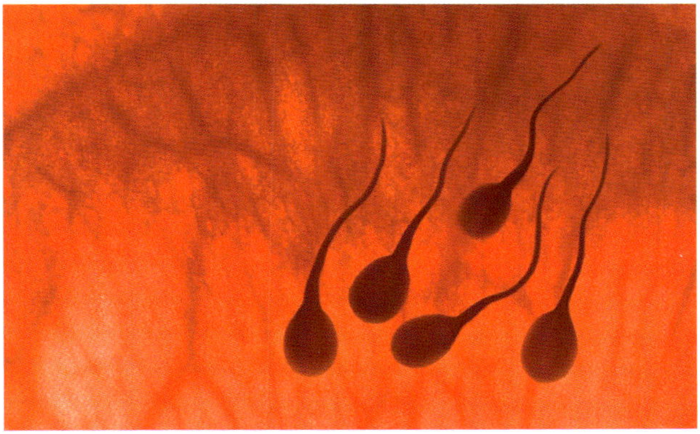

dopo i quaranta, cinquant'anni, gli uomini hanno la possibilità di rimanere relativamente fertili per diversi anni in più.

Gli spermatozoi vengono prodotti a ciclo continuo, diverse centinaia di milioni al giorno, e impiegano sette settimane circa per arrivare a definitiva maturazione.

Uno spermatozoo maturo misura un ventesimo di millimetro circa e ha la forma di un girino, con una testa, un corpo e una lunga coda, che hanno funzioni diverse, tutte importanti per il concepimento.

- La testa racchiude materiale genetico sotto forma di ventitré cromosomi: è la parte che penetra nell'ovulo, fecondandolo. Contiene inoltre degli speciali enzimi che gli permettono di attaccare la membrana di protezione dell'ovulo, la zona pellucida.
- Il corpo è costituito da mitocondri, particolari corpuscoli che forniscono allo spermatozoo l'energia necessaria per nuotare in direzione dell'ovulo.
- La coda è una struttura lunga e sottile che, muovendosi rapidamente, spinge lo spermatozoo in avanti. In proporzione, la lunghezza del percorso dal collo dell'utero alla tuba di Falloppio per uno spermatozoo è pari a quella della traversata a nuoto dell'Oceano Atlantico per un uomo.

Il concepimento

Per una donna è molto utile essere in grado di riconoscere i vari momenti del proprio ciclo riproduttivo, sia nel caso desideri concepire sia in caso contrario. In ogni ciclo mestruale, la possibilità di concepire un bambino si limita a cinque giorni circa: se un ovulo può sopravvivere da dodici a trentasei ore in una tuba senza essere fecondato, nello stesso ambiente gli spermatozoi possono vivere cinque giorni. In genere, la fecondazione avviene non oltre ventiquattro ore dopo il rapporto sessuale. Il momento di maggiore fertilità per una donna si verifica quattordici giorni circa prima dell'inizio della mestruazione successiva.

Sapere riconoscere i giorni fertili

Per una coppia che desideri avere un figlio è importante sapere riconoscere i giorni in cui ci sono maggiori probabilità che avvenga il concepimento.

Benché le irregolarità mestruali siano comuni nell'adolescenza, prima della menopausa e dopo un parto, molte donne hanno cicli regolari per la maggior parte della loro vita. Le irregolarità possono essere legate a fattori di stress, viaggi, malattie e alimentazione insufficiente; ci sono tuttavia anche donne fertili con mestruazioni irregolari o poco frequenti.

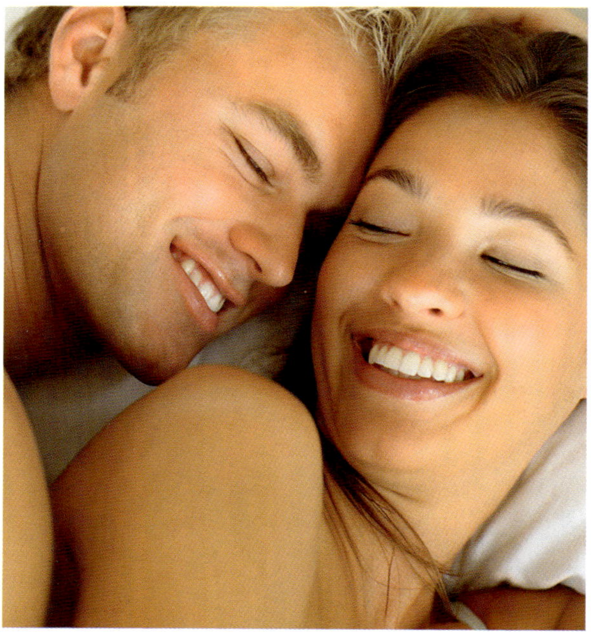

Tenendo una registrazione dei vostri cicli mestruali, dopo un po' di tempo identificherete probabilmente uno schema che tende a ripetersi e potrete così stabilire con maggiore precisione quando è più probabile che un rapporto sessuale coincida con l'ovulazione.

È possibile calcolare con una buona approssimazione i giorni fertili utilizzando un test acquistabile in farmacia, che valuta la quantità di ormone LH presente nell'urina; la lettura può essere sia manuale sia elettronica, utilizzando un piccolo apparecchio con un software specifico che vi segnalerà giorno per giorno se vi trovate nel periodo fertile oppu-

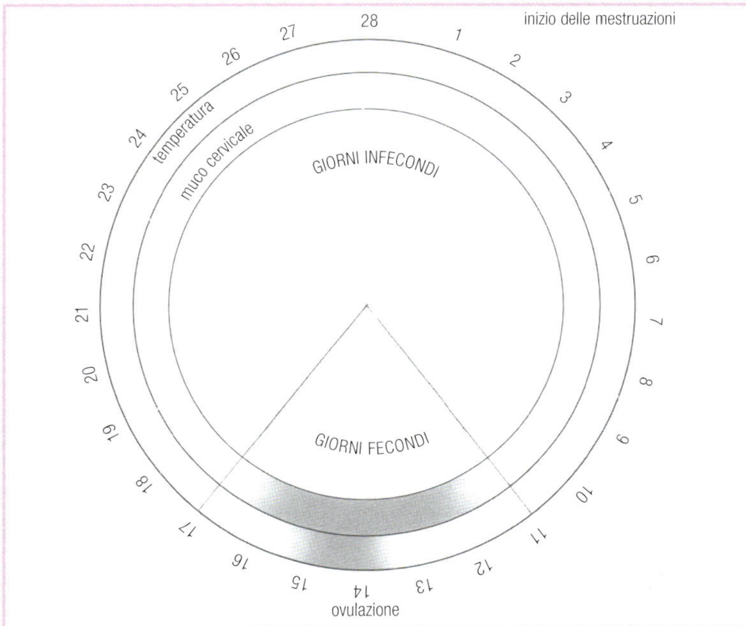

I giorni fertili di un ciclo standard di ventotto giorni: intorno al dodicesimo giorno comincia a cambiare il muco cervicale, che al quattordicesimo è al massimo della fertilità e al sedicesimo torna normale.
La temperatura basale sale dopo l'ovulazione, che si verifica sempre quattordici giorni circa prima dell'inizio della mestruazione successiva; se il ciclo è più lungo di ventotto giorni, i cambiamenti del muco e l'ovulazione hanno luogo qualche giorno dopo.

re no. Anche senza ricorrere ai test ci sono però diversi fattori che potete tenere sotto controllo per determinare se siete o non siete in un periodo fertile: la durata del ciclo, i cambiamenti del muco cervicale e del collo dell'utero, le variazioni della temperatura basale misurata la mattina prima di alzarvi e altri sintomi fisici.

La durata del ciclo mestruale

Il ciclo mestruale ha una durata che varia da donna a donna, solitamente compresa tra ventuno e trentacinque giorni.
L'ovulazione avviene in genere due settimane prima della mestruazione successiva, quindi se avete cicli che durano in media dai ventisette ai trentaquattro giorni potete ragionevolmente pensare che il vostro periodo fertile sarà compreso tra il tredicesimo e il ventesimo giorno di ogni ciclo.

Il muco cervicale

L'estrogeno prodotto in quantità maggiore dalle ovaie prima dell'ovulazione stimola il collo dell'utero a produrre del muco viscido, elastico, trasparente o biancastro, con una consistenza simile al bianco d'uovo, che scende dalla vagina. Le sue funzioni sono: impedire il passaggio agli spermatozoi anomali, nutrire quelli sani e guidarli verso la cervice, l'utero e le tube di Falloppio; la sua presenza è in genere indicativa del periodo fertile. Il muco fertile può essere presente per un numero di giorni che varia da donna a donna, ma presenta caratteristiche abbastanza costanti a livello individuale.

✔ contraccezione
vedi pagina 382

Se non desiderate una gravidanza, in questi giorni dovete evitare la penetrazione e il contatto genitale durante i rapporti sessuali, oppure usare un contraccettivo efficace.

Se invece desiderate concepire, tenete presente che gli ultimi due giorni in cui il muco è presente sono i più fertili, perché seguono immediatamente l'ovulazione.

Dopo l'ovulazione, il collo dell'utero produce un muco molto spesso, che va a formare una specie di tappo impedendo alle secrezioni di scendere nella vagina, che quindi risulta essere molto più asciutta o leggermente appiccicosa; rimarrà in queste condizioni fino a qualche giorno prima della successiva ovulazione. Nel frattempo il collo dell'utero resta chiuso e l'ambiente vaginale è acido e ostile agli spermatozoi.

Dopo tre giorni senza perdite di muco cervicale, si può ragionevolmente pensare che l'ovulazione ha avuto luogo e che l'ovulo non è più accessibile. Il verificarsi di queste condizioni non

Come cambia il corpo...

Durante il ciclo mestruale è possibile che si verifichino mutamenti fisici che sono direttamente legati alla variazione del tasso di estrogeno e di progesterone presente nel vostro sangue.

Di seguito segnaliamo alcuni mutamenti che potranno essere facilmente riconosciuti e che possono manifestarsi sia in corrispondenza dell'ovulazione, sia immediatamente dopo.

... durante l'ovulazione

In corrispondenza dell'ovulazione è possibile che si presentino insieme o separatamente questi sintomi:

- una sensazione generale di indolenzimento e una fitta o un dolore acuto su un lato dell'addome;
- una perdita molto leggera di sangue può tingere il muco cervicale di rosa oppure di un colore brunastro.

... dopo l'ovulazione

Dopo l'ovulazione possono presentarsi alcuni o tutti i sintomi della tensione premestruale:

- irritabilità e mal di testa;
- mal di schiena, dolori e indolenzimenti localizzati;
- seni dolenti;
- gonfiore sia addominale sia generale;
- aumento di peso;
- eruzioni cutanee.

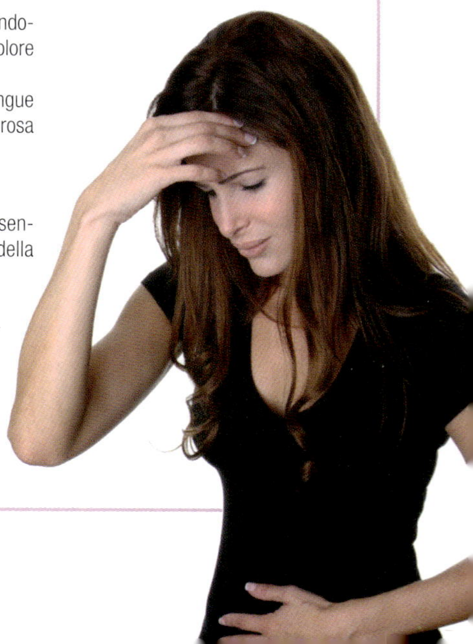

rappresenta tuttavia un metodo anticoncezionale sicuro: tutte le donne possono ovulare in un qualsiasi momento imprevisto e, benché il caso sia raro, vi sono addirittura donne rimaste incinte durante le mestruazioni.

Le condizioni del collo dell'utero

Verso la metà del ciclo, il collo dell'utero risale di 2,5 cm circa nella vagina e la sua apertura verso l'esterno si ammorbidisce, aprendosi un po'. Questi cambiamenti avvengono nello stesso periodo in cui cambia il muco cervicale e danno quindi delle informazioni preziose circa la propria fertilità.

È facile toccare il collo dell'utero se vi accovacciate e inserite un dito nella vagina; facendolo spesso per qualche ciclo, imparerete a riconoscere le differenze.

La temperatura basale

Un altro segno significativo di fertilità è dato dalle variazioni che la temperatura corporea subisce nel periodo dell'ovulazione. La temperatura scende leggermente al momento dell'ovulazione e sale un po' subito dopo, benché questo non sia sempre vero per tutte le donne.

Poiché le variazioni di temperatura sono minime, per misurare la temperatura basale è necessario usare un termometro speciale (acquistabile in farmacia) ed effettuare la misurazione della temperatura in vagina o nel retto, quando vi siete appena svegliate, prima di alzarvi e di mangiare o bere qualsiasi cosa.

La temperatura deve essere presa ogni mattina alla stessa ora e segnata sul grafico che troverete nella confezione del termometro.

La fecondazione

Nei giorni fecondi, gli spermatozoi raggiungono l'utero attraverso la cervice, trasportati dal muco fertile.

L'ovulo, nel frattempo, viene immesso nella tuba e avvolto dalle cellule follicolari che formano la corona radiata; successivamente tali cellule vengono distrutte dalle secrezioni della tuba fino a quando rimane solo una membrana gelatinosa esterna a proteggere l'ovulo in attesa di essere fecondato.

L'ovulo è cento volte più grande di uno spermatozoo,

Le emozioni e il concepimento

Il concepimento avviene nella profondità del corpo e le prime sensazioni che lo accompagnano sono assolutamente intime, uniche e speciali. Poi, gradualmente, la consapevolezza della gravidanza aumenterà di pari passo con i cambiamenti che interverranno nel vostro corpo per nutrire e proteggere quel minuscolo embrione che cresce al suo interno. Piano piano la realtà che state per diventare genitori comincerà a farsi strada e la presenza del bambino che portate in grembo si farà più evidente.

perché al suo interno racchiude tutti gli elementi che serviranno a nutrirlo dopo il concepimento fino a quando da esso si saranno formate trentadue cellule.

Nel giro di un'ora gli spermatozoi raggiungono le tube di Falloppio. A migliaia si gettano sull'ovulo e soltanto il primo spermatozoo che arriva a toccare la membrana esterna comincia a penetrarvi. Immediatamente la membrana si modifica in modo da impedire l'ingresso ad altri spermatozoi, mentre il primo penetra sempre più in profondità, aiutato da uno speciale enzima contenuto al suo interno.

A questo punto lo spermatozoo può rompere una seconda membrana, più sottile, e raggiungere il corpo centrale dell'ovulo.

La fecondazione ha luogo quando lo spermatozoo arriva nel nucleo centrale dell'ovulo, allorché inizia la fusione dei nuclei delle due cellule che si uniscono a formarne una sola, più piccola della punta di uno spillo. Si forma così la prima cellula di ciò che sarà un giorno vostro figlio.

✔ fecondazione assistita *vedi* pagina 403

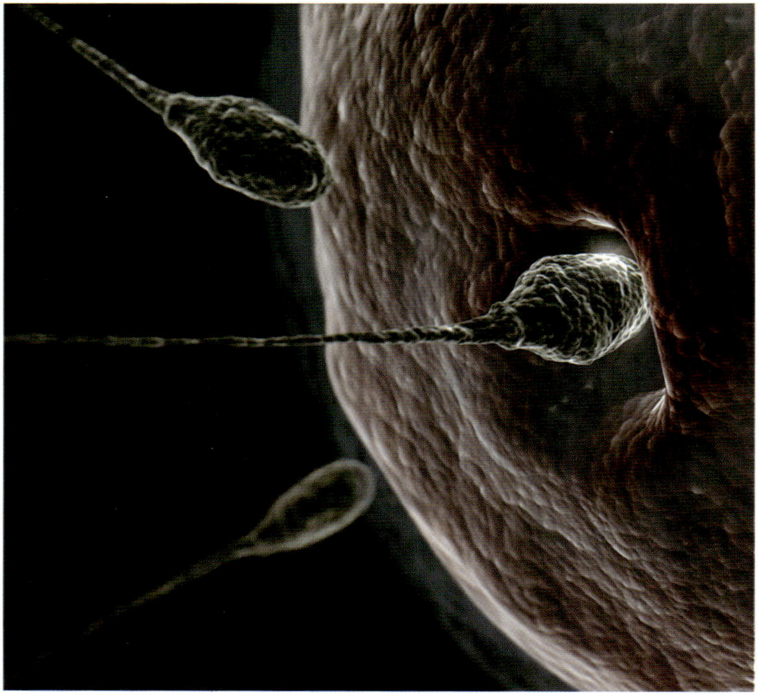

Il momento del concepimento: uno spermatozoo sta per passare attraverso la membrana esterna dell'ovulo.

L'ereditarietà e la determinazione del sesso

Ogni nuovo nato è un individuo unico creato dalla fusione delle caratteristiche ereditarie di padre e madre. Al momento del concepimento, quando l'ovulo e lo spermatozoo si incontrano, la fusione delle due cellule in una sola determina la struttura genetica del futuro individuo. Il materiale genetico è contenuto nel nucleo di ogni cellula del nostro corpo, in minuscole strutture a bastoncino dette 'cromosomi'.

Tutte le cellule umane, fatta eccezione per gli ovuli e gli spermatozoi, hanno ventitré coppie di cromosomi, quarantasei in tutto. Ovuli e spermatozoi ne hanno invece ventitré in tutto per ciascuno. Ogni cromosoma contiene decine di migliaia di unità microscopiche dette 'geni', composte di una sostanza meravigliosa chiamata DNA (acido desossiribonucleico), che con la sua struttura a doppia elica (una doppia spirale avvolta a spirale su se stessa) trasmette la formula chimica completa del progetto di ogni cellula del bambino che si sta sviluppando.

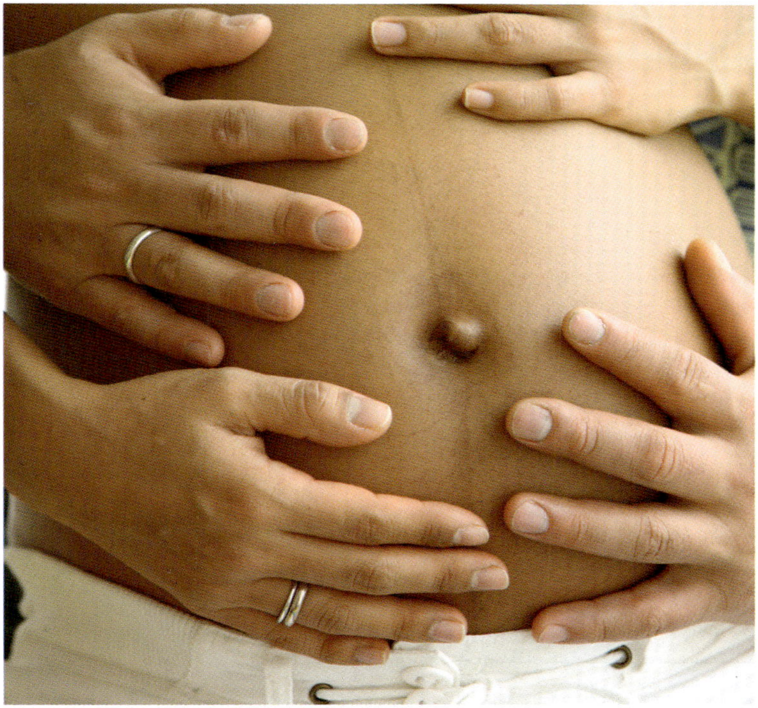

Nel periodo che precede la conferma di una gravidanza, presterete una nuova attenzione a tutti i cambiamenti che avvertirete nel vostro corpo.

Maschio o femmina?

Il sesso del bambino dipende da un cromosoma. Nelle cellule di un individuo di sesso femminile, ciascuna delle quali contiene ventitré paia di cromosomi, la coppia dei cromosomi del sesso è del tipo XX, mentre negli uomini è XY.
Negli ovuli e negli spermatozoi, però, ci sono solo ventitré cromosomi.
Questo significa che, mentre una donna contribuirà sempre con un cromosoma X, lo spermatozoo maschile potrebbe portare un cromosoma X o uno Y.
Nel primo caso nascerà una bambina, perché la coppia cromosomica sarà XX. Nel secondo caso questa sarà XY e nascerà un bambino. Il cromosoma maschile è quindi quello che determina il sesso del nuovo individuo.

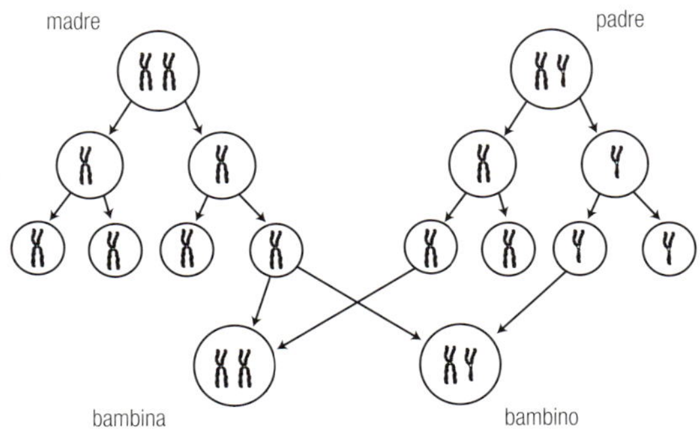

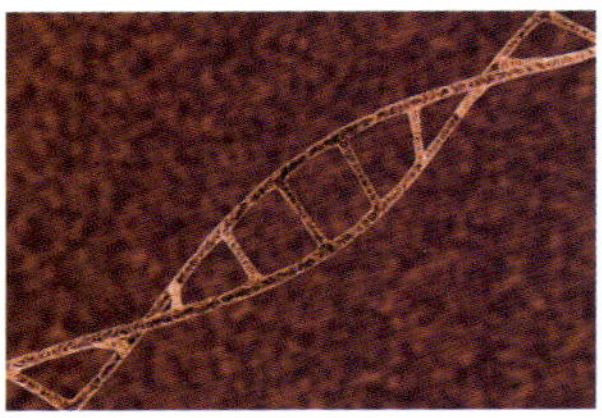

Il progetto di ogni cellula del nuovo bambino è contenuto nella struttura a elica del DNA.

Quando una normale cellula (quindi né un ovulo né uno spermatozoo) si divide, i suoi cromosomi si separano in due filamenti identici, uno per ognuna delle due nuove cellule. Ciò avviene in continuazione nel nostro corpo, milioni di volte al giorno.
Questo ingegnoso meccanismo garantisce che lo stesso gruppo di geni si riproduca da una generazione di nuove cellule all'altra all'interno di un unico organismo, e che nel corso della nostra vita la maggior parte delle nostre cellule sia incessantemente sostituita.
Nel concepimento il processo è differente. Quando i nuclei dello spermatozoo e dell'ovulo si fondono, i ventitré cromosomi di entrambi si uniscono a formare le ventitré coppie delle normali cellule.
Nel giro di un'ora tutte le caratteristiche del nuovo individuo sono decise: il sesso, il colore degli occhi, dei capelli e il tipo di pelle, nonché i tratti del volto e del corpo; e così pure caratteristiche costituzionali ereditarie, come l'essere alti o bassi, grassi o magri, la longevità, la salute, il temperamento e l'intelligenza, sono acquisite in questo momento, una volta per sempre.

Il colore degli occhi

Migliaia di singoli geni (circa 40.000) costituiscono ciascuno dei 46 cromosomi di un essere umano e determinano specifici aspetti dell'individuo, come il gruppo sanguigno, il colore dei capelli, la struttura ossea, la predisposizione a certe malattie ecc.
Per ciascun carattere ogni individuo ha una coppia di geni, uno ricevuto dal padre e uno dalla madre.
A volte i geni sono paritari, ma in alcuni casi un gene determina la caratteristica ed è dominante rispetto all'altro gene accoppiato, che è detto recessivo.
Per esempio il gene dominante che determina gli occhi marroni prevale sul gene recessivo che determinerebbe gli occhi azzurri.
Ciascun genitore con gli occhi marroni può avere nel proprio corredo genetico il gene recessivo degli occhi azzurri e pertanto anche da due genitori con gli occhi marroni può nascere un figlio con gli occhi azzurri. Invece il bambino nato da due genitori con gli occhi azzurri (gene recessivo), non potrà mai avere gli occhi marroni.

Se due genitori con occhi marroni sono entrambi portatori di un gene recessivo per gli occhi azzurri, esiste 1 possibilità su 4 che il bambino abbia gli occhi azzurri.

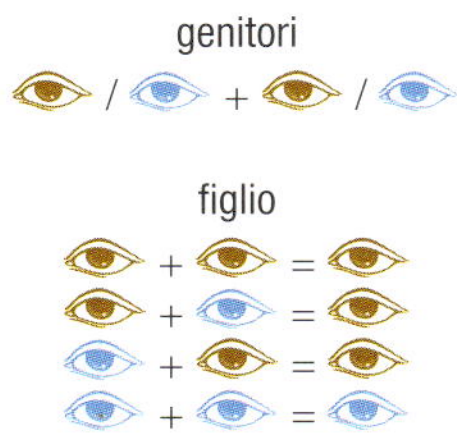

Se due genitori hanno gli occhi azzurri, hanno entrambi questo gene recessivo: il bambino avrà in ogni caso gli occhi azzurri.

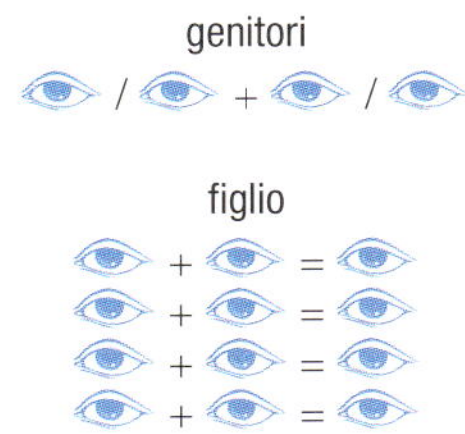

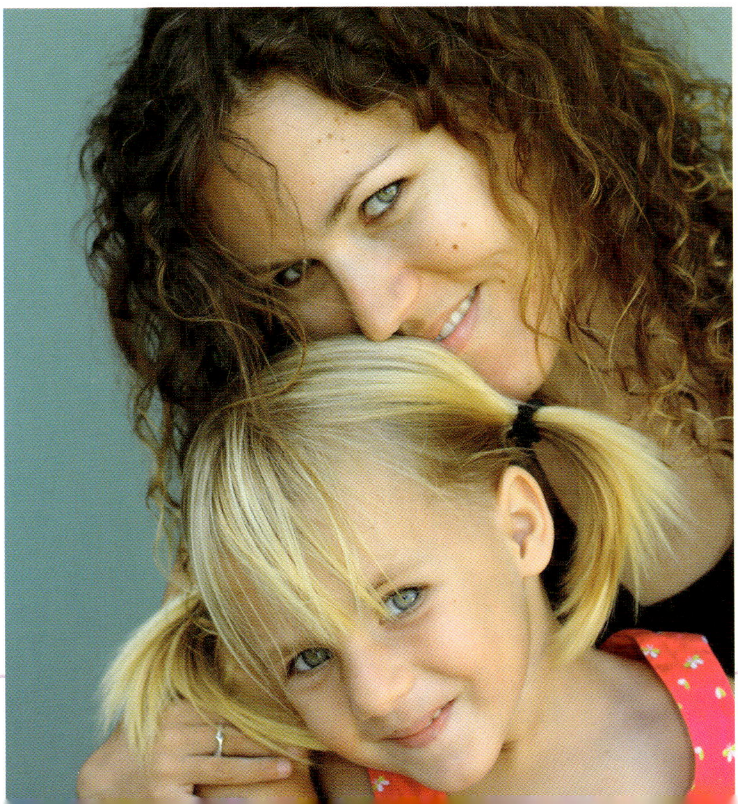

Il colore degli occhi è forse il più evidente dei moltissimi caratteri ereditari che trasmettiamo ai nostri figli.

La conferma

Molte donne sono consapevoli di essere incinte fin dal momento del concepimento, mentre altre non se ne rendono conto per diversi mesi. Altre ancora, in particolare se si sono sottoposte alla fecondazione assistita o se pensano di avere difficoltà a concepire, vigilano con attenzione all'approssimarsi di ogni mestruazione. In genere i primi segnali evidenti si hanno due settimane dopo il concepimento, quando salta la prima mestruazione.

Può capitare che per i primi mesi vi siano delle leggere perdite di sangue nel periodo in cui si dovrebbero avere le mestruazioni: si tratta in genere di perdite meno abbondanti del normale che di solito non disturbano la gravidanza, ma possono tuttavia indurre in errore. Nel caso l'emorragia continui, va considerata la possibilità di una minaccia d'aborto.

✔ interruzione spontanea della gravidanza *vedi* pagina 417

Alcune donne non presentano inizialmente alcun sintomo, mentre altre sperimentano nel giro di pochi giorni una serie di variazioni fisiche e umorali.

Oltre a non avere le mestruazioni, è frequente sentirsi insolitamente stanche, avere i seni dolenti e gonfi, provare nausea o vomito e aumento o perdita dell'appetito. Anche i gusti possono cambiare: spesso si desiderano moltissimo alcuni cibi e non se ne tollerano altri. Possono essere frequenti gli sbalzi di umore e tutte le sensazioni risultano più intense, come accade generalmente prima dell'arrivo delle mestruazioni.

Se sospettate di essere incinte, fate un test di gravidanza. Se è positivo, prendete un appuntamento con il vostro medico per pianificare il da farsi. Potete cominciare a fare dei progetti per il lungo periodo che vi aspetta, per il parto e per i primi mesi di vita del vostro bambino.

I test di gravidanza

Quando un ovulo viene fecondato, comincia a crescere per effetto della divisione cellulare. Quasi subito si differenziano due parti: l'embrione e la placenta. Appena l'embrione si impianta sulle pareti dell'utero, la placenta inizia a produrre l'ormone HCG, gonadotropina corionica umana, che d'ora in poi sarà presente nel sangue e nelle urine della futura madre; la sua funzione è di consentire la prosecuzione della gravidanza stimolando l'ovaia a produrre estrogeno e progesterone. Tutti i test di gravidanza, sia quelli eseguiti in laboratorio sia quelli in vendita nelle farmacie, si basano sull'individuazione dell'HCG nelle urine o nel sangue.

Gli esami delle urine

I test di gravidanza in vendita nelle farmacie possono essere utilizzati a partire dal primo giorno di ritardo nelle mestruazioni; reagiscono alla presenza di beta-HCG rivelando se si è incinte oppure no con una colorazione o un segno differenti a seconda delle marche. Sono molto affidabili; in ogni caso è bene seguire scrupolosamente le istruzioni e utilizzare la prima urina del mattino, più concentrata, evitando di bere troppi liquidi la sera o la notte.

Se avete ottenuto un risultato negativo ma continuate ad avere i sintomi tipici di una gravidanza, oppure semplicemente 'sentite' di essere incinte, è meglio ripetere il test dopo tre giorni e consultare il medico. Tenete presente che anche in caso di risultato positivo molto precoce, è bene ripetere il test dopo una settimana, per avere la conferma che l'embrione si sia impiantato correttamente.

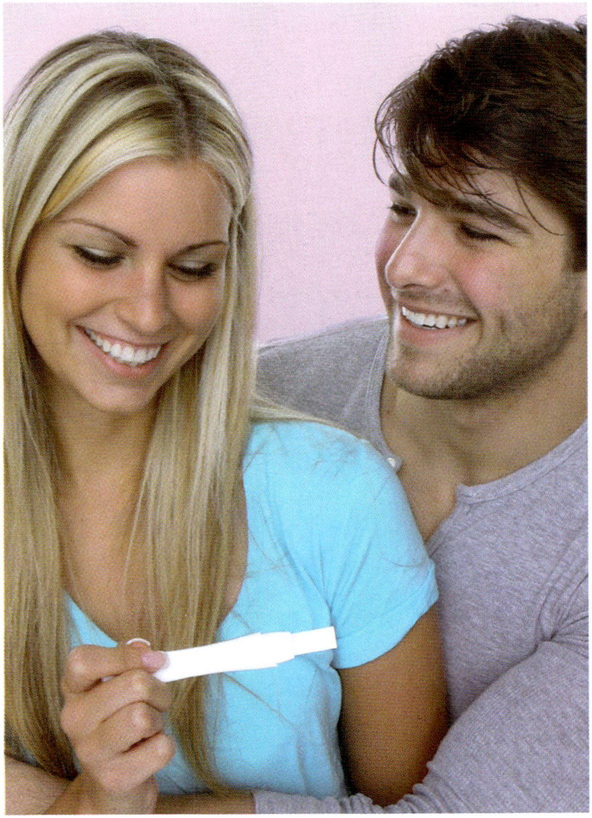

I test domestici per la gravidanza hanno ormai raggiunto elevatissimi standard di affidabilità.

Gli esami del sangue

In alcuni casi, all'inizio della gravidanza il medico potrebbe prescrivere anche un test per la ricerca dell'HCG nel sangue, che servirà a stabilire, in base alla concentrazione dell'ormone, la 'data presunta del parto' (DPP). I test per la ricerca di beta-HCG nel sangue vengono utilizzati per le donne che hanno seguito una cura per la fertilità, in quanto sono in grado di indicare una gravidanza molto prima della comparsa di un ritardo nelle mestruazioni; il test potrebbe essere prescritto anche se si sospetta una gravidanza extrauterina.

✔ gravidanza extrauterina *vedi* pagina 408

Come stabilire quando nascerà

Nei nove mesi della gravidanza, l'essere umano percorre tutto il viaggio che da una singola cellula lo porta a essere un organismo altamente complesso, formato da milioni di cellule. In nessun altro momento della vita andrà incontro a una crescita così significativa in un periodo di tempo così limitato.

Non appena la gravidanza è confermata, si cerca di stabilire quando nascerà il vostro bambino. A questa scadenza ci si riferisce in seguito come alla data presunta del parto.

Gli embriologi calcolano la durata della gravidanza dal concepimento in poi, mentre la maggior parte di medici e ostetriche fa partire il calcolo dal primo giorno dell'ultimo ciclo mestruale, che è l'unico dato certo.

Entrambi questi metodi sono usati per pura convenienza; la durata della gravidanza può variare infatti moltissimo da donna a donna, proprio come quella dei cicli mestruali.

✔ ecografia *vedi* pagina 394

Per evitare spiacevoli confusioni, in questo libro useremo sempre come riferimento il primo giorno dell'ultima mestruazione.

Secondo questo sistema si assume che tutte le donne abbiano cicli mestruali di quattro settimane e che quindi l'ovulazione (e il concepimento) avvenga due settimane dopo le mestruazioni.

CONFERME UTILI

Una visita ginecologica e un'ecografia sono i primi passaggi da affrontare dopo la conferma della gravidanza.

La visita ginecologica...
Nel corso della prima visita ginecologica dopo sei settimane circa dall'ultima mestruazione, il ginecologo o l'ostetrica saranno in grado di avvertire che la punta del collo dell'utero si è ammorbidita e che dal consueto colore rosa è diventata di un rosso violaceo per l'aumento della circolazione locale. Anche l'utero risulta più morbido e un po' ingrossato.

... e l'ecografia
Può confermare la gravidanza dopo solo tre settimane dalla mancata mestruazione, escludendo anche che si tratti di una gravidanza ectopica o extrauterina. La prima ecografia va di norma effettuata entro la dodicesima settimana; a questo stadio può verificare il benessere del bambino e vedere il suo cuore che pulsa ritmicamente, individuando anche un'eventuale gravidanza gemellare.

La gravidanza dura approssimativamente duecentottanta giorni, quindi quaranta settimane, ovvero nove mesi più una settimana a partire dal giorno preso come riferimento, e trentotto settimane dal momento dell'ovulazione e del concepimento. Per calcolare la vostra data presunta del parto, aggiungete nove mesi e una settimana al primo giorno dell'ultima mestruazione. Se, per esempio, le mestruazioni vi sono venute il primo gennaio, nove mesi e una settimana più tardi sarà l'8 ottobre. È molto probabile che il vostro bambino nasca in un momento qualsiasi compreso tra due settimane prima e due settimane dopo questa data. Questo perché la durata di ogni gravidanza dipende dalla maturità del bambino (alcuni hanno bisogno di una gestazione più ridotta di altri) e dalla lunghezza del ciclo mestruale della donna.

I tempi del ciclo e quelli della gravidanza

Un calcolo preciso

Le donne con cicli mestruali irregolari o che non ricordano la data dell'ultima mestruazione possono avere bisogno di una visita ginecologica o di un'ecografia per calcolare il periodo della propria gravidanza. La precisione di entrambe all'inizio della gravidanza è altissima; dopo venti settimane, invece, la stima è meno affidabile. Il ciclo mestruale della donna, inoltre, condiziona i tempi dell'ovulazione. Infatti chi ha cicli inferiori alle quattro settimane avrà probabilmente ovulato prima, chi ha cicli più lunghi avrà ovulato dopo.

Con la visita ginecologica

La visita ginecologica effettuata alla sedicesima settimana di gestazione dovrebbe essere in grado di stabilire la data presunta del parto con un margine d'errore di due settimane; è impossibile essere più precisi a causa delle differenze possibili nella forma dell'utero e nelle dimensioni dei bambini.

Con l'ecografia

La misurazione diretta del bambino mediante ecografia nelle prime dodici settimane consente un margine d'errore di una sola settimana.

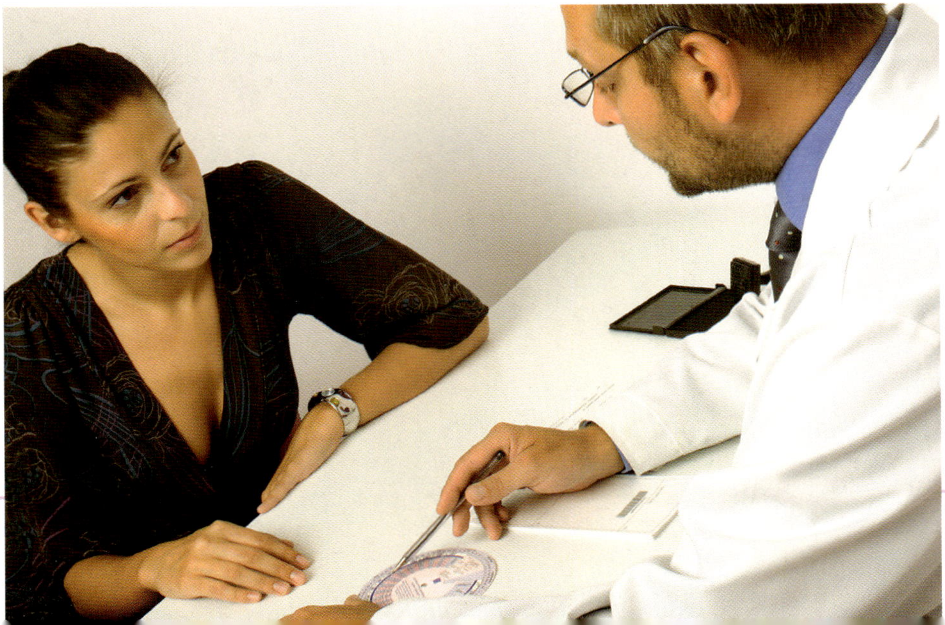

CALCOLARE LA DATA PRESUNTA DEL PARTO																															
Gennaio	1	2	3	4	5	6	7	8	9	10	11	12	13	14	15	16	17	18	19	20	21	22	23	24	25	26	27	28	29	30	31
Ott/Nov	8	9	10	11	12	13	14	15	16	17	18	19	20	21	22	23	24	25	26	27	28	29	30	31	1	2	3	4	5	6	7
Febbraio	1	2	3	4	5	6	7	8	9	10	11	12	13	14	15	16	17	18	19	20	21	22	23	24	25	26	27	28			
Nov/Dic	8	9	10	11	12	13	14	15	16	17	18	19	20	21	22	23	24	25	26	27	28	29	30	1	2	3	4	5			
Marzo	1	2	3	4	5	6	7	8	9	10	11	12	13	14	15	16	17	18	19	20	21	22	23	24	25	26	27	28	29	30	31
Dic/Gen	6	7	8	9	10	11	12	13	14	15	16	17	18	19	20	21	22	23	24	25	26	27	28	29	30	31	1	2	3	4	5
Aprile	1	2	3	4	5	6	7	8	9	10	11	12	13	14	15	16	17	18	19	20	21	22	23	24	25	26	27	28	29	30	
Gen/Feb	6	7	8	9	10	11	12	13	14	15	16	17	18	19	20	21	22	23	24	25	26	27	28	29	30	31	1	2	3	4	
Maggio	1	2	3	4	5	6	7	8	9	10	11	12	13	14	15	16	17	18	19	20	21	22	23	24	25	26	27	28	29	30	31
Feb/Mar	5	6	7	8	9	10	11	12	13	14	15	16	17	18	19	20	21	22	23	24	25	26	27	28	1	2	3	4	5	6	7
Giugno	1	2	3	4	5	6	7	8	9	10	11	12	13	14	15	16	17	18	19	20	21	22	23	24	25	26	27	28	29	30	
Mar/Apr	8	9	10	11	12	13	14	15	16	17	18	19	20	21	22	23	24	25	26	27	28	29	30	31	1	2	3	4	5	6	
Luglio	1	2	3	4	5	6	7	8	9	10	11	12	13	14	15	16	17	18	19	20	21	22	23	24	25	26	27	28	29	30	31
Apr/Mag	7	8	9	10	11	12	13	14	15	16	17	18	19	20	21	22	23	24	25	26	27	28	29	30	1	2	3	4	5	6	7
Agosto	1	2	3	4	5	6	7	8	9	10	11	12	13	14	15	16	17	18	19	20	21	22	23	24	25	26	27	28	29	30	31
Mag/Giu	8	9	10	11	12	13	14	15	16	17	18	19	20	21	22	23	24	25	26	27	28	29	30	31	1	2	3	4	5	6	7
Settembre	1	2	3	4	5	6	7	8	9	10	11	12	13	14	15	16	17	18	19	20	21	22	23	24	25	26	27	28	29	30	
Giu/Lug	8	9	10	11	12	13	14	15	16	17	18	19	20	21	22	23	24	25	26	27	28	29	30	1	2	3	4	5	6	7	
Ottobre	1	2	3	4	5	6	7	8	9	10	11	12	13	14	15	16	17	18	19	20	21	22	23	24	25	26	27	28	29	30	31
Lug/Ago	8	9	10	11	12	13	14	15	16	17	18	19	20	21	22	23	24	25	26	27	28	29	30	31	1	2	3	4	5	6	7
Novembre	1	2	3	4	5	6	7	8	9	10	11	12	13	14	15	16	17	18	19	20	21	22	23	24	25	26	27	28	29	30	
Ago/Set	8	9	10	11	12	13	14	15	16	17	18	19	20	21	22	23	24	25	26	27	28	29	30	31	1	2	3	4	5	6	
Dicembre	1	2	3	4	5	6	7	8	9	10	11	12	13	14	15	16	17	18	19	20	21	22	23	24	25	26	27	28	29	30	31
Set/Ott	7	8	9	10	11	12	13	14	15	16	17	18	19	20	21	22	23	24	25	26	27	28	29	30	1	2	3	4	5	6	7

Cercate tra i numeri su fondo chiaro la data del primo giorno dell'ultima mestruazione e individuate nella riga sottostante la corrispondenza con la data presunta del parto.
La tabella è basata su un ciclo standard di 28 giorni. Il ginecologo applicherà dei correttivi in base alla lunghezza del vostro ciclo. Soltanto solo il 5% dei bambini nasce esattamente nel giorno previsto.

Come si modifica il corpo

Comincerete a percepire i mutamenti che stanno avvenendo nel vostro corpo molto tempo prima che la gravidanza sia evidente per gli altri.
Dal momento in cui l'embrione si impianta nella parete uterina, dentro di voi avranno inizio tutti quegli adattamenti di tipo ormonale e fisiologico che sono assolutamente necessari perché il vostro bambino possa formarsi e crescere in modo sano.
Nelle prime dodici settimane, i cambiamenti avvengono all'interno dell'organismo e non sono percepibili dall'esterno. In seguito l'addome comincerà a espandersi e presto, tra la sedicesima e la ventesima settimana, comincerete a percepire come un battito d'ali nella pancia: sono i primi movimenti di vostro figlio. Nei mesi seguenti, a mano a mano che il bambino cresce, l'utero si espande fino a riempire tutta la cavità addominale, con un evidente aumento del 'pancione'. Tutti gli apparati vitali lavorano a un ritmo maggiore per soddisfare le esigenze del bambino che portate in grembo.
Nelle ultime settimane, mentre voi e vostro figlio vi avvicinate al giorno del parto, il vostro corpo apparirà pieno e maestoso.

Le variazioni ormonali

Gli ormoni sono messaggeri chimici prodotti da varie ghiandole endocrine (comprese le ovaie) e dalla placenta, e assicurano il corretto funzionamento di tutti i nostri organi.
Nelle donne, gli ormoni hanno anche la responsabilità di tutte le fasi del ciclo mestruale, garantiscono il procedere della gravidanza, del travaglio, del parto e dell'allattamento. Molti dei mutamenti fisici della gravidanza sono determinati proprio dall'azione dei diversi ormoni.

Estrogeno e progesterone

Subito dopo l'ovulazione, il corpo luteo gravidico inizia a rilasciare estrogeno e progesterone, che in seguito saranno prodotti dalla placenta e dallo stesso feto.

Gli effetti di alcuni ormoni

Vi sono altri ormoni non legati alle funzioni riproduttive che nel corso della gravidanza subiscono alcune variazioni.
I livelli di cortisone, ormone prodotto dalle ghiandole surrenali, per esempio, si innalzano, alleviando alcuni disturbi allergici come asma o eczemi. Si modificano anche i valori di adrenalina e noradrenalina, prodotte anch'esse dai surreni, e delle endorfine, un gruppo di ormoni prodotti dal cervello, che agiscono sul sistema nervoso autonomo, responsabile delle funzioni involontarie dell'organismo come il battito cardiaco, la respirazione, il funzionamento dell'intestino e l'attività dell'utero, con effetti particolarmente significativi anche sull'umore e sulla psiche.

Ormoni e cambiamenti di umore

In gravidanza molte donne osservano un mutamento di umore, spesso determinato da variazioni degli ormoni e delle endorfine. L'adrenalina, per esempio, determina il tipico meccanismo di difesa che ci permette di affrontare stress e pericolo. Paura e ansia fanno aumentare la secrezione di adrenalina che, a sua volta, stimola l'energia e il riflesso di espulsione alla fine del parto.

✓ depressione post partum *vedi* pagina 383

In gravidanza, il livello di questi due ormoni è centinaia di volte maggiore del solito. Questo causa il rilassamento della muscolatura liscia dell'utero, della vescica, dell'intestino e dei vasi sanguigni e facilita l'adattamento dell'organismo alle esigenze della gravidanza. Purtroppo questa maggiore rilassatezza comporta anche alcuni effetti collaterali molto comuni, quali stitichezza, vene varicose e ritenzione idrica.

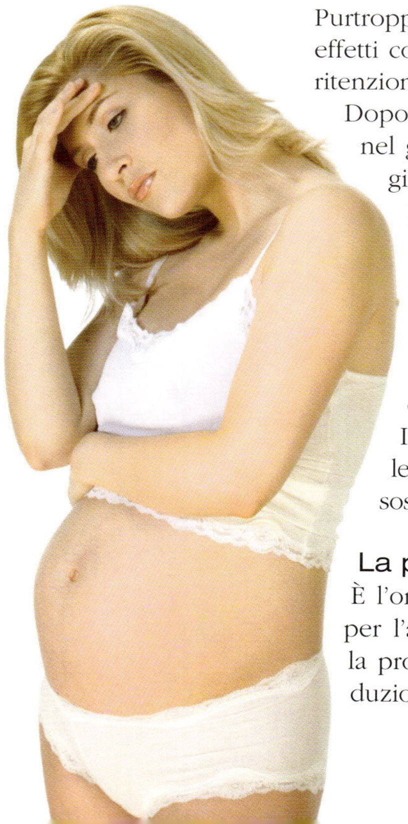

Dopo il parto, i livelli di estrogeno e di progesterone calano nel giro di pochi minuti, raggiungendo il minimo il secondo giorno. Questo calo favorisce il ritorno dei tessuti allo stato precedente la gravidanza e può essere in parte responsabile dello stato depressivo che spesso segue il parto.

La relaxina

È un ormone prodotto dalla placenta che ha la funzione di ammorbidire il tessuto connettivo lasso e i legamenti del corpo, rendendoli più elastici.
In questo modo le articolazioni sia della colonna vertebrale sia del bacino diventano più flessibili e i legamenti che sostengono l'utero si preparano a espandersi in vista del parto.

La prolattina

È l'ormone ipofisario essenziale per la normale ovulazione e per l'allattamento. Insieme con l'estrogeno e il progesterone, la prolattina svolge anche un ruolo di primo piano nella produzione del latte.

Il livello di prolattina nel sangue cresce per tutta la gravidanza, raggiungendo il suo valore massimo subito dopo il parto e durante l'allattamento.

Tranquillanti naturali

Le endorfine, un gruppo di ormoni prodotti dal cervello, hanno un effetto significativo sulla percezione del dolore e sulla sensazione di benessere, agendo come veri e propri analgesici e tranquillanti naturali.
Il livello delle endorfine nel corpo aumenta nel corso della gravidanza ed è massimo al momento del parto.

L'equilibrio dei liquidi

Alcuni degli ormoni liberati in gravidanza influiscono sull'apparato circolatorio, rilassando le pareti muscolari dei vasi sanguigni e linfatici; per questo motivo i liquidi in circolo nel corpo e all'interno dei tessuti aumentano notevolmente.

Prima della fine della gravidanza il vostro corpo avrà assorbito sette litri di acqua in più, metà della quale concentrata nell'utero, nella sua muscolatura, nel liquido amniotico e nel bambino.

Il resto si distribuisce nel circolo sanguigno, nei muscoli, nei tessuti e nei vari organi. Questo importante aumento dei liquidi svolge diverse funzioni:

- il liquido amniotico accoglie e protegge il feto;
- l'aumento del flusso sanguigno verso la placenta nutre il bambino;
- la maggiore quantità di liquidi presente nei muscoli e nei tessuti li rende più flessibili e permette al corpo di fare spazio più facilmente al bambino; in particolare questa flessibilità prepara le articolazioni e i tessuti pelvici a distendersi durante il travaglio e il parto.

✓ edema *vedi* pagina 395

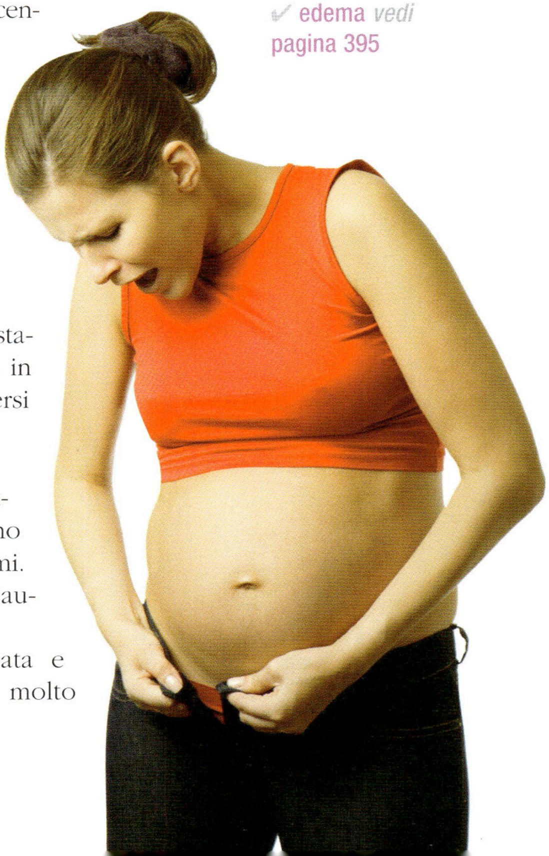

Più della metà del peso normalmente acquistato in gravidanza è dovuto ai fluidi corporei in eccesso che, in parte, tendono a raccogliersi nella parte inferiore del corpo; non di rado si verifica un rigonfiamento (o edema) dei piedi, delle caviglie e delle dita. È un fatto normale di cui non preoccuparsi a meno che non sia accompagnato da altri sintomi. L'edema si verifica più facilmente quando l'aumento di peso è eccessivo.

L'esercizio fisico, un'alimentazione adeguata e alcuni rimedi omeopatici possono essere molto utili per limitare l'accumulo di liquidi.

Liquidi corporei e aumento di peso

L'aumento di peso in gravidanza è determinato da una serie di fattori diversi. I pesi indicati nella tabella sottostante sono approssimativi, in quanto ogni componente può variare. Ci riferiamo qui in particolare al peso del feto e alla quantità di liquidi trattenuta.
In ogni caso durante la gravidanza conviene cercare di non superare un aumento di peso di 15 kg.
Gli eventuali chili in più tendono infatti a trasformarsi in grasso da smaltire dopo il parto (a tale proposito vedi p. 444.)
L'aumento di peso può essere contenuto sia facendo particolare attenzione a ciò che si mangia (a tale proposito vedi il capitolo sull'alimentazione, pp. 158-175), sia con un moderato ma regolare esercizio fisico (a tale proposito vedi il capitolo sulla ginnastica in gravidanza, pp. 130-151).
È importante ricordare che la gravidanza non è il momento indicato per iniziare una dieta dimagrante.

PESO APPROSSIMATIVO			
Bambino, placenta e liquido amniotico	4,5 kg	Ritenzione idrica	3,0 kg
Aumento di dimensioni dell'utero	1,0 kg	Aumento delle riserve di grassi e proteine	3,0 kg
Aumento di dimensioni dei seni	0,4 kg	Totale	11,9 kg

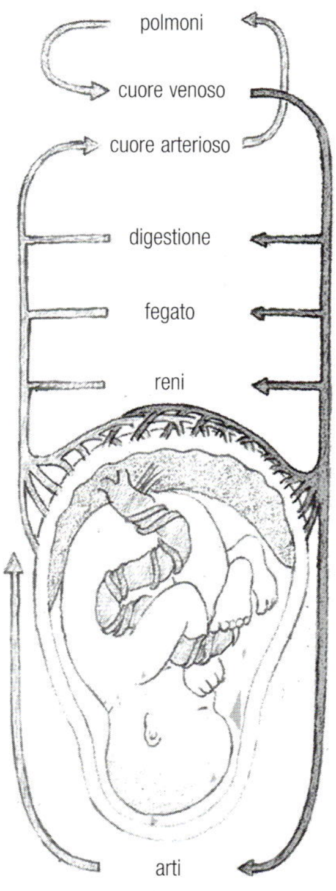

Schema semplificato della circolazione materna che illustra il rifornimento di sangue alla placenta e all'utero. Il sangue fornisce al feto ossigeno e nutrimento, scambiandoli con l'anidride carbonica e le sostanze residue da riportare nella circolazione materna.

L'apparato circolatorio

Il sangue

In gravidanza il volume di sangue in circolo aumenta da quattro litri a quattro e mezzo nelle prime venti settimane, superando i cinque litri alla quarantesima settimana, per garantire un rifornimento adeguato di sangue al bambino e agli organi vitali del corpo della mamma.
Aumenta sia la componente liquida del sangue, il plasma, sia il numero dei globuli rossi, contenti l'emoglobina, che trasporta dai polmoni al resto del corpo l'ossigeno, uno dei componenti indispensabili della vita.
Benché in gravidanza la quantità totale di emoglobina nei globuli rossi sia maggiore del solito, i liquidi in eccesso tendono a diluirla, per cui la concentrazione si riduce in realtà del 20% circa.
Questo fatto, del tutto normale,

viene detto 'anemia fisiologica della gravidanza'. Nonostante questa riduzione, l'aumento di globuli rossi comporta un accrescimento globale del trasporto di ossigeno nel sangue.
Uno dei componenti essenziali dell'emoglobina è il ferro, di cui anche il feto ha bisogno per le sue riserve organiche. Un terzo delle riserve di ferro della donna incinta passa regolarmente al bambino: ecco perché è così utile una dieta che contenga alimenti ricchi di ferro oppure, se necessario, l'assunzione di integratori. Se le vostre riserve di ferro tendono a esaurirsi, lo stesso succederà all'emoglobina (con un conseguente calo dell'ossigeno disponibile per l'organismo) che può scendere fino a meno di 10 g per decilitro. Ci si trova a questo punto di fronte a un problema che normalmente viene chiamato 'anemia da carenza di ferro'.
Nel corso della gravidanza si eseguono regolarmente gli esami del sangue per tenere sotto controllo il livello di emoglobina nel sangue.

✔ anemia *vedi* pagina 378

Una circolazione potenziata

Il feto e la placenta si comportano come se fossero un organo in più, assorbendo il 25% del sangue messo in circolazione dal cuore materno. L'aumento della portata cardiaca è reso possibile dall'accresciuto volume del sangue e dall'accelerazione della circolazione attraverso il corpo della madre. Anche gli organi vitali materni richiedono più sangue a causa delle nuove esigenze imposte dalla gravidanza.

Cuore e vasi sanguigni

Il cuore pompa ritmicamente il sangue nelle arterie, che lo portano a tutte le cellule del corpo. Le cellule assorbono ossigeno ed elementi nutritivi e cedono le sostanze residue che, nel sangue ormai privo di ossigeno, ritornano al cuore attraverso le vene. Da qui il sangue viene rispedito ai polmoni, dove si rifornisce di ossigeno prima di ricominciare il giro.
In gravidanza, già poche settimane dopo la prima mestruazione saltata, la potenza del cuore (la 'portata cardiaca') aumenta e a ogni battito entra in circolo una quantità maggiore di sangue senza che debba aumentare la frequenza cardiaca.
Questo fenomeno si stabilizza prima del parto e ha il suo punto massimo immediatamente dopo, al momento del distacco della placenta. È uno dei motivi per cui in gravidanza può capitare che manchi il respiro.
Alcuni degli ormoni liberati in gravidanza rilassano le pareti dei vasi sanguigni, assicurando una circolazione più rapida in tutto il corpo e il

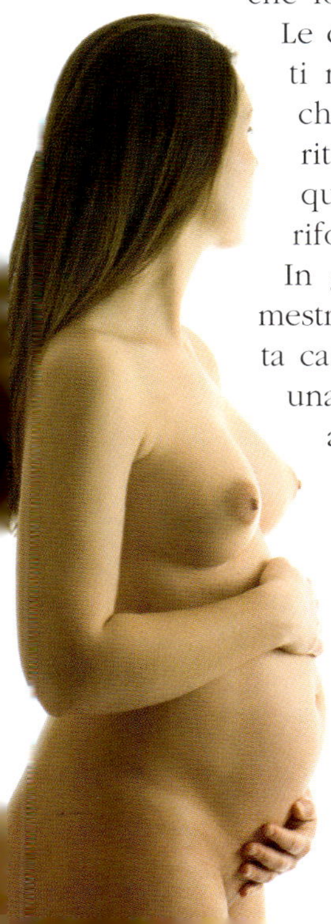

trasporto di ossigeno e nutrimento al bambino attraverso la placenta. Gli ormoni tendono anche a rendere meno efficienti le valvole delle vene maggiori, aumentando il rischio di vene varicose nelle gambe, nella vulva e nell'ano.

La pressione arteriosa

'Pressione arteriosa' è il termine usato per descrivere la pressione esercitata dal sangue sulle pareti delle arterie.
In genere la pressione rimane costante per tutta la gravidanza, anche se talvolta tende a diminuire nel secondo trimestre (quando le pareti dei vasi sono rilassate) per poi risalire ai valori normali nell'ultimo periodo.

L'aorta è l'arteria più grande del corpo umano ed è la prima a essere attraversata dal sangue in uscita dal cuore, mentre la vena più grande è la 'vena cava inferiore', che riporta al cuore il sangue che proviene dalla parte inferiore del corpo. Entrambi questi vasi decorrono lungo la colonna vertebrale, motivo per il quale talvolta, quando vi stendete supine a gravidanza inoltrata e durante il travaglio, può capitare che l'utero li comprima, riducendo il flusso di sangue verso l'utero (e di conseguenza l'ossigeno disponibile per il bambino) e di ritorno al cuore, che può provocare a voi un calo di pressione, con sensazione di svenire.

Se rimanete in piedi per periodi lunghi, soprattutto quando fa caldo, il sangue tende a ristagnare nelle vene delle gambe; come conseguenza potreste avere le vertigini o sentirvi svenire. Benché il cuore abbia una potenza sufficiente per far arrivare il sangue a tutti i tessuti, non è però in grado di fornire l'energia per farlo ritornare.

Il ritorno del sangue venoso dalla parte inferiore del corpo fino al cuore e ai polmoni è sollecitato dalla respirazione: il movimento alternato di espansione e compressione del torace e del diaframma risucchia e sospinge il sangue in direzione del tronco. Anche i muscoli delle gambe, muovendosi, pompano il sangue verso il cuore. La ginnastica e la respirazione sono quindi molto importanti per mantenere una buona circolazione.

✔ pressione alta e pressione bassa *vedi* pagine 448 e 449

Circolazione e respirazione

L'aumento della circolazione sanguigna in gravidanza richiede una maggiore produzione di ossigeno da parte dei polmoni. Il vostro corpo si adatta automaticamente all'aumento dell'espansione del torace, cosa di cui probabilmente non vi renderete nemmeno conto, dal momento che la frequenza cardiaca resta uguale. Con l'avanzare della gravidanza, tuttavia, talvolta è possibile notare che le costole si allargano in avanti e di lato.

A fine gravidanza la sensazione di mancanza di respiro, in genere causata dall'aumentata richiesta di sangue da parte dell'utero e degli organi vitali, è esasperata dalla pressione esercitata dall'utero sul diaframma, che ostacola l'espansione completa dei polmoni, provocando talvolta un dolore alle costole più basse, specie se gli arti del bambino si trovano in questa zona. In questi casi è da evitare la posizione supina.

Gli esercizi di respirazione descritti più avanti, garantiranno al vostro bambino una quantità di ossigeno maggiore e vi aiuteranno a eliminare l'anidride carbonica sia in gravidanza sia durante il parto.

✔ **esercizi di respirazione** *vedi* **pagina 125**

L'apparato digerente

Gli ormoni liberati dalla placenta producono un rilassamento dei muscoli in tutto il corpo.

Questo fenomeno interessa anche la muscolatura liscia di cui si compone una parte dell'apparato digerente, dall'esofago allo stomaco fino all'intestino e al retto. Se il tono muscolare complessivo è ridotto, anche l'attività di questo tratto dell'apparato digerente rallenta inevitabilmente. Per questo motivo lo stomaco tende a svuotarsi più lentamente di prima, e voi vi sentirete sazie più a lungo dopo aver mangiato.

Anche la valvola posta all'ingresso dello stomaco può rilassarsi, favorendo la risalita nell'esofago di una parte degli acidi digestivi e provocando una sensazione di bruciore proprio dietro lo sterno (o 'pirosi'), che è piuttosto comune in gravidanza.

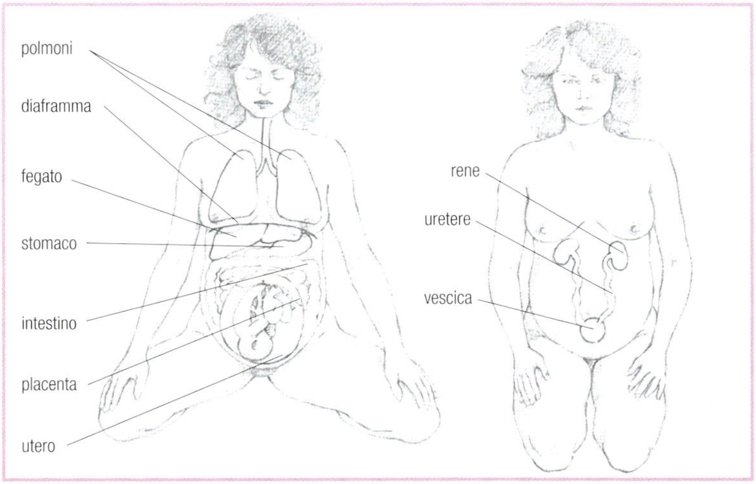

Durante la gravidanza l'utero ingrandendosi spinge verso l'alto, comprimendo il diaframma, la cavità toracica, l'intestino e gli altri organi addominali. Il bisogno crescente di ossigeno provoca un'ulteriore espansione dei polmoni, che spingono leggermente in fuori le costole. L'incremento del flusso di sangue attraverso i reni determina un aumento delle urine, mentre gli ureteri che trasportano l'urina alla vescica si dilatano e si distorcono leggermente.

Il rallentamento dell'attività intestinale e la pressione dell'utero sui visceri possono invece causare stitichezza. Una dieta povera di fibre e l'assunzione di alcuni integratori a base di ferro possono rendere più dure le feci, che passano quindi con maggiore difficoltà.

✔ pirosi *vedi* pagina 445

✔ stitichezza *vedi* pagina 456

✔ nausea e vomito *vedi* pagina 429

All'inizio della gravidanza sono un fenomeno molto diffuso sia la nausea e il vomito, sia le alterazioni dell'appetito e dei gusti. È possibile anche che aumenti la secrezione di saliva, fenomeno non preoccupante ma fastidioso, che si riduce dopo il terzo mese e cessa con la fine della gravidanza.

L'apparato urinario

I reni filtrano i residui liquidi del sangue, eliminandoli sotto forma di urina. La gravidanza li sottopone a un carico maggiore di lavoro, dovuto in parte alle sostanze residue espulse dal feto attraverso la placenta, in parte all'aumento dell'attività degli organi e dei tessuti della donna.

Tuttavia, l'incremento del flusso di sangue attraverso i reni ne aumenta la funzionalità e permette loro di affrontare questo sovraccarico di lavoro senza risentirne. In questo modo cresce però anche la quantità di urina prodotta, per cui capita di dovere urinare molto più frequentemente. Questa situazione si presenta soprattutto nei primi mesi, quando l'utero preme proprio sulla base della vescica.

Intorno alla dodicesima settimana l'utero sale oltre il bacino, raggiungendo la cavità addominale, e la pressione sulla vescica si riduce, fino a che non sarà la testa del bambino (verso la trentaquattresima settimana) a schiacciarla di nuovo.

Alla fine della gravidanza il liquido accumulato nei tessuti durante il giorno viene eliminato dai reni nel corso della notte, costringendovi ad alzarvi dal letto per urinare più spesso del solito.

Se lo stimolo frequente a urinare è associato a una sensazione di bruciore, può essere invece provocato da un'infezione.

L'incremento della funzionalità renale in gravidanza dà luogo talvolta a un passaggio di

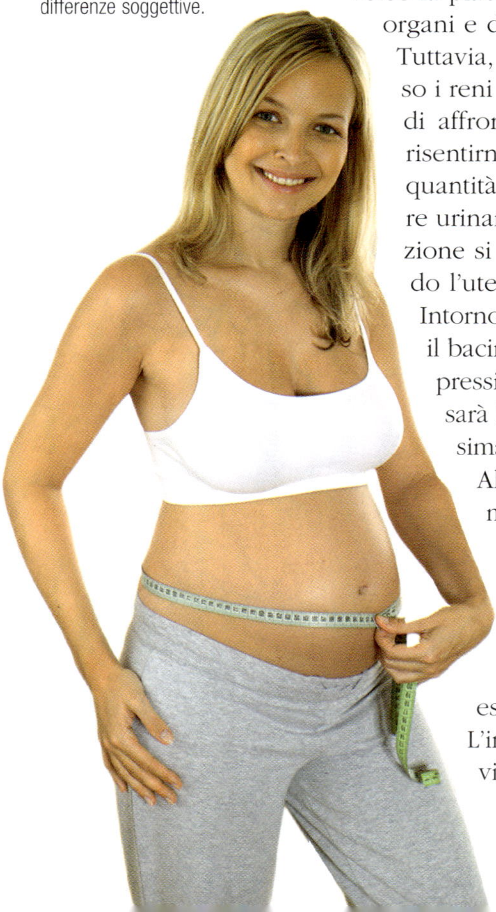

Molte donne avvertono sin dai primi giorni della gravidanza un aumento del proprio girovita, ma esistono notevoli differenze soggettive.

I genitali in gravidanza

Nel corso della gravidanza i genitali nel loro complesso vengono influenzati dalle secrezioni ormonali, alcune delle quali provocano effetti positivi, altre invece negativi.

- Le labbra vaginali tendono ad ammorbidirsi e a riempirsi; spesso risultano più sensibili.
- L'aumento della circolazione nella zona del bacino può distendere le vene vulvari provocando varici (vedi p. 460).
- Anche il clitoride diventa in genere più sensibile; conviene quindi evitare pantaloni e slip stretti. Alcune donne, proprio grazie a questa maggiore sensibilità trovano più appagante fare l'amore anche con un contatto meno diretto sul clitoride.
- Le perdite vaginali aumentano, così come l'attività delle ghiandole cervicali. Queste perdite, del tutto normali, sono in genere acquose, biancastre o gialline, di odore variabile, che però non dovrebbe essere mai fastidioso. Se le perdite sono profuse, diventano spesse e bianche o schiumose e verdastre; se sono associate a prurito o irritazione, può esservi in corso un'infezione vaginale (vedi p. 415). Poiché spesso in gravidanza l'acidità delle secrezioni vaginali cambia, c'è una maggiore predisposizione alle micosi.

I tessuti nervosi del bacino e dei genitali

Sia il bacino sia i genitali sono ricchi di terminazioni nervose provenienti da due diverse porzioni del midollo spinale.

- I nervi del collo dell'utero hanno origine nella sezione centrale della colonna vertebrale, nella zona posteriore alta del torace.

Quando l'utero si contrae durante il travaglio sono loro a trasmettere la sensazione dolorosa al cervello.

- I nervi che interessano la vagina e i genitali esterni partono dalla regione sacrale, alla base del midollo spinale ed entrano in azione nel periodo espulsivo del parto.

dosi minime di glucosio nelle urine. Non è detto che questo sia un sintomo di diabete, che di solito implica la presenza di grosse quantità di zucchero nel sangue; tuttavia, conviene comunque fare un esame del sangue per escludere questa eventualità.

✔ disturbi renali *vedi* pagina 389

Oltre all'aumento della frequenza urinaria, alcune donne possono essere soggette a incontinenza, specialmente quando tossiscono, starnutiscono oppure ridono. La causa principale di questa incontinenza è generalmente ormonale, ed è dovuta al rilassamento della muscolatura delle pareti della vescica e dell'uretra (il tubicino che porta l'urina dalla vescica all'esterno); di solito il fenomeno cessa dopo il parto.

✔ incontinenza urinaria *vedi* pagina 413

L'apparato muscolo-scheletrico

Lo scheletro è la struttura di sostegno del corpo, tenuta saldamente insieme da forti legamenti elastici in corrispondenza di ogni articolazione.

Tutta la struttura con le sue 206 ossa è sorretta, mossa e riallineata per mezzo dei muscoli.

Strutturalmente, il corpo delle donne è perfetto per accogliere e partorire un bambino: rispetto a quelle degli uomini, le ossa del bacino sono più leggere e più lisce, hanno un diametro maggiore verso il canale pelvico, che è più tondeggiante, e un'arcata pubica più ampia per consentire il passaggio del bambino.

Inoltre, gli ormoni liberati durante la gravidanza ammorbidiscono e allungano i legamenti che trattengono le articolazioni, consentendo un'ulteriore flessibilità del bacino e un adattamento di tutto il corpo alle esigenze sempre diverse del bambino portato in grembo.

La colonna vertebrale

È il sostegno centrale della parte superiore del corpo. Nel corso della gravidanza, quando dovete portare un peso di nove chili circa in più, la colonna vertebrale è fondamentale per il sostegno dell'utero e del suo contenuto.

La colonna vertebrale è composta da ventiquattro ossa dette 'vertebre':

- 7 in corrispondenza del collo (vertebre cervicali);
- 12 in corrispondenza del torace (vertebre dorsali);
- 5 in corrispondenza della parte posteriore dell'addome (vertebre lombari).

Alla base, le vertebre sono saldate fra loro in un osso a forma di cuneo detto 'sacro', che forma la parete posteriore del bacino. La colonna termina con il coccige.

Attraverso l'osso sacro, il peso della parte superiore del corpo si trasmette alle anche, e di lì alle gambe.

Ogni vertebra è collegata a quella successiva da un disco piatto di tessuto fibroso e da una cartilagine. Questi dischi intervertebrali sono spugnosi e permettono alla colonna di flettersi e girare, assorbendo, come se fossero dei cuscinetti, le vibrazioni che si

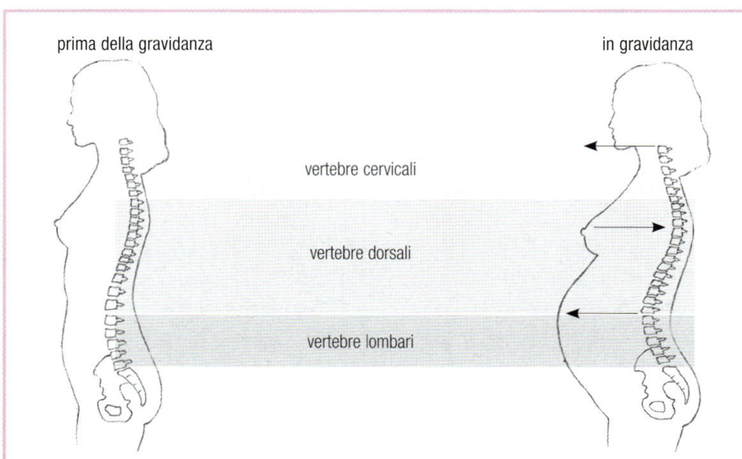

La crescita dell'utero in gravidanza impone dei cambiamenti alla dinamica della colonna vertebrale, per compensare lo spostamento del baricentro corporeo causato dall'aumento di peso.

trasmettono alle vertebre quando si cammina o si salta. Ogni volta che vi alzate in piedi, il peso del corpo fa leva su questi dischi, comprimendoli.

La colonna vertebrale, inoltre, racchiude e protegge il midollo spinale. I nervi che si diramano dal midollo, passando per i fori di cui sono provviste le vertebre, assicurano il funzionamento di muscoli e organi.

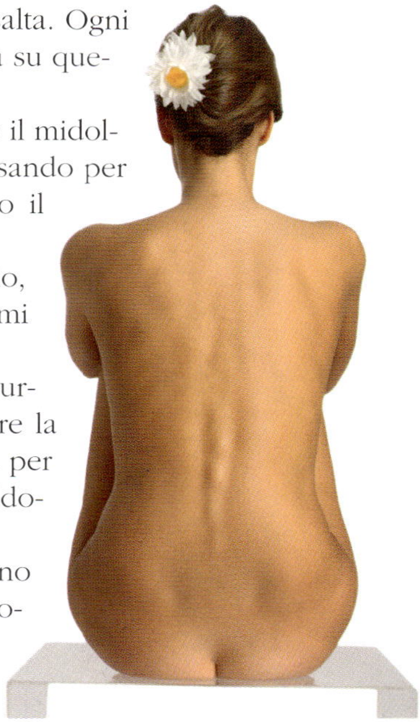

Se la colonna non è bene allineata o in equilibrio, la pressione sui nervi può causare dolore e problemi negli organi raggiunti dai nervi compressi.

La postura corretta dipende dall'equilibrio tra le curvature della colonna: il collo in avanti per sostenere la testa, il torace indietro e la zona lombare in avanti per controbilanciare il peso del petto e degli organi addominali.

In gravidanza, le variazioni ormonali favoriscono l'ampliamento del bacino in vista del parto, provocando un'ulteriore curvatura in avanti della colonna lombare, che riduce la tensione nel pavimento pelvico. Il maggiore peso dell'utero viene così riequilibrato.

Mentre le curvature della colonna vertebrale si accentuano, la capacità della colonna stessa di tenersi in equilibrio anche dovendo sostenere un peso maggiore garantisce il funzionamento e il mantenimento della sua dinamica.

Se prima della gravidanza la colonna è fuori posto, è probabile che, senza un programma specifico di esercizi, nei punti in cui la colonna forma le sue curve si creino delle tensioni, che possono causare dolore alle zone sacrale e lombare, al collo o alla testa.

✓ dolori in gravidanza *vedi* pagina 391

Il bacino

All'inizio della gravidanza il bambino è protetto e cullato all'interno della struttura ossea del bacino.

Più avanti, quando l'utero sale, espandendosi, nella cavità addominale, il bacino sostiene invece il suo contenuto dal di sotto, come un catino di ossa.

Il bacino è composto da diverse formazioni ossee:

- il sacro e il coccige formano la parete posteriore, e sono disposti a cuneo tra le ossa dell'anca;

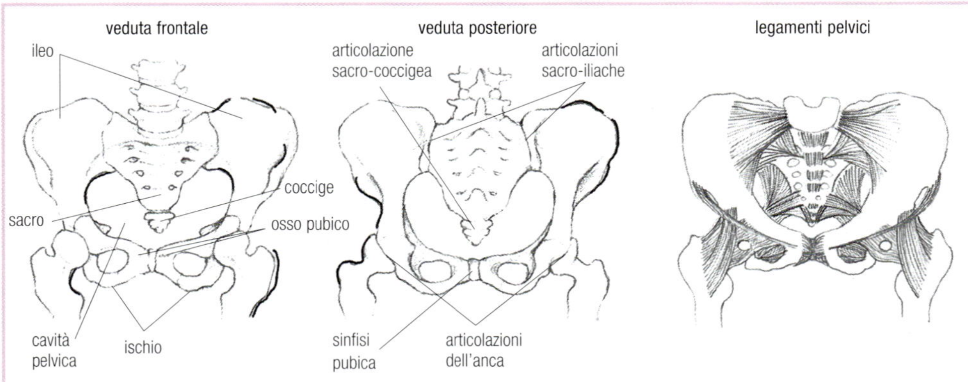

Le ossa del bacino femminile e i legamenti pelvici.

- le ossa delle due anche, alla nascita, sono divise in tre parti, l'ileo (laterale), l'osso pubico (all'altezza dell'inguine), l'ischio (posteriore), che si saldano durante la pubertà.

✔ bacino durante il parto *vedi* pagina 211

Complessivamente il bacino forma un anello osseo simile a un imbuto, posto attorno al canale attraverso il quale deve passare il bambino. L'ingresso di questo canale è chiamato 'stretto superiore', mentre l'uscita verso il basso è detta 'stretto inferiore'.
Durante la gravidanza il bacino è inclinato in avanti, i suoi bordi scendono un po' verso il basso e il peso del bambino è spinto in avanti contro la parete addominale, con una pressione ridotta sui muscoli pelvici.
Conoscere e comprendere prima del parto la struttura ossea del bacino e il suo funzionamento è molto importante. Tale conoscenza vi aiuterà anche a sapere riconoscere al tatto le varie parti dall'esterno.

Articolazioni e legamenti pelvici

Il bacino ha quattro articolazioni principali, tenute insieme da legamenti di tessuto fibroso forte e flessibile.
Normalmente ciò consente alle articolazioni movimenti limitati, che si ampliano durante la gravidanza quando i legamenti sono ammorbiditi dall'azione degli ormoni. Questo allungamento e la maggiore flessibilità delle articolazioni saranno essenziali durante il parto, ma possono anche causare qualche disagio nel corso della gravidanza. I legamenti fungono anche da ponte tra le pareti laterali del bacino, rinforzando il pavimento pelvico.

✔ dolori in gravidanza *vedi* pagina 391

Muscoli volontari e involontari

I muscoli del corpo si dividono in volontari e involontari (o lisci). La muscolatura scheletrica, cioè quella che provvede al movimento delle ossa nelle articolazioni, è composta da muscoli volontari, cioè azionati coscientemente.

I muscoli dell'utero, dello stomaco, dell'intestino e di altri organi sono invece involontari, agiscono cioè indipendentemente dalla nostra volontà. Non possiamo per esempio contrarre l'utero, che si contrarrà solo quando verrà stimolato da determinati ormoni prodotti dalla madre e dal feto.

✓ ormoni durante il parto *vedi* pagina 210

I muscoli pelvici

Il bacino possiede trentasei paia di muscoli. Molti dei grandi muscoli del corpo umano si incontrano proprio qui, e da questa zona salgono verso il collo e la testa, scendono nelle cosce, avvolgono e attraversano le pareti addominali e l'egresso pelvico. Le posizioni che vengono adottate naturalmente per partorire, carponi o accovacciate, fanno lavorare quasi tutti i muscoli del bacino (o pelvici).

I muscoli del pavimento pelvico

Il pavimento pelvico è una fascia di tessuto fibroso e muscolare che forma la base del bacino, dal bordo inferiore dell'arcata pubica all'osso sacro.

È una struttura complessa di cui fa parte il muscolo elevatore dell'ano, che si allunga da ognuna delle pareti laterali del bacino per incontrarsi al centro, dove forma una specie di '8' intorno all'uretra, all'ano e alla vagina.

Nel periodo espulsivo del parto, l'elevatore dell'ano si rilassa per facilitare l'uscita del bambino. Durante l'espulsione della testa, questo muscolo viene spinto contro le pareti laterali del bacino, ritornando comunque al suo posto subito dopo il parto.

Sotto il pavimento pelvico, l'ingresso della vagina è circondato da muscoli che si incontrano in un punto compreso tra l'orifizio vaginale e l'ano, nella zona detta 'perineo'. Questi muscoli tengono normalmente chiusi la vagina, l'uretra e l'ano.

Sia i muscoli del pavimento pelvico sia quelli del perineo si rilassano quando vi accovacciate. Per localizzarli, provate ad accovacciarvi e a contrarli come per fermare il flusso dell'urina (vedi gli esercizi 8 e 9, pp. 143 e 144).

✓ ginnastica in gravidanza *vedi* pagina 130

I muscoli addominali

Le diverse fasce muscolari che circondano l'addome proteggono gli organi vitali e fanno muovere l'addome quando respirate o camminate.
Nel corso della gravidanza, questi muscoli si espandono per ospitare l'utero in crescita e sono essenziali durante il parto, quando assecondano i vostri sforzi nello spingere fuori il bambino. I muscoli retti dell'addome, che dall'osso pubico arrivano fino allo sterno, su entrambi i lati dell'ombelico, in gravidanza spesso si allungano lateralmente, ritornando nella loro posizione naturale dopo il parto.

Il seno

I primi cambiamenti avvertibili all'inizio della gravidanza riguardano quasi sempre il seno, che appare più pieno, caldo, pesante, dolente e sensibile al tatto, praticamente quasi dal momento stesso del concepimento; qualche volta può anche dare una sensazione pulsante, pungente o dolorosa.
I capezzoli si ingrandiscono e diventano più sensibili, mentre l'areola che li circonda diventa più scura, soprattutto se la vostra pelle non è particolarmente chiara.
Intorno all'areola spesso si notano delle piccole ghiandole dette 'tubercoli di Montgomery', le cui secrezioni mantengono i capezzoli morbidi ed elastici in preparazione all'allattamento.
Il maggiore afflusso di sangue tende inoltre a rendere più evidenti le vene, che al termine dell'allattamento torneranno come prima. La comparsa di smagliature è più comune nelle donne sovrappeso o con la pelle particolarmente delicata.

Preparare il seno all'allattamento

Se pensate di allattare il vostro bambino, l'ostetrica o il ginecologo vi aiuteranno a prepararvi all'allattamento in questi mesi d'attesa. Al seno farà molto bene l'esposizione all'aria aperta e al sole, in dosi moderate e protetto da un filtro piuttosto alto; la pelle dei capezzoli e dell'areola può essere delicatamente frizionata con un telo di spugna asciutto, o un guanto di crine, in modo da irrobustirla progressivamente e rendere meno probabile la comparsa di ragadi. Può essere utile passare qualche ora al giorno con i seni scoperti, nell'intimità della vostra casa, facendo anche a meno del reggiseno, massaggiandoli quotidianamente con olio di mandorle o di germe di grano. Se temete che i capezzoli non sporgano a sufficienza, provate a stirare l'areola con i pollici, orizzontalmente e verticalmente, in modo da facilitarne l'estroflessione, e chiedete comunque consiglio al vostro medico.

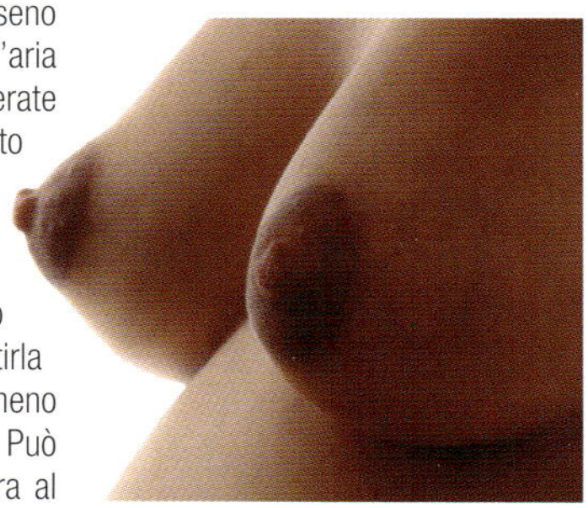

I seni avvertono il cambiamento in corso sin dai primi giorni di gravidanza, i capezzoli diventano più sensibili, l'areola si scurisce e il maggiore afflusso di sangue rende le vene più evidenti.

Entro la ventesima settimana di gravidanza il volume dei vostri seni sarà cresciuto.

L'aumento di volume, dovuto all'incremento delle cellule produttrici di latte e dei dotti galattofori, in certi casi può essere veramente notevole. È il momento di comprare un buon reggiseno, anche se in genere ne fate a meno, per sostenere il seno adeguatamente.

Verso la fine della gravidanza i seni cominceranno a produrre un fluido ambrato o giallino, il colostro, che sarà il primo nutrimento del vostro bambino. In alcune donne, tuttavia, il colostro non viene prodotto prima del parto, quindi non preoccupatevi se non lo vedete comparire fino ad allora.

Prima del parto il seno tende a diventare ancora più sensibile, preparandosi alla stimolazione che il bambino produrrà succhiando, dopo la nascita.

In genere i cambiamenti del seno sono molto più evidenti nel corso della prima gravidanza di quanto non lo siano nelle eventuali gravidanze successive.

✓ allattamento al seno *vedi* pagina 301

✓ capezzoli piatti e retratti *vedi* pagina 380

La pelle

In termini di superficie, la pelle è l'organo più esteso e dunque più grande del corpo umano.

In gravidanza, la quantità di sangue che affluisce alla pelle diviene sei volte maggiore rispetto al solito. L'aumento del flusso è determinato dalla dilatazione delle arteriole e dei capillari, i minuscoli vasi sanguigni che mettono in comunicazione le arterie e le vene. Questo è il meccanismo di cui il corpo si serve per mantenere stabile la temperatura interna.

Il calore trasportato dal maggiore flusso di sangue alla pelle vi farà sentire gli arti più caldi; per questo sentirete meno il freddo, ma il caldo vi darà più fastidio. Probabilmente vi capiterà anche di sudare di più, un altro meccanismo con cui il corpo regola la propria temperatura.

La pelle delle donne incinte è in genere

I cambiamenti ormonali favoriscono la pigmentazione della pelle; anche per questo è bene proteggerla con creme appropriate quando ci si espone ai raggi solari.

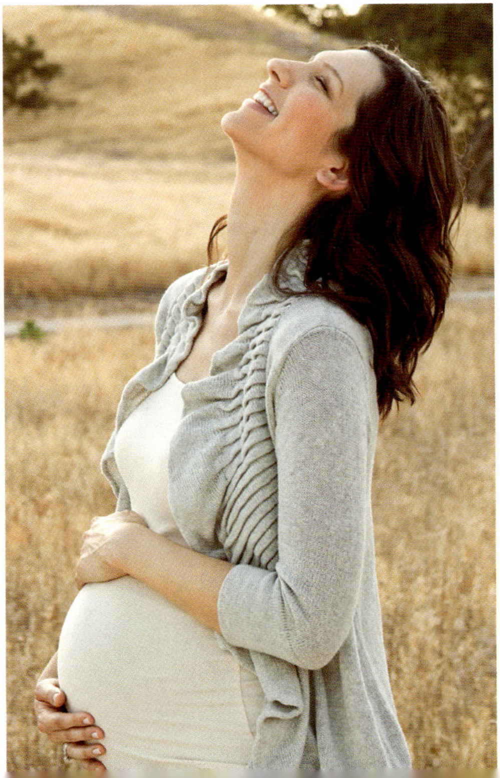

radiosa e sana e ha un aspetto più turgido, perché parte dei liquidi trattenuti dall'organismo durante la gravidanza si distribuisce nei tessuti sottocutanei; anche il volto tende a essere più rotondo e luminoso, e le braccia e le gambe più piene o un po' gonfie.
A volte la pelle del viso, del tronco, delle braccia e del palmo delle mani può presentare macchie rossastre a causa del maggiore afflusso di sangue attraverso i vasi dilatati; le macchie o il rossore scompaiono alla fine della gravidanza. Se esiste già una predisposizione individuale all'acne, in gravidanza il fenomeno può accentuarsi.

I capelli e i peli

In gravidanza solitamente non si verificano cambiamenti particolari nei capelli e nei peli, anche se in alcune donne la peluria del viso, delle braccia e delle gambe può risultare più evidente, per tornare alla normalità dopo il parto.
La secchezza o l'untuosità del cuoio capelluto e dei capelli varia notevolmente, ma in generale le caratteristiche preesistenti tendono ad accentuarsi. In gravidanza la crescita dei capelli rallenta e i capelli diventano più sottili; è più facile che si spezzino quando li spazzolate

I PROBLEMI DELLA PELLE IN GRAVIDANZA

Anomalie della pigmentazione
Le anomalie della pigmentazione, abbastanza comuni in gravidanza, sono probabilmente determinate da un aumento dell'ormone prodotto dall'ipofisi, che favorisce la pigmentazione agendo sui melanociti, le cellule della pelle che producono la melanina (il pigmento della pelle). Per questo motivo è bene utilizzare un filtro più alto del consueto quando ci si espone al sole, ed evitare i lettini solari.
La pigmentazione cambia soprattutto nella zona dei capezzoli e delle areole, che tendono a scurirsi; intorno al terzo mese appare a volte sul pancione una linea marrone, la cosiddetta 'linea nigra', che va dal centro dell'addome verso il basso.
Anche voglie, nei e lentiggini possono diventare temporaneamente più scuri e, talvolta, più grandi e più numerosi. Il viso può diventare più scuro, come se fosse abbronzato, soprattutto intorno alla bocca. Questa manifestazione viene chiamata 'cloasma gravidico', oppure maschera della gravidanza.
Le pigmentazioni irregolari vanno attenuandosi dopo il parto.

Smagliature
Le smagliature spesso si presentano all'inizio della gravidanza come strie rosse sul seno; alla fine della gravidanza, quando la pancia cresce molto, tirando la pelle, sono abbastanza comuni anche sull'addome e sui fianchi.
Dopo il parto diventano molto meno visibili, di un colore bianco perlaceo. Sono più comuni nelle donne sovrappeso e in quelle con la pelle delicata.
Non esiste un metodo sicuro per prevenire le smagliature, oltre a cercare di non acquistare troppo peso; tuttavia si ritiene che gli esercizi di stretching e il massaggio quotidiano con oli naturali (germe di grano, cocco, mandorle, argan, burro di karité) possano mantenere la pelle elastica, soprattutto se associati a una sana alimentazione.
Se compaiono le smagliature, l'applicazione costante di olio a base di vitamina E le renderà meno evidenti.

Pelle secca, eruzioni cutanee e prurito
In gravidanza è abbastanza comune che si manifestino improvvisamente eruzioni cutanee, pelle secca e prurito; tra le cause possibili ci sono alcune allergie o intolleranze a determinati alimenti oppure a detergenti.
Se i sintomi durano a lungo oppure peggiorano, comunicatelo al vostro medico di fiducia (vedi p. 442).

e ciò avviene solo fino alla fine della gravidanza. Dopo il parto può capitarvi di perdere molti capelli, ma ne cresceranno subito di nuovi. Non c'è nulla da temere: la gravidanza non produce mai calvizie.

Il viso

Il viso si fa più radioso e roseo e alcuni cambiamenti possono riguardare anche la bocca, il naso e gli occhi.

La bocca

A causa del maggiore afflusso di sangue le gengive possono gonfiarsi e sanguinare facilmente quando vi lavate i denti. È importante una maggiore attenzione all'igiene orale, perché le gengive gonfie trattengono facilmente resti di cibo. Il problema si riduce anche adottando un'alimentazione ricca di fibre e di cibi crudi.
È consigliabile fare una visita dentistica durante la gravidanza: se necessario, gli anestetici locali non associati a vasocostrittori e le radiografie non creano problema. Anche l'aumento della produzione di saliva è un fenomeno legato alla gravidanza; può essere causato dalle modificazioni ormonali e di solito cessa dopo il parto. Le donne incinte lamentano a volte un cambiamento nel percepire i sapori e un gusto leggermente metallico sulla lingua. L'appetito e l'apprezzamento di certi cibi può cambiare notevolmente in questo periodo, e le 'voglie' della gravidanza fanno parte in un certo senso di queste variazioni del gusto.

✔ denti e gengive *vedi* pagina 383

Il naso e i seni frontali

La membrana mucosa che riveste il naso e i seni frontali è sensibile agli effetti della gravidanza, provocando un aumento del muco nasale e talvolta un gonfiore interno. Alcune donne si accorgono di avere il naso chiuso, prima ancora di avere un ritardo delle mestruazioni. Purtroppo è un disturbo a cui è difficile rimediare in questo periodo, in cui anche raffreddori e sinusiti impiegano più tempo a guarire.

✔ malattie da raffreddamento in gravidanza *vedi* pagina 422

Gli occhi

Durante la gravidanza, il cristallino può assorbire una quantità notevole di liquidi, peggiorando leggermente la vista. È un effetto solo temporaneo e non è sicuramente necessario ricorrere a occhiali nuovi. Raramente, la cornea può gonfiarsi e, in questo caso, sarà più difficile portare le lenti a contatto, fino al termine della gravidanza.

✔ vista e occhi *vedi* pagina 460

Un'intera notte di sonno

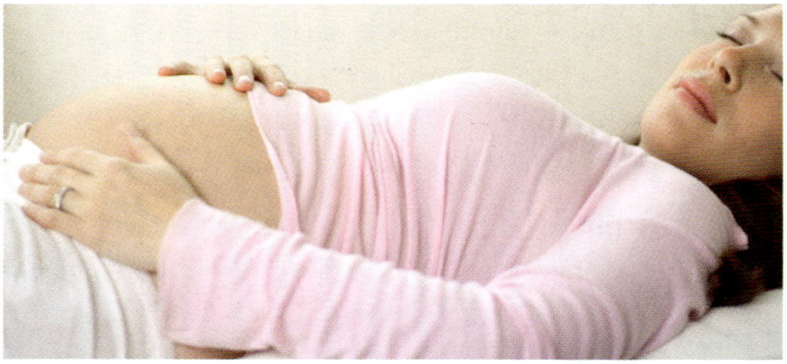

- Nelle prime dodici settimane di gravidanza, mentre il vostro corpo si abitua alle modificazioni ormonali in atto, i vostri sonni non sempre saranno riposanti come prima e talvolta disturbati dalla necessità di alzarvi per andare in bagno.
- Alla fine della gravidanza può invece risultare difficile trovare la posizione adatta per dormire: se normalmente dormite a pancia in giù, adesso questa posizione vi può infastidire. In genere la posizione più comoda è sul fianco, con uno o più cuscini per reggere la pancia e la gamba piegata.
- La pressione sulla vescica può svegliarvi e potreste avere bisogno di mettervi un po' sedute per ridurre il bruciore di stomaco. È anche possibile che dopo la metà della gravidanza i movimenti stessi dei bambino vi tengano sveglie.
- Per quanto irritante vi possa apparire il fatto di non riuscire a dormire, può darsi che abbia anch'esso un motivo: qualcuno ritiene che sia una specie di prova generale per le frequenti future levate notturne.

In ogni caso, purché vi riposiate abbastanza, non importa se dormite meno del solito.

Energia e sonno

La gravidanza è uno stato di salute pulsante, in cui il vostro corpo tende a essere forte e vitale. In questo periodo è importante prestare attenzione ai segnali che il corpo vi manda e cercare di assecondarli invece di reprimerli. Scoprirete, per esempio, che fare ginnastica aumenterà la vostra energia e vi farà riposare meglio la notte, e che fare attenzione a ciò che mangiate vi aiuterà a sentirvi meglio e più in forma. Mentre tante donne in gravidanza si sentono più energiche e vitali, tante altre si sentono esaurite e affaticate per tutte le prime dodici settimane o poco più e hanno bisogno di maggiore riposo durante il giorno e di dormire più a lungo la notte.

✔ alimentazione vedi pagina 158

Questa stanchezza è dovuta al sovraccarico che la gravidanza impone a tutto l'organismo, e sarà accentuata in caso di nausea o se la gravidanza è iniziata in un periodo di forma fisica non ottimale. Verso la metà della gravidanza, molte donne si sentono piene di energia, anche se hanno ancora bisogno di dormire e di riposarsi tanto durante il giorno. Tuttavia, l'ansia per il fatto di essere incinte o il pensiero del parto possono ridurre molto questa energia, arrivando anche a crearvi problemi di sonno.

Nelle ultime settimane il vostro bambino peserà molto e avrete bisogno di lunghi periodi di riposo. È importante continuare ad 'ascoltare' il proprio corpo e a tenerlo in esercizio.

✔ stanchezza e insonnia vedi pagina 455

I cambiamenti mese per mese

La storia di un bambino incomincia nel momento del concepimento, quando avviene la fusione tra un ovulo e uno spermatozoo da cui si forma la prima cellula dell'embrione. Nelle quaranta settimane successive al concepimento la sua crescita è più veloce che in qualsiasi altro momento della vita.

Molto prima che la gravidanza sia visibile esternamente, il vostro corpo avrà subito profondi cambiamenti. Nel periodo embrionale il bambino si sviluppa da una singola cellula fino a diventare un organismo infinitamente complesso, in cui gli arti, lo scheletro e tutti i maggiori organi, compresi cervello e sistema nervoso, sono ormai formati.

Nelle trenta settimane successive, vostro figlio continuerà a crescere e comincerà a reagire al vostro umore e alle vostre emozioni, finché il cervello e gli altri organi del suo corpo saranno completamente maturi.

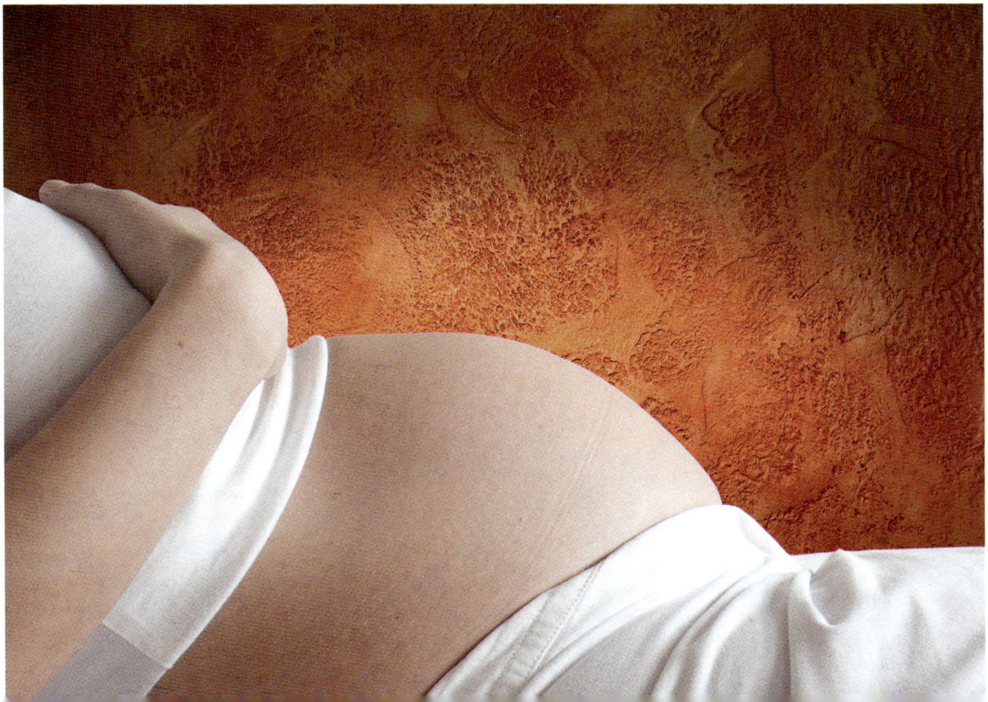

IL PRIMO MESE

Seconda settimana Dopo il concepimento, la singola cellula si divide in due; ciascuna di queste due nuove cellule si divide a sua volta in altre due e così via fino a formare una massa cellulare detta 'morula'. La rapida moltiplicazione delle cellule avviene ancora all'interno della membrana gelatinosa che avvolge l'ovulo spinto lungo la tuba verso l'utero. Quando raggiunge l'utero, dopo quattro giorni circa, la morula sviluppa un centro cavo pieno di liquido e a questo punto viene chiamata 'blastocisti'. Questa massa cellulare in crescita galleggia ancora per due o tre giorni nelle secrezioni uterine che la nutrono.

Terza settimana Sette, otto giorni dopo il concepimento, la massa cellulare perde la propria membrana esterna ed è pronta per venire in contatto diretto con l'utero.

In questa fase tale massa è ormai formata da circa centocinquanta cellule che si differenziano tra loro e si dividono in due gruppi ben distinti che avranno funzioni diverse:

- quelle interne formeranno il bambino;
- quelle esterne costituiranno la placenta e il sacco amniotico.

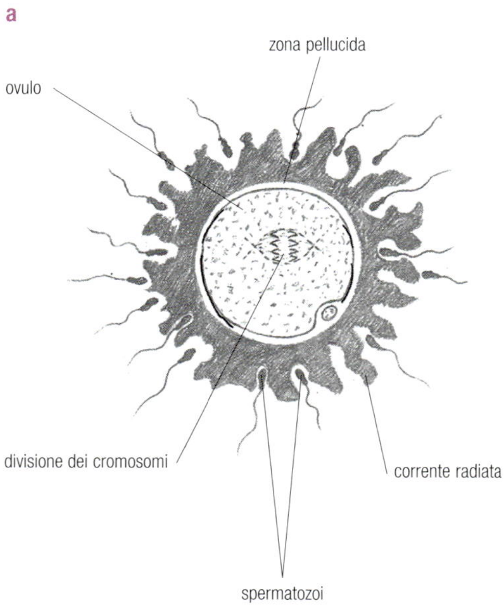

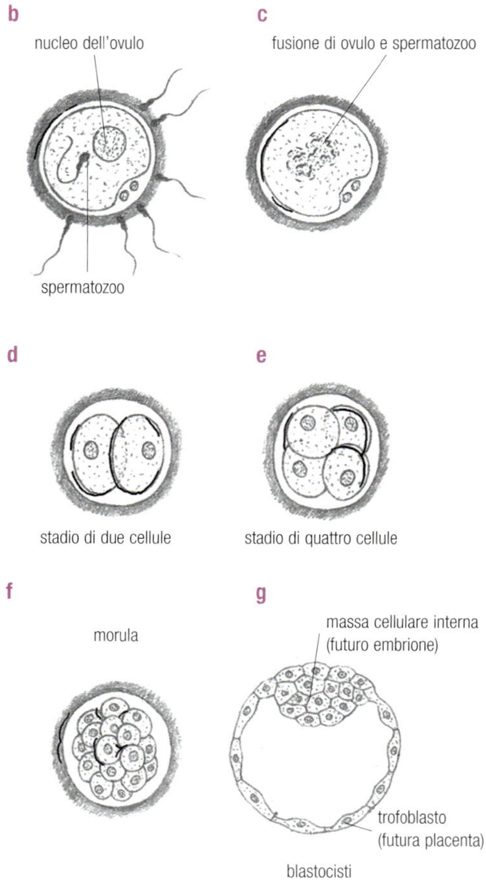

a) L'ovulo sta per essere fecondato.
b) Uno spermatozoo è entrato nell'ovulo.
c) I cromosomi maschili e femminili si fondono.
d ed **e)** Inizia la divisione cellulare.
f) Le cellule si moltiplicano formando una morula.
g) La morula sviluppa un centro cavo pieno di liquido; è diventata una blastocisti.

La blastocisti raggiunge l'endometrio, le cui secrezioni contengono ossigeno e nutrimento.

Dalle cellule placentari si formano dei filamenti, i futuri villi coriali, che penetrano nell'endometrio e invadono i vasi sanguigni dell'utero, da cui traggono il nutrimento per l'embrione.

Le superfici esterne di questi villi sono immerse nel sangue materno, che trasporta ossigeno, proteine, zuccheri, minerali, vitamine e altre sostanze. I villi le assorbono e le immettono nella circolazione dell'embrione; maturando, formeranno la placenta. Dalla placenta, un organo vitale di collegamento, il feto riceve tutto il nutrimento di cui ha bisogno fino al momento della nascita.

Quarta settimana La massa cellulare è bene attaccata alla parete uterina e cresce rapidamente; il minuscolo embrione comincia a svilupparsi.

Le sensazioni della mamma

Non vi vengono le mestruazioni e forse vi sentite diverse dal solito. I sintomi sono quelli che in genere le precedono (seni duri e dolenti, peso al basso ventre, poca energia), ma le mestruazioni non arrivano. Con il passare dei giorni comincerete a sospettare di essere incinte, magari a desiderare cibi diversi dal solito e ad avere un appetito maggiore o minore; più o meno in questo periodo alcune donne cominciano ad avere nausea e a sentirsi nervose o emotivamente fragili.

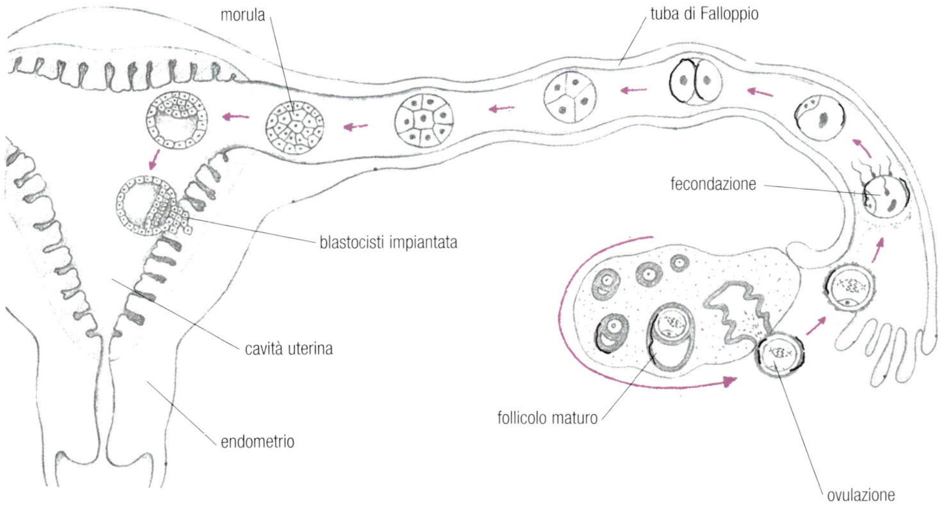

Nella settimana successiva all'ovulazione, l'ovulo fecondato, che cresce in virtù della divisione cellulare, è sospinto lungo la tuba fino all'utero. Qui perde la membrana esterna e si impianta nell'endometrio.

IL SECONDO MESE

Quinta settimana Alla fine della quinta settimana l'embrione è lungo due millimetri e comincia a prendere forma.

La massa cellulare interna si presenta come un disco piatto formato da tre strati o 'foglietti'. Dal foglietto esterno si formano in seguito la pelle, il sistema nervoso, le orecchie e gli occhi; da quello centrale i muscoli, le ossa, il cuore, i reni e gli organi genitali; da quello interno l'apparato digerente, i polmoni e la vescica.

In questa fase l'embrione ha già un sistema nervoso primitivo, il cordone ombelicale e perfino un cuore che batte.

Dalla sesta all'ottava settimana La massa cellulare interna si espande rapidamente cominciando a curvarsi, come per fare incontrare la testa e la 'coda', e l'embrione attraversa fasi simili a quelle dell'evoluzione del genere umano. Inizialmente simile a un girino, si trasforma in una specie di pesce, poi in un mammifero molto primitivo e solo a un certo punto in un minuscolo essere umano.

Durante questo periodo appaiono gli occhi, le orecchie, la bocca e gli arti.

A otto settimane l'embrione è lungo 13 millimetri ed è completamente avvolto nelle membrane, che già contengono liquido amniotico. Ormai è diventato diecimila volte più grande dell'uovo fecondato, da cui ha cominciato a svilupparsi quarantadue giorni prima.

Le sensazioni della mamma

Il superlavoro imposto alla circolazione può farvi mancare il respiro e sovraccaricare i reni, costringendovi a urinare più spesso.

Gli ormoni placentari influenzano l'apparato digerente provocando spesso nausea o stitichezza.

Il nuovo carico di lavoro imposto all'organismo insieme con la mancanza d'appetito possono indebolirvi, facendovi sentire molto stanche. Il girovita comincia ad allargarsi.

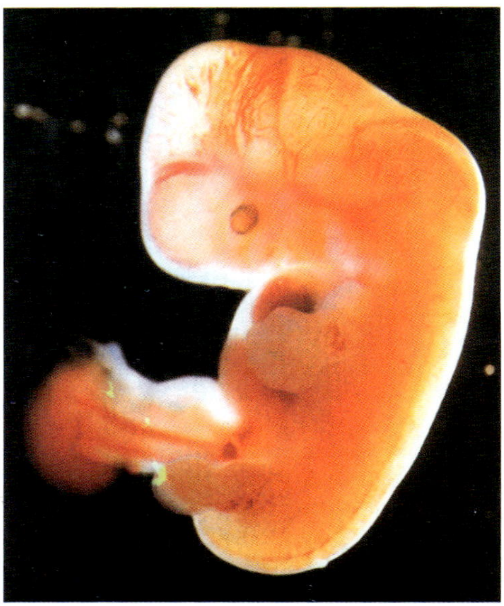

Nel secondo mese l'embrione mostra già una testa, un tronco e una specie di coda. Si vedono chiaramente gli occhi, mentre nelle mani e nei piedi si cominciano a intravedere le divisioni che daranno origine alle dita.

Durante la quinta settimana di gravidanza incomincia a formarsi il tubo neurale, da cui si svilupperanno in seguito il cervello e il midollo spinale del bambino.

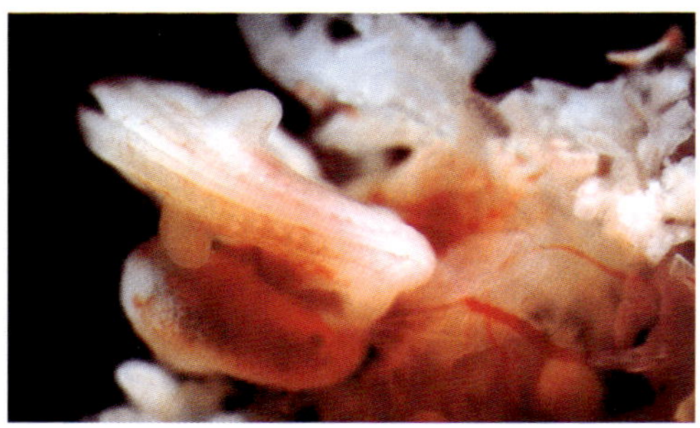

IL TERZO MESE

Dalla nona alla decima settimana In corrispondenza del secondo ciclo mestruale saltato, la testa dell'embrione va assumendo dei tratti più decisi, il tronco si allunga e si restringe, mentre la coda si accorcia fino a sparire.
Le caratteristiche umane dell'embrione sono ormai riconoscibili; sono infatti evidenti le dita delle mani e dei piedi, e i reni producono urina.
A dieci settimane l'embrione è generalmente lungo 2,5 cm e pesa 8 g circa.

Dall'undicesima alla quattordicesima settimana La crescita è rapida e la placenta sviluppa una ricca rete di vasi sanguigni per soddisfare le accresciute esigenze nutritive.
La testa è la parte più grande del corpo e si sviluppa dall'alto verso il basso. Benché gli organi principali siano ormai formati, non sono ancora sufficientemente maturi perché l'embrione possa sopravvivere fuori dall'utero materno.
Il processo di 'maturazione' continuerà fino al termine della gravidanza.
Alla fine del terzo mese, il profilo dell'embrione, che da questo momento entrerà nel cosiddetto 'periodo fetale', presenta una grande fronte, un naso minuscolo e un mento ben definito. A mano a mano che maturano i muscoli e il sistema nervoso, anche i movimenti diventano più attivi e coordinati.
Il feto sa muovere le labbra, corrugare la fronte e girare la testa: tutti movimenti che caratterizzano il riflesso di suzione. Anche i riflessi di deglutizione e di respirazione sono già presenti.
La placenta, che in uno stadio iniziale circonda completamente l'embrione e il sacco amniotico, ora occupa solo una parte dell'utero, mentre le membrane del sacco amniotico occupano tutto il resto della cavità uterina. Il feto è lungo 12 cm e pesa 110 g circa.

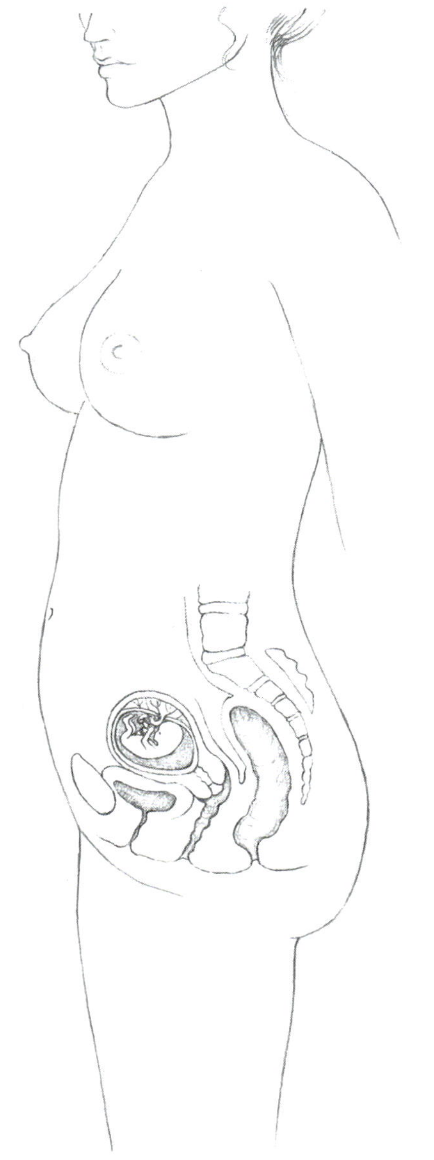

dodicesima settimana

Le sensazioni della mamma

Alla fine del terzo mese l'utero è salito dalla cavità pelvica all'addome e lo si può percepire toccando la zona situata sopra l'osso pelvico.
Nausea, vomito e stanchezza, se presenti, cominciano a diminuire, mentre permangono in genere le modificazioni dei gusti alimentari.
La pancia comincia a diventare molto evidente.

IL QUARTO MESE

Dalla quindicesima alla diciottesima settimana Continua la rapida crescita del feto, sempre immerso nel liquido amniotico, che a sedici settimane raggiunge i 180 ml. Le unghie, gli occhi, le orecchie e il naso sono ben formati e lo scheletro si irrobustisce.

Gli organi della riproduzione continuano a svilupparsi e si distinguono facilmente pene e vagina.

Il feto è in grado di compiere movimenti più complessi: può afferrare il cordone ombelicale, succhiarsi le dita e atteggiare il viso in diverse espressioni, inspirare ed espirare liquido amniotico (il riflesso respiratorio è ormai stabilito). I minuscoli alveoli polmonari però non si espandono; il feto assorbe ancora l'ossigeno e gli elementi nutritivi forniti dalla madre attraverso la placenta.

Nel frattempo prova anche le funzioni dell'apparato digerente ed escretore: ingoia liquido amniotico e lo elimina attraverso la vescica.
Sulla lingua si formano le papille gustative. A diciotto settimane è lungo 19 cm e pesa 170 g circa.

Le sensazioni della mamma

Durante il trimestre centrale della gravidanza (quarto, quinto e sesto mese) è facile che la stanchezza e la debolezza dei primi mesi spariscano completamente e che il vostro organismo si sia ormai adattato ai cambiamenti provocati dalla gravidanza. Spesso questo periodo è il migliore dell'intera gestazione: la pelle e i capelli sono in splendida forma e la sensazione generale è di essere forti e rilassate, mentre i muscoli e i legamenti si fanno sempre più elastici. È il momento ottimale per fare gli esercizi suggeriti in questo libro e per praticare quotidianamente lo yoga e la respirazione profonda. In questo periodo, una vacanza rilassante può essere molto piacevole, poiché dovreste avere raggiunto uno stato di benessere e tranquillità.

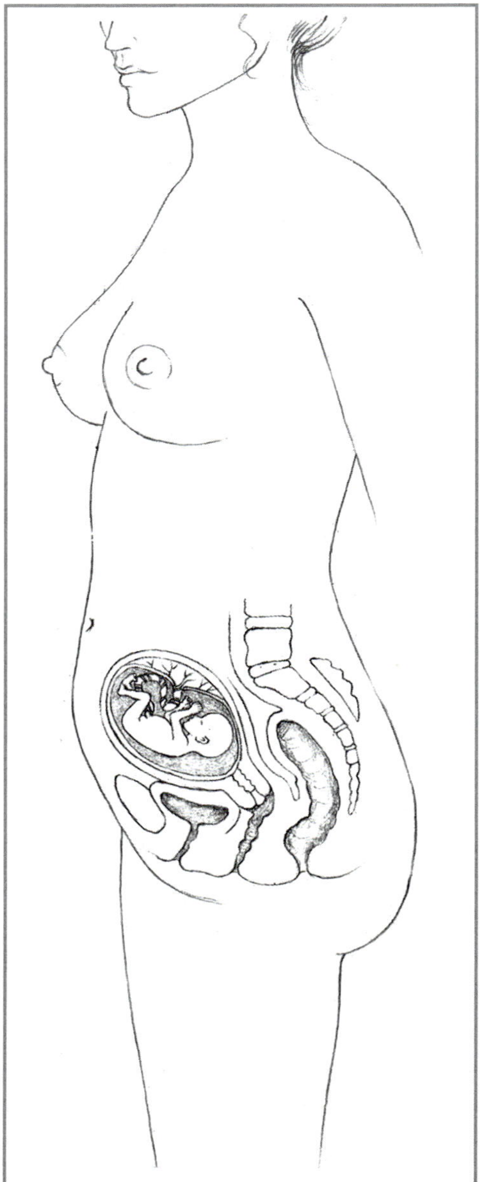

sedicesima settimana

IL QUINTO MESE

Dalla diciannovesima alla ventiduesima settimana

In un momento qualsiasi tra la diciottesima e la ventesima settimana comincerete ad avvertire per la prima volta in modo distinto i movimenti di vostro figlio.
La pelle del feto è coperta di 'vernice caseosa' e da una finissima lanugine. Il 'grasso bruno', che si forma in questo periodo, è una fonte di energia per il neonato.
L'udito è attivo, mentre le palpebre sono ancora saldamente chiuse. Il feto è lungo 25,5 cm e pesa 340 g.

Le sensazioni della mamma

In genere alle donne piace molto questo periodo della gravidanza. I sogni sono a volte più vividi e spesso emergono sentimenti inattesi. Possono presentarsi alcuni disturbi comuni legati alla gestazione, quali mal di schiena, crampi, oppure vene varicose.

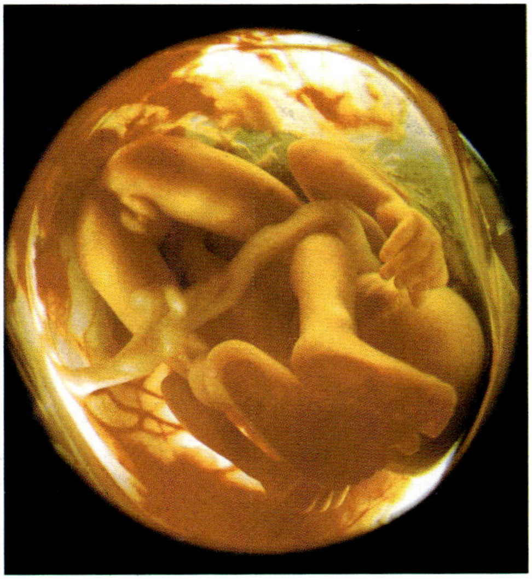

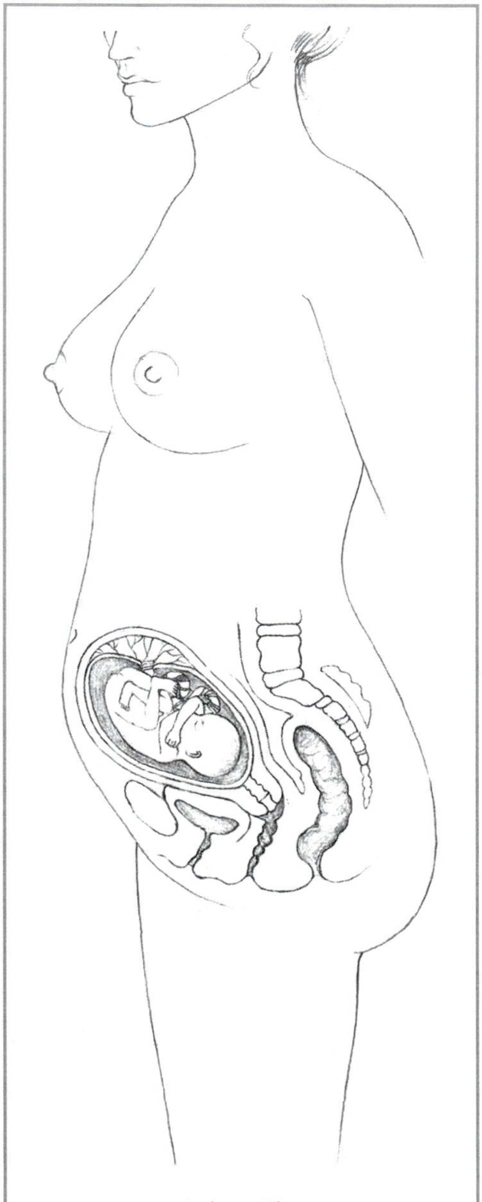

ventesima settimana

IL SESTO MESE

Dalla ventitreesima alla ventiseiesima settimana

I muscoli e gli organi del feto crescono rapidamente. Cominciano a maturare le cellule della corteccia cerebrale implicate nel pensiero cosciente.

I cicli di veglia e di sonno diventano regolari, con molti sogni. Le unghie compaiono anche sui piedi e si ha un aumento dei riflessi.

Un bambino che nasca prematuramente tra la ventiseiesima e la trentaduesima settimana ha molte probabilità di sopravvivere, ma per i 'grandi immaturi' persiste il rischio di gravi complicanze. Al termine del sesto mese il feto raggiunge la lunghezza di 33 cm e pesa indicativamente 500 g.

Le sensazioni della mamma

Vi sentirete probabilmente bene, piene non solo di energia ma anche di entusiasmo. Potreste avvertire maggiormente il peso dell'utero e la pressione sulla vescica. Riposo adeguato, ginnastica e dieta corrette acquistano da questo mese in poi un'importanza particolare.

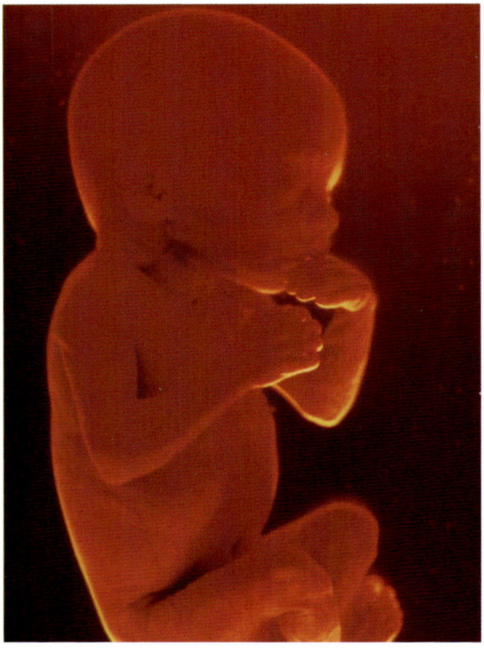

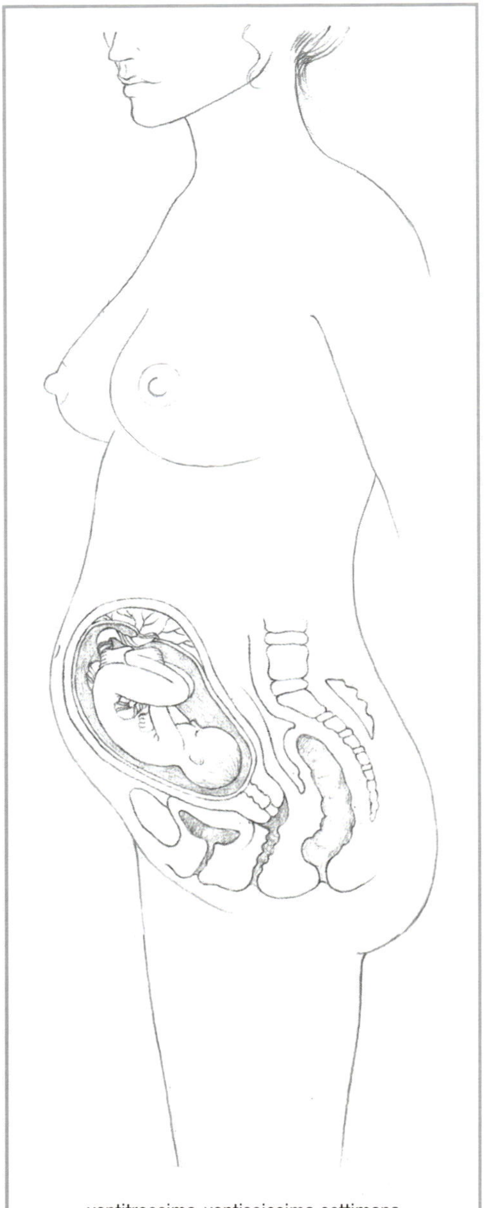

ventitreesima-ventiseiesima settimana

IL SETTIMO MESE

Dalla ventisettesima alla trentunesima settimana

Nel corso del settimo mese, le palpebre del feto si aprono e cominciano a spuntare le ciglia. I ritmi di movimento, la respirazione e la deglutizione sono regolari. Anche l'orientamento è ben sviluppato.

Le membrane contengono fino a 750 ml di liquido, e questo permette al feto di muoversi liberamente.

A circa ventotto settimane il suo corpo raggiunge la lunghezza di 38 cm e il peso di 900 g circa; a trentadue settimane misura 42 cm e pesa 1800 g.

Le sensazioni della mamma

Comincia il terzo trimestre e l'utero si trova a metà strada tra l'ombelico e la gabbia toracica. Sicuramente percepite bene i movimenti, i calci e le capriole del vostro bambino. Avvertite i calci più forti sotto le costole e talvolta potete addirittura sentire che vostro figlio ha il singhiozzo, con una cadenza ritmica di tre o quattro secondi. I movimenti si sentono meglio quando siete ferme o state riposando.

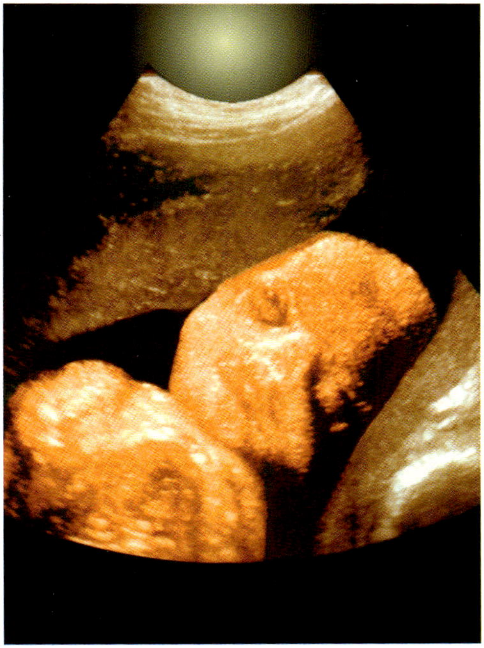

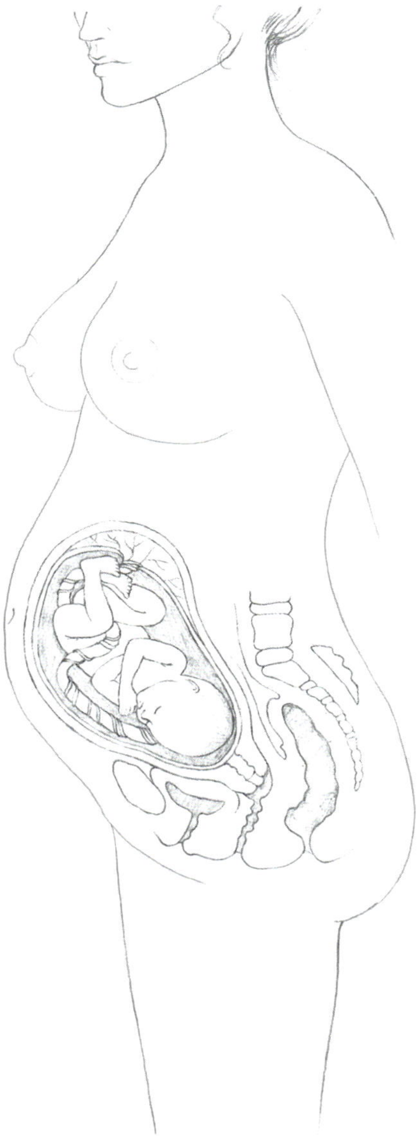

ventisettesima-trentunesima settimana

L'OTTAVO MESE

Dalla trentaduesima alla trentaseiesima settimana

Nei maschi, i testicoli cominciano a scendere nello scroto. Le ghiandole endocrine sono particolarmente attive in vista del parto e i polmoni cominciano a produrre surfactante, una sostanza tensioattiva necessaria per l'avvio della respirazione.

Sotto la pelle si deposita del grasso, indispensabile per fornire energia e riscaldamento dopo la nascita.

Durante questo mese il peso aumenta di 200 g circa ogni settimana.

In genere, proprio in questo periodo, i nascituri si posizionano a testa in giù.

La maggioranza dei bambini nati in questa fase della gravidanza è in grado di sopravvivere.

Le sensazioni della mamma

L'utero riempie quasi completamente la cavità addominale. Le contrazioni di prova, nel corso delle quali l'utero prima si indurisce e subito dopo si rilassa, diventano più forti ed evidenti.

Se la testa del bambino si impegna nella cavità pelvica potreste avere la sensazione che l'utero scenda, permettendovi di respirare meglio.

La pressione dell'utero sullo stomaco può dare bruciore, soprattutto quando siete sdraiate. L'allargamento del bacino può provocare facilmente un po' di fastidio alle articolazioni nella parte posteriore del bacino, della sinfisi pubica e della schiena.

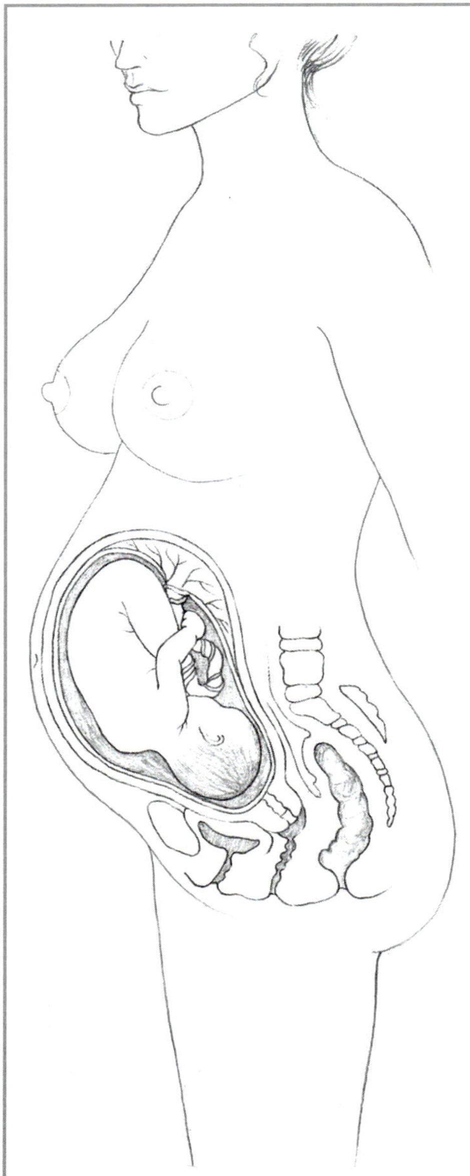

trentaduesima-trentaseiesima settimana

IL NONO MESE

Dalla trentasettesima alla quarantesima settimana

Ora il nascituro è più grande e capriole e movimenti sono più rari.

Il corpo di vostro figlio è più rotondo, l'organizzazione dell'attività cerebrale procede bene e aumenta la sua consapevolezza.

I movimenti oculari sono ben coordinati e la vista migliora. Spesso nelle ultime due settimane i movimenti rallentano, l'aumento di peso scende a 100 g la settimana e la placenta smette di crescere pur continuando a funzionare. Il nascituro si abitua al massaggio dell'utero che si contrae. Il suo petto diventa prominente, il grasso si accumula sotto la pelle in misura maggiore e le gambe acquistano forza. L'80% dei bambini nasce non più di dieci giorni prima o dopo la scadenza delle quaranta settimane.

Mediamente i bambini nati a termine sono lunghi 50 cm e pesano 3300 g.

Prima del parto

Prima del parto, il tappo mucoso che ha tenuto chiuso l'utero per tanti mesi viene eliminato, con una perdita spesso macchiata di sangue. Le membrane del sacco amniotico possono rompersi (la cosiddetta 'rottura delle acque') prima dell'inizio del travaglio.

Con l'avvicinarsi del parto l'attività uterina aumenta fino ad arrivare alle vere e proprie contrazioni da travaglio.

Spesso dai capezzoli può già uscire un po' di colostro.

Le sensazioni della mamma

I legamenti del bacino raggiungono la loro massima elasticità, consentendo alle articolazioni pelviche e sacro-iliache di aprirsi.

Probabilmente vi accorgerete di essere più quiete e meditative, mentre sentirete che l'energia si concentra sul vostro corpo e sul vostro bambino.

È frequente anche che maturi un forte senso del 'nido', il desiderio cioè di fare dei preparativi in casa per l'arrivo del nuovo nato.

Finché la testa non si impegna nel bacino, l'utero arriva alle costole e continua a contrarsi. Il collo dell'utero si ammorbidisce e si accorcia.

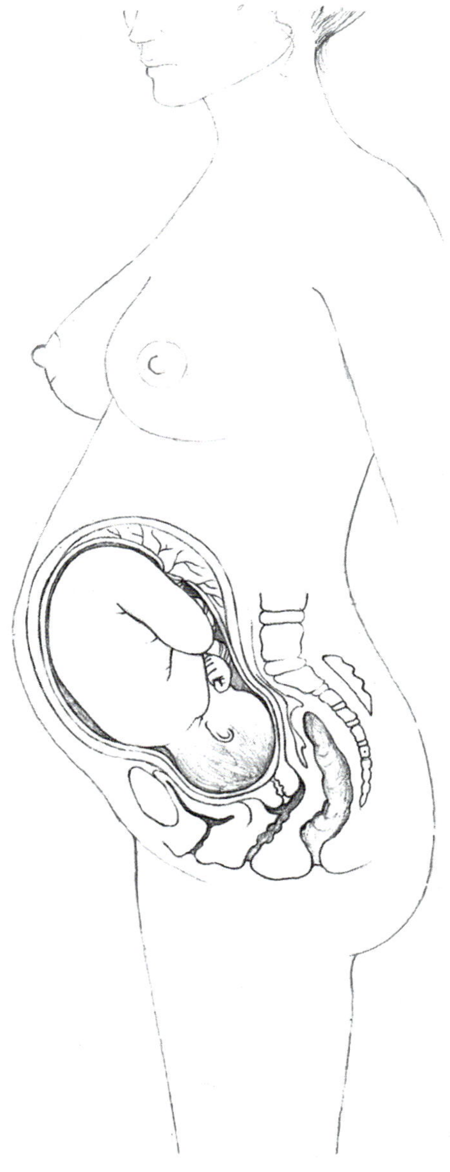

quarantesima settimana: la testa è impegnata

Lo sviluppo del bambino

Il processo che porta l'embrione a svilupparsi completamente e a formare una nuova vita è lungo e affascinante. Si tratta di un sviluppo in cui i cambiamenti si succcedono con una velocità superiore a ogni altra fase della vita umana. L'ambiente uterino è perfettamente funzionale a questa crescita eccezionale e tumultuosa.

L'ambiente del nascituro

Intanto che il feto cresce, anche l'utero si espande adattandosi alle sue esigenze. Il feto è collegato dal cordone ombelicale alla placenta, un organo importantissimo, situato su una parete interna dell'utero, che respira, digerisce ed elimina le sostanze di scarto per conto del feto stesso. Il sacco amniotico, con le sue membrane, fodera l'interno dell'utero e circonda il nascituro che, al suo interno, è immerso in un liquido trasparente e incolore detto 'liquido amniotico'.

Placenta e cordone ombelicale

All'inizio della gravidanza la placenta circonda l'embrione e il sangue circola attraverso il cordone ombelicale.

Il tessuto placentare incomincia a formarsi dalle cellule del trofoblasto che, penetrando nell'endometrio (la mucosa superficiale della parte interna dell'utero), formano dei filamenti detti 'villi coriali'.

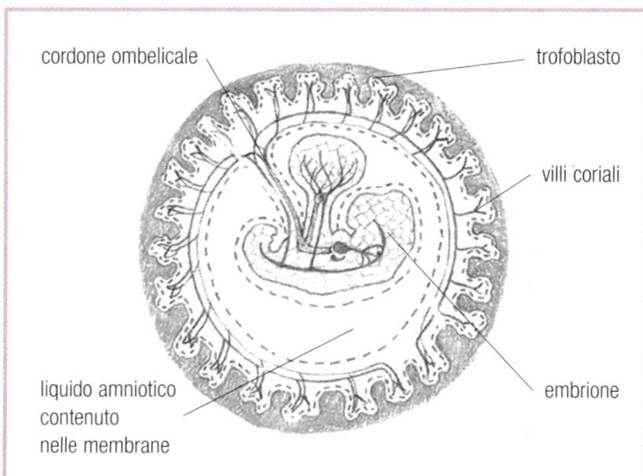

All'inizio della gravidanza, questo tessuto placentare circonda completamente l'embrione e il sacco amniotico. Poi una parte dei villi si riassorbe e gli altri si concentrano in una zona circolare sulla parete uterina, dando origine alla placenta. Ogni villo contiene al suo interno una rete di capillari tenuti insieme da un tessuto connettivo gelatinoso e racchiusi da una membrana su cui si trovano le cellule placentari. Queste attraversano i vasi sanguigni della parete uterina e sono costantemente immerse nella corrente del sangue materno. Tutto l'ossigeno e gli elementi nutritivi diretti al bambino passano attraverso le cellule placentari e quelle della membrana; in questo modo il sangue della madre e quello del nascituro non vengono mai in contatto.

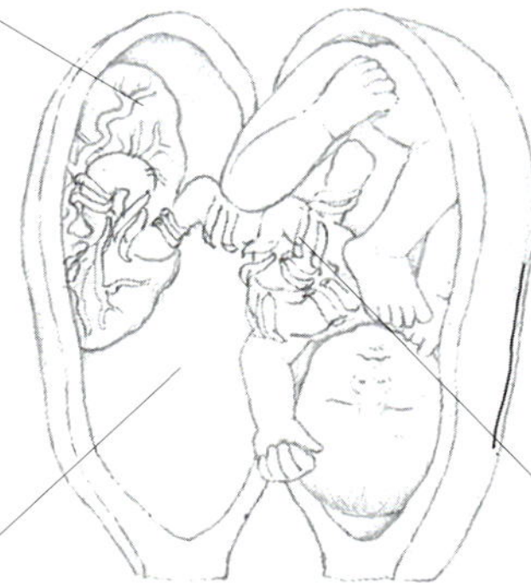

In una fase più avanzata la placenta diventa un disco piatto attaccato alla parete uterina.

La funzione principale della placenta è quella di fornire un sistema mediante il quale il feto possa non solo ricevere ossigeno, nutrimento e alcuni anticorpi, ma anche eliminare anidride carbonica e altre sostanze residue.

I minuscoli capillari della placenta finiscono per unirsi a formare le due arterie e la vena fetali contenute nel cordone ombelicale, che collega il centro della placenta con il feto stesso nel punto dell'ombelico. Il cordone ombelicale è una vera e propria 'linea della vita', che trasporta il sangue dalla placenta al bambino (attraverso la vena) e dal bambino alla placenta (attraverso le due arterie). Questi vasi sono circondati da una sostanza gelatinosa verde-bluastra, visibile attraverso la membrana che avvolge completamente il cordone; le arterie, poste a spirale intorno alla vena, danno all'insieme un'apparenza contorta. Sia la placenta sia il cordone ombelicale crescono contemporaneamente al feto.

Al quarto mese, la placenta è completamente sviluppata e raggiunge poco più di 7,5 cm di diametro, più o meno come il feto. Al momento del parto raggiungerà invece 20 cm circa di diametro per un peso di quasi mezzo chilo. Con l'avanzare della gravidanza, le pareti dei villi si assottigliano, diventando più permeabili

Le altre funzioni della placenta

Oltre a nutrire il bambino, la placenta produce diversi ormoni, fondamentali per la prosecuzione della gravidanza e per la sollecitazione del travaglio (vedi p. 43).

Un tempo si credeva che la placenta avesse anche la funzione di filtro, impedendo a tossine e ad altre sostanze pericolose di raggiungere la circolazione fetale.

In realtà, la maggior parte delle sostanze assunte dalla madre raggiunge il bambino entro un'ora o due.

La placenta svolge effettivamente la funzione di barriera, nel senso che lascia passare solo molecole di determinate dimensioni, ma non blocca sostanze quali l'alcol, l'aspirina, la nicotina e alcuni virus (per esempio quello della rosolia), che possono avere conseguenze anche gravi sul bambino.

Ciò vale anche per molti degli anestetici comunemente usati per il parto indolore (vedi p. 436).

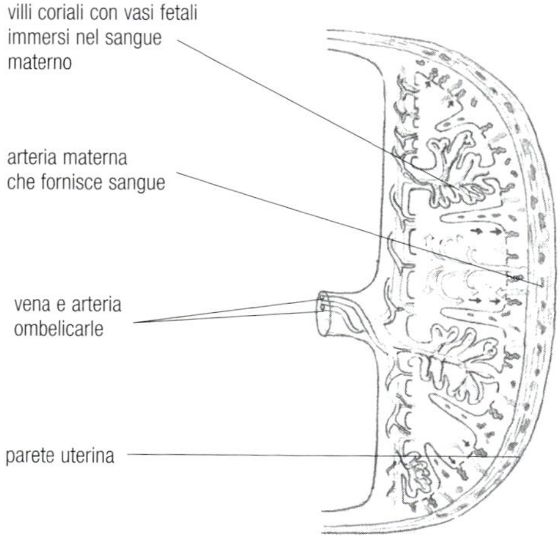

La circolazione placentare, con le arterie materne che portano sangue ai villi in cui sono contenuti i vasi sanguigni del neonato. La circolazione materna è separata da quella fetale da uno strato di cellule. Il sangue materno ritorna al cuore attraverso le vene e il sangue fetale ritorna al bambino attraverso il cordone ombelicale.

per consentire il passaggio di quantità maggiori di nutrimento e di sostanze residue. Il cordone ombelicale si allunga gradualmente nel corso di tutta la gravidanza e alla nascita è in genere abbastanza lungo (un metro circa) da consentire alla madre di tenere in braccio il suo bambino prima ancora che la placenta si sia staccata dalla parete uterina.

Membrane e liquido amniotico

Il sacco amniotico in cui è contenuto il feto è composto di due membrane. Il *corion*, che è un'estensione dell'involucro in cui è racchiuso il cordone ombelicale, è formato da un unico strato di cellule; trasparente e argenteo, è sottile come un foglio di carta e riveste sia la parte liscia della placenta rivolta verso il bambino sia l'intero utero. All'interno del *corion* si trova una seconda membrana, l'*amnios*, che si sviluppa dalle cellule del feto; è a contatto diretto con il liquido amniotico e con il feto che vi è immerso.

Le due membrane sono a contatto e insieme formano uno strato sottile come quello della superficie di un palloncino ben gonfiato. Sono resistenti, forti ed elastiche; contengono il liquido amniotico e impediscono a eventuali microrganismi di raggiungere il feto. In genere si rompono all'inizio del travaglio o durante il parto, ma in alcuni casi la testa del bambino può uscire senza danneggiarle. Si dice allora che il bambino è 'nato con la camicia', e in molte culture lo si considera segno di fortuna per il neonato.

Le membrane, la placenta e il cordone ombelicale sono detti anche 'annessi fetali': tutti insieme vengono espulsi dall'utero dopo la nascita del bambino.

Nella prima metà della gravidanza, il liquido chiaro e incolore presente nel sacco amniotico è composto sostanzialmente da acqua, entrata attraverso le membrane, e dalle perdite consentite dalla permeabilità della pelle del feto. Più avanti il contributo maggiore è costituito dall'urina del nascituro, che successivamente ingoia questo liqui-

Se il bambino nasce nell'acqua

I bambini che nascono in acqua non respirano autonomamente finché non vengono portati in superficie, continuando a ricevere ossigeno dalla placenta e dal cordone ombelicale. Subito dopo il parto, il contatto con la vostra pelle e qualche carezza delle vostre mani saranno il primo conforto istintivo per il vostro bambino.

L'IMPORTANZA DEL LIQUIDO AMNIOTICO

Il liquido amniotico ha molte funzioni importanti.

- Crea un ambiente acquatico in cui il feto può muoversi e crescere, senza subire l'effetto della gravità.
- Mantiene il feto a una temperatura costante.
- Consente al feto di eliminare le sostanze di scarto attraverso le urine.
- Fornisce al feto un liquido sterile da bere e inalare in preparazione all'alimentazione e alla respirazione dopo la nascita.
- Contiene elementi nutritivi importanti per la crescita.
- Protegge il feto dai colpi comportandosi come un cuscino e prevenendo il trauma.
- Se le membrane rimangono intatte durante il travaglio, il liquido amniotico protegge la testa del bambino durante il passaggio attraverso il collo dell'utero.
- Aumentando nel corso della gravidanza, il liquido amniotico favorisce l'incremento di volume dell'utero per fare posto al bambino.

do sterile. Dal suo stomaco raggiunge poi la circolazione sanguigna e viene filtrato dalla placenta.

Il liquido amniotico contiene sali, minerali, zuccheri e proteine, tutti elementi essenziali per la crescita del bambino. Nei primi quattro o cinque mesi di gestazione, il liquido amniotico ha un contenuto salino basso, mentre il suo volume è elevato rispetto alle dimensioni del feto. In seguito, la quantità di liquido aumenta meno rapidamente di quanto cresca il nascituro che, all'ottavo mese di gestazione, avrà meno spazio per muoversi.

✔ liquido amniotico *vedi* pagina 421

Alla nascita la quantità di liquido amniotico varia tra 500 e 1500 ml, con una media di 800 ml circa; ogni mezzo litro pesa poco meno di mezzo chilo.

Il liquido viene costantemente reintegrato e sostituito completamente ogni quattro, sei ore.

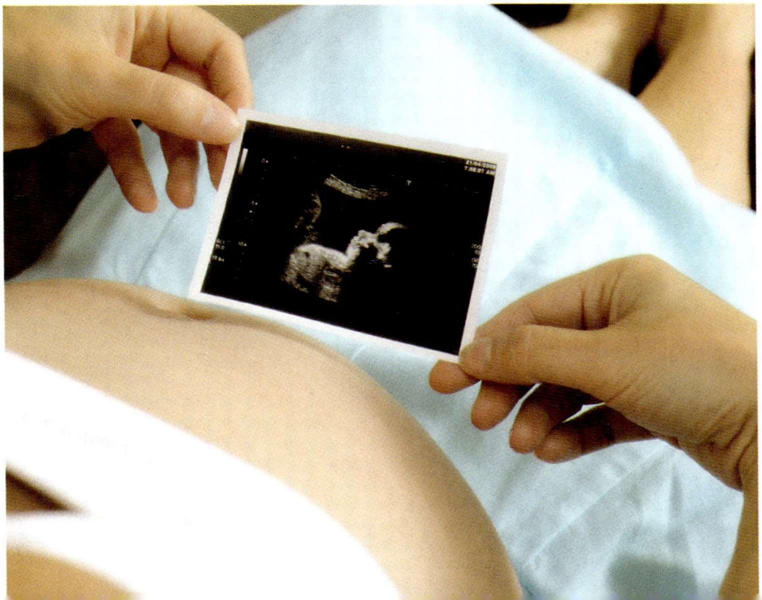

L'ecografia ci consente di gettare uno sguardo sul mondo del bambino prima della nascita.

La circolazione fetale

La circolazione della madre e quella del bambino sono quasi completamente separate dal filtro della placenta.

L'ossigeno e gli elementi nutritivi disciolti nel sangue materno attraversano la membrana semipermeabile che copre le cellule placentari dei villi, radicati nella parete uterina, e passano nel sangue fetale contenuto nella vena ombelicale. Questo sangue attraversa il fegato oppure arriva direttamente al cuore del bambino. La circolazione fetale si distingue da quella di un adulto per il fatto di ricevere l'ossigeno dal sangue materno attraverso la placenta, invece che dai polmoni.

Per ossigenarsi, il sangue non ha quindi bisogno di passare dal lato sinistro del cuore ai polmoni e raggiunge invece il resto del corpo attraverso un'apertura (detta *foramen ovale*) presente in uno dei setti interni del cuore. Alla nascita, quest'apertura si chiude non appena i polmoni si espandono per la prima volta.

Il cuore e la circolazione fetale

Fino alla nascita del bambino, l'ossigeno non passa attraverso i suoi polmoni.

Nel corso della gravidanza, a partire dalla quinta settimana, il sangue è pompato nelle vene e nelle arterie del feto dalle pulsazioni cardiache.

Il cuore fetale ha una frequenza compresa tra i 120 e i 160 battiti al minuto, con una media che si aggira normalmente sui 140.

Il ritmo può variare, a seconda che la parte del sistema nervoso preposta a tale funzione (il sistema nervoso simpatico) sia o non sia sollecitata.

Quando per esempio il bambino si muove oppure scalcia, il cuore, se è sano, batte più rapidamente, mentre è più lento nei momenti di sonno.

Il ritmo cardiaco è riflesso dalle pulsazioni del sangue nel cordone ombelicale.

Il sangue circola nei vasi del bambino a una velocità di 6,4 km l'ora circa, con un ciclo completo ogni trenta secondi. Ciò determina una pressione che distende i vasi del cordone ombelicale.

L'immagine sotto consente di osservare la complessità della circolazione fetale, in cui il sangue ricco di ossigeno proveniente dalla placenta, per raggiungere il bambino, scavalca i polmoni passando attraverso il dotto venoso e il *foramen ovale.*

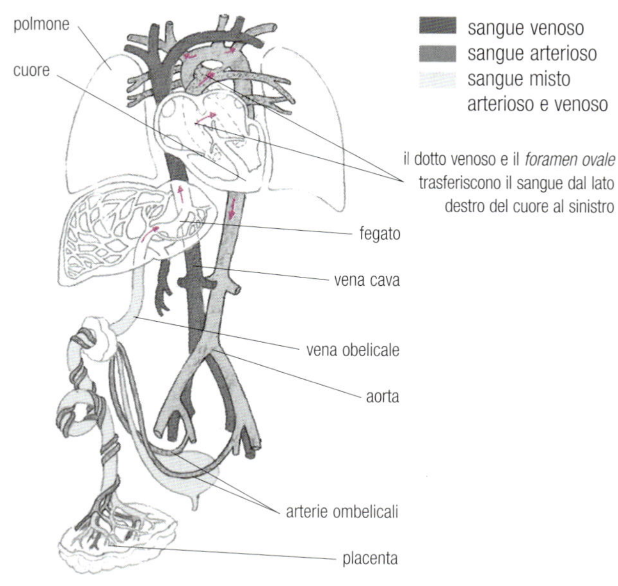

Lo sviluppo delle funzioni e dei sensi

Parallelamente alla formazione e alla crescita degli organi, si sviluppano e si affinano le loro funzioni e le attività sensoriali.

La pelle e il tatto

Il foglietto esterno dell'embrione, l'ectoderma, dà origine oltre che al cervello alla pelle, che si forma nel corso della sesta settimana.
Proprio attraverso la pelle il nascituro percepisce quindi le sue prime sensazioni, molto prima di sviluppare la vista o l'udito. Per tutta la gravidanza galleggia nel liquido amniotico, inconsapevole della forza di gravità.
Nelle prime settimane le sensazioni si concentrano proprio sul tatto: il tepore del liquido amniotico, la carezza delle membrane che rivestono la cavità uterina, il cordone ombelicale che si può afferrare per gioco. Il bambino si succhia le dita delle mani e dei piedi e avverte le vibrazioni create nel liquido dai suoni esterni. È attraverso la pelle che, prima di nascere, impara che esiste qualcosa al di fuori di lui, acquisendo un primitivo senso del sé. All'inizio della gravidanza l'embrione è minuscolo rispetto al volume del liquido amniotico e questo gli permette di fare capriole, nuotare e muovere liberamente gambe, braccia e colonna vertebrale. Più avanti, benché aumenti anche il liquido, il bambino cresce più rapidamente e dispone di meno spazio per muoversi.
Nelle ultime settimane di gravidanza il feto riempie completamente l'utero che, con la diminuzione della quantità di liquido amnio-

IL *BONDING* TRA MAMMA E NASCITURO

Con lo sviluppo della psicoanalisi e delle varie forme di psicoterapia è risaputo che, da adulti, possiamo portare ancora profondamente i segni di esperienze vissute nel corso della primissima infanzia, se non addirittura durante il parto stesso e nella vita intrauterina.
All'inizio degli anni Settanta, il ginecologo francese Frédérick Leboyer è stato tra i primi a mettere in discussione il fatto che le esigenze primarie del bambino, creatura sensibilissima, venissero completamente trascurate nelle sale parto degli ospedali.
In seguito i pediatri Marshall Klaus e John Kenell concentrarono le loro ricerche sulle prime ore e sul primo giorno di vita del neonato, scoprendo che l'istintivo e fortissimo legame affettivo tra madre e figlio, a cui diedero il nome di *bonding*, era intralciato da procedure mediche e di routine non sempre necessarie.
In pratica non fecero che mettere in evidenza ciò che molte madri già sapevano: una mamma e il suo bambino hanno un bisogno vitale di stare insieme subito dopo l'evento parto-nascita e senza alcuna interferenza, poiché questo primo legame è importantissimo per il loro rapporto futuro.
È noto che, fin dai primi mesi della vita intrauterina, il nascituro sente, ricorda, è consapevole e reagisce, tanto che la comunicazione tra madre e figlio comincia assai prima della nascita.
Il *bonding* che si instaura dopo il parto ha origine proprio da questa forma primitiva di comunicazione, che ha inizio poco dopo il concepimento, crescendo in complessità via via che il bambino si sviluppa.

tico, è molto vicino alla sua pelle. Il nascituro percepisce bene la mano della mamma, se lo accarezza o se massaggia la pancia, e viene regolarmente cullato dalle contrazioni uterine, più frequenti e intense a mano a mano che l'utero si prepara al parto. Solo le braccia e le gambe possono ancora muoversi un po'. Dopo la nascita, la temperatura dell'aria sulla pelle del bambino, diversa da quella del liquido amniotico, stimola il riflesso della respirazione.

L'udito e la consapevolezza corporea

Nell'utero, il feto comincia a percepire i suoni alla dodicesima settimana, sviluppando completamente il senso dell'udito nel corso della gravidanza: il suo mondo in penombra è pieno di suoni. Tutti i rumori prodotti dal passaggio del cibo nell'apparato digerente, il ritmo costante della respirazione, il battito ritmato del cuore materno, nonché lo scorrere del sangue nei muscoli dell'utero e attraverso la placenta a ogni pulsazione, accompagnano il nascituro dall'inizio alla fine della gestazione.

Il mondo sonoro del bambino inizia a svilupparsi sin dalla dodicesima settimana di gestazione.

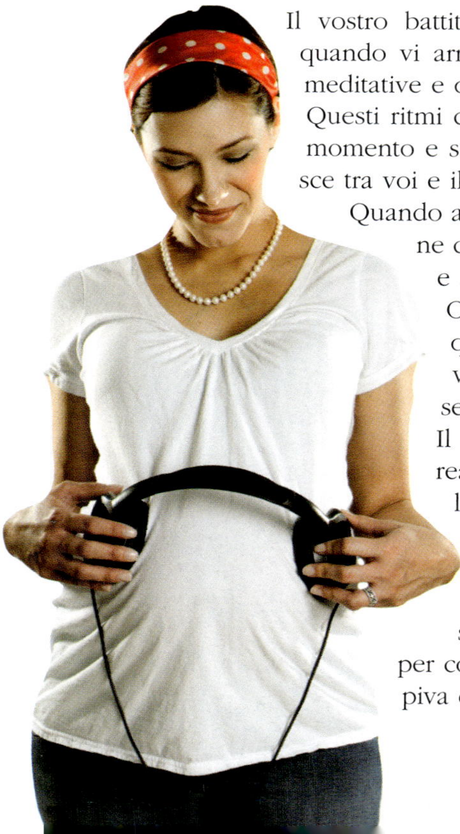

Il vostro battito cardiaco cambia quando fate ginnastica, quando vi arrabbiate o vi eccitate, quando siete calme e meditative e quando dormite.

Questi ritmi differenti sono percepiti dal nascituro in ogni momento e sono parte della comunicazione che si stabilisce tra voi e il vostro bambino.

Quando ai neonati viene fatta ascoltare una registrazione del ritmo cardiaco materno, spesso si calmano e si addormentano più facilmente.

Ovviamente vi accorgerete che ciò è vero anche quando, subito dopo la nascita, porterete il vostro bambino al petto in modo che possa sentire il suono familiare del vostro cuore.

Il feto sente chiaramente anche la vostra voce e reagisce diversamente ai differenti toni che utilizzate, per esempio se siete calme o arrabbiate, se piangete o ridete.

Nei giorni immediatamente successivi alla nascita, la vostra voce sarà uno dei primi suoni familiari di cui il bambino ha bisogno per collegare l'ambiente esterno con ciò che percepiva dall'interno dell'utero.

Orecchie, equilibrio e senso del ritmo

Equilibrio e orientamento nello spazio

Le orecchie, oltre a essere gli organi dell'udito, contengono le strutture che provvedono all'equilibrio e all'orientamento nello spazio.
Nonostante il bambino si sviluppi in un ambiente relativamente privo di gravità, è comunque cosciente del fatto di muoversi e di fare capriole, oltre che dei vostri movimenti.
Nella maggior parte delle gravidanze i bambini stanno a testa in giù per mesi e questa diventa per loro una posizione familiare. In seguito vi accorgerete che i bambini in questa posizione sembrano ancora a loro agio e rilassati.

Vita uterina e senso della musica

Il ritmo del cuore materno è il ritmo primitivo su cui si forma il nostro senso della musica. Il nascituro è sensibile alla musica: molti bambini si calmano con una melodia dolce, per esempio con le note di Mozart oppure di Vivaldi o Chopin, mentre scalciano vigorosamente se intorno a loro riecheggia il ritmo scatenato della musica rock.
Cantare e suonare uno strumento durante la gravidanza è un modo assai gradevole di comunicare.

I suoni si trasmettono anche attraverso la parete addominale e il vostro bambino è in grado di riconoscere voci diverse come quelle del vostro compagno o di altre persone.

I movimenti

Gli embrioni cominciano a muoversi intorno all'ottava settimana, quando sono lunghi 2,5 cm circa.
I muscoli appena formati degli arti e del tronco vengono utilizzati via via che i movimenti aumentano; con il progredire della gravidanza diventano più forti, più efficaci e più coordinati.
La deglutizione e i movimenti della lingua si manifestano alla dodicesima settimana, mentre i movimenti complessi delle labbra, la suzione e le smorfie del viso iniziano intorno alla quattordicesima.
I primi movimenti di cui in genere ci si accorge, descritti spesso come uno 'sfarfallio', vengono avvertiti generalmente tra la sedicesima e la ventiquattresima settimana.
A metà gravidanza vostro figlio se ne sta tranquillamente fermo, scalcia vigorosamente, fa le capriole, ha il singhiozzo, fa pipì, beve e inala liquido amniotico, si agita per un rumore improvviso, si calma quando gli parlate con dolcezza e si addormenta quando camminate, sentendosi cullare. Nella seconda metà della gravidanza, quando ha meno spazio per muoversi, sarete in grado di accorgervi se dorme o se è sveglio: quando è sveglio potete infatti avvertire i suoi movimenti, vigorosi o tranquilli.
In questa fase è possibile percepire anche altri movimenti: talvolta le madri sentono il nascituro che 'rotola' da una parte all'altra, oppure hanno la sensazione che il sederino si spinga in fuori quando si stiracchia, oppure si accorgono che sobbalza per il singhiozzo.

Scalciare per comunicare

Spesso i nascituri si esprimono scalciando: un calcio vigoroso può essere provocato da un rumore forte, oppure da sentimenti di rabbia o di eccitazione della madre.

A volte i calci possono significare che il feto fa ginnastica o che si sente bene, come spesso accade quando la madre si distende o si rilassa dopo una giornata di intensa attività fisica.

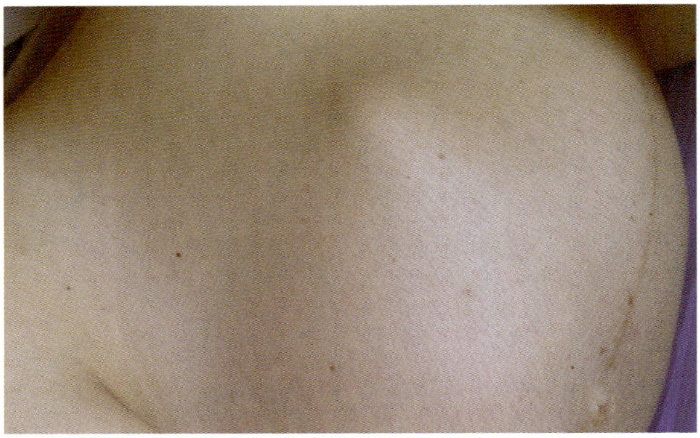

Avvicinandosi al termine, il bambino si muove meno perché lo spazio è più limitato; gli arti tendono a spingere sempre nella stessa zona, causando a volte indolenzimento all'altezza delle costole.

Benché alcuni nascituri si muovano più di altri, la loro attività è un segno dello stato di salute e dovreste preoccuparvi solo se avvertite un cambiamento significativo e improvviso dei suoi movimenti, in particolare se diminuiscono di intensità o in frequenza.

Dopo la trentottesima settimana l'attività di molti nascituri tende a ridursi.

I movimenti possono continuare anche durante il travaglio e alcuni bambini si dondolano o muovono la testa per scendere meglio nel bacino. Durante il parto, vi sono bambini che addirittura puntano i piedi per facilitarsi la discesa.

Respirazione, digestione ed evacuazione

Nell'utero, il feto riceve ossigeno ed elimina anidride carbonica grazie alla circolazione placentare.

Il primo respiro 'aereo' ha luogo pochi secondi dopo la nascita. Durante i mesi della vita intrauterina il feto si è preparato a lungo per questo momento.

Dalla dodicesima settimana il feto inala liquido amniotico che finisce nei polmoni, esercitando il riflesso della respirazione.

Da parte loro i polmoni, per ora, non si espandono e non forniscono ossigeno al corpo.

Il feto deglutisce anche il liquido amniotico, e lo assorbe. Le sostanze di scarto vengono portate alla placenta e il resto viene eliminato quando il feto urina nel liquido amniotico.

Anche il riflesso della suzione, vitale per la sopravvivenza del neonato, si sviluppa nel corso della gravidanza. Alla nascita, i muscoli impegnati in questo riflesso sono fortissimi, tanto che molte madri sono sorprese dalla forza con cui il bambino si attacca e succhia subito dopo il parto.

Durante la gravidanza l'intestino del feto si riempie di un liquido verde-nerastro detto 'meconio': è il prodotto della bile proveniente dal fegato e delle cellule intestinali.

L'evacuazione delle feci non si verifica, di solito, fino a qualche ora dopo la nascita; se invece avviene prima, è possibile accorgersene perché il liquido amniotico si tinge di verde.

✔ disturbi renali del neonato *vedi* pagina 389

Il gusto

Le papille gustative sono presenti sulla lingua fin dalla dodicesima settimana, quindi il feto conosce il gusto del liquido amniotico.

Benché sia improbabile che le preferenze alimentari future siano determinate dal sapore del liquido amniotico, è dimostrato che i bambini reagiscono a certi sapori e preferiscono quelli dolci.

Il bambino appena nato gradirà sicuramente il vostro primo latte, ed è logico che le papille gustative maturino proprio in vista dell'allattamento, infatti vostro figlio è già in grado di identificare il gusto e l'odore del vostro latte, distinguendolo da quello di altre donne.

La vista

Benché in modo incompleto, gli occhi si formano già sette settimane dopo il concepimento; dopo dieci settimane sono presenti i nervi ottici che li collegano al cervello.

Le palpebre si formano dopo dodici settimane circa, ma si aprono solo verso la ventottesima settimana.

Poiché le palpebre sono chiuse e l'utero è situato in profondità

IL RITMO DEL SONNO PRIMA E DOPO LA NASCITA

L'esame delle onde cerebrali eseguito sui bambini prima della nascita ha dimostrato che nell'80% dei casi il loro sonno è di tipo REM (*Rapid Eye Movement*, movimenti oculari rapidi), caratterizzato in genere da un'intensa attività di sogno. Durante questo tipo di sonno, definito 'sonno attivo', il bambino si muove tantissimo.

Benché sia impossibile provare al di là di ogni dubbio che i bambini sognino durante il sonno REM, comunque sembra possibile una loro attività cerebrale anche durante il sonno.

Nella seconda metà della gravidanza il nascituro alterna periodi di veglia, in cui si muove, a periodi di quiete e sonno, secondo uno schema che spesso tende a continuare dopo la nascita. Per esempio, verso la fine della gravidanza, quando l'utero preme molto sulla vescica, probabilmente avrete la necessità di alzarvi per urinare due o tre volte per notte.

Di conseguenza, dopo il parto, non di rado vostro figlio tenderà a svegliarsi proprio nelle stesse ore.

nell'addome, il feto, benché in grado di percepire la luce già dopo sedici settimane, vive comunque sostanzialmente al buio.
Tuttavia, se a partire dalla ventottesima settimana di gestazione esponete il pancione al sole, la luce che filtra dalle pareti addominali viene percepita dal nascituro come una foschia rossa.
Alla nascita, i movimenti degli occhi saranno coordinati in modo da permettere al neonato di vedere le cose in tre dimensioni invece che piatte. Probabilmente preferirà i disegni complessi a quelli semplici, le curve alle linee rette e le forme irregolari a quelle regolari, oltre naturalmente ai contorni tondeggianti della vostra testa e ai tratti del vostro viso.
Vedrà la luce e i colori per la prima volta e riuscirà a mettere a fuoco ciò che si trova a una distanza di 22-30 cm, cioè proprio quella che lo separa dal vostro viso quando lo tenete in braccio.

Crescita e peso

Il peso di un bambino alla nascita può variare per una serie di motivi. Può essere basso se il bambino è prematuro, se si tratta di due gemelli, se la madre è denutrita, soffre di particolari malattie, fuma, beve troppi alcolici o fa uso di droghe. Può essere alto invece se la madre è diabetica. In generale, le madri più alte e pesanti hanno bambini che alla nascita sono più pesanti di quelle più basse e magre; peso e altezza del padre sembrano incidere meno.

Immagine del bambino all'interno dell'utero a fine gravidanza.

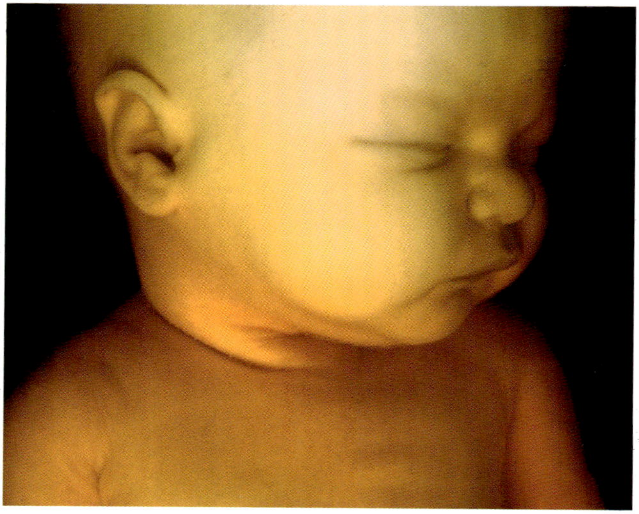

Quanto pesa il nascituro

Il peso del vostro bambino cresce per tutta la gravidanza, con moltissime variazioni.
Sotto sono riportati i pesi raggiunti in media dai bambini da metà gravidanza in poi.

Settimana	Peso
26	500 g
28	900 g
30	1350 g
32	1800 g
34	2270 g
36	2720 g
38	3175 g
40	3300 g
42	3400 g

La comunicazione tra madre e figlio

Quando vediamo un bambino nato da pochi secondi, non è difficile credere che la sua capacità di reagire emotivamente si sia sviluppata nella vita intrauterina e che il legame che lo unisce a sua madre non sia che l'ovvia conseguenza dell'intima relazione che hanno vissuto durante la gravidanza.

Un'influenza benefica

Ormai è raro che impressioni o stupisca vedere come anche i bambini più piccoli siano decisamente influenzati dallo stato d'animo delle mamme: se la madre è calma e rilassata, anche il suo bambino tende a essere calmo e a proprio agio; quando invece una mamma è tesa oppure ansiosa e insicura, anche il suo piccolo si mostra nervoso.

Tutti ormai riconoscono che nel corso della gravidanza madre e figlio sono così intimamente legati che, per molti aspetti, formano un'unità biologica con una comunicazione intensa e continua: la loro reciprocità è quindi psicologica oltre che fisica.

Le antenne emotive del nascituro

Le 'antenne' emotive del futuro essere umano sono già particolarmente sviluppate prima della nascita e non avvertono soltanto i sentimenti più ovvi, come per esempio l'amore oppure l'odio, ma sono in grado di percepire e cogliere distinzioni assai più sottili.

Perfino nell'utero, per crescere bene, i nascituri hanno bisogno di sentirsi accettati, desiderati e amati.

La consapevolezza delle continue variazioni dell'umore materno rappresenta infatti una tappa significativa e determinante che permette al futuro essere umano di prepararsi al ricco e complesso tessuto emotivo della vita.

La condivisione delle emozioni

La condivisione delle emozioni tra madre e figlio ha un fondamento fisico. Nella madre, le diverse emozioni scatenano la liberazione di ormoni diversi e di altre sostanze nel sangue, che attraversano la placenta e quindi raggiungono il nascituro sin da quando è soltanto un embrione e nel corso di tutto lo sviluppo fetale.

Se per esempio la madre è ansiosa, il suo organismo produrrà una maggiore quantità di adrenalina, mentre se è calma oppure felice, nel suo organismo entrerà in circolo una maggiore quantità di endorfine. Il nascituro sarà allora in armonia con sua madre da un punto di vista biochimico.

In modo analogo i bioritmi, le abitudini alimentari e quelle legate al sonno, nonché lo stato fisico generale e la salute della madre hanno una notevole influenza sulle condizioni del nascituro.

L'esperienza quotidiana

Ansia e stress fanno parte della vita di tutti e possono influire sullo sviluppo del bambino; solo però quando i sentimenti negativi o la depressione raggiungono livelli estremi c'è la possibilità che si ripercuotano negativamente sul nascituro.

In questi casi è necessario chiedere aiuto a un esperto.

Riconoscere le differenze

Bisognerebbe sempre ricordare, comunque, che i bambini sono in realtà esseri umani ben distinti da noi. Il modo in cui ogni esperienza si ripercuote su di loro dipende dalla loro natura di individui e dalla resistenza personale.

Alcuni, peraltro, prosperano in circostanze assai lontane da quelle che sarebbe ragionevole considerare ideali.

Nell'antica Cina: la pratica del tai-kyo

Già nell'antica Cina, le donne erano incoraggiate a favorire lo sviluppo dei loro bambini attraverso tentativi quotidiani di comunicazione con il feto e uno stile di vita che sembrava il più appropriato per garantire il benessere del nascituro. Questa pratica, nota con il nome di tai-kyo, era basata fondamentalmente sul principio che la salute e la felicità della madre possono influire sul bambino sia dal punto di vista fisico sia da quello emotivo.

Anche il gruppo etnico della madre può avere la sua influenza; le donne orientali, per esempio, hanno in media bambini più piccoli delle donne di ceppo caucasico.

✔ peso del neonato *vedi* pagina 444

La memoria

I circuiti nervosi della corteccia cerebrale, la parte del cervello dedicata al pensiero cosciente e alla memoria, si sviluppano durante tutta la gravidanza, e alla trentaduesima settimana sono già quelli di un bambino appena nato.

Il nascituro non 'ricorda' come l'adulto: tuttavia è estremamente sensibile, impressionabile e reattivo.

Sembra quindi logico ritenere che, essendo capace di molte funzioni complesse, sia anche in grado di sviluppare una memoria di base. Sotto ipnosi o nelle terapie di tipo regressivo, le persone sono talvolta in grado di ricordare la propria nascita e addirittura esperienze precedenti; sembra che a livello inconscio tutti conservino un ricordo dell'esperienza della vita intrauterina, che avrebbe un'importanza notevole nella fondazione del sé. Sono anche sorte alcune scuole di psicoterapia che aiutano gli adulti a tornare in contatto con queste emozioni primitive, la cui espressione sembra produrre effetti terapeutici molto significativi.

I preparativi per la nascita contribuiscono a creare un clima di attesa ricco di emozioni.

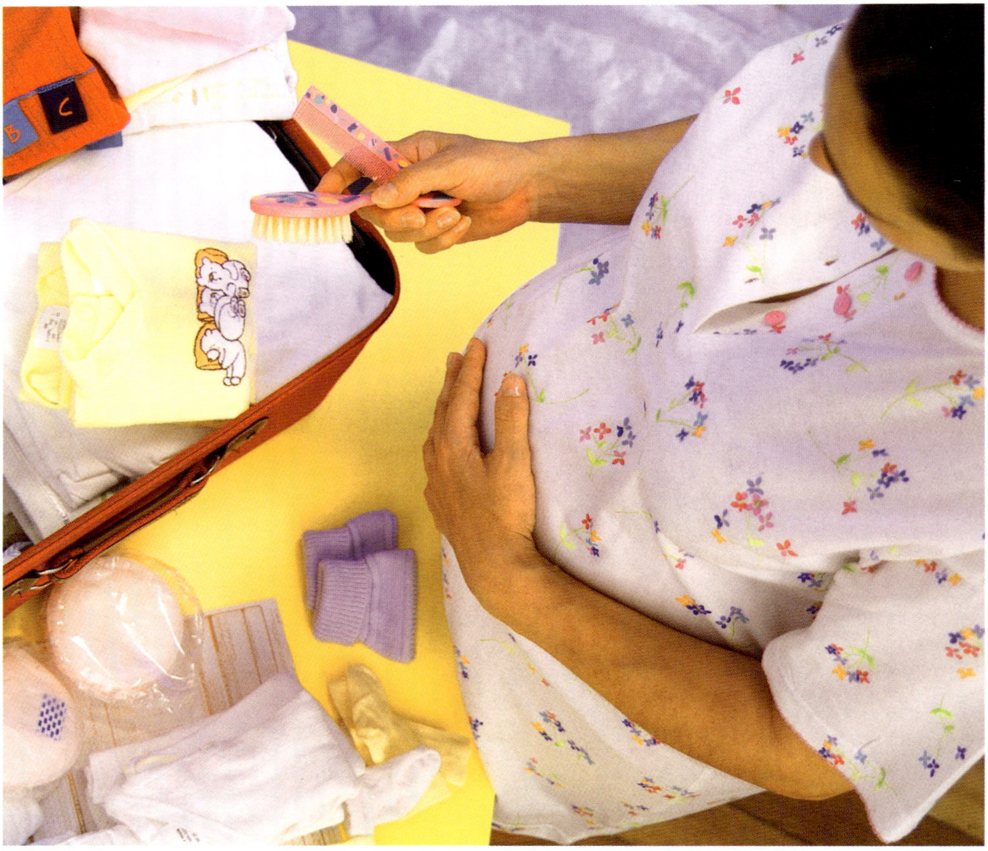

Gli aspetti psicologici

Scoprire che state per diventare genitori, particolarmente la prima volta, è come iniziare una nuova vita. La nascita di un bambino segna l'inizio di una famiglia, un momento di trasformazioni e cambiamenti.

Via via che l'avventura procede, scoprirete che diventare genitori è un'impresa fondamentale che non genera soltanto una nuova vita, ma anche emozioni ed esperienze nuove.

La gravidanza è un periodo fertile di avvenimenti. Avvicinandovi al giorno del parto dovrete cominciare ad accettare definitivamente la responsabilità di essere adulti e genitori per sempre. Questa

L'ISTINTO MATERNO

Nelle società primitive

Nelle società primitive, le donne sono costantemente esposte alla possibilità di una gravidanza e il loro istinto materno è incoraggiato e stimolato per tutta l'infanzia e l'adolescenza.

Le ragazzine assistono alla nascita dei fratelli, delle sorelle e dei cugini e si occupano di molte cose in casa, anche dei bambini più piccoli.

Nelle società moderne

Nei paesi industrializzati, oggi che la famiglia nucleare è il modello più diffuso, ci sono donne che si prendono da sole la responsabilità della loro maternità, ed è raro che una donna incinta abbia mai assistito a un parto e che abbia tenuto in braccio, lavato, vestito o nutrito un neonato.

La capacità di curare e nutrire un bambino è in parte istintiva e in parte acquisita. Se imparate provando, sbagliando e riprovando, ci vorrà un po' di tempo prima che vi sentiate a vostro agio con vostro figlio.

Benché un certo grado di ambivalenza sia normale, è raro che una madre non provi assolutamente nulla nei confronti di suo figlio; se ciò accade, è solitamente il segnale di un problema più profondo.

L'istinto materno si sviluppa in genere dopo la nascita, ma può essere necessario del tempo per riconoscerlo. Per molte donne è un istinto potente e nasce spontaneamente dalla successione di eventi che portano dalla gravidanza al parto. Per altre, il sentimento materno non è molto forte all'inizio; ciò non esclude che riescano a creare un ottimo rapporto con i propri figli.

Sviluppare l'istinto materno

Per consentire ai sentimenti materni di svilupparsi al meglio, è importante lasciare che i processi fisiologici della gravidanza e del parto si svolgano naturalmente e non interferire nell'instaurarsi dell'allattamento e del primo legame tra madre e figlio.

Le capacità tipiche di una madre si svilupperanno con la pratica e sarà vostro figlio stesso a insegnarvi quasi tutto quello che c'è da sapere. Non ci sono standard ideali a cui fare riferimento: ogni madre è diversa, e così le circostanze.

Molte donne decidono di essere madri a tempo pieno, mentre altre hanno la necessità o il desiderio di tornare a lavorare non appena sia possibile fare bene entrambe le cose. L'importante è capire che tutti i bambini hanno delle esigenze fondamentali e fare quindi del vostro meglio per soddisfarle, perché vostro figlio possa sentirsi amato, compreso e al sicuro.

È naturale non essere perfettamente sicure della propria capacità di amare e curare adeguatamente un figlio. Può comunque essere di aiuto ricordare che nessuno fa sempre la cosa giusta al momento giusto e che tutti commettiamo errori da cui possiamo imparare qualcosa. Finché farete del vostro meglio e vi manterrete aperte e disponibili, sarete la madre perfetta per vostro figlio.

trasformazione improvvisa non crea nessun problema ad alcuni ma è accolta con difficoltà da altri.

Se avete deciso consapevolmente di avere un bambino e non avete grossi conflitti aperti in altri campi della vostra vita, i problemi saranno minori, ma, che la gravidanza sia stata voluta o no, i cambiamenti a cui andate incontro sono enormi e vi modificheranno fisicamente ed emotivamente, influiranno sul vostro lavoro, sui vostri rapporti con gli altri e sul vostro stile di vita.

Anche se nessuno può sapere con certezza che cosa lo aspetta, prepararvi bene a questa transizione da adulti a genitori sarà di grande aiuto. I nove mesi della gravidanza sono una splendida opportunità per diventare più aperti e consapevoli e per lasciarvi andare a una maggiore intimità con voi stessi e con il vostro partner.

I cambiamenti a cui si va incontro nel corso di una gravidanza sono enormi e generano emozioni ed esperienze psicologiche del tutto nuove.

Nelle pagine seguenti abbiamo raccolto alcune delle sensazioni più comuni tra i futuri genitori, per aiutarvi e incoraggiarvi a cercare un vostro modo personale di vivere le gioie e le difficoltà, gli alti e bassi e le sfide quotidiane di questo viaggio appassionante.

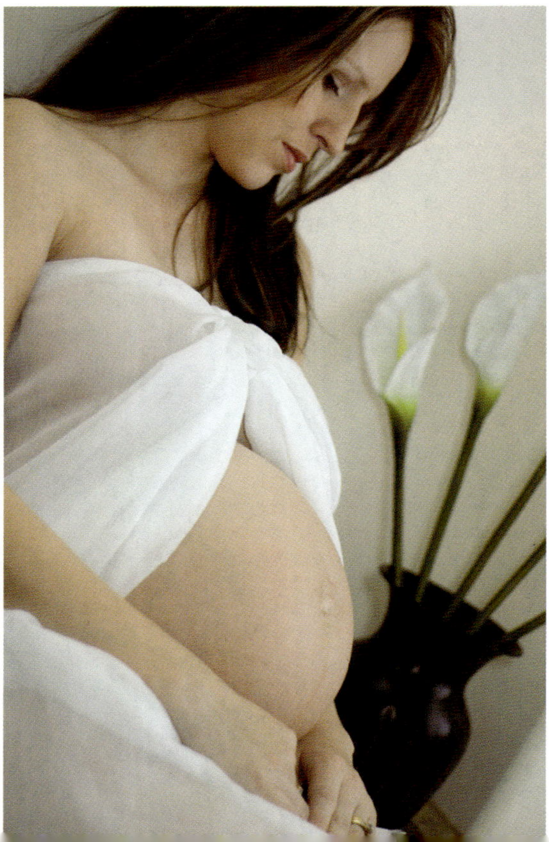

Diventare madre

La maternità segna un cambiamento radicale e globale per quasi tutte le donne. Per molte, avere un bambino è un'esigenza biologica profonda e istintiva nata spontaneamente dal processo di maturazione che da bambine ci fa diventare adolescenti e poi donne adulte. La transizione da 'donna' a 'madre' può essere tranquilla e avvenire senza difficoltà a mano a mano che il bambino cresce dentro di voi, ma nella maggior parte dei casi la gravidanza, e soprattutto la maternità, comporta una serie di conflitti emotivi di non poco conto.

Talvolta è difficile accettare il nuovo ruolo: ci vogliono molto coraggio, e un grosso sforzo di adattamento, per colmare l'abisso che separa la vita di una giovane donna adulta e disimpegnata da quella di una madre matura e responsabile. Se lavorate, scoprirete che, almeno per un certo periodo, dovrete sospendere le vostre attività, per affrontare nuove responsabilità, un nuovo status e le incombenze tipiche della maternità.

Dopo il parto, la vostra vita sarà dominata dalle esigenze del vostro bambino e questo rimetterà completamente in discussione le vostre priorità, alla luce della nuova esperienza.

L'eccitazione stessa della nascita sarà ridimensionata o esaltata da queste trasformazioni, con le sue difficoltà, i suoi conflitti e le sue ansie, equilibrate in parte dalla gioia profonda che i bambini riescono inevitabilmente a comunicare.

Conoscersi e accettarsi

Con l'avanzare della gravidanza la vostra consapevolezza andrà approfondendosi e probabilmente comincerete a vivere emozioni che non vi sareste aspettate, ad avere rapidi cambiamenti di umore e a provare sentimenti apparentemente irrazionali e contraddittori.

Alcune donne scoprono che la gravidanza fa emergere, a livello cosciente o nei sogni, ricordi sepolti di antiche amicizie o di esperienze dell'infanzia, se non addirittura precedenti.

Le nostre esperienze passate fanno parte di noi e, presto o tardi, vanno comprese e risolte; tuttavia questo aspetto essenziale della gravidanza è normalmente trascurato o considerato superficialmente. Permettere ai vostri sentimenti di affiorare e cominciare ad accettare il vostro passato sono passi essenziali in vista della maternità.

I ricordi non sono sempre piacevoli, e spesso richiamano sentimenti dolorosi o sgradevoli.

In un primo momento farli rivivere vi potrà sembrare inconcepibile; si tratta invece di intraprendere un percorso positivo che vi permetterà di crescere e di accettare la maternità con serenità.

Questo processo si svolge solitamente in modo spontaneo, senza uno sforzo cosciente, tanto che molte donne si accorgono solo di essere particolarmente soggette a sbalzi di umore.

Se però vi sentite sopraffatte, confuse o angosciate potete consultare un esperto, che vi aiuti a risolvere le difficoltà che emergono durante la gravidanza, anche per prevenire l'eventualità, non rara, di una depressione post partum.

✔ depressione post partum *vedi* pagina 383

La scoperta di essere incinte può essere inizialmente uno shock, sia che abbiate deciso di avere un figlio sia, a maggior ragione, in caso contrario.

All'inizio molte donne sono ansiose e pensano che non saranno capaci di superare fisicamente ed emotivamente questo nuovo evento della loro vita.
L'importante è essere oneste con voi stesse e sincere con il vostro partner circa i vostri sentimenti, accettando il fatto che, mentre vi adattate all'idea della gravidanza, le vostre emozioni, i vostri sentimenti, le vostre speranze e le vostre paure saranno confuse e forse violente.
Accettare, comprendere e permettere che tutto questo accada è il primo passo per venire a patti con la vostra nuova realtà.

Prepararsi a un grande impegno

Oltre alla gioia e alle soddisfazioni di avere un bambino, la maternità rappresenterà anche una serie di nuovi impegni. La perdita di libertà è notevole e spesso comporta un cambiamento radicale del proprio stile di vita.
Anche se avete desiderato il bambino, nel momento in cui vi ren-

IL CORPO CHE CAMBIA

Molte donne apprezzano i cambiamenti che avvengono nel loro corpo in modo progressivo e naturale, e si sentono bene, rilassate, piene, forti e vigorose. Il vostro corpo arrotondato e sensuale può apparire più bello che mai; la pelle, i capelli e il viso saranno ancora più luminosi a mano a mano che sentirete il bambino crescere in voi.
Non di rado le donne amano sottolineare questi cambiamenti, usando vestiti premaman molto prima che ce ne sia realmente bisogno.

Per alcune, invece, è difficile accettare serenamente questi mutamenti, soprattutto se sono accompagnati da nausea, smagliature, difficoltà digestive, affaticamento o dagli altri disturbi provocati dalle alterazioni ormonali.
Ci sono donne che avvertono la gravidanza come una forma di obesità, che si sentono grasse e sgraziate, e che considerano il loro nuovo aspetto come qualcosa da tenere nascosto il più a lungo possibile. Il modo in cui una donna percepisce il proprio corpo prima, durante e dopo la gravidanza può essere infatti fonte di profondi conflitti. È difficile conciliare il ruolo che il proprio corpo aveva prima della gravidanza, il suo essere fonte di attrazione sessuale, con l'idea che durante e dopo la gravidanza si sia trasformato nel mezzo più funzionale per portare e poi nutrire il bambino. Sviluppando un atteggiamento positivo nei confronti del proprio corpo e dando fiducia alla sua capacità naturale di cambiare e di adattarsi alle esigenze del nascituro, tuttavia, è possibile superare molti di questi problemi. Benché le trasformazioni di questo periodo siano enormi, sono solo temporanee, e a suo tempo tutto ritornerà perfettamente 'normale'.
È comunque importante difendersi dalle immagini preconcette della bellezza del corpo femminile e godersi la gravidanza come un periodo fisicamente appagante. La bellezza dipende molto meno da un ideale immaginario che non da come ci percepiamo dall'interno e la gravidanza è un'occasione splendida per approfondire la consapevolezza della sensibilità e dell'espressività del nostro corpo.

Il vostro sentirvi bene internamente si rifletterà all'esterno. Esporsi al sole (se il clima e la stagione lo consentono), stare il più possibile nude, ballare, camminare, nuotare, fare ginnastica, Pilates e yoga, farsi fare un massaggio, sono tutti modi per intensificare il piacere fisico che può dare la gravidanza.
Accettando le trasformazioni come la cosa più adatta al vostro nuovo ruolo e cercando di nutrirvi in modo adeguato e di fare attività fisica sia prima sia dopo il parto, scoprirete in voi una salute e una felicità che vi renderanno assai più belle di qualsiasi modello ideale.

dete conto che per qualche anno il vostro tempo non vi apparterrà più, potreste anche sentirvi intrappolate. Dovrete adattare le vostre attività e i vostri ritmi alle esigenze di vostro figlio ed essere disponibili a qualsiasi ora del giorno o della notte, o fare in modo che al posto vostro lo sia qualcun altro.

Occuparsi di un bambino è un lavoro a tempo pieno ed è giusto essere realistiche al riguardo, magari cercando il modo di valorizzare al massimo questo tempo.

Di solito si ottiene un successo maggiore proprio opponendo la minima resistenza. I bambini piccoli possono insegnarci molto e se doveste decidere (situazione permettendo) di dedicarvi completamente a vostro figlio negli anni della prima infanzia, è probabile che da questa esperienza possiate trarre una gioia e una soddisfazione inattese.

Se invece pensate di tornare a lavorare, è essenziale riuscire ad affidare il vostro bambino a una persona che sulla cura dei bambini abbia idee il più possibile simili alle vostre.

Benché molte donne che lavorano non vedano l'ora di stare a casa per prepararsi al parto e alla maternità, se il vostro lavoro vi piace e vi soddisfa può invece risultare difficile abbandonarlo quando giunge l'inizio del congedo di maternità, in genere uno o due mesi prima del parto. Per alcune donne, perdere i contatti con i colleghi e, in una certa misura, 'chiudersi in casa', può essere sconvolgente, e suonare come una rinuncia alla propria indipendenza.

✓ congedo di maternità *vedi* pagina 462

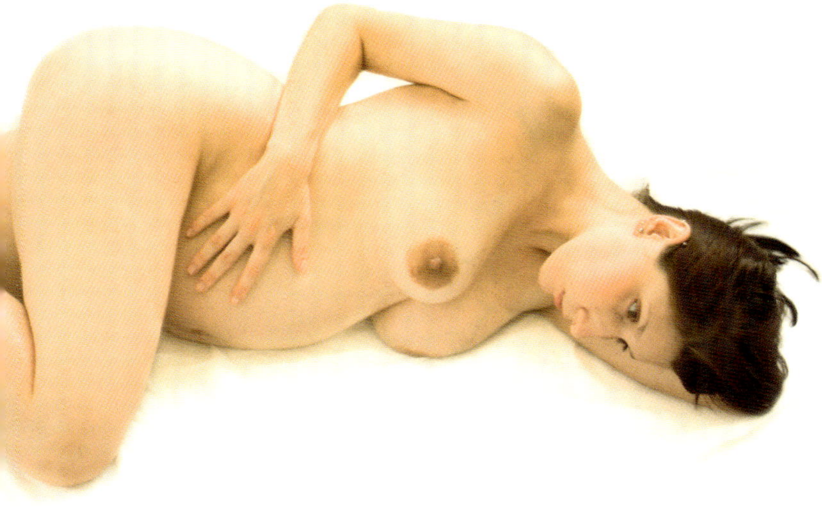

Liberarsi da immagini preconcette del corpo femminile è importante per molte donne per accettare con gioia la nuova percezione di se stesse.

IL SESSO DEL NASCITURO

Molte volte uno o entrambi i futuri genitori hanno forti aspettative circa il sesso del nascituro. Benché spesso le intuizioni materne si rivelino esatte, capita talvolta di essere sorprese e un po' deluse dal sesso del proprio figlio. In generale è più conveniente essere aperti ad accettare ciò che il destino ha scelto per noi, ma non è nemmeno possibile impedirsi di desiderare o di avere determinate aspettative. In genere, è l'ecografia morfologica che rivela con una certa esattezza il sesso del nascituro. Anche altri esami non di routine, come la villocentesi verso l'undicesima settimana e l'amniocentesi alla sedicesima settimana, riconoscono il sesso del nascituro attraverso l'evidenziazione dei cromosomi sessuali: in questo modo avrete il tempo di superare una possibile delusione. Se desiderate scoprire il sesso del bambino solo alla nascita, è importante tenere presente che le vostre reazioni potrebbero fare soffrire molto vostro figlio, in grado di avvertire la vostra gioia o delusione.

Cercate di accostarvi alla maternità come a una sfida piuttosto che come a una prigione.

Provate a vederla come un momento ideale per incontrare nuovi amici e per avvicinarsi ad altre donne in attesa o a madri di bambini piccoli con cui condividere la vostra esperienza. Lasciatevi andare ai piaceri e alle gioie della vostra nuova situazione. Anche se all'inizio può essere difficile rendersene conto, questi primi anni possono dare una soddisfazione incredibile, e purtroppo passeranno molto in fretta.

Per una donna abituata a lavorare, rinchiudersi nella dimensione casalinga può risultare un ulteriore elemento di cambiamento.

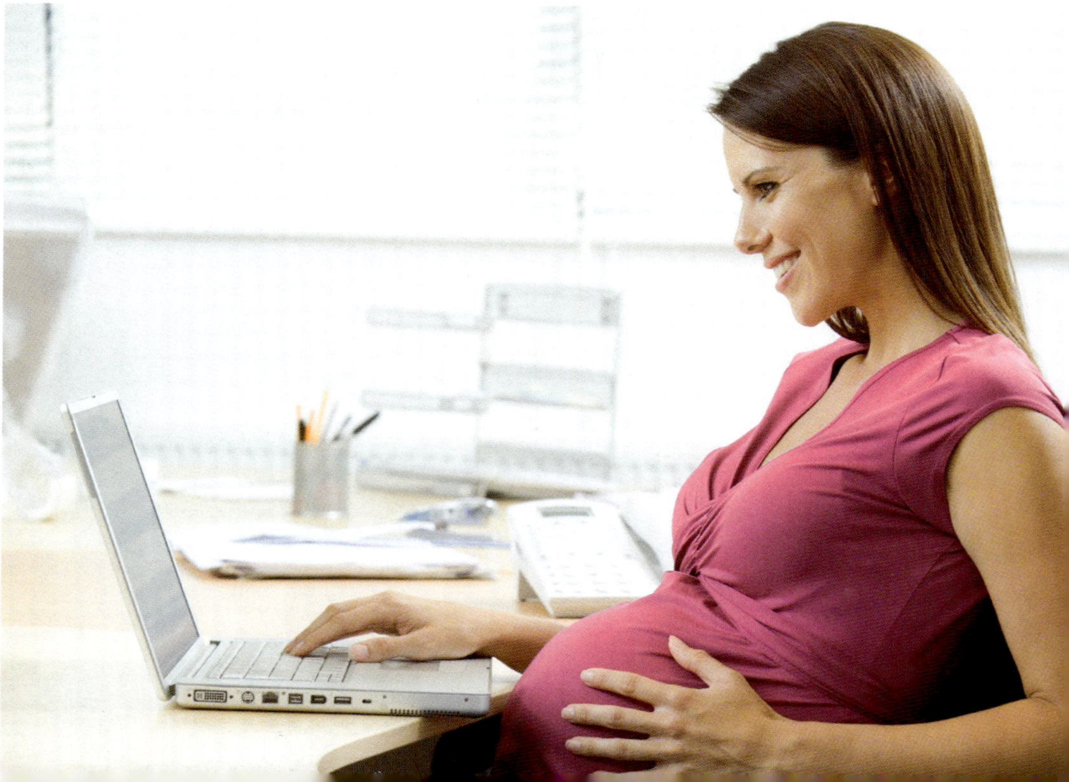

Il rapporto con il nascituro

Intorno alla diciottesima settimana di gravidanza si cominciano ad avvertire i primi movimenti: sono sensazioni leggerissime, simili a uno 'sfarfallio' del bambino nel vostro utero. Nei mesi seguenti la consapevolezza della sua presenza in voi sarà sempre più forte, sia fisicamente sia psicologicamente, e, quando nascerà, il processo del *bonding* sarà già avviato.

I primi semplici cambiamenti che apporterete alla vostra vita e i piani per il futuro, per esempio lasciare il lavoro, fare cose diverse da quelle che facevate prima, cambiare casa o comperare le prime cose per vostro figlio o vostra figlia, fanno già parte di questo processo.

Prima della nascita, il legame si sviluppa anche a un livello più profondo, non solo tra il bambino e la madre ma anche con il padre, i fratelli e le sorelle.

Nei mesi della gravidanza, il vostro bambino acquista una certa familiarità con i ritmi del vostro corpo, con i vostri stati d'animo e con il suono della vostra voce.

Gli ultimi tre mesi sono particolarmente importanti per stabilire questi legami perché il vostro bambino ha ormai sviluppato una notevole sensibilità nei vostri confronti, sia emotiva sia fisica. Una delle tecniche migliori per favorire questo processo naturale consiste nel passare del tempo con dei bambini piccoli.

Nell'utero i nascituri reagiscono favorevolmente al canto e al suono di uno strumento musicale, godendo anche dei movimenti ritmici del vostro corpo quando fate ginnastica o ballate.

La meditazione e la respirazione profonda, che richiedono entrambe una concentrazione diretta all'interno, aiutano a mettersi in contatto con il proprio bambino.

Alla fine della gravidanza, spesso le donne si accarezzano il pancione e lo massaggiano. Vi piacerà sentire al tatto la posizione del vostro bambino e imparare a riconoscerne le varie parti del corpo, magari con l'aiuto dell'ostetrica o del ginecologo.

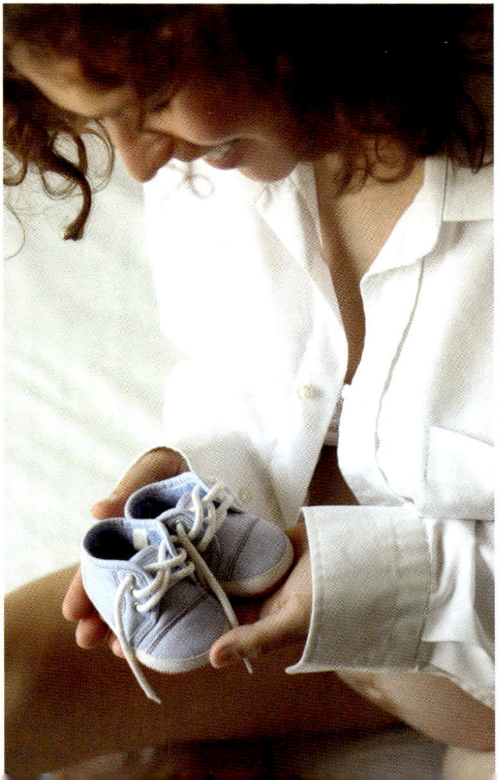

Un processo naturale porta la donna a prefigurarsi il bambino che sta per nascere e a stabilire con lui intimi legami in un crescendo di sensibilità.

Se a nascere è il secondo figlio

Il vantaggio dell'esperienza

Una donna che aspetta il secondo o il terzo figlio è avvantaggiata dall'esperienza e sarà probabilmente più sicura di sé. Si tratta sicuramente di un'esperienza più facile, anche se ogni gravidanza presenta nuove sfide. Se la prima volta avete avuto un'esperienza difficile, sarà necessario risolvere gli eventuali strascichi emotivi e affrontare la nuova esperienza prendendo decisioni diverse, per esempio su dove partorire, su chi vi assisterà e sulla preparazione al parto.

Accogliere una nuova gravidanza

Che abbiate scelto consapevolmente di avere un altro figlio o no, dovrete comunque abituarvi alla realtà che c'è un altro bambino in viaggio, più o meno come è accaduto per il primo. Se ne volevate un altro e il momento è buono, tutto sarà certamente più semplice. Forse invece avete concepito inaspettatamente, oppure gli altri vostri bambini sono ancora molto piccoli e richiedono da voi tempo e attenzione. Può sembrare quasi impossibile trovare spazio per un altro figlio: ci si chiede se avremo mai la capacità di amarne e curarne un altro, con la stessa attenzione di cui gli altri sembrano avere bisogno.

Quale che sia la vostra reazione personale alla gravidanza, noterete che anche gli altri sembrano meno entusiasti della prima volta.

Perfino il vostro partner può avere reazioni confuse o negative alla notizia; può sentirsi in trappola o spaventato per le nuove responsabilità emotive ed economiche. Alla fine, comunque, sarà probabilmente entusiasta del nuovo bambino.

Non dimenticate di parlarne il più possibile per cercare di comprendere a fondo i sentimenti di entrambi.

Le novità

Dovrete adattarvi un'altra volta alle trasformazioni del vostro corpo: scoprirete che la pancia crescerà prima rispetto alla volta precedente e che l'adattamento fisico potrebbe essere più difficile.

Se avete già uno o più bambini piccoli ed esuberanti a cui badare, avrete probabilmente meno tempo per riposare e per fare ginnastica, per concentrarvi e per sognare il vostro bambino, e molto spesso vi sentirete stanche; magari avete un piccolo molto vivace che ancora vi tiene sveglia la notte. È facile in questa situazione ritrovarsi a ignorare le proprie esigenze personali per poi finire svuotate ed esauste.

Può essere di aiuto badare un po' a voi stesse senza trascurare salute e aspetto fisico. Fate in modo di mangiare bene e di dormire abbastanza, a costo di programmare in anticipo ogni sonnellino. Se i bambini dormono ancora nel pomeriggio, approfittatene anche voi, rimandando le cose da fare a un'altra occasione.

Gli esercizi di stretching descritti in questo libro vi aiuteranno sicuramente a recuperare energia; provate a coinvolgere anche i bambini, cercando di renderli un'attività piacevole per tutti.

Non trascurate il piacere di un buon massaggio, e cercate di organizzare il vostro tempo in modo da averne un po' per concentrarvi sulla vostra gravidanza.

Molte donne si sentono in colpa perché non riescono a dedicare al secondo figlio e ai successivi lo stesso tempo e la stessa attenzione che hanno dedicato al primo, sia in gravidanza sia dopo la nascita.

Non angosciatevi: allora non avevate che da adattarvi ai ritmi e alle esigenze di vostro figlio, questa volta invece il bambino arriva in una famiglia già formata e qualche compromesso sarà effettivamente necessario. Tuttavia, troverete progressivamente del tempo per ogni cosa, e piano piano cresceranno un nuovo ordine e una nuova armonia.

La soluzione sta, come sempre, nell'individuare delle priorità. Se darete tempo e attenzione prima di tutto alle cose più importanti, poi anche il resto, in qualche modo, andrà a posto e vi sentirete più calme e rilassate.

Quando il bambino che nascerà non è il primo, molte donne avvertono un immotivato senso di colpa temendo di non potere disporre per lui dello stesso tempo dedicato al primo figlio.

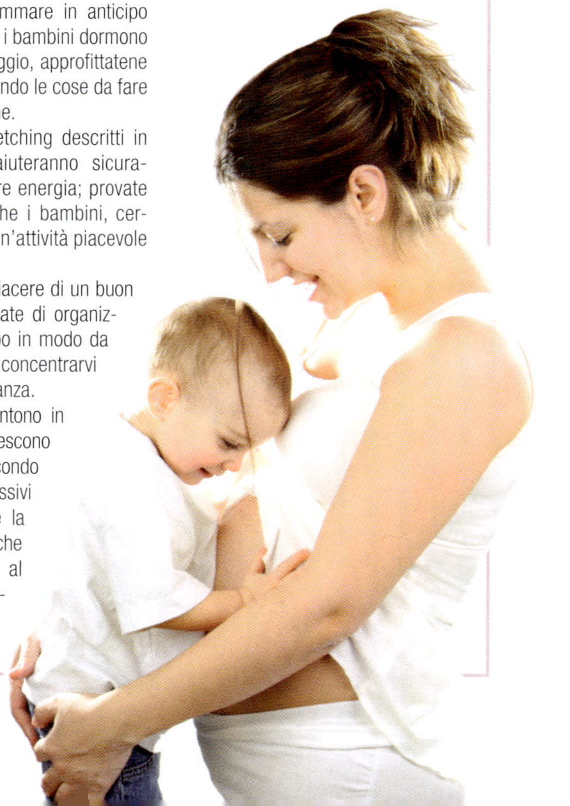

Il bambino è cosciente di questo contatto, e anche il vostro partner e gli altri figli saranno contenti di comunicare così con lui. Nuotare e fare il bagno sono altri modi per stabilire un contatto profondo con vostro figlio: rilassandovi in acqua sperimentate una condizione molto simile alla sua.

Quasi tutte le donne, a un certo punto della gravidanza, temono che il loro bambino possa non essere normale, e nutrono dei dubbi sulla propria capacità di produrre un bambino 'perfetto': subito dopo il parto, la maggioranza delle donne si sente grata e stupefatta per la meraviglia di esserci riuscita. In realtà, visto che la maggior parte dei bambini è perfettamente normale, non c'è nessun motivo di sentirsi realmente preoccupate.

Qualunque sia la vostra situazione, cercate di dedicare ogni giorno un po' di attenzione al vostro bambino già molto tempo prima che nasca: concentrandovi sulla sua presenza e facendo cose che piacciono a entrambi permetterete al vostro legame naturale e istintivo di svilupparsi spontaneamente.

Mariti e compagni

Se siete sposate o vivete con un uomo è normale sentirsi un po' in apprensione pensando al modo in cui questo figlio cambierà la persona che vi sta accanto.

Per un padre il processo con cui si rende conto di diventare genitore può essere più lungo e difficile, perché non ha la fortuna di sperimentare direttamente nel proprio corpo la crescita del bambino. Le emozioni e i sentimenti degli uomini rispetto alla gravidanza sono spesso ignorati, benché anche per loro questo sia un periodo di forti emozioni e di trasformazioni psicologiche.

A volte, l'idea delle nuove responsabilità e degli impegni futuri può anche essere sconvolgente, tanto da spingere il partner ad allontanarsi se non fisicamente, psicologicamente, oppure a ritrarsi in preda a un forte senso di esclusione. Cercate fin dall'inizio di prestare la giusta attenzione ai sentimenti del vostro uomo e fate uno sforzo particolare per cercare di comprenderli e di condividerli.

Molti uomini, prima della nascita del loro primo figlio, hanno esperienze e conoscenze ridottissime di come ci

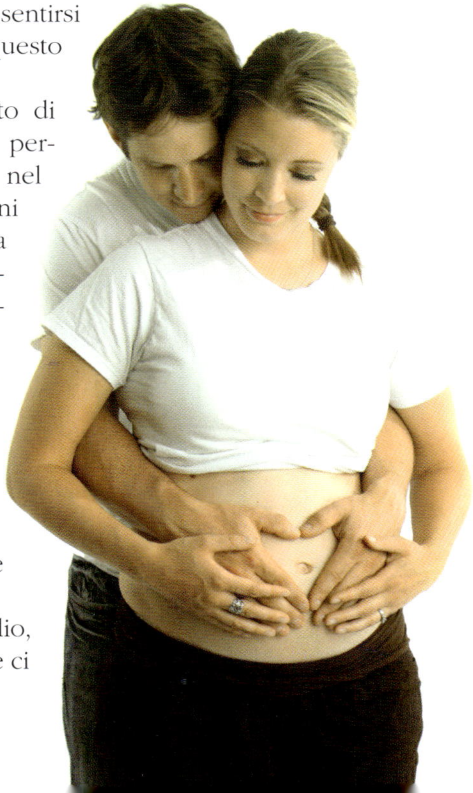

Il rapporto con il proprio compagno è uno degli aspetti più importanti per vivere bene la gravidanza.

si prende cura di un bambino, e sono riluttanti nei confronti di ciò che tradizionalmente è considerato un affare di donne. È importante che il vostro partner non si senta forzato e che possa decidere di tenersi a distanza se questo è l'unico modo per sentirsi a proprio agio. Naturalmente, se invece decide di avere una parte attiva nella vostra gravidanza, al momento del parto, e più avanti nella cura del bambino, sarà sicuramente un grande aiuto e un sostegno notevole per voi, e avrà un rapporto molto più intenso con suo figlio.
Anche quando il vostro compagno è felicissimo della vostra gravidanza, è normale che vi preoccupi il modo in cui reagirà alle vostre trasformazioni fisiche. Continuerà a trovarvi attraente? Vi amerà nello stesso modo? Proverà ancora del desiderio per voi dopo avervi vista partorire? Alcune donne temono che in questo periodo i compagni siano attratti da altre donne. La maggior parte degli uomini, invece, considera la gravidanza un periodo di grande vicinanza emotiva, trova i contorni morbidi e lo sbocciare della sua compagna piacevoli ed eccitanti, e tende a diventare più protettivo e infinitamente più tenero.
Infine, non trascurate l'inevitabile perdita di intimità che si verifica quando un bambino entra nella vostra vita. Avrete bisogno entrambi di accettare la presenza di questa terza persona nella vostra relazione e di trovare un equilibrio tra le esigenze del bambino e il tempo da riservare a voi come coppia. Non è un equilibrio facile,

I sogni

Anche se non tutte li ricordano, le donne incinte hanno in genere sogni vivaci, variati e interessanti, spesso in misura ancora maggiore negli ultimi tre mesi di gravidanza, quando, essendo meno attive, tendono a prestare più attenzione alla propria interiorità.
Spesso i sogni riguardano il nascituro, a volte sotto forma di animale, oppure con qualche strano difetto: anche se possono essere sogni sconcertanti o spaventosi, rappresentano il modo in cui riusciamo naturalmente a elaborare paure, aspettative, desideri e ansie.
Ricordare i sogni è un modo di rendere coscienti i sentimenti per poterli affrontare.
Raccontate i vostri sogni e parlatene con altre donne incinte, con il vostro compagno o con la vostra ostetrica: scoprirete che i sogni spaventosi o impressionanti sono tutt'altro che insoliti e che non hanno effetti negativi né su di voi né sul vostro bambino.

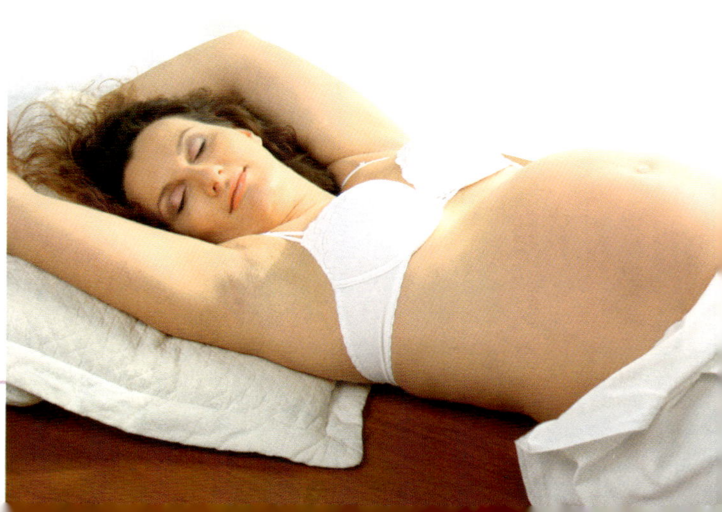

e all'inizio richiederà da parte dell'uomo molta pazienza, in quanto la vostra attenzione sarà tutta assorbita dal nuovo nato.
Il rapporto con il vostro partner è di solito uno dei fattori più importanti per vivere bene la gravidanza e il parto. I vostri sentimenti reciproci influiranno sul vostro bambino e sono il punto di partenza per una vita familiare felice. È importante non soltanto essere aperti tra voi e condividere i sentimenti positivi e negativi, ma passare del tempo insieme facendo qualcosa che vi piace. Se ci sono dei gravi conflitti che non riuscite a risolvere da soli, può essere essenziale l'aiuto di una persona esperta.

Diventare padre

Asumere consapevolmente la responsabilità di diventare il padre di un bambino è probabilmente una delle decisioni più importanti della vostra vita.
Qualunque sia la vostra età e che siate sposati o no, il fatto di avere un bambino finirà per cambiare la vostra vita. In particolare, l'impegno reciproco tra voi e la vostra compagna diventerà inevitabilmente più profondo, creando un vincolo reciproco per molti anni. Diventare genitori può essere uno dei momenti più belli della vostra vita, anche per le sfide che presenta dal punto di vista sociale, emotivo ed economico.
Probabilmente ci saranno molti problemi e molte difficoltà da risolvere, e ostacoli da superare, ma la gioia del vostro primo figlio è in genere una delle soddisfazioni più grandi di tutta la vita.
La paternità coinvolge le emozioni più profonde di un essere umano. Sapendo che la vostra compagna è incinta potreste sentirvi travolti dal piacere, dall'orgoglio e dalla sicurezza in voi stessi, sia come padri sia come uomini e non vedere l'ora di affrontare le vostre nuove responsabilità.
Nei primi mesi di gravidanza, la realtà fisica del bambino che cre-

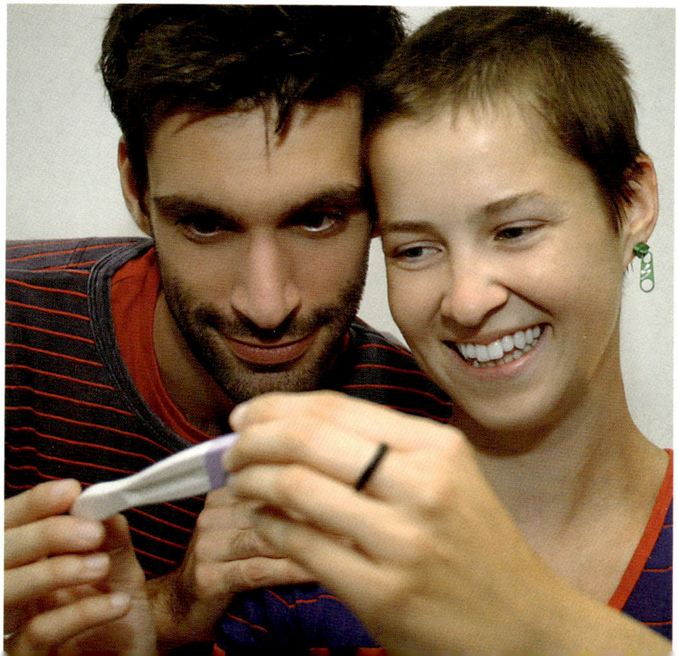

Spesso l'uomo ha bisogno di più tempo per accorgersi dei cambiamenti che lo porteranno a diventare un genitore consapevole.

sce e si sviluppa sarà molto più immediata per la donna che per voi, poiché è nel suo corpo che ha luogo una serie di rapidi cambiamenti. Voi potreste avere bisogno di tempo per comprendere fino in fondo che state per diventare padre e per rendervi conto di quanto ciò inciderà sulla vostra vita. Forse siete felici e orgogliosi e solo un po' preoccupati di ciò che vi aspetta.

Ma ci sono molti uomini che trovano la transizione da adulto a genitore particolarmente difficile, e non di rado soffrono di depressione o si sentono isolati e tagliati fuori, in particolare quando i loro sentimenti non vengono compresi né da loro stessi né dalla famiglia e dagli amici. Sono situazioni in cui spesso si finisce per dedicarsi esclusivamente al lavoro e agli interessi extrafamiliari, oppure per chiudersi in se stessi, creando un muro di incomprensione tra sé e la propria compagna.

A volte questo senso di alienazione diventa così acuto da rendere necessario il ricorso a uno psicologo o a uno psicoterapeuta per superare la crisi, quando non bastano più i consigli di amici e parenti.

Anche per l'uomo, la gravidanza apre un periodo caratterizzato dalla ricerca di nuovi equilibri con se stesso e con la propria compagna.

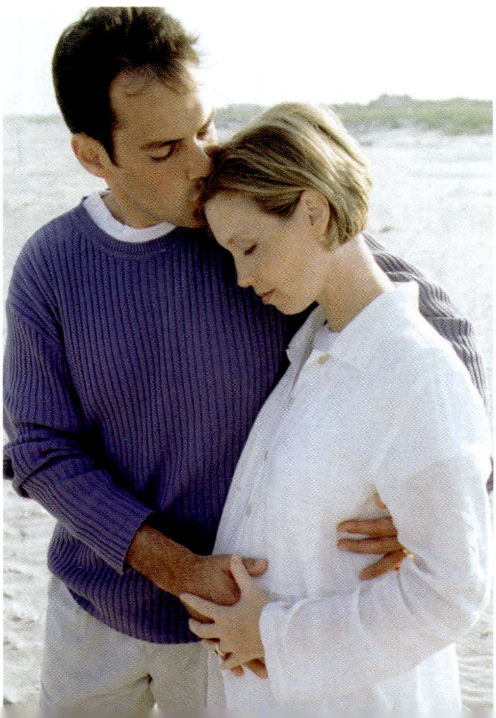

Il primo passo per accettare la propria paternità sembra quindi quello di accoglierla come un periodo di cambiamento, nel corso del quale probabilmente si dovrà passare attraverso emozioni intense e conflittuali per venire a patti con uno dei passi più importanti della vita.

Condividendo e parlando dei vostri sentimenti alla vostra compagna la incoraggerete a fare lo stesso; anche lei infatti può sentirsi come voi, e insieme scoprirete di poter essere molto più amici e molto più vicini di quanto vi sia mai capitato in precedenza.

I cambiamenti nello stile di vita

Nelle diverse culture il grado di coinvolgimento e di partecipazione del padre agli avvenimenti della gravidanza, del parto e della prima infanzia varia molto; negli ultimi anni, tuttavia, il ruolo del padre è diventato assai più flessibile. Anche se alcuni si sentono più a loro agio nel ruolo di semplici spettatori che

in quello di partecipanti attivi, molti uomini apprezzano un certo grado di coinvolgimento, dimostrando interesse e appoggio emotivo per le visite e i controlli della gravidanza e per l'assistenza al parto.
Altri desiderano invece avere un ruolo più attivo e condividere le esperienze della compagna, dai corsi di preparazione al momento del parto; è normale che pianifichino un periodo di ferie subito dopo la nascita per godersi il neonato e aiutare in casa. Ci sono uomini che sono addirittura più coinvolti della compagna nel loro nuovo ruolo, con idee e preferenze assai decise sul modo in cui devono nascere i loro bambini e che preparano e prendono attivamente decisioni sulla gravidanza e sul parto.
Gli uomini, tuttavia, hanno spesso bisogno di trovare un nuovo equilibrio tra la loro vita lavorativa e quella familiare, per riuscire a ritagliarsi del tempo da dedicare ai propri affetti. Avere un bambino può stimolare un cambiamento del vostro stile di vita, offrendovi l'opportunità di valutare con occhi nuovi le vostre possibilità e di rimettere in discussione i vostri valori, le prospettive di carriera e le priorità da riconoscere alla vita familiare.

Di fronte alla maternità alcuni uomini sanno tirare fuori il loro lato protettivo, dimostrando interesse e appoggio emotivo.

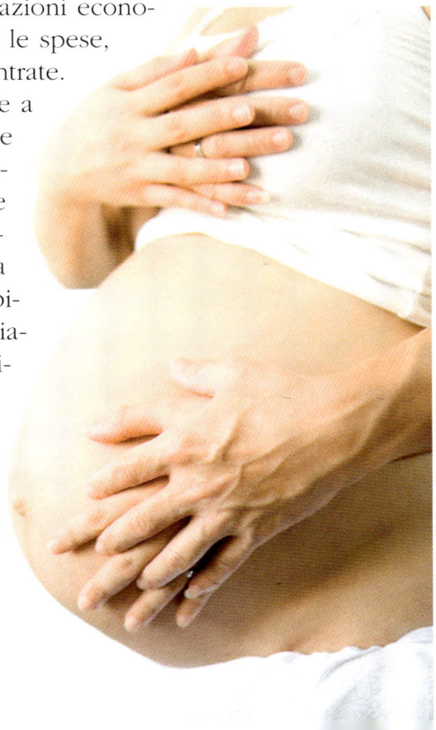

Le nuove responsabilità

In genere un futuro padre sottovaluta le implicazioni economiche: avere un bambino farà certo aumentare le spese, e forse renderà necessario un aumento delle entrate. Se la vostra compagna decidesse di non tornare a lavorare al termine del congedo di maternità, se doveste cambiare casa o se ci fossero altri problemi, potrebbe essere necessario fare qualche economia; anche se la vostra compagna tornerà al proprio lavoro, bisognerà valutare la spesa aggiuntiva di qualcuno che si occupi del bambino in mancanza di nonni o altre figure di familiari disponibili. In alcuni casi questa responsabilità può diventare eccessiva, soprattutto se dovete fare straordinari o traslocare mentre cercate anche di stare vicino a mamma e neonato. Tutte queste nuove esigenze possono produrre tensioni, ansie e perfino depressione: cercate di ridimensionare la situazione guardandola in prospettiva.

Il coinvolgimento emotivo

Anche quando siete orgogliosi e felici che la vostra compagna aspetti un bambino, probabilmente comincerete a chiedervi in che modo questa nuova presenza vi cambierà la vita. Siate realisti, e aspettatevi di dovere adattare per qualche anno movimenti e decisioni alle esigenze di vostro figlio.

Si può temere di non riuscire ad avere un buon rapporto con il bambino o a soddisfare le sue esigenze. Anche per chi ha già una certa familiarità con altri bambini, questo può essere il primo incontro con un neonato. Forse non avete mai tenuto in braccio un bambino, né gli avete cambiato un pannolino o fatto il bagno. Se non avete un ricordo del tutto positivo della vostra infanzia, è il momento adatto per pensare realmente a che tipo di genitore desiderate essere per vostro figlio. Il vostro rapporto con il bambino comincia quando ancora è nell'utero di sua madre. Sarà già in grado di udire la vostra voce e di sentire le vostre carezze; questo gli permetterà di riconoscervi e di essere confortato dalla vostra presenza subito dopo la nascita.

Sarete in grado di sentire i movimenti del vostro bambino mettendo la mano sul pancione e più avanti potrete riconoscere alcune parti del suo corpo quando cambia posizione. In questi ultimi mesi, può essere interessante e utile accompagnare la vostra compagna alle visite. Potrete così chiedere al ginecologo di mostrarvi come toccare il bambino e di farvi ascoltare il battito del suo cuore. Potete comunque farlo molto semplicemente anche appoggiando l'orecchio sulla parte bassa dell'addome, oppure usando uno stetoscopio.

LA GELOSIA VERSO IL BAMBINO E IL SENTIMENTO DI ESCLUSIONE

Con la gravidanza, il rapporto con la vostra compagna è destinato a cambiare: entrambi dovrete fare posto per un'altra persona.

È possibile sentirsi trascurati e avere l'impressione di perdere l'attenzione e l'affetto della vostra compagna a mano a mano che viene assorbita dalla vita che sta formandosi dentro di lei, e in modo ancora più acuto dopo la nascita del bambino. Potete sentirvi esclusi per il fatto che il parto e la cura del neonato sono soprattutto, e inevitabilmente, affari di donne, almeno finché vostro figlio avrà qualche settimana. Vostra suocera, inoltre, avrà molto probabilmente un ruolo dominante in tutte le discussioni e nelle decisioni relative alle esigenze del neonato, e questo può risultare difficile da accettare; amici e familiari, infine, tendono a interessarsi esclusivamente della madre. È quindi del tutto normale, anche per chi è felice di diventare padre, essere un po' geloso del bambino e invidioso della capacità di procreare che è solo della sua compagna. Se tuttavia questa naturale ambivalenza si trasforma in un sentimento intenso e duraturo di rabbia o gelosia, è meglio trovare il modo di parlarne con la vostra compagna, con un amico o con uno psicologo.

Condividere l'esperienza della gravidanza

Oltre ai sentimenti e alle reazioni che comporta l'accettare il ruolo paterno, vivere con una donna incinta non è di per sé impresa facile. La futura madre è infatti più soggetta del solito a sbalzi di umore, può avere voglie imprevedibili e maggiori esigenze emotive, e ha uno spiccato bisogno di conforto. Può diventare temporaneamente egocentrica e con notevoli alti e bassi, sia dal punto di vista energetico sia rispetto alla capacità di esservi compagna, per non parlare delle preoccupazioni che le procurano il pensiero della gravidanza, del parto e della maternità; avrà bisogno che le venga offerta con amore molta comprensione. Tutto questo può essere molto impegnativo. I mesi più burrascosi sono i primi tre, all'inizio della gravidanza, e gli ultimi tre, quando il momento del parto si avvicina.

Con l'avanzare della gravidanza, il corpo della vostra compagna diventerà più morbido, più pieno e materno, e questa temporanea voluttà può essere motivo di conforto e di piacere. Tanti uomini trovano molto attraenti i nuovi contorni del corpo femminile e fanno tesoro di questo periodo, benché ci siano rari casi di uomini che sembrano spaventarsi di fronte alle sue trasformazioni. In ogni caso, una volta portati a termine gravidanza e allattamento, il corpo della vostra compagna tornerà quello di prima, purché abbia continuato a fare ginnastica e a nutrirsi regolarmente.

Comprendere le trasformazioni che avvengono nel suo corpo è utile per accettare i suoi sbalzi di umore e il suo bisogno di lasciare emergere i sentimenti.

Anche se è la madre a fornire al bambino l'ambiente di cui

Condividere l'esperienza della gravidanza è una buona occasione per la coppia per trovare nuove forme di intimità.

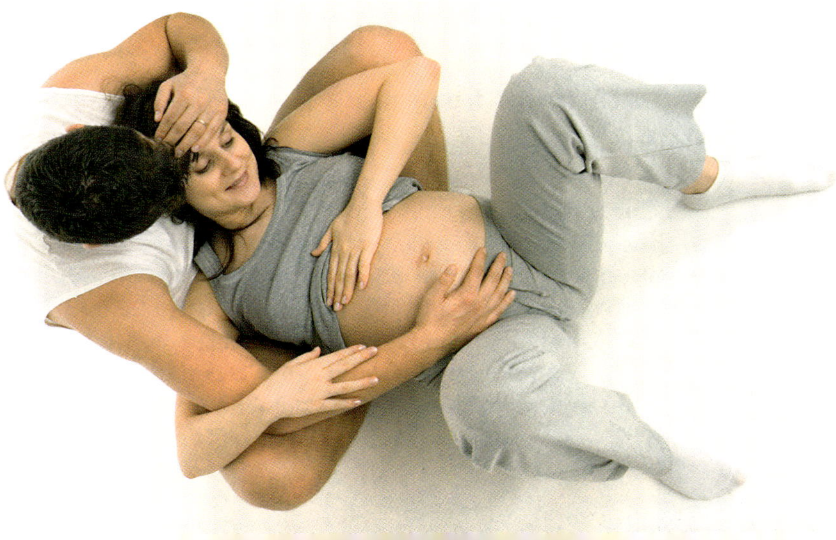

La 'gravidanza maschile'

Il termine *couvade* ('covata') fu coniato da un etnologo per descrivere i sintomi fisici che alcuni uomini sperimentano quando le loro compagne sono incinte e partoriscono.

In alcune società tribali è considerato normale che gli uomini simulino un travaglio: anche nella società occidentale, in verità, gli uomini hanno spesso qualche sintomo, meno intenso, durante la gravidanza delle loro compagne. Spesso aumentano di peso e hanno nausea, vomito o crampi addominali; talvolta si feriscono, come per manifestare la loro preoccupazione nell'imminenza del parto. In genere i disturbi non sono gravi e, se non hanno un motivo organico, sono molto più facili da curare quando ci si rende conto di questo fenomeno, che spesso viene anche impropriamente chiamato 'gravidanza isterica'. Gli uomini che presentano questi sintomi sono in genere i più coinvolti emotivamente, che si identificano molto con la propria compagna e soffrono con più intensità se il parto è doloroso o se richiede un intervento del personale ostetrico o medico.

In questo caso, è importante che capiscano di essere liberi di cedere e di uscire dalla stanza senza sentirsi obbligati a partecipare.

ha bisogno per crescere, la vostra presenza e il vostro sostegno sono molto importanti per il benessere di tutti. Al momento del parto la vostra partecipazione può essere determinante, ma il sostegno e l'incoraggiamento che potete offrire alla vostra compagna saranno fondamentali anche nei primi mesi di vita del neonato e per l'allattamento.

Uno degli adattamenti più difficoltosi richiesti ai futuri padri riguarda i nuovi ritmi e gli alti e bassi della vita sessuale. Una volta bene avviata la gravidanza, è possibile che l'attrazione reciproca e le esigenze sessuali si modifichino, e potreste avere bisogno di cercare nuovi modi di esprimervi amore e affetto.

La vita con una donna incinta può essere un'esperienza estremamente ricca e molto impegnativa, che aumenterà sicuramente la profondità e il valore del vostro rapporto.

Avete la possibilità di scoprire nuove e insospettate risorse dentro di voi, di aumentare la consapevolezza di voi stessi e di accedere a una più profonda intimità con la persona con cui presto condividerete il bello e il brutto dell'essere genitori.

Il resto della famiglia

Quando arriva un bambino, tutti gli altri membri della famiglia, e particolarmente i fratellini, hanno bisogno di abituarsi psicologicamente all'idea.

Vi sono diversi modi in cui potete aiutarli.

Variate il loro campo di attività in modo che, quando dovrete occuparvi del nuovo arrivato, loro abbiano anche altri interessi; aiutateli a instaurare nuove amicizie, magari con bambini della loro età e con un nonno, con un'amica o con una baby-sitter che potranno in seguito dedicare loro del tempo regolarmente.

Gli altri figli

Può essere il momento giusto perché i figli più grandi comincino a passare un po' più di tempo con il papà, che può iniziare, se già non lo fa, a lavarli e metterli a letto o a vestirli e portarli a scuola, in modo che voi abbiate il tempo di concentrarvi sul nascituro. Curarsi maggiormente dei figli può essere un vero piacere, e il rapporto tra padre e primogenito può diventare in questo periodo assai più intimo. Un modo per aiutare il primogenito ad accettare il nuovo nato consiste nel coinvolgerlo negli avvenimenti della gravidanza. Se vi fate accompagnare a qualche visita di controllo, il ginecologo potrà fargli ascoltare il battito cardiaco del fratellino. Fategli sentire i movimenti del bambino e chiedetegli di parlargli. Se pensate di cambiare in qualche modo la disposizione della sua cameretta, fatelo molto prima del nuovo arrivo.

Se le circostanze lo consentono, tenete presente che partorire in casa offre molti vantaggi agli altri vostri bambini. Non avrete bisogno di allontanarvi, la vita potrà continuare in modo abbastanza normale e anche loro non si sentiranno tenuti a distanza; in ultima analisi, nulla vieta che siano presenti al parto stesso. Avranno così la possibilità di stabilire un rapporto con il nuovo nato dal momento stesso della nascita.

Se il parto in casa non è possibile, potete cercare un reparto di maternità in cui sia permesso ai fratellini di essere presenti al parto o nei primi momenti a esso successivi.

Coinvolgere i figli sin dall'inizio della gravidanza è un buon modo per accompagnarli ad accettare senza traumi l'arrivo di un fratellino o di una sorellina.

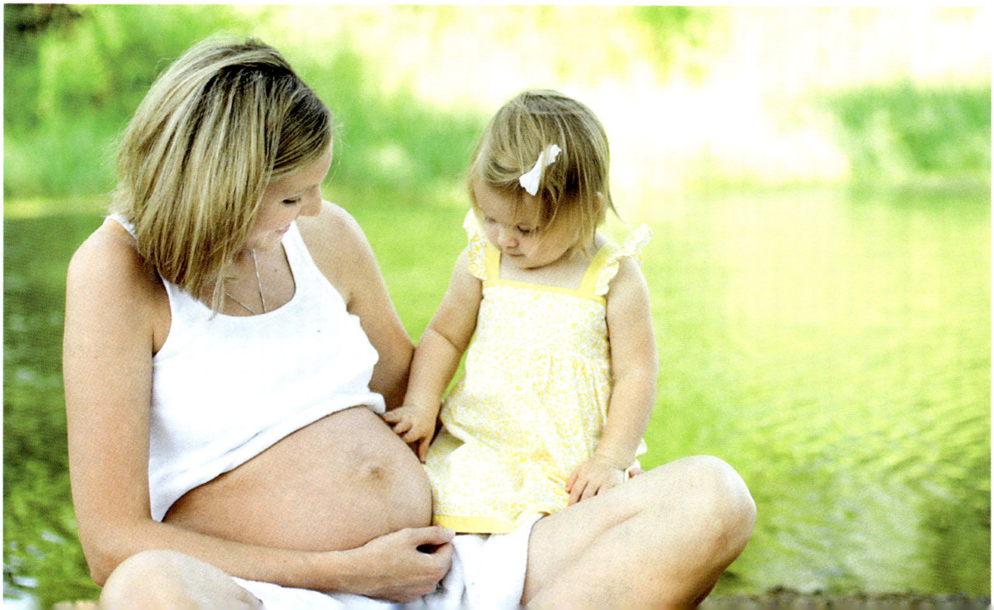

Oltre al dramma di separarsi da voi, le ansie più grosse per i vostri bambini più grandi dipendono probabilmente dal fatto che al ritorno il vostro affetto sarà concentrato su un altro. Se riuscite a rassicurarli del vostro amore, può darsi che riescano a integrare il nuovo nato nel loro mondo senza grandi difficoltà. È importante capire i problemi che può creare un nuovo arrivo in famiglia, senza però esagerare: in genere queste cose si sistemano da sole, e il fascino che un fratellino o una sorellina nuovi di zecca può esercitare sui vostri bambini finisce di solito per essere più forte della gelosia.

✔ rapporto tra fratelli *vedi* pagina 370

I futuri nonni

Diventare nonni è un'esperienza eccitante, significativa ed entusiasmante, soprattutto la prima volta. Potreste scoprire che avere un bambino vi fa sentire più vicini ai vostri genitori e ai vostri suoceri. Se ciò accade, probabilmente sarà bello condividere con loro l'esperienza di portare una nuova vita in famiglia e approfittare del loro aiuto, della loro compagnia e del loro affetto.

Tuttavia, anche per diventare nonni bisogna innanzitutto abituarsi all'idea. Per alcuni non è facile: devono cominciare ad accettare il fatto che anche voi diventate genitori e quindi completamente responsabili della vostra vita.

Non di rado, alla prima gravidanza, molte coppie sperimentano grossi conflitti con i genitori e i suoceri, soprattutto se questi cercano di avere un ruolo dominante e interferiscono con troppi consigli, per quanto bene intenzionati. Se vi succede, cercate di chiarire in primo luogo a voi stessi quanto e come desiderate condividere con gli altri il vostro bambino.

Cercate di non sentirvi sopraffatti dai desideri e dalle aspettative dei vostri genitori e dei suoceri: ora siete voi i genitori e sarete voi

Fidarsi di se stessi

Un tempo, l'esperienza del parto e della maternità passava di madre in figlia, e non di rado avviene ancora così. Tuttavia, non è raro che tra una generazione e l'altra esista un certo distacco, una difficoltà a comunicare che impedisce l'instaurarsi di questo passaggio. Una donna incinta può scoprire che sua madre, le sue zie o sua suocera non sono molto d'aiuto perché il modo in cui hanno partorito o si sono occupate dei loro bambini è assai distante dal suo modo di pensare.

Anche gli uomini che decidono di avere un ruolo attivo possono scontrarsi con lo sbigottimento e addirittura con la disapprovazione dei loro padri, che erano invece stati tenuti lontani al momento del parto e in seguito scoraggiati dallo svolgere attivamente compiti come cambiare i pannolini.

È importante comunque che entrambi i genitori facciano ciò che credono meglio per la nascita e l'educazione dei loro bambini, anche se le loro decisioni sembrano contrastare con il concetto di 'normalità' sostenuto dalla famiglia o dagli amici, e si preparino ad affrontare eventuali forti pressioni ad adeguarsi.

i diretti responsabili di vostro figlio. Detto questo, i nonni possono avere un ruolo importantissimo quando vostro figlio è piccolo, ed essere un grosso punto di riferimento, conforto e aiuto. La loro partecipazione volontaria alla vostra vita, sia emotiva sia pratica, vi consentirà di avere del tempo per voi e di liberarvi per un po' degli effetti cumulativi di una responsabilità costante.
È anche importante ricordare che esiste un legame molto speciale tra nonni e nipotini, un legame che dà piacere a entrambi. Anche se gli stili di vita e le idee cambiano, questo rapporto rimane profondo e importante, e offre ai nonni un senso di continuità garantendo ai bambini il senso del passato e dell'eredità culturale.

Avere un bambino da sole

Alcune donne affrontano la gravidanza, il parto e la maternità completamente da sole.
Assumersi la responsabilità di un nuovo essere umano e sopportare gli alti e bassi della gravidanza e del parto senza l'amore e l'appoggio di un compagno non è facile, ma molte donne ci riescono, e per alcune è addirittura la soluzione migliore.
Ci sono molti motivi per cui una donna può trovarsi sola in questo momento. La gravidanza può essere iniziata per caso, o in un momento sbagliato, oppure non essere stata programmata; magari è troppo tardi o non volete comunque sottoporvi a un'interruzione volontaria. La vostra relazione con il padre del bambino può essersi conclusa durante la gravidanza, oppure siete state abbandonate da un uomo per cui la gravidanza sembrava un impegno intollerabile o troppo difficile. Il padre del bambino forse non può partecipare perché è malato o morto. O magari avete deciso consapevolmente di avere un bambino da sole piuttosto di privarvi completamente dell'esperienza della maternità.
Quale che sia la vostra situazione, come molte madri sole potranno confermarvi, avrete bisogno di tutto l'aiuto possibile. Può essere di grande utilità mettersi in contatto con un'assistente sociale, che saprà indicarvi se

Se per qualsiasi motivo vi troverete ad affrontare la gravidanza e la maternità da sole, cercate di essere aperte a ogni aiuto che vi possa essere offerto.

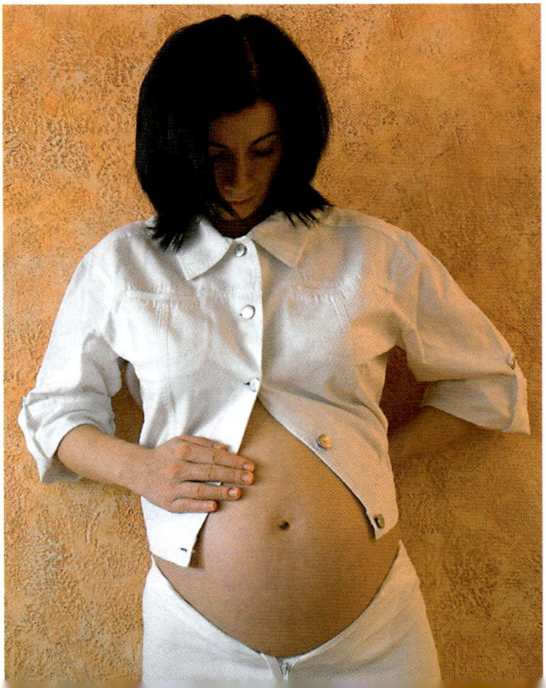

esistono organizzazioni che aiutano i genitori soli o altre persone nella vostra situazione con cui incontrarvi.

L'assistente sociale potrà darvi qualche informazione sulle forme di tutela o sostegno economico a cui avete diritto per legge, oltre a consigli pratici per superare gli eventuali problemi emotivi e di altro tipo.

✔ assegni di maternità *vedi* pagina 463

Sarà anche molto utile frequentare un corso di preparazione al parto, in particolare uno di quelli che iniziano molto precocemente. Se parlerete della vostra situazione alla conduttrice del corso, probabilmente vi offrirà un appoggio e un aiuto particolari. Se non vi piace l'idea di frequentare un corso pieno di coppie, sceglietene uno in cui non siano ammessi gli uomini.

Cominciate a prepararvi per tempo al parto, scegliendo per partorire un luogo in cui possiate sentirvi a vostro agio. Prendete in considerazione l'ipotesi di chiedere a un'amica, a una parente, all'ostetrica che ha tenuto il vostro corso, a una persona che vi voglia bene, di stare con voi al momento del parto, per aiutarvi praticamente e psicologicamente. Questa persona potrebbe anche partecipare con voi al corso di preparazione. Se non conoscete nessuno che possa aiutarvi, chiedete al vostro medico o alla conduttrice del corso se vi possono indicare qualcuno. Chiedendolo senza troppo anticipo, alcuni ospedali potrebbero anche permettervi di conoscere una o due ostetriche tra quelle che forse assisteranno al vostro parto.

Quando gli altri non capiscono la situazione

Non è escluso che la famiglia vi sia vicina, ma spesso, soprattutto se i vostri genitori sono molto tradizionalisti, è difficile che riescano ad accettare la situazione, fatto che può rivelarsi doloroso e spiacevole. Inoltre i vostri amici sono per la maggior parte sposati, convivono oppure vivono soli e non hanno figli, può succedere che anche loro non vi comprendano. La necessità di farcela da sole diventa probabilmente il problema più difficile da affrontare. Molti dei problemi che vi si presenteranno sono gli stessi che si presentano a una donna sposata che fa parte di una coppia, ma possono essere aggravati dall'assenza di amore e di appoggio.

Mettete allora da parte l'orgoglio, accettate qualsiasi aiuto vi venga offerto, e considerate anticipatamente dove e come vivrete. Preoccupatevi di mantenere vivi i vostri interessi e conservate comunque sempre qualche spazio per voi stesse. Per qualche tempo la vostra vita girerà esclusivamente intorno alle esigenze del vostro bambino e prima o poi scoprirete che le vostre possibilità di movimento sono comunque limitate.

Accettate con serenità fin dall'inizio il fatto che la vostra vita sarà alquanto circoscritta per il semplice fatto che avete un bambino, ma tenete presente che, a poco a poco, via via che vostro figlio cresce e diventa più indipendente, potrete riguadagnarvi un pezzettino alla volta la vostra libertà.

Se il padre del vostro bambino si è rifiutato di assumersi le proprie responsabilità, dovrete cominciare ad accettare i vostri sentimenti. Vi sentirete rifiutate, abbandonate, arrabbiate e risentite; ma per il vostro bene e per quello di vostro figlio, cercate di riconciliarvi con la situazione e, se possibile, di trovare un equilibrio emotivo.

Fate il possibile perché vostro figlio abbia tutto ciò di cui ha bisogno per essere contento o soddisfatto e mettete il rapporto con lui in cima alle vostre priorità. Se il passaggio dalla fine della gravidanza al primo contatto dopo il parto sarà stato sereno e se si instaurerà un legame intimo con il neonato, sarà più facile per voi superare i primi mesi di vita da sola con un bambino.

GLI ASPETTI ECONOMICI QUANDO SI È SOLE

Essere unico genitore non consente certo il lusso di scegliere se lavorare o stare a casa. E se dovete lavorare, dovrete anche trovare, già prima del parto, il modo di sistemare vostro figlio. Benché i genitori soli abbiano la precedenza nelle liste di accettazione degli asili nido, in alcune zone non è facile trovare strutture pubbliche o private a cui affidare i propri bambini.

Come primo passo, consultate l'assistente sociale della vostra zona. Mettete al corrente della situazione anche il vostro datore di lavoro e informatevi con esattezza sulle facilitazioni cui avete diritto per contratto; pensate per esempio alla possibilità di rientrare con un part-time, in modo da limitare il tempo in cui vostro figlio starà con una baby-sitter o all'asilo nido. Dovere dipendere da qualcun altro per la cura del vostro bambino può essere una prospettiva molto spiacevole, angosciante e anche dispendiosa.

È normale sentirsi inadeguate o pensare che in qualche modo non siete una buona mamma, la mamma perfetta che tutte sognano di essere. Tuttavia, se scegliete attentamente la sua sistemazione, assicurandovi che stia con qualcuno che vi piace, con cui potete parlare e che dispone di un ambiente adatto, scoprirete di potere lavorare senza preoccuparvi per vostro figlio. La presenza di altri bambini, in seguito, aiuterà vostro figlio a socializzare, a condividere le esperienze e a prendere parte ai vivaci giochi dell'infanzia.

Se invece rimanete a casa, per scelta o per necessità, può darsi che i problemi economici siano insormontabili. In effetti dovrete diventare un vero genio nell'arte di cavarsela. Questo può essere difficile da accettare quando tutto ciò che desiderate è il meglio per vostro figlio, ma anche qui le priorità sono essenziali: vostro figlio è ciò che di più importante avete nella vita e la sua felicità non dipende in realtà dal continuo rifornimento di vestiti e giochi nuovi; piuttosto dipende da voi e dal rapporto che avete con lui.

È fin troppo facile permettere ai problemi economici di guastare la vostra gravidanza e i primi anni di vita del vostro bambino. Per questo dovete essere molto decise con voi stesse e non permettere che questo accada. Anche se certamente aiuta avere due genitori, se vostro figlio ha il vostro amore e si sente desiderato avrà ogni possibilità di diventare un bambino sano e felice nonostante le difficoltà che potrete incontrare.

I controlli medici e lo stile di vita

Una volta confermata la gravidanza, in attesa di diventare mamma dovrete tenere sotto controllo il vostro benessere psicofisico: le visite ostetriche di controllo servono appunto a questo. Potete decidere di rivolgervi esclusivamente all'ospedale in cui pensate di partorire oppure di fare parte dei controlli in ospedale e parte presso il vostro ginecologo o da un'ostetrica. Se si tratta del vostro primo figlio, saranno necessarie probabilmente una decina di visite; per le gravidanze successive ne basterà qualcuna in meno.

I controlli in gravidanza

Anche se i reparti maternità sono in genere dotati di sofisticate tecniche di diagnosi prenatale per la sicurezza di madre e bambino, presentano lo svantaggio di offrire un'atmosfera piuttosto impersonale e un approccio soprattutto clinico che tende a trascurare tutto ciò che accade dopo il parto, e le esigenze psicologiche dei genitori. Spesso l'assistenza ospedaliera richiede lunghe attese prima di una visita e il personale non è in grado, nonostante la buona volontà, di offrire un'attenzione sufficiente; è inoltre difficile che i medici e le ostetriche che incontrerete nel corso dei controlli prenatali siano gli stessi che troverete in sala parto.

I controlli medici durante la gravidanza dovrebbero diventare una piacevole abitudine.

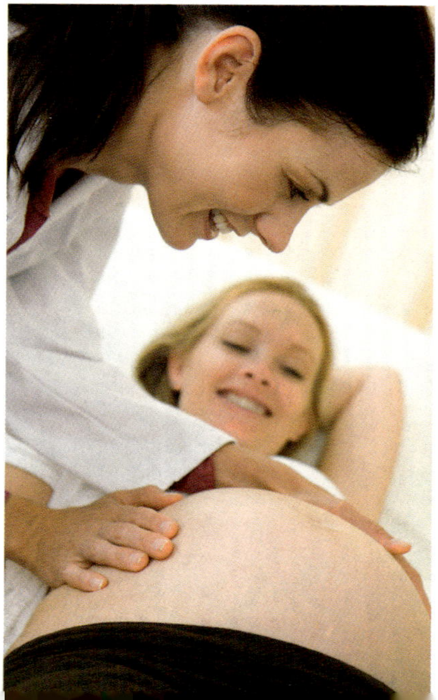

Una soluzione per chi desidera essere seguita sia prima sia dopo il parto dalle stesse persone, può essere quella di dividere i controlli tra visite di routine, affidate all'ostetrica di base o al proprio ginecologo, e altri esami, da effettuare in ospedale. In genere il medico sarà più coinvolto all'inizio della gravidanza, mentre le visite in ospedale saranno più frequenti in vista del parto.

Tenete anche presente che se non ci sono controindicazioni di tipo medico, è possibile partorire in casa propria o presso una 'casa del parto' appositamente attrezzata.

La prima visita

La prima visita dal vostro medico, dall'ostetrica o in reparto maternità dopo la conferma della gravidanza è un'occasione molto importante. Innanzitutto vi dà la possibilità di incontrare alcune delle persone che si occuperanno di voi in tutto questo periodo, che si faranno un'idea complessiva del vostro stato di salute e della vostra gravidanza e che vi daranno qualche consiglio per i mesi a venire. Già durante questa visita potreste parlare di come e dove vorreste partorire.
La visita si effettua in genere tra l'ottava e la dodicesima settimana, e procede con un controllo generale, che comprende l'indagine sulla storia clinica vostra, del vostro compagno e delle vostre famiglie. Questo al fine di individuare possibilità reali di malattie o problemi ereditari e per verificare il vostro stato di salute. Vi verranno fornite indicazioni riguardanti l'alimentazione e le strutture o le persone a cui rivolgervi in caso di problemi di carattere genetico, oltre che informazioni generali e rassicurazioni.
Quelli che seguono sono alcuni degli argomenti su cui verterà l'incontro con il medico durante la prima visita della gravidanza.

L'età

Le donne molto giovani possono avere problemi particolari ad accettare la maternità. Nelle donne che hanno superato i trentacinque anni il rischio di anomalie genetiche è leggermente più alto della norma; in tal caso vengono in genere suggeriti particolari esami, sia non invasivi come la translucenza nucale o il test integrato, sia più invasivi come l'amniocentesi e la villocentesi.

✓ amniocentesi e biopsia dei villi coriali *vedi* pagina 377

L'apparato genitale e riproduttivo

Nel corso della prima parte della visita vi verranno chieste informazioni precise sui vostri cicli mestruali, così da identificare la data presunta del parto. Sarete poi sottoposte a una visita ginecologica completa per verificare lo stato dell'utero e delle ovaie. Talvolta vengono effettuati anche un pap test e un esame completo delle urine.

L'apparato digerente

Talvolta in gravidanza si presentano nausea, vomito, stitichezza e diarrea: è importante fare particolare attenzione a ciò che si mangia per prevenire questi disturbi.

✓ nausea e vomito *vedi* pagina 429

L'apparato respiratorio

Le donne con congestione respiratoria cronica, asma oppure bronchite possono avere bisogno di cure particolari. Evitare in assoluto di fumare, utilizzare rimedi omeopatici e ricorrere alla fisioterapia e a un'alimentazione equilibrata unita alla ginnastica sono tutte misure particolarmente opportune.

La colonna vertebrale e il bacino

✔ dolori in gravidanza *vedi* pagina 391

Il mal di schiena e il mal di testa sono problemi comuni, dovuti principalmente a squilibri della colonna vertebrale che la gravidanza può aggravare.

Le malattie e gli interventi chirurgici precedenti

È importante stabilire se possono condizionare o avere qualche influenza sulla gravidanza e sul parto.

La storia personale e familiare

✔ diabete *vedi* pagina 387

L'età, il livello culturale della coppia, la situazione familiare di entrambi i genitori, il loro atteggiamento nei confronti della gravidanza e del parto sono generalmente oggetto di discussione. È particolarmente importante, inoltre, scoprire se nelle vostre famiglie ci sono stati o ci sono casi di parti gemellari, diabete, pressione alta, malattie di cuore o anomalie congenite.

Il diabete

Se nella vostra famiglia ci sono stati casi di diabete, o se le vostre urine contengono zucchero (glucosio), probabilmente vi verrà suggerito di effettuare una 'curva glicemica da carico', un test di tolleranza al glucosio, per escludere che siate diabetiche.

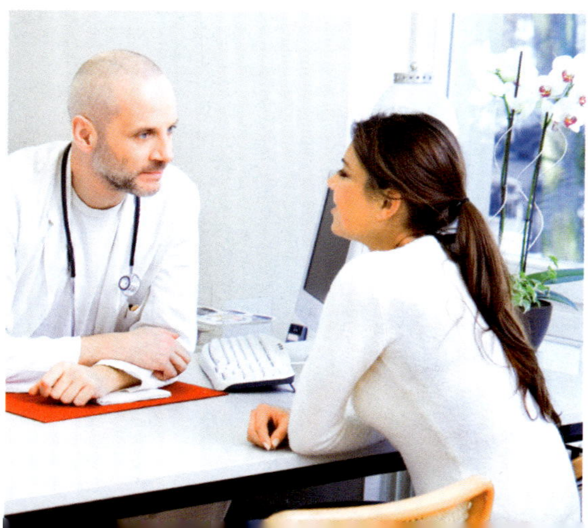

Sin dalla prima visita tra l'ottava e la dodicesima settimana, adoperatevi per instaurare un rapporto di fiducia con il ginecologo.

La storia ostetrica precedente

È molto importante per ogni gravidanza ricostruire il quadro completo della vostra storia ostetrica: eventuali precedenti aborti spontanei o volontari, difficoltà a concepire, andamento e problemi riscontrati durante le gravidanze, i travagli e i parti precedenti.

Le anomalie congenite

Sono rare, e hanno un'incidenza particolarmente bassa tra le donne che si alimentano correttamente. Tuttavia, le donne oltre i trentacinque anni (e anche quelle con mariti di mezza età) e le coppie con una storia familiare di anomalie genetiche hanno bisogno di una consulenza specifica circa gli eventuali rischi.

✔ malformazioni congenite *vedi* pagina 423

Le integrazioni di acido folico prima e dopo il concepimento sembrano ridurre l'incidenza dei casi di difetti del tubo neurale (DTN, o 'spina bifida'). È importante cercare di evitare le radiografie tra la decima e la diciassettesima settimana; purché siate adeguatamente protette, le radiografie ai denti non sono considerate pericolose.

✔ spina bifida *vedi* pagina 455

✔ radiazioni *vedi* pagina 450

Lo stile di vita

Se fumate, prendete medicinali, bevete alcol o fate uso di droghe, è bene considerare che queste sostanze possono avere effetti negativi sullo sviluppo del feto.

L'alimentazione

Una delle funzioni fondamentali del medico prima e dopo il concepimento consiste nel fornire informazioni utili per un'alimentazione corretta. Può avere dei riflessi sulla gravidanza persino il modo in cui siete state nutrite durante la vostra infanzia. È sicuramente il momento adatto per correggere eventuali carenze o squilibri, e per imparare a nutrirsi meglio.

✔ alimentazione *vedi* pagina 158

Le condizioni psichiche

Se soffrite di depressione o di ansia, o se avete problemi relazionali, potrebbe essere utile parlare con uno psicologo o con uno psicoterapeuta prima, durante o dopo la gravidanza. Spesso lo psicologo o lo psicoterapeuta riesce a prevenire la depressione post partum e in molti casi è in grado di risolvere le paure della gravidanza e del passaggio da adulti a genitori.

Le visite successive

A ogni visita di controllo, che in genere viene effettuata ogni mese (la seconda visita, per esempio, avverrà al quarto mese tra la quattordicesima e la diciottesima settimana), saranno controllati e registrati il peso e la pressione e verranno fatti gli esami delle urine ed eventuali altri esami del sangue. Il medico o l'ostetrica palperà l'addome per controllare la crescita e la posizione del bambino, la quantità di liquido amniotico, le dimensioni dell'utero e, alla fine della gravidanza, se la testa si è impegnata nel bacino.

Negli ultimi mesi verrà controllato anche il battito cardiaco del bambino e, in prossimità del parto, sarete sottoposte a una visita ginecologica per valutare l'ampiezza del bacino e il grado di accorciamento e di ammorbidimento del collo dell'utero; tuttavia questa visita non è sempre necessaria.

✔ dimensioni del neonato *vedi* pagina 444

Se qualcosa indica che le dimensioni del vostro bambino sono troppo scarse o eccessive, possono invece essere necessari altri esami. Molte donne vogliono sapere se il bambino sta bene, quanto è grande, quando comincerà il travaglio e se il parto sarà facile o difficile. In genere è possibile stabilire se il bambino sta bene, tuttavia l'inizio e la buona riuscita del parto non possono invece essere mai previsti con certezza. Nelle prime ventotto settimane di gravidanza probabilmente vi verrà suggerito di fare una visita al mese.

In seguito la frequenza delle visite sarà maggiore, finché, nell'ultimo mese, arriverete a fare anche una visita alla settimana. Questo significa che nel corso della gravidanza farete tra sette e dieci controlli, a meno che subentri qualche problema che vi spinga a vedere il medico più spesso. Una parte importante di ogni visita dovrebbe essere dedicata alla discussione di qualsiasi dubbio o problema vogliate sottoporre a chi vi assiste.

I controlli di routine

Nel corso della gravidanza, alcuni test vengono ripetuti regolarmente, altri si fanno una sola volta, altri ancora a ogni visita.

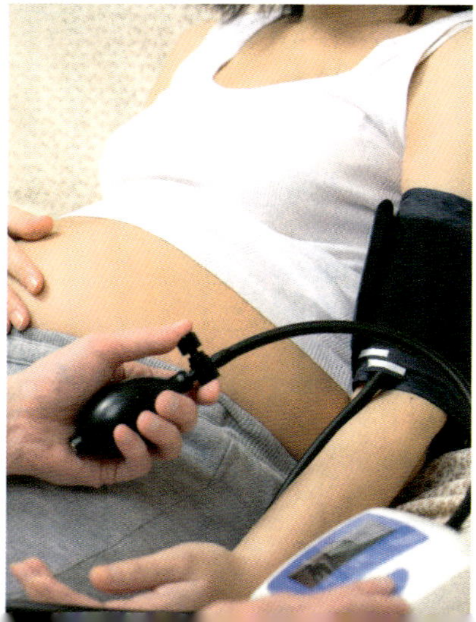

È bene tenere sotto controllo la pressione, specie se alta, perché potrebbe portare delle complicazioni.

L'esame delle urine

A ogni visita di controllo vi verrà chiesto di portare i risultati dell'ultimo esame delle urine effettuato.

L'urina da analizzare deve essere quella di mezzo, presa cioè dopo averne già espulsa una parte e prima della fine, per evitare che nell'urina siano presenti secrezioni vaginali che possono fare risultare positiva la ricerca di albumina o proteine. Non è invece necessario che sia la prima urina del mattino.

Oltre alle proteine, la cui presenza può essere dovuta a un'infezione urinaria o a una gestosi

Esami del sangue

Emoglobina

L'emoglobina è il pigmento che dà colore ai globuli rossi e trasporta l'ossigeno.
Un livello troppo basso di emoglobina nel sangue è un sintomo di anemia (vedi p. 378).
Un livello inferiore a 10 g per 100 ml è da considerarsi anomalo.
Il livello di emoglobina nel sangue si misura generalmente all'inizio della gravidanza e nelle ultime dieci settimane.

Gruppo sanguigno

Il gruppo sanguigno va identificato perché, in caso di emergenza, sia possibile praticarvi una trasfusione.

Fattore Rh

È una molecola biochimica che si trova nei globuli rossi; stabilire la sua presenza (+) o la sua assenza (-) fa parte dell'identificazione del gruppo sanguigno (vedi p. 402).

Rubeo test

Di norma si esegue questo esame per stabilire se avete avuto la rosolia. Poiché questa malattia può manifestarsi con sintomi lievissimi (tanto da essere scambiata per un'altra malattia e viceversa), solo l'esame del sangue può stabilirlo in modo certo (vedi p. 451).

Sifilide

Le donne incinte vengono anche sottoposte all'esame per l'individuazione della sifilide (reazione di Wassermann e VDRL) e, nel caso l'infezione sia presente, a trattamento con antibiotici (vedi p. 416).

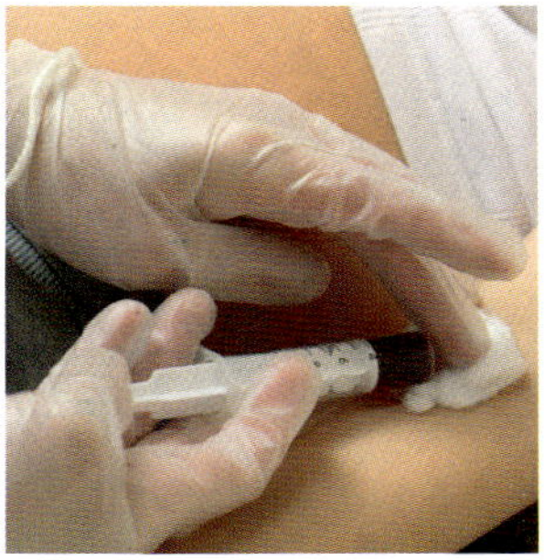

(specie se accompagnata da pressione alta), l'urina può contenere zucchero (glucosio), sintomo di diabete. In alcuni casi lo zucchero può essere presente anche nelle urine di una donna non diabetica; il diabete va quindi accertato mediante una curva glicemica da carico. L'urina prelevata nel corso della prima visita può essere usata per un'urinocoltura attraverso cui individuare la presenza di batteri o altri microrganismi che temporaneamente possono non dare alcun sintomo ma che, se non eliminati subito, potrebbero essere causa di infezioni in una fase successiva.

✔ disturbi renali *vedi* pagina 389

Il peso

Il motivo principale per cui il peso viene registrato a ogni visita è aiutarvi a tenerlo sotto controllo: meglio infatti evitare di acquistare un peso eccessivo che potrebbe essere faticoso smaltire dopo il parto.
Un aumento di peso insufficiente negli ultimi mesi può essere indice di scarsa crescita del bambino e deve essere valutato attentamente. Se il bambino cresce normalmente, una lieve perdita di peso della madre alla fine della gravidanza non rappresenta un problema.

✔ peso in gravidanza *vedi* pagina 444

La pressione arteriosa

La pressione va misurata a ogni visita e durante il travaglio. Il limite massimo per una pressione normale è 140/90. In gravidanza, la pressione alta (detta anche 'ipertensione') può essere una complicazione; se è associata a ritenzione idrica e ad albumina nelle urine viene detta 'gestosi' e richiede un trattamento specifico.

✔ pressione alta e gestosi *vedi* pagina 448

Ecografia e altri esami

L'ecografia è un metodo diagnostico che consente di osservare il feto nell'utero e accertarne il benessere, dirigendo delle onde sonore ad alta frequenza attraverso la parete addominale della madre. Come in un radar, le onde sonore rimbalzano e vengono raccolte da un sensore appoggiato all'addome materno, che le converte in segnali elettrici che a loro volta producono un'immagine su uno schermo che viene poi stampata: la prima foto del nascituro.

Una prima ecografia viene generalmente effettuata entro il terzo mese di gestazione sia per valutare l'evoluzione della gravidanza sia per determinare la data del concepimento.

Una seconda ecografia viene eseguita nel corso del quinto mese di gravidanza per controllare che lo sviluppo della struttura embrionale sia regolare: è la cosiddetta 'ecografia morfologica', e va eseguita tra la diciannovesima e la ventitreesima settimana.

✔ screening prenatali *vedi* pagina 453

Bitest, tritest e test integrato

Il bitest e il tritest sono esami cui si ricorre per definire se esistono probabilità di malformazioni del feto (presenza di Trisoma 21). Non consentono delle diagnosi, ma servono a indicare la necessità di ricorrere a ulteriori esami specifici, come per esempio l'amniocentesi.

Il bitest viene effettuato tra l'undicesima e la quattordicesima settimana; il tritest tra la quindicesima e la diciassettesima. In entrambi i casi alla futura mamma viene fatto un semplice prelievo del sangue.

I risultati dell'esame del sangue, che verifica la presenza di alcune sostanze, tra cui l'alfafeproteina, vengono poi elaborati insieme a dati relativi all'età, al peso, alle pregresse patologie materne e così via.

La risposta del tritest è un numero compreso tra 1 e 750.

Se il risultato del test esprime un valore tra 1 e 250 la possibilità che esistano delle malformazioni è elevata. Oltre il 250 le probabilità diventano via via più basse. In alcuni ospedali si esegue anche il cosiddetto 'test integrato', uno *screening* non invasivo che abbina esami del sangue e misurazione della translucenza nucale.

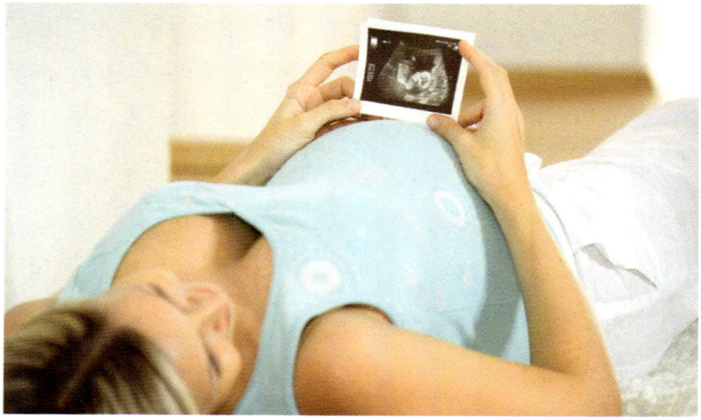

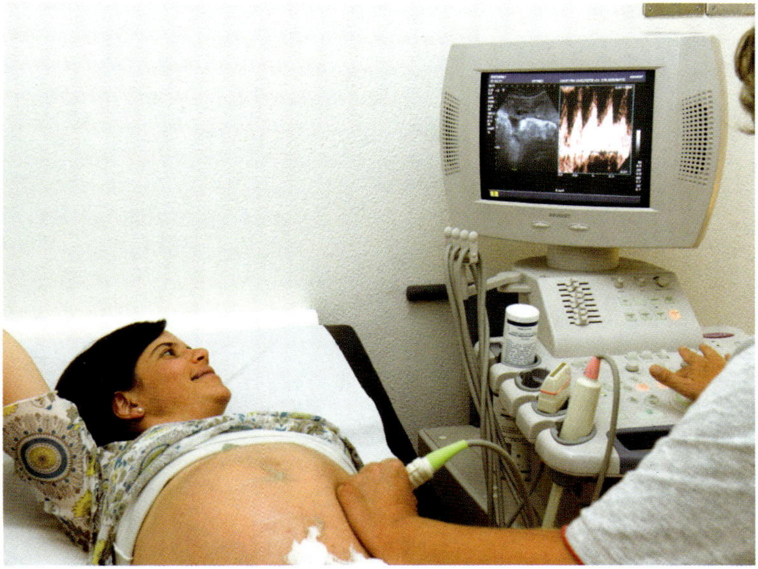

Le ecografie scandiscono il decorso della gravidanza, offrendo preziose informazioni sullo stato di salute del bambino e sul suo normale sviluppo.

Una terza ecografia è di solito consigliata all'inizio dell'ottavo mese di gravidanza per tenere sotto controllo l'accrescimento del feto che in questo periodo è piuttosto rapido. Oltre ai controlli ecografici di routine, il ginecologo può a sua discrezione eseguirne o prescriverne altri.

✔ ecografia *vedi* pagina 394

Esami del sangue specifici

Curva glicemica da carico

Si esegue quando la gestante è a rischio rispetto al diabete. I campioni di sangue vengono prelevati prima e qualche tempo dopo avere bevuto una soluzione molto ricca di glucosio, per valutare la capacità dell'organismo di utilizzarlo. Se il livello di zucchero nel sangue rimane alto, viene diagnosticato il diabete.

✔ diabete *vedi* pagina 387

Alfafetoproteina (AFP)

È una proteina che circola nel sangue fetale e che in piccole quantità raggiunge la circolazione materna. Tra la sedicesima e la diciottesima settimana, livelli elevati possono essere sintomo di uno sviluppo anomalo del cervello o del midollo spinale del feto. Se il livello è più alto del normale, si procede di solito a un'ecografia per escludere la possibilità di minaccia d'aborto, errori di datazione o sviluppo scorretto delle pareti addominali o dell'apparato escretore del bambino. L'esame si esegue semplicemente su un campione di sangue materno.

Epatite

Ci sono diversi tipi di epatite causati da virus. Le donne portatrici del virus dell'epatite B possono trasmettere l'infezione al bambino, oltre che al personale di assistenza, al momento del parto. Per questo, verso la fine della gravidanza, vengono prescritti test per l'epatite B. Se la madre risulta positiva, il bambino può essere trattato con immunoglobuline subito dopo la nascita e con vaccinazione una quindicina di giorni dopo.

Toxoplasmosi e citomegalovirus

✔ toxoplasmosi *vedi* pagina 457

✔ citomegalovirus *vedi* pagina 381

Si tratta di infezioni benigne, spesso asintomatiche, per la gestante, ma che possono ripercuotersi sullo sviluppo fetale. Il citomegalovirus appartiene alla stessa famiglia del virus della rosolia (anche se è più comune). La toxoplasmosi può essere contratta da chi mangia insaccati, carne poco cotta (ivi compresi gli hamburger dei fast food) e formaggi. Il toxoplasma è trasmesso anche dal graffio dei gatti o dai loro escrementi. In caso di esito negativo, gli esami vanno ripetuti ogni trenta, quaranta giorni fino a fine gravidanza.

Anemia falciforme e talassemia

✔ anemia falciforme *vedi* pagina 379

Tutte le donne appartenenti ai gruppi a rischio vengono sottoposte a *screening* per queste anomalie del funzionamento dell'emoglobina.

AIDS

✔ AIDS *vedi* pagina 374

Il virus della sindrome da immunodeficienza acquisita può passare al feto. Spetta al ginecologo informare la donna sui rischi di contrarre questa malattia e sul test per individuare l'eventuale sieropositività.

L'amniocentesi

Questo test viene effettuato prelevando un campione di liquido amniotico dall'utero mediante l'inserimento di un ago nella parete addominale materna, mentre il medico controlla la posizione del bambino con un'ecografia. Le cellule prelevate vengono messe in coltura e analizzate per escludere la sindrome di Down (trisomia 21) e una serie di anomalie congenite. L'esame si esegue intorno

Il benessere del bambino al termine della gravidanza

Se durante la gravidanza avete avuto dei problemi, possono essere necessari alcuni test negli ultimi mesi o addirittura nelle ultime settimane o ancora negli ultimi giorni di gestazione, non soltanto per verificare le vostre condizioni di salute ma anche per accertare quelle di benessere del bambino.

Se si sospetta che vostro figlio sia troppo piccolo (o immaturo, vedi p. 409), il medico o l'ostetrica vi suggeriranno probabilmente un'ecografia per valutare la sua crescita. Se risulta effettivamente troppo piccolo per l'età gestazionale, vi verrà chiesto di registrare i movimenti del bambino su un'apposita scheda mentre il medico registrerà il suo battito cardiaco.

alla sedicesima settimana e, poiché esiste un rischio dell'1% che provochi un aborto, vi si ricorre solo quando il rischio di anomalie è significativo. Questo rischio si eleva con l'età della gestante (oltre i 35 anni). Alcuni medici preferiscono ricorrere all'amniocentesi solo dopo che alcuni altri test meno invasivi (come la translucenza nucale o il bi- e tritest), hanno indicato un'alta possibilità di anomalie genetiche.

✓ translucenza nucale *vedi* pagina 453

✓ amniocentesi *vedi* pagina 377

Biopsia dei villi coriali, o villocentesi

Usata come alternativa all'amniocentesi, consente di avere gli stessi risultati in tempi più brevi, ma i suoi rischi sembrano apparentemente superiori a quelli dell'amniocentesi.

Inserendo un ago sottilissimo attraverso il collo dell'utero è possibile prelevare un campione di cellule placentari intorno all'ottava, nona settimana di gravidanza.

✓ biopsia dei villi coriali *vedi* pagina 377

Consulenza genetica

In ogni gravidanza esiste un piccolo rischio di anomalie congenite del bambino. Tuttavia, nella maggior parte dei casi il rischio è veramente limitatissimo e comunque non esistono test che possano escludere con certezza ogni possibilità prima della nascita.

Se, in virtù della vostra età, dell'appartenenza a un particolare gruppo etnico oppure a una famiglia in cui si sono verificati dei problemi, il vostro bambino è significativamente a rischio di anomalie, può essere necessaria una consulenza genetica, prima del concepimento o all'inizio della gravidanza.

Le prime informazioni vengono normalmente date dal medico di famiglia, dall'ostetrica e dal ginecologo, ma in alcuni casi può essere necessario l'intervento di un esperto, per esempio presso l'istituto di genetica dell'università più vicina. Vi verranno dati utili consigli relativi al concepimento, ai test attualmente esistenti, ai rischi che potrebbero presentarsi e alle possibili soluzioni.

✓ malformazioni genetiche e consulenza genetica *vedi* pagina 423

I corsi preparto

Diventare genitori fa parte del ciclo vitale, un 'rito di passaggio' altrettanto importante quanto la transizione dall'infanzia all'adolescenza e dall'adolescenza all'età adulta. Incontrare altre persone che stanno vivendo questa transizione, per esempio ai corsi di preparazione al parto, condividere le stesse esperienze e imparare insieme nuove cose può essere estremamente utile.
Spesso questi corsi sono incentrati sugli aspetti pratici, mentre vanno considerate anche le componenti emotive.
I corsi dovrebbero presentarvi tutte le possibilità per il parto e la cura del bambino, stimolando l'autocoscienza e la comprensione di ciò a cui andate incontro, e aiutandovi ad affrontare nel migliore dei modi gravidanza, travaglio, parto e primi giorni di vita con il vostro bambino. In genere questi corsi si occupano sostanzialmente della fisiologia del travaglio e del parto e comprendono qualche lezione pratica di respirazione, rilassamento, massaggio e, raramente, delle posizioni che potrete adottare durante il travaglio e il parto. Possono essere fonti preziose di informazioni su tutti gli aspetti del parto e della maternità, sulle tecniche mediche e su molti altri argomenti.
Se pensate di partorire in ospedale, frequentare il corso sul posto può essere utile, fra l'altro, per conoscere a fondo le pratiche che vi vengono adottate, cosa che può essere proficua anche se doveste frequentare un corso altrove. Altri corsi possono essere organizzati dai consultori pubblici o privati e dai gruppi di ostetriche che assistono le gestanti nei parti in casa.

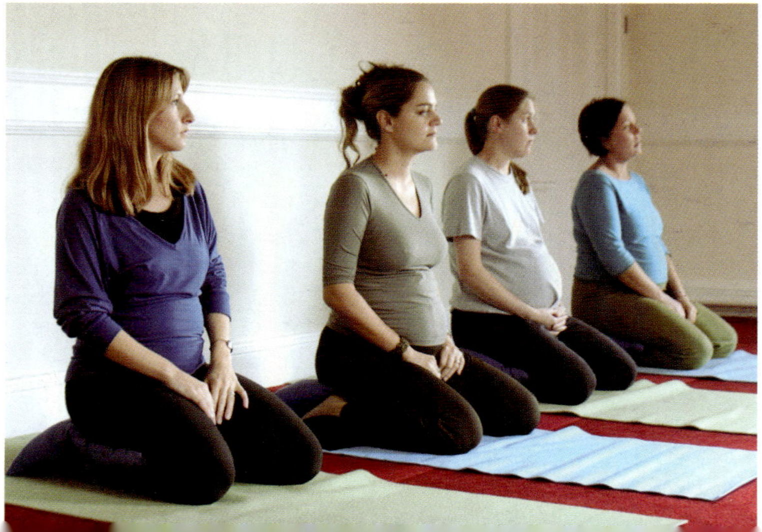

Incontrare altre donne o coppie che condividono con voi l'esperienza di attendere una nascita è uno degli aspetti che rende particolarmente consigliabili i corsi preparto.

La qualità dei corsi può variare notevolmente, vale la pena di fare una piccola indagine tra le donne che li hanno frequentati prima di voi e magari di parlare direttamente con la conduttrice prima di scegliere.

Ci sono corsi che durano sei, otto settimane con incontri a cadenza settimanale, che conviene frequentare negli ultimi tre mesi di gravidanza.

Altri corsi accompagnano tutta la gravidanza e possono comprendere attività come lo yoga, lo stretching, la meditazione e il massaggio, intendendo evidenziare al massimo la meravigliosa opportunità di cambiamento del proprio stile di vita, più attento al benessere e alla salute, offerta dalla gravidanza, assicurando alle donne l'opportunità di arrivare al parto più in forma.

Yoga e stretching sono particolarmente efficaci per far scoprire alle donne la capacità istintiva di partorire e per rendere agevoli le posizioni verticali e sorrette, naturali durante il travaglio e il parto.

È essenziale che i corsi di preparazione al parto comprendano anche informazioni sull'allattamento e sulla cura del bambino nelle prime settimane dopo il parto.

È difficile a volte rendersi conto di quanto sia importante prepararsi in gravidanza al periodo che seguirà la nascita; una conoscenza adeguata e un po' di esperienza pratica si riveleranno essenziali nei primi giorni di vita del vostro bambino. Prendete parte a qualsiasi avvenimento che vi permetta di entrare in contatto con genitori e bambini, per avere in seguito una maggiore dimestichezza con il vostro piccolo e con il modo di tenere in braccio, toccare e curare un neonato.

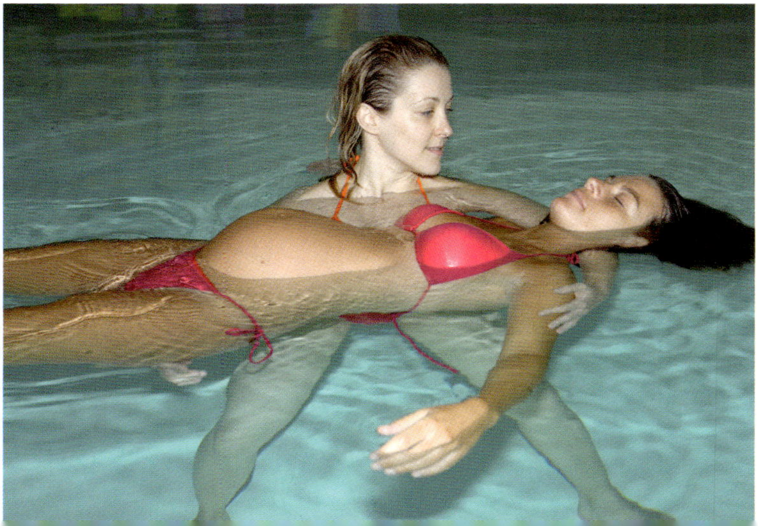

I corsi di watsu, una forma di massaggio shiatzu praticata in acqua, abbinano il benessere dell'ambiente acquatico con il trattamento corporeo.

Stile di vita in gravidanza

La gravidanza cambia completamente i vostri ritmi di vita che devono adeguarsi sotto diversi punti di vista.

Riposo e sonno

Idealmente, la donna incinta dovrebbe dormire e riposare secondo le proprie esigenze. La quantità di sonno necessaria può variare molto, dalle cinque alle dieci ore quotidiane, ma in media otto ore sono sufficienti.

Sarebbe importante riuscire a tenere i piedi sollevati per qualche ora ogni pomeriggio, soprattutto nei primi e negli ultimi tre mesi. Talvolta questo può essere difficile per problemi di lavoro oppure per la presenza di altri bambini; cercate comunque di riposarvi tutte le volte che ne avete la possibilità.

✔ sonno *vedi* pagina 60

Ben presto sarà il vostro corpo a indicarvi se state dormendo abbastanza: prestate attenzione ai segnali che vi manda.

Forma fisica, ginnastica e alimentazione

Scoprirete che essere fisicamente in forma è un bene di grande valore in gravidanza, durante il parto e nei mesi successivi. Se facevate ginnastica prima dell'inizio della gravidanza, continuate pure, anche se dovrete modificare leggermente la quantità e il tipo di esercizi. La ginnastica e l'esercizio fisico – nuotare, fare yoga, Pilates o altro – aiutano in genere ad aumentare la vitalità e la sensazione di benessere, ma state sempre attente a come reagisce il vostro corpo e a non esagerare.

Una dieta ben equilibrata, con pasti regolari e nutrienti, vi aiuterà a sentirvi al meglio delle vostre possibilità.

Le uscite

Spesso, la sera, le donne incinte sono stanche e non desiderano uscire come prima. I luoghi affollati, caldi e pieni di fumo possono provocare nausea o vertigini e farvi sentire a disagio. Se vi sentite svenire, uscite subito all'aria aperta.

Fare l'amore in gravidanza

La gravidanza è sempre destinata a riflettersi sulla sessualità della coppia. Portare un bambino dentro di sé e darlo alla luce sono avvenimenti importantissimi della vostra vita sessuale. In questo periodo potreste sperimentare un aumento del desiderio sessuale godendovi la libertà derivata dall'assenza di ogni problema di contraccezione. Per contro, voi o il vostro partner potreste avere un interesse minore per il rapporto sessuale propriamente inteso ed essere più propensi a manifestare la vostra tenerezza in altri modi.

Il primo trimestre

Una volta accertata la gravidanza, molte donne sperimentano un aumento del desiderio sessuale e un rilassamento tutto particolare, proprio perché paradossalmente non c'è pericolo di rimanere incinte.
È anche vero che, nel primo trimestre, i mutamenti fisiologici e ormonali che stanno avvenendo in voi possono rendervi la vita piuttosto difficile. Se siete stanche o soffrite di nausea, potreste non avere un interesse particolare per il sesso e desiderare invece di essere abbracciate o massaggiate.

Essere belle e sentirsi in forma

Sentirvi belle o brutte nei mesi dell'attesa può certamente influire sul vostro stato d'animo, così come lo stato d'animo può sicuramente influenzare il vostro aspetto. Dedicare una particolare attenzione alla cura del vostro aspetto, pertanto, non soltanto aumenterà la sicurezza in voi stesse, ma sarà anche un piacere sia per voi sia per chi vi sta accanto.
È sicuramente il periodo adatto per coccolarvi, per sentirvi bene e per giocare sperimentando nuove idee.

L'abbigliamento

Per i primi tre mesi di gravidanza non avrete bisogno di abiti premaman, ma potrete sfruttare tutto ciò che di ampio e abbondante si trova già nel vostro guardaroba, tute, magliette e felpe. In genere, la vera e propria 'esplosione' della pancia avviene verso il quarto mese, ed è a partire da quella data che è bene pensare a cosa acquistare, a seconda non solo dei vostri gusti, ma della stagione in cui si svolgeranno i mesi terminali della gravidanza e di quello che pensate di poter ricevere da amiche che hanno già avuto figli.
In gravidanza è normale sudare di più e quindi è meglio che gli indumenti siano di fibre naturali (per esempio di cotone, di lana, di seta e, soprattutto se il clima è soffocante, di lino).
Lo stesso vale per la biancheria intima: reggiseni ben sostenuti e sufficientemente comodi e mutande di cotone sono sempre consigliabili. Evitate gli abiti stretti, specialmente se stringono l'addome. Cercate di non calzare scarpe con i tacchi troppo alti e assicuratevi che il piede possa respirare, restando scalze appena possibile.

La pelle

La pelle è lo specchio della vostra salute: il modo migliore per abbellirla è riposare, fare ginnastica e mangiare bene, ma vale la pena di dedicarle qualche attenzione in più.
Usate tutti i giorni un buon detergente e una crema idratante, possibilmente con una base naturale.
È un'ottima idea, inoltre, immergersi tutte le sere in un bagno rilassante. Invece del bagno schiuma, mettete nella vasca un cucchiaino di olio di cocco, di mandorle, di oliva o di germe di grano, al quale avrete aggiunto poche gocce di un olio essenziale (per esempio lavanda, basilico, cedro o essenze floreali). L'olio è ottimo anche per massaggiare il corpo dopo il bagno, con una particolare attenzione al seno e all'addome.

I capelli e le unghie

Prendetevi molta cura della vostra capigliatura, e fatevi un bel taglio che accentui tutta la luminosità che spesso i capelli acquistano in gravidanza. Proteggete i capelli quando state al sole; al mare, l'ideale è un olio che contenga un filtro solare. Sarebbe meglio evitare le tinture, per non assorbire sostanze chimiche dannose; se non volete o potete rinunciare, evitate i prodotti fai-da-te.
Se le unghie diventano fragili, cosa che può talvolta accadere, massaggiatele tutte le sere con un po' d'olio e succo di limone.

Per voi e il vostro compagno, fare l'amore in questo periodo può anche essere fonte di ansia, per esempio per la paura di danneggiare il bambino. Non c'è alcun pericolo: normalmente il rapporto sessuale non ha relazione con la possibilità di avere un aborto spontaneo.

Talvolta fare l'amore può provocare perdite lievissime, perché in gravidanza i vasi sanguigni del collo dell'utero sono più numerosi e alcuni potrebbero rompersi. Se questo avviene, sospendete i rapporti fino a quando avrete parlato con il vostro medico in modo da poter escludere altre possibili cause.

Può essere utile provare nuove posizioni, e magari evitare la penetrazione in profondità. Inoltre, se avete avuto in precedenza diversi aborti spontanei, può darsi che vi venga suggerito di evitare i rapporti sessuali nelle prime dodici settimane.

Un'altra possibile preoccupazione facendo l'amore è quella di contrarre un'infezione, oppure che la penetrazione in profondità e la pressione sul collo dell'utero danneggino in qualche modo il feto. Questo è impossibile, perché il bambino è protetto dalle membrane e dal liquido amniotico. Inoltre, il collo dell'utero è sigillato da un tappo di muco fino all'inizio del travaglio. In realtà il bambino si trova molto al di sopra della vagina e non corre alcun rischio quando fate l'amore.

Queste ansie sono molto comuni, ma possono essere fonte di conflitti e frustrazioni.

Rispetto al sesso in gravidanza esistono ancora diversi pregiudizi che meritano di essere sfatati.

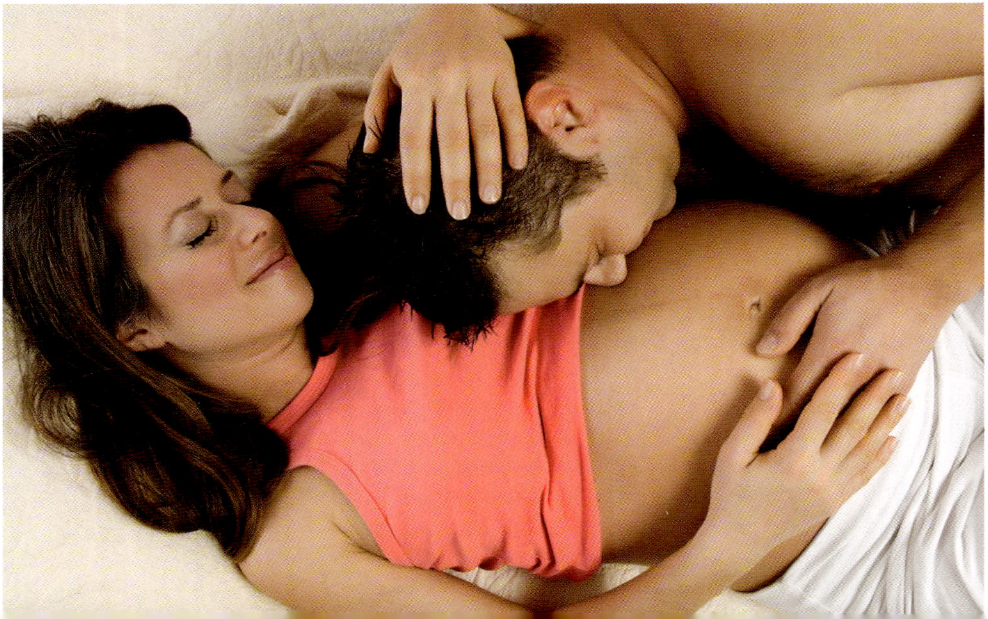

È importante comunicare apertamente tra voi, perché se anche uno solo di voi è preoccupato e fa l'amore soltanto per il piacere dell'altro vi sarà comunque tensione. Fare l'amore significa avere un rapporto veramente profondo, sia sul piano fisico sia su quello emotivo.

Il secondo trimestre

È in genere il periodo più felice per l'amore perché molti dei disagi fisici del primo trimestre tendono a sparire, la paura di un aborto è minore e la pancia, benché cominci a essere più evidente, non è ancora così grossa da costituire un ostacolo.

Per la maggior parte delle donne questo è il periodo più sereno della gravidanza e molte scoprono di fare l'amore con un abbandono maggiore di prima.

L'orgasmo provoca delle contrazioni e, in gravidanza, la fase che lo segue (quando cioè l'utero si rilassa) è più lenta, così l'utero rimane contratto per un tempo maggiore prima di tornare al suo stato normale. Questo processo è naturale e molto comune, ma spesso le donne che avvertono questa sensazione per la prima volta temono che ci sia qualcosa che non va. Le dicerie sull'orgasmo in gravidanza (sul fatto che rubi ossigeno al feto e che provochi prematuramente il parto) sono tutte false.

Nuove posizioni mai provate prima risultano particolarmente godibili e comode: il periodo è ideale per sperimentare modi diversi di esprimervi affetto e amore.

Il terzo trimestre

Negli ultimi tre mesi, il pancione sarà cresciuto molto e probabilmente vi sentirete più pesanti e meno a vostro agio; prendere sonno e dormire senza interruzioni diventerà più difficile e potreste sentirvi stanche e avere bisogno di riposare di più. Molte coppie si

CAMBIARE IL MODO DI FARE L'AMORE

Molti uomini trovano irresistibili le loro compagne quando sono incinte e amano fare l'amore spesso e appassionatamente. Altri invece hanno problemi ad adattare le proprie esigenze sessuali allo stato delle oro compagne. Cambiare il modo in cui si fa l'amore è un passo importante del processo di adattamento alla nascita di un bambino e alle difficoltà che potrebbe generare nel rapporto tra i suoi genitori.

Spesso gli uomini temono di danneggiare il bambino o la donna, che sembrano loro così fragili. Alcuni si preoccupano anche che il bambino, in grado di vedere e sentire, sia come un terzo incomodo e che fare l'amore alla fine della gravidanza non sia più un fatto privato tra due persone.

È importante ricordare che il contatto fisico è essenziale per tutta la gravidanza e durante il parto. Se non si desidera un rapporto sessuale completo, molti altri modi di fare l'amore, o un massaggio, possono essere altrettanto soddisfacenti.

sentono inutilmente ansiose per il fatto che il bambino possa essere disturbato psicologicamente o fisicamente quando fanno l'amore. Il vostro interesse per il sesso potrebbe diminuire, e lo stesso può succedere al vostro compagno, ma se ciò non accade non c'è alcun bisogno di astenersi: nulla vieta di fare l'amore proprio fino all'ultimo minuto, almeno finché le acque non si rompono.

Quale che sia il vostro desiderio, il bisogno di affetto e condivisione sarà certamente maggiore. Anche il vostro compagno avrà probabilmente l'esigenza di sentire che il vostro amore e le vostre attenzioni non sono rivolte solo al bambino, ma anche a lui.

Il sesso in gravidanza può essere un'occasione d'intimità che vi farà crescere insieme mentre vi adattate all'idea di diventare genitori. La cosa più importante è esprimere apertamente ogni difficoltà, ciò che vi piace e ciò che non vi piace; questo vi aiuterà a mantenervi vicini e a godere della nuova profondità del vostro legame.

Preparativi in casa e traslochi

Anche se in questo periodo sarebbe preferibile evitare i problemi di un trasloco, può capitare che sia l'unico momento possibile per trasferirsi in un appartamento più spazioso oppure in una zona più comoda prima della nascita del bambino. A volte si decide di cambiare qualcosa nella casa in cui già si abita: è parte dell'istinto che porta a creare un 'nido' per il piccolo che arriverà.

Non è raro che, specialmente per soddisfare l'esigenza di trovare una sistemazione più comoda, la gravidanza coincida con un'esperienza faticosa come un trasloco.

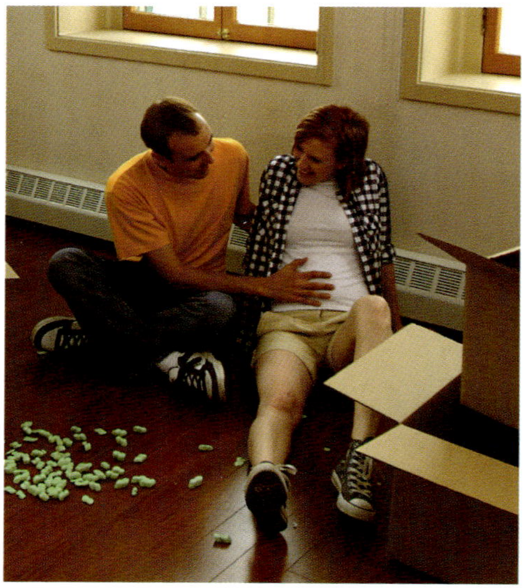

Tuttavia, cambiare o ristrutturare casa può essere molto faticoso. Mettete la vostra gravidanza davanti a tutto e lasciate che se ne occupino gli altri. Evitate i lavori più pesanti, che comportano un aggravio per i muscoli della schiena, e cercate di non ridipingere mobili o imbiancare pareti con smalti o colori che non siano ad acqua e completamente atossici.

Vostro figlio non si preoccuperà neanche un po' se la casa è sottosopra, perlomeno finché voi sarete calme e vicine a lui, ovvero se avrà tutto ciò di cui ha bisogno. Non è affatto necessario che la camera del bambino sia organizzata e imbiancata di fresco; per i primi mesi starà comunque molto meglio in camera vostra.

Viaggiare e guidare

In genere i brevi spostamenti non creano problemi e concedersi una vacanza può essere un'ottima idea: con un neonato o un bambino piccolo diventa più difficile viaggiare, quindi approfittatene ora. I viaggi più lunghi possono affaticare ed è importante che possiate riposare bene prima, durante e dopo il viaggio, a maggior ragione se cambiate fuso orario. Viaggiando in aereo, bevete molti liquidi per non disidratarvi. Il momento migliore per viaggiare è tra la sedicesima e la ventottesima settimana di gravidanza. Se viaggiate in aereo, fate un controllo presso la linea aerea, che potrebbe avere dei regolamenti particolari per le donne incinte. Alcune compagnie, infatti, richiedono un certificato medico che affermi che siete in condizioni di viaggiare senza correre rischi, altre possono rifiutarsi di imbarcare donne che hanno superato la trentaseiesima settimana.

Continuare a guidare non dovrebbe creare problemi. Molte donne temono che il loro bambino venga danneggiato in un eventuale incidente, ma essendo protetto dal liquido amniotico e dalle forti pareti uterine, è abbastanza improbabile che ciò si verifichi. Se nelle ultime settimane non vi sentite a vostro agio durante la guida, o se vi accorgete di essere meno concentrate, smettete di guidare fino a dopo il parto.

Il lavoro

Molte donne si sentono perfettamente in forma durante la gravidanza e non hanno problemi a lavorare fino all'inizio del congedo per maternità. Se vedete che invece il lavoro vi stanca o vi esaurisce, può essere consigliabile chiedere l'opinione del vostro medico, che potrebbe certificare una gravidanza a rischio e, in tal caso, l'astensione dal lavoro è obbligatoria e immediata.

Nel periodo che precede il congedo obbligatorio potrete in ogni caso cercare di migliorare l'organizzazione o i ritmi di lavoro, in modo da potervi riposare. Per esempio, se lavorate in un ufficio con orario flessibile, potrebbe risultare più facile adattarne i tempi alle vostre nuove esigenze. Tenete presente che non potete essere adibite ad alcune mansioni considerate insalubri o pericolose e, inoltre, avete diritto all'astensione dal lavoro notturno fino al compimento del primo anno del bambino.

✔ tutela della maternità *vedi* pagina 462

Durante il lavoro, fate del vostro meglio per alleviare la pressione sugli arti inferiori e sulla schiena: per esempio, tenete i piedi sollevati a scadenze regolari durante il giorno, fate qualche semplice esercizio per la schiena tra quelli indicati più avanti e non stancatevi più del necessario.

Nel nostro paese l'astensione obbligatoria (congedo di maternità) per le lavoratrici dipendenti dura cinque mesi e ha inizio tra i 60 e 30 giorni prima della data prevista per il parto, secondo la scelta operata dalla donna.

Dopo questo periodo sono previste agevolazioni non solo per le madri, ma anche, in alternativa e secondo certi requisiti, per i padri che lavorano. Rientrano tra queste i permessi per allattamento fino all'anno di vita del bambino (normalmente due ore al giorno) e i periodi di astensione facoltativa dal lavoro (il cosiddetto 'congedo parentale') di cui si può usufruire sia in maniera continuativa sia in maniera frazionata fino a un massimo di sei mesi per ciascun genitore (entro i primi otto anni di vita del bambino).

✔ astensione dal lavoro *vedi* pagina 462

La normativa per il congedo parentale prevede una casistica piuttosto complessa e occorre quindi documentarsi con le informazioni più aggiornate, anche presso il sindacato o l'Ispettorato del lavoro per verificare le facilitazioni previste dal vostro contratto.

Le lavoratrici hanno diritto (a prescindere dal trattamento economico) ad astenersi dalla loro occupazione fino al compimento dell'anno del bambino.

Alcune donne desiderano o hanno la necessità di tornare a lavorare molto presto dopo il parto, e ciò comporta un'attenta programmazione relativa alla sistemazione del bambino durante l'orario di lavoro. In caso di malattia del bambino è importante ricordare che uno dei due genitori ha diritto ad astenersi dal lavoro (con un permesso non retribuito).

Trovare soluzioni flessibili per il lavoro durante la gravidanza è una risorsa che potrete prendere in considerazione a seconda delle vostre condizioni di salute.

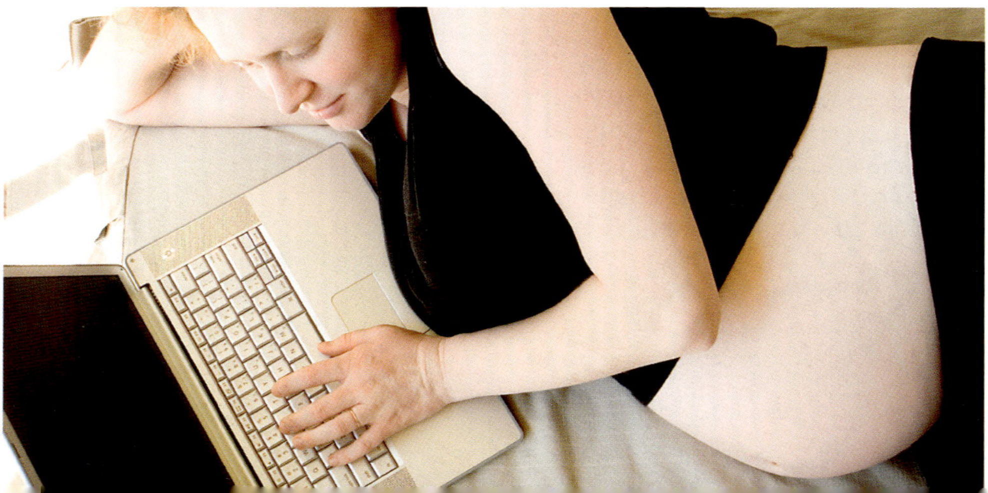

Respirare per due

Il respiro è un fiume di vita che scorre tra la nascita e la morte. Quando inspiriamo ed espiriamo il nostro primo respiro, si mette in moto uno dei ritmi fondamentali del corpo, che continua per il resto della nostra vita. Salute e benessere generale dipendono da come si respira e questo è ancora più vero durante la gravidanza, quando la donna non respira solo per se stessa ma anche per il proprio bambino.

Come avviene la respirazione

Quando respirate, i movimenti del torace provocati dai muscoli intercostali e dal diaframma espandono e contraggono i vostri polmoni nel processo di inspirazione ed espirazione.

Durante la respirazione, l'oscillazione verso l'alto e verso il basso del diaframma esercita un massaggio sugli organi interni e stimola la circolazione e la digestione. L'azione del diaframma influenza anche la muscolatura addominale, che si contrae e si rilassa in parallelo.

Se la vostra respirazione è squilibrata, quindi, saranno squilibrati anche i vostri muscoli addominali e tutta la regione pelvica. Questo può avere importanza al momento del parto: quando il diaframma si rilassa durante l'espirazione, anche i muscoli del pavimento pelvico si lasciano andare; se il diaframma è teso c'è sicuramente tensione anche nel pavimento pelvico.

Il diaframma si muove continuamente e ritmicamente in fasi successive di contrazione e rilassamento. La fase di rilassamento (corrispondente all'espirazione) è più lunga della fase di contrazione (di inspirazione). Ogni espirazione è seguita naturalmente da una breve pausa.

Tecniche per il controllo della respirazione

Negli ultimi decenni, alle donne incinte sono state insegnate molte tecniche di respirazione da usare durante il parto, che prevedono una respirazione più leggera e superficiale a mano a mano che procede il travaglio.

Lo spirito di queste particolari tecniche è che la donna, concentrandosi sulla respirazione, riesca a estraniarsi il più possibile dal corpo e sia così in grado di controllare il dolore delle contrazioni più intense.

Certe donne le trovano utili: tuttavia sono difficili da ricordare al momento del parto e in alcuni casi sono risultate inefficaci. In questo libro non le raccomandiamo. Il nostro scopo è rendere la respirazione cosciente, perché possiate imparare a respirare in modo pieno e rilassato (migliorando eventuali cattive abitudini respiratorie già acquisite), e quindi nel modo migliore per la vostra vita di tutti i giorni e durante il parto. Sarete così in grado di concentrarvi sulla respirazione per assecondare il ritmo naturale delle contrazioni.

La consapevolezza del respiro

Anche se all'inizio vi sembrerà difficile concentrarvi sul respiro, dopo qualche settimana vi verrà del tutto naturale e spontaneo. Abituarsi a respirare profondamente mentre fate ginnastica o provate le posizioni per il travaglio e il parto vi porterà a estendere la respirazione consapevole fino al parto stesso, ed è il modo migliore per prepararsi a respirare durante le contrazioni.

Quando siamo tese o ansiose, la respirazione si fa più superficiale e rapida; se abbiamo paura o sentiamo un dolore, tratteniamo il respiro dando luogo a un circolo vizioso: lo stress provoca ten-

RESPIRO E STILI DI VITA

Il modo in cui si respira è strettamente correlato con il modo in cui usiamo il nostro corpo e viviamo la nostra vita.

Se osservate un bambino, vedrete che il suo addome si muove naturalmente in dentro e in fuori a ogni respiro, mentre la parte superiore del torace e le spalle restano rilassate e relativamente ferme.

In molti adulti al contrario è soprattutto il torace a muoversi, mentre l'addome rimane in genere fermo e contratto.

Molti adulti non sanno più respirare liberamente e non sono consapevoli del ritmo naturale della respirazione, il cui flusso risulta così disturbato. In genere, a una respirazione scorretta si accompagnano rigidità muscolare e squilibri posturali: per esempio, la tensione scapolare, la cifosi e la rigidità del bacino possono interferire con l'equilibrio fisiologico del corpo e ostacolare la circolazione del sangue da e verso i polmoni, la capacità toracica e di conseguenza la respirazione.

Anche le emozioni influenzano il respiro: lo stress e l'ansia sono frequentemente causa di respirazione rapida, superficiale o faticosa, la cosiddetta 'respirazione ansiosa'.

A volte respiriamo troppo rapidamente e tendiamo a inspirare più di quanto espiriamo, iniziando una nuova respirazione prima di aver vuotato bene i polmoni. Quando respiriamo in questo modo, ostacoliamo l'espulsione dell'anidride carbonica e inaliamo una minore quantità di ossigeno.

Respirare male è un pessimo servizio per le nostre funzioni vitali, per la salute, per lo stato del nostro cervello e per la vita stessa. In particolare questo vale per la gravidanza e il parto, quando respirare bene è essenziale sia per la madre sia per il bambino.

in modo che i respiri si susseguano in un ciclo spontaneo, infondendo un senso di calma e di pace.

Normalmente inspiriamo ed espiriamo attraverso il naso. Durante il travaglio, invece, quasi tutte le donne espirano istintivamente attraverso la bocca e inspirano dal naso, per cui può essere utile abituarsi già durante la gravidanza.
Se trovate più comodo respirare solo attraverso il naso, continuate pure; evitate solo di inspirare dalla bocca. Terminata la 'seduta', tornate a respirare normalmente.
All'inizio vi accorgerete di continuare a mandare l'aria solo nel torace, mentre l'addome sembrerà non muoversi affatto. Se fosse così, assicuratevi che la schiena sia ben sostenuta e rilassate la nuca.
Quando espirate, fate rientrare leggermente i muscoli addominali. Alla fine dell'espirazione, riposatevi per qualche secondo e poi 'lasciatevi andare', mentre inspirate, e mandate il respiro verso le vostre mani.
Con un po' di pratica, la respirazione sarà più fluida e riuscirete a respirare profondamente con naturalezza.

Esercitarsi con un compagno

Il vostro compagno può collaborare attivamente con voi anche in questi momenti. Gli basterà sedersi accanto a voi e appoggiarvi leggermente una mano sulla parte bassa dell'addome e un'altra sulla parte bassa della schiena. Quando espirate, ritirate l'aria dalla mano che sta sull'addome e mandatela verso quella appoggiata alla schiena. Poi riposatevi mentre siete 'vuote'. Quando siete pronte, inspirate mandando l'aria verso la mano sull'addome ed evitando la mano appoggiata sulla schiena.
Continuate in questo modo per qualche minuto e poi scambiatevi i ruoli.

La ginnastica in gravidanza

Partorire è, tra le altre cose, soprattutto un impegno fisico: la parola 'travaglio' implica la necessità per la donna di raccogliere tutte le sue forze perché dovrà superare i suoi normali limiti fisici. È fondamentale quindi prepararsi a questo momento cercando di arrivarvi in perfetta forma, forti ed elastiche.
Gli esercizi descritti vi aiuteranno anche a stare bene in gravidanza e a prepararvi fisicamente all'impegno della maternità.

La consapevolezza del proprio corpo

Fin dalla più tenera infanzia, il corpo esprime i nostri sentimenti: quando siamo rilassati e felici ci sentiamo leggeri, sciolti e a nostro agio; quando siamo ansiosi e sotto stress, il corpo si tende. Le tensioni che rimangono a lungo nei nostri muscoli finiscono per modificare la postura, l'equilibrio strutturale e il flusso energetico. Il corpo si irrigidisce per proteggersi dai dolori fisici ed emotivi.
Se avete un'articolazione lussata, i muscoli che la circondano si irrigidiscono per difenderla; se vi arriva un pugno nello stomaco, la reazione più ovvia è la contrazione degli addominali.
Allo stesso modo, se ricevete una ferita emotiva e non riuscite a manifestare sentimenti come la rabbia o la paura, è normale reagire trattenendo il respiro, contraendo gli addominali o irrigidendo le spalle.
A causa della natura sedentaria della vita moderna e dell'inadeguata educazione fisica, non usiamo mai il nostro corpo al massimo del suo potenziale e solo di rado stendiamo le articolazioni fino ai limiti che possono raggiungere. È logico quindi che i nostri

Imparare a rilassarsi

Benché oggi venga riconosciuta l'importanza del rilassamento durante il parto, molti dei metodi che cercano di procurarlo sono inefficaci. Rilassarsi non significa solamente sdraiarsi, lasciarsi andare e respirare profondamente. Certo tutto ciò può essere riposante e ridare forza, ma non è sufficiente per risolvere gli stress cronici: alzandovi vi porterete ancora addosso tutte le vostre tensioni. Il vero rilassamento nasce non solo da un uso corretto del corpo, con l'esercizio e la respirazione, che permetta di abbandonare gli irrigidimenti e le tensioni muscolari, ma anche dall'eliminazione delle posizioni scorrette che limitano la vostra mobilità corporea.

muscoli diventino rigidi e perdano una parte della loro naturale elasticità.

Questo irrigidimento è causato in parte da cattive abitudini fisiche, come stare sedute a lungo o guidare la macchina, invece di accovacciarsi, sedersi sul pavimento e camminare, tutte cose che potrebbero rilassare e mantenere in esercizio il potenziale fisico di movimento. L'irrigidimento può anche essere causato da uno stress emotivo, che può verificarsi in qualsiasi momento della nostra vita, compresi il parto e la prima infanzia.

I nostri corpi cercano di proteggersi dal dolore e dalla paura sviluppando una specie di armatura nella muscolatura. Quest'armatura si manifesta per esempio con spalle curve, curvature irregolari del collo e della colonna vertebrale, squilibrio del bacino, tendini corti, ginocchia e caviglie rigide. Il primo modo per rilassarsi è cominciare a riconoscere i blocchi per poi lavorarli gradualmente fino a ritrovare l'elasticità.

Quando comincerete a provare le posizioni e i movimenti descritti nelle pagine che seguono, scoprirete quanta strada si può fare per arrivare a muoversi in modo davvero completo. Ben presto comincerete a conoscere lo stato del vostro corpo e sarete pronte a esercitarvi per ritrovare l'elasticità e la capacità di rilassarvi.

La gravidanza è una buona occasione per acquisire una nuova consapevolezza del proprio corpo e contrastare la natura sedentaria della vita moderna.

Comprendere gli esercizi

Il programma raccomandato in questo libro comprende molti tipi diversi di esercizi.

Esercizi di stretching

Sono esercizi basati sui principi fondamentali dell'Hatha yoga e formano, per così dire, l'ossatura centrale della maggior parte degli esercizi che vi proponiamo.

Quelli tipici sono le flessioni in avanti (esercizio 12, p. 146), che allungano e distendono i tendini posteriori delle gambe, e le posizioni a gambe divaricate contro il muro (esercizio 4, p. 140), che allungano i muscoli interni della coscia.

Lo stretching è una delle forme più efficaci di rilassamento e si basa sul semplice principio di rimettere il corpo nella posizione più adatta per consentire alle articolazioni la massima libertà di movimento.

Le posizioni che proponiamo sono state scelte accurata-

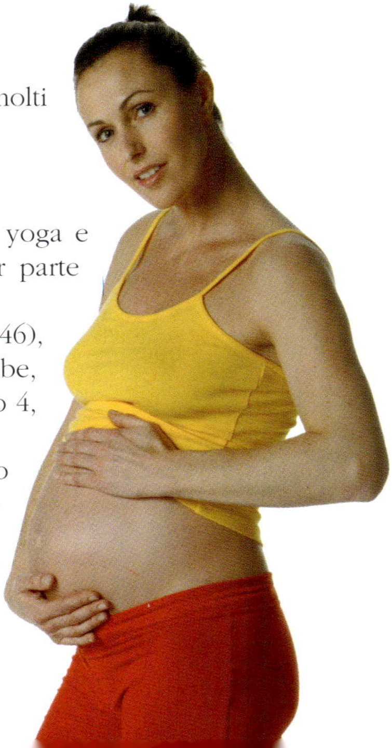

mente in modo che la gravità aiuti il lavoro dei muscoli che possono così allungarsi passivamente, senza sforzo. In questo modo riacquisteranno un po' alla volta la loro elasticità e le articolazioni potranno fare movimenti più ampi.

In realtà non si tratta di esercizi ma di movimenti, che il nostro corpo è in grado di fare senza fatica. Possono essere eseguiti da tutti senza alcun disagio, aiutando a riscoprire una nuova flessibilità, un portamento migliore e una maggiore vitalità. Quando comincerete a studiare il vostro corpo, scoprirete senz'altro fenomeni come un ginocchio più rigido dell'altro o una spalla più in tensione dell'altra. Praticati regolarmente, gli esercizi di stretching restituiscono al corpo equilibrio e simmetria.

Gli esercizi che proponiamo compongono una sequenza che fa lavorare tutte le parti del corpo; oltre che eseguirla tutta per intero, potete concentrarvi su alcuni degli esercizi essenziali (vedi p. 150), in particolare su quelli che fanno lavorare la regione pelvica. Praticate regolarmente, le posizioni specifiche non soltanto vi aiuteranno a mantenervi sane e forti durante la gravidanza, ma vi consentiranno di essere fisicamente preparate per il momento del parto.

Esercizi di potenziamento

Mentre certi muscoli hanno bisogno solo di allungarsi e di rilassarsi, altri necessitano anche di essere rinforzati. I glutei, per esempio, che sostengono la parte bassa della schiena, devono essere

EFFETTI E VANTAGGI DELLO STRETCHING

- Lo stretching è una ginnastica passiva che non affatica ma aiuta invece a eliminare le tensioni croniche e gli irrigidimenti.
- Allunga e rilassa i muscoli e, sfruttando la forza di gravità, aumenta la mobilità delle diverse articolazioni.
- Ginnastica ideale e sicura per le donne incinte, può essere praticata con giovamento da chiunque.
- Sfrutta il naturale aumento di elasticità della gravidanza, determinato dalla liberazione di ormoni in grado di rilassare i legamenti che tengono insieme le articolazioni.
- Troverete più facile adottare posizioni come quella accovacciata e carponi, ideali per il travaglio e il parto naturale.
- Può essere di aiuto cominciare a 'fare amicizia' con il dolore, allungandovi al di là dei vostri limiti normali. È un metodo efficace di prepararsi alle contrazioni del travaglio: liberandovi di tutte le tensioni, degli irrigidimenti e dei dolori prima del momento decisivo, sarete sicuramente in grado di affrontare meglio le potenti sensazioni che si provano durante il parto.
- Lo stretching migliora la circolazione del sangue e la respirazione; regola non solo la pressione del sangue, ma anche il battito cardiaco; migliora e corregge le posizioni scorrette e aiuta a prevenire il mal di schiena, i crampi e il mal di testa; elimina la fatica e dà un senso di leggerezza fisica e di maggiore energia, che sono estremamente utili soprattutto alla fine della gravidanza.
- Lo scopo più importante dello stretching è consentirvi di entrare più profondamente in contatto con il vostro corpo, aiutandovi ad avere una nuova intimità fisica con voi stesse. Ciò vi permetterà di fare affiorare la vostra capacità istintiva di partorire.

sodi e tonici. Se sono deboli e flaccidi, la colonna lombare non sarà abbastanza sostenuta e vi verrà mal di schiena. I muscoli del pavimento pelvico devono essere forti e rilassati. Gli esercizi di potenziamento consistono in una serie di contrazioni regolari dei muscoli. È il tipo di esercizio usato dai sollevatori di pesi per sviluppare forza muscolare. Benché, eseguiti da soli, non siano proprio adatti a una donna incinta, è comunque importante integrarne qualcuno nella vostra routine di questi mesi. Tipici di questa categoria sono l'esercizio numero 10 (p. 144), che rassoda i glutei, e il numero 9 (p. 144), che rinforza il pavimento pelvico. Dopo il parto, qualche semplice esercizio di potenziamento può essere usato insieme allo stretching per recuperare il tono muscolare dell'addome e rinforzare la schiena e il pavimento pelvico.

Esercizi aerobici

Vi aiuteranno a tenere in forma il cuore e a facilitare la respirazione, migliorando la circolazione e la funzionalità polmonare. Anche se in gravidanza conviene evitare lo sforzo eccessivo della ginnastica esclusivamente aerobica, qualche esercizio aerobico è senz'altro necessario, e camminare e nuotare ne sono gli esempi migliori. Dovreste camminare, preferibilmente all'aperto, per un'ora al giorno. Anche il nuoto è particolarmente benefico.

La gravidanza non è un periodo adatto per gli sport faticosi come il ciclismo, il jogging o il tennis, soprattutto se non li praticavate già prima. Se invece li avete sempre praticati, non c'è motivo di smettere, ma lasciatevi sempre guidare dalla moderazione, soprattutto via via che la gravidanza avanza.

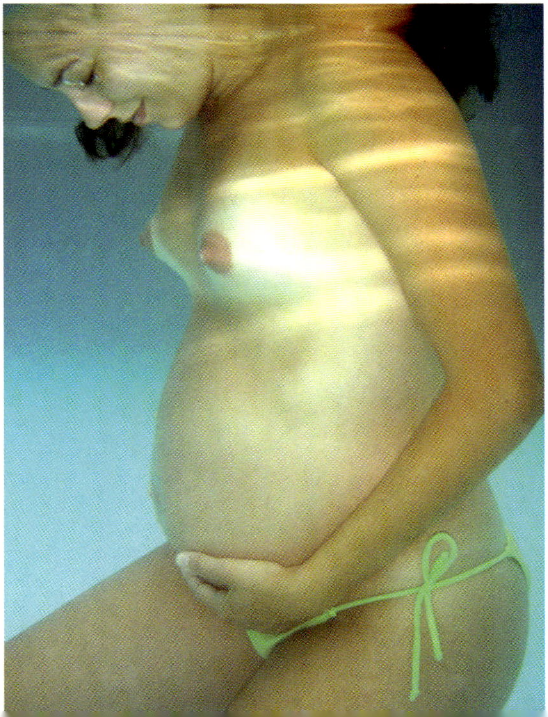

Il nuoto o la ginnastica in acqua sono un'ottima attività aerobica praticabile durante la gravidanza.

Rilassamento

Il rilassamento implica l'abbandono volontario di tutti i muscoli del corpo accompagnato dalla respirazione profonda. Oltre a rilassare il corpo, è anche un ottimo modo per raccogliere le energie e recuperarle, per prendere coscienza del ritmo naturale della respirazione e per calmarvi. In genere si fa nella posizione yoga del 'cadavere', sdraiate supine con braccia, gambe e piedi bene allargati, ma in gravidanza è possibile ricorrere a una posizione più appropriata, perché questa può ostacolare la circolazione. Oltre che essere utile in gravidanza, il rilassamento è ottimo se praticato regolarmente alla fine di ogni seduta di ginnastica o tutte le volte che vi sentite stanche.

Prepararsi alla ginnastica

Gli esercizi descritti nelle pagine seguenti sono stati ordinati in modo da far lavorare tutto il corpo con una particolare attenzione alla regione pelvica, alla correzione degli squilibri posturali e alla cura dei disturbi meno gravi della gravidanza.

Eseguendo l'intera sequenza di esercizi, incomincerete ad ascoltare il vostro corpo e a notare forse per la prima volta se siete rigide o elastiche e quali sono le parti su cui lavorare di più. Dopo un po' di tempo riconoscerete gli esercizi che vi fanno meglio e saprete stabilire una vostra sequenza personalizzata. Se avete mal di schiena, sciatica, vene varicose o emorroidi, presto vi accorgerete che i movimenti e le posizioni indicate riducono il dolore e nello stesso tempo migliorano il disturbo. Benché per alcuni esercizi siano ben chiarite le controindicazioni, se avete problemi fisici verificate con il vostro medico che non vi siano altri esercizi che possano nuocervi.

Alcuni esercizi possono essere eseguiti in coppia. Potreste trovare altre donne incinte con cui fare ginnastica in gruppo fino al termine della gravidanza e magari anche dopo il parto, integrando la ginnastica con i primi rudimenti di massaggio per il bambino.

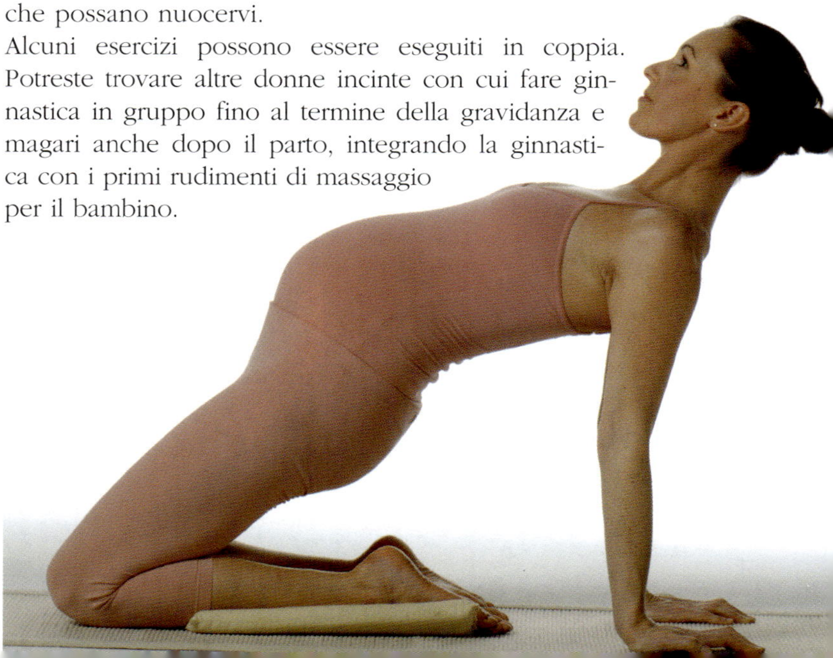

Gli esercizi di sollevamento del bacino possono essere poco graditi ad alcune donne verso la fine della gravidanza: occorre ascoltare il proprio corpo e trovare la giusta misura.

Molte coppie amano condividere questo lavoro di consapevolezza sul proprio corpo, che può essere di grande aiuto per entrambi. Prepararvi al parto e fare ginnastica con il vostro compagno aumenterà l'intimità tra voi, e questo vi sarà molto utile durante il travaglio e il parto, oltre a essere la base migliore per affrontare insieme la nuova vita che vi aspetta. In genere gli uomini sono più forti delle donne, ma meno elastici. Se il vostro partner vuole partecipare attivamente e quindi aiutarvi e sorreggervi durante il parto, può scoprire che anche lui ha bisogno di sciogliersi i muscoli insieme con voi, per potersi sentire a proprio agio inginocchiato sul pavimento o nella ricerca di una posizione comoda durante il parto.

Come cominciare

Idealmente, dovreste cominciare gli esercizi appena sapete di essere incinte o anche prima. Tuttavia, non è mai troppo tardi e se anche cominciate verso la fine della gravidanza l'attività fisica non potrà che farvi bene: nelle ultime settimane, il vostro corpo, diventato naturalmente più elastico, risponderà rapidamente e istintivamente agli esercizi. L'intera sequenza presentata, seguita ordinatamente, dovrebbe durare un'ora, un'ora e mezza, ma anche potendovi dedicare solo una mezz'ora, potreste eseguire quotidianamente gli esercizi essenziali elencati a p. 150, con una o due sedute alla settimana da dedicare alla sequenza completa, per garantirvi una gravidanza e un parto nelle migliori condizioni fisiche. Ovviamente, più tempo dedicate agli esercizi, più rapidi saranno i miglioramenti.

- Scegliete un momento qualsiasi della giornata o, meglio ancora, fate una parte degli esercizi la mattina e una parte la sera. Se vi esercitate il mattino appena sveglie, il vostro corpo sarà abbastanza rigido e i movimenti saranno più difficili. Dopo, però, vi sentirete forti e rilassate, piene di energia per il resto della giornata.

La sera, dopo esservi mosse tutto il giorno, il vostro corpo sarà più sciolto e lo stretching sarà più facile.

Può essere utile fare un bagno caldo e svuotare vescica e intestino prima di cominciare.

- Cercate di non consumare un pasto prima della ginnastica: conviene sempre lavorare a stomaco vuoto e successivamente non mangiare per mezz'ora circa. Tuttavia,

Pilates in gravidanza

Il metodo Pilates ha sviluppato una serie di esercizi basati su una profonda attenzione alla postura e alla consapevolezza del respiro e del movimento, e che sono focalizzati in particolare sulla tonicità della zona addominale e pelvica. Esistono serie di esercizi Pilates che sono stati adattati alle esigenze delle varie fasi della gravidanza: sia che già pratichiate Pilates, sia che vogliate iniziare, potrebbe essere un'ottima idea aggiungere questa tecnica alla vostra preparazione fisica.

se lo desiderate, potete consumare uno spuntino leggero un'ora prima circa.

- Indossate qualcosa di molto comodo e morbido e state a piedi nudi.
- Trovate uno spazio libero e pulito in cui esercitarvi indisturbate. Fate in modo che ci sia una parete libera perché alcuni esercizi richiedono un appoggio. Assicuratevi che la stanza sia calda e illuminata piacevolmente. Se nella stanza non vi è un tappeto, sistemate qualche coperta sul pavimento, facendo attenzione che non possa scivolare.

Una musica tranquilla di sottofondo può essere piacevole e facilitare il rilassamento.

- Cominciate sempre la ginnastica con qualche minuto di respirazione profonda, a cui ricorrere anche durante gli esercizi, per rilassarvi nelle diverse posizioni e rilasciare eventuali tensioni a ogni espirazione.

All'inizio, alcune posizioni potrebbero risultare dolorose o difficili da tenere a lungo, ma la rigidità e il disagio iniziali spariranno ben presto con la pratica e ogni volta che farete ginnastica vi sentirete più rilassate, finché con il passare dei giorni finirete per sentirvi completamente a vostro agio.

- Cominciate con cautela, seguendo le istruzioni per i principianti.

Inizialmente tenete ogni posizione solo per qualche secondo e cercate gradualmente di arrivare a qualche minuto o alla durata indicata. È importante non sforzarsi troppo e soprattutto imparare a distinguere tra il dolore di un muscolo che si sta allungando, da sopportare finché passa, e il dolore che indica uno sforzo eccessivo.

Seguite scrupolosamente tutte le indicazioni e assicuratevi che l'allungamento sia sempre avvertito dove serve.

- Il vostro primo obiettivo dovrebbe essere scoprire il vostro limite in ogni esercizio e cercare di arrivare a tenere senza sforzo la posizione in quel punto.

Quando ci riuscite, cercate di andare oltre e di allungarvi di più. Procedete gradualmente, ricordandovi che, ogni volta che vi esercitate, vi state liberando dalla tensione e sarete più rilassate di prima.

Lentamente il vostro corpo risponderà alle sollecitazioni e alla fine di ogni seduta comincerete a notare un miglioramento, graduale ma sicuro.

Danzare in gravidanza

In molte culture alle donne incinte viene insegnata una danza; la stessa danza del ventre è stata inventata proprio allo scopo di preparare le donne al parto. Per molte donne ruotare i fianchi durante il travaglio serve a lenire il dolore e può a volte aiutare a correggere la posizione e la rotazione del bambino nella sua discesa attraverso il canale del parto. Molte donne inventano la propria danza del ventre, scoprendo intuitivamente il modo migliore per sopportare il dolore.

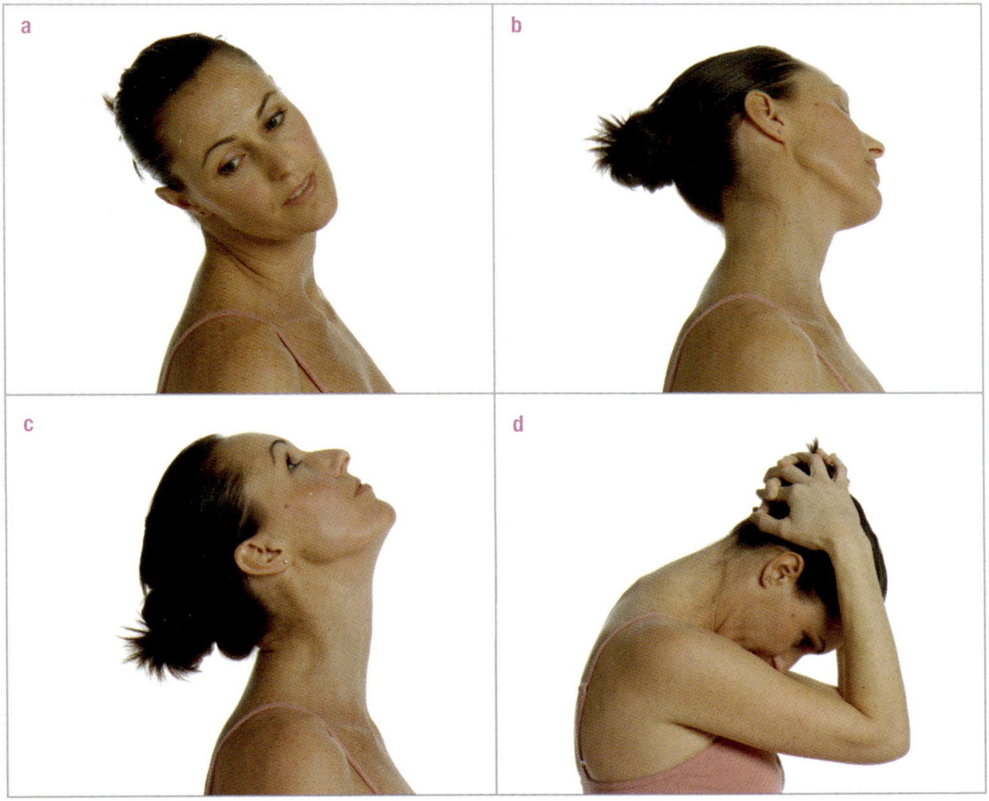

GLI ESERCIZI IN GRAVIDANZA

1 Esercizi per la testa e il collo

Sedetevi comodamente per terra a gambe incrociate o in ginocchio. Lasciate che il peso della testa la porti in avanti, rilassando bene la nuca, gli occhi, le spalle e la faccia. Tenete la schiena eretta.

a) Concentratevi sulla respirazione. Iniziate a far ruotare lentamente la testa, respirando profondamente.

b) Lasciate che sia il peso della testa a guidare la rotazione, che deve essere ampia. Dopo ogni rotazione completa in un senso, ripetete nell'altro senso.

c) Lasciate cadere la testa all'indietro.

- Spalancate la bocca ed eliminate ogni tensione dalle mascelle. Tenete la posizione per qualche secondo.
- Chiudete la bocca, portando la mascella all'indietro, per stirare la parte anteriore del collo. Tenete la posizione per qualche secondo.

d) Lasciate ricadere la testa in avanti.

- Intrecciate le mani dietro la testa e portate il mento in basso fino a toccare il petto. Rilassate i gomiti.
- Rimanete così per qualche secondo, con le spalle ben rilassate, respirando profondamente e concentrandovi su ogni espirazione. Lasciate che il peso delle braccia stiri tutta la parte posteriore del collo e la regione cervicale (questa posizione è particolarmente indicata per dare sollievo in caso di mal di testa).
- Lentamente, sollevate la testa e abbandonate le braccia lungo i fianchi.

2 La farfalla
Aumenta la circolazione nella regione del bacino, aiuta a rilassare il pavimento pelvico e allarga il bacino, rendendo più flessibili le articolazioni e ampliando anteriormente l'ingresso pelvico. Aiuta a correggere l'inclinazione e la posizione del bacino. Perché sia utile è necessario allungare bene la colonna vertebrale in modo che le anche siano più libere. Può essere eseguita tutte le volte che si vuole e utilizzata come posizione per sedersi. In questa posizione si avverte lo stiramento dei muscoli interni delle cosce, dell'inguine e delle anche, a volte anche di caviglie e ginocchia.

a) Sedetevi a terra, la schiena eretta e le gambe divaricate in avanti. Se volete, appoggiatevi a una parete.

- Flettendo le ginocchia, unite le piante dei piedi davanti all'inguine e poggiate a terra l'esterno del piede.
- Aprite le cosce e abbassate le ginocchia verso terra.

Respirate profondamente, rilassandovi durante ogni espirazione; prima di ogni inspirazione, allungate la colonna dal sacro in su.

b) Se all'inizio la posizione vi sembra difficile, cominciate a farla tenendo i piedi a 30 cm dall'inguine, e cercate poi di portarli più vicini, con una certa gradualità.

- Controllate che la parte bassa della schiena sia eretta e sostenuta. Sedervi su una coperta ripiegata più volte può aiutare a rinforzare la schiena.

In coppia Dopo esservi sciolte da sole molleggiando le ginocchia per qualche minuto, potete aumentare l'allungamento lavorando con un compagno.

- Sedetevi con la schiena eretta.
- Fate sedere il vostro compagno dietro di voi e chiedetegli di appoggiare le piante dei piedi contro la vostra regione lombare per raddrizzare ulteriormente la vostra colonna vertebrale.
- Respirate profondamente e rilassatevi, staccando la schiena dai piedi del compagno e allungandola verso l'alto dopo ogni espirazione.
- Tenete la posizione per un minuto e poi scambiatevi i ruoli.

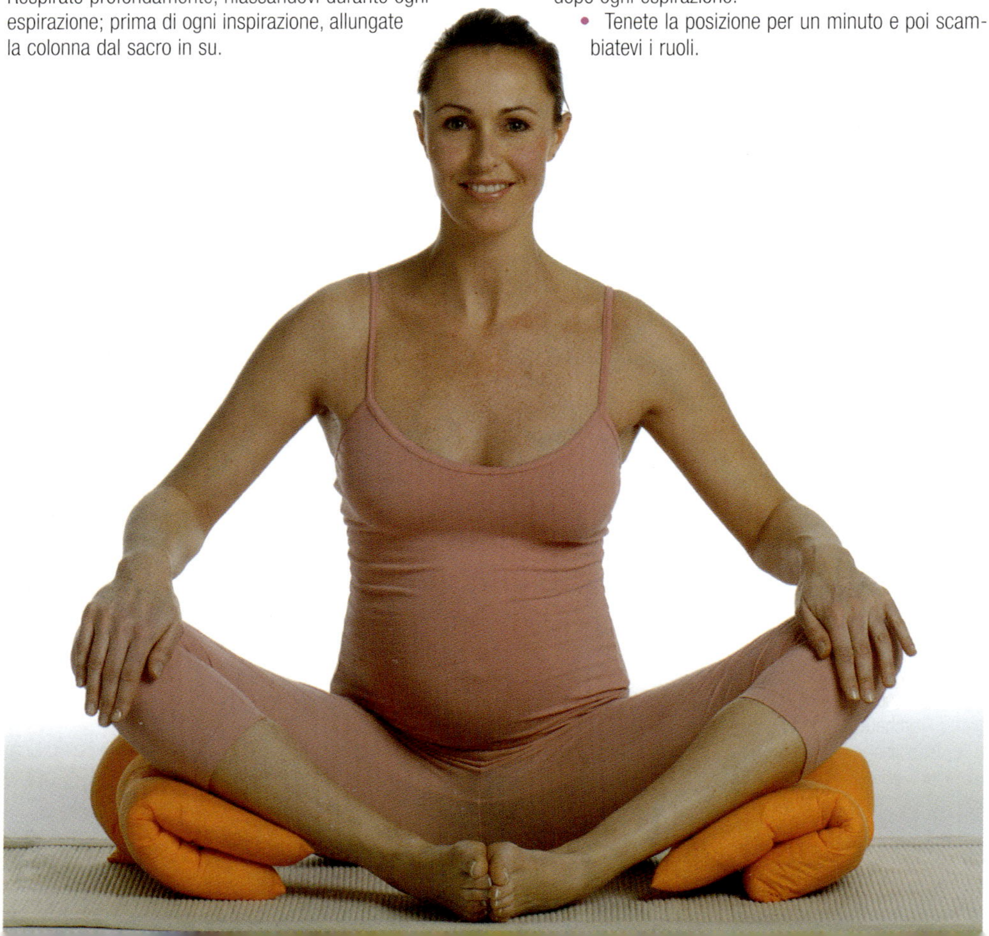

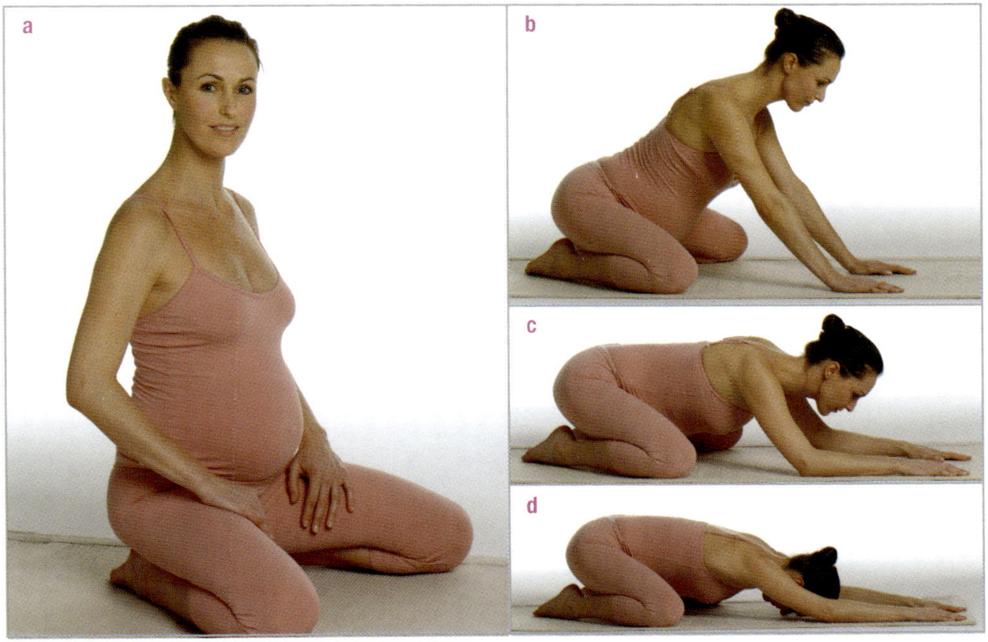

3 Posizione seduta alla giapponese

L'esercizio elimina le tensioni dall'inguine e dalle articolazioni pelviche: aiuta a ristabilire tutta la gamma dei loro movimenti e a migliorare l'assetto posturale. Fa anche bene alla parte bassa della schiena, riducendo eventuali dolori locali, compresa la sciatica. Apre l'egresso pelvico e allunga e rilassa tutti i muscoli della schiena, delle natiche e del pavimento pelvico, eliminando temporaneamente il peso dell'utero e del bambino dalla schiena.

Cominciate lentamente dalla posizione di partenza per allungarvi gradualmente in avanti a mano a mano che diventate più elastiche. Cercate di arrivare solo fino a dove riuscite a non piegare la schiena e poi fermatevi e respirate a lungo. Cercherete di allungarvi di più la volta successiva. Quando vi sentirete a vostro agio nella posizione seduta, potrete assumerla ogni volta che vorrete. Dovreste avvertire lo stiramento soprattutto all'inguine ed eventualmente alle ginocchia e alle caviglie. È una posizione che incoraggia l'apertura, ottima quindi in previsione del parto.

a) Inginocchiatevi per terra con le ginocchia il più possibile divaricate, con il collo del piede a terra e le punte rivolte una verso l'altra.

- Se ci riuscite, sedetevi tra i vostri piedi, con i glutei a terra. Se è troppo difficile, sedetevi sui talloni.

b) Spingete le scapole indietro e verso il basso, una verso l'altra. Allungate tutta la colonna vertebrale.

- Tenendo la posizione, flettetevi lentamente in avanti dai fianchi in su, tenendo i glutei il più possibile attaccati a terra e le braccia diritte, finché arrivate a toccare il pavimento con le mani. Dovreste cominciare ad avvertire uno stiramento all'inguine.
- Cercate di oscillare dolcemente, spostando alternativamente il peso del corpo sulle braccia e sulle gambe.
- Respirate profondamente per un minuto o due, restando in questa posizione, poi rialzatevi lentamente.

c) Se riuscite a fare i movimenti indicati senza fatica, provate ad appoggiare a terra tutto l'avambraccio, ma sempre tenendo la schiena dritta, magari controllando con uno specchio la posizione.

d) Se non sentite uno stiramento eccessivo, appoggiate a terra anche la testa e il torace.

- Allungate le braccia in avanti.
- Tenete la posizione per qualche minuto, respirando profondamente, poi rialzatevi lentamente.

e) Da sedute, portatevi in avanti con il peso sui gomiti, alzate i glutei e aprite il più possibile le ginocchia.

- Dondolatevi in avanti e all'indietro, spostando il peso del corpo dai gomiti alle ginocchia.

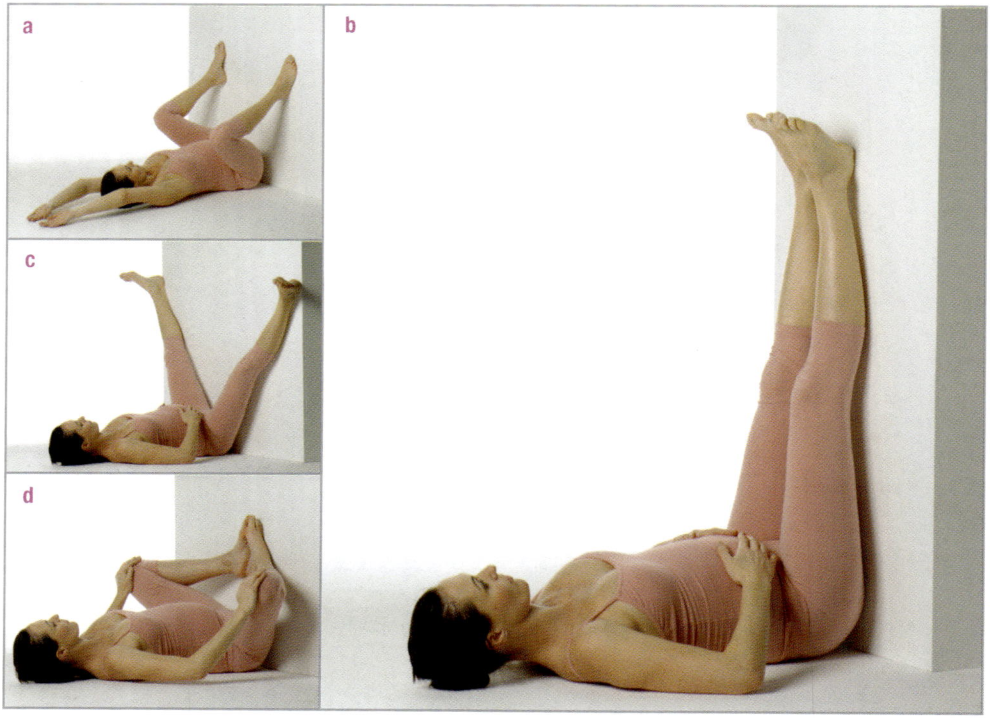

4 Posizioni a gambe divaricate contro il muro

Queste posizioni stirano gli adduttori, cioè i grandi muscoli che corrono lungo la parte interna delle cosce dall'osso pubico al ginocchio.

Attenzione In gravidanza alcune donne hanno le vertigini se si sdraiano sulla schiena, per il peso esercitato dall'utero sui maggiori vasi sanguigni. Se vi succede, o se siete scomode in questa posizione, evitate tutti gli esercizi che la prevedono e ripetete invece più spesso l'esercizio numero 6.

Le sensazioni Si avverte lo stiramento all'interno delle cosce. Qualsiasi disagio iniziale è dovuto al loro irrigidimento, ma con un po' di pratica sparirà.

a) Sedetevi lateralmente contro una parete, in modo da toccarla con un fianco. Giratevi un po' alla volta fino a trovarvi con il tronco piatto a terra, i glutei contro il muro e le gambe stese verso l'alto.

- Flettete le ginocchia con le piante dei piedi piatte contro il muro e le braccia allungate indietro, oltre il capo. Questa è la posizione di riposo.
- Fate una profonda respirazione addominale e rilassate la colonna vertebrale in modo da appiattirla completamente a terra.

b) Raddrizzate le gambe contro il muro.

- Stendete i talloni verso l'alto appiattendo bene la parte posteriore delle gambe contro la parete.

c) Divaricate le gambe, senza sforzi, ma lasciando che la forza di gravità le porti il più possibile verso il basso, lateralmente.

- Appoggiate bene l'interno del ginocchio alla parete e stendete i talloni, flettendo i piedi verso di voi.
- Tenete la posizione mentre fate qualche respirazione profonda. All'inizio, probabilmente non riuscirete a tenere la posizione per più di qualche secondo, ma, insistendo, sarete in grado di rimanervi comodamente anche per cinque, dieci minuti.

d) Portate le piante dei piedi una contro l'altra, vicino all'inguine, e spingete le ginocchia verso il muro con le mani.

- Per concludere lo stiramento, rotolate piano su un lato, aspettate qualche secondo e poi rialzatevi passando dalla posizione carponi.

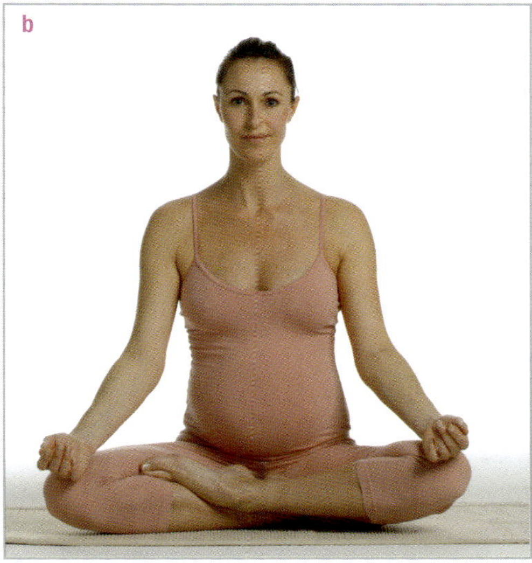

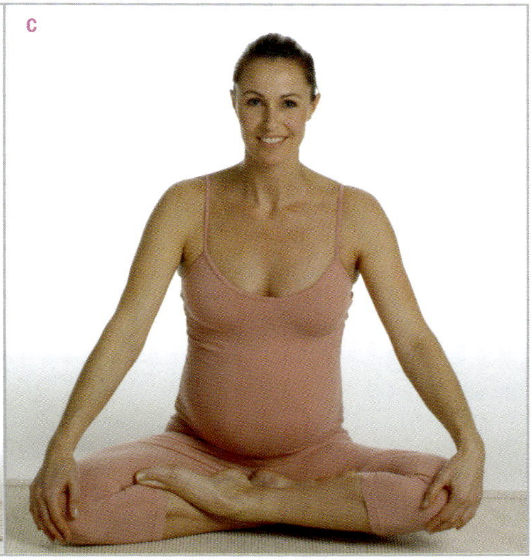

5 Posizione del loto

Questi esercizi aiutano a rilassare ginocchia e caviglie e a sciogliere le articolazioni delle anche. La posizione del loto è ideale anche per la respirazione e la meditazione. Se non avete mai fatto prima questo tipo di allungamento, all'inizio sentirete un po' di dolore, che sparirà con la pratica. Cominciate comunque con la posizione intermedia, che coinvolge un solo ginocchio, per arrivare alla posizione facilitata e poi a quella completa solo quando starete veramente comode nelle precedenti. Si avverte lo stiramento soprattutto alle ginocchia e in molti casi anche alle caviglie e ai fianchi. Prestate attenzione a qualsiasi dolore alle ginocchia ed eventualmente raggiungete gradualmente la posizione, sostenendo dapprima il ginocchio con una coperta ripiegata.

Attenzione Le ginocchia sono articolazioni delicate e perciò lo stiramento deve essere molto graduale, soprattutto se avete avuto lesioni in precedenza. Controllate sempre di avere la schiena eretta.

a) Posizione intermedia. Sedetevi a terra con le gambe stese in avanti e la schiena eretta.

- Flettete un ginocchio e, con la mano, portate il piede corrispondente sulla coscia opposta, il più possibile vicino all'inguine.
- Lentamente, rilassate il ginocchio piegato, lasciatelo scendere verso terra e poi scorrere verso il ginocchio opposto. Dopo qualche istante, cambiate gamba.

b) Posizione facilitata. Flettendo il ginocchio destro, tenete il piede destro con le mani e avvicinatelo il più possibile all'inguine.

- Portate il piede sinistro sopra al destro con la pianta del piede rivolta verso l'alto e le dita appoggiate sulla coscia della gamba destra.
- Rilassate le braccia lungo i fianchi e appoggiate le mani alle ginocchia.

Dopo ogni espirazione, allungate la colonna vertebrale dalla base verso l'alto.

- Tenete la posizione per un po' di tempo e poi invertite per qualche istante l'incrocio dei piedi.

c) Posizione del loto completa. Flettendo il ginocchio destro, tenete il piede destro con le mani e portatelo sulla coscia sinistra, in modo che il tallone sia vicino al vostro corpo.

- Fate lo stesso con la gamba sinistra, appoggiando il piede sinistro sul destro, con il tallone all'altezza dell'addome. Le piante dei piedi dovrebbero essere rivolte verso l'alto. Procedete poi come nella posizione facilitata.

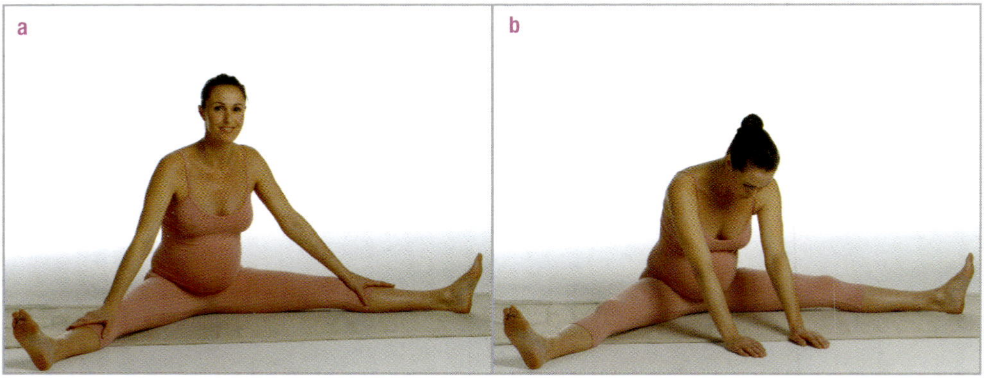

6 Seduta a gambe divaricate

Simile all'esercizio numero 4, aiuta ad allungare i muscoli interni delle cosce, favorendo l'apertura del bacino. All'inizio, sedetevi sul bordo di un cuscino piatto o di una coperta ripiegata. Quando avete le gambe ben divaricate, eliminate il sostegno poco alla volta. Se sentite fastidio, massaggiate il punto dolente senza abbandonare la posizione. Non continuate finché non vi sentite perfettamente a vostro agio in questa posizione, anche se possono passare mesi. Si avverte lo stiramento nei muscoli interni della coscia e nelle loro inserzioni nel bacino e nelle ginocchia.

a) Sedetevi per terra con le gambe divaricate e con la schiena eretta. Sostenete pure la schiena appoggiando le mani a terra dietro di voi.

- Cercate di appoggiare bene l'interno del ginocchio a terra e stendete i talloni girando le punte dei piedi verso il corpo.
- Tenete la posizione per qualche minuto, respirando profondamente, senza sollevare da terra le ginocchia.

b) Se in questa posizione siete veramente a vostro agio, flettete il tronco in avanti, allungandolo al massimo e tenendo la colonna vertebrale diritta.

7 Stiramento del polpaccio

Rilassa e allunga i muscoli dei polpacci, sciogliendo le caviglie. È importante per riuscire ad accovacciarsi bene e giova se è alternato con la posizione accovacciata. Migliora la circolazione nelle gambe, previene e cura i crampi e il gonfiore dei piedi, rinforza le caviglie. Lo stiramento viene avvertito nei muscoli del polpaccio e nel tendine d'Achille, vicino al tallone.

- Mettetevi di fronte a una parete.
- Con i gomiti flessi davanti a voi, appoggiate la parte superiore del corpo al muro, con tutto il peso sugli avambracci. Appoggiate comodamente la testa alle braccia, rilassando il collo e le spalle.
- Portate un piede a 30 cm dal muro e l'altro a un metro circa, indietro e lateralmente. Entrambi i piedi devono avere la punta rivolta in avanti, verso il muro.
- Piegate il ginocchio anteriore tenendo tesa la gamba posteriore con i talloni ben premuti a terra e con tutto il peso sul tallone posteriore.
- Fate qualche respirazione profonda, come se voleste mandare tutta l'aria nel tallone posteriore. Tenete la posizione per qualche secondo e poi invertitela.
- Ripetete diverse volte per gamba.

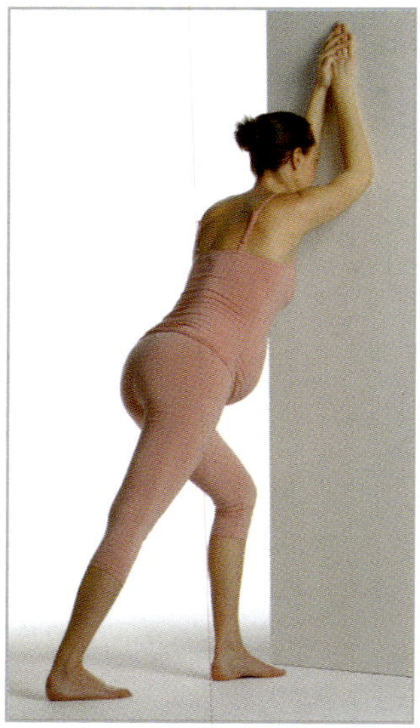

8 Accovacciarsi

È l'esercizio più importante da fare in gravidanza. Stare accovacciate aiuta ad aprire il bacino e ad allargare al massimo tutti i punti del canale del parto. In questa posizione, i muscoli estensori della schiena e delle natiche, la muscolatura del pavimento pelvico e i tessuti del perineo si allungano e si rilassano. La posizione accovacciata migliora l'assetto posturale e la circolazione del sangue nella regione pelvica, favorisce le funzioni intestinali e incoraggia l'impegno della testa del bambino nel bacino.

Specie nella sua esecuzione completa, con i piedi appiattiti sul pavimento, è un esercizio che risulta piuttosto difficile agli adulti perché non si è tenuta la posizione da molto tempo e le articolazioni sono rigide. Con la pratica diventerete abbastanza flessibili per rimanere accovacciate per cinque, dieci minuti ogni giorno (più a lungo vi riuscite, meglio è) e per tenere una posizione accovacciata sorretta durante il travaglio e il parto.

Ci sono due modi diversi per accovacciarsi:

- posizione accovacciata facilitata, sulle punte;
- posizione accovacciata completa, sui talloni.

Se vi sembra difficile accovacciarvi con i talloni appoggiati al pavimento, cominciate stando sulle punte dei piedi e con le ginocchia il più possibile divaricate.

Gli esercizi che seguono sono tutti impostati sulla posizione più difficile, con tutto il piede appoggiato a terra. Avvertirete lo stiramento all'inguine, alle caviglie, ai polpacci e alle ginocchia.

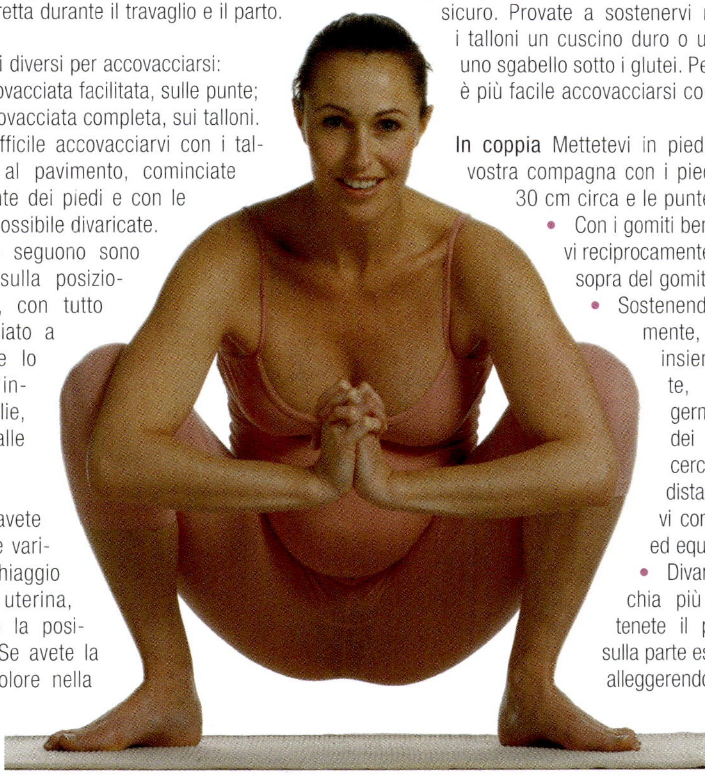

Attenzione Se avete emorroidi o vene varicose, o un cerchiaggio della cervice uterina, provate soltanto la posizione facilitata. Se avete la sciatica o un dolore nella parte bassa della schiena, raggiungete la posizione molto dolcemente. Fate attenzione a tenere la schiena bene eretta, magari appoggiandovi a qualcosa per sostenervi.

- In piedi, con i piedi paralleli, distanziati di 60-90 cm e con le punte in avanti, in modo che si aprano solo leggermente quando scendete, accovacciatevi tenendo la schiena bene diritta e i piedi piatti a terra.
- Intrecciate le mani e usate i gomiti per spingere le ginocchia in fuori.
- Tenete la colonna vertebrale eretta e il peso sull'esterno del piede, in modo che l'arco plantare non sia schiacciato.
- Tenete la posizione per qualche minuto purché siate comode. Per uscire dalla posizione, inginocchiatevi in avanti o alzatevi in piedi.
- Se vi riesce difficile o impossibile accovacciarvi con i piedi piatti, cercate di tenervi a un sostegno sicuro. Provate a sostenervi mettendo sotto i talloni un cuscino duro o un libro, oppure uno sgabello sotto i glutei. Per alcune donne è più facile accovacciarsi contro un muro.

In coppia Mettetevi in piedi di fronte alla vostra compagna con i piedi distanziati di 30 cm circa e le punte in avanti.

- Con i gomiti ben tesi, afferratevi reciprocamente le braccia al di sopra del gomito.
- Sostenendovi reciprocamente, accovacciatevi insieme lentamente, ruotando leggermente le punte dei piedi in fuori e cercando la giusta distanza fra voi che vi consenta comodità ed equilibrio.
- Divaricate le ginocchia più che potete e tenete il peso del corpo sulla parte esterna del piede, alleggerendo l'arco plantare.

9 Esercizio per il pavimento pelvico

Questo esercizio, praticato regolarmente con la respirazione profonda, aiuta a rilassare i muscoli del pavimento pelvico (ed è utile per il periodo espulsivo del parto perché riduce il rischio di lacerazioni) e a prevenire l'incontinenza urinaria, le vene varicose e il prolasso. Andrebbe eseguito tutti i giorni, particolarmente alla fine della gravidanza.

Attenzione Se avete varicosità vulvare o emorroidi, fate l'esercizio in posizione carponi, con la testa più in basso delle natiche.

- Con i piedi distanziati di 60 cm circa, accovacciatevi sollevando i talloni nella posizione facilitata. Appoggiatevi in avanti sulle mani, tenendo le braccia e la schiena diritte e le ginocchia divaricate.
- Contraete i muscoli del pavimento pelvico, come se voleste interrompere il flusso dell'urina.
- Tenete la contrazione per qualche secondo poi lasciatela andare lentamente. Ripetete più volte.
- Associate il movimento alla respirazione profonda. Contraete il pavimento pelvico mentre inspirate e mantenete la contrazione espirando e inspirando nuovamente, poi rilasciatela lentamente mentre espirate. Ripetete diverse volte.
- Fate nuovamente l'esercizio, rilasciando la contrazione in quattro tempi, a poco a poco, come un ascensore che deve scendere quattro piani fermandosi a ognuno di essi.
- Ripetete l'esercizio, cercando di visualizzare la testa del vostro bambino che attraversa il canale del parto nella fase espulsiva. Ogni volta che espirate, immaginate di soffiare fuori il bambino, rilassando i muscoli del pavimento pelvico.

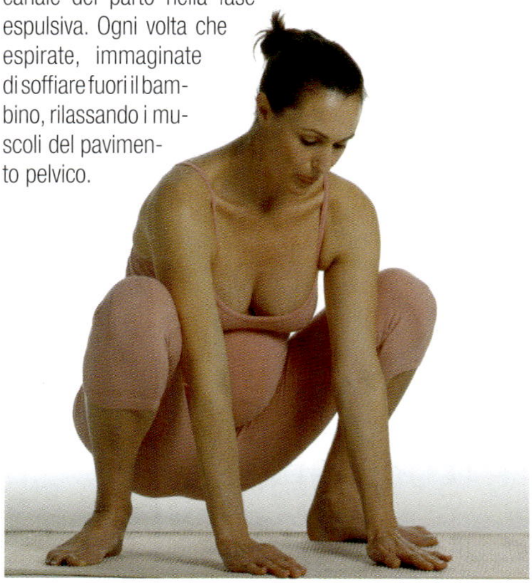

10 Oscillazione del bacino

In gravidanza, la regione lombare è sottoposta a uno sforzo notevole, per il maggiore peso che deve sostenere. Contrarre e rilasciare i glutei aiuta a rinforzarli e a tonificarli, aumentando il sostegno per la parte inferiore della schiena e prevenendo eventuali dolori della colonna lombare.

L'esercizio aiuta a migliorare l'assetto posturale e corregge l'angolo del bacino in modo che possa inclinarsi in avanti come dovrebbe. È anche utile per ridurre il dolore della sciatica ed è ottimo durante il travaglio: oscillare dolcemente il bacino aiuta a ridurre il dolore e favorisce la discesa del bambino.

a) Mettetevi carponi sul pavimento, con le ginocchia distanziate di 30 cm circa.

b) Contraete i glutei e tirate il bacino in dentro, inarcando la schiena come quella di un gatto.

- Rimanete per qualche istante in questa posizione e poi rilassatevi, facendo attenzione a non incurvare la schiena verso il basso. Ripetete diverse volte.
- Riprovate il movimento in rapida successione, oscillando dolcemente il bacino in su e in giù.

a

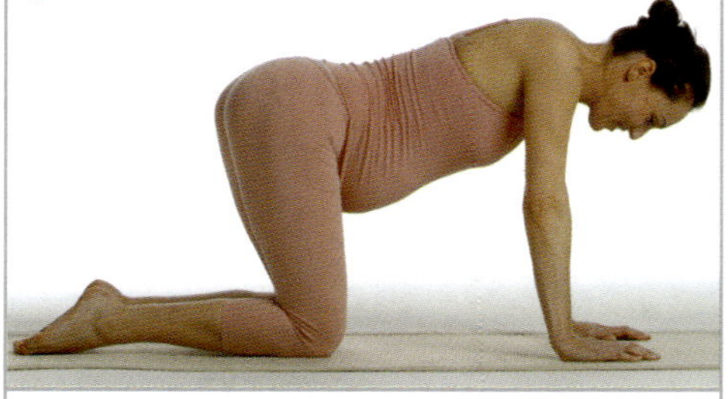

b

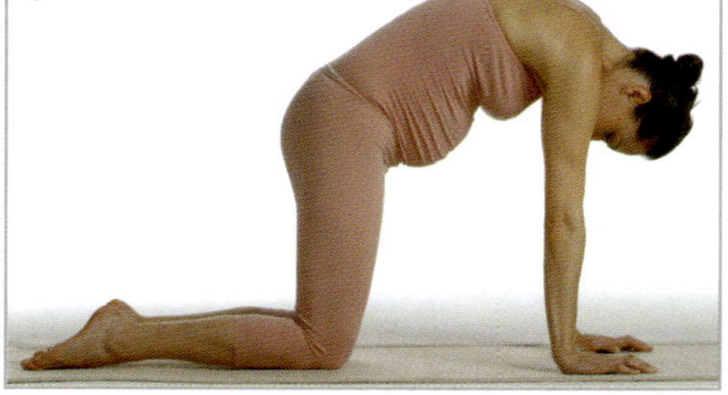

b

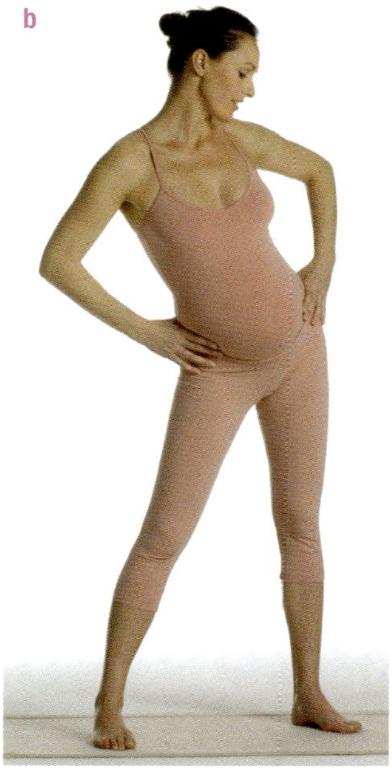

d

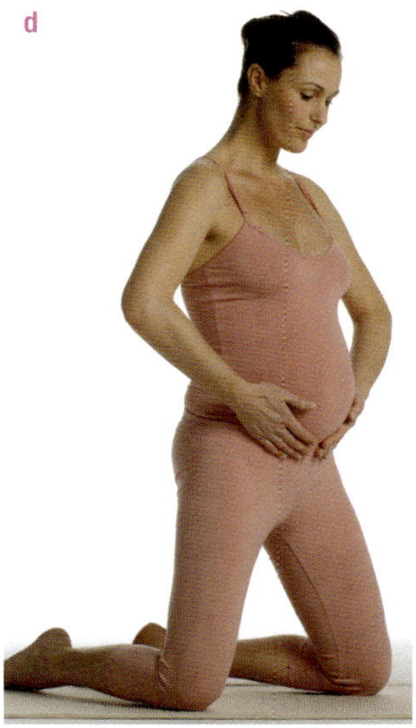

11 Movimento per il travaglio

Alcune donne fanno questi movimenti istintivamente durante il travaglio; può essere utile esercitarsi a farli in gravidanza. Fare ruotare o oscillare il bacino o camminare aiuta ad affrontare le contrazioni e facilita la dilatazione del collo dell'utero e la rotazione del bambino. Quando vi esercitate, provate a immaginare di essere nel mezzo di una forte contrazione: respirate profondamente e concentratevi sull'espirazione fino alla fine.

a) Posizione accovacciata Accovacciatevi sulle punte dei piedi e rialzatevi. Ripetete più volte.

- Provate ad accovacciarvi, ad appoggiarvi in avanti e poi a tornare accovacciate.
- Se vi è difficile accovacciarvi, mettete un cuscino sotto i talloni e appoggiatevi allo schienale di una sedia, o appoggiatevi in avanti a una pila di cuscini.

b) In piedi In questa posizione la gravità aiuta il bambino a scendere, accelerando il parto.

- In piedi, con i piedi distanziati di 30 cm circa, ruotate lentamente e con sensualità i fianchi: siate flessuose.
- Spingete bene il bacino in avanti e lasciatelo andare per riportarlo indietro.
- Ripetete qualche volta, poi invertite il senso di rotazione.

c) Carponi Durante il travaglio questo movimento, riduce il dolore e facilita la rotazione del bambino.

- Mettetevi a terra carponi,con le ginocchia distanziate di 30 cm circa.
- Respirate profondamente e fate ruotare i fianchi con un lento e sinuoso movimento circolare.
- Dopo averne fatte un po', cambiate il senso delle rotazioni.

d) In ginocchio Inginocchiatevi con la schiena eretta e le cosce leggermente divaricate.

- Portate le mani ai fianchi e fate dei movimenti di rotazione, come in una danza del ventre. Potete fare lo stesso reggendovi a un sostegno stabile, posto davanti a voi.
- Dopo un po' di rotazioni, invertite il senso.

e) Posizione semi-inginocchiata Dalla posizione in ginocchio, alzate un ginocchio e appoggiate il piede sul pavimento; vi trovate in una posizione intermedia tra quella in ginocchio e quella accovacciata, in cui potete oscillare il bacino.

- Invertite quindi la posizione e ripetete dall'altro lato.

e

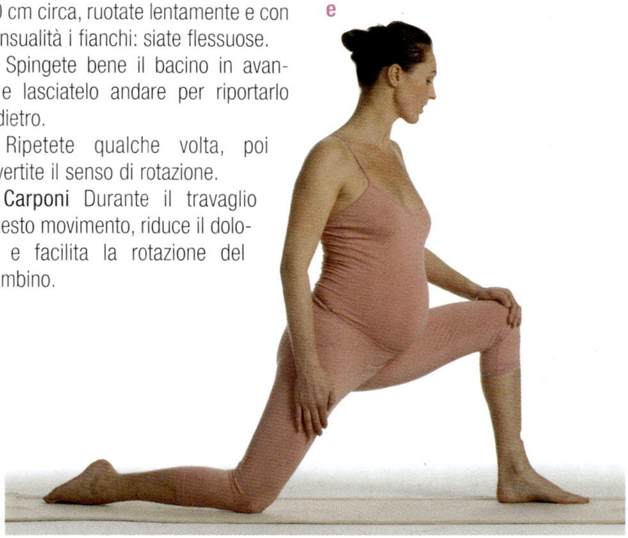

12 Flessione in avanti

Allunga e rilassa i tendini e i muscoli posteriori delle gambe, migliora la circolazione del sangue e aumenta l'energia, aiuta a prevenire gli affaticamenti, corregge la posizione del bacino, è ottimo per il portamento e rilassa i muscoli del pavimento pelvico.

Cominciate il movimento lentamente, senza passare alla posizione avanzata (b) prima di essere in grado di fare quella iniziale riuscendo a rilassarvi. È molto importante tenere diritta la schiena. Le prime volte, passate solo qualche secondo nella posizione di flessione, ritornando erette molto lentamente. Se vi piegate troppo, imporrete uno sforzo eccessivo alla parte bassa della schiena. Dovreste avvertire lo stiramento nella parte posteriore delle gambe. La schiena non deve fare male.

a) In piedi, con le gambe leggermente divaricate, i piedi paralleli e le punte in avanti, aprite completamente le dita dei piedi e rilassate l'arco plantare. Respirate profondamente, guidando mentalmente l'aria verso i piedi.

- Con la schiena diritta, rilassate le spalle e aprite il torace.
- Quando espirate, mantenendo sempre la schiena diritta, flettetevi lentamente in avanti appoggiando le mani a un tavolo finché non sentite lo stiramento nella parte posteriore delle gambe.
- Spingete le ginocchia indietro e fate una respirazione profonda, soffiando l'aria espirata verso il pavimento, tra le gambe.
- Allungate la colonna vertebrale stirando il tronco in avanti dall'osso pubico al collo, ma tenendo rilassate la schiena e la nuca.
- Tenete la posizione per qualche minuto, respirando profondamente. Quando sentite che è il momento, risalite espirando.

b) Provate ad aumentare gradualmente il vostro piegamento senza appoggiarvi al tavolo e a flettervi in avanti tenendo le mani intrecciate dietro la schiena, sempre con la schiena diritta. Tenete la posizione per un minuto, respirando profondamente, poi risalite.

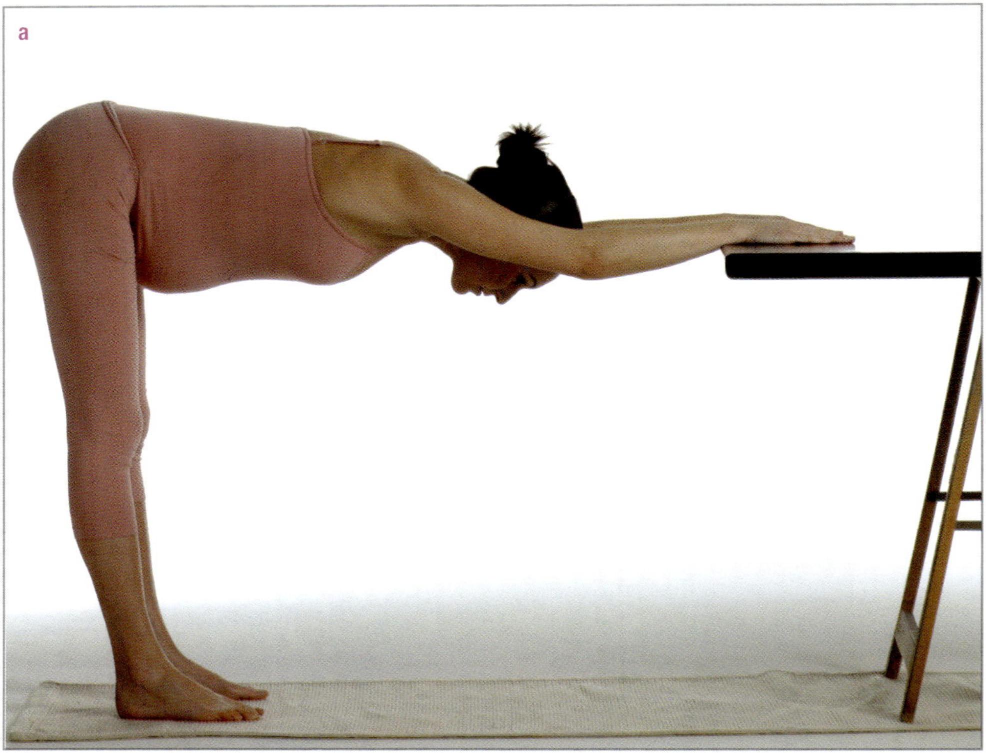

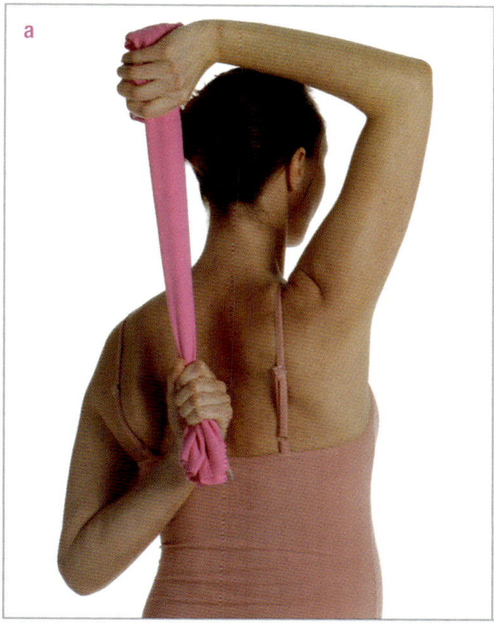

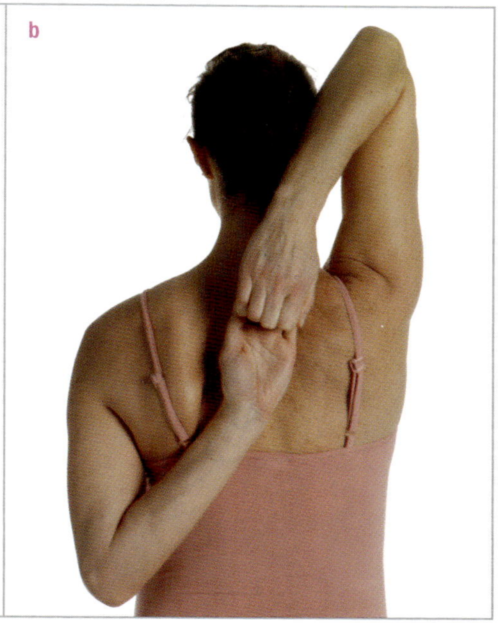

13 Stiramento delle spalle in piedi

È un esercizio che elimina la tensione nelle spalle e apre il torace. Praticato regolarmente, migliora la respirazione e la circolazione del sangue in tutta la zona e quindi in tutto il corpo.

La capacità polmonare aumenta, migliorando la respirazione vostra e del bambino.

Questo stiramento attenua anche il bruciore di stomaco e la pressione sulle costole, e tonifica i seni e i muscoli che li sostengono.

a) State in piedi in una posizione comoda, con le spalle rilassate e il bacino spinto in avanti.

- Tenendo in mano una sciarpa di stoffa, alzate il braccio destro al di sopra della testa, flettendo il gomito.
- Con la mano sinistra, afferrate la sciarpa e tirate dolcemente oltre la testa il gomito destro, per aumentare lo stiramento.
- Tenete la posizione per un minuto, poi ripetete dall'altro lato.

b) Se l'esercizio descritto vi riesce facilmente, completatelo andando a raggiungere da sotto la mano destra con la sinistra e intrecciandole in modo che quella sotto, con il suo peso, intensifichi lo stiramento.

- Tenete la posizione per un minuto, poi invertitela.

14 Stiramento delle spalle in ginocchio

Rilassa le spalle, apre il torace e allunga i muscoli che sostengono il seno. Inoltre migliora la circolazione del sangue e aumenta la capacità polmonare. È utile per attenuare il bruciore di stomaco e la pressione sulle costole.

Le sensazioni Lo stiramento dovrebbe essere avvertito solo nelle spalle e nella parte alta delle braccia. Se sentite fastidio alla schiena, avvicinatevi di più al muro.

- Inginocchiatevi a 30 cm circa da una parete, con le ginocchia bene divaricate.
- Rilassate le spalle e controllate di avere le punte dei piedi rivolte una verso l'altra.
- Alzate le braccia oltre la testa e, con i gomiti ben tesi, appoggiate le mani al muro, alla stessa distanza che c'è tra le spalle.
- Cercate di appoggiarvi più in alto che potete arrivare senza alzare i glutei. Stendete anche le dita e rilassatevi in avanti così che la parte anteriore del corpo, petto e addome, sia bene estesa.
- Respirate profondamente e tenete la posizione per qualche minuto. Concentratevi mentre abbassate le scapole allontanandole dal collo e avvicinate lo sterno al muro.

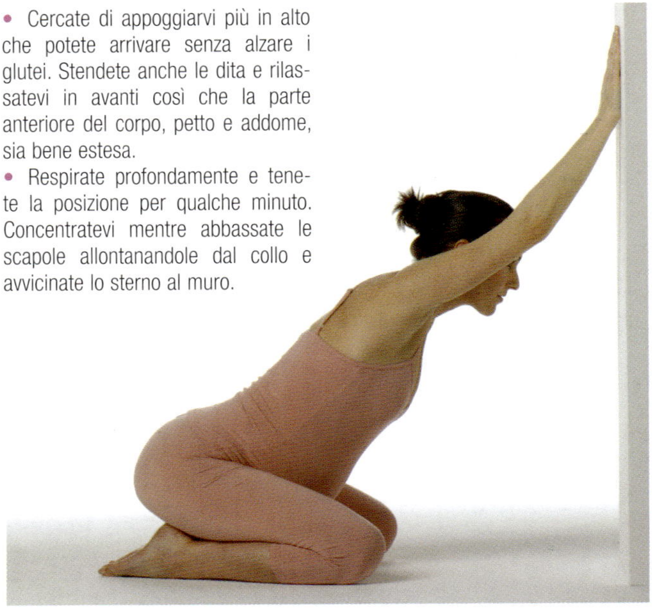

15 Basculamento del bacino

Allunga i muscoli anteriori delle cosce, rinforza i glutei e la regione lombare e attenua o previene il mal di schiena, allunga la colonna vertebrale e corregge l'inclinazione del bacino e l'assetto posturale.

Le sensazioni Lo stiramento si avverte nella parte anteriore delle cosce.

Attenzione Soprattutto alla fine della gravidanza, se vi procura disagio sdraiarvi sulla schiena, evitate di fare questo esercizio.

- Sdraiatevi a terra supine, con ginocchia flesse e braccia allineate lungo i fianchi. Fate una profonda respirazione addominale e rilassate la schiena.
- Portate i piedi, paralleli, vicino ai glutei. Sentite l'appoggio della colonna vertebrale a terra.
- Contraendo i glutei, portate in su il bacino, senza staccare da terra la parte bassa della schiena.
- Tenete la posizione per qualche secondo e poi rilassate. Ripetete diverse volte.

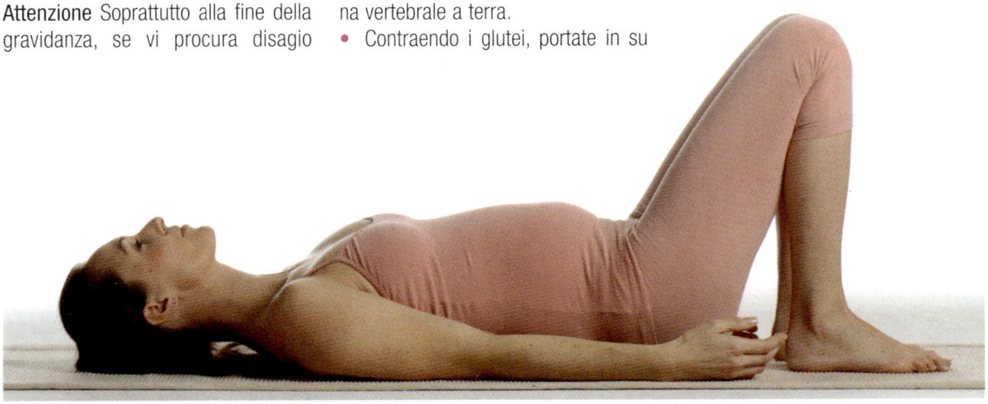

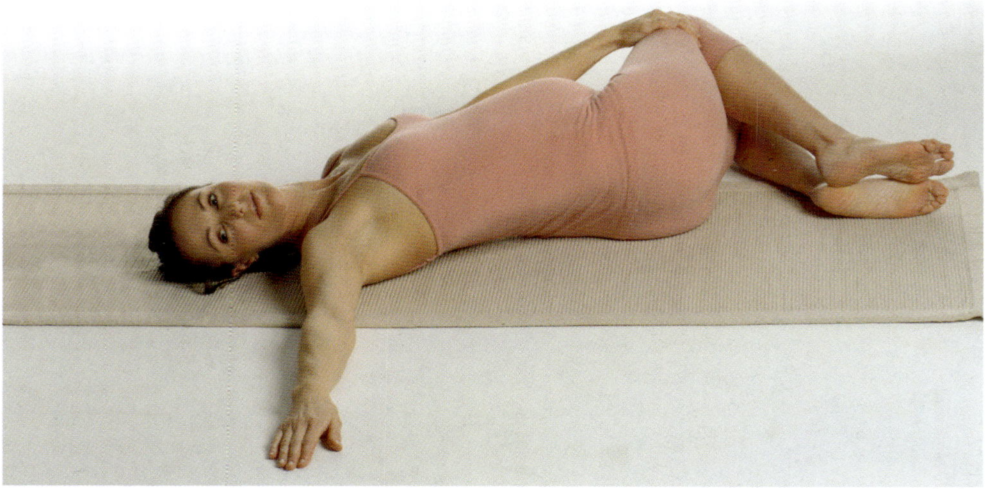

16 Torsione del tronco

Favorisce la lubrificazione dei dischi intervertebrali, allunga la muscolatura obliqua laterale, i muscoli pettorali e intercostali; è molto rilassante per la colonna lombare e riduce o previene dolori locali. Lo stiramento dovrebbe essere avvertito lungo i lati del tronco.

- Sdraiatevi supine con le braccia allargate all'altezza delle spalle e le ginocchia leggermente piegate. Fate qualche respirazione addominale profonda.
- Con lo sguardo rivolto a una mano, fate scendere dolcemente le ginocchia unite dalla parte opposta, aiutandovi con l'altra mano.
- Tenendo il gomito e la spalla destra a terra, fate ruotare i fianchi verso sinistra, portando il ginocchio destro a terra.
- Tenete la posizione per un minuto o due, respirando profondamente, e poi invertitela. Dopo cinque minuti in questa posizione, associata a una respirazione profonda, vi sentirete molto riposate e rinvigorite. Per rialzarvi rotolatevi su un fianco e passate per la posizione carponi.

17 Posizioni di riposo

Dopo una sequenza di stretching dovreste sempre riposarvi per almeno cinque minuti. La posizione migliore per il rilassamento è quella distesa supina a terra. Se però sdraiate sulla schiena non siete comode, assumete una posizione diversa.

Sdraiatevi su un fianco, con un cuscino sotto la testa. Allungate la gamba appoggiata al pavimento e flettete l'altra, con un cuscino sotto il ginocchio. Questa posizione è ideale anche per dormire.

Un'altra posizione per il rilassamento può essere assunta inginocchiandosi, con le ginocchia divaricate e la parte superiore del corpo inclinata in avanti e sostenuta da una pila di grossi cuscini. È ottima anche durante il travaglio. Oppure, mettetevi supine con le gambe sollevate, con un cuscino sotto la testa e i piedi e i polpacci sostenuti da una sedia o da un letto.

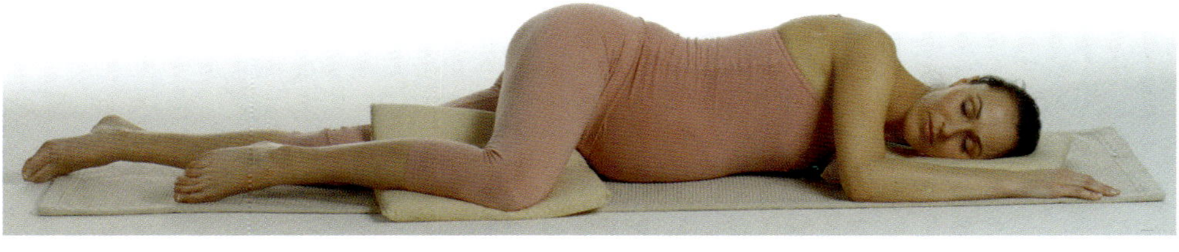

L'assetto posturale

In gravidanza, l'assetto posturale è importantissimo. Se l'assetto posturale è scorretto, il corpo è sottoposto a stress che provoca tensioni, fastidi e dolori.

In piedi

Mettetevi di profilo di fronte allo specchio ed esaminate la vostra postura. Prima di tutto, controllatevi i piedi. Dovrebbero presentarsi paralleli e non diretti all'esterno, appoggiati fermamente a terra, con il peso distribuito in modo uniforme dalla punta al tallone e tra interno ed esterno. L'arco plantare dovrebbe risultare leggermente sollevato. Passate alle ginocchia. Dovrebbero trovarsi leggermente flesse e rilassate. Il bacino dovrebbe trovarsi leggermente spostato in avanti. Per sentire la posizione giusta, contraete i glutei e portate il bacino in avanti, in modo da appiattire quasi completamente la curvatura lombare. Una curvatura molto accentuata o una lordosi sono tra le cause più comuni di mal di schiena in gravidanza. Se avete una tendenza alla lordosi, cercate di fare tutti i giorni gli esercizi 10 e 15 (pp. 144 e 148) per il bacino.
Proseguite il controllo della postura risalendo verso il tronco. Tenete il bacino in dentro, allungate la parte anteriore del tronco e aprite le spalle in modo da avvicinare le scapole badando a non spingere in fuori il bacino e a non incurvare la schiena. Guardatevi ora le spalle. Dovrebbero essere sciolte e rilassate e ricadere verso il basso anziché alzarsi verso le orecchie o spingersi in avanti. Infine, la testa dovrebbe trovarsi in equilibrio in cima alla colonna vertebrale, con il mento leggermente in dentro, non rigida. Controllate che non sia spinta in avanti e che le mascelle non siano serrate. Mascelle e gola dovrebbero essere sciolte e rilassate.

Il programma di allenamento quotidiano

Per trarre il massimo vantaggio dagli esercizi, la sequenza completa andrebbe eseguita nell'ordine descritto, almeno una volta alla settimana. In aggiunta, cercate di fare tutti i giorni gli esercizi che vi fanno particolarmente bene, insieme con quelli essenziali.
Gli esercizi indispensabili sono:

- la farfalla;
- la posizione seduta alla giapponese;
- la posizione a gambe divaricate contro il muro;
- lo stiramento del polpaccio;
- la posizione accovacciata;
- l'esercizio per il pavimento pelvico.

Questi esercizi possono essere facilmente integrati nella vita di tutti i giorni: potete sedervi nella posizione della farfalla quando guardate la televisione, o alla giapponese quando leggete o giocate con un bambino. Potete esercitare il corpo anche sedendovi per terra o accovacciandovi su uno sgabello. Cominciate sempre la ginnastica quotidiana con qualche minuto di respirazione profonda, proseguite con gli esercizi essenziali e terminate con gli altri movimenti che vi apportano benessere.

Camminare

Verificate se tenete i piedi paralleli quando camminate. I piedi all'infuori sono una delle cause più comuni di dolore nella regione sacro-iliaca in gravidanza. Usate sempre scarpe che non abbiano tacchi troppo alti. Non irrigidite le ginocchia e tenete il bacino leggermente in avanti e la schiena eretta, senza curvare troppo la colonna lombare. Rilassate le spalle e oscillate liberamente le braccia lungo i fianchi. Evitate di portare una borsa pesante su una spalla. Camminando, respirate profondamente e in modo uniforme.

Piegarsi e sollevare pesi

Non piegatevi mai in avanti per sollevare un oggetto o un bambino piccolo. Quando ci si piega a 'L', infatti, si impone uno sforzo eccessivo alla zona lombare della colonna vertebrale. Imparate invece ad accovacciarvi in punta di piedi e a rialzarvi con la schiena diritta.

Stare sedute

Tutte le volte che potete, sedetevi per terra. Se invece siete sedute su una sedia, evitate di accavallare le gambe e fate in modo di avere la schiena e il torace allungati dai fianchi in su. Non afflosciatevi e controllate la curvatura della colonna lombare, del bacino e del petto. Per evitare di afflosciarvi, alzate lo sterno, tenete le spalle basse e cercate di fare avvicinare le scapole. Se passate molto tempo a una scrivania, controllate di avere la schiena sostenuta adeguatamente e di non curvarvi in avanti. Fate molti stiramenti delle spalle (esercizi 13 e 14, pp. 147 e 148) per eliminare la tensione in questa zona. Quando vi rilassate, evitate di afflosciarvi su una poltrona o su un divano. Sedetevi piuttosto per terra, con la schiena adeguatamente sostenuta da una parete e con le gambe incrociate, oppure in una delle varie posizioni sedute (esercizi 2, 3 e 5, pp. 138, 139 e 141).

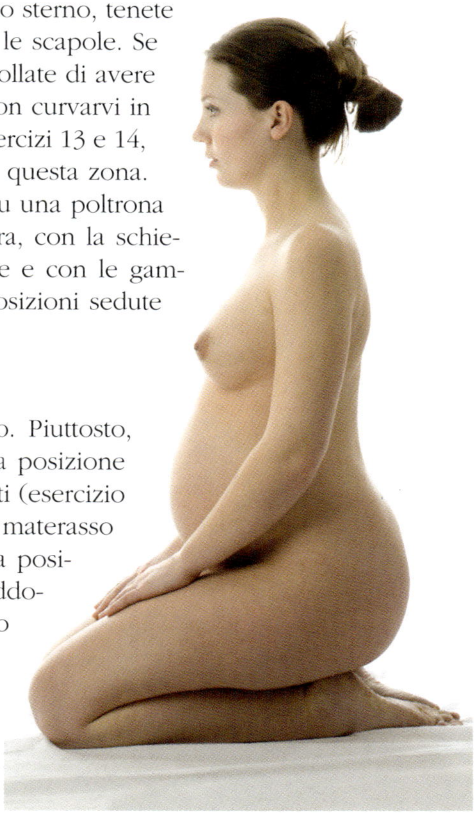

Stare sdraiate

Evitate di sdraiarvi e di dormire sul dorso. Piuttosto, usate qualche cuscino in più e trovate una posizione comoda su un fianco o appoggiate in avanti (esercizio 17). Conviene comunque dormire su un materasso sostenuto. Tutte le volte che vi alzate dalla posizione distesa, piuttosto che contrarre gli addominali e alzarsi direttamente in piedi è molto meglio se vi rotolate su un lato e, facendo pressione sulle mani, alzate il tronco mettendovi a sedere, oppure se passate per la posizione carponi.

Il massaggio

Il massaggio dà particolare giovamento alla fine della gravidanza, attenuando lo stress e i disagi che spesso si avvertono quando la colonna vertebrale deve adattarsi al nuovo peso dell'utero. Con l'avvicinarsi del parto, il disagio può aumentare e di conseguenza richiedere massaggi più frequenti. La conoscenza delle tecniche per massaggiare schiena, glutei, cosce e addome può risultare utile durante il travaglio e il parto, e grazie al rapporto costruito durante la gravidanza, saprete dare al vostro compagno indicazioni precise perché il massaggio sia sempre quello più adatto alla situazione. Massaggiandovi per tutta la gravidanza acquisirete una maggiore scioltezza manuale, che vi sarà utile anche per massaggiare il vostro bambino. Praticato con regolarità, il massaggio produce una sensazione immediata di rilassamento e ha effetti più profondi che possono durare per intere settimane. Non comporta rischi, purché si presti attenzione ai segnali del corpo di chi riceve il massaggio e si aumenti la pressione solo quando fa piacere. Gli effetti del massaggio saranno ottimali se imparerete a scambiarvi reciprocamente i ruoli di massaggiatore e massaggiato.

Massaggiare o essere massaggiati è per molti un'esperienza del tutto nuova.

Non è necessario essere esperti di anatomia o acquisire tecniche complicate; è sufficiente riuscire a scoprire e a sviluppare le vostre capacità naturali e intuitive.

Massaggio e meridiani energetici

Nelle diverse parti del mondo si praticano numerosi tipi di massaggio. La maggior parte delle tecniche note ha avuto origine in Oriente dove, da secoli, il massaggio rientra nelle normali attività quotidiane, soprattutto durante la gravidanza e dopo il parto.

Il sistema descritto di seguito è ispirato allo Shiatsu, un tipo di massaggio basato sui principi energetici dell'agopuntura, che lavora a livello profondo per stimolare i vari organi, sciogliere le tensioni e favorire il recupero di un equilibrio globale. Invece di massaggiare direttamente i muscoli, questo massaggio segue invisibili, ma precisi, meridiani energetici, le linee attraverso cui l'energia passa per il corpo. La medicina cinese contempla dodici meridiani energetici e ogni organo corrisponde a un meridiano in un certo numero di punti, detti punti di agopuntura. Benché possano occorrere anni per imparare tutti i punti da trattare con l'agopuntura, i movimenti di questo tipo di massaggio possono invece riuscire naturali e non è difficile impararli abbastanza in fretta se si lascia affiorare il proprio senso istintivo del tatto.

Prepararsi al massaggio

Scegliete un momento in cui siete certi che non sarete disturbati e sistemate la stanza in modo che sia piacevolmente calda, con luci basse e, se la gradite, una musica rilassante. Avrete bisogno di una pila di cuscini e di una superficie piana e rigida su cui far stendere chi riceve il massaggio: un tappeto sul pavimento o un letto matrimoniale vanno benissimo. Tenete una coperta a portata di mano con cui scaldare le parti che non vengono massaggiate. Avrete bisogno di un olio vegetale, per esempio di mandorle dolci, germe di grano, albicocca o cocco. È fondamentale che chi fa il massaggio così come chi lo riceve trovi una posizione molto comoda.

Automassaggio del seno e del perineo

Massaggiarsi il seno, magari dopo un bel bagno, è utile per prepararlo all'allattamento e per idratare la pelle.

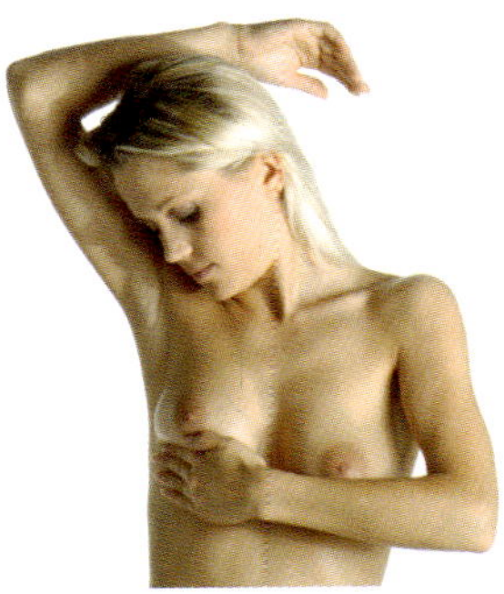

Con le dita unite, massaggiate il seno dalla circonferenza più esterna in direzione del capezzolo, cominciando il massaggio con il palmo della mano e poi con le dita.

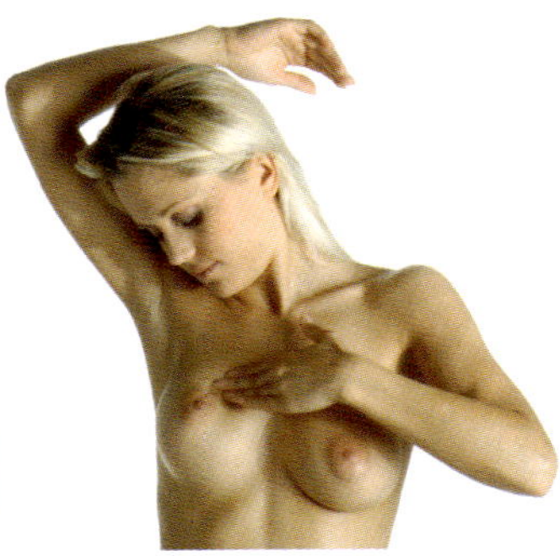

Potete considerare tutto il seno come un orologio e lavorarlo dall'una alle due e così via, tutto intorno. I capezzoli si possono massaggiare con olio di mandorle dolci. Si può continuare il massaggio del seno dopo il parto.

Nelle ultime settimane di gravidanza si può praticare un massaggio per preparare il perineo al parto Si esegue accovacciate, ma occorre delicatezza. Dopo avere unto le dita con un po' d'olio si inseriscono nella vagina. Premendo verso il basso, cercate di estendere e appiattire il perineo da un lato all'altro. Cominciate con due dita e poi, con la pratica, aumentate la pressione e il numero delle dita, usandone anche tre o quattro.

Le tecniche di massaggio descritte di seguito prevedono per le donne posizioni che in genere risultano più comode durante la gravidanza e il parto.
Tuttavia, se quando vi sdraiate sul dorso non siete comode, potete tranquillamente posizionarvi su un fianco. Dopo il parto potrete farvi massaggiare stando sdraiate sia sul dorso sia a pancia in giù.

Il riscaldamento

Conviene sempre cominciare con uno sfioramento, aumentando la pressione in modo graduale, 'ascoltando' con le mani e senza mai forzare. Questi accorgimenti sono particolarmente importanti quando la persona massaggiata è una donna in travaglio o un bambino molto piccolo.
Se chi riceve il massaggio mostra anche il minimo segno di disagio, occorre fermarsi immediatamente. È essenziale ricordarselo soprattutto quando ci si esercita nelle tecniche di massaggio che possono essere utili durante il parto. Ricordatevi che, benché molte donne trovino insostituibile il massaggio durante il travaglio e il parto, altre preferiscono non essere toccate e nemmeno sfiorate.

✔ respirazione *vedi* pagina 125

Cominciate il massaggio respirando insieme per entrare in sintonia l'uno con l'altra; la respirazione dovrebbe essere addominale e profonda fino alla fine del massaggio. Il massaggiatore dovrebbe recuperare una propria dimensione interiore, rilassando qualsiasi tensione eventualmente presente nei muscoli delle mascelle, delle spalle, delle braccia, dell'addome e intorno agli occhi.
Sfregate vigorosamente le mani una contro l'altra per riscaldarle e accumulare energia. Al termine del massaggio, scuotetele con i polsi liberi, per eliminare l'eventuale tensione accumulata.

I MOVIMENTI DELLE MANI

- Frizione superficiale
Si può eseguire con tutte le dita unite, con un dito o due o con tutta la mano.
- Pressione
Prevede l'uso delle punte delle dita o dei pollici per esercitare una pressione uniforme con la mano o con le mani in un punto per un minuto. Se incontrate una tensione, riducete la pressione, e aumentatela progressivamente a mano a mano che la tensione sotto le dita si riduce.
- Percussione
È difficile da descrivere ma facile da eseguire. Le spalle, i gomiti e gli avambracci devono essere rilassati e pesanti. Le mani sono perfettamente rilassate, hanno i polsi sciolti e battono rapidamente, come su un tamburo, con le punte delle dita o con il bordo esterno dei mignoli.

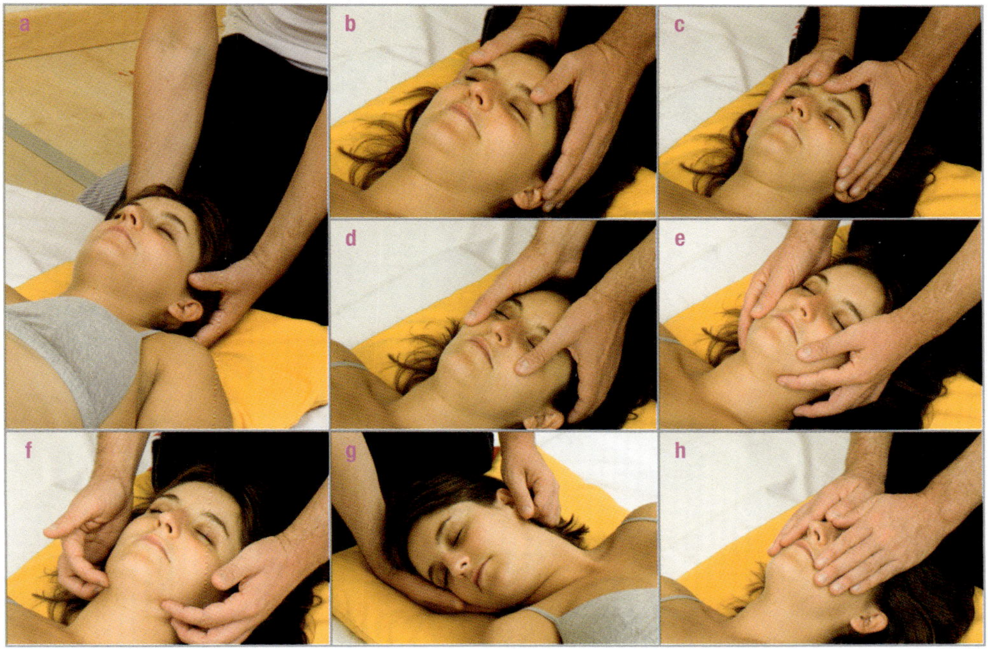

IL MASSAGGIO IN GRAVIDANZA

1 Massaggio del viso

La persona che riceve il massaggio è sdraiata a terra, con cualche cuscino sotto la testa e le ginocchia, per stare più comoda. Chi massaggia sta seduto dietro la testa dell'altro.

a) Mettete le mani sotto la testa della vostra compagna e tiratele lentamente all'indietro, stirando dolcemente il collo in direzione opposta ai piedi.

b) Mettete le dita di entrambe le mani ai lati della testa, appoggiando la base del palmo sulle tempie, e le dita sulle orecchie. Fate attenzione al ritmo del respiro di entrambi.

c) Mettete i pollici al centro della fronte, un centimetro e mezzo sopra le sopracciglia e lentamente tirateli verso le tempie. Con una pressione leggera ma decisa, ripetete il movimento, come per 'lisciar via' le tensioni con i pollici. È un movimento calmante, che riduce l'ansia. Continuate per un minuto.

d) Usate i pollici per massaggiare gli zigomi a partire dal naso fino alla base dell'orecchio. Con una pressione appena marcata e uniforme, ripetete lentamente per un minuto.

e) Massaggiate il mento appoggiando gli indici sotto la mascella inferiore e i pollici agli angoli della bocca. Descrivete dei cerchi in direzioni opposte con i pollici, con una pressione delicata ma decisa per muovere la pelle. Ripetete per un minuto.

f) Lavorate lungo la mascella, tenendo le dita sotto le orecchie e risalendo dal centro del mento alle orecchie stesse. Ripetete lentamente per un minuto.

g) Sistemate le dita dietro le orecchie e i pollici all'interno. Tenete le dita ferme in modo che siano ferme anche le orecchie mentre massaggiate ogni piega all'interno con il pollice. Poi tenete fermi i pollici e massaggiate il retro delle orecchie con le altre dita. Massaggiatele in ogni punto, lobi compresi, per qualche minuto, finché le orecchie sono calde.

h) Appoggiate delicatamente le mani sulle guance. Piano piano, fatele scivolare verso il basso scoprendo il viso.

i) Ripetete il movimento diverse volte e concludetelo sollevando le mani dal viso, senza scatti. Scuotete le mani, sciogliendo i polsi.

2 Massaggio dell'addome

Sistematevi entrambi comodamente, uno accanto all'altra. La persona che riceve il massaggio deve stare sdraiata sul dorso con la testa e le ginocchia sostenute da un cuscino, oppure su un fianco. Appoggiatele delicatamente le mani sulla pancia, fate attenzione al ritmo del respiro di entrambi e alla presenza del bambino nell'utero.

a) Con una pressione dolce e decisa, frizionate l'addome intorno all'ombelico in senso orario.

b) Se la persona massaggiata sta su un fianco, mettete entrambe le mani sotto la pancia come se sosteneste il bambino. Con una pressione decisa e uniforme, fate risalire le mani lungo i lati dell'addome, alternandole. Continuate per qualche minuto.

c) Applicate le tecniche 1, 2, 3, 5 e 6 della parte dedicata al massaggio del bambino (vedi pp. 354-359).

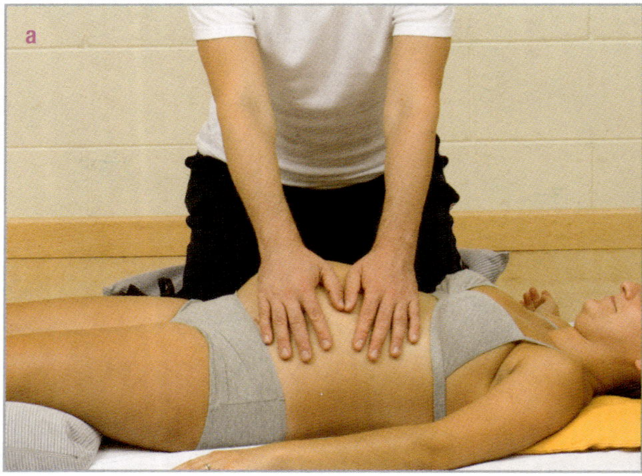

a

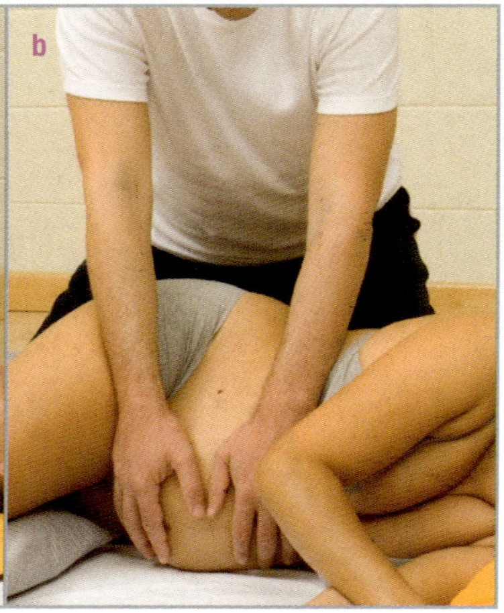

b

3 Massaggio dei fianchi

Chi massaggia deve stare comodamente seduto o in ginocchio accanto alla donna, che sarà sdraiata su un fianco con la testa e le ginocchia sostenute da cuscini.

Appoggiate delicatamente una mano sul fianco della donna e tenete l'altra a contatto con il suo corpo.

Con tutta la mano, frizionate il gluteo dal basso verso l'alto fino oltre il fianco, poi di nuovo il gluteo. Il movimento deve essere circolare e coprire tutto il fianco. Con una pressione dolce ma decisa, ripetete il massaggio facendo durare quattro secondi circa ogni movimento circolare. Continuate per uno o due minuti, poi cambiate fianco.

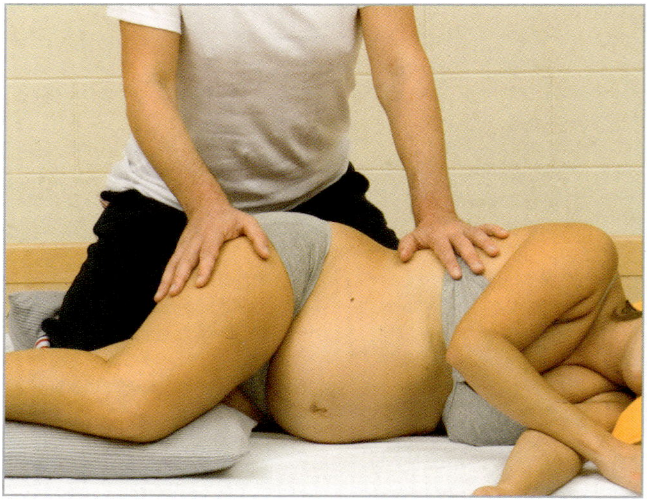

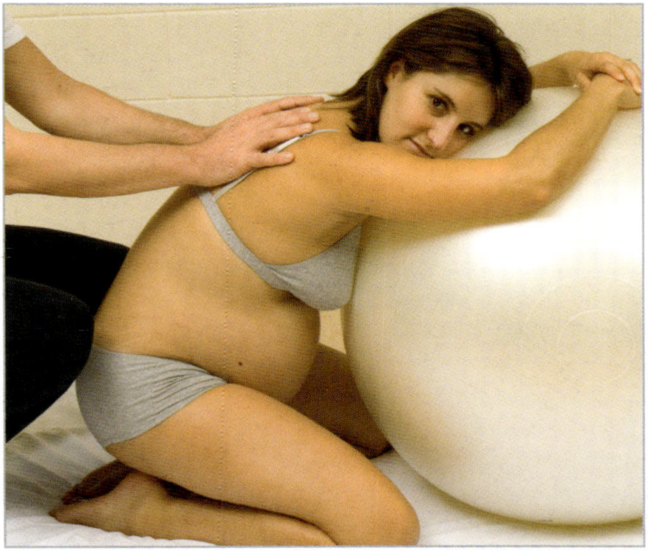

4 Massaggio della schiena
Chi massaggia deve sedersi o inginocchiarsi dietro la donna, a sua volta inginocchiata e appoggiata in avanti a un sostegno o a una pila di cuscini che le sorreggono completamente il tronco. Usando il dito medio delle due mani, massaggiate dall'alto verso il basso i lati della colonna vertebrale, con una pressione abbastanza decisa. Quando arrivate all'osso sacro, alla base della colonna, separate le mani, appoggiandone una su ogni guteo. Fatele risalire lungo i lati del torace, verso le ascelle, e tutto intorno alle scapole per tornare a scendere lungo la colonna. Ripetete tutto il percorso molto lentamente, per tre minuti circa.
Provate anche a mettere in atto le tecniche 7, 9, 10 e 11 della parte sul massaggio del bambino (pp. 354-359).

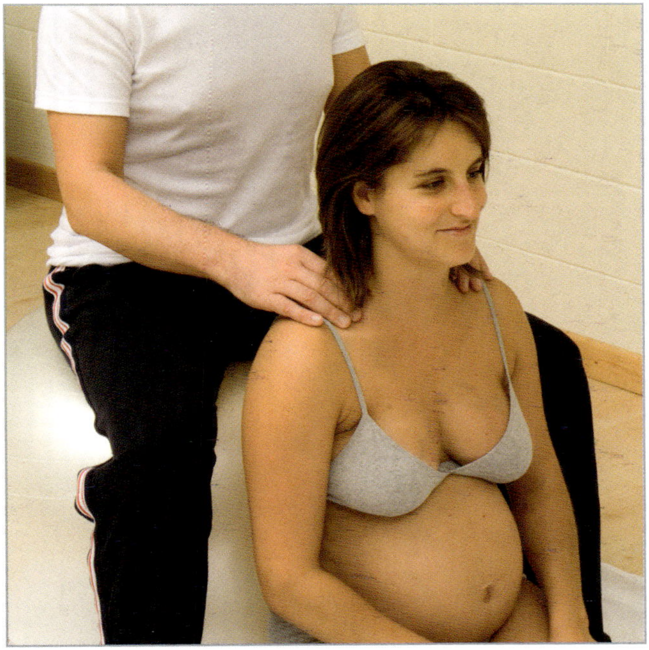

5 Massaggio delle spalle
La persona massaggiata deve stare seduta o in ginocchio, mentre il massaggiatore starà in piedi, seduto o in ginocchio dietro di lei. Con tutto il palmo della mano o solo con le dita, massaggiate con una pressione decisa e uniforme, da sotto le orecchie lungo la linea delle spalle, la parte superiore della schiena e delle braccia e lungo l'esterno delle braccia fino ai gomiti. Ogni movimento dovrebbe durare quattro secondi circa e il massaggio completo due o tre minuti.

L'alimentazione

La qualità del cibo e il modo in cui lo mangiamo è molto importante per il nostro stato di salute e di benessere. In gravidanza l'alimentazione diventa ancora più importante perché l'organismo deve elaborare gli elementi nutritivi essenziali anche per il bambino, traendoli dalla dieta quotidiana e dalle riserve della madre. Mangiare bene gioverà quindi alla gravidanza, al parto e alla maternità.

Con lo sviluppo della produzione industriale di massa, il nostro cibo è diventato sempre più raffinato e trattato.

I settori che hanno registrato la maggiore crescita riguardano il consumo di zucchero, additivi alimentari e cibi pronti. Questi prodotti aumentano l'apporto calorico e i costi della spesa ma riducono la qualità nutrizionale della nostra dieta. La cattiva alimentazione è una delle cause fondamentali di molti disturbi e malattie assai comuni. Perché l'alimentazione sia corretta, è necessario arricchirla di alimenti contenenti fibre, di cereali integrali, verdura e frutta fresca, e ridurre al massimo i cibi grassi e molto trattati e gli additivi alimentari.

Le esigenze nutrizionali in gravidanza

Durante la gravidanza, l'embrione e successivamente il feto ricevono dal vostro sangue tutto il nutrimento di cui necessitano. Anche l'organismo di una donna denutrita garantisce al bambino tutto ciò di cui ha bisogno: una madre anemica, per esempio, lo diventerà ancora di più, perché la placenta estrae dal suo sangue tutto il ferro necessario.

Il fabbisogno nutrizionale è soggettivo e varia da individuo a individuo. Dipende non solo dal clima e dall'occupazione svolta, ma anche dallo stile di vita, dal metabolismo basale, dall'esercizio fisico e così via: non c'è una formula valida per tutti. In gravidanza, comunque, le esigenze nutrizionali sono maggiori, perché la circolazione aumenta in tutto il corpo e nella placenta per soddisfare le esigenze del bambino mentre si formano i suoi organi e le sue ossa, e questo richiede evidentemente un'energia maggiore. Il

✔ peso corporeo in gravidanza *vedi* pagina 444

sangue necessario per la crescita e il funzionamento della placenta è equivalente a quello che servirebbe per il funzionamento di un altro organo.

L'aumento di peso

In gravidanza, la qualità complessiva della dieta è più importante dell'aumento di peso. Benché il peso in eccesso sia difficile da smaltire dopo il parto, è meno probabile che abbia delle carenze una donna sovrappeso che una sottopeso. Le donne, inoltre, aumentano di peso in modo diverso: alcune aumentano molto all'inizio e tendono a stabilizzarsi in seguito, mentre altre crescono soprattutto alla fine.

Se all'inizio della gravidanza siete sovrappeso, fate attenzione a nutrirvi adeguatamente, cercando di evitare i cibi che vi fanno ingrassare. Se cominciate invece sottopeso, sarete particolarmente attente nella scelta degli alimenti e alla loro qualità, per equilibrare l'apporto nutritivo e l'aumento di peso. Se il peso al concepimento è normale, l'equilibrio della dieta è più importante del suo contenimento. Benché sia essenziale acquistare del peso in gravidanza, non c'è nessun bisogno di mangiare per due. In realtà avete bisogno in tutto di cinquecento calorie circa in più al giorno, l'equivalente di 100 g di noci o di 200 g di muesli. Potete seguire tranquillamente i vostri desideri, che spesso indicano delle precise esigenze nutrizionali, purché la dieta sia equilibrata e contenga tutto ciò di cui avete bisogno.

Controllare il proprio peso durante la gravidanza non è più importante del controllo della qualità della dieta.

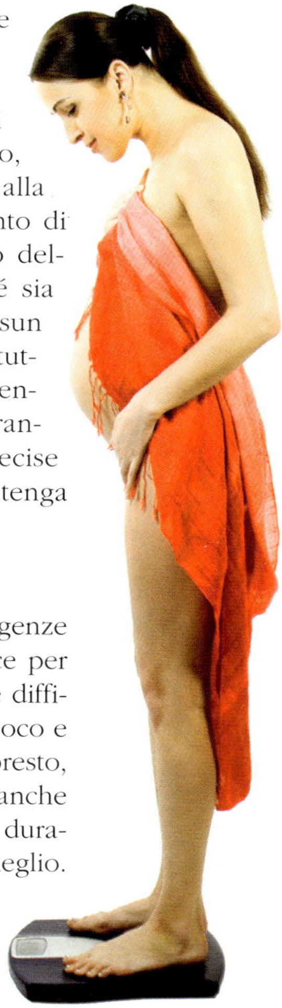

L'appetito

In genere l'appetito aumenta, riflettendo le maggiori esigenze nutrizionali della gravidanza. Se all'inizio l'appetito si riduce per effetto della nausea, e se negli ultimi tre mesi è fisicamente difficile mangiare molto in una volta sola, cercate di mangiare poco e spesso, sedendovi a tavola più volte al giorno: la mattina presto, a metà mattina, a pranzo, a metà pomeriggio e a cena. È anche importante mangiare lentamente e masticare bene, facendo durare a lungo i pasti, per non mangiare troppo e digerire meglio. Talvolta l'appetito può ridursi per carenza di vitamina B o di zinco. Mangiando per qualche giorno cibi ricchi di questi elementi, anche se non ne avete voglia, probabilmente l'appetito ritornerà.

Voglie e desideri improvvisi

In gravidanza, alcune donne non tollerano certi cibi, in particolare il caffè e i cibi fritti o molto elaborati. Altre invece cominciano ad avere voglia di cibi particolari, spesso dolci o acidi, o di insolite combinazioni alimentari. Questa situazione caratteristica, detta 'pica', era più frequente nel passato e può essere dovuta a carenze nutrizionali, spesso di ferro o di altri minerali quali calcio, zinco o cobalto.

Gli sfizi e l'intolleranza per certi cibi possono essere determinati dalle modificazioni ormonali della gravidanza che, in qualche modo, influiscono sui recettori del gusto. Finché le voglie e le intolleranze si mantengono nei limiti, non possono nuocere, mentre un consumo eccessivo di alimenti dolci e cibi raffinati può avere come conseguenza un indesiderato aumento di peso.

Le tradizionali 'voglie' in gravidanza saranno meno intense se seguirete una dieta equilibrata.

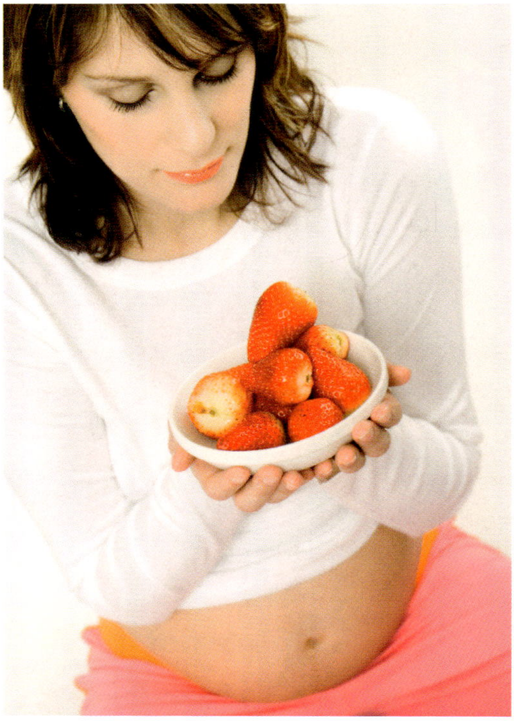

Se vi viene voglia di mangiare tra un pasto e l'altro, gli spuntini dovrebbero essere a base di carboidrati complessi, che vengono assorbiti lentamente dall'organismo, come noci, nocciole, uva passa e altra frutta secca, oppure di frutta e verdura cruda, per esempio carote, sedano, mele; tenete quindi sempre una scorta di questi cibi.

Se la vostra alimentazione è corretta e nutriente, comunque, scoprirete che le voglie sono meno intense.

I principi nutritivi

Gli alimenti contengono proteine, carboidrati, grassi, vitamine e minerali in varia proporzione. L'apparato digerente spezza gli alimenti complessi nei loro costituenti di base che possono così essere assorbiti dall'intestino e immessi nel circolo sanguigno, dopo di che vengono usati o immagazzinati nell'organismo.

Proteine

In gravidanza, il fabbisogno che aumenta maggiormente è quello delle proteine che, sotto forma di lunghe catene di aminoacidi forniscono i 'mattoni' per la costruzione e la riparazione delle cellule, e una parte di energia. Normalmente una donna ha bisogno di 45 g circa di proteine al giorno, ma in gravidanza il fabbisogno giornaliero può salire anche a 75-100 g, con un aumento compreso tra il 60 e il 120%.

La quantità di proteine andrebbe suddivisa nei diversi momenti della giornata e assunta attraverso cibi che oltre a soddisfare il gusto forniscano anche altri elementi nutritivi all'organismo. Carne, pesce, formaggio, uova (particolarmente equilibrate e quindi adatte alla gravidanza), semi oleosi, legumi secchi e cereali integrali sono gli alimenti più ricchi di proteine.

Il nostro organismo è in grado di produrre solo dodici dei venti aminoacidi di cui abbiamo bisogno per vivere: gli altri otto vanno assunti con il cibo.

Alcune proteine sono utilizzate dall'organismo meglio di altre; quelle vegetali, per esempio, devono essere assunte in combinazione con altri determinati alimenti per poter fornire una quantità sufficiente di aminoacidi essenziali. A tal fine, è sufficiente mangiare i

ESIGENZE DIVERSE IN MOMENTI DIVERSI

Anche se l'alimentazione dovrebbe essere ottimale sia prima sia durante tutta la gravidanza, le esigenze del vostro organismo e quelle di vostro figlio possono cambiare nelle diverse circostanze.

Prima del concepimento

È fondamentale una nutrizione adeguata. L'attenzione alla dieta nelle settimane e nei mesi che precedono il concepimento assicura al vostro sangue un adeguato contenuto di minerali, vitamine e altri elementi indispensabili per lo sviluppo dell'embrione. Eliminate se possibile i cibi che contengono additivi, conservanti e dolcificanti artificiali.

Primo trimestre

Gli organi del vostro bambino si formano nei primi tre mesi; in questo periodo conviene quindi evitare tutte le situazioni estreme. Non è quindi il caso di cambiare drasticamente la vostra alimentazione passando da una dieta a base di carne a una completamente vegetariana: il vostro corpo avrebbe bisogno di mesi per adattarsi al cambiamento. Cercate piuttosto di mangiare cibi poco raffinati e non trattati.

In questo periodo la nausea può rendere difficile alimentarsi in modo equilibrato, tuttavia vostro figlio continuerà a nutrirsi attraverso le riserve che il vostro organismo ha accumulato, fino al momento in cui potrete riprendere ad alimentarvi correttamente: mangiate quindi solo quello di cui avete voglia. Cercate di fare degli spuntini a base di carboidrati complessi e di proteine, eliminando invece le sostanze stimolanti e in particolare lo zucchero raffinato. Per combattere la nausea, provate a fare piccoli spuntini con semi di zucca e semi di girasole, entrambi ricchi di zinco.

Secondo trimestre

I mesi che vanno dal quarto al sesto sono in genere i più tranquilli, anche dal punto di vista alimentare.

Probabilmente avrete un buon appetito ed è quindi il caso di fare attenzione in modo da nutrirsi correttamente, evitando gli eccessi. L'alimentazione in questo momento è molto importante perché il bambino cresce rapidamente.

Terzo trimestre

Un'alimentazione corretta continua a essere indispensabile in vista del parto e della maternità. In particolare fate attenzione a evitare cibi che possano provocare un'indigestione o causare stitichezza.

Un giusto equilibrio alimentare vi permetterà di non aumentare troppo di peso, di dormire meglio e vi darà forza ed energia per affrontare parto e allattamento.

legumi (come piselli, fagioli o lenticchie) sempre abbinati ai cereali. Le proteine dei fagioli, per esempio, sono più assimilabili in un piatto di pasta e fagioli che non nei fagioli da soli; riso e piselli o pasta integrale e lenticchie sono altre combinazioni ideali. La soia, e tutti i prodotti da essa derivati, presenta invece un contenuto completo di proteine vegetali, pari a quello del formaggio. Le proteine animali sono più digeribili se mangiate separate dagli amidi.

Carboidrati e zuccheri

Tutti gli alimenti a base di carboidrati si trasformano in zuccheri nell'intestino e vengono usati per produrre energia. Il loro comportamento nell'apparato digerente e nel sangue può tuttavia essere estremamente diverso. Per chiarezza li divideremo in raffinati e non raffinati.

I *carboidrati raffinati* sono quelli estratti da una materia prima vegetale, come lo zucchero di barbabietola e di canna. Vengono assorbiti molto rapidamente nel sangue e forniscono una quantità maggiore di energia rispetto ai carboidrati non raffinati, il che non è affatto necessario in una dieta equilibrata.

La prima colazione può dare un buon apporto di carboidrati per iniziare la giornata con la giusta carica.

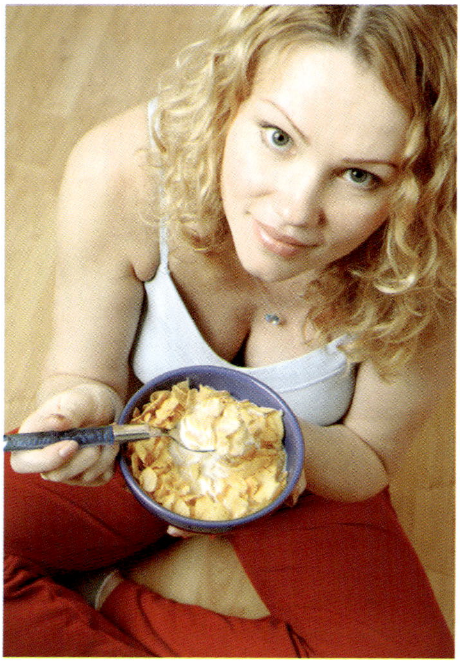

Il miele contiene diversi e preziosi elementi nutritivi come calcio, ferro, potassio e tracce di vitamine del gruppo B.

Lo zucchero raffinato, bianco o scuro, non ha quasi nessun valore nutritivo, infatti si dice che fornisce 'calorie vuote'. Mangiarne troppo può interferire con l'equilibrio degli zuccheri e con l'assorbimento della vitamina B. Tutti gli zuccheri favoriscono la formazione della carie.

I *carboidrati non raffinati* sono presenti in alcuni alimenti, quali riso integrale, legumi, patate con la buccia e verdure. Quasi sempre i cereali definiti integrali dall'industria o dai panificatori sono invece un misto di cereale raffinato e crusca. Gli alimenti non raffinati sono anche fonti preziose di vitamine e minerali.

I carboidrati non raffinati contengono inoltre quantità variabili di cellulosa e di altre sostanze che formano le pareti cellulari del vegetale

di partenza: questa fibra alimentare è di vitale importanza per la funzione intestinale. In quantità sufficienti previene e cura la stitichezza e assicura il passaggio lento e costante dell'energia contenuta nel cibo all'organismo.
La farina bianca raffinata e il riso bianco contengono quasi la stessa quantità di proteine e di carboidrati dei loro corrispettivi integrali, ma vengono assorbiti molto rapidamente, e non contengono le vitamine e i minerali eliminati con il loro involucro (anche se talvolta, in alcuni paesi, vengono aggiunti al pane bianco ferro e vitamina B).

Grassi

I grassi sono costituiti da catene di acidi grassi, indispensabili per il normale funzionamento dell'organismo e in particolare del sistema nervoso. A parità di peso, forniscono una quantità di energia (cioè di calorie) superiore a qualsiasi altro cibo.
Anche se, metabolizzando carboidrati e proteine, il fegato può produrre alcuni degli acidi grassi necessari, i grassi devono comunque entrare nella nostra dieta per consentire l'assorbimento delle vitamine liposolubili, come la A e la D, e di altri acidi grassi. È possibile operare una prima distinzione tra grassi saturi e polinsaturi.
I *grassi saturi* tendono ad alzare il tasso di colesterolo nel sangue e quindi il rischio di cardiopatie e malattie degenerative. Sono in genere solidi a temperatura ambiente e hanno provenienza animale, come il burro e i latticini, il grasso della carne e il lardo.
I *grassi polinsaturi*, invece, tendono ad abbassare la quantità di colesterolo 'cattivo' nel sangue. In genere si presentano liquidi a temperatura ambiente e sono di origine vegetale; quasi sempre gli oli di pesce ne contengono grandi quantità.
Anche le noci e tutti gli altri semi oleosi contengono piccole quantità di grassi polinsaturi, che sono sufficienti per il benessere dell'organismo.
I tipi di olio maggiormente consigliabili sono quelli di sesamo, di girasole e di mais, prevalentemente polinsaturi, e quello extravergine di oliva che, essendo monoinsaturo, non influisce sul colesterolo. Gli oli spremuti a freddo sono preferibili, perché il calore, normalmente usato nel processo di spremitura, tende a deteriorare i grassi polinsaturi. La frittura dei cibi alle alte temperature, oltre a produrre sostanze ossidanti chiamate radicali liberi, rende i cibi molto più calorici: a parità di peso, le patate fritte hanno il quintuplo delle calorie delle patate al forno.

Benché la nostra alimentazione contenga comunemente grassi sia saturi sia insaturi, questi ultimi dovrebbero prevalere.

Vitamine e minerali

Molecole minuscole ma essenziali per il nostro organismo, le vitamine e i minerali sono necessari per il sangue, per i tessuti e per tutte le cellule. Insieme con altri elementi nutritivi ed enzimi, svolgono la loro funzione in tutte le parti del corpo per garantire il corretto funzionamento del metabolismo. Il nostro organismo non è in grado di elaborare nessun minerale e solo quantità insufficienti di vitamine, che quindi è necessario assumere attraverso l'alimentazione o sotto forma di integratori.
I delicati meccanismi del corpo rendono possibile, entro certi limiti, mantenere i loro valori a livelli ottimali. Il consumo eccessivo di uno o più di questi composti può produrre un sovraccarico e qualche disturbo: un eccesso di sodio (nel sale da cucina) può facilitare un rialzo di pressione, mentre quantità elevate di rame o alluminio (presenti un tempo in alcune pentole) possono risultare pesantemente tossiche. Per contro, quantità troppo ridotte di un minerale o di una vitamina possono esaurire le scorte dell'organismo e dare sintomi da carenza quali: anemia per il ferro, scorbuto per la vitamina C, rachitismo per la vitamina D.
Se l'alimentazione è mediocre, le quantità di vitamine e minerali disponibili quotidianamente tendono a ridursi. Alcuni elementi possono essere immagazzinati per mesi, mentre altri devono essere integrati continuamente. Il modo di preparazione del cibo può essere significativo: le alte temperature distruggono molte vitamine (per esempio la C), e bollire la carne e la verdura equivale a disperdere nell'acqua la maggior parte del loro contenuto di vitamine e minerali. La cottura a vapore o in pentola a pressione riduce il problema, anche se un po' di frutta e verdura va comunque mangiata cruda.
Il valore nutrizionale di cereali come il frumento, il riso e l'orzo e quello della frutta e della verdura è legato in parte al trattamento cui sono sottoposti. I minerali sono presenti soprattutto nella pellicola esterna dei cereali e nella buccia della frutta e di molte verdure, che spesso vengono eliminate. Anche il

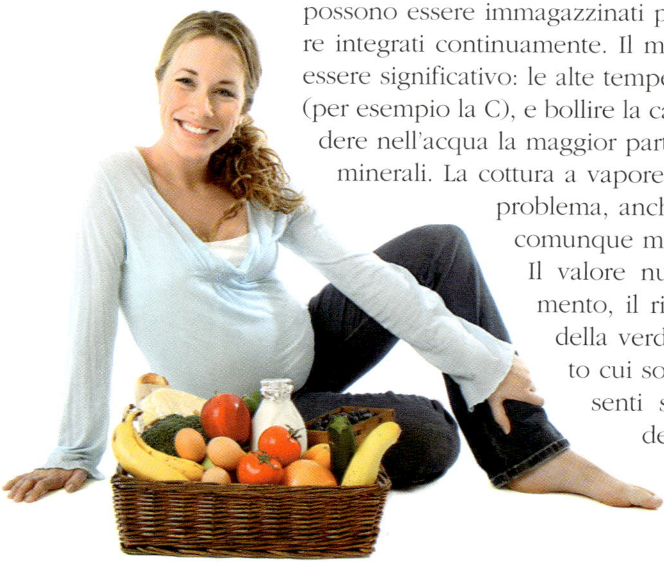

tipo di coltivazione incide sulla quantità di minerali e oligoelementi presenti nel cibo: lo zinco, necessario per la crescita del feto e la salute della madre, è sempre carente nell'alimentazione perché i fosfati presenti nei concimi, ne riducono l'assorbimento da parte delle piante.
Eventuali carenze di minerali, comunque rare, possono essere valutate attraverso uno specifico esame del capello.
In genere conviene assumere le vitamine e i minerali variando il più possibile la propria alimentazione. In questo modo l'equilibrio tra i vari elementi nutritivi si stabilirà naturalmente, soprattutto se si sceglieranno cibi di stagione. Nella tabella riportata alle pagine seguenti potrete trovare qualche suggerimento per incrementare l'apporto di una particolare vitamina o di determinati minerali nella vostra dieta. In alcuni casi, prima o durante la gravidanza, possono comunque essere necessari degli integratori, meglio se naturali.

Dove trovare gli elementi essenziali

Proteine, carboidrati, grassi, vitamine e minerali si trovano in quantità variabili in quasi tutti gli alimenti. Nelle pagine che seguono forniamo alcune indicazioni per individuarli e impostare una dieta equilibrata.

Carne, pesce, pollame e uova

Contengono un'elevata percentuale di proteine, vitamine e minerali, ma nella carne rossa si trovano molti grassi saturi. Il pesce, invece, ne contiene pochi. Con la frittura, tutti gli alimenti diventano più grassi e più calorici. Preferite la carne biologica certificata: gli animali da macello sono spesso sottoposti a trattamenti con ormoni (soprattutto se provenienti da paesi in cui le norme in merito sono meno restrittive delle nostre), per aumentarne la resa, e con antibiotici, per contrastare la proliferazione delle infezioni causate dal sistema di allevamento. È consigliabile quindi, mangiare meno carne accertandosi che sia di buona qualità. Se la vostra dieta è già ricca di altre proteine, non è necessario mangiare carne tutti i giorni.
Le uova sono un alimento molto indicato in gravidanza, per il loro equilibrato contenuto di proteine, grassi, vitamine (A, gruppo B, D ed E), ferro e altri minerali. Le uova di batteria contengono meno acido folico e solo metà della vitamina B_{12} contenuta in quelle di galline 'ruspanti'.

VITAMINE E MINERALI ESSENZIALI		
VITAMINA	**FUNZIONI**	**DOVE SI TROVA**
A	Aumenta la resistenza alle infezioni e la sensazione di benessere; cicatrizzante, favorisce la salute dei denti e della pelle e il regolare funzionamento della tiroide; lubrifica le mucose.	Prezzemolo, cavolo, verdure verdi, cardi, broccoli, cime di rapa, carote, albicocche, peperoni rossi, patate americane, lattuga, tuorlo d'uovo, derivati del latte, olio di fegato di merluzzo, fegato.
B_1 (tiamina)	Ha un'azione calmante e rilassante sul sistema nervoso; favorisce la digestione e le funzioni metaboliche.	Germe di grano, legumi secchi, arachidi, grano saraceno, nocciole, crusca, verdure a foglia verde, tuorlo d'uovo, caviale, topinambur, ananas fresco, maiale, fegato.
B_2 (riboflavina)	Essenziale per la digestione dei carboidrati, per l'ossigenazione delle cellule e la salute dei tessuti; cura stress e prurito.	Lievito di birra, tuorlo d'uovo, formaggi freschi, verdure a foglia verde, pollame, funghi, latte, fegato.
B_3 (acido nicotinico, niacina)	Dilata i vasi sanguigni; regola il colesterolo e lo zucchero nel sangue e protegge dai disturbi circolatori.	Verdure a foglia verde, oli di pesce, arachidi, funghi, lievito di birra, fegato, carne di manzo.
B_5 (acido pantotenico)	Favorisce la liberazione di cortisone e aumenta l'energia.	Fegato di vitello, legumi vari, soia, riso e grano integrale, noci, melassa, tuorlo d'uovo, avocado.
B_6 (piridossina)	Essenziale per l'assorbimento e la trasformazione delle proteine e per la produzione di ormoni; riduce la ritenzione idrica; combatte la nausea e lo stress.	Soia, lievito di birra, verdure a foglia verde, alghe, crusca, semi di girasole, salmone, fegato, carne di manzo.
B_{12} (cianocobalamina)	È essenziale per la sintesi degli acidi nucleici e la formazione di cellule e globuli rossi.	Lievito di birra, latticini, pesce, interiora, alghe, germe di grano, manzo e maiale.
Acido folico	Favorisce l'uso del ferro e il mantenimento del volume del sangue; in gravidanza è necessario in dose doppia.	Verdure a foglia verde scuro, lievito di birra, radici, cereali integrali, ostriche, salmone, latte intero, datteri, funghi, arance, fegato.
C (acido ascorbico)	Antibiotico naturale, aumenta la resistenza alle infezioni; tonifica le pareti dei capillari e previene la formazione di ulcere; antinquinante, è necessaria per la salute di denti, gengive e tessuto connettivo, oltre che per l'assorbimento del ferro.	Tutti gli agrumi e i loro succhi, cipolle, aglio, peperoni, prezzemolo, mirtilli, kiwi, barbaforte, verdure a foglia verde, origano, paprika, fragole, anguria, patate.

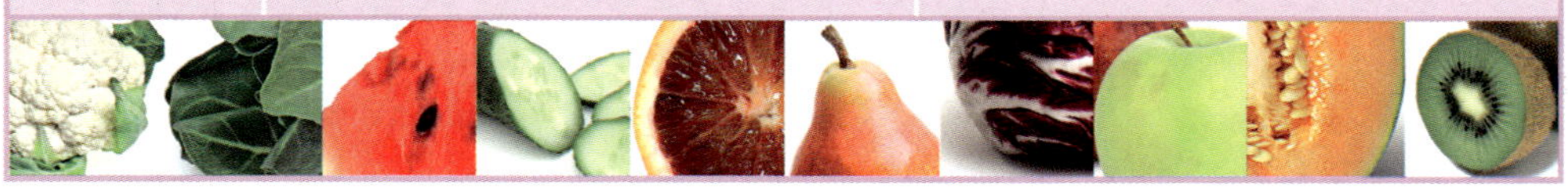

VITAMINE E MINERALI ESSENZIALI		
VITAMINA	**FUNZIONI**	**DOVE SI TROVA**
D	Necessaria per la crescita e la salute di ossa e denti e il funzionamento del sistema nervoso; essenziale durante l'allattamento.	Olio di fegato di merluzzo, burro, latte, tuorlo d'uovo, fegato di manzo e di pollo. La luce del sole è indispensabile per il suo assorbimento.
E	Controlla la formazione di fibrina (l'agente coagulante del sangue); fa scorrere il sangue in modo fluido e favorisce l'ossigenazione dei tessuti.	Germe di grano, burro, uova, lattuga, arachidi, cereali integrali, latte, spinaci, soia, semi di girasole, zucca, sesamo, avocado.
F	Acido grasso essenziale. Riduce il colesterolo; previene le cardiopatie.	Oli polinsaturi spremuti a freddo, noci, semi di sesamo.
K	Favorisce la coagulazione; estremamente utile nell'ultimo trimestre per il sistema di coagulazione del fegato; è prodotta dalla flora intestinale e ridotta dagli antibiotici.	Precursori: lievito di birra, verdure a foglia verde, soia, olio di girasole, alghe, tuorlo d'uovo, cavolfiore, germogli di alfalfa.
MINERALE	**FUNZIONI**	**DOVE SI TROVA**
Ferro	Trasporta l'ossigeno in tutto il corpo; stimola i processi vitali delle cellule; è l'elemento minerale più importante in gravidanza; un terzo è assorbito dal bambino.	Ciliegie, lievito di birra, carni rosse, alghe, fegato, verdure a foglia verde, cereali integrali, legumi, cereali e legumi germogliati, semi di girasole, frutta secca, anguria, tuorlo d'uovo, noci, funghi, barbabietole.
Calcio	Essenziale per le ossa e i denti di madre e bambino e per il normale funzionamento dei nervi e dei muscoli; è un calmante naturale.	Latte intero e suoi derivati, verdure a foglia verde scuro, crostacei, salmone, prugne, mandorle, tuorlo d'uovo, noci, alghe, semi di sesamo, arance, papaia, anguria, farina d'ossa, carote.
Fosforo	Insieme con calcio e vitamina D è essenziale per avere ossa e denti sani; favorisce l'alcalinità del sangue e il funzionamento delle ghiandole.	Crusca, germe di grano, latticini, cereali integrali, legumi, tuorlo d'uovo, arachidi, carni bianche, noci, tonno, alghe.
Potassio	Attiva molti enzimi; è essenziale per la contrazione muscolare; regolarizza l'equilibrio del sodio.	Banane, avocado, datteri, bacche di sambuco, papaia, prugne, legumi, albicocche secche, semi di girasole, cereali integrali, verdure, kelp.
Magnesio	Favorisce l'assorbimento delle proteine e l'uso di grassi, carboidrati ed enzimi; favorisce l'equilibrio del calcio; è calmante e antidepressivo.	Tutti i germogli, verdure a foglia verde, germe di grano, alghe, pesce e frutti di mare, noci, avocado, datteri, albicocche secche, farina d'ossa.
Zinco	Necessario per la crescita e la formazione del cervello e dei nervi; favorisce l'utilizzo di altri minerali; partecipa alla produzione di enzimi; è cicatrizzante e antinausea. Essenziale durante l'allattamento.	Banane, germe e crusca di grano, cereali integrali, carne, pesce, semi oleosi (per esempio semi di zucca e girasole), alghe, noci, legumi, tutti i germogli, latticini, ostriche.

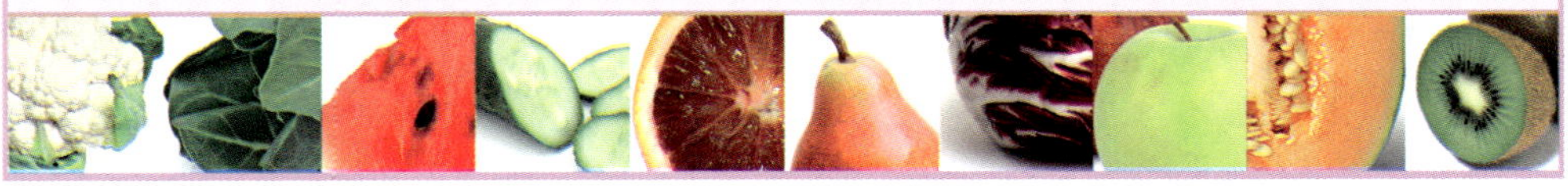

Cereali

La maggior parte degli abitanti del pianeta ricava le proteine, le calorie e i minerali necessari per vivere essenzialmente dai cereali, che sono un'ottima base alimentare. Tutti i cereali e le granaglie hanno una pellicola protettiva esterna e un nucleo interno composto soprattutto da carboidrati. Nel processo di raffinazione, per ottenere la farina bianca o il riso brillato, la pellicola viene eliminata, privando il cereale e quindi la dieta di vitamine, minerali e fibra.
I cereali integrali sono una fonte importante di sostanze nutritive, di calorie e di fibra, ma non sono sufficienti per una dieta completa. Essi infatti contengono acido fitico, che può ridurre l'assorbimento di calcio, ferro, magnesio e zinco, e soprattutto non contengono alcune vitamine essenziali. Perché la dieta sia equilibrata deve contenere anche verdure, frutta, legumi o proteine animali. L'ideale sarebbe associare nello stesso pasto cereali e legumi per garantire un uso ottimale delle proteine contenute in entrambi. Una dieta costituita per un terzo di cereali integrali è sicuramente molto sana.

Legumi

I legumi, tra i quali figurano vari tipi di piselli, lenticchie, ceci e fagioli freschi o secchi, sono fondamentali nei regimi vegetariani e forniscono vitamine (in particolare del gruppo B), minerali e proteine. Solo la soia (e i suoi derivati come il tofu e il miso) contiene tutti gli aminoacidi essenziali per una dieta equilibrata. Gli altri legumi coprono comunque il fabbisogno proteico purché accompagnati, nello stesso pasto, da cereali integrali (per esempio riso, grano, orzo o miglio).
I legumi secchi, una volta cotti, non recuperano tutta l'acqua che contenevano originariamente e per questo, a parità di peso, contengono più calorie e più proteine di quelli freschi. Alcuni legumi possono essere difficili da digerire e formare un eccesso di gas intestinali. Per risolvere il problema, lasciateli germogliare, aumentando così anche il loro contenuto vitaminico.

Noci e semi oleosi

Sono fonti preziose di proteine, soprattutto in una dieta vegetariana o vegana. Le noci e i semi di sesamo e di girasole sono particolarmente utili perché contengono una percentuale di grassi polinsaturi.

Oltre a molti minerali, le noci e i semi oleosi contengono tanto calcio da poter sostituire i latticini in caso di allergia o intolleranza. Al di là del loro prezioso contenuto, questi alimenti possono risultare ingrassanti e indigesti se vengono consumati in dosi eccessive.
Noci e nocciole in particolare, consumate crude sono un ottimo spuntino (ma anche il latte di mandorle è squisito e nutriente). Frutta secca e semi oleosi possono diventare gli ingredienti di molti secondi piatti o essere aggiunti alle insalate. Con la tostatura, in una padella senza grassi, spesso risultano più digeribili. Conviene evitare nocciole, arachidi e mandorle salate di provenienza industriale.

Verdure

Una dieta che comprenda molta verdura garantisce un buon apporto di fibre e vitamine, e sazia molto di più rispetto a un regime alimentare basato su cibi altamente calorici e proteici come formaggi e carne.
Le verdure a foglia verde, le patate e le carote sono molto ricche di fibre, minerali e vitamine. Spesso gli elementi nutritivi sono contenuti in quantità maggiori nella buccia, quindi cercate di consumare le verdure intere, lavandole sotto l'acqua corrente e spazzolandole molto bene. Per conservare vitamine e minerali, le verdure dovrebbero essere molto fresche, cotte brevemente a vapore o a pressione, o saltate rapidamente con un filo d'olio; cercate di non bollirle, ma se lo fate, adoperate l'acqua di cottura per una minestra o uno stufato, per non privarvi dei minerali in essa contenuti.
Le patate possono avere una parte di primo piano nella vostra dieta. Sono carboidrati che saziano perché vengono assorbiti lentamente, soprattutto cotte al cartoccio o a vapore con tutta la buccia. Evitate di friggerle o di mangiare patatine fritte confezionate: sono molto caloriche e prive di elementi nutritivi. Non mangiate patate vecchie o verdi, potenzialmente tossiche.

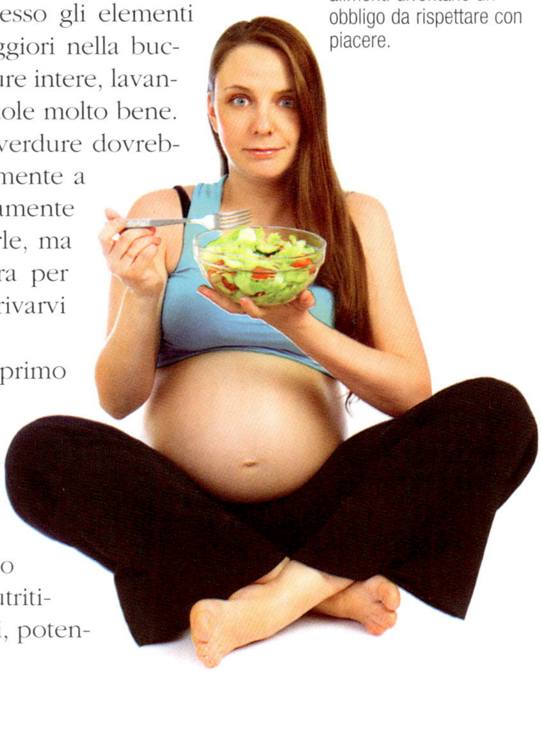

Varietà e scelta oculata della qualità degli alimenti diventano un obbligo da rispettare con piacere.

Alghe

In Oriente il loro valore nutrizionale è noto da secoli: sono ricchissime di minerali e oligoelementi e contengono quantità elevate di ferro e di altri elementi essenziali durante la gravidanza, tra cui lo iodio, assai utile per la tiroide. Acquistabili presso i negozi di alimentazione naturale, le erboristerie e alcune farmacie, le alghe possono essere cotte e mangiate da sole, aggiunte agli stufati o ad altre verdure, lavate e ammollate nell'acqua e mescolate alle insalate, o tostate e sbriciolate sopra un altro cibo.

La maggior parte delle alghe è importata dal Giappone, come quelle chiamate 'nori', 'wakame', 'kombu', 'arame' e 'hijiki'. Una buona fonte di ferro e vitamina B_{12} è contenuta in un'alga verde, la spirulina, disponibile come integratore alimentare.

Frutta

La frutta fresca è fatta per l'80-90% di acqua, ma contiene anche zucchero, vitamine (soprattutto C) e minerali. Tende perlopiù a essere acida, in particolare gli agrumi, e benché in quantità moderate possa fare molto bene, in gravidanza può dare acidità. Inoltre, alcuni frutti come uva, banane o prugne contengono molto zucchero e talvolta possono apportare un eccesso di calorie e un aumento di peso. Due porzioni di frutta al giorno sono la dose ideale. In generale conviene consumare frutta di stagione e di provenienza locale, perché il contenuto vitaminico si riduce progressivamente dopo la raccolta. Le vitamine e i minerali sono particolarmente concentrati nella buccia, ed è quindi meglio non sbucciare la frutta.

La frutta secca contiene più zucchero di quella fresca e andrebbe mangiata con moderazione. Tuttavia può essere una fonte preziosa di potassio; le albicocche secche, in particolare, contengono molto ferro e anche rame, che si equilibra nell'organismo con lo zinco.

Gli agrumi e i kiwi, e i loro succhi freschi, sono ottime fonti di vitamina C, mentre gli altri frutti tendono a perderla durante la spremitura. I succhi di frutta concentrati e diluiti possono essere difficili da digerire e dare acidità; sono ricchi di calorie e possono intaccare lo smalto dei denti. Se li bevete, diluiteli sempre con acqua. Le varie bibite 'alla frutta' contengono pochissime sostanze nutritive e in genere sono molto zuccherate; è quindi meglio evitarle del tutto.

Latticini

Forniscono calcio, proteine e grassi e sono tra gli alimenti preferiti di molte donne incinte. Tuttavia l'apporto di calcio, proteine e vitamine viene spesso sopravvalutato: non è necessario bere mezzo litro di latte al giorno durante la gravidanza e l'allattamento. Gli stessi elementi nutritivi presenti nei latticini sono contenuti in una serie di altri alimenti, dai semi oleosi ai legumi, dalle noci alle verdure. Molte persone, senza saperlo, hanno un'ipersensibilità o un'allergia al lattosio (lo zucchero del latte) e quindi ai suoi derivati, compreso il burro: tutti alimenti che fra l'altro non contengono fibre (il che può causare stitichezza) e sono ricchi invece di calorie e di grassi saturi. In molte cucine orientali i latticini hanno un'importanza assai limitata e l'opinione di molti nutrizionisti è che non siano affatto necessari nell'alimentazione umana.

✔ allergie e ipersensibilità *vedi* pagina 376

Come per tutte le cose, la moderazione è la regola migliore. Lo yogurt naturale è utile perché contiene fermenti lattici vivi, che

Regimi vegetariani

Oltre la metà della popolazione mondiale è vegetariana e questo tipo di alimentazione, purché seguito correttamente, fornisce l'intera gamma degli elementi nutritivi essenziali per il nostro organismo. È essenziale che le proteine, le vitamine e i minerali siano presenti in misura adeguata e quindi è importante che le proteine vegetali siano consumate in combinazioni corrette.
Durante la gravidanza è possibile migliorare la dieta con alimenti ricchi di proteine come il tofu (formaggio di soia), i legumi, i cereali integrali (riso, frumento, orzo, miglio) e anche con alghe, noci e altri semi oleosi che contengono quantità notevoli di minerali e di vitamine. Bisogna senz'altro consumare verdure, frutta e legumi che contengono discrete quantità di ferro, acido folico e calcio. I cibi raffinati, fritti e lessati dovrebbero essere evitati. Di solito è possibile coprire il proprio fabbisogno di elementi nutritivi con la sola alimentazione, ma, in alcuni casi, possono essere necessari degli integratori, soprattutto a base di ferro, di zinco e di alcune vitamine.
Tutto è più facile se la vostra dieta include formaggi, uova e latte. Se invece siete vegani e non mangiate nessun tipo di prodotto animale, è probabile che si manifesti una carenza di vitamina B_{12}, presente solo negli alimenti di origine animale, oltre che in alcuni estratti di lievito (da includere senz'altro nella vostra dieta). In gravidanza, le donne vegane dovrebbero assumere dei supplementi di vitamina B_{12}.
Talvolta le donne non amano mangiare carne in gravidanza e diventano vegetariane per la prima volta nella loro vita. Per contro, se siete diventate vegetariane da adulte dopo un'infanzia non vegetariana, potreste accorgervi di tornare a desiderare la carne. Benché in questo periodo siano da evitare i grandi cambiamenti, conviene come sempre prestare attenzione ai messaggi del vostro corpo, assicurandosi comunque di assumere proteine, grassi, minerali e vitamine in misura sufficiente ed eventualmente tornando al regime precedente dopo il parto.

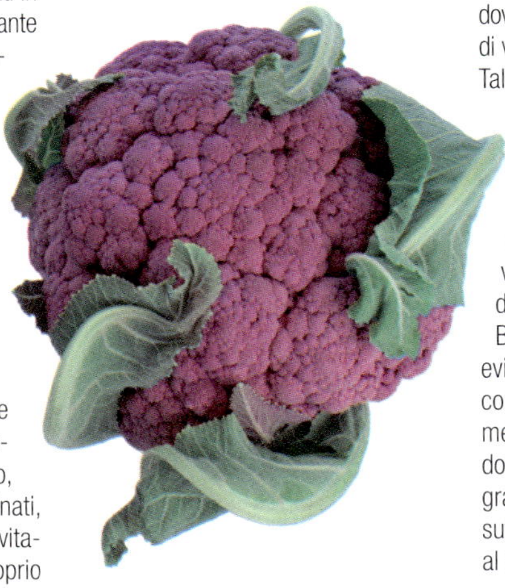

✓ infezioni vaginali *vedi* pagina 415

esercitano una vera e propria funzione ecologica sulle mucose genitali proteggendole dalle infezioni.
I formaggi stagionati, soprattutto il parmigiano reggiano, sono in genere preferibili perché contengono più proteine di quelli freschi, ma sono anche più ricchi di grassi.

Alimenti da evitare

Nel corso della gestazione, il vostro bambino riceve tutto il nutrimento da voi; qualsiasi sostanza assunta, buona o nociva che sia, prima o poi attraversa la placenta e raggiunge vostro figlio. Il vostro fegato e i vostri reni lavorano proprio per liberare il sangue dalle sostanze tossiche. Comunque è decisamente importante evitare il più possibile di prendere medicine che non siano strettamente indispensabili e anche assumere cibi e bevande inadatti, soprattutto nelle prime otto settimane quando l'embrione è più vulnerabile.

✓ medicinali *vedi* pagina 425

✓ omeopatia *vedi* pagina 431

Se un farmaco è indispensabile per la vostra salute, il medico dovrà valutare attentamente i rischi per il bambino rispetto alle vostre esigenze e tenere sotto controllo la situazione.
Prendiamo ora in considerazione alcune sostanze comuni che possono essere pericolose per il vostro bambino.

Caffè e tè

Tè e caffè dovrebbero essere ridotti in gravidanza perché contengono caffeina, sostanza stimolante che dà assuefazione, agisce sul sistema nervoso e attraversa la placenta. La caffeina in eccesso sti-

Medicinali

I rischi dei tranquillanti e dei vari medicinali acquistabili con o senza ricetta, dell'alcol, delle sigarette e delle droghe sono presentati dettagliatamente alle pp. 425, 374, 406 e 393. Una volta confermata la gravidanza, probabilmente il vostro medico vi prescriverà del ferro (spesso abbinato all'acido folico) in pastiglie o in sciroppo; tuttavia non tutte le donne ne hanno bisogno e molte preferiscono assumere cibi ricchi di ferro e di altri minerali e vitamine. Qualsiasi medicina va presa solo dopo averne parlato con il medico.
Se avete dei disturbi per cui non esiste una cura tradizionale efficace o sicura, potreste provare un trattamento omeopatico, che comunque, ma soprattutto in gravidanza, presenta meno rischi. Rivolgetevi quindi a un buon medico omeopata, perché il rimedio giusto va sempre scelto sulla persona e non sulla malattia, e non dimenticate di informarlo di qualsiasi altro rimedio o farmaco stiate già prendendo.

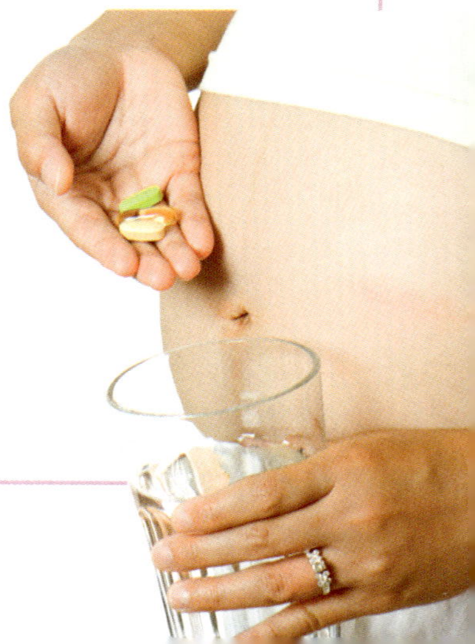

mola lo stomaco a produrre acido in quantità maggiore, fa alzare la pressione e sollecita troppo le ghiandole surrenali. Bevuto durante i pasti, il tè riduce l'assorbimento del ferro.
Se decidete di ridurre tè o caffè, oppure di rinunciarvi completamente, per qualche giorno, mentre l'organismo si purifica, potreste avere sintomi da astinenza come mal di testa, dolori muscolari, irritabilità e crampi. Bevete molta acqua minerale, tisane o spremute per favorire la disintossicazione: presto vedrete aumentare la vostra vitalità e la vostra energia. Oltre a una vasta gamma di erbe per le tisane, esistono anche surrogati del caffè a base di cereali; la camomilla e l'infuso di foglie di lampone sono particolarmente indicati per la gravidanza. Il caffè decaffeinato non è preferibile a quello normale per le sostanze chimiche con cui viene trattato.
La bevanda migliore rimane l'acqua. Scegliete acqua minerale naturale in bottiglia e bevetela preferibilmente lontano dai pasti.

Cibi industriali e additivi alimentari

La maggior parte dei cibi che si trovano in commercio è ricca di aromi artificiali (che nel nostro paese si chiamano anche 'aromi naturali'), raffinata ed elaborata industrialmente; gli aromi artificiali non soltanto sono meno nutrienti di quelli naturali, ma nuociono alla salute.
I cibi industriali contengono spesso grassi saturi e zuccheri raffinati, per rendere il sapore più gradevole e perché possano durare più a lungo. I nitriti (e i nitrati, trasformati in nitriti dall'apparato digerente), aggiunti come conservanti nei formaggi, nei salumi e in altre carni, possono legarsi all'emoglobina del sangue invece dell'ossigeno, ed essere trasportati in tutto il corpo, danneggiando soprattutto i bambini.
Gli aromi e i coloranti alimentari sono quasi sempre chimici e, insieme con i conservanti e gli altri additivi, sono tra gli ingredienti più comuni dei cibi industriali. Coloranti, conservanti e altri additivi (ma non gli aromi) sono classificati, per legge, con una sigla formata dalla lettera E seguita da un numero. Alcuni di essi possono provocare reazioni allergiche o altri sintomi: la tartrazina (E 102), per esempio, che dà il colore arancione, libera istamine.
Conviene quindi ridurre al minimo i cibi industriali e conservati, e quelli contenenti molte sostanze chimiche di sintesi. Quando fate la spesa, leggete sempre attentamente le etichette.

Sale

Per mantenere un corretto equilibrio dei liquidi, il nostro corpo ha bisogno di una dose adeguata di sale. Il fabbisogno di sale (o meglio, del sodio in esso contenuto) cresce in gravidanza per il maggiore volume di sangue. Tuttavia il sale va assunto con moderazione per non diventare dannoso; il suo consumo eccessivo è stato infatti collegato alla pressione alta (ipertensione) e può inoltre determinare una sete eccessiva e in seguito ritenzione idrica con edema. Quasi tutti gli alimenti contengono naturalmente sodio e se la vostra dieta comprende quantità adeguate di frutta e verdura crude di buona qualità non dovreste avere bisogno di aggiungere altro sale. Quando cucinate, provate comunque a usare sale marino integrale, che contiene molti altri oligoelementi, o una buona salsa di soia.

✔ edema *vedi* pagina 395

Evitate gli esaltatori di sapidità come il glutammato monosodico (MSG), contenuto in quasi tutti i dadi da brodo. Questo sale di sodio è molto comune nei cibi industriali e cinesi; può disidratare, dare mal di testa e sudorazione intensa. Se avete la pressione alta o una gestosi, non eliminate il sale dalla vostra dieta: potreste ridurre il volume del sangue e peggiorare la situazione. Cercate invece di continuare ad assumerlo in misura moderata.

✔ pressione alta e gestosi *vedi* pagina 448

Zucchero e dolcificanti

Lo zucchero è un carboidrato raffinato che può causare molti problemi. Oltre a danneggiare i denti, mangiare troppo zucchero può modificare la glicemia, cioè il tasso di zuccheri nel sangue, facendola innalzare e poi abbassare troppo rapidamente. Quando il tasso di zuccheri nel sangue cala bruscamente, desiderate qualcosa di dolce per risollevarvi. Con una tavoletta di cioccolato o una bibita dolce potete sentirvi subito meglio, ma l'effetto è solo temporaneo perché immediatamente l'organismo produce una forte dose di insulina per neutralizzare l'eccesso di zucchero, vi sentiterete presto stanche e abbattute e avrete ancora bisogno di qualcosa per tirarvi su. Se siete incinte, anche il vostro bambino attraversa le stesse fasi.
Non lasciatevi attirare, come alternativa, dai dolcificanti ipocalorici come l'aspartame (presenti in molte bibite) la cui pericolosità è oggetto di controversie: sulle lattine delle bibite ipocaloriche è scritto, anche se in piccolo, che sono sconsigliate alle donne incinte e ai bambini piccoli.

Cucinare e mangiare

Il cibo deve essere cotto con cura e preferibilmente a vapore, a pressione, alla griglia o saltato rapidamente. La bollitura, la frittura e ogni cottura con molti grassi sono sconsigliabili; cercate di cuocere il meno possibile gli alimenti, per preservarne il valore nutritivo. Rendete equilibrati i vostri pasti assicurandovi di mangiare abbastanza proteine, che devono essere presenti in modo consistente almeno in un pasto al giorno. Scegliendo cibi freschi e di stagione è più probabile che la vostra dieta contenga gli elementi nutritivi di cui avete bisogno in misura sufficiente e varia.

L'ideale è programmare accuratamente i pasti, badando anche alla varietà dei colori, delle consistenze e dei sapori. Tutto questo non richiede molto tempo, ma dà grandi risultati: un piatto ben presentato facilita molto la digestione. Se soffrite di nausea o acidità, fate molti piccoli spuntini.

Fate in modo che i pasti siano occasioni liete: apparecchiate con cura e mangiate lentamente e con piacere, sia da sole sia in compagnia. Masticate bene ogni boccone perché è in bocca che avviene il primo stadio della digestione. In questo modo assorbirete completamente tutte le sostanze nutritive presenti nel cibo e sarete soddisfatte anche senza mangiare troppo.

Ricordate che la gravidanza è un periodo favorevole per migliorare il vostro rapporto con il cibo e molte altre vostre abitudini, e che tutto ciò che imparate ora potrà rivelarsi assai utile anche per il futuro.

Mangiando alimenti non raffinati, che vengono assimilati lentamente, come patate cotte con la buccia, pane integrale e noci, il livello di energia rimane pressoché costante. Se avete una preferenza per i dolci, mangiate più frutta, stando magari un po' più attente alle calorie per evitare di aumentare troppo di peso. In particolare, la frutta secca può essere un'ottima soluzione per un bisogno urgente di dolci. Sceglietene del tipo non trattato con una soluzione di glucosio o con lo zolfo. Mangiatela così com'è oppure tenetela un po' a bagno finché si ammorbidisce: mele, pesche, uvetta, albicocche, pere, vanno tutte benissimo.

Per cucinare e per preparare i dolci, evitate lo zucchero raffinato e usate piuttosto miele, estratto di malto, melassa o uno zucchero integrale di canna di buona qualità (se usate un dolcificante liquido, come la melassa, aumentate leggermente gli ingredienti asciutti della ricetta). Benché anche questi siano carboidrati raffinati, hanno il vantaggio di contenere almeno qualche altro elemento nutritivo, quasi sempre in piccolissime dosi. L'ideale sarebbe addolcire le ricette con frutta fresca e secca, con succo d'arancia fresco o con succo di mela concentrato.

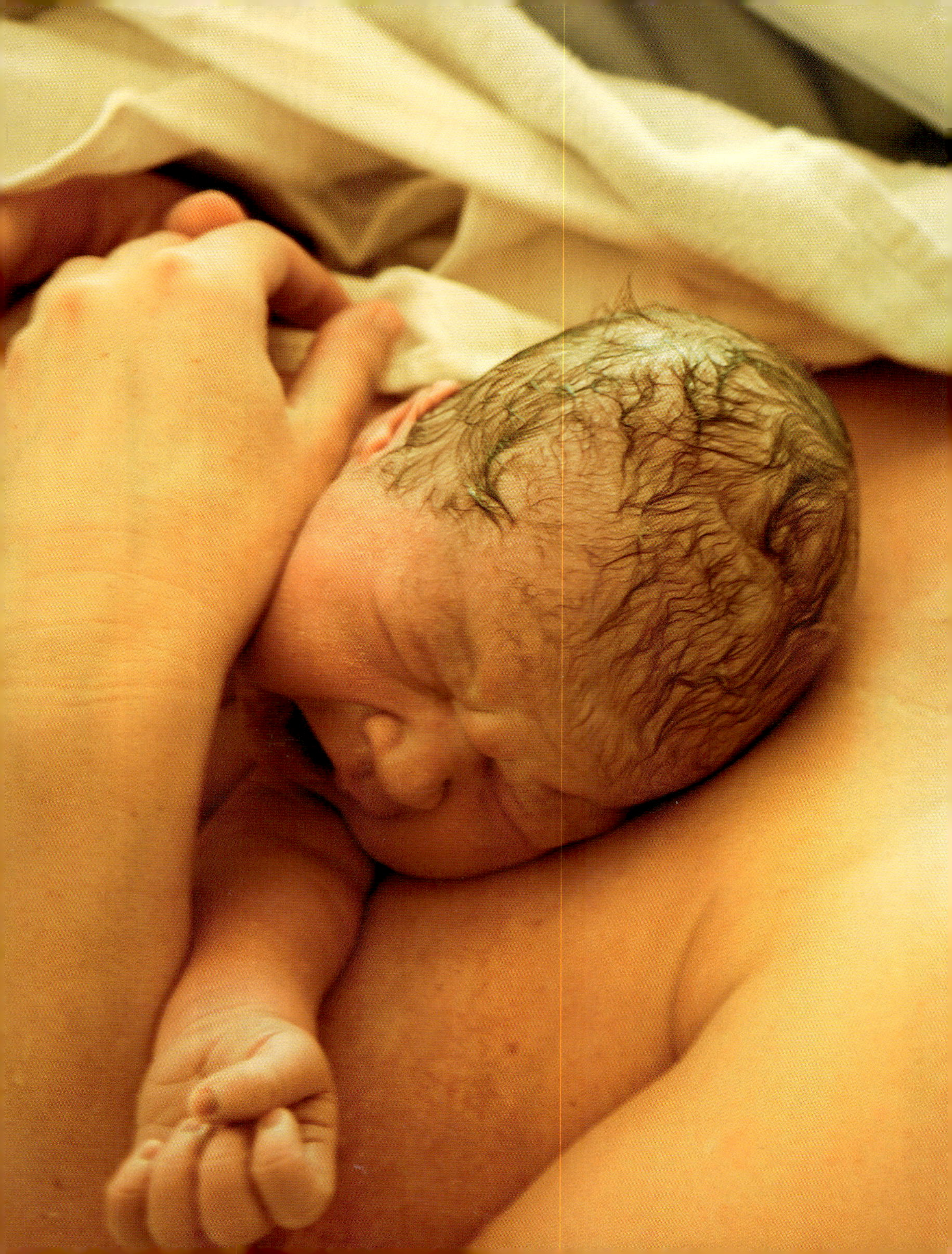

LA NASCITA

Il luogo del parto

Nel corso della gravidanza avrete tutto il tempo necessario per scegliere il luogo dove desiderate che avvenga la nascita nonché la tipologia di travaglio e di parto con cui vorreste mettere al mondo vostro figlio. Dovrete anche decidere a chi affidarvi per i controlli prenatali e chi volete che vi assista durante il parto.

Se aspettate il primo figlio, avrete molte cose da imparare sulla gravidanza e sul parto, e quindi avrete bisogno di tempo per valutare bene le informazioni acquisite e per considerare tutte le alternative possibili prima di arrivare a una decisione. Naturalmente la scelta non è irrevocabile: spesso le donne cambiano idea a mano a mano che si chiariscono le idee. Il primo passo può essere chiedere al vostro medico o al consultorio quali sono le possibilità nella vostra zona, chiedendo anche informazioni agli amici che hanno esperienza in materia. Si possono anche contattare centri ospedalieri, consultori o associazioni di ostetriche.

Una volta stabilito quali strutture avete a disposizione, è importante che vi rendiate conto di persona piuttosto che basarvi solo sul sentito dire. In particolare, è opportuno esaminare gli ospedali a cui state pensando, facendovi chiarire dal personale tutte le procedure di routine e il loro approccio globale nei confronti della gravidanza e del parto, in modo da valutare l'atmosfera della strut-

LE DOMANDE DA FARE PER SCEGLIERE LA STRUTTURA SANITARIA

- Quali sono le procedure di routine? Sarò sottoposta a clistere, rasatura del pube, monitoraggio continuo o intermittente, somministrazione di ossitocina?
- Posso avere una persona con me durante il travaglio e il parto?
- C'è la possibilità di rimanere nella stessa stanza sia durante il travaglio sia durante il parto?
- Posso muovermi liberamente e usare l'acqua (doccia, vasca per il parto in acqua)?
- Nella fase espulsiva posso assumere la posizione che preferisco?
- Qual è la percentuale di episiotomie e di parti cesarei?
- È possibile praticare l'epidurale?
- Il mio bambino sarà accolto in modo dolce (silenzio, luce soffusa, attesa del taglio del cordone ombelicale)?
- Dopo il parto posso avere subito il bambino?
- In caso di cesareo il mio compagno può stare con me o prendersi subito cura del bambino?
- Il bambino può stare in camera con me?
- Posso fare l'allattamento 'integrale' (colostro e poi il latte senza somministrazione di altre soluzioni)?

tura prima di fare la vostra scelta. Partorire è un'esperienza intensa e personale, per questo è essenziale che l'ambiente risponda il più possibile alle vostre esigenze e vi garantisca la sicurezza e l'intimità che l'evento richiede.
Nella ricerca del luogo adatto, fidatevi del vostro istinto e scegliete il posto che vi mette più a vostro agio. Per alcune donne la scelta più giusta può essere quella di partorire in casa; per altre può essere più opportuno partorire in un ospedale che incoraggi il parto naturale e attivo ma che garantisca l'intervento immediato in caso di necessità; altre ancora preferiscono un ospedale decisamente tecnologico. Se vivete in una zona in cui le possibilità di scelta sono limitate, starà a voi contattare per tempo il personale in modo che le vostre idee e le vostre preferenze siano rispettate.

Il parto in ospedale

In genere gli ospedali migliori sono anche i più frequentati, per cui avrete maggiori probabilità di essere seguite nell'ospedale che preferite se farete la vostra scelta per tempo. Può essere sufficiente rivolgervi di persona all'ospedale oppure presentarvi con un'impegnativa del medico di base. Ogni ospedale ha un bacino d'utenza: se l'ospedale scelto non è il vostro e ha una lunga lista d'attesa per il periodo in cui dovrebbe cadere il vostro parto non è facile essere accettate. In un parto ospedaliero senza complicazioni sarà un'ostetrica ad assistervi.
Se c'è bisogno di qualche intervento, in ospedale è sempre possibile reperire un ginecologo e, se necessario, altri medici.
In una clinica privata verrà invece avvisato il vostro ginecologo o, eventualmente, il ginecologo di fiducia della clinica.

Il personale che assiste il parto

È molto importante che nel momento cruciale e delicato del parto possiate contare sulla presenza di persone di vostra fiducia e con le quali riusciate a sentirvi completamente a vostro agio.

Ostetriche

La figura più importante dell'assistenza al parto è sicuramente l'ostetrica, che per preparazione ed esperienza è la persona più indicata a occuparsi delle donne durante la gravidanza, il parto e il puerperio (il periodo che segue la nascita). Le ostetriche lavorano negli ospedali e nei consultori; alcune di loro svolgono il loro lavoro privatamente o in associazioni ed è a queste che bisogna eventualmente rivolgersi per partorire in casa o in una struttura attrezzata come una 'casa del parto'.

Durante il travaglio le donne hanno bisogno dell'aiuto e del sostegno di un'ostetrica affettuosa, che sappia rassicurare, consigliare e incoraggiare a lasciarsi andare senza disturbare o essere fonte di distrazione. L'ostetrica esperta comprende le vostre esigenze e vi aiuta a sentirvi tranquille e sicure; intuirà il vostro bisogno di intimità, ma saprà anche quando avete bisogno di aiuto, di una guida e di fermezza. Durante il travaglio terrà sotto controllo lo stato di benessere vostro e del vostro bambino.

L'ideale sarebbe che ogni donna incinta potesse conoscere prima del parto l'ostetrica ed eventualmente il medico che l'assisteranno, per poter chiarire insieme alcuni punti importanti e per acquisire un po' di familiarità. È utile fare una visita al reparto di ostetricia e incontrare l'ostetrica che ne è responsabile, soprattutto se desiderate un parto attivo, in modo da farvi un'idea più chiara del tipo di assistenza che l'ospedale può offrirvi; anche per questo motivo è bene frequentare tutte le attività riguardanti la gravidanza che l'ospedale organizza.

I corsi preparto tenuti in ospedale prevedono alcuni incontri con il personale proprio a questo scopo. Durante le visite di controllo e i corsi di preparazione al parto possono sorgere molti dubbi che conviene risolvere con chi vi assisterà prima di partorire. Se l'ostetrica non è in grado di darvi risposte soddisfacenti, prendete un appuntamento con un'altra ostetrica o con uno dei medici e sottoponete loro le vostre domande e i vostri dubbi.

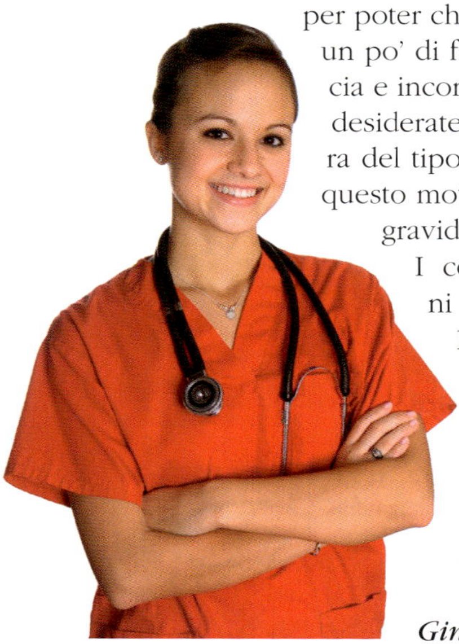

Chi c'è in un reparto di ostetricia

- Ostetriche
- Infermieri specializzati
- Puericultrici
- Ginecologo
- Pediatra
- Anestesista
- Operatori socio-sanitari

Ginecologi ospedalieri

La presenza di un medico o di un ginecologo è rassicurante per molte donne, e in genere all'ammissione in ospedale si deve dichiarare il nome del medico che ha seguito la gravidanza. Il medico che assiste al parto condotto in modo naturale, ha la funzione di infondere sicurezza alla partoriente solo per il fatto di essere presente; talvolta può aiutare fisicamente la madre o sostituire l'ostetrica.

Il ginecologo di fiducia

Può essere anche il vostro medico di famiglia, purché abbia una specializzazione in ostetricia. Il medico va comunque scelto con cura e deve avere tutta la vostra fiducia. Molte donne preferiscono scegliere un ginecologo che lavori nell'ospedale in cui partoriranno, perché diversamente, a meno che non partoriscano in una clinica privata, non potranno averlo vicino al momento del parto.

Altre figure

Durante il parto potrà esservi d'aiuto la presenza del vostro compagno o di un'altra persona scelta da voi, che vi potrà fornire sostegno e conforto, sia a casa sia in ospedale.

Dovrebbe essere una persona positiva, non ansiosa e capace di sintonizzarsi sulle vostre esigenze senza essere invadente. Non tutti gli ospedali sono d'accordo, anche se in genere la legge lo consente: starà a voi informarvi prima. Quasi sempre la persona ideale è il padre del bambino e molte coppie sono felici di poter vivere insieme il momento della nascita del loro piccolo. Tuttavia, in alcuni casi può risultare più utile un'amica o una parente stretta, in genere una donna che ha vissuto positivamente il proprio parto. In alcune situazioni è possibile avere più di un aiuto, cosa particolarmente utile se il parto si prolunga, in modo che le persone coinvolte vi possano stare accanto a turno. È comunque meglio non avere troppa gente intorno, perché ciò potrebbe distrarvi e inibire il naturale progredire del travaglio.

CHE COSA AVERE CON SÉ IN OSPEDALE

Durante il travaglio e il parto vi sentirete più a vostro agio portandovi da casa qualcosa che l'ospedale non può offrirvi. È consigliabile preparare per tempo due borse, una con l'occorrente per il travaglio e il parto e l'altra per ciò che vi servirà in seguito.

Durante il travaglio e il parto avrete bisogno di:

- una camicia da notte ampia e comoda, o qualsiasi cosa usiate in genere per dormire, ed eventualmente una vestaglia;
- un lettore Mp3 con la musica che più amate;
- succhi di frutta, miele, tavolette di glucosio per tenere alto il tasso di zucchero nel sangue;
- spuntini per il vostro compagno o per l'amica che vi assiste;
- una spugna e uno spruzzatore di acqua per rinfrescarvi;
- i rimedi omeopatici eventualmente suggeriti dall'omeopata (vedi p. 431);
- olio per il massaggio, con qualche goccia di essenze rilassanti, quali lavanda e melissa;
- un paio di calzettoni e una felpa, anche d'estate (durante un travaglio in un ambiente con l'aria condizionata potreste comunque sentire freddo).

L'ospedale vi fornirà una lista di ciò che vi occorrerà dopo il parto, che in genere comprende:

- una camicia da notte di ricambio e un reggiseno da allattamento;
- uno spuntino per voi: se partorite saltando la cena dell'ospedale, di notte potreste aver fame;
- assorbenti speciali dopo parto (si acquistano in farmacia) e mutandine di rete usa e getta;
- body e tutine per il neonato.

Una delle funzioni fondamentali della persona presente è proprio quella di proteggere la partoriente da distrazioni e interferenze provenienti dall'esterno, compresa la sensazione di essere osservata o di doversi comportare in un certo modo, o ancora di dovercela fare entro un determinato periodo di tempo.
Tutte le persone che assistono al parto, ivi compreso lo staff medico, dovrebbero comunque astenersi dal dare istruzioni; la loro funzione consiste piuttosto nel rispondere con tatto e sensibilità alle richieste della madre e nell'aiutarla a fidarsi del proprio istinto e di ciò che sente di dover fare, il che purtroppo non è favorito dalla normale pratica ospedaliera.

L'ambiente ospedaliero

Fino a non molto tempo fa, in ospedale le donne partorivano esclusivamente sul lettino ostetrico e quindi in posizione semi-sdraiata o supina. La scelta di questa posizione, e di tutta la disposizione della sala parto, era dettata principalmente da criteri medici di sicurezza per madre e bambino: il parto era considerato un evento essenzialmente medico e la partoriente doveva essere tenuta sotto osservazione come una paziente.
Per questa ragione solitamente la sala parto è molto più simile a una sala operatoria che a un ambiente in grado di incoraggiare una donna a partorire spontaneamente e a sentirsi a proprio agio.

Le strutture ospedaliere sono in grado di offrire sale parto accoglienti che non devono necessariamente identificarsi con una spersonalizzante sala operatoria.

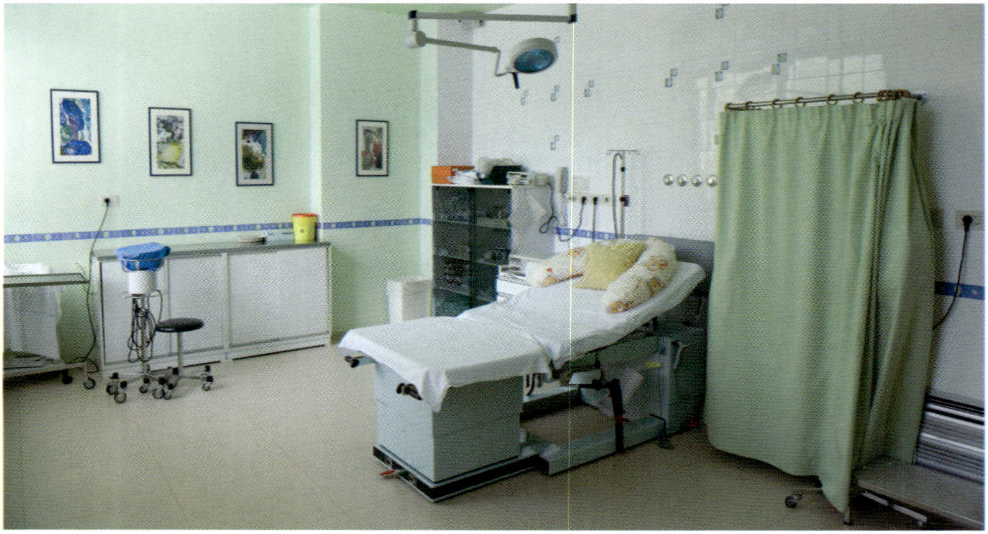

Oggi, in quasi tutti gli ospedali c'è una maggiore consapevolezza delle esigenze della donna e del bambino durante il parto e si comprendono meglio gli aspetti emotivi legati alla nascita. In molti reparti di maternità è possibile trascorrere parte del travaglio o partorire in acqua, e le donne sono incoraggiate a partorire nella posizione che preferiscono, in assenza di controindicazioni mediche.
Durante l'esperienza intensa e personale del parto dovrete sentirvi al sicuro e rispettate nel vostro desiderio di intimità, di pace e di tranquillità, per cui è essenziale che vi accompagnino le persone giuste. Dovreste sentirvi libere di adottare la posizione che vi fa stare più comode, di lasciarvi andare, di svuotare l'intestino, di gridare, di esprimere ciò che sentite, di muovervi o di essere abbracciate. Avrete inoltre bisogno di potervi concentrare, di ascoltare il vostro corpo e di non essere distratte dall'esterno.

Che cosa potete trovare in reparto

Partorire in ospedale non significa dover rinunciare a un parto naturale. Nella quasi totalità dei reparti di maternità sono disponibili sedie o sgabelli da parto, su cui sarà possibile puntellarsi e cambiare facilmente posizione, muovendovi come meglio vi aggrada durante le contrazioni e sfruttando l'aiuto della forza di gravità. In altri ospedali troverete ausili più sofisticati per il tra-

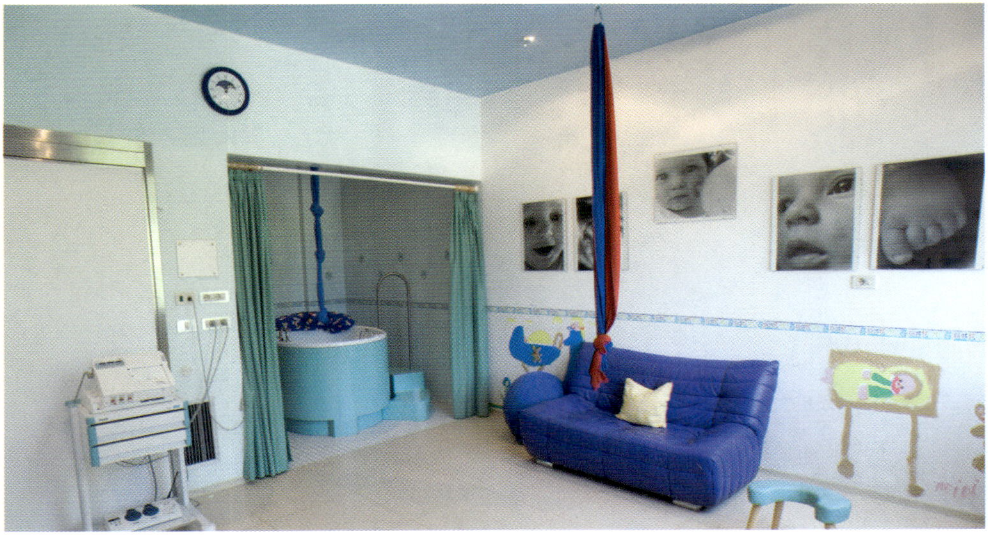

Un ambiente attrezzato con sala per il travaglio e vasca per il parto in acqua.

vaglio, come particolari dondoli che alleviano la pressione sulla zona lombare, o vasche idromassaggio; in alcuni è possibile e incoraggiato il parto in acqua. È importante in ogni caso che vi sia consentito l'accesso a una doccia o a una vasca, in cui potervi immergere nella posizione che volete: l'immersione in acqua sembra essere uno dei metodi più efficaci per rilassarsi e per ridurre il dolore del travaglio.

Il monitoraggio elettronico del cuore del feto può essere eseguito con gli strumenti adatti in qualsiasi posizione si trovi la partoriente; se il monitoraggio non è necessario, viene di norma utilizzato un comune stetoscopio.

La temperatura della sala parto dovrebbe essere piacevolmente tiepida, per non creare sbalzi termici, che potrebbero infastidire il piccolo nel momento della nascita. Per creare l'atmosfera giusta durante il parto, l'ideale sarebbe che la luce artificiale fosse di intensità regolabile, perché spesso la semioscurità favorisce il rilassamento.

Rooming-in e allattamento

Per poter conoscere da subito il vostro bambino e per avviare nel modo migliore l'allattamento è importante che voi e il vostro piccolo non siate separati né di giorno né di notte e che le procedure ospedaliere non interferiscano con l'instaurarsi della comunicazione naturale tra voi. Verificate che l'ospedale in cui desiderate partorire consenta un regime di *rooming-in*, che cioè sia attrezzato per lasciare su richiesta il bambino vicino alla madre. Ciò rende possibile un primo approccio al proprio bambino secondo ritmi propri e non secondo quelli imposti dall'ospedale.

Verificate che l'ospedale dove avete deciso di partorire offra la possibilità di praticare il *rooming-in* per avere un contatto con il proprio bambino sin dai primi momenti.

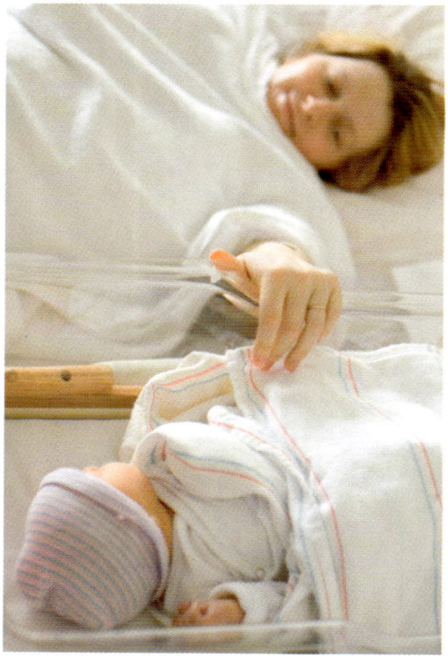

Se intendete allattare è importante che il primo contatto tra voi e vostro figlio non sia disturbato, e che le persone che vi assistono dopo il parto assecondino l'allattamento al seno. Informatevi preventivamente se nell'ospedale che avete scelto le madri possono allattare il bambino a richiesta o se devono seguire gli orari dell'ospedale. In quasi tutti gli ospedali i bambini vengono portati nella *nursery* tra una poppata e l'altra e spesso di notte sono nutriti artificialmente per non svegliare le madri. Questa pratica può ostacolare un buon avvio dell'allattamento perché il bambino viene privato per alcune ore oltreché del calore e del conforto del corpo materno della possibilità di attaccarsi al seno della madre, stimolando attraverso la suzione la produzione di latte.

✓ allattamento al seno *vedi* pagina 301

Nei casi di parto vaginale a termine e senza complicazioni, la tendenza in Italia è quella di dimettere mamma e bambino precocemente, cioè entro le quarantotto ore dal parto. Alcuni ospedali, non tutti, offrono un servizio di supporto domiciliare che prevede la visita a casa di un'ostetrica, una puericultrice e un pediatra neonatologo entro il terzo giorno dalle dimissioni. Per quanto a casa ci si possa sentire maggiormente confortate dall'ambiente familiare, è importante che le dimissioni precoci non si trasformino in una forma di abbandono della neomamma a se stessa. Informatevi preventivamente presso l'ospedale o la ASL della vostra Regione su quale forma di assistenza è prevista dall'ospedale in cui vorreste partorire. Può essere utile contattare, già prima del parto, un'esperta di allattamento, magari una pediatra o una consulente della Lega del latte (vedi 'Indirizzi utili', pp. 465-466) a cui rivolgervi dopo aver partorito, nel caso in cui vogliate poter contare su un appoggio per avviare senza problemi l'allattamento e la cura del neonato.

Motivi per partorire in ospedale

Anche in assenza di precrizioni mediche, è meglio partorire in ospedale se:
- preferite avere a disposizione tutte le attrezzature offerte dall'ospedale, anestesia compresa;
- l'atmosfera dell'ospedale vi fa sentire più sicure e a vostro agio;
- è importante per voi avere dei contatti con altre neomadri nei primi giorni dopo il parto;
- la vostra situazione domestica e la vostra abitazione non sono adatte per un parto in casa.

Il parto in casa

Partorire in casa ha molti vantaggi; per molte donne e per le loro famiglie è sicuramente la scelta giusta. A casa vostra il parto ha luogo nell'ambiente che voi stesse avete preparato e sarà uno dei momenti più intensi della vostra vita familiare. In ogni parto, il successo dipende sia dall'abilità di chi assiste sia dall'atteggiamento e dalle sensazioni della madre. Per essere nelle condizioni migliori potreste avere bisogno di rimanere in un ambiente noto, in cui vi siano garantite intimità, pace e comodità.

Prendere una decisione

Prima di decidere di partorire in casa dovrete riflettere attentamente su vantaggi e svantaggi della vostra situazione. Inoltre, anche il vostro compagno dovrebbe condividere questa scelta in modo che non ci siano conflitti tra voi, che potrebbero creare situazioni di disagio.

Non esistono regole precise per scegliere il luogo in cui desiderate che nasca vostro figlio. Ci sono sempre dei fattori che possono complicare il parto, e benché in genere si presuma che l'ospedale sia più sicuro dell'ambiente domestico, secondo alcune statistiche non è necessariamente vero. Se normalmente la diminuzione complessiva dei tassi di mortalità perinatale viene attribuita all'aumento dei parti in ospedale, non si può dimenticare che anche il miglioramento della salute media della popolazione e i controlli in gravidanza vi contribuiscono notevolmente.

Una conferma viene dalla situazione dell'Olanda, dove il parto in casa è molto comune e strettamente monitorato dalle autorità sanitarie: una ricerca a livello nazionale (2009) ha stabilito che, a fronte di una percentuale di parti in casa che sfiora il 50%, non vi è differenza tra gli esiti di un parto ospedaliero e di uno casalingo per la salute di madre e bambino.

Per partorire in casa è prescrittivo che il travaglio proceda regolarmente e si presenti al termine di una gravidanza sana e senza problemi: secondo l'attuale legislazione, l'ostetrica che segue un parto in casa si assume una grande responsabilità, motivo per il quale probabilmente stabilirà in genere delle norme piuttosto restrittive prima di accettare l'incarico.

Scegliere consapevolmente il parto in casa

Alcune donne scelgono di partorire in casa perché ritengono che l'ospedale non sia l'ambiente adatto per la nascita di un bambino. Per queste donne, partorire è soprattutto una normale funzione biologica, un'espressione di salute e vitalità e un avvenimento che appartiene molto più alla sfera familiare che a quella medica. Il parto in casa può essere particolarmente importante per le donne che desiderano un ambiente più intimo.

Libertà e autonomia sono fattori importanti. Nella propria casa una donna può scegliere qualsiasi posizione desideri, può ascoltare la musica che vuole, fare tutto il baccano che le pare, bere o mangiare, immergersi nella vasca da bagno: praticamente è libera di fare ciò che vuole. Non c'è bisogno che si preoccupi di disturbare o di essere disturbata da altre persone, o di infrangere le regole dell'ospedale; tutto questo può risultare molto rilassante e rassicurante.

Motivi per partorire in casa

Il parto in casa presenta tra gli altri questi vantaggi:

- riconduce il parto alla sfera familiare e non medica;
- consente una maggior intimità con il proprio compagno e con il bambino;
- permette un'assistenza personalizzata e continuativa, prima e dopo;
- dà maggiore libertà durante il travaglio;
- assicura la vicinanza di un'ostetrica spesso di grande esperienza e di evitare interventi non strettamente necessari.

Il parto in casa viene scelto in alcuni casi per evitare le attive interferenze del personale medico e l'eventualità di interventi non sempre necessari, spesso proprio quando si è già vissuta questa esperienza in un parto precedente. Anche quando il personale ospedaliero si dichiara favorevole al parto naturale, attivo e privo di trattamenti farmacologici, potrebbe però non disporre della sicurezza e dell'esperienza necessarie per assistere la partoriente in tal senso.

Considerazioni importanti per il parto in casa

Il parto in casa non è la scelta giusta per tutte le situazioni. Per valutare concretamente la sua fattibilità è necessario tenere presenti alcuni fattori.

- **Gravidanze precedenti** Benché ogni gravidanza costituisca un fatto a sé, il primo parto è considerato di solito leggermente più a rischio dei successivi. Il rischio statistico aumenta anche per le donne che hanno già avuto almeno quattro figli. Tuttavia, in presenza di personale qualificato, non esistono prove che il parto a casa sia più rischioso di quello in ospedale.
- **Altezza** Soprattutto se ha ricevuto un'alimentazione scadente da piccola, una donna che non raggiunga il metro e mezzo di altezza può avere il bacino troppo piccolo rispetto alla testa del bambino. Le donne con una struttura ossea sottile, tuttavia, tendono ad avere bambini minuti e di solito non hanno problemi. Se la testa si impegna nel bacino poco prima dell'inizio del travaglio, il parto in casa può essere preso in considerazione. Situazione sociale, reddito molto basso e controlli insufficienti in gravidanza (che spesso sono associati) possono essere un fattore di rischio.
- **Condizioni generali di salute** Non è il caso di partorire in casa in presenza di una delle seguenti patologie: diabete, malattie cardiache, circolatorie o renali, tubercolosi polmonare, epilessia, infezioni veneree. Si sconsiglia inoltre il parto in casa alle donne che fumano o bevono molto, o che sono consumatrici abituali di droghe o barbiturici.
- **Condizioni di salute in gravidanza** Non dovreste partorire in casa se siete anemiche, in caso di insufficienza placentare, di pressione molto alta o se avete albumina (o proteine) nelle urine.
- **Precedenti parti difficili** Alcuni problemi tendono a ripetersi, per esempio le ritenzioni placentari o le emorragie post partum, altri no. Dovrete comunque parlare con le persone che vi assisteranno per questi problemi, in modo che possano essere valutati i possibili rischi.
- **Parto prematuro** Se il primo parto è stato prematuro o il bambino pesava meno di due chili e mezzo, il problema potrebbe ripresentarsi e conviene quindi programmare un parto in ospedale in modo che, se il bambino dovesse nascere con i polmoni immaturi e non riuscire a respirare, avrebbe modo di essere assistito. Le donne che hanno avuto diversi aborti spontanei presentano un rischio più elevato di partorire prematuramente. Se tuttavia la gravidanza raggiunge il termine e il bambino è di dimensioni normali, si può contemplare la possibilità di un parto in casa. Il *parto in ospedale è sempre preferibile quando il travaglio incomincia prima della trentaseiesima settimana*, anche se avete già programmato di partorire in casa.
- **Postmaturità** Se la gravidanza si protrae per oltre due settimane dopo il termine, in genere si consiglia di partorire in ospedale. Ogni caso andrebbe comunque valutato singolarmente, poiché la gravidanza può anche durare quarantaquattro settimane senza alcun problema.
- **Placenta bassa** La placenta in corrispondenza del collo dell'utero non consente di partorire in casa.
- **Presentazione podalica** Se il bambino si presenta podalico dopo la trentaseiesima settimana, si raccomanda di partorire in ospedale. Il bambino potrebbe comunque girarsi in un momento qualsiasi. La presentazione podalica richiede il parto in ospedale poiché gli studi clinici attuali consigliano di programmare il taglio cesareo qualora i tentativi di rivolgimento tramite manovre esterne o moxibustione (moxa) non diano risultati.
- **Gravidanza multipla** Benché partorire dei gemelli sia in genere più facile per le loro dimensioni ridotte, è comunque maggiore il rischio di un travaglio complicato. Pertanto può essere difficile organizzare un parto gemellare in casa e di solito si ricorre all'ospedale.
- **Fattore Rh** Se avete il sangue Rh negativo e siete al primo figlio o avete fatto un'iniezione di anti-D-gammaglobuline dopo un parto o una gravidanza precedente, non c'è motivo di non partorire in casa a meno che gli esami del sangue abbiano evidenziato la presenza di anticorpi.

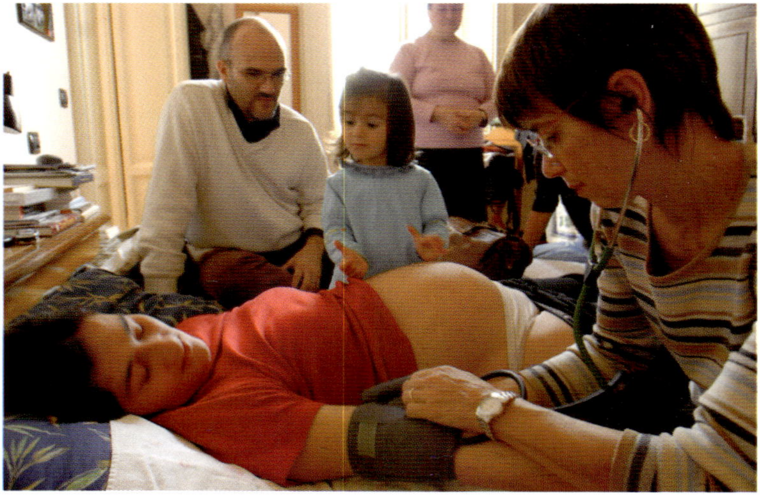

Il travaglio è iniziato: l'osterica si reca in casa e visita la donna sotto gli occhi discreti di tutta la famiglia.

Partorendo in casa, non avrete bisogno di spostarvi, di passare dall'accettazione alla sala travaglio e poi alla sala parto, tutte operazioni che possono interferire e rallentare il naturale progredire del parto.
A casa si verifica una continuità tra la cura dell'ostetrica che già conoscete e l'aiuto fornito da altre persone di vostra scelta. Alcune donne preferiscono essere assistite dal medico di famiglia e dall'ostetrica per la gravidanza, il parto e il periodo successivo. Tutte queste persone saranno ospiti nel vostro ambiente domestico, elemento questo di non scarsa rilevanza.
Il parto in casa unisce la famiglia anziché dividerla. Se si svolge come un avvenimento normale della vita familiare, non c'è bisogno di escludere gli altri bambini, che comunque non subiranno il contraccolpo della separazione dalla madre. Ciò può essere particolarmente importante per un bambino piccolo, che comunque perderà i privilegi del 'cucciolo di casa' e avrà bisogno di molte rassicurazioni e attenzioni per poter accettare il nuovo arrivato. Nel padre, la separazione dalla compagna e dal nuovo nato, dopo un parto vissuto intensamente, può provocare isolamento e depressione.
Nel parto in casa, anche il vostro partner potrà condividere pienamente l'esperienza su un territorio familiare. La comunicazione tra voi non sarà interrotta in nessun modo e sarà calda e spontanea come in un momento qualsiasi della vostra vita inti-

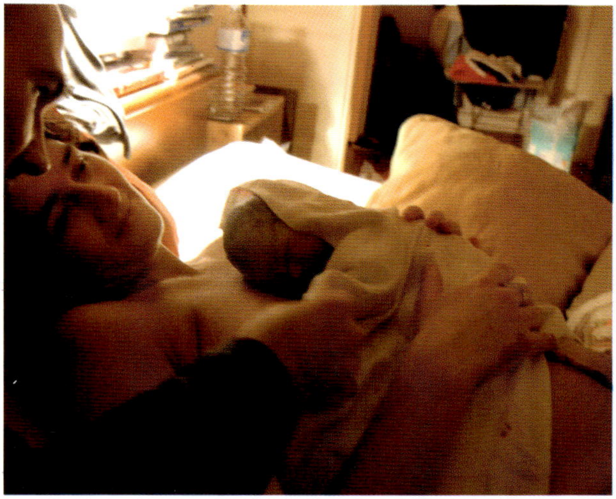

Il bambino è appena nato: viene avvolto dal padre in un asciugamano e portato al petto della mamma prima ancora di tagliare il cordone ombelicale.

ma. Il contatto fisico stretto tra i partner e la possibilità di dare spazio alle proprie emozioni senza inibizioni faciliterà la liberazione degli ormoni necessari perché il parto progredisca naturalmente. Dare il benvenuto a vostro figlio proprio in casa vostra è una garanzia che le prime esperienze tra di voi siano conformi ai vostri desideri, soprattutto se ne parlerete prima con le persone che vi assisteranno. Potete fare in modo che il parto sia 'dolce', si svolga nella semioscurità e il bambino sia toccato con delicatezza, in considerazione della sua particolare sensibilità al momento della nascita. Potete fargli il bagno o fare il bagno insieme, approfittando al massimo dell'atmosfera magica che circonda sempre la nascita di un bambino.

Dopo il parto, l'ambiente domestico è il più adatto a garantire le condizioni ottimali per il primo contatto e l'instaurarsi del *bonding*, la prima comunicazione tra voi e vostro figlio. È facile evitare l'allontanamento dal vostro bambino che, se volete, potrete tenere accanto a voi nel lettone per soddisfare immediatamente ogni suo desiderio. Questo può essere particolarmente importante per voi se, in un parto precedente, il neonato era stato portato nella *nursery* o in un reparto di terapia intensiva.

Nei giorni che seguono il parto potete essere sicure dell'intimità di cui voi e la vostra famiglia avete bisogno per fare conoscenza con il nuovo arrivato. Riposando indisturbate quando anche il piccolo dorme, inoltre, vi adeguerete entrambi in modo naturale al nuovo ritmo di vita. L'atmosfera rilassata di casa è ideale anche per l'avvio dell'allattamento. A casa, il vostro bambino sarà anche più difeso nei confronti delle infezioni. La sua resistenza ai ceppi batterici familiari è infatti maggiore, avendo sviluppato contro di essi un'immunità naturale grazie ai vostri anticorpi, soprattutto se viene allattato al seno.

Organizzazione del parto in casa

Quando sia voi sia il vostro eventuale partner siete sicuri che il parto in casa sia la cosa giusta da fare, parlatene con il ginecologo. Se il vostro medico è più orientato verso la soluzione ospedaliera, ma non esistono controindicazioni mediche al parto in casa, cercate tranquillamente un altro ginecologo che sia favorevole ai parti in casa e che possa seguirvi per tutta la gravidanza. Se lo desiderate, avete tutto il diritto di cambiare medico.

In ogni caso è molto improbabile che il medico assista al parto: ci sono gruppi di ostetriche che preferiscono svolgere l'assistenza in casa proprio in assenza del medico, perché non ci siano dubbi sull'assegnazione delle responsabilità e perché, comunque, se dovessero sorgere dei problemi di carattere medico, per prudenza preferiscono consigliare il trasferimento in ospedale. Quindi conviene prendere contatto fin dall'inizio con l'ostetrica, che valuterà con voi la possibilità reale di partorire fuori da una struttura ospedaliera.

✔ **associazioni di ostetriche** *vedi* **pagine 465-466**

In alcuni casi la ricerca di un ginecologo e di un'ostetrica disposti ad assistere un parto casalingo può essere estremamente frustrante: cercate comunque di evitare gli eventuali dissapori.

Se vi sembra impossibile riuscire a trovare le persone adatte, provate a mettervi in contatto con l'associazione di ostetriche o con il consultorio privato più vicini, che probabilmente saranno in grado di indicarvi qualcuno o la soluzione migliore per voi.

L'assistenza medica

Non è obbligatorio fare tutte le visite presso l'ospedale, ma è consigliabile prendere comunque un paio di appuntamenti per familiarizzare con l'ambiente nel caso in cui dobbiate rinunciare

L'OCCORRENTE PER UN PARTO IN CASA

Spesso le donne che partoriscono in casa si stupiscono che il parto avvenga in un punto diverso da quello preparato.

Quindi, siate flessibili: potrebbe succedere sul vostro letto, per terra, addirittura in bagno. Purché la superficie sia stabile, tutto ciò di cui avete davvero bisogno è un telo di plastica per protezione. L'ostetrica a cui vi siete rivolta vi darà indicazioni più precise, ma in genere vi saranno utili:

- telefono;
- riscaldamento adeguato (21-24 °C);
- lenzuola;
- asciugamani vecchi;
- una torcia elettrica;
- una sedia;
- una grossa poltrona a sacco e dei cuscini;
- uno sgabellino su cui accucciarsi;
- una spugna naturale;
- bevande adatte;
- uno specchio;
- una camicia da notte pulita e assorbenti igienici da usare dopo il parto.

all'ultimo momento a partorire in casa; in ospedale si eseguono inoltre anche esami specifici come l'ecografia morfologica o l'amniocentesi.

Programmando un parto in casa è necessario prevedere un'assistenza medica nel caso si presentino delle complicazioni. In genere le ostetriche preferiscono trasferire la partoriente in ospedale, ma hanno comunque diritto di richiedere l'intervento di un ginecologo.

Occorre verificare preventivamente la possibilità di reperire rapidamente un'ambulanza o di raggiungere un ospedale disponibile in meno di venti minuti.

L'ostetrica

Durante il travaglio, la completa supervisione del progredire della dilatazione e delle fasi successive del parto spetta in genere all'ostetrica, anche se è presente un ginecologo, che interviene solo nel caso in cui si presentino delle complicazioni.

Molto tempo prima del parto, conviene incontrarvi con l'ostetrica o le ostetriche che vi assisteranno e prendervi tutto il tempo di cui avete bisogno per chiarire tutti gli aspetti.

Talvolta è impossibile sapere in anticipo chi sarà di turno il giorno del vostro parto. Cercate quindi di conoscere tutte le ostetri-

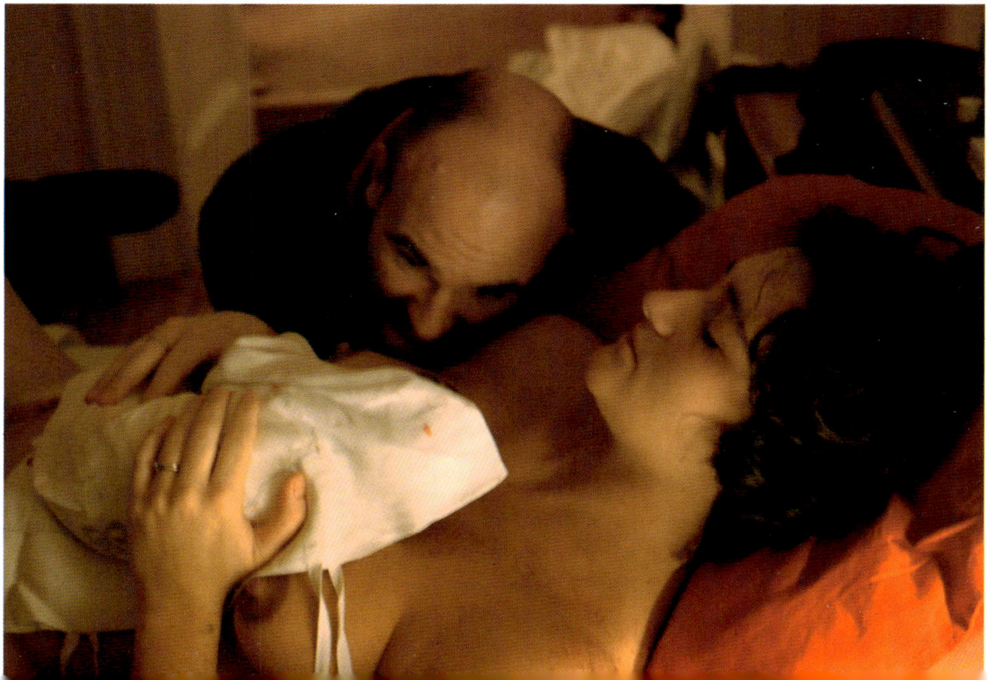

L'ambiente familiare, l'atmosfera 'dolce' e soffusa assicurano da subito una maggiore intimità con il bambino.

che che hanno qualche probabilità di seguirvi, in modo da non sentirvi perse se non dovesse essere presente quella con cui avete preso gli accordi. Benché in un parto in casa si cerchi sempre di ridurre al minimo gli interventi, ciò dipende comunque dall'atteggiamento, dalle idee e dalla sensibilità di chi vi assiste. È quindi importante parlare subito con l'ostetrica delle vostre preferenze e dei vostri desideri.

Quando inizia il travaglio, avvertite l'ostetrica, che si terrà telefonicamente in contatto con voi fino a quando il travaglio sarà ben avviato. A quel punto verrà da voi con tutto il materiale sterile che le occorre per il parto.

Il giorno seguente verrà a visitarvi una o due volte, e poi ancora tutti i giorni per una settimana circa. Di solito l'assistenza al parto in casa comprende anche la visita del pediatra al bambino entro le prime dodici ore dalla nascita, ma conviene comunque informarsi ed eventualmente prendere accordi. Il contatto con l'ostetrica nei giorni che seguono il parto è in genere prezioso e rassicurante per entrambe.

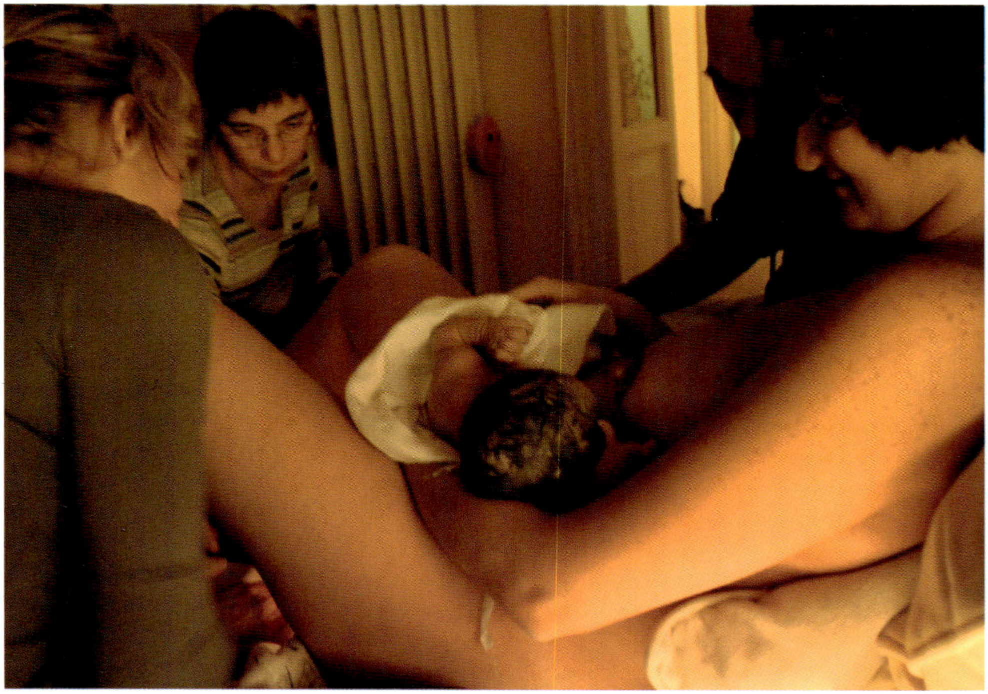

Ancora assistita dall'ostetrica e dalla altre persone della famiglia, la mamma attacca il bambino al seno per la prima volta.

Prepararsi al parto

Prepararsi emotivamente

Il parto rappresenta per la coppia un'avventura verso l'ignoto. Anche quando siete entrambi impazienti e molto eccitati, è normale che il pensiero del parto generi paura e ansia. Quelle che affontiamo ora sono solo alcune delle emozioni tipiche provate da madri e padri in attesa del grande momento.

Come si sente la madre

Nelle ultime settimane di gravidanza potreste sentirvi calme, rilassate e fiduciose, oppure potreste avvertire una certa apprensione per l'imminenza dell'evento. Anche se siete impazienti o avete partorito altre volte, non si può escludere l'ansia dell'ultimo minuto. Sono sensazioni contrastanti e transitorie che accomunano molte donne e che possono aiutarvi ad affrontare meglio l'impresa che vi aspetta.

Aspettative e paure

Mentre si avvicina il momento del parto, improvvisamente potreste temere di non essere in grado di soddisfare le vostre e le altrui aspettative. Il modo migliore per superare questa paura consiste nel non aspettarvi niente in anticipo e nell'essere aperte a tutto. Vi potrete preparare al meglio, ma non potete certo rendere prevedibile un'esperienza imprevedibile. Diventare madre è già di per sé un'impresa non indifferente anche senza porvi degli obiettivi da raggiungere. Sono molte le paure, di solito infondate, che le donne provano proprio prima di partorire. A volte c'è la preoccupazione di essere inadeguate, soprattutto alla prima gravidanza o quando un parto precedente è stato particolarmente difficile o complicato.

Verso il termine, quando il bambino diventa sempre più grande, sembra incredibile che possa prima o poi passare attraverso bacino e vagina, soprattutto se la madre è piccola o il bambino è molto grosso. La natura, tuttavia, di solito fa in modo che le dimensioni del bambino siano adatte al bacino della madre.

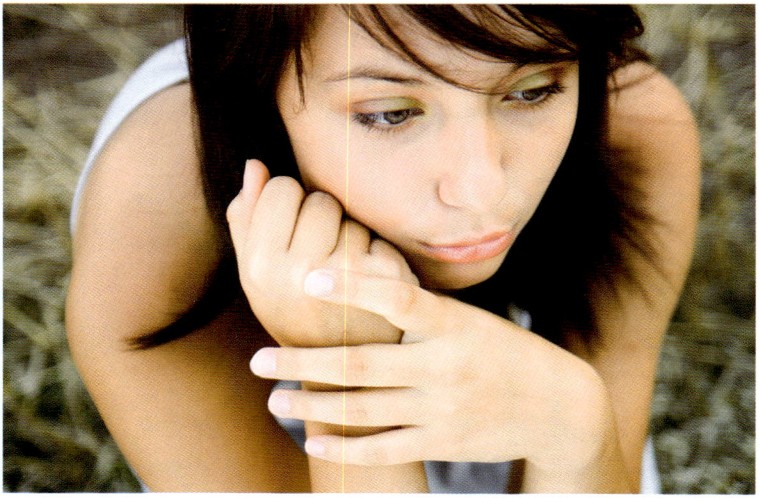

Molte donne alla prima gravidanza avvertono la sensazione di essere inadeguate.

Molte di queste ansie sono frutto di luoghi comuni e per superarli è bene conoscere il processo fisiologico del parto e praticare regolarmente gli esercizi di allungamento descritti in questo libro e le posizioni naturali per il travaglio e il parto. Mentre il vostro corpo si fa più sciolto e disponibile, sentirete crescere in voi un senso di fiducia e sicurezza nella vostra capacità istintiva di partorire.

Il dolore

Forse siete preoccupate di non riuscire a sopportare il dolore del travaglio, e non sapete cosa decidere in merito a un'eventuale anestesia. Alcune donne preferiscono non approfittare dell'anestesia sia per evitare che il bambino possa risentirne gli effetti, anche marginali, sia perché sono convinte che accogliere tutte le sensazioni del parto sia un modo per accettare e amare il loro bambino e le molte esperienze, piacevoli e spiacevoli, della maternità.
In alcune strutture, inoltre, l'anestesia epidurale non fa ancora parte della routine ospedaliera. Non è necessario che stabiliate già a priori cosa farete, quindi non escludete la possibilità di ricorrere all'anestesia se doveste averne bisogno e parlatene invece con largo anticipo al vostro ginecologo, perché potrebbero essere necessari alcuni esami e una visita preliminare da parte dell'anestesista ospedaliero. Anche la scelta di ricorrere all'anestesia può rendere il parto un'esperienza positiva ed è una decisione che dovete prendere in tutta tranquillità.

✔ parto indolore
vedi pagina 436

Il timore di perdere il controllo di sé

Il travaglio è un processo fisiologico in cui è necessario arrendersi a potenti riflessi involontari. È un momento in cui non possiamo tenere sotto controllo ciò di cui ha bisogno il nostro corpo.
Benché accada di rado, le donne sono preoccupate per esempio di perdere le acque in pubblico all'inizio del travaglio, o di urinare, vomitare o svuotare l'intestino involontariamente nel corso del parto. Possono anche avere paura di perdere il controllo emotivo: crollare, lasciarsi andare o urlare. Qualche volta una donna può aver bisogno di piangere, di gridare o di dire come si sente, ma può essere troppo inibita per farlo.
Tutte queste paure sono comprensibili, ed è importante affrontarle perché il travaglio procederà meglio se sarete in grado di superare le inibizioni e di arrendervi al vostro corpo. Ricordate che medici e ostetriche hanno molta familiarità con questi avvenimenti. Talvolta, invece, negli ospedali si vorrebbe che le donne rimanessero calme o usassero tecniche di controllo del respiro o delle spinte che possono interferire con il processo naturale, rendendovi le cose ancora più difficili; tenetene quindi conto quando scegliete il luogo dove partorire. Perdere il controllo è proprio ciò che dovreste fare. Per quanto possa apparire contraddittorio, è l'unico modo per lavorare all'unisono con le intense sensazioni che state sperimentando.

Intimità e privacy

Per alcune donne, la perdita di privacy e di intimità che impone l'ospedale può rendere tutto più difficile. Le donne che partoriscono in grandi ospedali con cambi frequenti di personale sono spesso preoccupate di non riuscire a comunicare bene con chi le assiste.
Se avete bisogno di riservatezza, prendete in considerazione un parto in casa oppure cercate di scegliere un ospedale, magari anche in un'altra città, in cui è più probabile che tengano conto delle vostre esigenze. Il vostro partner può essere di molto aiuto al momento del parto, per aiutarvi e proteggervi dalle interferenze. In molti ospedali, medici e ostetriche sono disposti a fare il possibile perché l'atmosfera sia riservata e meno impersonale e l'assistenza sensibile e non invasiva.

Il timore di interventi esterni non desiderati

È molto comune la paura che il personale tenda a eseguire di routine interventi non sempre necessari, per esempio l'episiotomia

✔ episiotomia *vedi* pagina 398

✔ forcipe e ventosa
vedi pagina 405

(incisione dell'orifizio vulvare per facilitare il parto) o un'estrazione del bambino con la ventosa o il forcipe. Pertanto, prima di scegliere è essenziale poter valutare l'orientamento dell'ospedale al riguardo e le convinzioni delle persone che vi assisteranno. Può darsi che le vostre preoccupazioni siano prive di fondamento. Chi vi assisterà potrebbe rassicurarvi sul fatto che verranno fatti solo gli interventi indispensabili e ai quali voi avrete dato il vostro consenso. Usati solo in caso di necessità e di vera emergenza, gli interventi medici possono salvare una vita o risolvere una situazione pericolosa. Nell'eventualità che questo debba accadere proprio a voi, scoprirete che è di grande conforto sapere di poter disporre della massima assistenza.

✔ parto cesareo
vedi pagina 433

Molte donne incinte temono di dover essere sottoposte a un taglio cesareo d'emergenza. In realtà, se tutto avviene in modo naturale, le tecniche ostetriche sono così sofisticate che solo un numero esiguo di parti richiede un intervento d'emergenza.

Il rapporto con il vostro compagno si arricchirà di risvolti nuovi e intensissimi durante l'ultimo periodo della gravidanza.

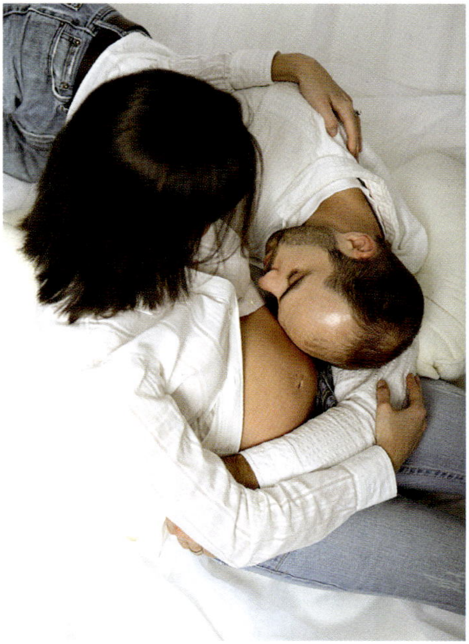

L'impazienza prima del parto

Benché la paura e l'ansia siano una parte naturale della preparazione emotiva al parto, questi sentimenti spariscono generalmente di fronte alla grande eccitazione e al vivace ottimismo che quasi tutte le donne sperimentano mentre si avvicina il giorno in cui potranno vedere il loro bambino. Negli ultimissimi giorni le preoccupazioni tendono a svanire e cominciano a prevalere l'energia tranquilla, l'attesa fiduciosa e una sensazione di forza e di benessere.

Come si sente il padre

Diventare padre, soprattutto se è la prima volta, è un'esperienza intensissima. Mentre si avvicina il momento del parto, l'attesa diventa sempre più emozionante. Comincerete a immaginare come sarà vedere, sentire e toccare il vostro bambino. Se decidete di partecipare attivamente al parto, sappiate che sarà una delle esperienze più significative della vostra vita.

Al di là dell'emozione e della gioia, è inevi-

Essere presenti al parto

Negli ultimi vent'anni del Novecento l'atteggiamento nei confronti della presenza del padre al parto è cambiata radicalmente, e ciò costituisce un grosso salto culturale. All'inizio degli anni Sessanta era quasi impossibile che un uomo assistesse alla nascita del proprio figlio, mentre ora la presenza del padre è accettata come normale nella maggioranza degli ospedali.

In alcune culture, la madre partorisce facendosi sorreggere dal proprio partner, mentre in altre, per esempio tra i musulmani, gli uomini sono completamente esclusi dalla scena del parto, che è assistito da sole donne. Tuttavia, nella società moderna una donna tende a sentirsi più vicina al suo compagno che a chiunque altro, e di conseguenza è sempre più spesso il partner la persona che le donne decidono di avere accanto al momento del parto come sostegno e conforto.

tabile avere anche qualche paura, niente affatto facile da esprimere. Probabilmente avete sentito parlare di parti e travagli difficili e temete che possa accadere qualcosa alla vostra compagna o al bambino. Benché sia giusto essere preparati ad affrontare eventuali problemi, è rassicurante sapere che quasi sempre i parti si svolgono naturalmente e senza problemi.

Avvicinarsi al 'mondo delle donne'

Molti uomini si accostano al parto e alla paternità sapendo ben poco sull'argomento. Può darsi però che al momento della nascita vi venga richiesto di prendere importanti decisioni in merito al modo in cui procedere per far nascere il vostro bambino.

È quindi consigliabile frequentare un corso di preparazione al parto per le coppie. Se lo farete, scoprirete che è un'esperienza non soltanto utile, ma anche interessante e divertente. Imparerete a comprendere che cosa avverrà alla vostra compagna. Questo vi renderà più consapevoli e fiduciosi e, se dovesse presentarsi una qualsiasi difficoltà, vi sentirete più preparati ad affrontarla.

In alcuni di questi corsi, potete incontrare genitori con bambini molto piccoli, e questo può darvi in qualche modo l'idea di come terrete e toccherete in seguito il vostro bambino. Avrete anche modo di conoscere altri futuri padri con cui parlare della vostra comune esperienza.

Accompagnare la vostra compagna alle visite e a conoscere l'ospedale e l'ostetrica sono altri modi per saperne di più. Quando decidete se e come intendete partecipare, è importante scegliere in base ai vostri sentimenti, senza sentirvi costretti. Se non vi sentirete a vostro agio, la vostra presenza potrà essere controproducente perché sicuramente lei avvertirà il vostro disagio. Potete stabilire, per esempio, che preferite essere presenti solo durante il travaglio, e assentarvi al momento del parto.

Per molti uomini, assistere al parto rappresenta di fatto il primo 'viaggio' nel 'mondo delle donne'. Vedrete uscire il liquido amniotico, il sangue e il muco, e alla fine il bambino. È utile tenere a mente che il liquido è stato il 'mare in miniatura' in cui il vostro bambino ha nuotato per nove mesi e che il sangue è quello delle nutrienti pareti dell'utero, anche se normalmente fa pensare a ferite e incidenti. In alcuni ospedali, gli uomini sono invitati a rimanere anche durante un'estrazione con il forcipe o un parto cesareo (benché molto raramente); poiché anche solo la vista dell'episiotomia può essere disturbante, farete bene a considerare tutte queste possibilità e a concedervi di uscire in qualunque momento.

È naturale essere un po' spaventati all'idea di assistere al parto, in particolare se è la prima volta. Anche se probabilmente vi sentirete molto coinvolti nell'esperienza della vostra compagna, ricordate di non identificarvi con lei. Rimanere obiettivi è il primo passo per poter essere rilassati. È anche abbastanza comune essere preoccupati di sentirsi male, e di non sapere come si reagirà, se si sarà d'ostacolo o d'aiuto, o come ci si comporterebbe se qualcosa non andasse per il verso giusto.

Al di là del 'classico' svenimento del padre in sala parto, potrebbe anche preoccuparvi il fatto che guardare la vostra partner mentre partorisce possa in qualche modo cambiare i vostri sentimenti nei suoi confronti. Sono tutte preoccupazioni naturalissime, che molti

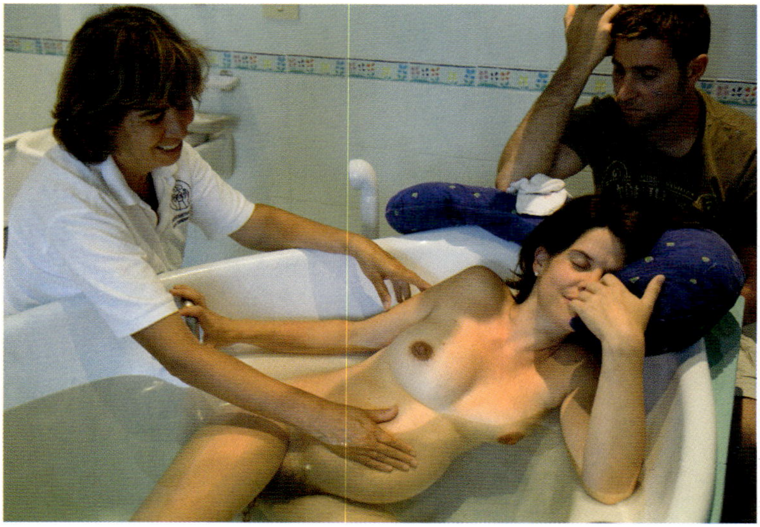

Per molti uomini, assistere al parto rappresenta di fatto il primo 'viaggio' nel 'mondo delle donne'.

uomini avvertono già prima del parto, anche se, quando arriva il momento, in genere spariscono di fronte all'intensità dell'avvenimento.
Molti uomini temono di non saper intervenire nel momento in cui vedono soffrire la loro compagna. Non c'è dubbio che quasi sempre il parto sia un'esperienza dolorosa e non è facile vedere soffrire la persona amata. Certo non è possibile eliminare il dolore, ma la presenza palpabile dell'amore e del conforto del partner è uno degli elementi più importanti per renderlo sopportabile. Anche se nella maggior parte degli ospedali si invitano i padri a partecipare alla nascita dei loro bambini, è tuttavia possibile che vi sia ancora, talvolta, un atteggiamento di 'concessione': vi sarà cioè permesso di essere uno spettatore invece di rispettare il vostro diritto a partecipare attivamente all'esperienza, il che potrebbe essere una grossa fonte di disagio. Se avete acquisito una certa familiarità con le pratiche di routine e con il linguaggio medico usato in sala parto, sarete certo in grado di affrontare la situazione con maggiore sicurezza.
Il vostro sostegno può veramente fare la differenza per la vostra compagna, soprattutto se il parto avviene in un ospedale in cui le procedure di routine non sono quelle che avreste desiderato. Se avete scelto il parto in casa, potrete godervi invece tutta la libertà e l'intimità che solo il vostro ambiente domestico è in grado di garantirvi.

Rispettare le preferenze di ciascuno

Alcuni uomini preferiscono non partecipare al parto e anche questa decisione deve essere rispettata. Alcune coppie con un rapporto particolarmente intimo e profondo possono sentire che non desiderano condividere questa esperienza, preferendo circondare di mistero e riservatezza questo aspetto della sessualità femminile. Ci sono anche donne che preferiscono affrontare il parto da sole.

Durante il parto

Ci sono molti modi in cui il futuro padre può essere d'aiuto. Sforzatevi di condividere l'esperienza della vostra compagna e di essere attenti a tutto ciò di cui ha bisogno piuttosto che cercare di darle istruzioni. Il vostro sostegno emotivo può esserle veramente prezioso, perché siete la persona che lei conosce meglio. Potete anche offrire un aiuto pratico, sorreggendola fisicamente o massaggiandola, se le fa piacere, e assicurandole tutta la privacy e la tranquillità di cui ha bisogno per sentirsi rilassata e libera. Molte coppie hanno bisogno di intimità nelle ore del parto e di esprimersi reciprocamente la propria tenerezza e il proprio affetto. Ci saranno diversi momenti in cui vostra moglie emergerà dal suo mondo interiore per parlarvi dei suoi sentimenti, delle sue paure, del suo dolore e, spesso, della sua allegria.
Se partecipate attivamente, sorreggendo il suo peso con il vostro

corpo, sentirete la tremenda intensità delle contrazioni. Le lunghe ore di intensa concentrazione possono essere faticose ed è importante pensare anche a voi stessi, fermandovi ogni tanto per mangiare, riposarvi o andare a prendere un po' d'aria. Sarà di grande aiuto anche per lei sapere che siete a vostro agio e rilassati; cercate comunque di indossare dei vestiti leggeri e comodi, perché la stanza sarà probabilmente molto calda.

Durante il parto la vostra compagna potrebbe avere bisogno costantemente di voi e desiderare di essere abbracciata o massaggiata continuamente. Oppure potrebbe non desiderare affatto di essere toccata o preferire il contatto con l'ostetrica o con un'altra donna. È importante che entrambi siate preparati a queste possibilità, perché non è il caso di sentirsi esclusi.

Il sostegno emotivo del compagno può essere veramente prezioso: ogni coppia troverà il proprio equlibrio nei diversi momenti del parto.

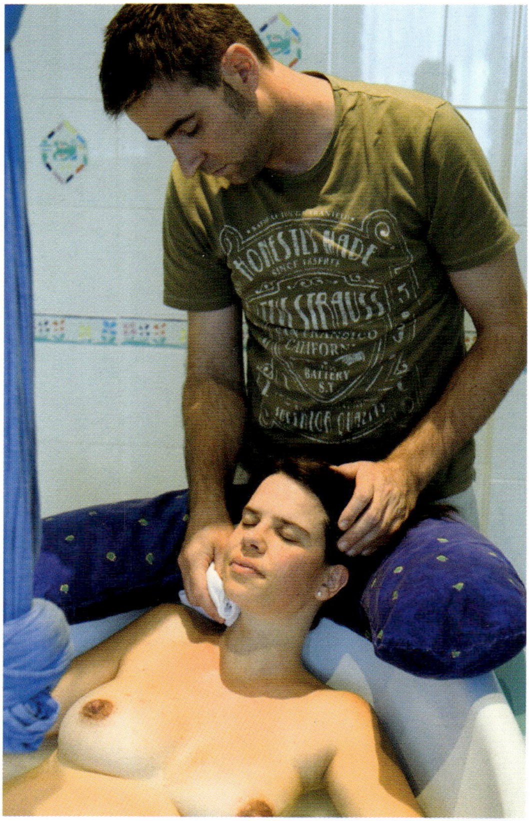

Una volta finito il lungo periodo dilatante, potreste cominciare a temere che vostro figlio non verrà mai al mondo. Poi finalmente vedrete apparire la testa tra le labbra vaginali della vostra compagna e vi sembrerà che la vagina non si apra mai abbastanza da permettergli di uscire.

Nel giro di pochi secondi, invece, vostro figlio sarà nato e vi troverete a guardarlo con un'emozione fortissima in tutto il corpo. È a questo punto che molti padri si mettono a piangere. Essere presenti alla nascita di un bambino, vederne uscire prima la testa e poi il resto del corpo, è sempre una delle esperienze più potenti e più commoventi di tutta la vita.

A questo punto potete celebrare il momento culminante di ciò che avete vissuto insieme. Le paure che avete avuto spariranno nell'immediatezza e nell'intensità di ciò che avete davanti a voi. Anche per gli uomini che non desiderano essere presenti al momento della nascita, è un'esperienza meravigliosa assistere ai primi minuti di vita del loro bambino.

Prepararsi fisicamente

Durante il travaglio si possono adottare una quantità di posizioni diverse e al momento giusto sarà il vostro corpo a guidarvi, istintivamente, verso quelle più adatte. Nelle ultime settimane di gravidanza, comunque, è consigliabile dedicare un po' di tempo tutti i giorni alle posizioni più indicate per i vostri movimenti, per la respirazione e per il massaggio.

Imparare le posizioni per il travaglio

La respirazione profonda tranquillizza, rilassa e consente la migliore ossigenazione possibile a voi e al vostro bambino. Cominciate a praticarla per pochi minuti. Nelle posizioni descritte alle pagine seguenti provate a respirare come se aveste le contrazioni.

In qualunque posizione, durante il travaglio troverete che concentrarvi sulla respirazione aiuta molto a sopportare le contrazioni. Quando sentite che ne inizia una, rilassatevi completamente e concentratevi sul respiro, incominciando con un'espirazione completa. Quando l'avete conclusa, rilassatevi e inspirate lentamente, mandando l'aria in profondità nel vostro addome. Rimanete concentrate sulla respirazione nel punto di massima intensità e continuate fino al termine della contrazione, ormai in fase discendente.

Muovete liberamente il corpo, ruotando i fianchi o facendoli oscillare in armonia con il respiro. In questo modo, la posizione, la respirazione e il movimento saranno sintonizzati per permettervi di affrontare bene il travaglio.

✔ respirazione profonda *vedi* pagina 127

Il parto: respirare per spingere

È impossibile esercitarsi a spingere se manca il potente riflesso espulsivo che si manifesta nella seconda fase del parto. Di solito questo riflesso è spontaneo e nel momento opportuno non è necessario sforzarsi. Benché non abbiate alcuna possibilità di controllo cosciente sul vostro utero, potete riuscire a rilassare il pavimento pelvico, esercitandovi prima in posizione accovacciata e solo in seguito in altre posizioni.

Quando siete accovacciate, cercate di visualizzare il vostro bambino durante il parto: la sua testa che scende nel bacino e che si appoggia al pavimento pelvico. Immaginate una contrazione che

spinge tutto il suo corpo e la testa che preme verso il basso e incomincia a uscire dalla vagina.
Pensate ai tessuti vaginali che si rilasciano e alla testa che affiora. Mentre fate questo esercizio, respirate profondamente e sentirete il pavimento pelvico sempre più rilassato a ogni espirazione. Cercate di espirare dolcemente ma completamente, in modo costante, svuotando anche le guance. Imparerete così a rilasciare in modo automatico il pavimento pelvico, il che sarà particolarmente utile se al momento del parto sarete confuse e non riuscirete a organizzare la vostra energia. Respirare in questo modo all'inizio di una contrazione vi aiuterà a spingere spontaneamente. Non c'è nessun bisogno di trattenere consapevolmente il respiro per lunghi periodi: la respirazione si adatterà in modo naturale alle spinte.

Posizioni per l'espulsione

Durante la fase del travaglio, la cui durata non è prevedibile, adotterete molte posizioni diverse prima del momento in cui il bambino sarà pronto a uscire.
È meglio non avere idee preconcette sulla posizione migliore per questo momento: cercate piuttosto di esercitarvi in anticipo su tutte le posizioni possibili. È auspicabile che durante il parto abbiate la possibilità di muovervi per poi partorire sul pavimento, ma anche in un letto d'ospedale potete adottare una posizione verticale.
La maggior parte delle posizioni suggerite in questo capitolo sono variazioni della posizione accovacciata di base, ottima per il parto perché apre al massimo il bacino e favorisce la discesa della testa del bambino con l'angolatura migliore in relazione alla forza di gravità.
Anche i tessuti elastici della vagina e del perineo, e i muscoli del pavimento pelvico sono rilassati al massimo e si rilasciano più facilmente, riducendo il rischio di lacerazioni. Stare accovacciate garantisce inoltre al bambino e all'utero una buona circolazione del sangue.
Diverse posizioni prevedono l'aiuto di una o due persone, che devono essere rilassate e sentirsi a proprio agio perché, in caso contrario, avvertendo la loro tensione farete più fatica a lasciarvi andare. Anche per loro sarà più facile se voi riuscite ad abbandonarvi completamente al loro sostegno.

LE POSIZIONI DURANTE IL TRAVAGLIO

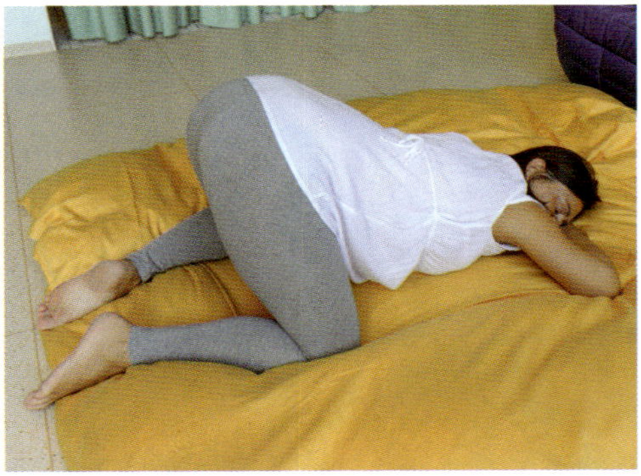

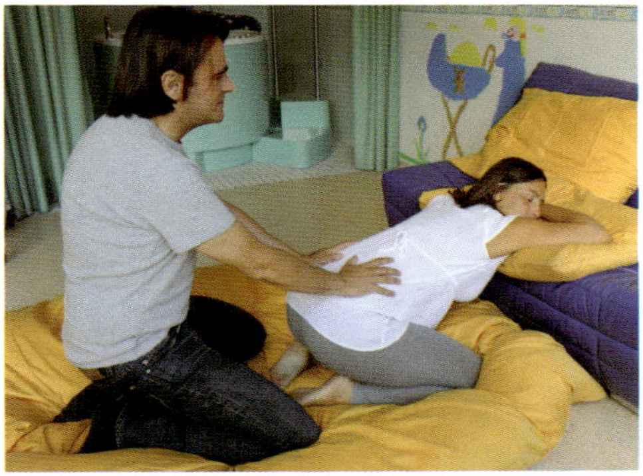

In ginocchio

In genere ci si mette in ginocchio istintivamente, soprattutto verso la fine del periodo dilatante quando le contrazioni sono molto intense. Per stare comode per parecchie ore avrete bisogno di qualcosa di morbido sotto le ginocchia, un materassino o una coperta piegata, e di una pila di cuscini su cui appoggiarvi.
Mettendovi carponi, ridurrete la forza di gravità e le contrazioni saranno meno intense. Se sono veramente insopportabili, può giovare appoggiare la testa al pavimento e alzare il bacino. In questa posizione, molte donne dicono che muovendo i fianchi riescono a non avvertire il dolore. La posizione può essere utile quando si sentono le contrazioni nella parte bassa della schiena. Alcune donne trovano che la posizione in ginocchio sia la più comoda per tutto il periodo dilatante.
Spesso, comunque, conviene mettersi in ginocchio solo quando le contrazioni sono più forti e più ravvicinate. Dopo essere rimaste a lungo in ginocchio, tra una contrazione e l'altra avrete bisogno di cambiare posizione.

Accovacciate

In questa posizione il bacino è aperto al massimo e l'angolo di discesa del bambino è il migliore. Sarete più comode sedute su uno sgabellino o facendovi sostenere da qualcuno, oppure appoggiandovi a una pila di cuscini. È una posizione che tende a intensificare le contrazioni: accovacciatevi tra una e l'altra, alzandovi in piedi quando sentite che cominciano.

Sdraiate

Se tutto procede bene, starete più comode sdraiate su un fianco. In ogni caso è meglio evitare di stare distese supine per lunghi periodi, anche se è in questa posizione che vi chiederanno di mettervi per i controlli della dilatazione.
Non nuoce al bambino, ma certamente sarete più scomode che in posizione verticale.

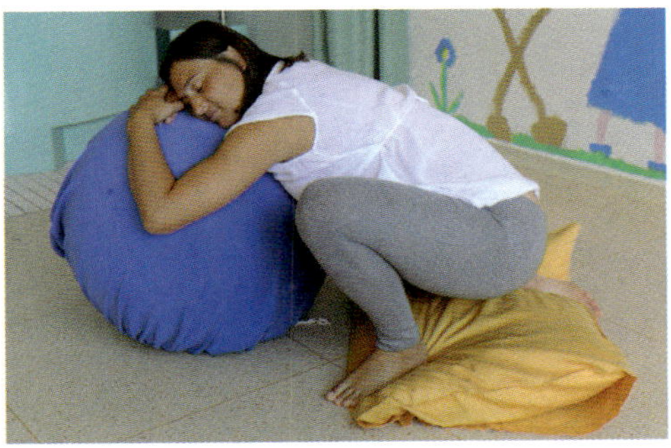

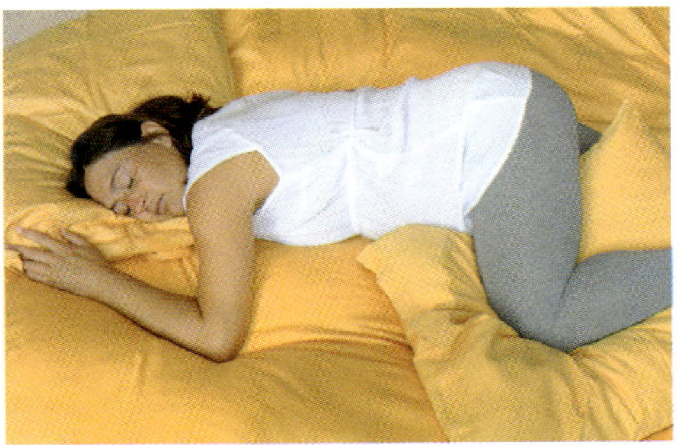

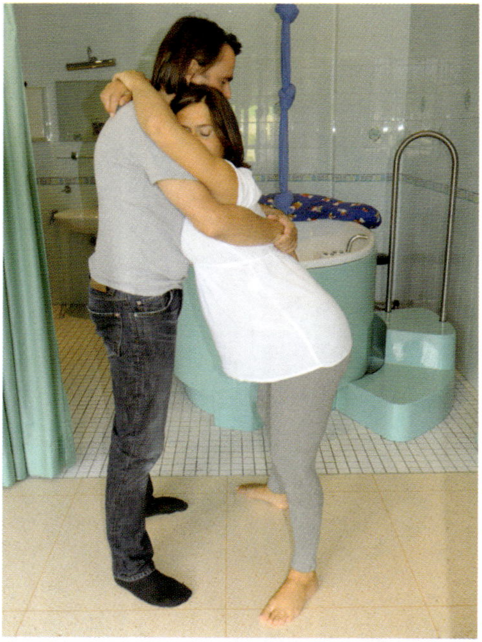

Stare in piedi e camminare

Durante il travaglio, molte donne preferiscono stare in piedi o camminare. In questo modo le contrazioni sono stimolate e la forza di gravità favorisce la discesa del bambino e la dilatazione del collo dell'utero. Anche le contrazioni sono più efficaci e meno dolorose.

Potrebbe farvi piacere camminare un po' e poi assumere un'altra posizione, carponi, accovacciate su uno sgabellino, in piedi ruotando i fianchi, per poi tornare a muovervi. Oppure farvi abbracciare o dondolare da qualcun altro, o ancora farvi massaggiare ritmicamente la regione lombare, in armonia con i vostri movimenti. Durante le contrazioni potrebbe farvi piacere flettervi in avanti, contro qualcuno o contro una parete.

Alcune donne preferiscono stare in piedi o camminare per tutta la durata del travaglio, mentre altre, quando le contrazioni diventano più intense, trovano più confortevole cambiare posizione

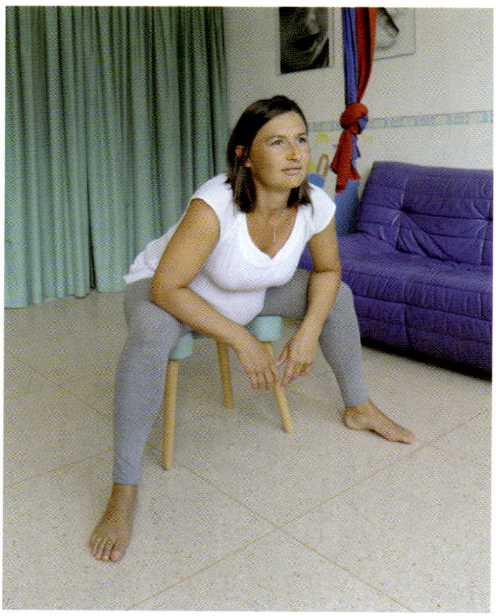

Sedute

Sedersi diritte e piegarsi in avanti con le gambe larghe può essere particolarmente confortevole. Potete sedervi per terra, su una sedia o sul bordo del letto.

Molte donne preferiscono sedersi a cavalcioni su una sedia e al contrario, cioè guardando lo schienale, e flettersi in avanti appoggiandosi a dei cuscini.

In questa posizione il vostro corpo è perfettamente sostenuto anche in posizione verticale, il bacino è aperto e potete rilassarvi e farvi massaggiare la schiena. Molte donne trovano anche molto comodo sedersi sul water.

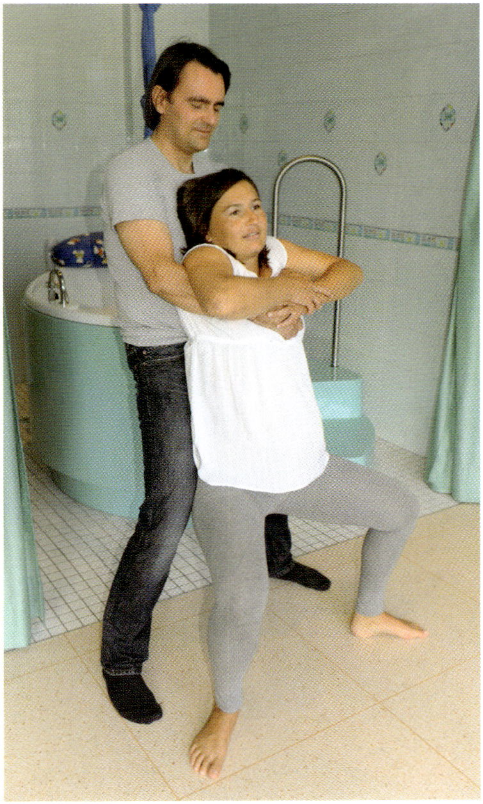

Posizione accovacciata in piedi

Questa posizione va adottata solo quando la testa del bambino sarà affiorata, e solo durante le contrazioni. Tra una contrazione e l'altra potete stare in piedi o carponi ma, quando comincia una contrazione, la persona che vi aiuta deve sistemarsi dietro di voi e voi vi abbandonerete completamente al suo sostegno, senza opporvi alla contrazione.

Le vostre ginocchia si piegheranno abbandonandosi alla forza verso il basso esercitata dalla contrazione. I piedi devono essere ben distanziati, rivolti all'esterno, piante a terra, in modo che il bacino si apra completamente.

Chi vi sostiene sarà scalzo, con gambe aperte, ginocchia flesse, tronco un po' all'indietro, cosce e bacino ben fermi. Questo gli eviterà strappi alla schiena, specialmente se farà attenzione a non piegarsi in avanti e a non irrigidire le spalle. Se non ha la schiena molto forte, è meglio che si sieda su una sedia o sul bordo del letto. È importante anche la posizione delle braccia e delle mani, che devono passare sotto le ascelle e afferrarvi i pollici. Non fatevi mai tenere per i polsi, per non far intorpidire le mani.

Quando riuscite a stare comode in questa posizione, rilassatevi entrambi e respirate profondamente. Se la dinamica è corretta, con un po' di pratica potrà sorreggervi anche una persona non molto alta.

Quando vi sentirete a vostro agio con la persona che vi aiuta, chiedetele di sollevarvi in posizione accovacciata partendo dalla posizione carponi, passando le mani sotto le vostre braccia e tenendovi per i pollici, per poi far leva sul proprio corpo mentre vi mettete in piedi.

In questa posizione accovacciata il bambino può anche nascere molto rapidamente, tanto che tutto il corpo potrebbe uscire con la forza di una sola contrazione. L'ostetrica non deve far altro che ricevere il bambino e sistemarlo a pancia e testa in giù tra le vostre gambe, in modo che dal naso e dalla bocca esca il liquido amniotico eventualmente presente.

Questa posizione è ideale nei casi in cui sia utile o necessario accelerare l'espulsione, per esempio se il travaglio è stato lungo.

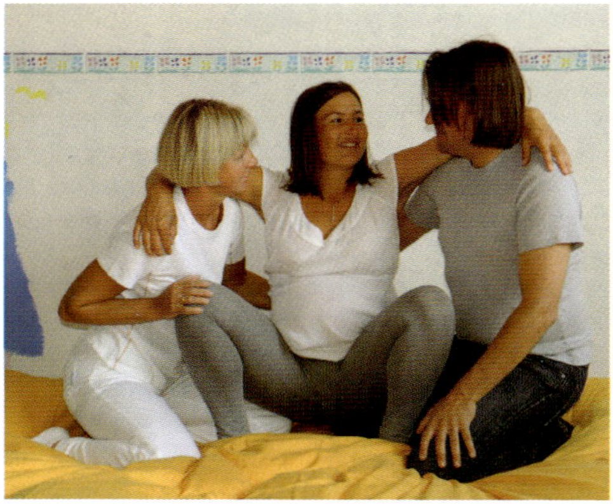

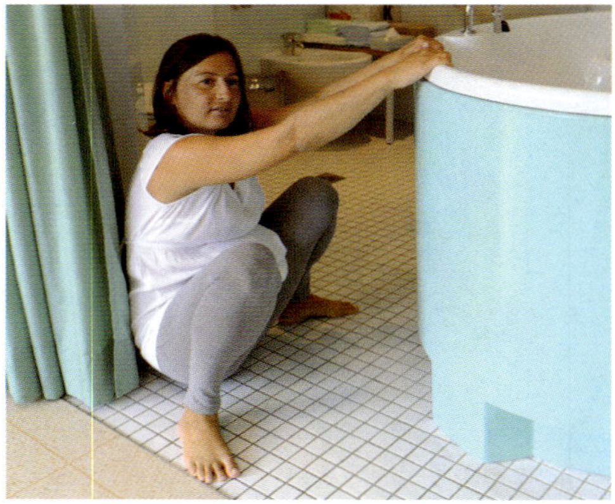

Posizione accovacciata sorretta di lato

Le due persone che vi sostengono si inginocchiano al vostro fianco, con un ginocchio sotto i vostri glutei. Mettete le braccia intorno alle loro spalle mentre uno di loro, a turno, vi regge con un braccio intorno alla vita.

Tra una contrazione e l'altra potete stare in piedi o inginocchiarvi in avanti, tornando ad accovacciarvi all'inizio della contrazione successiva. Chi vi sostiene può inginocchiarsi su un cuscino piatto o una coperta ripiegata, con dei cuscinetti tra i glutei e i polpacci.

In questa posizione, il bacino è aperto al massimo ed è a pochi centimetri da terra: il bambino può addirittura uscire senza essere aiutato.

Benché in genere questa posizione riesca meglio a terra, si può adattare al lettino ostetrico. Mentre le due persone che vi aiutano sono in piedi ai due lati del lettino, accovacciatevi mettendo le braccia intorno alle loro spalle, possibilmente sostenendo i talloni con un telo arrotolato.

Posizione accovacciata sorretta da dietro

Per questa posizione, avrete bisogno del sostegno di una sola persona, che può stare seduta sul bordo di una sedia con le ginocchia ben distanziate.

Dandogli la schiena, accovacciatevi tra le sue ginocchia, lasciate andare il tronco e la testa contro di lei in modo da essere protette tra le sue gambe e usate le sue ginocchia come sostegno.

Tra una contrazione e l'altra, potete mettervi carponi o alzarvi in piedi e camminare.

Posizione accovacciata non sorretta

Alcune donne preferiscono essere indipendenti nel momento del parto e appoggiarsi poco o niente a chi le assiste. Potete farlo facilmente se avete qualcosa di stabile davanti, a cui tenervi, o appoggiando le mani a terra. Diversamente potete appoggiarvi a un'altra persona, seduta o inginocchiata davanti a voi.

Alla fine del periodo espulsivo, attenuate la pressione sul perineo flettendovi in avanti, e magari inginocchiandovi completamente perché la pressione sia distribuita in modo omogeneo sulla vulva.

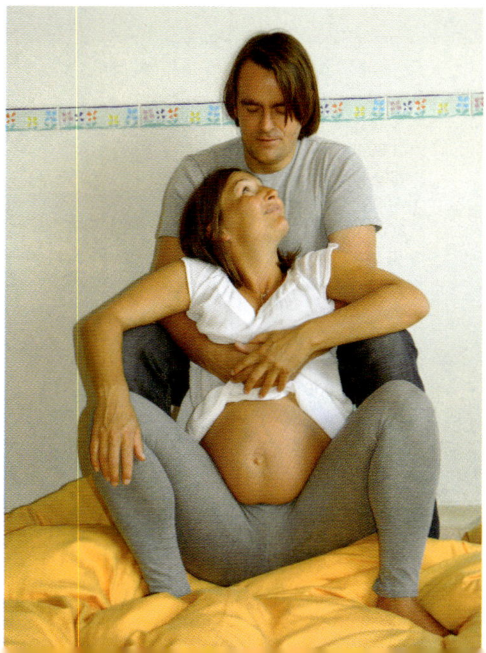

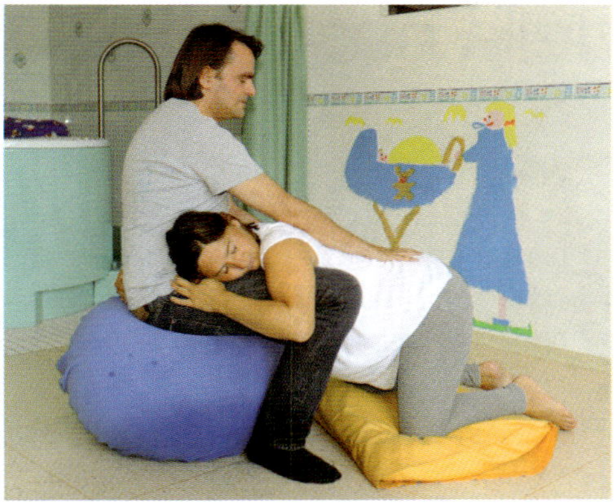

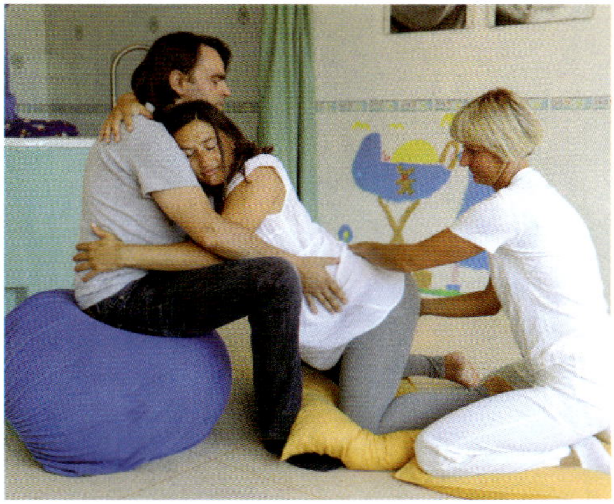

Posizione carponi

È una posizione assunta istintivamente da molte donne ed è particolarmente indicata se il periodo espulsivo non presenta problemi e procede rapidamente. Vi darà la sensazione di 'avere i piedi per terra' e di riuscire a controllarvi anche se le contrazioni sono rapide e insopportabili. Aiuterà anche a ridurre la pressione sulla muscolatura liscia del perineo, dandole più tempo per espandersi al passaggio dei bambino, perché la tensione viene così condivisa anche con la parte anteriore della vulva.
L'ostetrica starà in una posizione tale da poter intervenire sul perineo, se necessario. Può anche ricevere il bambino da dietro per poi passarlo tra le vostre gambe e sistemarlo a faccia in giù, su un asciugamano morbido, davanti a voi.
Spesso, nel periodo espulsivo, le donne trovano intuitivamente delle varianti di questa posizione carponi, per esempio stando metà in ginocchio e metà accovacciate o in ginocchio ma con il tronco verticale.
Le posizioni carponi e in ginocchio possono essere adottate altrettanto bene sul pavimento oppure su un letto. Molte donne le adottano anche sul lettino della sala parto, tenendosi allo schienale. È essenziale comunque poter disporre di qualche grosso cuscino per sostenere il tronco, la testa e le spalle.

Posizioni distese

Alcune donne si sentono meglio o più 'naturali' se partoriscono sdraiate o semisdraiate su un fianco, in posizione detta 'laterale'. Queste posizioni non sfruttano gli effetti della forza di gravità, il che del resto non ha nessuna importanza se il parto procede rapidamente.
Se in queste posizioni state veramente comode non c'è motivo di non adottarle; inoltre consentono all'ostetrica un facile accesso all'apertura vaginale, anche se riducono l'afflusso di sangue alla placenta.
La posizione sdraiata su un fianco è preferibile perché dà più spazio al perineo per rilassarsi mentre il sacro può muoversi e aprire maggiormente l'egresso pelvico. Inoltre rende minore la pressione sui vasi sanguigni che affluiscono all'utero, aiutando a prevenire il rischio di sofferenza fetale.
Rispetto alla posizione semisdraiata, impone uno sforzo minore al perineo e riduce il rischio di lacerazioni.

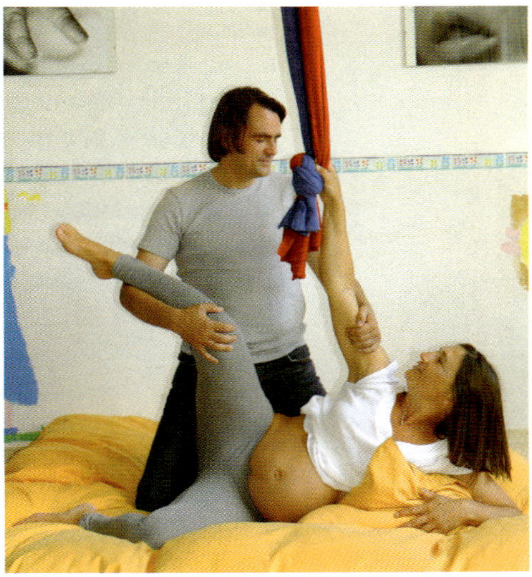

Fisiologia della nascita

Il parto e la nascita fanno parte di un unico, lungo processo che ha inizio il giorno del concepimento, prosegue durante il periodo della gravidanza e continua nel corso dei primi mesi di vita del neonato.

Il momento del parto è nello stesso tempo un processo fisiologico, la transizione di un bambino dalla vita intrauterina a quella nel mondo esterno, il primo impatto di una donna con la maternità, di un uomo con la paternità e l'inizio di una nuova famiglia.

La nascita è un momento sacro, la celebrazione e il benvenuto a una nuova vita e lo stupore per l'enorme potenzialità che abbiamo di creare e rigenerare la vita.

In questo viaggio straordinario il bambino lascia l'ambiente protettivo dell'utero e attraversa il canale pelvico, per emergere in un mondo completamente nuovo. Sarà un'impresa monumentale per madre e figlio, nel corso della quale il vostro utero si dovrà progressivamente dilatare.

Per voi sarà uno dei momenti più ricchi e significativi di tutta la vita. Nascere e partorire sono due aspetti di un unico evento che lega intimamente madre e figlio e che si svolge meravigliosamente in sincronia dalle prime contrazioni uterine al momento in cui vostro figlio sarà nato e potrà stare tra le vostre braccia. Benché al centro dell'avvenimento siano la madre e il bambino, molti padri partecipano attivamente al parto, sostenendo e confortando la madre fisicamente ed emotivamente.

Nei mesi della gravidanza, quando il momento del parto si avvicina è normale cominciare a chiedersi e a immaginarsi come sarà. Vaghi ricordi della propria nascita, storie raccontate da parenti e amici, sogni e immaginazione, tutto concorre a creare delle aspettative. Ma come andrà questo parto? Sarà breve o lungo, facile o difficile, piacevole o doloroso?

In questo capitolo vogliamo cercare di rispondere nel modo più esauriente possibile a queste domande, provando a descrivere le moltissime possibilità che potrebbero caratterizzare anche la vostra esperienza, per quanto unica.

Le fasi del parto

Pur essendo il parto un processo continuo, per comodità vengono normalmente descritte tre fasi successive.

- *Il periodo dilatante*, o travaglio, inizia quando le contrazioni uterine cominciano ad avere intervalli regolari e continua fino a quando il collo dell'utero raggiunge una dilatazione di 10 cm, quanto basta perché la testa del bambino lo attraversi. È in genere la parte più lunga del parto.
- *Il periodo espulsivo* incomincia quando il collo dell'utero è completamente dilatato, e si conclude con la nascita del bambino. Di solito è molto più breve del travaglio. La testa e il corpo del bambino scendono attraverso il collo dell'utero e il canale del parto, emergendo dalla vagina.
- *Il secondamento* segue immediatamente la nascita: per la prima volta vostro figlio respira e voi potete toccarlo dall'esterno. Alla fine di questa fase la placenta si separa dall'utero e viene espulsa con le ultime contrazioni del parto. Prima o dopo l'espulsione della placenta, il cordone ombelicale viene legato e tagliato.

Il parto, tuttavia, non è ancora completo. Nelle prime ore che seguono, il bambino è in genere molto reattivo e sensibile, si sta acclimatando alla vita nel mondo esterno. È un periodo importante in cui dovreste avere la possibilità di stare con vostro figlio e cominciare a conoscervi. Molti altri avvenimenti hanno luogo: la prima poppata, il primo contatto attraverso gli occhi o attraverso la pelle... È questo primo *bonding* che segna veramente la fine del parto.

Il parto e le sue fasi

Nella tabella è riportata la durata media di ogni fase.
È importante comunque sapere che questa è solo una stima: le variazioni sono infatti la norma.

La durata della prima fase dipende da una serie di fattori:
- come si sente la madre;
- presenza o assenza di interferenze;
- intensità delle contrazioni uterine;
- stato di preparazione del collo dell'utero all'inizio del travaglio;
- dimensioni e posizione del bambino;
- dimensioni e forma del bacino;
- apporto adeguato di liquidi e di nutrimento;
- equilibrio ormonale;
- adozione di una posizione verticale durante le contrazioni.

PRIMO PARTO	
Periodo dilatante	4-24 ore
Periodo espulsivo	1/2-2 ore
Secondamento	10 minuti -1 ora e 1/2
PARTI SUCCESSIVI	
Periodo dilatante	2-12 ore
Periodo espulsivo	10 minuti -1 ora e 1/2
Secondamento	10 minuti -1/2 ora

L'inizio del travaglio

Per tutta la gravidanza l'utero si contrae, ma durante il travaglio le contrazioni diventano coordinate, frequenti e intense. Non si sa che cosa stimoli l'avvio del travaglio, ma sembra che ci siano diversi fattori, provenienti dal vostro corpo e dal bambino.
Nelle settimane che precedono il parto, la vostra ipofisi e quella di vostro figlio sono molto attive e liberano l'ormone ossitocina che stimola l'utero a contrarsi. Anche il bambino libera altri ormoni una volta raggiunto il suo sviluppo completo. Intorno alla trentaquattresima settimana, nel suo cervello avvengono dei cambiamenti che stimolano le ghiandole surrenali a produrre cortisone, ormone che favorisce la maturazione dei polmoni in vista della respirazione aerea e stimola la produzione di prostaglandine, ormoni che fanno contrarre l'utero e ne ammorbidiscono il collo. Quando le membrane del sacco amniotico si rompono lasciando uscire le 'acque', anche la pressione della testa sul collo dell'utero stimola la produzione di prostaglandine.
Questi ormoni influiscono sul vostro sistema nervoso autonomo, che controlla tutti i riflessi fondamentali del corpo, compresi quelli dell'utero. Il sistema nervoso autonomo agisce come un raffinato sintonizzatore durante tutto il parto, coordinando e regolando le contrazioni uterine e partecipando all'avvio del travaglio. Può essere influenzato da diversi fattori, compresi i vostri pensieri e sentimenti e i segnali provenienti da altri organi.
L'inizio del travaglio è complesso e si basa su una delicata interdipendenza tra sistema nervoso e apparato endocrino di madre e bambino. Le premesse per l'avvio del travaglio vanno creandosi gradualmente nelle settimane che precedono il parto e dipendono probabilmente dalla raggiunta maturità del bambino per la nascita.

La durata del parto

La durata e le modalità del travaglio e del parto variano moltissimo da donna a donna; in genere i primi parti tendono a essere più lunghi e meno facili dei successivi. La durata del travaglio non è proporzionata alla difficoltà o alla facilità del parto: un travaglio breve può anche essere intenso e difficile, mentre uno più lungo può invece risultare più semplice.

Se l'attività uterina è intensa, il bambino è piccolo, il bacino è largo, il collo dell'utero è preparato e l'atmosfera è ideale per favorire la secrezione degli ormoni, il travaglio e il parto tendono a durare meno. In generale, comunque, un ritmo di dilatazione di un centimetro ogni ora è indice di un normale progredire del travaglio. Bisogna ricordare che talvolta la dilatazione procede lentamente per ore, ma accelera avvicinandosi alla completa dilatazione.
La durata del periodo espulsivo dipende da fattori molto simili. Se madre e bambino stanno bene non c'è alcun bisogno di accelerare tale processo, che può essere anche molto più lungo o più breve di quello descritto.

Il bacino durante il parto

Il bacino è l'anello osseo che costituisce la base del tronco. Ha forma simile a quella di un imbuto, con un canale interno ricurvo in avanti, ed è composto dalle seguenti ossa: il sacro e il coccige posteriormente, l'ileo sui due lati, l'osso del pube sul davanti e l'ischio in corrispondenza dei glutei. Le ossa pubiche si incontrano anteriormente, mentre l'ischio di destra e quello di sinistra si uniscono ai lati del sacro nella parte posteriore.
Le ossa del bacino formano il canale del parto che il bambino deve attraversare per nascere. L'ingresso viene detto 'stretto superiore' e l'egresso pelvico, nella parte bassa, è detto 'stretto inferiore'. In un bacino di forma normale, il diametro dello stretto superiore è più ampio da fianco a fianco rispetto alla distanza tra osso pubico e sacro. Sono comunque possibili variazioni nella forma

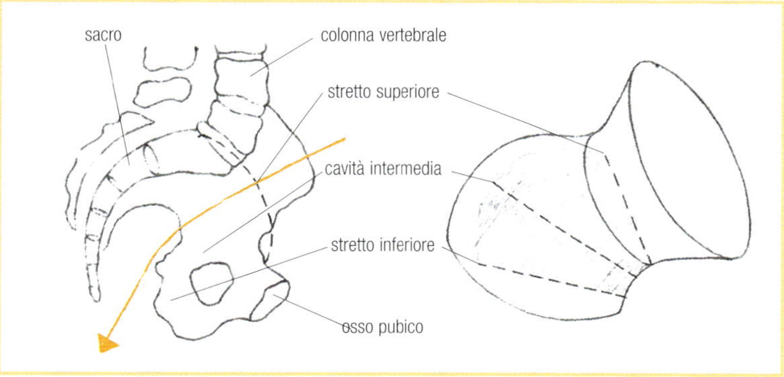

Il canale pelvico è circondato dall'osso sacro e dalle ossa del bacino. Ha forma simile all'imbuto, che il bambino attraversa passando per lo stretto superiore, per la cavità intermedia e infine per lo stretto inferiore.

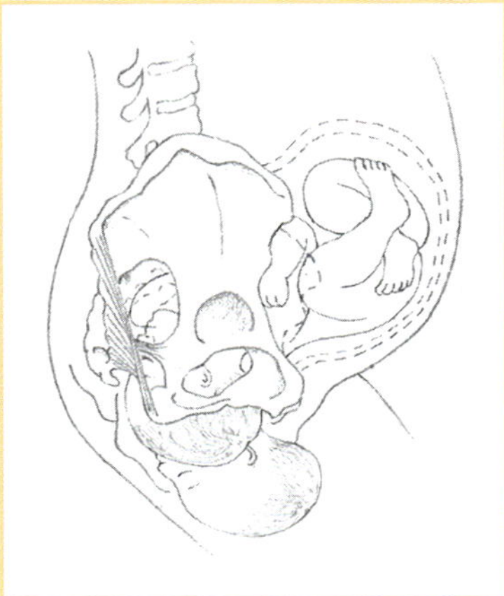

delle ossa che, se le dimensioni del bacino sono sufficienti, di solito non creano problemi per il parto.
In genere prima del parto la testa del bambino si impegna, cioè comincia a entrare nell'ingresso pelvico in modo che il diametro maggiore della testa corrisponda con quello maggiore del bacino, da fianco a fianco. Nel corso del travaglio, la testa deve ruotare di novanta gradi, in modo che, quando raggiunge l'egresso, il diametro maggiore si venga a trovare tra l'osso pubico e il sacro, in corrispondenza cioè del diametro maggiore del bacino nel punto d'uscita.
Il viaggio a spirale di vostro figlio attraverso la curvatura del canale pelvico sarà molto facilitato se adotterete una posizione verticale (in piedi, in ginocchio, sedute o accovacciate) in modo che l'angolo di discesa sia in armonia con la forza di gravità che lo attira verso terra.

La testa del bambino scende attraverso il canale del parto.

Le articolazioni pelviche

Le ossa del bacino sono tenute insieme dai legamenti (che ne impediscono l'eccessivo spostamento) di quattro articolazioni: la sinfisi pubica nella parte anteriore; le due articolazioni sacro-iliache nella parte posteriore e l'articolazione sacro-coccigea posta tra il coccige e il sacro. Nel corso della gravidanza, queste articolazioni diventano più flessibili per l'effetto ammorbidente delle secrezioni ormonali sui legamenti, e sono quindi in grado di espandersi considerevolmente durante il parto, garantendo al bambino il massimo spazio possibile. La sinfisi pubica può aprirsi anche di 1,3 cm, mentre l'articolazione sacro-coccigea consente al coccige di spostarsi quando passa il bambino.
Le articolazioni sacro-iliache riescono anche ad aprirsi un po' lateralmente, ma il loro movimento più importante durante il parto è quello che permette al sacro di spostarsi in avanti e all'indietro, ampliando notevolmente le dimensioni del canale pelvico. Se vi accovacciate o vi piegate in avanti, la parte superiore del sacro e la colonna si spostano in avanti, mentre la parte inferiore si dirige all'indietro e apre maggiormente il canale pelvico. Se invece siete distese o semidistese, il vostro peso poggia tutto sul sacro e forza la parte superiore all'indietro e la parte inferiore in avanti, con una restrizione dello spazio disponibile.
La posizione accovacciata allarga sia il diametro dello stretto supe-

riore fino al 25-30% sia quello dello stretto inferiore in tutte le direzioni. Quando vi accovacciate, le ossa pubiche si allargano, gli ilei si distanziano, il sacro si sposta all'indietro e il bacino risulta completamente aperto, sfruttando al massimo la flessibilità e la mobilità delle articolazioni pelviche; nella posizione semidistesa, invece, fino a un quarto della possibile espansione va persa.
Adottare le posizioni verticali e quella accovacciata facilita la discesa del bambino attraverso il canale del parto e spesso rende inutili gli interventi medici, in particolare se c'è una lieve sproporzione tra la testa del bambino e le dimensioni del bacino materno.

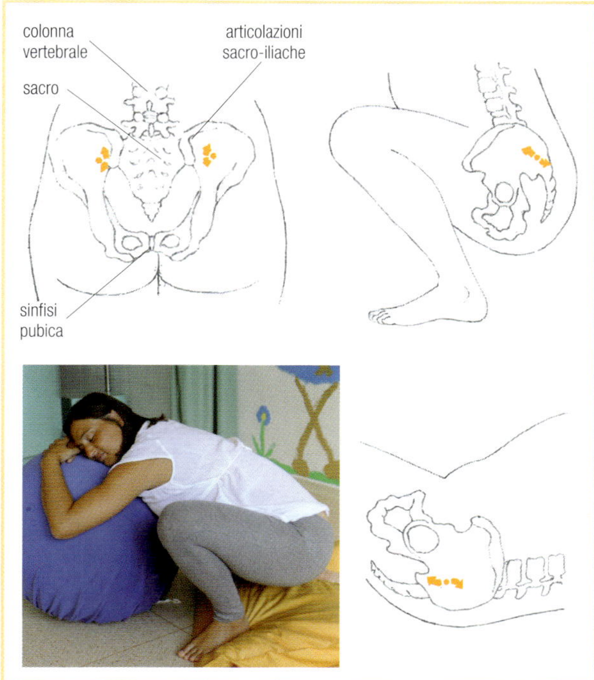

Il sacro può oscillare all'altezza delle articolazioni sacro-iliache. Nella posizione accovacciata si sposta all'indietro, allargando il bacino, mentre nella normale posizione distesa, lo spostamento è in avanti e le dimensioni della cavità pelvica risultano ridotte.

L'utero durante il parto

L'utero è un organo muscolare formato da tre fasce di fibre muscolari incrociate in tutte le direzioni e riccamente percorse da vasi sanguigni e nervi, che si dispongono intorno a una cavità collegata alle tube di Falloppio nella parte superiore, e alla vagina, attraverso il collo (o cervice), nella parte inferiore.
In gravidanza, l'utero, la cui funzione principale è quella di contenere, proteggere e nutrire il feto, aumenta di dimensioni.
La sua parte inferiore diventa più spessa e resistente e le fibre muscolari circolari del collo dell'utero (cervice) lo tengono saldamente chiuso, completamente sigillato fino a quando il bambino non sarà pronto per nascere.
Nel corso del parto, la cervice si apre e l'utero espelle il bambino, contraendosi ancora per l'espulsione della placenta e per fermare l'emorragia; in seguito l'utero continuerà a contrarsi per ridursi alle dimensioni che aveva prima della gravidanza nel giro di qualche settimana.

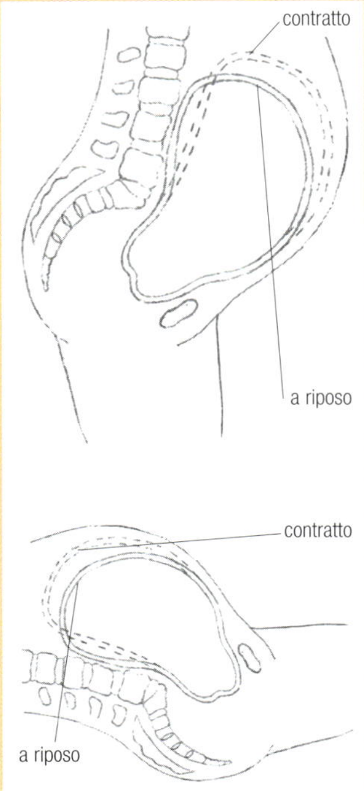

L'utero, contraendosi, si porta in avanti. Nelle posizioni verticali le contrazioni sono più efficaci, mentre nella normale posizione distesa devono lavorare contro la forza di gravità.

Contrazioni

Le contrazioni del travaglio e del parto sono il veicolo della forza e dell'energia enormi necessarie per provocare la nascita. Ogni contrazione comincia nella parte alta dell'utero e arriva fino alla cervice. Nel punto di massima intensità tutti i muscoli uterini sono contratti, poi si rilassano, sempre dall'alto verso il basso.

Ogni travaglio ha il suo ritmo, con le contrazioni che si susseguono una dopo l'altra come le onde del mare, a intervalli regolari. Come un'onda, ogni contrazione ha un inizio, in cui acquista forza progressivamente, e un picco, dopo di che si infrange e torna indietro. Potete sentirla arrivare come un'ondata di energia che raggiunge subito o lentamente la sua massima intensità e poi si dissipa mentre i muscoli si rilassano.

Tra una contrazione e l'altra c'è in genere un periodo di transizione. Con l'avanzare del parto, le contrazioni si fanno più lunghe e più intense, e gli intervalli più brevi (all'incirca un minuto), fino a quando la dilatazione non è completa. Il carattere intermittente delle contrazioni ha un'importanza notevole. Durante gli intervalli si riduce la pressione sul bambino, voi potete riposare e si ripristina il flusso di sangue verso l'utero e la placenta, che è invece ridotto nel momento più intenso della contrazione. Il sangue fornisce ossigeno al bambino e ai muscoli l'energia necessaria per lavorare.

Le contrazioni hanno un'altra importante funzione. Il feto si è abituato a essere massaggiato attraverso il liquido amniotico dalle lievi contrazioni che si verificano nel corso di tutta la gravidanza.

Durante il travaglio le contrazioni sollecitano tutte le terminazioni nervose della sua pelle, che, a loro volta, attraverso il sistema nervoso autonomo, stimolano tutte le parti del corpo a prepararsi per la vita nel mondo esterno.

Posizioni e attività dell'utero

Per l'attività dell'utero e per il benessere del vostro bambino è molto importante che la posizione del vostro corpo durante il travaglio favorisca sia la circolazione del sangue nell'utero sia l'efficacia delle contrazioni. Se state in piedi o carponi o vi appoggiate

in avanti su dei cuscini, è certo che il bambino riceverà la quantità ottimale di sangue perché si riduce la pressione sui grandi vasi che riforniscono l'utero e la placenta.
Inoltre l'utero si porta in avanti ogni volta che si contrae e se inclinate il busto in avanti non vi opporrete in nessun modo alla forza di gravità che rende le contrazioni più intense e più efficaci. Se mantenete la posizione verticale, l'utero si contrae meno frequentemente, ma la pressione esercitata da ogni contrazione è più forte. Ogni contrazione sarà più potente e i periodi di riposo tra una e l'altra saranno più lunghi, migliorando l'afflusso globale di sangue alla placenta.
In queste posizioni anche la discesa del bambino attraverso l'utero sarà facilitata dalla forza di gravità. La maggiore pressione esercitata dalla testa sulla cervice accelererà la dilatazione e, nel periodo espulsivo, il peso del bambino lavorerà in armonia con l'attrazione verso il basso, rendendo più efficace la forza espulsiva di ogni contrazione. Rimanendo sdraiate, invece, vi opporrete alla forza di gravità; tutti i muscoli dovranno lavorare in senso contrario e ben presto cominceranno a fare male, le contrazioni saranno più dolorose, meno efficaci e più frequenti.

L'equilibrio ormonale

Per tutta la durata del parto nel vostro corpo funziona un delicato e complesso equilibrio ormonale, inteso a regolarizzare i ritmi del travaglio e delle fasi successive. Il vostro cervello libera endorfine, che, promuovendo le contrazioni, vi aiutano anche a sopportarle. Queste sostanze, prodotte anche in altri casi (per esempio quando cantiamo o durante uno sforzo fisico prolungato), hanno un ruolo importante in diversi momenti del comportamento sessuale, in quanto agiscono come rilassanti naturali e incoraggiano un senso di benessere che aiuta a ridurre il dolore.
Il livello delle endorfine raggiunge il suo apice negli stati di profonda meditazione. Quando le contrazioni si intensificano, il livello delle endorfine cresce, producendo un rilassamento simile alla *trance*, in cui riuscirete a lasciare andare il vostro cervello pensante e cosciente e ad abbandonarvi alle intense sensazioni interiori. Avvicinandovi al momento dell'espulsione, questa concentrazione verso l'interno aumenterà, e vi aiuterà ad arrendervi alle forze involontarie del vostro corpo. Per molte donne questo completo

La posizione del bambino

L'occipite, l'osso della parte posteriore della testa del bambino, viene usato come punto di riferimento per descrivere due delle tre posizioni che un bambino può assumere nell'utero.

Presentazione occipito-anteriore

Al momento della nascita, quasi tutti i bambini si presentano a testa in giù, con la schiena rivolta verso la parete addominale della madre, leggermente spostati a destra o a sinistra e con gli arti ripiegati in avanti e rivolti verso la colonna vertebrale. Quando la testa si impegna, l'occipite punta in avanti e il bambino è rivolto verso la colonna vertebrale della madre. Questa posizione facilita il progredire del bambino attraverso il canale del parto.

Presentazione occipito-posteriore

I bambini tendono a rivolgersi verso la placenta. Se questa è impiantata nella parte anteriore dell'utero, è probabile quindi che il bambino si sistemi, a testa in giù, con la schiena rivolta alla colonna vertebrale materna e gli arti verso la sua parete addominale. Quando la testa si impegna, l'occipite punta indietro. Un altro motivo per cui un bambino assume questa posizione (vedi p. 447) può essere la forma o la dimensione dell'egresso pelvico. Questa posizione può rendere il parto lungo e complicato, facendo avvertire maggiormente le contrazioni nella schiena.

Presentazione podalica

In caso di presentazione podalica, le parti del corpo del bambino più vicine al bacino della madre sono i glutei o i piedi, mentre la testa è a livello delle costole (vedi p. 438).

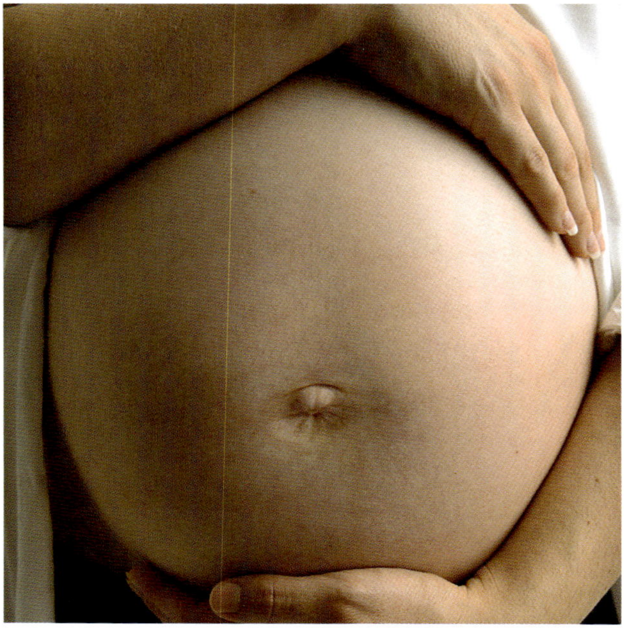

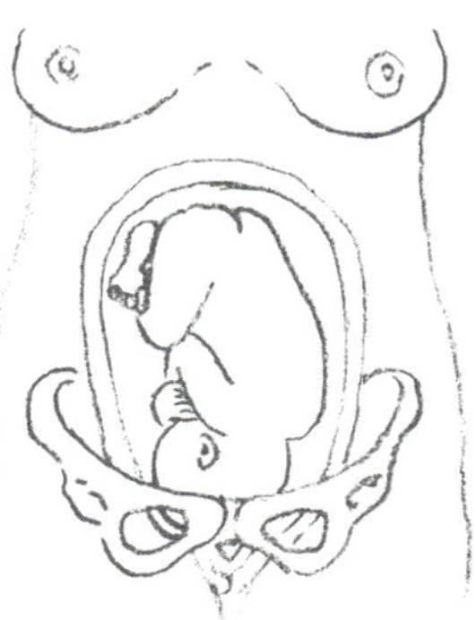

presentazione occipito-anteriore

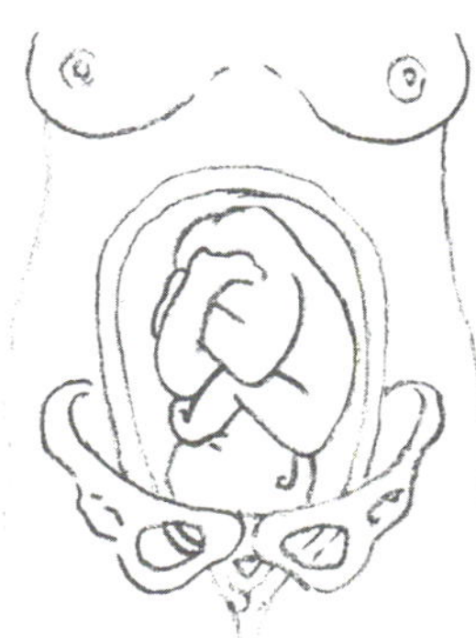

presentazione occipito-posteriore

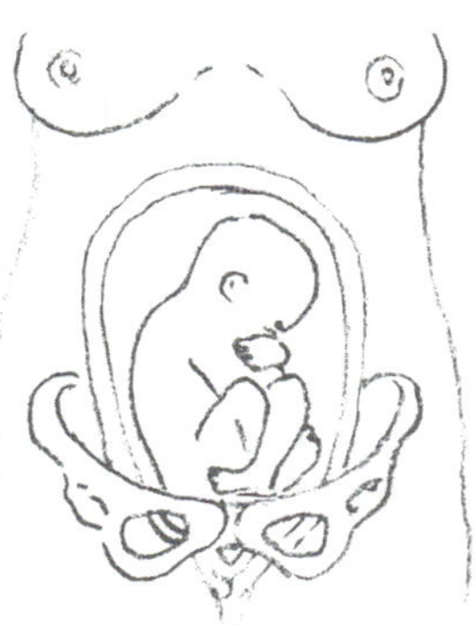

presentazione podalica

lasciarsi andare è molto simile all'abbandono che provano quando fanno l'amore.
Il travaglio e il parto devono avvenire in un ambiente che incoraggi la produzione delle endorfine e che offra alla madre la possibilità di sentirsi completamente libera.
In questa circostanza la donna è simile alle femmine di molti altri mammiferi che, quando si avvicina il momento del parto, cercano un angolo tranquillo, buio e sicuro dove possano partorire indisturbate. Per gli esseri umani, come per gli altri mammiferi, la capacità di partorire è innata e istintiva.
Se riuscite a rilassarvi e a fidarvi del vostro istinto naturale, il vostro corpo avrà la possibilità di fare il resto. Se invece siete ansiose, spaventate o avete freddo, il vostro corpo produrrà ormoni che spingono a reagire, come l'adrenalina, tipica delle reazioni di difesa.
Tra le altre cose, l'adrenalina favorisce la contrazione dei muscoli, fa alzare la pressione e, durante il travaglio, riduce notevolmente l'intensità delle contrazioni uterine. Durante la fase espulsiva, tuttavia, può incoraggiare il riflesso di espulsione, richiamando nei muscoli materni tutta la forza loro necessaria per fare nascere il bambino.

Gli ultimi giorni

Nelle ultime sei settimane di gravidanza, l'utero si prepara al parto. Noterete un numero maggiore di contrazioni, generalmente leggere e indolori, avvertite più che altro come un indurimento dell'addome. Sono le contrazioni dette di Braxton Hicks, dal ginecologo che per primo le ha individuate. Mentre in alcune donne sono rare, in altre possono presentarsi come una serie di contrazioni abbastanza intense della durata di quindici, trenta minuti.

Nelle ultime quattro settimane, in genere, la testa del bambino si inserisce nel bacino. In questo processo, detto 'impegno', il diametro maggiore della testa si sistema nello stretto superiore, l'ingresso pelvico.

Solitamente in prossimità del parto i bambini si muovono meno, ma alcuni sembrano muoversi di più.

L'impegno precoce è più comune tra le primipare perché, nelle gravidanze seguenti, la muscolatura uterina è più elastica e i bambini subiscono una minore pressione verso il basso. Spesso l'impegno è accompagnato da contrazioni abbastanza forti e da un visibile abbassamento del pancione, che vi permetterà di respirare più agevolmente, risultando ridotta la pressione sul diaframma; dovrete probabilmente urinare più spesso perché il bambino preme sulla vescica.

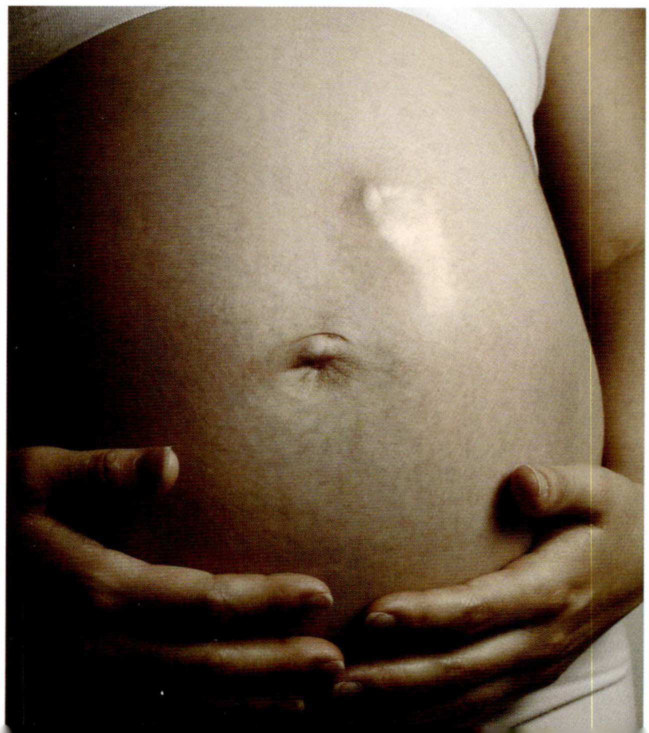

Nei giorni che precedono il parto, il bambino si muoverà meno (anche se ci sono bambini che si muovono di più). Se siete preoccupate che vostro figlio non si muova abbastanza, consultate il medico o l'ostetrica, che saranno in grado di rassicurarvi.

L'attesa

Poiché la durata della gravidanza è variabile, pochissime donne iniziano effettivamente il travaglio alla data prevista. Benché in alcuni casi si manifesti un anticipo, per molte donne si verifica un periodo più o meno lungo di attesa oltre il termine, che sembra non finire mai. Questo periodo può essere abbastanza difficile, in particolare se la data presunta è passata da un po' e cominciate a temere un parto indotto.

✔ induzione del parto *vedi* pagina 413

Invece di spazientirvi, potete cercare di sfruttare al massimo questo periodo facendo esercizi di stretching e bagni, dormendo e rilassandovi molto, godendovi tutte quelle tranquille attività che vi preparano al parto. Certe donne si sentono improvvisamente piene di energia proprio prima che inizi il parto, e non sono insolite anche le voglie improvvise di ridipingere la casa, cucinare o fare dolci.

Il travaglio può iniziare in qualsiasi momento del giorno o della notte e può durare anche molto a lungo; per questo è essenziale che sia voi sia il vostro compagno siate ben riposati. Se durante il giorno vi esercitate, dolcemente ma con regolarità, non sarà difficile dormire la notte.

Molte coppie trovano meravigliosamente intimo questo periodo di attesa del primo figlio: per alcune è quasi come vivere una seconda luna di miele.

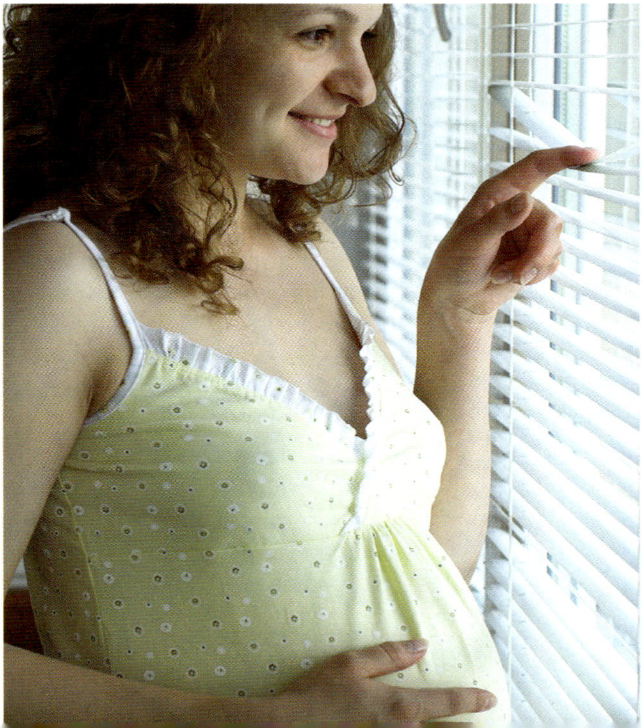

Pochissime donne iniziano il travaglio alla data prevista: in caso di ritardo l'attesa del momento si fa ogni giorno più viva.

Il parto sta per cominciare

L'utero si contrae a partire dal primo mese di gravidanza, fenomeno che non viene generalmente avvertito.

Nel corso delle ultime settimane le contrazioni aumentano di numero e di intensità; alterando l'equilibrio delle fibre muscolari.

LA COSCIENZA CAMBIA

Durante il travaglio e il parto, quando il vostro utero si dilata progressivamente, diverrà anche il centro energetico del vostro corpo e proverete sensazioni intensissime.
In molti casi questo determina un'espansione del normale stato di coscienza, che vi porterà a essere totalmente aperte e disponibili al momento della nascita.
Entrerete in contatto con il vostro io istintivo e profondo e, invece di agire come al solito in modo logico e razionale, vi troverete a comportarvi in un modo completamente involontario, dettato solo dalle vostre radici primitive e profonde.
Può essere un'esperienza straordinaria, simile agli stati di trascendenza raggiungibili con la meditazione.
Per alcune donne può anche essere una prospettiva spaventosa, ma le resistenze rischiano di rendere più difficile il parto: è naturale e quasi inevitabile avere paura di un'esperienza così imponente e meravigliosa.
L'apertura alla profondità e all'intensità dell'esperienza del parto è un processo che ha inizio in gravidanza. C'è una naturale tendenza, a concentrare le attenzioni e gli interessi all'interno, mentre cresce il vostro senso di armonia interiore.
Gli ormoni in circolo vi rendono più sensuali e istintive e meno portate alla logica; troverete sempre più difficile concentrarvi, studiare, leggere e ricordare qualcosa. La capacità di fare tutte queste cose tornerà dopo il parto, ma per ora è giusto che siano dominanti gli aspetti più strettamente psichici e intuitivi della vostra natura.
Per molte donne è facile accettare questa alterazione della coscienza e abbandonarvisi. La respirazione profonda, lo yoga e la meditazione vi aiuteranno ad arrendervi a questa esperienza unica e a trarne il massimo piacere possibile.

Nel corso della gravidanza gradualmente:
- la cervice si accorcia e si appiattisce;
- la parte alta del corpo dell'utero si ispessisce;
- la parte bassa del corpo dell'utero si assottiglia.

Perdita del tappo mucoso

Quando il collo dell'utero è 'maturo', o 'preparato', comincia ad aprirsi (cioè a dilatarsi) e in genere espelle il tappo mucoso che l'ha tenuto sigillato per tutta la gravidanza. Il tappo mucoso si presenta come una perdita vaginale biancastra e densa, acquosa o gelatinosa, spesso striata di sangue rosa, marrone o rosso brillante. La perdita può essere minima e durare diversi giorni oppure presentarsi improvvisamente, tutta insieme. Se la perdita somiglia più a un'emorragia, avvertite subito l'ostetrica. La perdita del tappo mucoso può avvenire sia poco prima dell'inizio del travaglio (anche se in alcune donne questo avviene solo più avanti, quando le contrazioni sono ben stabilite), sia diversi giorni prima dell'avvio del travaglio vero e proprio.

Rottura delle membrane

Un'altra caratteristica che in genere indica l'imminenza del travaglio è la rottura delle membrane del sacco amniotico, con conseguente perdita del liquido amniotico ('rottura delle acque').
Quando la testa del bambino si impegna, il liquido amniotico vie-

Funzioni intestinali

Nei giorni che precedono il parto, l'intestino è stimolato dalla prostaglandina a svuotarsi ripetutamente per prepararsi all'evento. Inoltre, le feci tendono a essere molli. Poiché la tendenza naturale del corpo è di svuotare l'intestino prima e durante il parto, in genere si evacua in una fase preliminare del travaglio, ma la pressione della testa del bambino sul retto può anche stimolare l'intestino a svuotarsi involontariamente durante il parto. Se succede, l'ostetrica proteggerà la vagina, perché non si sporchi.

Nell'imminenza del parto è meglio mangiare cibi molto digeribili, pasti leggeri e ricchi di fibra, insalate crude e frutta, per agevolare la normale funzione intestinale.

ne a trovarsi parte sotto e parte sopra di lui. Spesso, quando le membrane si rompono, la perdita è minima perché si tratta delle acque anteriori: quelle posteriori non escono perché la testa ne blocca l'uscita. Altre volte si perde una quantità di liquido notevole, oppure si continuano a perdere piccole quantità di liquido amniotico per alcuni giorni, ma poiché l'utero continua a reintegrarlo, il suo volume non diminuisce. Il timore che il parto sia 'asciutto' è completamente infondato. Le acque si possono rompere prima dell'inizio del travaglio, più spesso verso la fine del periodo dilatante e può addirittura succedere che le membrane non si rompano fino al momento dell'espulsione del bambino.

Quando le membrane si rompono ore o giorni prima dell'inizio del travaglio, si parla di 'rottura prematura delle membrane', caso in cui è importante verificare che il liquido sia pulito e incolore; se è macchiato di meconio verdastro riferite al medico o all'ostetrica, perché controllino che non ci sia prolasso del cordone ombelicale.

✓ rottura prematura delle membrane *vedi* pagina 452

✓ prolasso del cordone ombelicale *vedi* pagina 449

È consigliabile proteggere il materasso con un telo di plastica, poiché di solito le acque si perdono di notte.

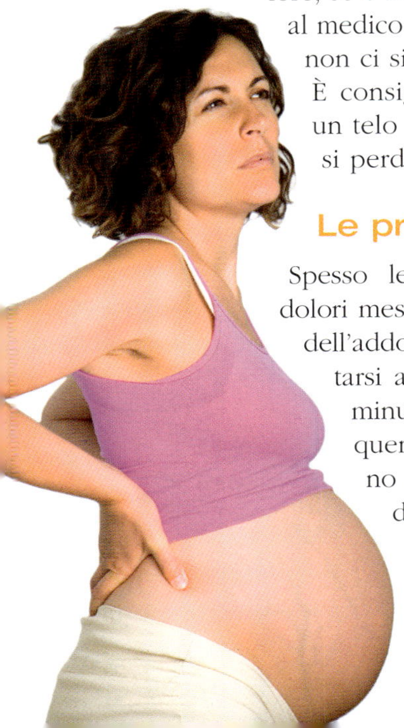

Le prime contrazioni

Spesso le prime contrazioni sembrano forti dolori mestruali e si avvertono nella parte bassa dell'addome o della schiena. Possono presentarsi a intervalli compresi tra dieci e trenta minuti per poi divenire sempre più frequenti e più intense. Certe donne hanno contrazioni ogni cinque, dieci minuti dall'inizio alla fine del travaglio; altre hanno contrazioni periodiche e irregolari per alcuni giorni prima che

Quando iniziano le vere contrazioni l'utero generalmente si contrae a intervalli regolari. Nella parte inferiore della schiena o dell'addome si avvertono sensazioni simili a forti dolori mestruali.

COME COMPORTARSI NELL'IMMINENZA DEL TRAVAGLIO

- Continuate a comportarvi normalmente.
- Fate esercizio fisico: passeggiate, nuotate o fate esercizi di stretching per tenere il corpo rilassato e sciolto. Evitate le posizioni supine.
- Fate piccoli pasti leggeri e digeribili. Il cibo è importante per avere energia a sufficienza e per mantenere l'equilibrio degli zuccheri nel sangue; troppo cibo è difficile da digerire in fase di travaglio.
- Fate il bagno, se vi fa piacere, con acqua non troppo calda.
- Se siete troppo eccitate e su di giri per riposare, bevete della camomilla, che vi calmerà un po'. Ascoltate musica o fatevi fare un massaggio.
- Se il travaglio inizia gradualmente in un giorno o due, o se avete contrazioni da pretravaglio, cercate di riposarvi o di dormire ogni volta che potete.
- Se durante la notte cominciate ad avere delle leggere contrazioni, cercate di continuare a dormire. Se non ci riuscite, provate a riposarvi in una posizione comoda, in cui magari potreste anche addormentarvi. (Per le posizioni di riposo vedi l'esercizio 17, p. 149).

comincino quelle vere, forti e regolari, altre ancore le avvertono appena o hanno contrazioni irregolari per tutto il travaglio.

È facile confondere le contrazioni preparatorie di Braxton Hicks con quelle del travaglio vero e proprio. Quando iniziano quelle vere, l'utero si contrae ritmicamente a intervalli regolari e ogni contrazione incomincia debolmente, raggiunge la sua massima intensità e decresce fino a sparire. Quando il travaglio si è avviato e il collo dell'utero comincia a dilatarsi, le sensazioni diventano più dolorose. Se avete qualche dubbio, probabilmente il travaglio non è ancora iniziato, cosa che valutano ostetrica e ginecologo in base all'intensità delle contrazioni e allo stato del collo dell'utero.

Spesso l'utero comincia a contrarsi per alcune ore nei giorni precedenti il parto, poi le contrazioni cessano per qualche ora o per un giorno intero. Queste contrazioni, dette comunemente da 'pretravaglio', possono continuare anche per diversi giorni.

Se vi tengono sveglie la notte, cercate di dormire tra una contrazione e l'altra.

Brividi

In alcuni casi, il travaglio può essere annunciato da brividi. Anche se non avete freddo, vi ritrovate a tremare senza riuscire a controllarvi.
I brividi sono frequenti anche durante o immediatamente dopo il parto e sono il modo in cui il corpo si libera naturalmente della tensione accumulata, ma possono essere motivo di allarme se non sapete che questo può accadere e perché. Gli attacchi di brividi durano in genere solo pochi minuti e passano senza alcuna difficoltà respirando profondamente, facendo un massaggio calmante lungo la colonna vertebrale, riscaldando meglio la stanza o con un bagno caldo.

Se in una gravidanza precedente non vi siete accorte dell'inizio del travaglio, oppure questo è stato molto breve, evitate di allontanarvi da casa nell'imminenza del termine.

Il travaglio e il parto

Il parto è una delle esperienze più profonde e intimamente commoventi che farete nella vostra vita. La gamma dei sentimenti e delle sensazioni che smuove è ricca e varia, dal punto di vista sia fisico sia emotivo. Il parto consiste in una serie di contrazioni uterine regolari che prima o poi provocano l'espulsione del feto e della placenta, e può essere distinto in tre fasi successive. Ogni parto ha i propri ritmi e modi di progredire a mano a mano che le contrazioni diventano lentamente più frequenti e più intense.

Il periodo dilatante

Il primo periodo del parto, il travaglio, presenta tre fasi distinte. La *fase di latenza*, in genere quella più lunga, è quella che porta a completamento la maturazione del collo dell'utero, dilatandolo di 4 cm. In questa fase le contrazioni possono essere leggere o poco frequenti. Nella *fase attiva*, invece, il collo dell'utero si dilata da 4 a 10 cm; la dilatazione avviene in genere più rapidamente e le contrazioni sono più forti, durano di più e sono più frequenti. Verso la fine, quando arrivano al punto massimo (o picco) diventano molto intense. L'ultima *fase* è detta *di transizione*, e può durare da pochi secondi a parecchie ore.
Talvolta l'intensità massima del travaglio si raggiunge in un'ora, altre volte occorre un giorno e mezzo. La tabella delle dilatazioni e delle contrazioni può dare un'idea di che cosa succede in un 'classico' primo parto.

DILATAZIONE	CONTRAZIONI	
	Durata	Intervalli
Inizio	20-30 secondi	10-20 minuti
3 cm	20-40 secondi	5-10 minuti
8 cm	40-60 secondi	2-3 minuti
10 cm	60-90 secondi	30-60 secondi

COME CI SI SENTE

Eccitazione, gioia e momenti di beatitudine sono tipici del parto almeno quanto paura, dolore, ansia e disperazione. Non c'è dubbio che il travaglio sia un'esperienza intensa, che raggiunge i limiti massimi di resistenza, e a volte li supera, con momenti di forte dolore. È realistico aspettarsi tutto questo e non farsi cogliere impreparate.

La prima fase del parto è impegnativa come scalare una montagna. È naturale incontrare delle difficoltà lungo il percorso, doversi fermare ogni tanto o rallentare il passo per riposare. Potete anche sentire che a un certo punto non ce la fate più, e poi, dopo esservi riposate, avere fatto un bagno caldo o cambiato posizione, riscoprire in voi una nuova ondata di vitalità, di coraggio e di entusiasmo.

Durante il travaglio sperimenterete umori ed emozioni diversi e contraddittori, sentimenti di tenerezza e affetto per il vostro compagno, momenti di beatitudine e gioia, paura, panico, irritabilità, perdita di ogni speranza, debolezza e disperazione. Non impeditevi di manifestarli, anche piangendo, lamentandovi, cantando o ridendo: può essere importantissimo per il progredire del parto. I ritmi del travaglio vi coinvolgeranno al punto che il tempo perderà completamente significato e la vostra attenzione sarà tutta assorbita dalle vostre sensazioni.

Non tutte le donne hanno un andamento così lineare: per esempio le contrazioni possono avere intervalli di due, tre minuti dall'inizio alla fine. Tuttavia, quando il collo dell'utero è completamente dilatato, le contrazioni sono in genere molto forti e regolari, e l'intervallo tra una e l'altra tende ad accorciarsi.

Il dolore delle contrazioni è soggettivo

L'intensità di dolore varia da donna a donna. Alcune sentono appena le contrazioni e cominciano a esserne veramente consapevoli quando la dilatazione è già molto avanzata, anche se di norma è più frequente che ciò avvenga alle donne che hanno già partorito diverse volte.

Preparandosi a espellere il bambino, il vostro corpo comincerà ad agire in base a riflessi automatici, e tutti gli apparati si adegueranno all'apertura e allo svuotamento imminenti. L'intestino spesso si svuota spontaneamente per far posto al bambino, e capita anche di avere bisogno di vomitare. Non spaventatevi: tutto questo vi aiuterà a liberarvi delle tensioni e probabilmente, poi, vi sentirete meglio.

Nel periodo dilatante, le contrazioni vengono generalmente avvertite nella parte bassa dell'addome, ma alcune donne le sentono contemporaneamente nella schiena.

In alcuni casi le contrazioni possono essere avvertite fin nell'interno delle cosce e lungo la colonna vertebrale. Le sensazioni provocate dalle contrazioni sono soggettive. Molte donne dicono che sono simili a crampi mestruali molto più forti, altre che sono come dolori acuti e intensi o come ondate di energia. Di solito una contrazione forte è dolorosa solo nel punto di massima intensità, il che può rendere piacevole sentire che se ne va, con un intervallo tra una e l'altra. Anche l'afflusso di energia che si verifica nel vostro corpo può essere piacevole. Con il progredire della dilatazione, le contrazioni e il dolore tendono a intensificarsi; le contrazioni più dolorose sono infatti, generalmente, quelle della fine del primo periodo, quando la dilatazione è quasi completa.

Che cosa accade al bambino

Anche se alcuni bambini continuano a muoversi e a scalciare addirittura per tutto il travaglio, quasi sempre diventano meno attivi nei giorni che precedono il parto.

Vostro figlio si sarà già preparato al parto, perché ha sperimentato le contrazioni uterine sul suo corpo nei mesi precedenti. Nel periodo dilatante, riceve ossigeno e nutrimento dalla placenta e probabilmente riesce anche a dormire. Quando però l'intensità delle contrazioni cresce, anche il massaggio regolare sul suo corpo e la pressione del collo dell'utero sulla sua testa mentre scende nel canale del parto saranno più forti.

Se le membrane sono intatte, la pressione sarà attenuata dal liquido amniotico che protegge la testa; se si sono rotte, la testa esercita una forza sul collo dell'utero, favorendone la dilatazione, che sarà ancora più accentuata se il bambino muove la testa.

Le ossa del cranio del bambino non sono ancora saldate e possono sovrapporsi leggermente, riducendone il diametro.

Con l'avanzare della prima fase, ogni contrazione ritira un po' più indietro il collo dell'utero sulla testa del bambino, come un guanto. Quando la dilatazione è completa, la testa si trova circondata dalle pareti vaginali, sostenute a loro volta dai muscoli e dalle ossa del bacino. Mentre il collo dell'utero si apre, la testa continua la sua rotazione nel canale del parto, per avvicinarsi all'uscita.

Probabilmente il bambino sperimenta sensazioni nuove: le contrazioni sempre più potenti sul suo corpo; la vagina e il collo dell'utero circondati dalle strette pareti ossee del bacino che com-

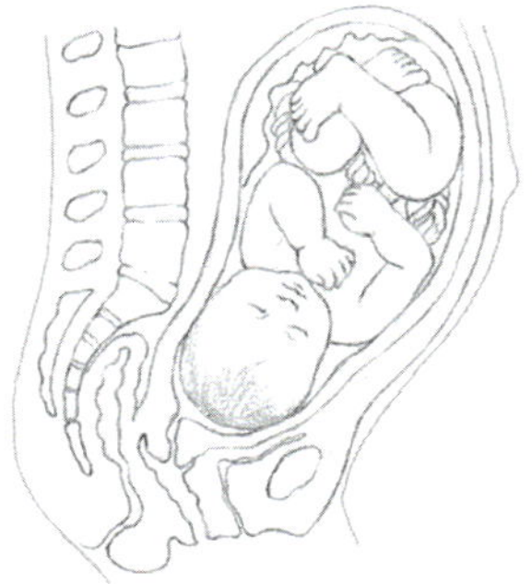

1. Prima del parto: il collo dell'utero è chiuso; la testa del bambino è impegnata.

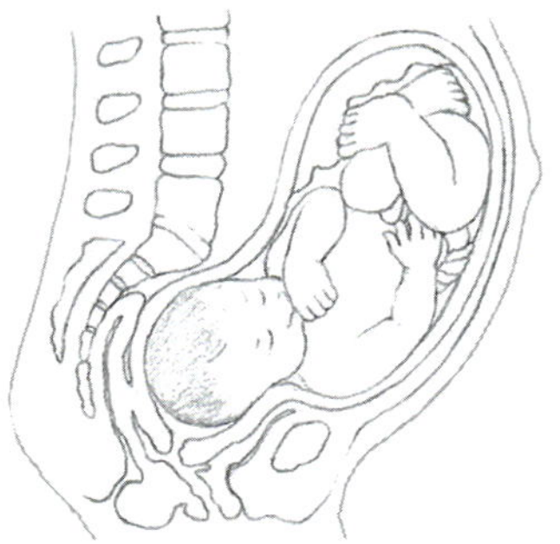

2. All'inizio del travaglio: il collo dell'utero è accorciato e dilatato di un centimetro circa.

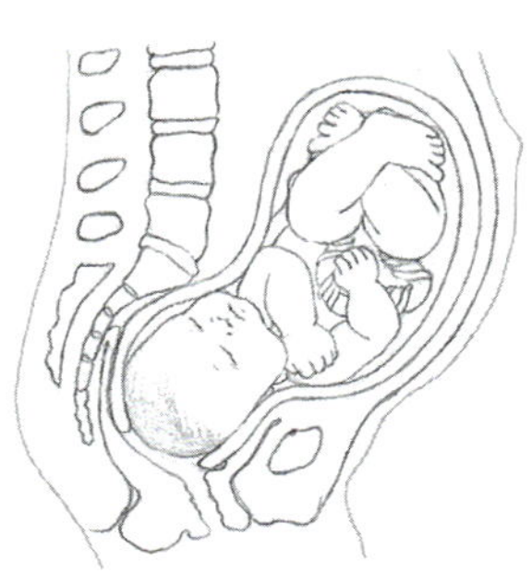

3. A travaglio avanzato: il collo dell'utero è dilatato di 5 cm circa.

primono la testa; l'allontanarsi dalla presenza familiare della placenta. Forse il bambino apprezza il massaggio ritmico esercitato dalle contrazioni, o forse viene colto dalla paura, dal panico o dal dolore per la maggiore intensità delle contrazioni che lo spingono attraverso il canale del parto.
I bambini sono partecipanti attivi del parto; si hanno buone ragioni per credere che siano consapevoli e sensibili e che reagiscano profondamente a ciò che accade durante il parto, e che questa esperienza resti impressa in loro per tutta la vita.

Quando andare in ospedale o chiamare l'ostetrica

Se partorite a casa, appena il travaglio ha inizio informate l'ostetrica, che vi visiterà per controllare il vostro stato. Altrimenti è meglio rimanere a casa finché il travaglio è bene avviato: precipitarsi in ospedale troppo presto può fare apparire il travaglio più lungo; inoltre si rischia di essere rimandate a casa.
È comunque necessario andare in ospedale se le contrazioni durano 40-45 secondi e si ripetono a intervalli regolari di quattro, cinque minuti. Se non è il vostro primo parto e le contrazioni sono quasi subito frequenti, non aspettate oltre. Nella rara eventualità che ci sia una perdita di sangue dalla vagina (più abbondante di quella del tappo mucoso) o un dolore forte e continuo nella zona dell'addome o della schiena, andate in ospedale comunque e subito.
Conviene tenere pronto l'occorrente per l'ospedale con anticipo, per essere pronte a uscire nel giro di pochi minuti. Lungo il tragitto non agitatevi e respirate durante le contrazioni. Invece di seder-

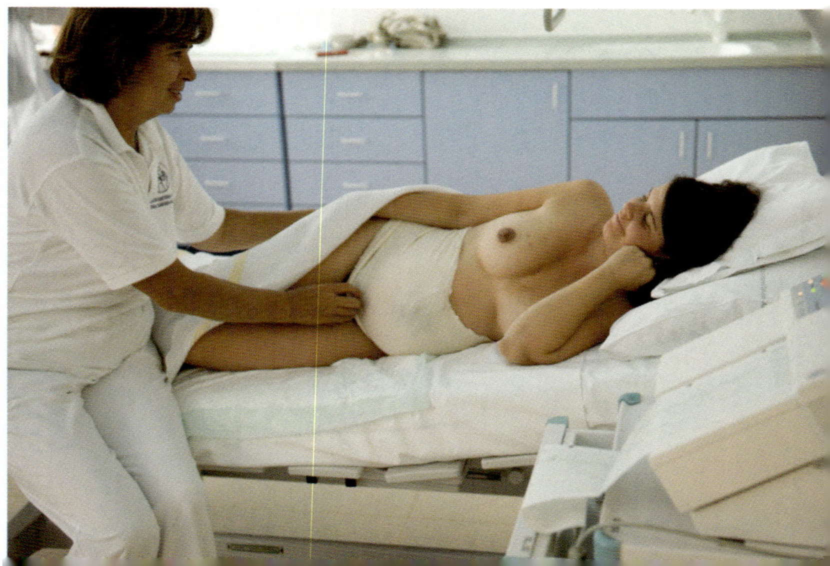

In ospedale o a casa il rapporto di fiducia con l'ostetrica può essere molto importante per il buon andamento del travaglio.

vi normalmente in macchina potete stare in ginocchio sul sedile posteriore, rivolte all'indietro e appoggiate allo schienale.
Cambiare ambiente può rallentare il progresso del travaglio, finché non vi sarete sistemate nella vostra stanza o nella sala travaglio.

All'ospedale

Una volta giunte in ospedale bisogna seguire le procedure di accettazione. Verrete visitate per verificare le condizioni vostre e del bambino e per stabilire a che punto è il travaglio.
È possibile che vi venga proposto un clistere, oppure un bagno caldo. Il clistere non è sempre necessario perché spesso l'intestino si svuota comunque durante il travaglio o il parto stesso. Se comunque vi imbarazza l'idea di evacuare durante il parto può essere tranquillizzante sottoporsi al clistere, anche se può risultare fastidioso quando le contrazioni sono già molto forti.
Anche la rottura artificiale delle membrane per l'induzione del parto non è una routine necessaria, benché talvolta sia ancora praticata al momento dell'ammissione; inoltre aumenta il rischio di infezioni e tende a intensificare le contrazioni.

✔ induzione del parto *vedi* pagina 413

Controlli della dilatazione e monitoraggio

Per tutto il travaglio, chi vi assiste terrà regolarmente sotto osservazione i progressi della dilatazione e il benessere vostro e del bambino.

La madre

Di tanto in tanto vi verranno controllate la pressione arteriosa, la temperatura e le pulsazioni. Potrebbero sottoporvi a un esame delle urine. Anche l'intensità, la durata e la frequenza delle contrazioni verranno tenute sotto controllo. L'ostetrica eseguirà delle visite interne per valutare la dilatazione. Nell'intervallo tra due contrazioni, introdurrà delicatamente una o due dita in vagina per tastare il collo dell'utero e stabilire di quanto si è dilatato, se è morbido e se si distende bene. Sentirà anche se le membrane si sono rotte e, in questo caso, controllerà lo stato del liquido amniotico. Attraverso la cervice aperta, potrà sentire la posizione della testa del bambino e a che punto del canale pelvico si trova. Durante il travaglio, i controlli vaginali si eseguono in genere ogni quattro, sei ore, o più spesso se la partoriente lo desidera. Richiedono solo pochi minuti e non dovrebbero provocare disa-

gio, specie se vi rilassate e respirate profondamente. Possono invece fare un po' male se siete tese e non riuscite a rilassare la muscolatura pelvica o se il collo dell'utero e il bambino sono molto alti ed è difficile arrivarvi.
Sedersi sul bordo della sedia, accovacciarsi, stare in piedi o carponi sono tutte posizioni comode per il controllo interno. Un'ostetrica o un ginecologo esperti sanno valutare a occhio a che punto è il travaglio, e hanno quindi bisogno di meno controlli vaginali. Le rilevazioni vengono trascritte sulla cartella clinica o, in alcuni ospedali, su un partogramma, un grafico che rappresenta i progressi della dilatazione.

✔ monitoraggio del battito cardiaco fetale *vedi* pagina 425

✔ sofferenza fetale *vedi* pagina 454

Il bambino

Le condizioni del bambino possono essere osservate in molti modi, tra cui la palpazione dell'addome e il controllo vaginale. Fondamentale è il monitoraggio elettronico (o cardiotocografia) del battito del cuore fetale. Ideale per un parto attivo e naturale è un monitor elettronico portatile (*sonic-aid*), che può essere usato in qualsiasi posizione tenendo un trasduttore sull'addome in prossimità del cuore fetale. Il cardiotocografo registra su carta millimetrata il battito cardiaco e l'intensità delle contrazioni.
Di solito il battito del cuore fetale si controlla all'inizio del travaglio e poi, a più riprese, fino alla nascita. La frequenza può dipendere da come procede il travaglio e, in alcuni casi, può richiedere il monitoraggio elettronico fetale continuo. Un'anomalia del ritmo cardiaco può essere sintomo di sofferenza fetale.

Durante il travaglio sarete sottoposte al monitoraggio elettronico per il controllo del battito cardiaco del bambino per evidenziarne eventuali sofferenze.

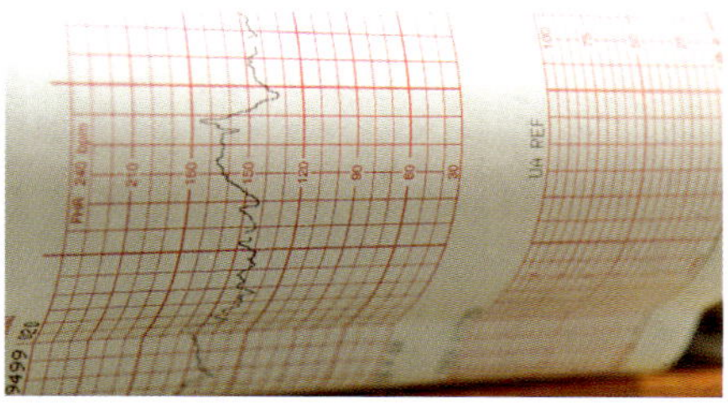

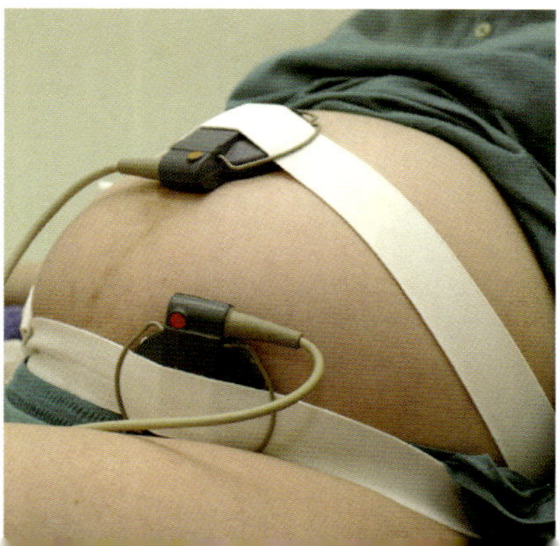

Il dolore

L'esperienza del dolore durante il travaglio varia moltissimo da donna a donna. Mentre alcune donne hanno travagli quasi indolori, altre trovano insopportabili il dolore e l'intensità delle contrazioni più forti e hanno bisogno di una forma di anestesia.
Anche l'atteggiamento delle donne nei confronti del dolore del travaglio è vario. Alcune sono pronte ad accettarlo come una parte naturale dell'esperienza, anche se difficile da affrontare, mentre altre decidono già prima di cominciare che si faranno anestetizzare.

Spesso le aspettative e il grado di sicurezza della donna durante la gravidanza influiscono sulla decisione.

Poiché è impossibile sapere in anticipo quanto potrebbe essere doloroso il vostro travaglio, conviene conoscere i modi per ridurre i fattori che tendono ad aumentare il dolore, quelli per riuscire a sopportarlo sfruttando le proprie risorse, nonché le varie anestesie disponibili, nel caso ce ne fosse bisogno.

✔ parto indolore
vedi pagina 436

Affrontare il dolore

L'organismo è strutturato per essere in grado di sopportare il dolore. Nelle condizioni giuste, il cervello produce e libera endorfine, ormoni naturali con funzione analgesica e rilassante. Ecco qualche semplice tecnica per favorire la produzione delle endorfine.

Respirando, avete la possibilità di trasformare e dissipare il dolore. Aspettate l'inizio della contrazione, raccogliete le vostre forze e fatevi portare dolcemente sul filo della respirazione profonda, senza esserne sopraffatte. Per fare ciò dovrete essere molto rilassate e in una posizione comoda: quando sentite arrivare una contrazione, inspirate profondamente, dirigete il respiro nell'addome e lasciate che l'utero continui la sua contrazione. Concentratevi soprattutto sull'espirazione, senza perdere

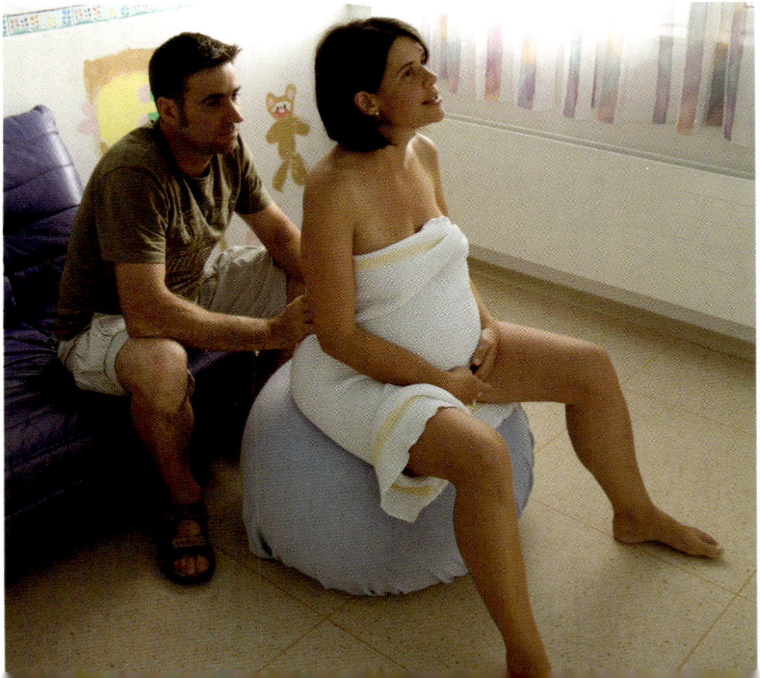

Alcune donne preferiscono affrontare da sole il dolore mentre altre trovano un appoggio prezioso nel proprio compagno.

mai traccia del vostro respiro fino alla fine della contrazione. A ogni espirazione, sentite tutta la tensione che se ne va e aprite il vostro corpo alle vostre sensazioni, accettando e arrendendovi alla contrazione. Considerate le contrazioni singolarmente, senza pensare a quella successiva, ed economizzate le vostre energie rimanendo tranquille e rilassate e concentrandovi sui ritmi del respiro.

Potreste sentire l'esigenza di emettere dei suoni: è un meccanismo naturale di sopportazione del dolore che non va represso. Sistematevi in modo da sentirvi a vostro agio e adottate posizioni in armonia con la forza di gravità e che non ostacolino in nessun modo il travaglio. Muovervi, fare qualche rotazione dei fianchi, dondolarvi o camminare sono tutti modi per ridurre il dolore.

Il massaggio durante il travaglio

Durante il parto si può eseguire un massaggio con un po' di talco o di olio per ridurre la frizione sulla pelle. Nella fase delle contrazioni che precedono il travaglio vero e proprio, il massaggio può risultare rilassante e calmante. Nell'intervallo tra una contrazione e l'altra, per riposare, rilassarsi e recuperare le energie, un eventuale massaggio dovrebbe essere leggero e calman-

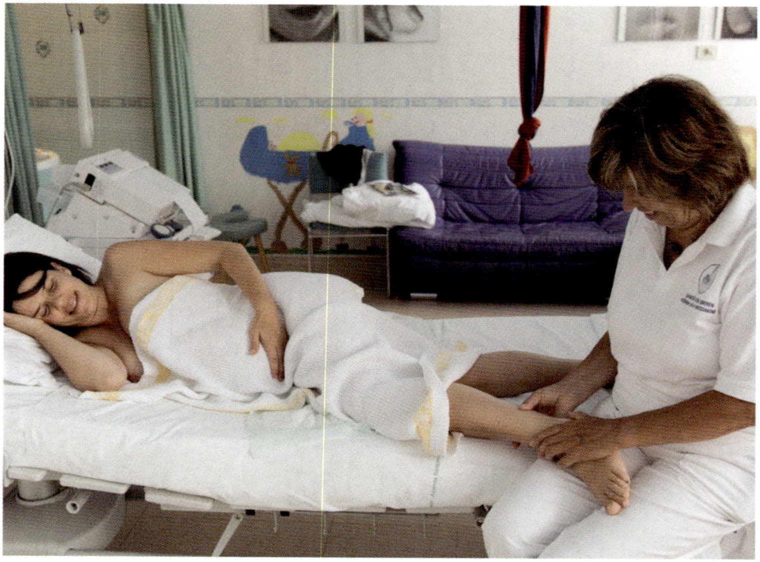

L'ostetrica con la sua eperienza saprà trovare tutti gli accorgimenti per alleviare i fastidi e i dolori del travaglio.

te, dare energia alle estremità concentrandosi sul viso, sulla parte superiore della colonna e sugli arti. Per calmare e confortare, deve essere come la carezza di una piuma, a meno che alla donna faccia piacere una pressione più forte. Durante le contrazioni può essere necessaria un'energia diversa; la pressione esercitata sulla pelle può essere leggera o decisa e il massaggio va praticato soprattutto sulla colonna vertebrale e sul sacro.

Tecniche per il sollievo

Durante il travaglio per alcune donne è sufficiente avere qualcuno che tenga loro una mano sul sacro o sulla regione lombare per provare sollievo, mentre altre desiderano un massaggio più vigoroso, da farsi in qualsiasi posizione eccetto quella supina. Se durante il travaglio il mal di schiena è particolarmente forte, il massaggio diventa una forma essenziale di analgesico da eseguire alla donna che sta in ginocchio appoggiata in avanti o in piedi. Alcune donne hanno bisogno di un continuo contatto fisico e si sentono molto meglio se qualcuno le abbraccia o le sostiene. L'immersione in acqua è una delle migliori tecniche per stimolare la liberazione delle endorfine e quindi per ridurre il dolore del travaglio. L'acqua dovrebbe essere a una temperatura appena superiore a quella corporea e profonda quanto basta per poter cambiare facilmente posizione. Anche l'acqua calda della doccia sulla schiena o sulla pancia può avere effetti sorprendenti. Spesso le donne passano una buona parte del travaglio immerse nell'acqua, dove riescono a rilassarsi meglio.

L'acqua può essere particolarmente utile in un travaglio prolungato o verso la fine del periodo dilatante. Spesso, quando la madre si rilassa nell'acqua, il travaglio progredisce rapidamente. Il perineo della donna subisce meno traumi e la sensazione di dolorabilità si riduce notevolmente. Se il bambino nasce nell'acqua non c'è alcun problema: l'ambiente acquatico è per lui il più familiare e comincerà a respirare quando lo avrete tirato fuori, perché la respirazione è stimolata dall'aria sulla pelle. Alcune donne ricorrono alle visualizzazioni creative rappresentando mentalmente, come su uno schermo, immagini di acqua o di onde marine o di fiori che si aprono a rallentatore o di delfini che si tuffano tra le onde o qualsiasi altro piacevole prodotto della fantasia che può essere abbinato alla respirazione profonda, ai movimenti e al massaggio.

IL MASSAGGIO DURANTE IL TRAVAGLIO

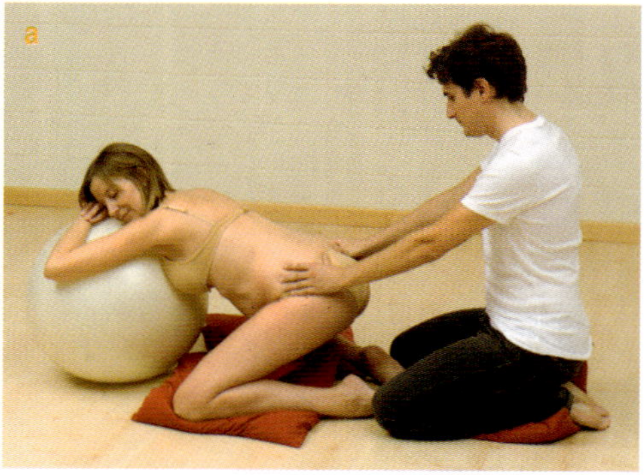

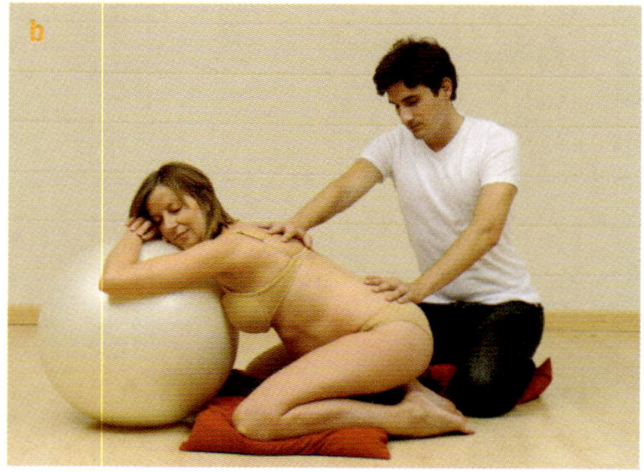

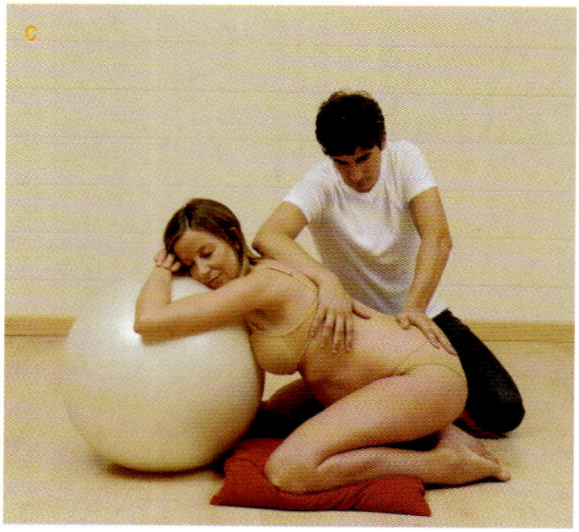

1 Massaggio della regione lombare

a) Con la donna in ginocchio, premetele i pollici contro il coccige alla base della colonna vertebrale e risalite verso le articolazioni sacro-iliache.

La vostra compagna, desiderando una pressione diversa per attenuare il dolore nella regione lombare, potrebbe muoversi verso i vostri pollici.

b) Con gli indici e le palme di entrambe le mani, eseguite un movimento circolare, dolce ma deciso, nella regione lombare, in armonia con eventuali movimenti della vostra compagna. Alternativamente, muovete delicatamente una delle due mani lungo la schiena. Provate anche, partendo dal centro dell'osso sacro e con entrambe le mani, a diffondere l'energia sui glutei e lungo le cosce.

c) Con la base della mano, esercitate una pressione delicata e decisa sul coccige.

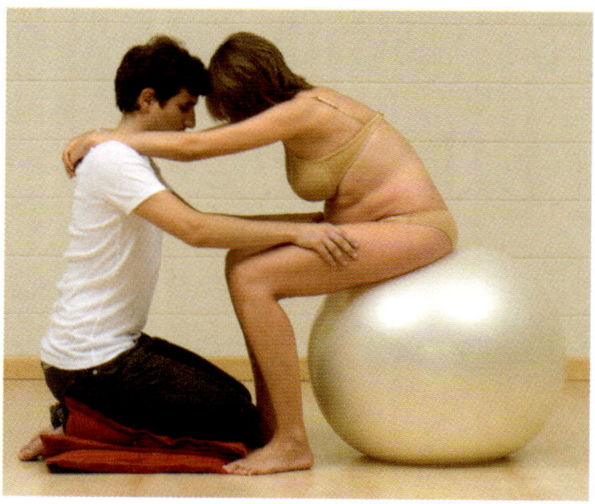

2 Massaggio della coscia

Con la vostra compagna seduta comodamente su una sedia, sul pavimento o su un letto sostenuta con alcuni cuscini, sistematele le mani sulle ginocchia, le palme in giù e le punte delle dita rivolte all'interno.

Massaggiate lentamente verso l'inguine l'interno delle cosce, poi la parte anteriore e il lato esterno fino alle ginocchia, per ricominciare dall'interno.

Continuate con un ritmo lento e delicato per un paio di minuti, poi riposatevi un po' e ricominciate da capo.

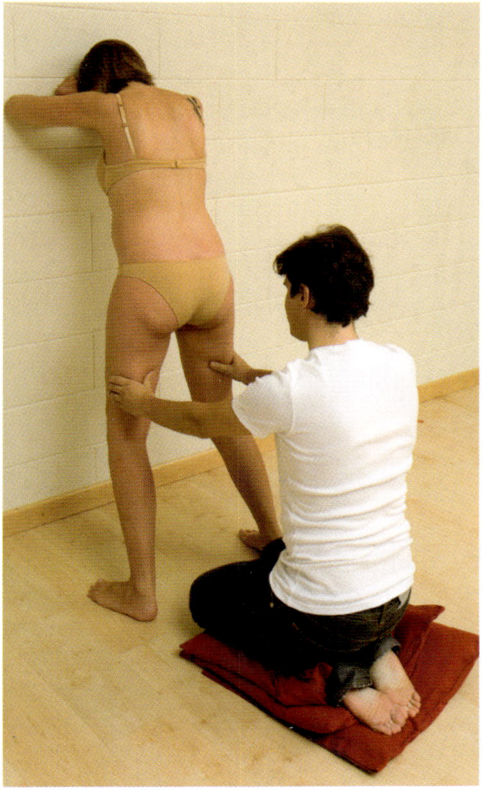

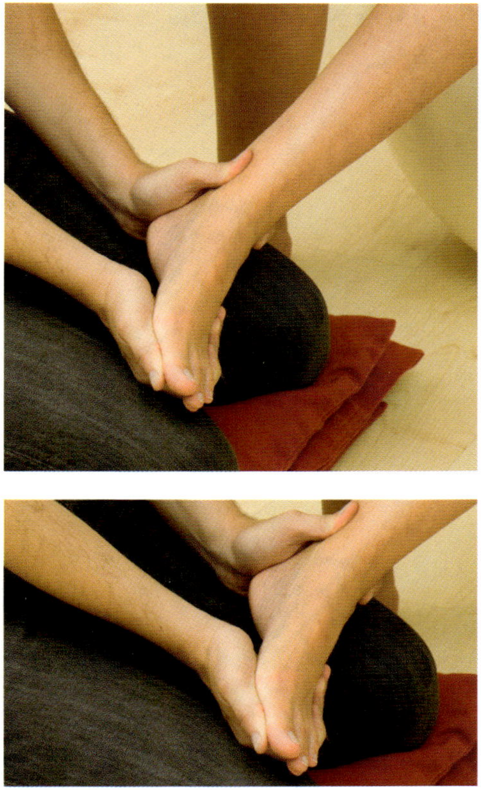

3 Massaggio delle gambe
Con la donna in piedi appoggiata a una parete, massaggiate la parte posteriore delle gambe con una frizione dolce ma decisa, dalla regione lombare fino alle caviglie. Ripetete più volte, impiegando ogni volta sei secondi circa.

4 Massaggio del piede
Massaggiate il piede concentrandovi particolarmente sulle parti carnose del tallone situate dietro i malleoli e descrivendo con i pollici dei piccoli cerchi decisi sul lato interno del piede e anche sul suo lato esterno.

Come conservare l'energia

Per tutto il periodo dilatante la respirazione e i movimenti devono essere lenti, per evitare la dispersione di energie. Riposatevi e, se ci riuscite, dormite più che potete, risparmiando al massimo le energie per il momento del parto. Il vostro organismo avrà bisogno di liquidi per non disidratarsi, soprattutto se il travaglio è lungo.

Il glucosio fornisce l'energia necessaria ai muscoli per contrarsi; nel caso ve ne sia poco in circolo, il vostro organismo brucerà altro combustibile, per esempio i grassi; se il travaglio dura a lungo, comincerete a sentirvi spossate e le contrazioni rallenteranno. Potrebbe subentrare un po' di acetone, che si manifesta quando nel sangue e nelle urine compaiono i chetoni. Se consumerete un piccolo pasto a base di alimenti molto digeribili all'inizio del travaglio, ridurrete molto questo rischio.

Se il travaglio è molto lungo, avrete bisogno di spuntini leggeri, ricordando però che mangiare durante un travaglio molto forte può provocare vomito.

Bere succhi di frutta dolci, di uva o di mele, acqua e miele o tisane di erbe (per esempio lampone o camomilla), vi aiuterà a tenere sotto controllo l'equilibrio dei liquidi e degli zuccheri nell'organismo; fate in modo di avere a vostra disposizione sia bevande dolci sia acqua minerale e bevete solo se e ciò che desiderate. Se vi sentite deboli per mancanza di zuccheri, potete ricorrere alle tavolette di glucosio.

Verso la fine del periodo dilatante, bere qualche sorso d'acqua tra una contrazione e l'altra può essere sufficiente per evitare la disidratazione. Se avete molta sete e desiderate bere un intero bicchiere d'acqua, ricordate che la vescica piena può ostacolare la discesa della testa nel canale del parto e che converrà svuotarla più volte nel corso del travaglio.

In alcuni ospedali è proibito mangiare e bere durante il travaglio perché, nel caso si dovesse ricorrere a un'anestesia esiste il rischio di inalare il contenuto acido dello stomaco, caso in cui il contenuto dello stomaco può essere rapidamente reso neutro bevendo una soluzione alcalina; un po' di prudenza nell'anestesia previene in genere il problema.

In qualche occasione può essere necessaria una perfusione di liquidi, minerali e glucosio. Questo vi impedirà di muovervi ma, se siete esauste, il glucosio vi farà sentire molto meglio rapidamente. Se sono necessarie altre medicine, possono essere unite alla perfusione.

Posizioni e movimenti per il periodo dilatante

Quando comincia il travaglio, è meglio che continuiate a svolgere tranquillamente le vostre normali attività fino al momento in cui le contrazioni diventano così forti da richiedere la vostra attenzione. È naturale e istintivo volersi muovere durante il travaglio e flettersi in avanti durante le contrazioni. Molte donne scoprono una specie di danza del parto e muovono il corpo in modo da non opporsi alle contrazioni. Altre preferiscono camminare, usare una o due posizioni e rimanere ferme durante le contrazioni, oppure trovano più confortevole immergersi nell'acqua. Altre, tra una contrazione e l'altra, si rilassano completamente e si addormentano.
All'inizio del travaglio, per risparmiare le vostre forze, cercate di riposare tra una contrazione e l'altra e di respirare normalmente fino a quando le contrazioni non saranno veramente intense.
Come abbiamo visto ci sono molti modi di affrontare questo primo periodo del parto, ma il vostro istinto sarà sempre la guida migliore. Prestando attenzione alle richieste del vostro corpo, scoprirete da sole i movimenti e le posizioni più adatti per voi e per il vostro bambino.

✔ posizioni durante il travaglio *vedi* pagina 203

La fase di transizione

Il periodo di transizione è come un ponte tra le ultime contrazioni dilatanti e le spinte espulsive che faranno nascere il bambino. Il collo dell'utero è quasi completamente dilatato e offre una resistenza minore, lasciando che si liberi la forza esercitata verso il basso dalle contrazioni della fase successiva.

Durante le contrazioni è naturale flettersi in avanti e cercare il sostegno e l'appoggio di chi vi è vicino.

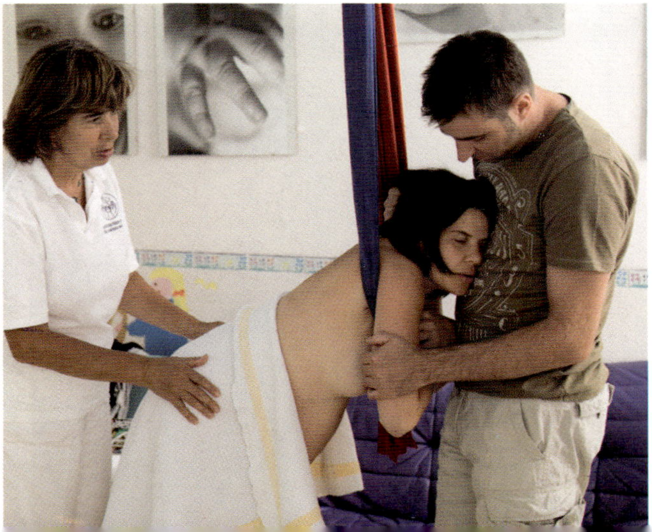

La transizione può durare da pochi minuti a parecchie ore. Le contrazioni tendono a essere lunghe e intense, con intervalli molto brevi. Spesso a questo punto si rompono le membrane del sacco amniotico e aumenta l'intensità delle contrazioni. Quando la dilatazione è completa, il collo dell'utero è aperto e la testa del bambino scende nel canale pelvico, premendo ora sulle pareti della vagina, sul sacro e sulla parte inferiore della vescica e sull'ano e provocando una sensazione simile allo stimolo a svuotare l'intestino.

Alla fine del periodo di transizione, la testa del bambino sarà scesa fino all'incrocio dei muscoli del pavimento pelvico e sarà pronta per uscire.

Talvolta, quando il collo dell'utero ha quasi raggiunto la dilatazione completa, il 'bordo anteriore' non riesce ad aprirsi completamente. In questo caso, quando l'ostetrica vi controlla avverte un lembo del collo dell'utero sul davanti, tra la testa del bambino e l'osso pubico. Spesso si comincia ad avvertire il bisogno di spingere prima che questo bordo si sia completamente ritirato ma, se spingete troppo presto, il lembo di pelle si gonfierà, ritardando il parto. Può essere difficile non spingere quando se ne avverte il bisogno. Se succede, il bordo anteriore verrà probabilmente superato all'inizio del periodo espulsivo.

Indipendentemente dal fatto che fin qui il travaglio sia stato breve o lungo, facile o difficile, quest'ultima parte del periodo dilatante è quasi sempre molto intensa.

Quando incomincia il riflesso esplusivo occorre lasciare andare tutte le inibizioni fisiche ed emotive e ritrovare una dimensione completamente istintiva.

Sarete profondamente immerse nelle potenti sensazioni che state provando dentro di voi e tutta la vostra attenzione e la vostra energia saranno assorbite da questa esperienza.

È un momento straordinario, in cui siete più che mai vulnerabili. La vostra concentrazione sarà rivolta all'interno e le contrazioni si susseguiranno da sole, una dopo l'altra, mentre vi preparate a dare alla luce vostro figlio.

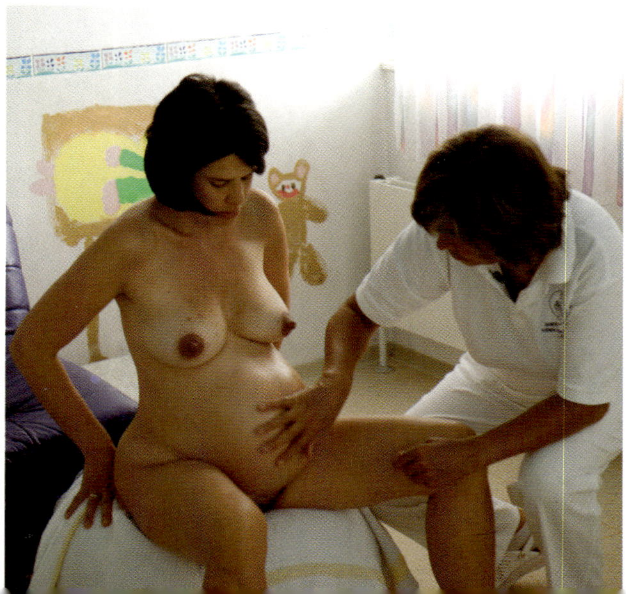

Alcune donne si sentono confuse quando comincia il riflesso espulsivo, diverso dalle sensazioni ormai familiari (anche se dolorose) del periodo dilatante. È normale diventare irritabili e provare la sensazione di non farcela più. Le ostetriche non si offendono mai per quello che si dice in questi momenti e accolgono questa irritabilità come un segnale che il parto è imminente.

Soprattutto per il primo figlio, non è insolito nemmeno che venga a galla proprio adesso una serie di dubbi e di paure: «Riuscirà ad attraversare il canale del parto? Mi lacererò o mi spaccherò in due? Sarà un bambino sano o anormale?» Questi sentimenti sono molto intensi ed è bene condividerli con chi vi assiste. In questa fase, la paura ha anche una valenza positiva, facendo aumentare il livello di adrenalina che stimola il riflesso espulsivo.

Sono tutte emozioni tipiche del periodo di transizione e, di solito, con l'appoggio e l'incoraggiamento adatti, passano rapidamente mentre con le contrazioni espulsive emergono, da chissà dove, nuove energie.

Per affrontare al meglio il periodo di transizione occorre concentrarsi profondamente e avere fiducia nelle capacità del nostro corpo; lasciare andare tutte le inibizioni fisiche ed emotive e permettersi di essere completamente istintive. Prendete ogni contrazione come se fosse l'unica, senza pensare a che cosa vi aspetta. I gemiti o altri suoni che possono sfuggire naturalmente vi aiuteranno a ridurre il dolore. Il contatto con l'acqua può essere molto positivo: bagnatevi le labbra con una spugna, sciacquatevi la faccia con acqua fredda tra una contrazione e l'altra; se la transizione è lunga, fate un bagno o una doccia.

Posizioni e movimenti per la transizione

Come sempre, cercate di stare più comode che potete. Qualsiasi posizione vi abbia aiutato nel periodo dilatante può essere utile in questa fase, ma molte donne sembrano preferire quella in avanti sostenuta da una pila di cuscini. In questa posizione riuscirete entro certi limiti a sopportare l'intensità delle contrazioni e a rilassarvi e riposare negli intervalli.

Può anche essere piacevole stare in piedi o accovacciate, oppure farsi sostenere o abbracciare. Se siete molto stanche, la posizione

REAZIONI SOGGETTIVE

Ogni donna reagisce in modo diverso al periodo di transizione.

Benché nei brevi intervalli tra le contrazioni il dolore tenda ad attenuarsi e talvolta le donne sperimentino una sensazione di profonda serenità, l'esaurimento può essere totale, specie quando il travaglio è stato lungo. A questo punto può succedere di disperarsi e di chiedersi se si avrà mai la forza di partorire.

Nel periodo di transizione certe donne hanno nausea o conati di vomito; qualche volta, quando il riflesso espulsivo diventa più forte, vuotano involontariamente la vescica o l'intestino. Sono comuni anche i brividi involontari, che possono essere attenuati con un po' di calore, con la respirazione profonda o con un massaggio rilassante.

migliore per voi può anche essere in piedi, appoggiate al bordo del letto o di una sedia. Conviene evitare di stare distese, posizione in cui, spesso, le contrazioni diventano insopportabili.
Se il bordo anteriore del collo dell'utero tarda a dilatarsi, la posizione migliore è quella ginocchia-torace: inginocchiatevi con le mani e le ginocchia a terra e la testa più in basso dei glutei. Questa posizione riduce l'intensità delle contrazioni, dà al collo dell'utero la possibilità di ritirarsi completamente e porta il bambino un po' in avanti. Se il bisogno di spingere è ancora forte, cercate di soffiare forte tutte le volte che potete, come per spegnere una candela posta a un metro di distanza.

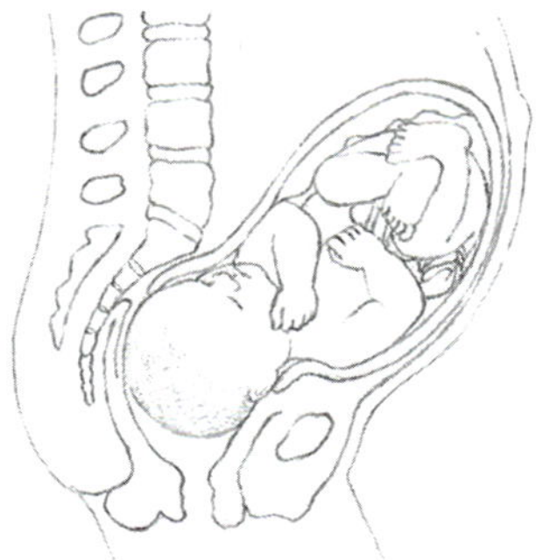

1. Transizione:
il collo dell'utero è completamente dilatato (10 cm).

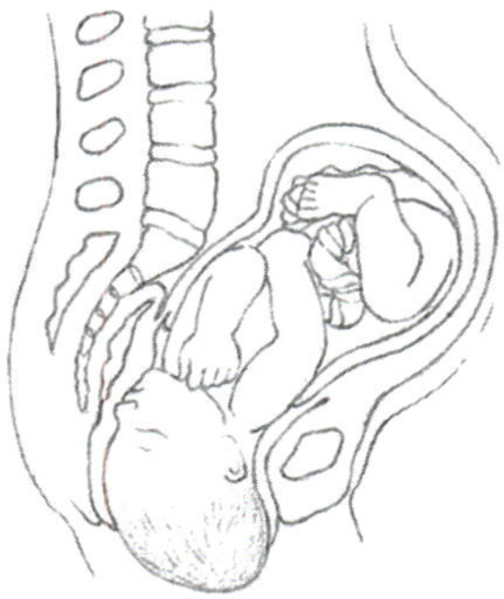

2. Periodo espulsivo:
la testa del bambino è visibile.

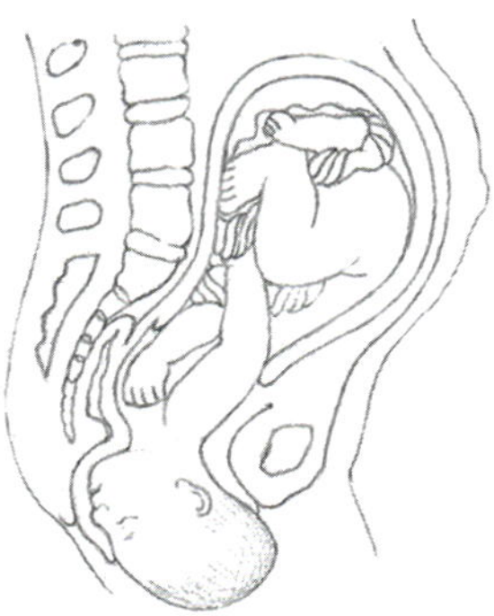

3. Periodo espulsivo:
espulsione della testa.

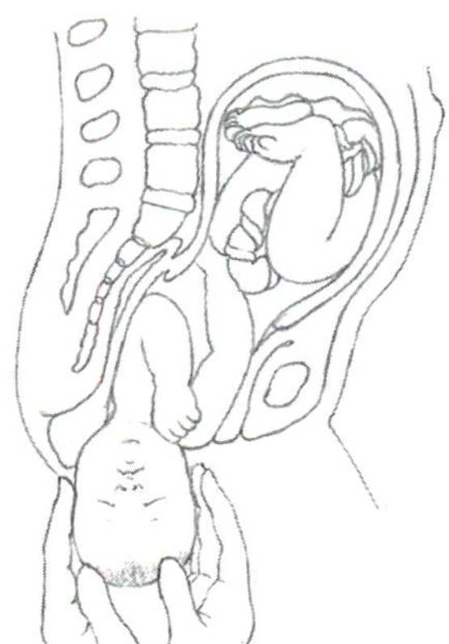

4. Periodo espulsivo:
disimpegno delle spalle.

Il periodo espulsivo

Il periodo espulsivo del parto incomincia quando il collo dell'utero è completamente dilatato e termina con la nascita del bambino. Talvolta, specialmente per il primo figlio, tra il periodo dilatante e quello espulsivo c'è una fase di riposo, con contrazioni poco frequenti o addirittura nulle. Se succede, approfittatene per riposarvi e recuperare le forze.
Il periodo espulsivo può durare da pochi minuti a un paio d'ore, raramente di più. Nei parti successivi al primo tende ad accorciarsi, ma in ogni caso la durata complessiva del periodo espulsivo dipende da molte variabili, quali le misure, la forma e la presentazione della testa del bambino, le dimensioni del vostro bacino e la forza delle contrazioni. Se le condizioni e l'ambiente sono favorevoli, il bambino può nascere rapidamente. In ogni caso non è necessario avere fretta o cercare di accelerare l'espulsione, purché sia voi sia il bambino siate in buone condizioni.

Il momento del parto

Quando la cervice è completamente dilatata, la testa del bambino scende per il canale del parto e la vagina. Può essere necessario un po' di tempo prima che il riflesso espulsivo si stabilisca e vi venga voglia di spingere, oppure può succedere molto rapidamente. L'esigenza di spingere corrisponde in genere al momento in cui la testa del bambino tocca il pavimento pelvico.
Una volta attraversata questa fascia muscolare, la testa comincerà ad affiorare tra le labbra vaginali, stirando completamente i tessuti lisci della vulva nel momento in cui emerge.
A volte il bambino nasce molto rapidamente, e disimpegna la testa e il corpo nel giro di una contrazione sola; altre volte il parto avviene molto più lentamente e sono necessarie diverse contrazioni. Questo dipenderà in parte dalla vostra posizione, dalle dimensioni e dalla presentazione del bambino. Talvolta il parto è lento e doloroso, in particolare se le labbra vaginali e il perineo tardano a cedere quanto basta per permettere alla testa di uscire. In questi casi l'ostetrica può proteggere i tessuti della vagina e del perineo e incoraggiarvi a respirare dolcemente mentre spingete, per evitare lacerazioni. Di solito il bambino si presenta facilmente quando il perineo si rilassa involontariamente, e l'ostetrica non deve fare altro che ricevere il bambino.

PARTO IN POSIZIONE ACCOVACCIATA SORRETTA

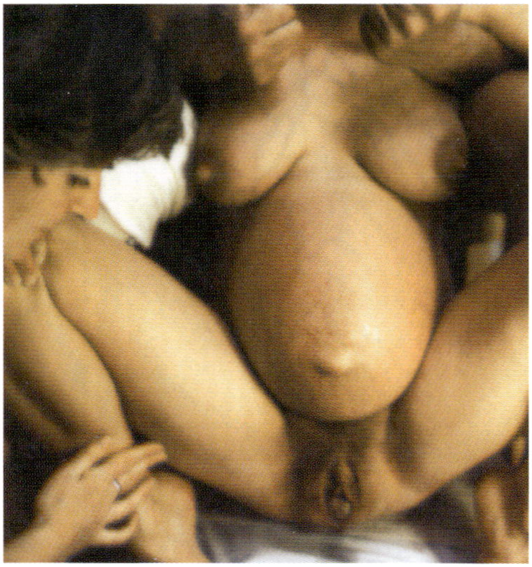

a) Il periodo espulsivo è avviato. Nel corso di una forte contrazione la madre spinge e si comincia a vedere la testa del bambino.

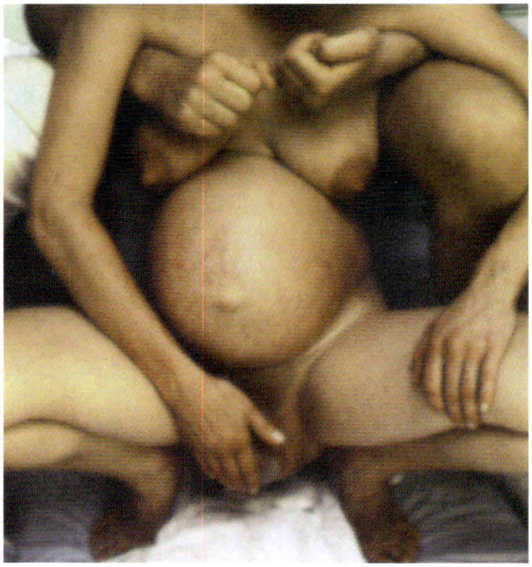

b) Tra una contrazione e l'altra, la madre sente per la prima volta con la mano la testa del suo bambino che è affiorata.

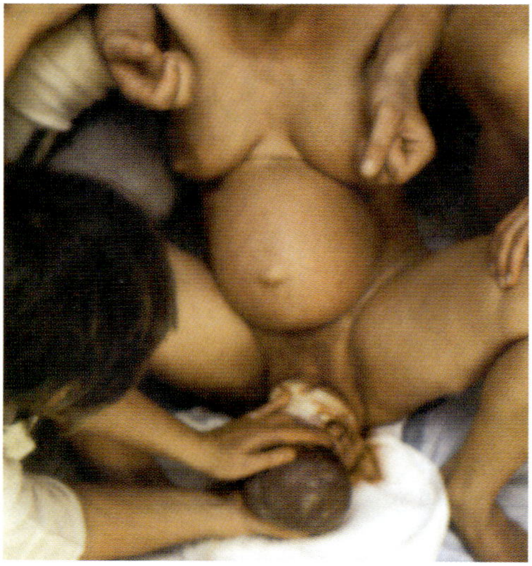

c) La testa è uscita, con la contrazione successiva l'ostetrica riceve il bambino, mentre il corpo si disimpegna.

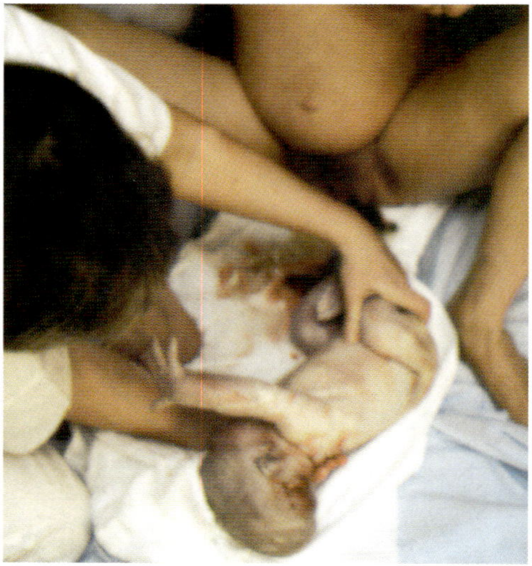

d) Il bambino è nato e viene avvolto in un asciugamano.

L'esperienza del bambino

Le contrazioni dell'inizio del periodo espulsivo porteranno la testa del bambino all'altezza del pavimento pelvico. Il contatto con i muscoli pelvici incoraggia il bambino a fare la rotazione necessaria per passare sotto l'arcata pubica e uscire dal canale del parto. Di solito la testa si trova a questo punto con la faccia rivolta verso l'osso sacro, nella presentazione occipito-anteriore, in modo che il diametro maggiore della testa corrisponda al diametro maggiore dell'egresso pelvico.
Quando la testa ha superato l'osso pubico, il collo e la colonna vertebrale si estendono per adattarsi alla curvatura.
Il vertice della testa del bambino apparirà quindi nell'apertura vaginale. Se le membrane fossero ancora intatte si romperebbero probabilmente a questo punto. Con le contrazioni successive, la testa viene spinta sempre più in fuori e la faccia supera il perineo. Dopo l'espulsione della testa, il corpo continua nella sua rotazione e così si disimpegna prima una spalla e poi l'altra, seguita rapidamente dal resto del corpo. L'espulsione della testa richiede in genere più tempo rispetto a quello richiesto per il resto del corpo, per il quale di solito basta una contrazione. Quando emerge la testa, il bambino continua a ricevere ossigeno dalla placenta attraverso il cordone ombelicale.
Una volta uscita la testa, l'ostetrica controlla la posizione del cordone: a volte si trova intorno al collo e allora viene fatto scivolare al di sopra del capo mentre si disimpegna anche il corpo. Probabilmente il periodo espulsivo è molto intenso per il bambino. Mentre la testa scende nel canale da parto, è probabile che avverta una fortissima pressione e molte altre sensazioni, anche perché si trova con la schiena distesa per la prima volta dopo molte settimane. I momenti in cui la pressione è massima possono essere piuttosto duri: poi, improvvisamente, la tensione si allenta e il bambino emerge in un mondo per lui completamente nuovo.

L'esperienza della madre

Spesso le contrazioni espulsive del parto sono descritte dalle donne come qualcosa di simile a una marea. Molte le trovano estremamente potenti e infatti coinvolgono tutto il corpo in un irrefrenabile bisogno di spingere, completamente involontario. Le spinte possono apparire come un sollievo dopo il periodo dilatante e infatti noterete che il periodo espulsivo porta con sé nuove energie, sufficienti per partorire il vostro bambino. A volte passa del tempo, tra la dilatazione completa e l'inizio del periodo espulsivo, in cui non avvertirete il bisogno di spingere.

Una volta cominciate le contrazioni, gli intervalli tra una e l'altra possono essere più lunghi che nel periodo dilatante.

Molte donne trovano il periodo espulsivo meno doloroso del periodo dilatante, ma anche questo aspetto del parto è soggettivo. Per altre, infatti, questa fase può essere particolarmente difficile, soprattutto quando si temono lacerazioni o se il bambino è molto grosso. L'adozione delle posizioni verticali o accovacciate tende comunque a ridurre al minimo tali difficoltà.

✓ posizioni durante il travaglio *vedi* pagina 203

Quando comincia il periodo espulsivo e la testa del bambino preme contro la parte posteriore del bacino e la parte inferiore della vescica, sentirete inoltre una pressione anale. Mentre la testa scende, ruota e raggiunge il pavimento pelvico, queste sensazioni si trasformano e si avvertono maggiormente nei tessuti del perineo e della vulva, che cedono per lasciare passare il bambino. Comincerete ad avvertire una sensazione di bruciore, un po' come quando stirate con le dita gli angoli della bocca.

Molte donne vanno istintivamente a toccare la testa del bambino mentre affiora. Il parto vero e proprio può essere un insieme di intensa fatica e di sensazioni entusiasmanti nel momento in cui il corpo del bambino scivola fuori, disimpegnandosi.

Se il periodo espulsivo è lungo, le sensazioni di stiramento e di bruciore possono essere contenute respirando profondamente, oppure

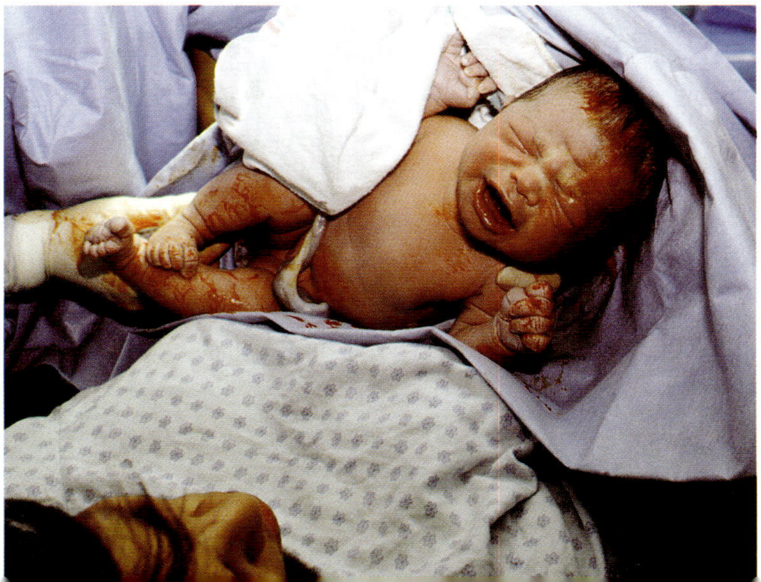

Vostro figlio è nato ed è vivo e vibrante davanti a voi. In questi primi, indescrivibili momenti potrete finalmente tenerlo tra le braccia e dargli il benvenuto.

se l'ostetrica vi tiene contro il perineo una compressa calda e umida: il calore richiama sangue ai tessuti, che tendono così a espandersi più facilmente. Ogni dieci minuti la compressa va sostituita, facendo attenzione che l'acqua sia calda, ma non tanto da dar fastidio. Questo accorgimento è ottimo per prevenire eventuali lacerazioni.
Una volta nato il bambino è difficile descrivere la complessità e la profondità dei sentimenti che possono investirvi. All'inizio molte donne si sentono sopraffatte e possono avere bisogno di tempo per riprendersi, prima di riuscire a sentire qualcosa. Comunque, dopo qualche minuto, quasi tutte provano intensi sentimenti di gioia, sollievo e stupore e sono pronte a dare il primo benvenuto al loro bambino. Insieme con queste emozioni si presenta in genere una nuova ondata di energia, che fa dimenticare in breve il dolore e la stanchezza del parto.

Posizioni e movimenti per il periodo espulsivo

Il modo migliore di favorire il periodo espulsivo è adottare una posizione verticale in cui il bacino sia aperto, il pavimento pelvico sia rilassato e la forza di gravità favorisca la discesa del bambino. Molti ritengono che in questo periodo la madre debba rimanere nella stessa posizione fino a parto avvenuto, ma in realtà questa è l'eccezione piuttosto che la regola: la maggior parte delle donne, infatti, se ne ha la possibilità, cambia posizione e cammina, trovando la posizione giusta e definitiva per il parto solo quando la testa incomincia ad affiorare.
Tutte le posizioni descritte nel capitolo 'Prepararsi al parto' (pp. 193-207) sono indicate per questa fase, purché vadano bene a voi. Piuttosto che imporre una posizione qualsiasi al vostro corpo, prediligete ciò che vi suggerisce l'istinto. Non è necessario adottare la posizione che avevate pensato per il parto vero e proprio finché la testa non affiora. Se il parto procede lentamente, in genere è più facile spingere in posizione accovacciata sorretta.

Respirazione e spinte

Il periodo espulsivo del parto ha un suo ritmo potente e ogni contrazione avvicina il vostro bambino alla nascita. Diversamente dalle contrazioni del periodo dilatante, quelle espulsive coinvolgono tutto il corpo. Come nelle attività atletiche, quali la corsa e il nuoto, la vostra respirazione si adatterà automaticamente all'azione del vostro corpo, senza bisogno di pensarci. In sala parto, le donne vengono in genere incoraggiate a prendere un profondo respiro e a trattenerlo il più a lungo possibile mentre spingono con forza il diaframma verso il basso per aiutare la contrazione. Questo approccio consegue alla scelta della posizione supina e richiede uno sforzo tremendo alla madre, tanto più che, trattenendo a lungo il respiro, si riduce l'afflusso di sangue alla placenta e si priva il bambino di prezioso ossigeno. Adottando una posizione verticale, non c'è bisogno di fare sforzi volontari, Con l'aiuto della gravità, l'azione spontanea dell'utero e gli sforzi naturali della madre sono di solito sufficienti perché il bambino passi senza difficoltà attraverso il canale del parto.

Molte donne partoriscono semplicemente adottando la posizione giusta e lasciandosi andare alle richieste spontanee del corpo, non ultima l'emissione di un gemito primitivo al momento della nascita. Per queste donne le istruzioni non sono necessarie. Altre, invece, hanno bisogno di qualche aiuto per dirigere l'energia verso il basso e preferiscono fare uno sforzo cosciente per collaborare con le contrazioni. In questo caso basta spingere attivamente come quando si va di corpo. Non è comunque necessario trattenere a lungo il respiro: si può spingere durante le espirazioni, soffiando e trattenendo il respiro con brevi intervalli. Alla fine del periodo espulsivo, il perineo si tende incredibilmente e la fronte e la testa del bambino emergono gradualmente. Questo pro-

Un parto cesareo eseguito con anestesia epidurale consente anche alla madre di vivere con gioia questo momento, superando almeno parzialmente quel senso di inadeguatezza che può provare una donna obbligata al cesareo.

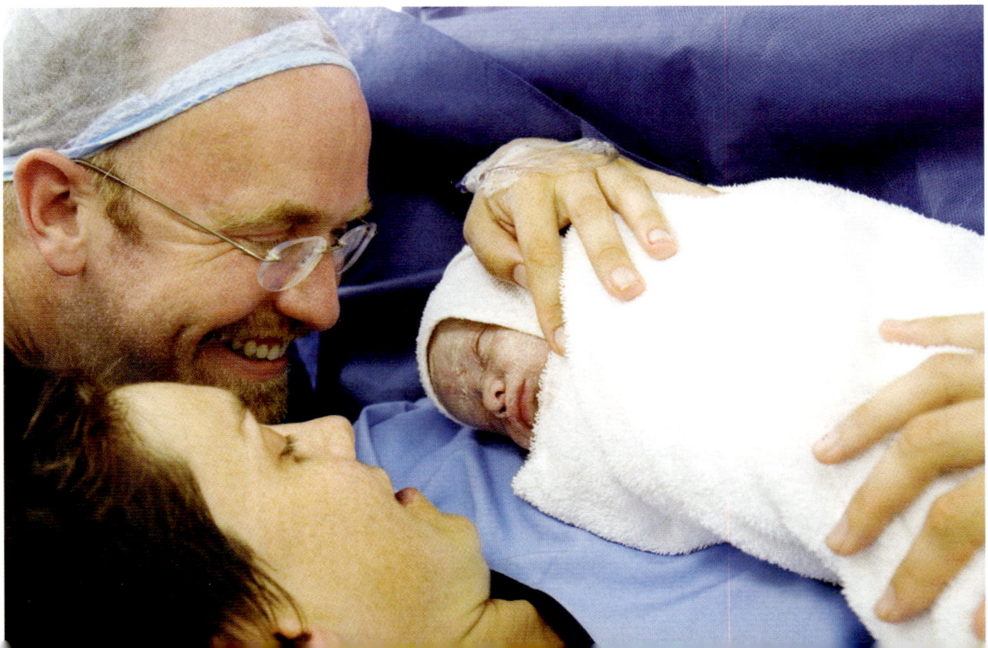

cesso è favorito dalle secrezioni naturali della vagina. A questo stadio, alcune donne considerano un'invasione qualsiasi tipo di istruzione e l'essere osservate una forma di inibizione, mentre altre hanno bisogno o preferiscono essere guidate, soprattutto quando questa fase del parto è lunga. L'ostetrica può assistervi guidandovi attraverso le ultime contrazioni e incoraggiandovi di tanto in tanto a spingere o chiedendovi di fare piano, per permettere al perineo di rilasciarsi. Ansimando, probabilmente riuscirete a rallentare il ritmo. Cercate di rilasciare il pavimento pelvico a ogni respiro, oppure, se respirate profondamente, a ogni espirazione. Di solito non c'è bisogno di fare uno sforzo per spingere fuori le spalle e il resto del corpo: rilassatevi e permettete al vostro corpo di fare da sé.

In alcuni casi, negli attimi che precedono il parto, le donne hanno paura e oppongono resistenza, credono di non potercela fare, e che il bambino non verrà mai fuori, oppure temono di lacerarsi. Con le posizioni verticali, le lacerazioni sono molto più rare e così pure se evitate di spingere forte e aspettate il riflesso involontario.

Di solito queste paure precedono immediatamente il parto. Poi, improvvisamente, scompaiono: la testa e il corpo del bambino scivolano fuori e, con enorme sollievo, vi rendete conto che è tutto finito.

Mentre stabilite un primo contatto corporeo con il bambino, lui si rilassa nel calore del vostro corpo e voi vi riposate guardandolo e toccandolo per la prima volta.

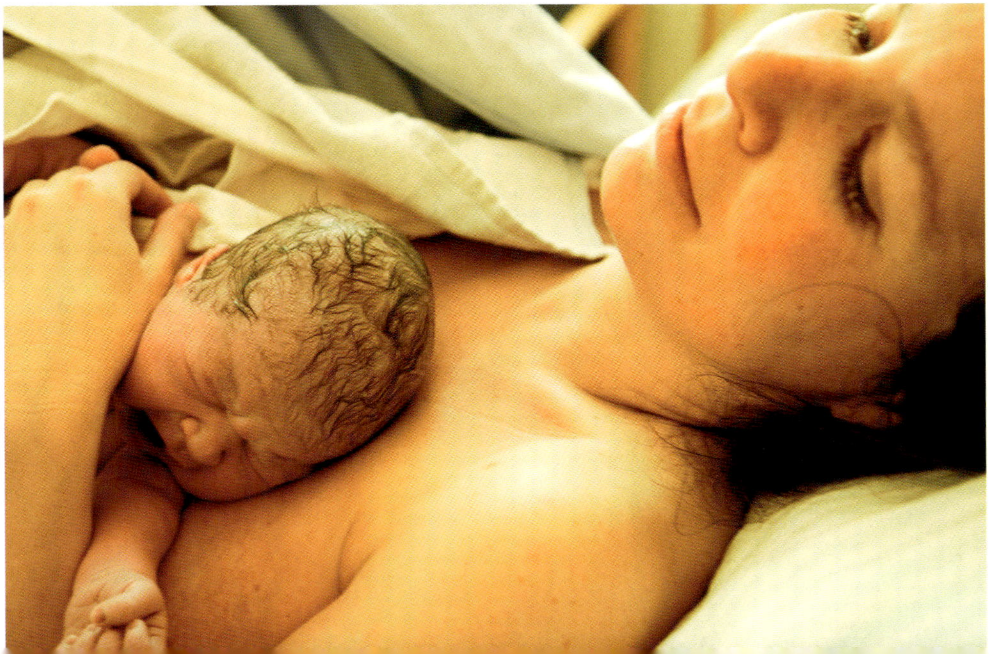

PARTORIRE IN ACQUA

Un ambiente ideale per il parto

L'acqua, l'elemento yin e femminile per eccellenza, è un ambiente meraviglioso per vivere il travaglio e il parto. In molte culture di popoli legati al mare, partorire in acqua è una pratica tradizionale e antica; in Europa e in Occidente, è una scoperta relativamente recente legata alle esperienze del ricercatore russo Igor Charkovsky e all'attività pionieristica del ginecologo francese Michel Odent.

Trascorrere parte del travaglio e poi partorire in acqua non solo rende più efficaci e regolari le contrazioni che portano al periodo espulsivo, ma ha un effetto benefico sulla capacità di sopportare il dolore e sull'andamento del parto in genere, rendendo meno probabili alcuni interventi medici potenzialmente invasivi come episiotomia, rottura artificiale delle membrane o somministrazione di ossitocina.

Nascere nell'acqua offre ai bambini molti effetti benefici: essere accolti da un ambiente simile a quello in cui hanno trascorso i nove mesi della gestazione permette loro di adattarsi dolcemente alla nuova vita extrauterina, abbassando i livelli di stress; l'acqua calda, conservando il calore corporeo, contrasta l'eventuale insorgenza di acidosi neonatale.

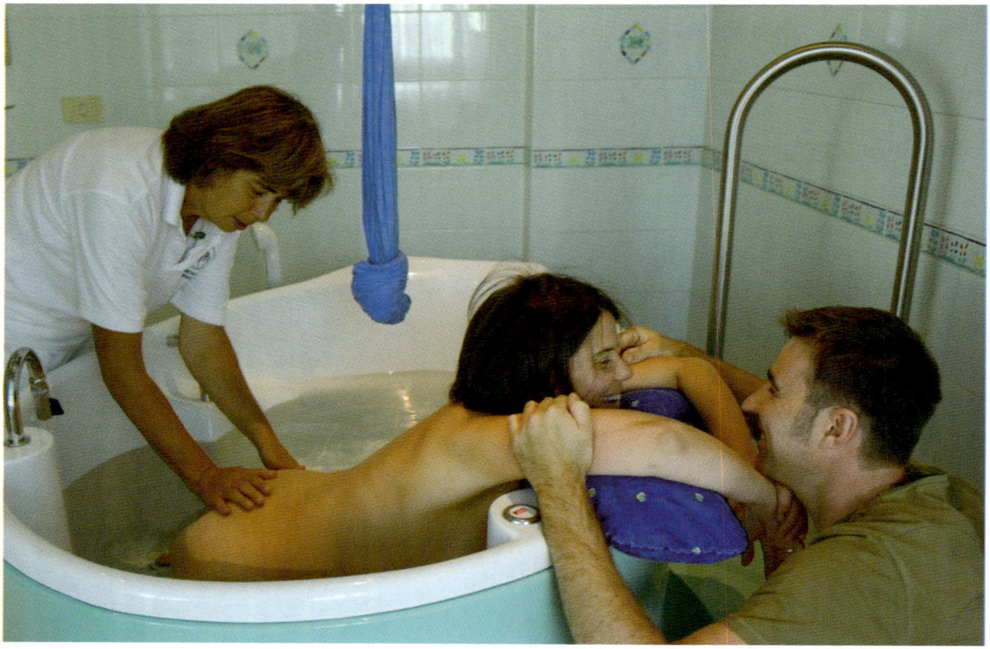

Le condizioni per il parto in acqua

Per poter partorire in acqua, naturalmente, è fondamentale che la gravidanza sia stata regolare, che si concluda a termine e con tutte le premesse di un parto fisiologico. La prima parte del travaglio, tuttavia, si svolgerà fuori dall'acqua. L'ostetrica che vi accoglierà farà infatti molta attenzione a cogliere il momento giusto per farvi entrare in acqua: la dilatazione deve essere di almeno 5 cm, altrimenti l'effetto rilassante dell'acqua calda rischia di allungare i tempi del parto. Per questo motivo (e per evitare che il bambino possa andare in ipertermia una volta nato) la temperatura dell'acqua non deve superare i 37 gradi, cioè la temperatura corporea della madre. Se il parto non è avvenuto entro 3 ore, tuttavia, è bene che la donna esca dalla vasca. Ogni parto è una storia a sé, e a volte non coincide con i propri desideri e aspettative: per questo è bene, una volta deciso di partorire in acqua, mantenersi aperte e rilassate verso ogni possibile cambiamento.

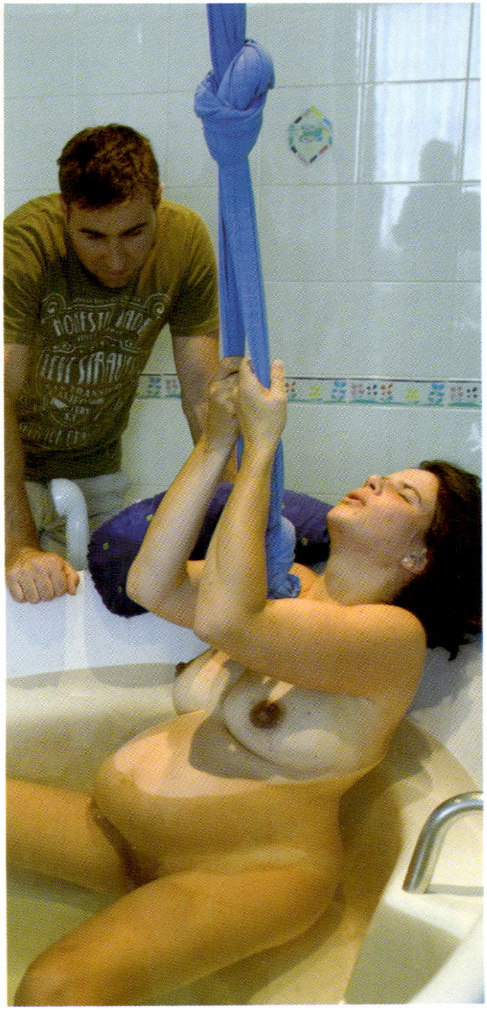

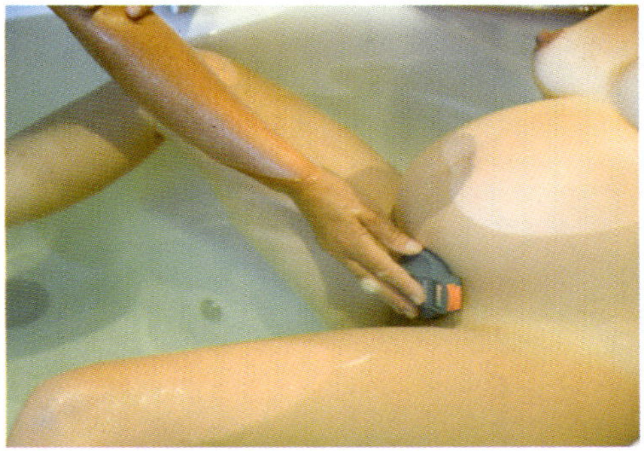

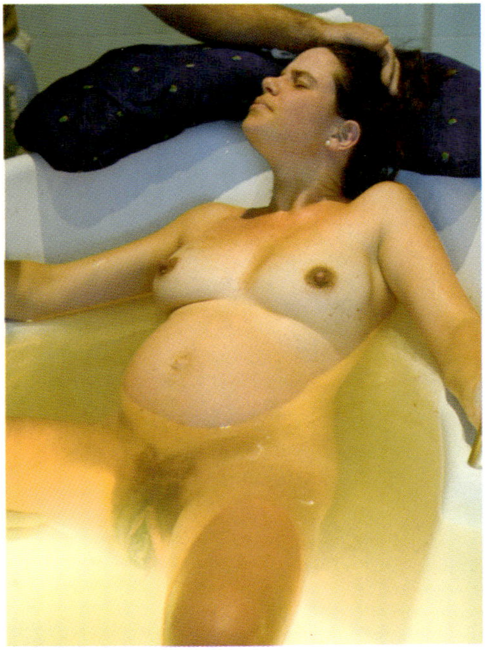

Tutto procede sotto l'occhio attento dell'osterica

Quando la donna è immersa nell'acqua, l'ostetrica e il medico controllano il battito cardiaco del bambino con una sonda a immersione, più o meno ogni 15 minuti.

La vasca è sufficientemente profonda e ampia da permettere alla futura mamma di muoversi e galleggiare, sottraendosi agli effetti negativi della forza di gravità. L'acqua calda, infatti, elimina le contratture e aiuta a rilassarsi e distendersi. È facile cambiare posizione e appositi sostegni possono aiutare ad assumere quella preferita durante le contrazioni. Tutto procede bene: la testa del bambino incomincia ad affiorare.

Il periodo espulsivo

Durante il periodo espulsivo, l'ostetrica lascia che il bambino si disimpegni naturalmente sorreggendo la testa una volta che sia uscita e aiutando poi la fuoriuscita delle spalle. Il neonato, aiutato dalla spinta idrostatica, viene poi delicatamente accompagnato verso l'alto favorendo l'espulsione del liquido amniotico dalle vie aeree.

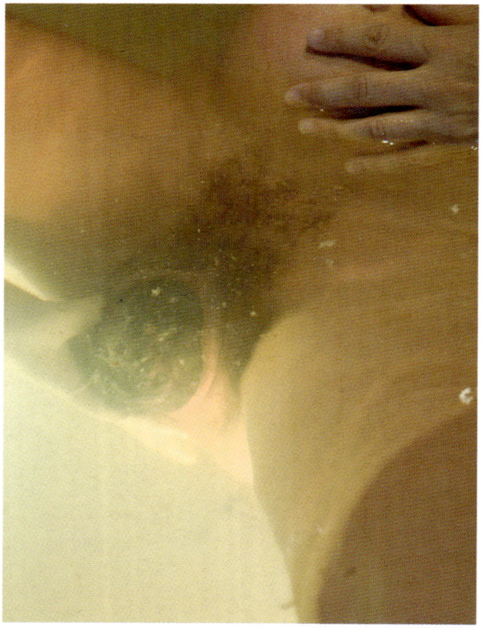

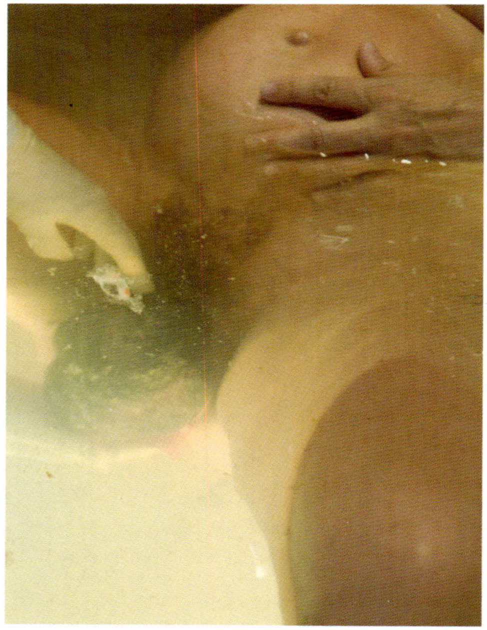

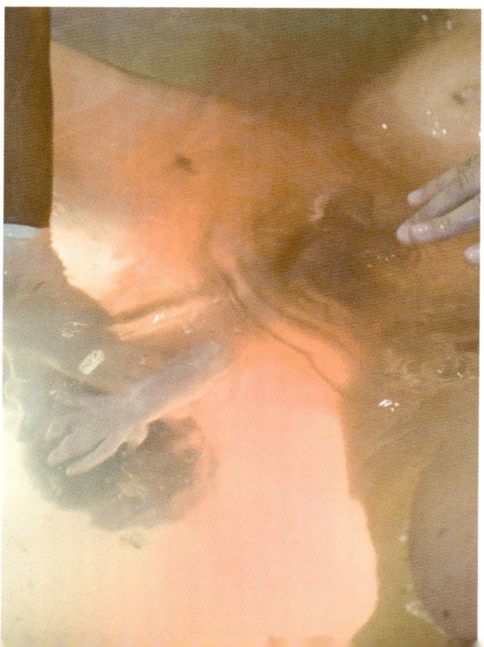

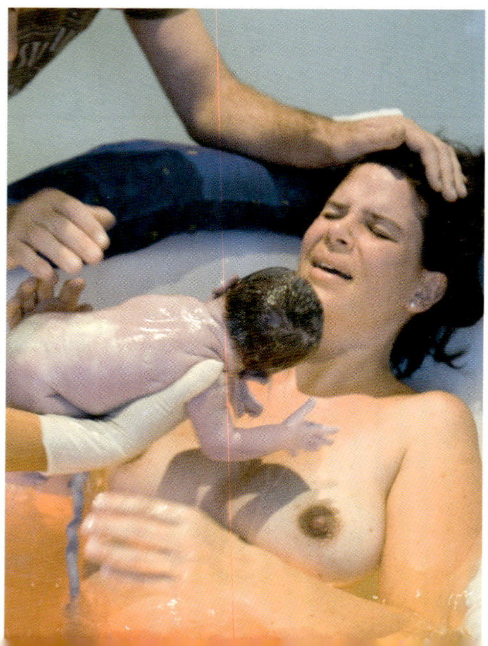

Una calda accoglienza

Quando il bambino è tra le braccia della mamma, è bene che il viso rimanga fuori dall'acqua con il corpo immerso, per favorirne il graduale adattamento alla vita esterna evitando la dispersione di calore. Il cordone ombelicale verrà tagliato solo quando avrà smesso di pulsare, per garantire al bambino un doppio afflusso di ossigeno. Non resta che dargli il benvenuto: l'emozione ora può prendere il sopravvento.

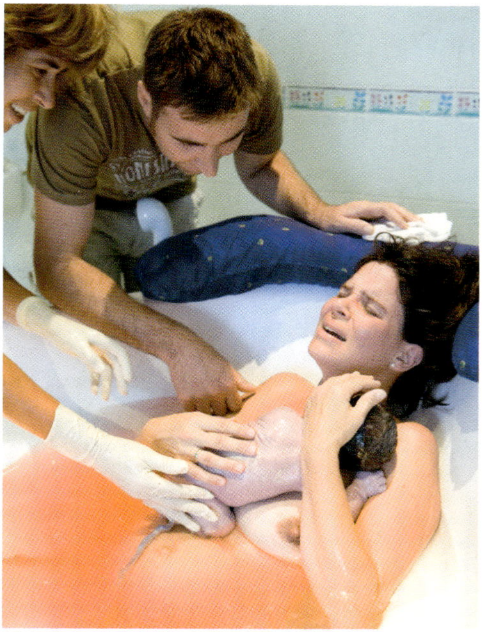

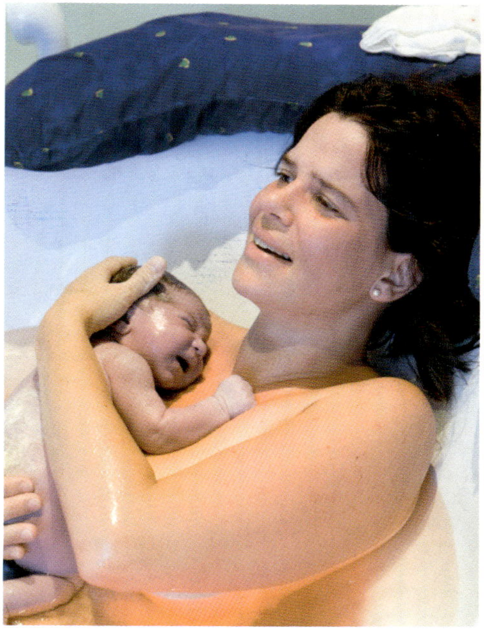

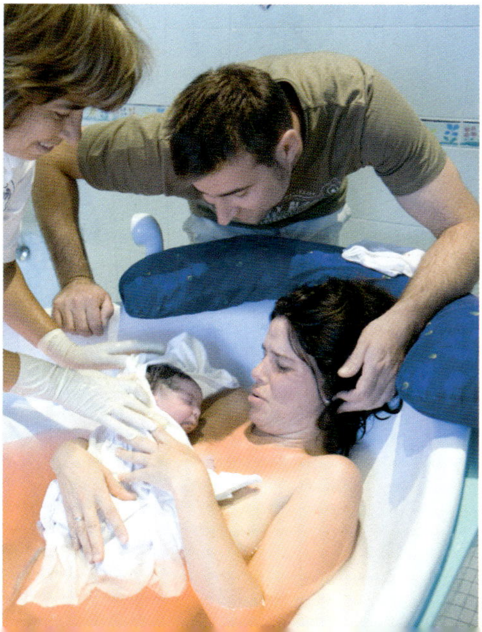

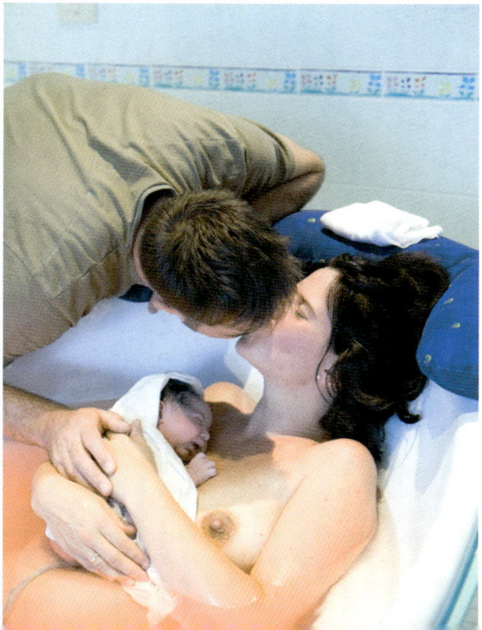

Finalmente è nato

Finalmente vostro figlio è nato ed è, vivo e vibrante, davanti a voi. In questi primi, indescrivibili momenti, mentre vi riprendete dalla fatica del parto, potete vederlo e toccarlo per la prima volta. Questo è il momento che avete tanto atteso: potete tenerlo tra le braccia, guardarlo negli occhi, accarezzarlo, dargli il benvenuto e parlargli, condividendo la gioia e l'emozione della nascita con i presenti.
Mentre stabilite questo primo contatto, il vostro bambino comincia a respirare e si rilassa nel calore del contatto con il vostro corpo, il cordone ombelicale smette di pulsare e dopo poco la placenta si separa dall'utero ed è pronta per essere espulsa.
Il parto si può dire concluso quando il bambino, contento e soddisfatto dopo la prima poppata e le prime ore di vita nel mondo, si addormenta accanto a voi.

Il bambino dopo il parto

Appena nati, i bambini sono perfettamente coscienti e incredibilmente sensibili, i loro sensi sono già ben sviluppati e possono quindi reagire agli stimoli esterni, udire, toccare, vedere, avvertire odori e sapori.
Nel ventre materno, il corpo del bambino era piegato nella tipica posizione fetale, mentre durante il parto e subito dopo, la sua schiena si distende e si allunga per la prima volta. Alla nascita le nuove sensazioni sono travolgenti: l'atmosfera sulla sua pelle, nuove superfici e tessuti sconosciuti, gli effetti della gravità, l'esperienza dei colori e della luce quando apre gli occhi.
In questi primi momenti i suoi polmoni si espandono per accogliere il primo respiro e per la prima volta avverte una temperatura diversa da quella a cui era abituato. Ben presto il bambino prende contatto con il seno e comincia ad assaggiare il colostro (la sostanza prodotta prima del latte). Sarà immediatamente confortato dal calore del vostro corpo, dall'odore e dalla vicinanza con il vostro seno e con il suono familiare del vostro cuore, dai lineamenti e dalle caratteristiche del vostro viso, dal suono della vostra voce.

Il primo respiro

Fino a oggi, il vostro bambino ha vissuto del sangue ossigenato che dalla placenta lo raggiungeva attraverso il cordone ombelicale. Al momento del parto, il percorso che il sangue faceva attraverso il cuore evitando i polmoni si chiude e la circolazione placentare si riduce lasciando il posto a quella polmonare.

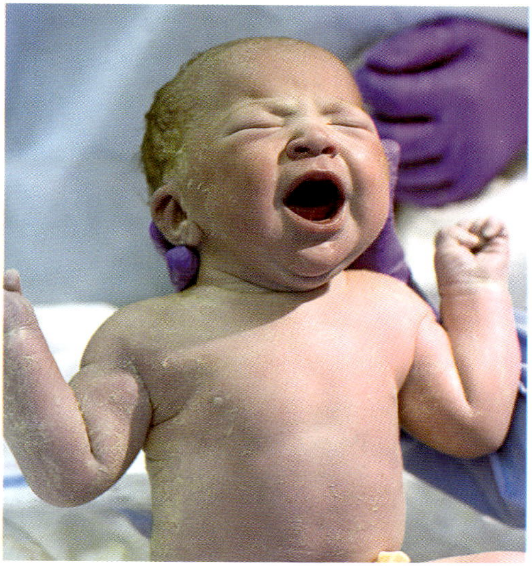

Il primo strillo segna l'inizio della respirazione polmonare al posto di quella placentare: un insieme di sensazioni travolgenti avvolge il neonato.

Con il primo respiro, i vasi sanguigni dei polmoni si aprono improvvisamente e il sangue comincia a scorrervi per catturare l'ossigeno dell'aria inspirata.

Il riflesso di respirazione è stato provato e riprovato nella vita intrauterina; dopo la nascita, il contatto della pelle con l'aria, avvia per la prima volta la respirazione aerea.

Se avete partorito accovacciate, il bambino sarà uscito naturalmente a pancia in giù dal canale del parto: è questo infatti uno dei modi attraverso cui la natura assicura il drenaggio del muco e del liquido amniotico dalle vie aeree del neonato. Il drenaggio sarà favorito se l'ostetrica, subito dopo la nascita, metterà il bambino a faccia in giù su un lenzuolino assorbente; in alternativa, tenete il bambino a pancia in sotto su una coscia e accarezzategli dolcemente la schiena. L'eventuale liquido rimasto sarà assorbito dal sangue, attraverso i polmoni, nelle dodici ore seguenti.

L'aspirazione del muco dal naso e dalla bocca del neonato non è sempre necessaria, anche se spesso viene eseguita di routine. Se vi sembra che il bambino faccia fatica a respirare e che il liquido amniotico sia sporco di meconio, il medico o l'ostetrica provvederanno ad aspirare il liquido dal naso e dalla bocca con un apposito tubicino.

✓ disturbi respiratori del neonato *vedi* pagina 390

Il pianto del bambino subito dopo la nascita può variare moltissimo. Alcuni neonati emettono un unico strillo in corrispondenza del primo respiro, poi cominciano a respirare tranquillamente; altri invece piangono forte e più a lungo.

Molto spesso i bambini non sono pronti ad attaccarsi al seno finché la respirazione non è bene avviata.

Il cordone ombelicale

L'ostetrica, poco dopo il parto, verifica che il bambino stia bene tastando il cordone ombelicale per vedere se pulsa.

Non c'è alcuna fretta di legarlo e tagliarlo; per queste incombenze sembra infatti che sia meglio aspettare l'espulsione della placenta, o il momento in cui il cordone smette di pulsare.

Riserviamogli la migliore accoglienza

Le prime impressioni ricevute alla nascita sono tra gli avvenimenti più importanti della vita. Comunque sia andato il parto, che sia stato facile o difficile, vaginale o cesareo, ci sono molte cose che possiamo fare per assicurare al bambino il miglior benvenuto possibile, con rispetto e sensibilità. Possiamo per esempio fare in modo che i primi suoni che avverte siano delicati e attenuati, che la luce sia soffusa, l'aria calda e le mani che lo ricevono e lo carezzano piene di amore e sensibilità.

Il grande vantaggio di aspettare che il cordone abbia smesso di pulsare consiste nel permettere a vostro figlio di disporre di una doppia linea vitale nella transizione dall'utero al mondo esterno, quando dall'ossigenazione attraverso la placenta deve passare a quella attraverso i suoi stessi polmoni. In questa fase transitoria è previsto che il bambino abbia due fonti di ossigeno, la placenta e i polmoni.

Se tenete vostro figlio tra le braccia o sull'addome, più o meno all'altezza della placenta, non c'è motivo di ritenere che il suo sangue possa ritornare alla placenta o che il sangue placentare possa inserirsi nella circolazione del bambino. Aspettando che il cordone abbia smesso di pulsare consentirete alla circolazione del bambino di adattarsi alla nuova modalità prima che sia cessata completamente la circolazione placentare.

Una volta che il neonato avrà cominciato a respirare in modo regolare, il cordone si bloccherà automaticamente. Da gonfio di

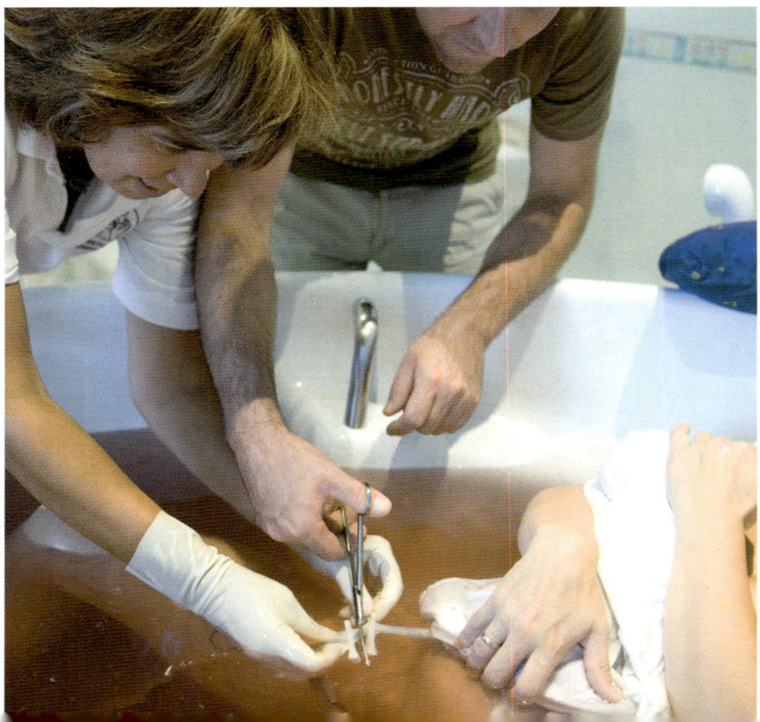

Dopo l'espulsione della placenta, il cordone viene legato e tagliato, in questo caso dal padre che ha assistito al parto. Purtroppo in molti ospedali la pratica routinaria prevede di tagliare il cordone subito dopo la nascita del bambino.

sangue com'era, diventerà bianco e flaccido. A questo punto può essere tagliato a 2,5 cm circa di distanza dall'addome, dopo che sia stato chiuso con una molletta o legato. Dato che il cordone non contiene nervi, il bambino non si accorgerà del taglio. In seguito il moncone rimasto si mummificherà e cadrà da solo in una decina di giorni, lasciando la normale cicatrice dell'ombelico. Raramente accade che, alla nascita, il cordone sia strettamente legato intorno al collo del bambino; se determina sofferenza può essere necessario tagliarlo per liberare il bambino al più presto.

✓ cordone ombelicale *vedi* pagina 382

I primi movimenti

Il bambino può essere nervoso e, prima di riuscire a rilassarsi tra le vostre braccia, può avere bisogno di carezze e consolazione, oltre che di sentire i toni familiari della vostra voce. Se la stanza è calda, non c'è bisogno di vestire il bambino: un panno caldo o una lampada termica saranno sufficienti se contemporaneamente riceverà calore dal contatto diretto con il vostro corpo.

Quasi subito il nuovo nato comincerà a muoversi e a esplorare il vostro corpo e l'ambiente circostante.

In generale, tutti i bambini, nei primi minuti dopo la nascita, eseguono una sequenza di movimenti caratteristici. Inizialmente hanno gli occhi chiusi e i pugnetti stretti; gradualmente aprono gli occhi e rilasciano le dita finché si vedono le palme delle mani.

Con le mani sondano l'aria e poi toccano il proprio viso e il corpo della madre. La testa si gira verso il suono della vostra voce e gli occhi seguono i movimenti delle vostre mani, andandosi poi a posare con aria indagatrice sul vostro viso.

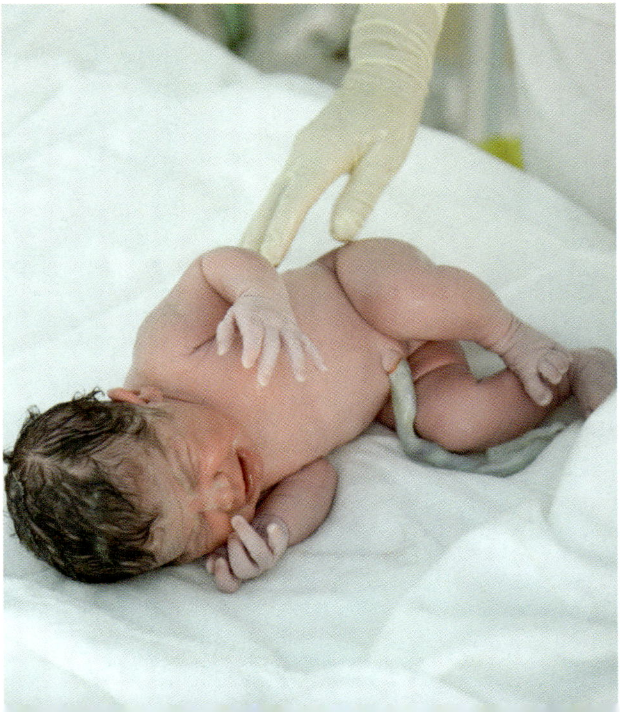

Appoggiato su un lettino, il neonato prova i primi movimenti caratteristici.

La prima poppata

Alcuni bambini mostrano subito un grande interesse per la suzione, mentre altri prima si guardano in giro, annusano e toccano il seno. Quando il bambino è pronto a succhiare, il tocco gentile del capezzolo su una guancia lo stimolerà a girarsi verso il seno e ad aprire la bocca per cercarlo. Questa reazione automatica è detta 'riflesso di suzione' (o riflesso di *rooting*).

Una volta che la bocca è aperta e girata verso di voi, introducetevi il capezzolo, assicurandovi che il bambino sia ben attaccato, anche a una parte dell'areola e non soltanto al capezzolo, che non dovrebbe mai essere succhiato da solo.

Non di rado ci si sorprende di come possa succhiare forte un bambino appena nato.

Questa prima poppata stimola la vostra ipofisi a produrre ossitocina, che a sua volta stimola la produzione di latte e fa contrarre l'utero.

✔ allattamento *vedi* pagina 301

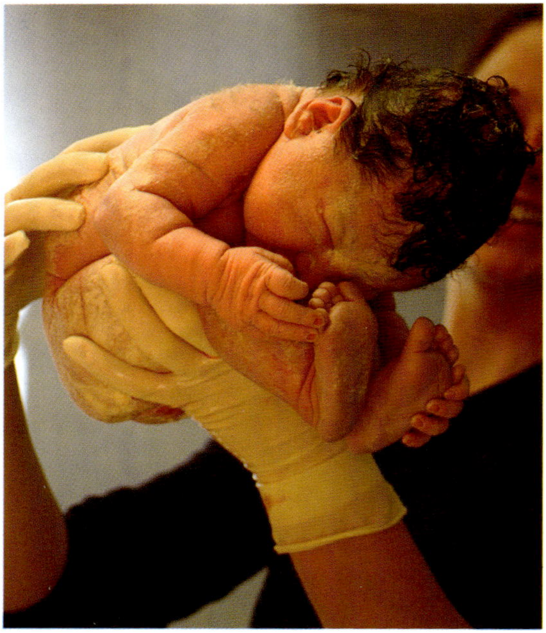

A solo tre ore dalla nascita la posizione più naturale sembra ancora essere quella fetale.

Che cosa succede alla madre

Nella prima mezz'ora che segue il parto le donne sono in genere travolte dalle emozioni. La gioia di poter finalmente vedere, toccare e tenere in braccio il proprio bambino dopo la fatica estenuante del parto è di certo incomparabile. Potreste essere sorprese dall'ondata di energia e di emozione che vi assale al momento di dare il benvenuto a vostro figlio, magari dopo un parto prolungato, durante il quale vi siete sentite a pezzi ed esauste. Per contro, un'altra sensazione comune è un senso di vuoto. Può essere necessario un po' di tempo prima di cominciare ad avvertire i propri sentimenti. Per alcune madri, il sentimento d'amore può nascere non prima di qualche giorno, tuttavia l'istinto protettivo tende a essere molto forte fin dall'inizio.

È abbastanza consueto avere dei brividi fortissimi subito dopo il parto: copritevi allora con una coperta.

Una volta nato il bambino, anche il liquido amniotico viene eliminato, insieme con il sangue prodotto dalla separazione della placenta dalla parete uterina o da eventuali lacerazioni.

✔ liquido amniotico *vedi* pagina 421

Prima di espellere la placenta

Prima di avere espulso la placenta, può essere consigliabile rimanere sedute erette per una serie di ra-- gioni.

- È più facile tenere in braccio il bambino. Il capezzolo ha l'altezza e l'angolatura perfette perché il bambino vi si possa attaccare, ben sostenuto nella piega del vostro braccio. Il bambino potrà così anche guardarvi il viso senza difficoltà.
- È una posizione che facilita la separazione della placenta dalla parete uterina grazie alla forza di gravità e assicura che il bambino rimanga alla stessa altezza della placenta per ricevere il sangue necessario fino al momento in cui la circolazione placentare cesserà.
- La posizione previene la compressione dei maggiori vasi sanguigni posti davanti alla colonna vertebrale e quindi un'emorragia eccessiva.

Avrete bisogno di essere sostenute da dietro, per esempio daqualcuno seduto alle vostre spalle. Una volta espulsa la placenta, l'ostetrica o il ginecologo controlleranno se ci sono state lacerazioni e se c'è bisogno di dare dei punti.

✓ episiotomia e lacerazioni *vedi* pagina 398

A questo punto non è più necessario rimanere verticali. È giunto finalmente il momento di rilassarvi e di godervi il meritato riposo accanto al vostro piccolo. Sdraiatevi in una posizione comoda tenendo il bambino tra le braccia o accanto a voi sul letto. Potete provare a tenere il bambino sul petto, in modo che possa sentire il battito del vostro cuore. Non c'è alcun rischio ad addormentarvi con il bambino vicino, che godrà moltissimo del contatto con il vostro corpo e del suo calore.

Separazione ed espulsione della placenta

Nei trenta minuti che seguono la nascita del bambino, che ormai avrà cominciato a respirare, il cordone smette di pulsare e l'utero ricomincia a contrarsi. Queste contrazioni possono essere abbastanza fastidiose, soprattutto nei parti successivi al primo.

A questo punto la placenta, di cui non c'è più bisogno, si separa dalla parete uterina e viene espulsa attraverso il collo dell'utero e la vagina. Le contrazioni successive, oltre a riportare l'utero alle dimensioni precedenti, restringono i vasi sanguigni per evitare emorragie.

Quando iniziate ad avvertire le contrazioni del secondamento, se siete supine, per esempio sul lettino da parto, chiedete di mettervi in piedi o accovacciate per espellere meglio la placenta. In genere l'espulsione avviene spontaneamente e non c'è bisogno di aiuto. In qualche caso, invece, dopo che la placenta si è completamente staccata, l'ostetrica può esercitare una moderata trazione sul cordone con una mano, mentre, tenendo l'altra sull'addome della madre, tratterrà l'utero che si contrae. Questa operazione è detta 'trazione controllata del cordone' e spesso è necessaria quando il secondamento è stato indotto con farmaci.

✓ secondamento *vedi* pagina 442

Le prime valutazioni sanitarie

Immediatamente dopo il parto, in genere viene attribuito il punteggio di Apgar (da Virginia Apgar, l'anestesista che lo ha messo a punto) per valutare le condizioni di salute del bambino. Il punteggio viene poi assegnato una seconda volta dopo cinque minuti. Le valutazioni, accuratamente registrate secondo una scala di 'voti' (da 0 a 2 voti per caratteristica), si riferiscono al colorito, alla respirazione, al tono muscolare, ai riflessi (pianto) e al battito cardiaco del bambino. Pochi bambini ottengono un punteggio totale di 10/10 e in ogni caso non è un indicatore sicuro delle loro future condizioni di salute, ma un test che dà meno di cinque punti indica di solito sofferenza del neonato che dovrà essere tenuto in osservazione. Di norma, negli ospedali si somministra a ogni neonato, per via intramuscolare, una dose di vitamina K per evitare il rischio di sindrome emorragica. La profilassi oculare prevede invece la somministrazione di un collirio o una pomata antibiotica per prevenire la comparsa di infezioni batteriche.

PUNTEGGIO DI APGAR

Caratteristica	0 punti	1 punto	2 punti
Battito cardiaco	Assente	Inferiore a 100 battiti al minuto	100 o più battiti al minuto
Respirazione	Assente	Lenta e irregolare	Regolare
Colorito	Cianotico	Corpo roseo ed estremità cianotiche	Roseo
Tono muscolare	Debole	Scarso	Attivo
Riflessi	Assenti allo stimolo	Piagnucolio	Pianto energico

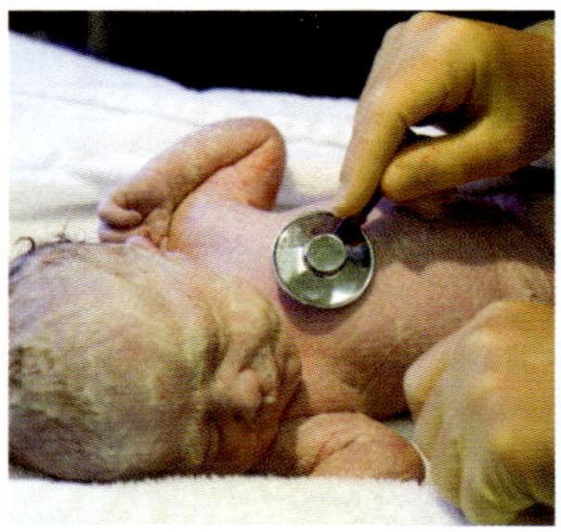

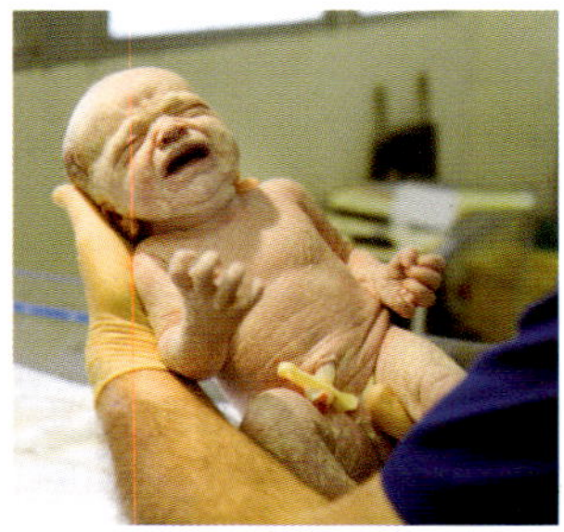

Una volta espulsa la placenta, se lo desiderate, date un'occhiata a questo organo incredibile che ha nutrito il vostro bambino per tutta la gravidanza. Pesa mezzo chilo circa e sembra un grosso pezzo di fegato. L'ostetrica, se è molto disponibile, vi farà vedere come vi si attaccano le membrane del sacco amniotico e dove stava il bambino. Se il cordone non è ancora stato tagliato, si può fare ora.

Molti mammiferi si mangiano la placenta: gli ormoni in essa contenuti vengono riassorbiti dal corpo e aiutano a regolarizzare i cambiamenti ormonali che si verificano dopo il parto; in molte società tribali è considerato un rito importante il suo seppellimento.

Negli ospedali italiani la placenta viene generalmente smaltita tra i rifiuti biologici, ed è estremamente difficile ottenerla dopo il parto; vi sono però alcune madri che desidererebbero sotterrarla.

Il primo bagno

Per chi partorisce a casa, immergersi nell'acqua calda dopo il parto è un vero piacere: per madre e bambino è forse la prima esperienza familiare e veramente rilassante dopo la fatica del parto. Se fate il bagno con il vostro bambino, l'acqua deve essere calda ma non troppo, e il più possibile profonda, per potervi stare completamente immersi. Non è il caso di usare sapone o altri detergenti che potrebbero eliminare la vernice caseosa, la crema naturale che protegge la pelle del neonato e che verrà assorbita naturalmente nei giorni successivi. Nell'acqua, vostro figlio avrà bisogno di un minimo sostegno sotto le spalle e la testa, e vi sorprenderà scoprire che, come tutti i neonati, nell'acqua si trova perfettamente a proprio agio.

Se preferite non fare il bagno, potete mettervi sedute con una bacinella tra le gambe, anche quasi subito dopo il parto, e tenere il bambino nell'acqua. In genere ai genitori piace fare il bagno insieme, anche perché è qualcosa a cui anche il padre può partecipare.

Di solito il bambino si rilassa completamente nell'acqua e si guarda in giro con gli occhi spalancati. È questa una meravigliosa opportunità per entrambi i genitori di comunicare con il loro neonato.

Screening genetici

Quando il bambino ha da due a sei giorni, in genere ancora in ospedale, verrà sottoposto ad alcuni esami per individuare eventuali malattie genetiche: in Italia sono obbligatori il test di Guthrie, che evidenzia la presenza di fenilchetonuria, una rara malattia genetica, e che viene effettuato prelevando una goccia di sangue dal tallone (vedi p. 404), e il test per l'ipotiroidismo (vedi p. 419). In alcuni ospedali si esegue anche un test per la fibrosi cistica.

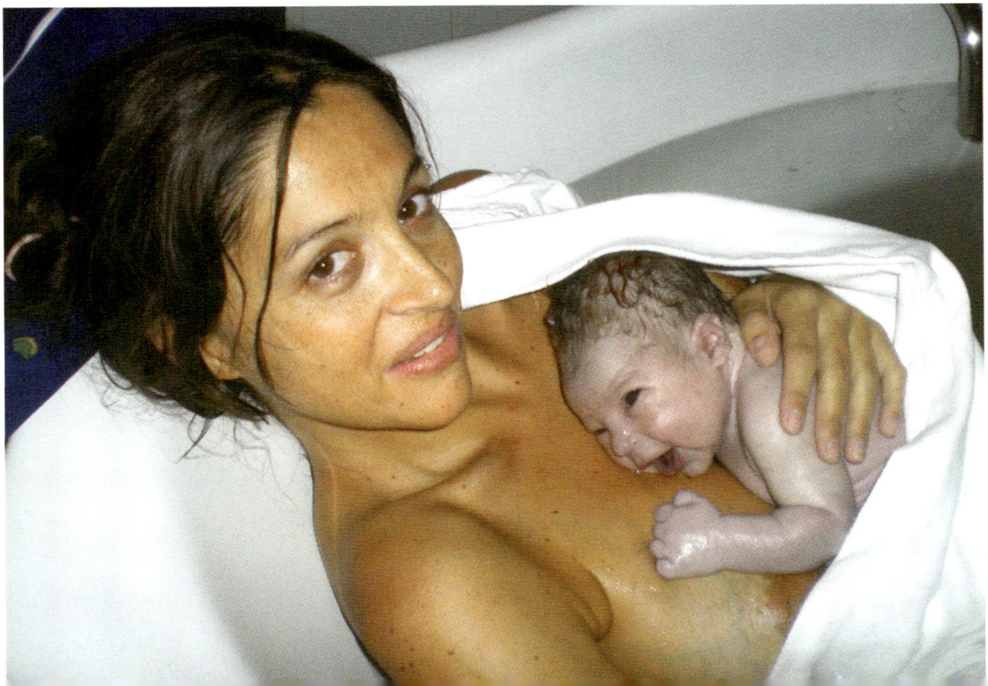

Il primo bagno insieme è un'esperienza piacevole e rilassante per la mamma e per il bambino.

Scopo principale del bagno è il piacere che può procurare. Se quindi non vi sentite di farlo, evitatelo; anche il bambino può farne a meno per diversi giorni.
In ospedale, di norma, non è possibile fare il bagno con il proprio neonato: dopo il parto si viene accompagnati con il bambino, che è stato lavato dal personale, in una saletta contigua, dove si rimane sotto osservazione per due ore circa.

Prime comunicazioni e bonding

Le prime ore dopo la nascita del vostro bambino sono veramente speciali e si può dire che il parto è finito solo nel momento in cui, alcune ore dopo, il bambino si addormenta. Voi, il vostro compagno e il vostro bambino avete vissuto un'esperienza assolutamente intensa e potente, e avete bisogno di un po' di tempo per rendervi conto dei vostri sentimenti. Il bambino, inoltre, inizia a prendere confidenza con un mondo completamente nuovo. Attraverso la vista, il tatto, l'odorato, i suoni e le espressioni, nella condivisione dell'emozione, si stabilisce il primo contatto tra voi. Questo importantissimo processo, detto comunemente *bonding* (termine inglese che significa 'legame', 'vincolo') ha inizio in realtà diverse settimane prima del parto e si intensifica solamente nel momento in cui vostro figlio è nato e viene a trovarsi, attento e reattivo, tra le vostre braccia. Se per qualche motivo questo primo contatto non può avvenire immediatamente dopo il parto, non preoccupatevi: senza dubbio non vi mancherà l'occasione di

✔ bonding *vedi* pagina 77

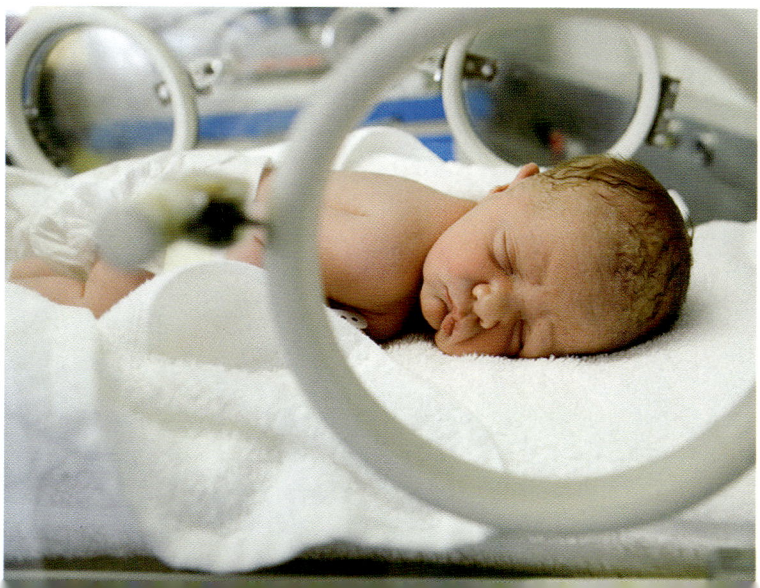

Negli ospedali dove non viene praticato il *rooming-in*, il neonato sarà messo in una culla termica nella *nursery* dove potrà riposarsi dopo le fatiche del parto.

avere il tempo per godervi insieme questo tipo di intima comunicazione.

Dopo questo primo incontro, vostro figlio si addormenterà profondamente, per riprendersi dall'avventura faticosa della nascita. Probabilmente dormirà molto anche nei giorni successivi.

Anche voi potete riposare e dormire, ma spesso dopo il parto sperimentate un'energia così intensa da non riuscirvi. Molte donne rimangono sveglie e ripensano agli straordinari avvenimenti delle ore precedenti. Non è assolutamente il caso di ricorrere a un tranquillante, anche se il parto è stato lungo e vi ha esaurito. Il sonno ristoratore non tarderà comunque a venire.

L'esperienza dei genitori

Indipendentemente dal fatto che il vostro parto sia stato normale o difficile, rapido o interminabile, tutto ciò che vi è successo sarà presto esperienza passata.

Dopo pochi istanti avrete probabilmente un desiderio irrefrenabile di toccare il vostro bambino, di prenderlo tra le braccia, di guardarlo e di stringerlo a voi. Poi vengono i primi meravigliosi momenti in cui vi guardate negli occhi e non di rado, a questo punto, i genitori sono sopraffatti dall'emozione.

Benché molti genitori siano travolti dalla gioia e dalla soddisfazione per il nuovo nato, non sempre tutti i sentimenti che seguono la nascita possono rivelarsi positivi. Potreste per esempio preoccuparvi di fare male al bambino quando lo toccate, oppure provare insoddisfazione perché ve lo immaginavate diverso. In questi casi avrete bisogno di riportare le vostre aspettative sul piano della realtà.

L'amore può nascere a prima vista, oppure crescere piano, ma qualunque sia il vostro caso, sarà comunque un sentimento profondo.

Per il padre del bambino questo è in genere un giorno molto particolare. Con le lunghe ore del parto alle spalle e il bambino in buona salute, potrà finalmente rilassarsi e godersi quelle prime meravigliose ore di vita del bambino fuori dal ventre materno.

Il figlio che aspettavate è ormai una realtà, viva e vibrante, che vi guarda in faccia, reagisce al suono della vostra voce, al vostro tocco e alle vostre espressioni.

Tenere in braccio vostro figlio per la prima volta è una delle esperienze più toccanti di tutta la vita. Molti padri esitano, all'inizio, ma presto scoprono una profonda intimità e aprono con il neonato una comunicazione molto intensa. Tanti padri preferiscono togliersi la camicia o la maglietta per offrire al bambino un contatto diretto pelle a pelle.

Dopo avere annunciato la nascita a parenti e amici, voi e la vostra compagna dovreste rimanere con il bambino per tutta la prima notte. Partorendo in un normale ospedale, questo non è di norma possibile, e i padri devono quasi sempre accettare di rimanere soli, dopo l'intensa eccitazione del parto e della nascita. Ci sono altre situazioni in cui non potranno comunque dormire con il nuovo nato, per esempio se devono fare compagnia agli altri figli.

Gli altri figli

Molti genitori pensano che sia giusto permettere agli altri figli di partecipare al parto o di incontrare il fratellino il più presto possibile, per rassicurarli e coccolarli, e per aiutarli ad accettare subito il nuovo arrivato.

Ovviamente non sarà sempre possibile e il fatto dipenderà soprattutto dal luogo dove avete partorito. In Italia esistono comunque alcuni ospedali che ammettono la presenza dei bambini in sala parto.

Se gli altri figli hanno assistito al parto, le prime ore che seguono

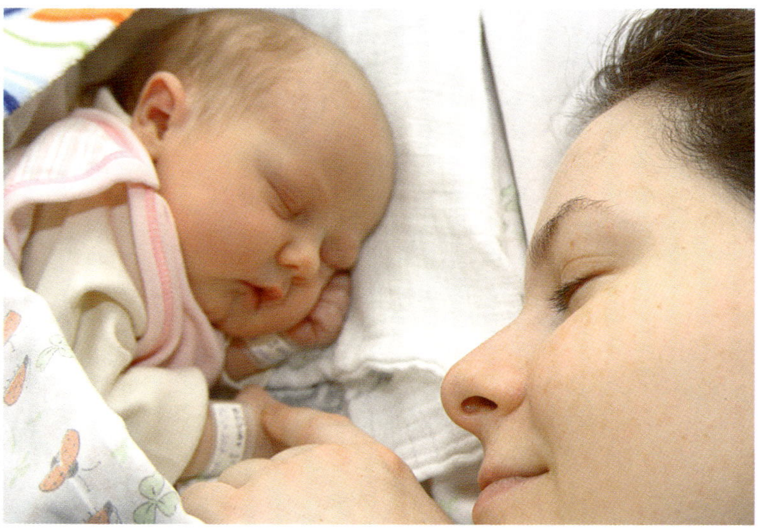

Da sole con il vostro bambino, potrete finalmente godere di un'intimità tutta da esplorare.

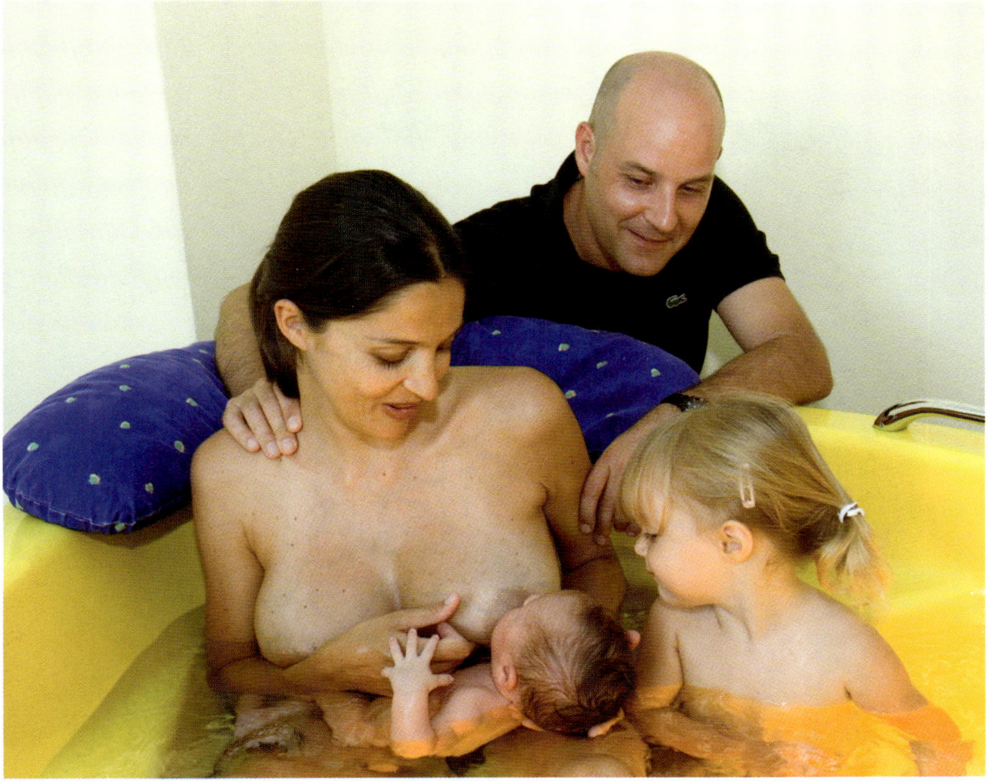

sono meravigliose, con tutta la famiglia unita a dare il benvenuto al nuovo nato. Tutti possono vederlo e tenerlo in braccio, coccolarlo, parlargli, partecipare al bagnetto e aiutare la madre a sistemarsi bene a letto con tutti i suoi cari intorno.

I bambini che assistono a un parto possono avere molte domande da fare o la necessità di esprimere i loro sentimenti. Tutti dovrebbero avere il tempo e la possibilità di condividere la gioia di un nuovo arrivo in famiglia.

Negli ospedali dove si pratica il *rooming-in*, oppure se avrete scelto di partorire in casa, sarà più facile presentare da subito il nuovo bambino ai fratellini.

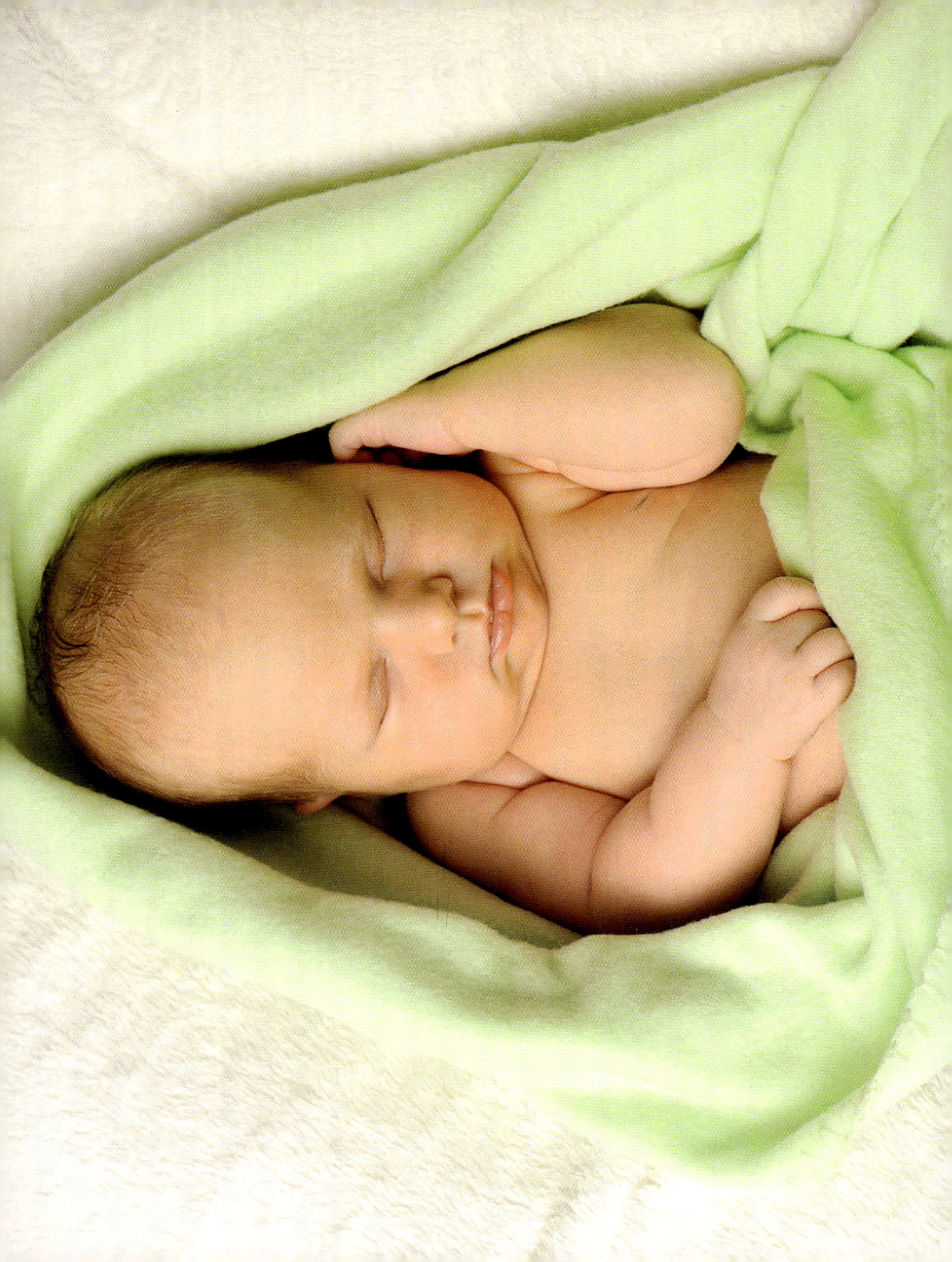

DOPO IL PARTO

Il corpo della mamma dopo il parto

Il periodo che intercorre tra il parto e la comparsa delle mestruazioni (capo-parto) viene detto 'puerperio'. Convenzionalmente, però, si definisce puerperio il periodo di sei, otto settimane che segue il parto. In questo periodo si stabiliscono nuovi rapporti in famiglia e si cominciano a conoscere i ritmi e le esigenze del neonato. È soprattutto un momento di scoperta in cui poter rimanere insieme e stare in stretto contatto fisico, perché vostro figlio sia protetto dal calore e dall'intimità del vostro corpo mentre impara ad adattarsi alla vita extrauterina.

Molte donne dopo il parto si sentono splendidamente bene e la gioia di avere un bambino fa superare senza problemi i piccoli fastidi che possono incontrare.

Nei primi giorni dopo la dimissione dall'ospedale, che in genere avviene entro quarantotto ore da un parto vaginale privo di complicazioni, oltre a riprendervi dalle conseguenze del parto, dovete abituarvi a vivere separate dal bambino che per tanto tempo è stato parte di voi.

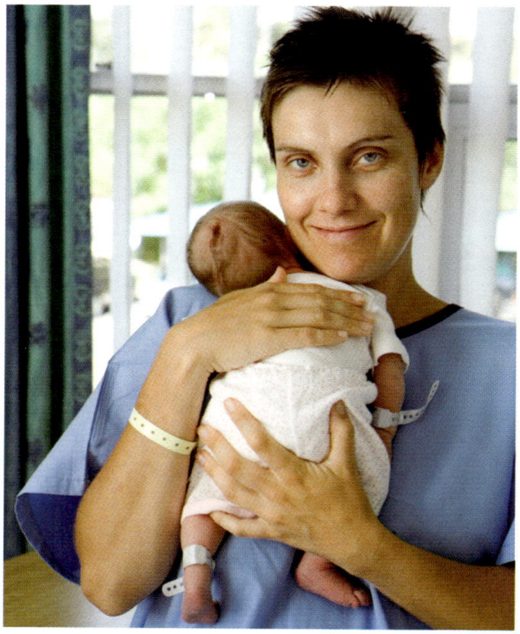

Superato il primo momento di eccitazione, dovrete adattarvi al vostro nuovo ruolo e ai sonni interrotti, imparare ad allattare e ad occuparvi del bambino, impostare su nuove basi il rapporto di coppia, magari prendervi cura di altri bambini e il tutto tra le visite di nonni, amici e parenti.

È un momento che richiede un'attenta pianificazione e molto aiuto e sostegno da parte di persone a cui sapete di potervi affidare negli inevitabili momenti di smarrimento di fronte a un neonato: assicuratevi di potervi riposare abbastanza e che le vostre priorità siano chiare, perché in questo periodo le esigenze vostre e del bambino sono le più importanti.

La neomadre ha un estremo bisogno di assistenza, di pasti regolari e nutrienti e di un ambiente tranquillo e confortevole. In alcune culture, la madre stessa viene curata come un neonato nei quaranta giorni che seguono il parto. Che abbiate partorito a casa o in ospedale, è consigliabile avere un'ostetrica cui fare riferimento nei primissimi giorni di vita con il vostro bambino.

Molti padri scelgono di stare a casa dal lavoro almeno per i primi giorni dopo la nascita, prendendo qualche giorno di ferie. In alcuni casi, è prevista l'assegnazione di un 'congedo di paternità', di cui il padre può usufruire al posto della madre. È comunque importante decidere per tempo l'organizzazione di questi primi giorni a casa. Oltre a riposare e a recuperare le forze, dovrete occuparvi del bambino ed entrare in comunicazione con lui. Il vostro rapporto futuro cresce proprio sui legami che stabilite in questi primi giorni e quindi, per quanto possibile, lasciate che sia qualcun altro a occuparsi dei lavori di casa e della spesa e a preparare i pasti, in modo da potervi dedicare completamente a vostro figlio. Sarà soprattutto il vostro compagno a occuparsi della casa, magari per la prima volta nella sua vita. Se non è in grado di fare tutto, mettetevi in contatto già prima del parto con una persona amica o parente che possa aiutarvi.

✔ congedo parentale *vedi* pagina 463

Mutamenti fisici

Dopo il parto molte donne si sentono splendidamente bene, anche se si può manifestare disagio e un po' di dolore nei primi giorni o nelle prime settimane, mentre il corpo ritorna alla normalità. Questi sono comunque dolori e fastidi minimi in confronto alla gioia di avere un bambino, che vi farà guarire molto in fretta.

Regione genitale

Nelle prime ore è normale avvertire un forte indolenzimento della regione genitale e un po' di fastidio quando vi sedete, urinate o defecate. Il fastidio può anche durare qualche giorno, soprattutto se avete punti, contusioni o emorroidi. Il bagno calmante alle erbe o l'applicazione di tintura madre di calendula (da utilizzare anche nel bidè) possono attenuare il fastidio. Versate direttamente qualche goccia di tintura su un batuffolo di cotone oppure diluitela prima in acqua calda (venti gocce per una tazza) e applicatela sulla zona dolente dopo esservi lavate e asciugate bene.

Le applicazioni di ghiaccio in un sacchetto di plastica aiutano a ridurre il gonfiore. Potete anche sedervi per qualche giorno su

✔ emorroidi *vedi* pagina 397

✔ episiotomia e lacerazioni *vedi* pagina 398

un anello di gomma o su un piccolo salvagente (acquistabili in farmacia).

Dopo la gravidanza, l'utero si riduce alle sue precedenti dimensioni; il processo richiede sei settimane circa ed è favorito dall'allattamento. Le contrazioni, spesso avvertite quando si attacca il bambino al seno, possono essere dolorose.

Mentre l'utero si riduce si libera anche del suo rivestimento interno, in una sorta di lunga mestruazione detta 'lochiazione', che dura sei settimane circa. La perdita, inizialmente di sangue rosso brillante, poi rosso-bruna e infine giallina o bianca va via via riducendosi; non usate tamponi interni, ma solo assorbenti esterni. Se la lochiazione rimane di un rosso brillante per più di tre settimane, se si intensifica o se perdete dei grumi di sangue, avvertite l'ostetrica o il medico. Se l'odore vi sembra cattivo, avvertite l'ostetrica perché potrebbe essere sintomo di un'infezione. Prima della dimissione dal reparto, verrete visitate dal ginecologo che si assicurerà che i tessuti e gli eventuali punti o lacerazioni siano in fase di guarigione.

✔ **emorragie** *vedi* **pagina 396**

Funzione intestinale e urinaria

Nei primi giorni dopo il parto dovrete urinare più spesso, perché il vostro corpo si libera dei liquidi in eccesso accumulati nel sangue e nei vari tessuti durante la gravidanza. All'inizio, se avete dei punti o una lacerazione, oppure se i tessuti della vagina e della vescica si sono stirati durante il parto, urinare può sembrare un'impresa impossibile. Il problema si risolve in genere entro un giorno o due. Se invece persiste, avvertite l'ostetrica, che con-

Bagni alle erbe

Il giorno dopo il parto, anche in presenza di punti, potete preparare un bagno antisettico e cicatrizzante molto calmante e benefico per la regione perineale, dal profumo pungente ma benefico.

Avrete bisogno di una manciata di borsa pastore, una di uva orsina, una di consolida maggiore, tre teste d'aglio. Le piante si possono acquistare presso una buona erboristeria ed è consigliabile preparare in una sola volta la miscela per un certo numero di bagni.

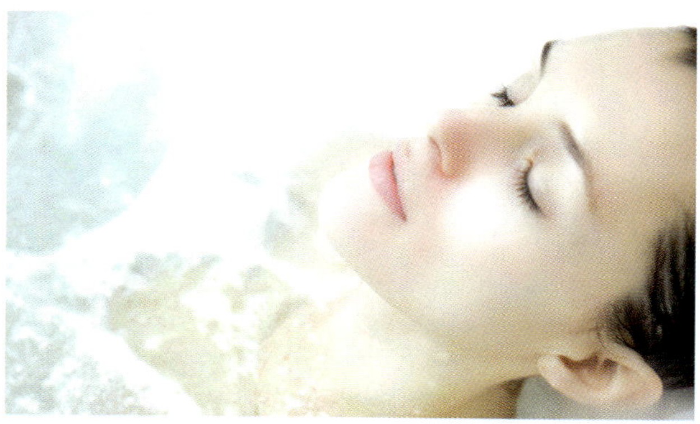

trollerà che non abbiate un'infezione urinaria. Il bruciore intenso di una lacerazione può essere contrastato versando sulla lesione acqua calda con una brocca mentre urinate.

✔ disturbi renali *vedi* pagina 389

L'incontinenza urinaria, cioè l'incapacità di controllare l'emissione di urina, è un problema relativo ai muscoli del pavimento pelvico, che di solito riprendono il tono originario nel giro di qualche settimana; potete comunque accelerare la guarigione facendo gli esercizi per il pavimento pelvico.

✔ incontinenza urinaria *vedi* pagina 413

Prima o durante il parto avrete sicuramente svuotato l'intestino e quindi, per un giorno o due non ne avrete ancora bisogno. Per la tensione subita, i muscoli anali possono darvi sensazioni strane che, insieme con l'indolenzimento dei genitali e il dolore di eventuali emorroidi, possono finire per provocare stitichezza. Il problema sarà attenuato con una dieta ricca di fibre e con gli esercizi per il pavimento pelvico. Se siete stitiche o avete paura ad andare di corpo, provate a usare una semplice supposta di glicerina. I punti non saranno comunque danneggiati dalla normale funzione intestinale.

Addome e seni

L'addome può presentarsi flaccido e non è raro che le donne si guardino la pancia scoraggiate e si chiedano se tornerà mai tesa come prima. Dovreste essere preparate al fatto che ancora per qualche settimana dopo il parto continuerete a sembrare incinte di quattro mesi. Se avete avuto un cesareo, alla dimissione saranno stati tolti i punti esterni, ma una volta a casa la ferita potrà continuare a dolere per qualche giorno; in genere si consiglia di evitare bagni e preferire la doccia, sostituendo la medicazione dopo avere asciugato perfettamente la ferita e rifatto la medicazione. A volte si consiglia l'uso di una fascia elastica o una panciera, per sostenere gli addominali, ma non tutte le donne la tollerano. I muscoli addominali possono ritirarsi e tornare sodi molto in fretta non appena i tessuti elastici si ricompattano, ma il più delle volte questo processo è graduale e può richiedere anche sei mesi o un anno prima che possiate tornare completamente in forma. Sarà più rapido se allattate, purché la vostra dieta sia nutriente ed equilibrata. Praticando alcuni esercizi di ginnastica specifici, potete tonificare con delicatezza i muscoli addominali.

Nuovi ritmi

Scoprirete ben presto che vostro figlio non ha orari e che sarete voi a dover modificare i vostri ritmi per rispettare i suoi. Il modo più facile per affrontare la nuova situazione con le vostre risorse consiste nel dare al bambino priorità assoluta e nel seguire i suoi tempi: dormire quando lui dorme e dargli da mangiare quando ha fame. Nel giro di poche settimane sarà lui stesso a darsi degli orari più prevedibili e compatibili con la vita extrauterina.

✔ esercizi per addominali *vedi* pagina 275

Non è comunque il momento indicato per mettersi a dieta: la ginnastica risulta comunque molto più efficace.

È naturale e comprensibile che la vostra figura di madre sia più rotonda e in qualche modo più voluttuosa. Quando sarà il momento, il vostro corpo ritornerà sodo, forte e magro.

✔ seno *vedi* pagina 301

Il seno può subire profonde trasformazioni dopo il parto, descritte ampiamente più avanti a proposito dell'allattamento.

Articolazioni e muscoli

Con i cambiamenti ormonali che seguono il parto, i legamenti cessano di essere più morbidi e sentirete il vostro corpo che si tende un po'.

Mentre i legamenti tornano solidi, la parte bassa della schiena e le spalle sono i punti che hanno un bisogno maggiore di protezione. La schiena ha già dovuto sopportare un peso straordinario durante la gravidanza e sarà molto vulnerabile nelle prime settimane del puerperio.

Fate qualche leggero esercizio di potenziamento per la schiena e state attente, quando raccogliete qualcosa da terra, a piegare le gambe e a tenere la schiena diritta invece di fare il contrario. Badate che il piano su cui cambiate il bambino sia a un'altezza giusta: qualunque sia la soluzione definitiva, in queste prime settimane sarà meglio per la vostra schiena se userete un tavolo.

I muscoli delle spalle, del collo e della testa possono essere molto tesi dopo avere allattato o tenuto in braccio un bambino per ore. Rilassateli allungandoli spesso e fate attenzione a non irrigidirvi quando allattate.

Capelli e pelle

Calando i livelli ormonali, è normale che si perdano un po' di capelli dopo il parto, per quanto possa sembrare allarmante quando se ne perdono a manciate. Non c'è comunque motivo di preoccuparsi; la situazione si normalizzerà in pochi mesi.

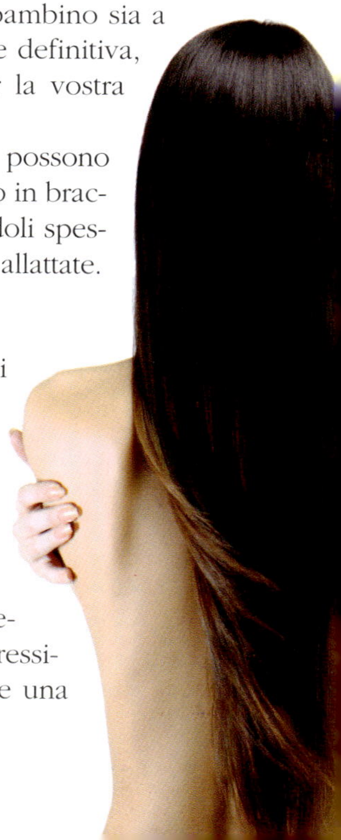

Non occorre preoccuparsi se dopo il parto si perderanno un po' di capelli: tutto si normalizzerà nel giro di pochi mesi.

Eventuali pigmentazioni anomale apparse sulla pelle in gravidanza cominceranno a recedere. Le zone più scure si schiariranno progressivamente, ma ci vorrà qualche mese. Se avete una

tendenza ai nei, questi possono aumentare. Se vi è aumentata l'acne, ci vorrà del tempo per tornare alla normalità, perché il corpo dovrà prima adattarsi al nuovo equilibrio ormonale.
Le smagliature si restringeranno e, schiarendosi, diverranno meno visibili, senza tuttavia sparire completamente. Può comunque essere utile massaggiarle con dell'olio ricco di vitamina E come l'olio di germe di grano.

✓ pelle della donna *vedi* pagina 442

In genere le vene varicose della vulva spariscono completamente, mentre non sempre scompaiono quelle delle gambe, pur diventando meno evidenti. Prima che regrediscano le grosse varici, ci vorranno comunque diversi mesi. La ginnastica può essere utile, in particolare l'esercizio a gambe divaricate contro la parete, descritto a pagina 281. Il gonfiore dei piedi e delle caviglie spesso peggiora e può diventare molto intenso due o tre giorni dopo il parto, quando l'organismo ridistribuisce i liquidi. Tuttavia, appena eliminati quelli in eccesso, il gonfiore diminuirà gradualmente e nel giro di una settimana tutto sarà tornato alla normalità.

✓ vene varicose *vedi* pagina 460

Sangue

Se in gravidanza avete avuto un'anemia o se avete perso molto sangue durante il parto, il vostro tasso di emoglobina può ridursi, facendovi diventare, o restare, anemiche e quindi molto stanche o prive di energia. Terminata la gravidanza, il tasso di ferro nel sangue tende ad aumentare abbastanza rapidamente, ma essendo essenziale ricostituire le riserve di questo importante elemento in vista dell'allattamento, della ripresa delle perdite mestruali e di una successiva gravidanza, può darsi che vi vengano consigliate integrazioni a base di ferro per i primi tre mesi, magari insieme con integratori polivitaminici e a base di zinco.

✓ anemia *vedi* pagina 378

Alimentazione e peso

Continuate a fare il possibile per mangiare alimenti ricchi di vitamine, minerali (soprattutto ferro, zinco e calcio) e proteine per ricostituire le vostre scorte, che probabilmente hanno risentito della gravidanza e del parto.
Oltre ai consigli per un'alimentazione corretta già delineati in un capitolo precedente, ci sono alcuni aspetti specifici della nutrizione da tenere presenti se allattate.

✓ dieta durante l'allattamento *vedi* pagina 322

Chi sale sulla bilancia subito dopo il parto, scoprirà con preoccupazione di pesare poco meno dell'ultima settimana di gravidanza. Non allarmatevi: prima di valutare se la gravidanza ha lasciato dei chili in eccesso dovrete aspettare due o tre settimane. Molte donne scoprono con sorpresa di apparire più magre di prima, anche se la bilancia segna qualche chilo in più a causa dell'aumento del seno. Altre scoprono di avere accumulato un po' di grasso, che può risultare utile come riserva di energia, soprattutto durante l'allattamento. In questo caso, vi conviene prevedere un periodo di almeno sei mesi prima di tornare al vostro peso pregravidanza. Non dovreste comunque fare diete dimagranti nei mesi che seguono il parto, perché avrete bisogno di tanta energia per occuparvi del vostro bambino.

Alterazioni ormonali e umore

Nelle prime settimane dopo il parto, il vostro organismo continuerà a liberare endorfine, che vi faranno restare euforiche per qualche tempo. La maternità è un'impresa così coinvolgente che, superata l'eccitazione del parto, possono essere necessarie settimane prima di tornare a calarsi nella realtà.
Con la nascita del bambino e l'espulsione della placenta, i livelli di estrogeno e progesterone nel sangue cadono rapidamente, così come avviene prima delle mestruazioni; poiché in gravidanza il loro tasso è maggiore, gli effetti possono essere assai più intensi.

Depressione post partum

Qualche giorno dopo il parto, a ridosso della montata lattea, è facile sentirsi depresse. Il fenomeno è detto 'depressione post partum' o 'depressione del terzo giorno' e può essere una conseguenza delle violente modificazioni ormonali legate al momento del parto, ma anche una reazione alla realtà della maternità.
Qualsiasi cosa potrebbe scatenare allora reazioni emotive o scoppi di pianto, ma in genere passa dopo un giorno o due. Se l'equilibrio non torna e la depressione rimane, possono esserci dei problemi sottostanti e vi conviene parlarne con il vostro medico, con l'ostetrica o con uno psicologo.

✔ depressione post partum *vedi* pagina 383

Visita di controllo dopo il parto

Sei settimane dopo il parto si va di norma dall'ostetrica o dal ginecologo per una visita di controllo. Vi misureranno la pressione, vi peseranno e vi faranno fare un esame delle urine. Inoltre vi controlleranno l'addome e il seno e, se necessario, vi daranno consigli su come proseguire l'allattamento e la cura del bambino.

Sarete anche sottoposte a una visita vaginale interna, per controllare l'utero, la cervice e la vagina e accertare che tutto sia tornato nella norma. Il vostro medico potrebbe suggerirvi degli esercizi per rinforzare le pareti vaginali ed esaminare il perineo per verificare che eventuali punti o lacerazioni si siano cicatrizzati regolarmente. Se da tempo non fate un pap test, questa potrebbe essere una buona occasione.

Può anche essere un'opportunità per parlare di contraccezione, nel caso non l'abbiate già fatto. Se prima del parto utilizzavate il diaframma, sarà necessario controllare che la misura non vada cambiata in seguito alla modificazione della forma della vagina e del collo dell'utero.

✓ contraccezione *vedi* pagina 382

Anche se alcune donne aspettano di fare questa visita prima di riprendere l'attività sessuale, non è affatto necessario, purché ricorriate da subito a qualche tipo di contraccettivo se non desiderate iniziare così presto un'altra gravidanza; il consiglio vale anche se allattate.

✓ attività sessuale dopo il parto *vedi* pagina 368

Può darsi anche che vogliate parlare del parto e della nascita del bambino con il vostro medico. Se durante il parto o i giorni successivi si sono verificate delle complicazioni, potreste volerne riparlare in questa occasione, anche per valutare quali sarebbero le prospettive di un'altra gravidanza.

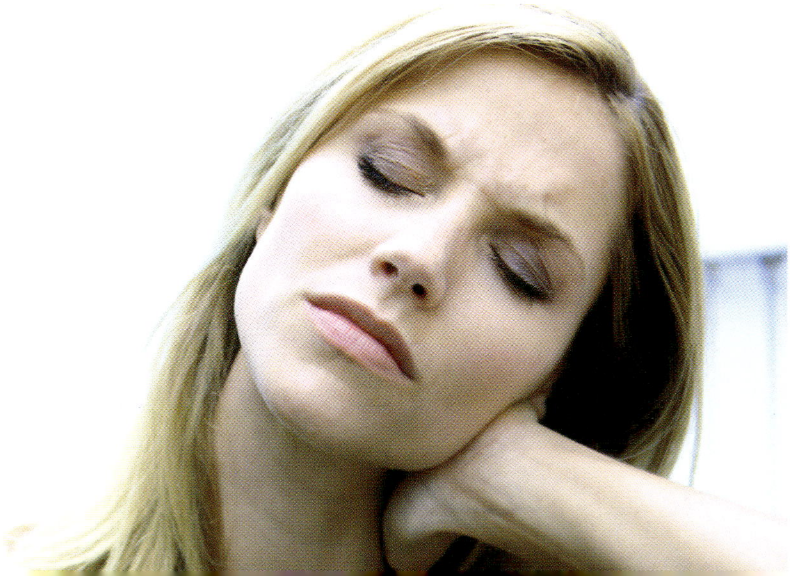

Sbalzi d'umore e reazioni emotive accentuate rientrano nella normalità dei giorni successivi al parto.

In forma dopo il parto

Dopo il parto, in genere si passano una o due settimane a completo riposo, settimane che dedicherete, fra l'altro, a fare conoscenza con vostro figlio e ad abituarvi al vostro nuovo ruolo. Difficilmente avrete tempo e voglia per l'esercizio fisico finché il bambino non avrà già qualche settimana di vita. Se il parto è stato difficile, se avete avuto lacerazioni, un'episiotomia o un taglio cesareo, prima di riprendere a fare ginnastica dovrete attendere che le ferite si siano ben rimarginate. Dopo un cesareo si consiglia di aspettare almeno quattro, sei settimane, ma conviene parlarne prima con il medico.

Gli esercizi che seguono sono stati scelti e adattati con cura per consentirvi di allungare e ridare tono alla muscolatura senza rischi. Dopo il parto è importante rinforzare i muscoli e tonificarli prima di stirarli ulteriormente. Le zone più vulnerabili su cui cominciare a lavorare sono l'addome e la parte bassa della schiena.

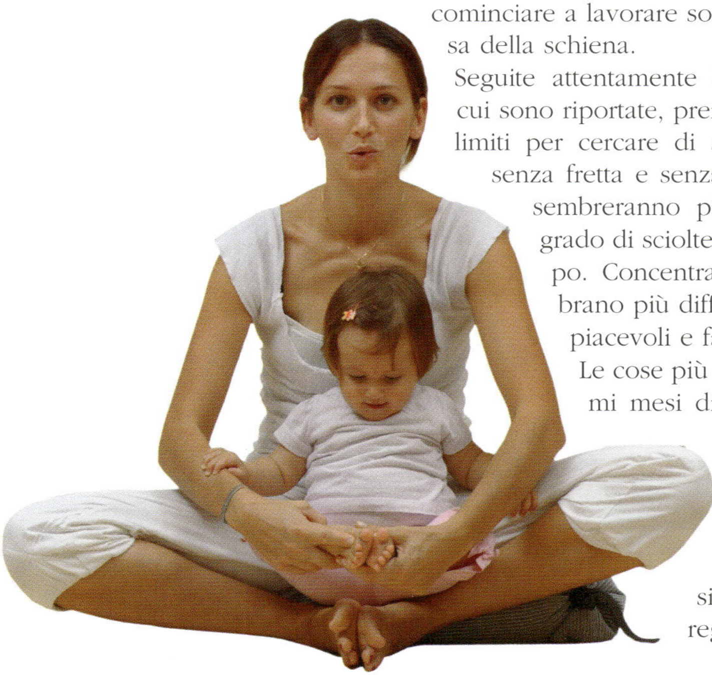

Seguite attentamente le istruzioni nell'ordine in cui sono riportate, prendendo coscienza dei vostri limiti per cercare di superarli progressivamente, senza fretta e senza sforzarvi. Certi esercizi vi sembreranno più semplici, per il diverso grado di scioltezza delle varie parti del corpo. Concentratevi su quelli che vi sembrano più difficili, finché risulteranno più piacevoli e facili.

Le cose più difficili cui abituarsi nei primi mesi di vita di un bambino sono le interruzioni del sonno notturno e le tante richieste che dovete soddisfare solo con le vostre energie. Vi sentirete stanchissime, ma se vi dedicherete regolarmente agli esercizi di stretching riuscirete a recuperare energia e ridurre la fatica, anche facendone solo uno o due per volta.

- *Il bacino* Alcuni esercizi servono per mantenere tutta la flessibilità acquisita in gravidanza e per migliorare il tono muscolare dell'utero favorendone il ritorno allo stato pregravidanza.
- *Le spalle, il collo e la testa* Allattando e curando il vostro bambino, lo terrete in braccio per ore; questo provoca spesso una tensione in queste zone. L'irrigidimento di una sola spalla si riscontra con una certa frequenza proprio tra le madri che allattano. Gli esercizi che allungano e rilassano i muscoli delle spalle, del collo e della testa sono preziosi per eliminare questi fastidi.
- *I muscoli del pavimento pelvico* Dovrete rinforzare e tonificare questa zona, cominciando il più presto possibile dopo il parto a fare gli esercizi specifici che favoriscono la completa guarigione dei tessuti perineali migliorando la circolazione locale del sangue e riducendo i rischi di incontinenza urinaria.
- *I muscoli addominali* Durante gli esercizi per gli addominali, è essenziale che la colonna vertebrale sia sostenuta e protetta, per evitare gli sforzi. Gli esercizi cominciano stirando delicatamente questi muscoli per poi aumentarne il tono e rinforzarli senza imporre sforzi inutili alla schiena e agli organi interni.
- *La parte bassa della schiena, i glutei e le cosce* Dopo qualche tempo potrete cominciare a lavorare su queste fasce muscolari, che in gravidanza hanno dovuto sopportare un peso maggiore del solito. Gli esercizi per la parte bassa della schiena sono molto importanti nei primi mesi.

Gli esercizi descritti di seguito, ai quali potete aggiungere qualsiasi esercizio già indicato per la gravidanza, sono pensati per i primi dodici mesi dopo il parto, e dovrebbero permettervi di essere pronte ad affrontare esercizi più intensi nel giro di sei, dodici mesi. L'Hatha yoga è la forma ideale di esercizio per questo periodo.

Il massaggio dopo il parto

In Oriente, il massaggio è considerato essenziale per accelerare la ripresa dopo il parto. Andrebbe eseguito il più possibile regolarmente, con un'attenzione particolare alla schiena e all'addome, per aiutare la colonna vertebrale a ritornare nella sua posizione naturale e l'utero a ritrovare le precedenti dimensioni. All'inizio la pressione deve essere molto leggera, per aumentare molto gradualmente di intensità. In questo periodo anche il massaggio del seno è prezioso.

GLI ESERCIZI PER RECUPERARE LA FORMA FISICA

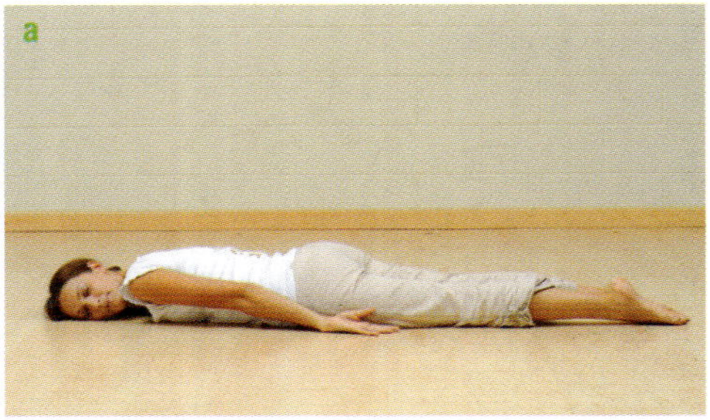
a

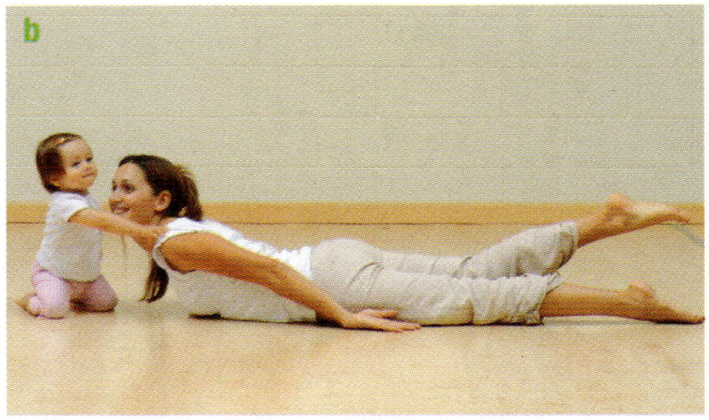
b

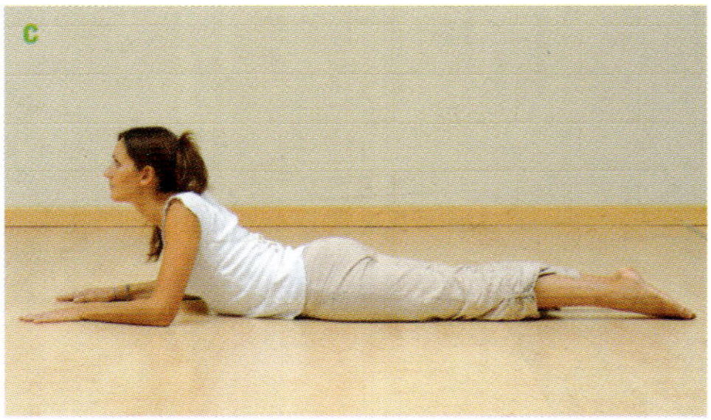
c

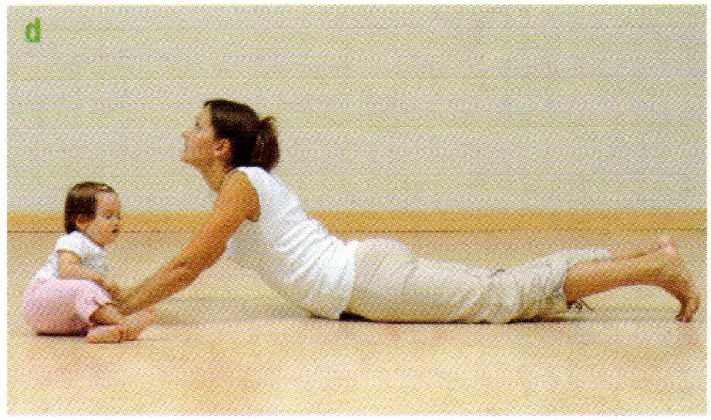
d

1 Pavimento pelvico e regione lombare

Questa serie di esercizi ha diversi effetti: rinforza i muscoli del pavimento pelvico, li tonifica e migliora la circolazione locale del sangue.

Comporta uno stiramento iniziale anche per gli addominali mentre richiede una contrazione dei muscoli posti nella parte inferiore della schiena, che tende così a rinforzarsi. La contrazione e il rassodamento dei glutei sono preziosi per il sostegno della colonna lombare.

Nota Se avete il seno molto pieno e vi dà fastidio stare a pancia in giù, provate a mettere un cuscino sotto la testa o a fare i prime due esercizi distese sul dorso.

a) Stendetevi a pancia in giù con le braccia lungo i fianchi e con la testa appoggiata di lato.

- Concentratevi sul pavimento pelvico.
- Respirate profondamente e contraete i muscoli del pavimento pelvico inspirando. Rilasciateli lentamente, espirando. Ripetete tutto l'esercizio numerose volte.
- Cercate a questo punto di contrarre e rilassare i glutei, per diverse volte di seguito.

b) Una settimana circa dopo il parto, provate ad alzare la testa e una gamba mentre inspirate, per poi tornare in posizione di riposo mentre espirate. Ripetete questo esercizio tre o quattro volte e poi rifatelo cambiando gamba.

- Rilassatevi e respirate profondamente.

c) Dopo due o tre settimane, potete provare ad appoggiarvi ai gomiti, con le spalle rilassate e abbassate.

- Mantenendo la posizione, contraete con forza i glutei.
- Rilassate espirando e tornate in posizione di riposo.

d) Dopo avere praticato regolarmente l'esercizio precedente per qualche settimana, provate ad assumere la posizione del 'cobra', con il tronco sollevato, in appoggio sulle mani, e il collo completamente disteso.

Fate pressione sulle mani raddrizzando progressivamente le braccia, ma senza stendere completamente i gomiti.

- Tenete le spalle rilassate e abbassate e i glutei ben fermi; accompagnate la posizione con la respirazione addominale profonda.
- Tenete la posizione per qualche secondo e poi, espirando, tornate in posizione di riposo.
- Quando riuscirete a fare l'esercizio senza troppo sforzo, potete stendere anche i gomiti.

2 Esercizi per gli addominali

Questa sequenza aiuta a restituire tono ai muscoli addominali evitando di affaticarli. Inoltre rilassa la parte bassa della schiena e tonifica le cosce, stirando leggermente i tendini posteriori della coscia e del polpaccio.

a) Sdraiatevi a terra supine, con le braccia lungo i fianchi e il corpo completamente rilassato. Respirate profondamente con l'addome.

- Espirando, contraete gli addominali, e tirateli in dentro verso la colonna vertebrale.
- Tenete la contrazione per qualche secondo, poi rilasciate insieme i muscoli e il respiro, rilassando l'addome mentre tornate a inspirare.
- Ripetete questo esercizio numerose volte, seguendo il ritmo del vostro respiro.

b) Flettete un ginocchio portandolo al petto.

- Tiratelo verso il corpo con le mani, tenendo l'altra gamba ben distesa a terra.

c) Allungate la gamba verso l'alto in modo che venga a trovarsi ad angolo retto rispetto al pavimento. Tenete dritto il ginocchio e stendete la punta del piede verso il soffitto.

- Puntate poi il tallone, tirando la punta del piede verso di voi.
- Riportate la gamba a terra, espirando.
- Rilassatevi e respirate profondamente.
- Ripetete poi il movimento completo (ginocchio al petto, punta poi tallone al soffitto, ritorno a terra) quattro o cinque volte.
- Rilassatevi e ripetete con l'altra gamba.
- Riposate per qualche minuto, respirando profondamente con l'addome.

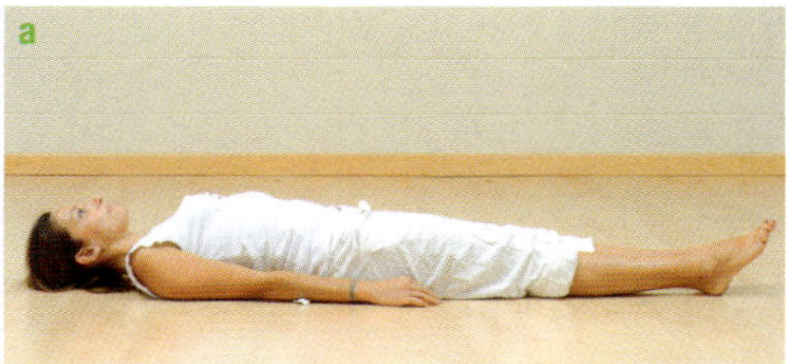
a

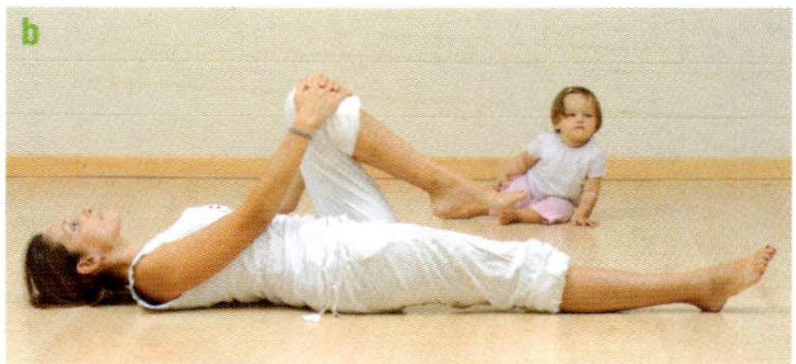
b

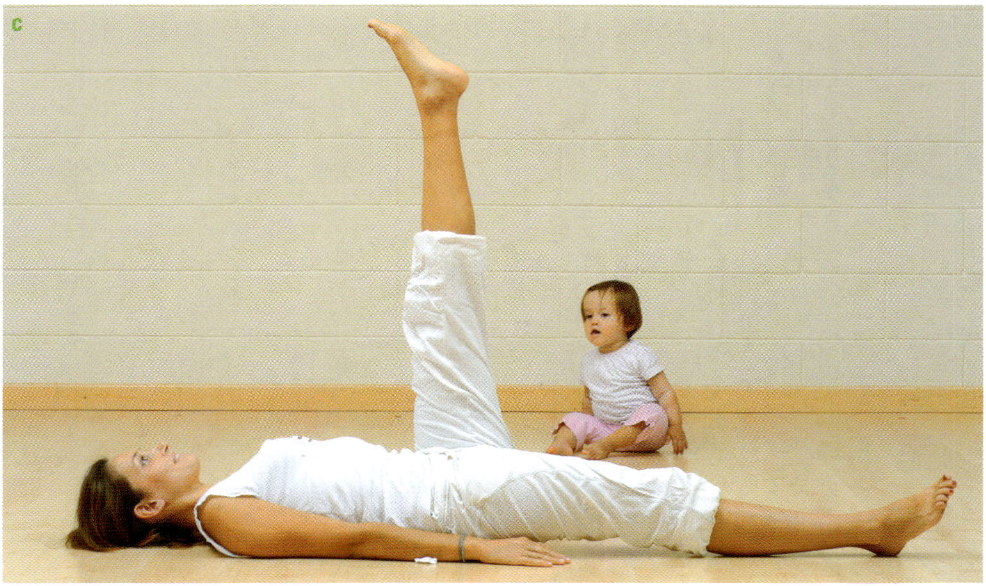
c

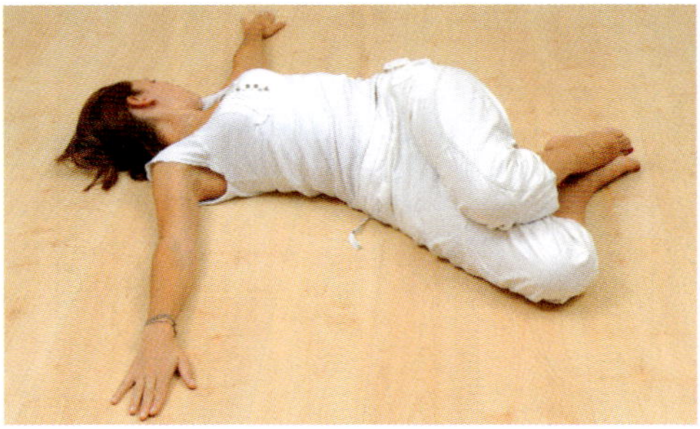

3 Torsione del tronco

È un esercizio che applica una torsione a tutta la colonna vertebrale, facendo ruotare ogni singola articolazione vertebrale. Facilita la lubrificazione dei dischi intervertebrali, come se venissero oliati. Apre inoltre i muscoli della cassa toracica, rilassa la tensione nelle spalle e fa lavorare dolcemente i muscoli delle spalle mentre rilassa la colonna lombare.

Questo tipo di torsione allunga la muscolatura obliqua laterale e assottiglia la vita.

- Sdraiatevi a terra supine. Aprite ambedue le braccia all'altezza delle spalle da un lato e dall'altro del corpo.
- Appoggiate le palme delle mani a terra e rilassate tutto il corpo, respirando profondamente con l'addome.
- Senza sollevare da terra le spalle, le braccia o le mani, flettete le ginocchia e portatele, con i piedi uniti, verso l'addome.
- Fate ruotare il vostro corpo in modo che le ginocchia vadano ad appoggiarsi a lato del corpo mentre la testa si gira dall'altra parte.
- Rimanete qualche secondo in questa posizione, poi invertitela, portando le gambe flesse dall'altra parte.
- Fate diverse ripetizioni, con un movimento fluido da destra a sinistra e viceversa, cercando di respirare in modo uniforme.
- Raddrizzate le gambe e riposatevi poi qualche istante prima di rialzarvi.

a

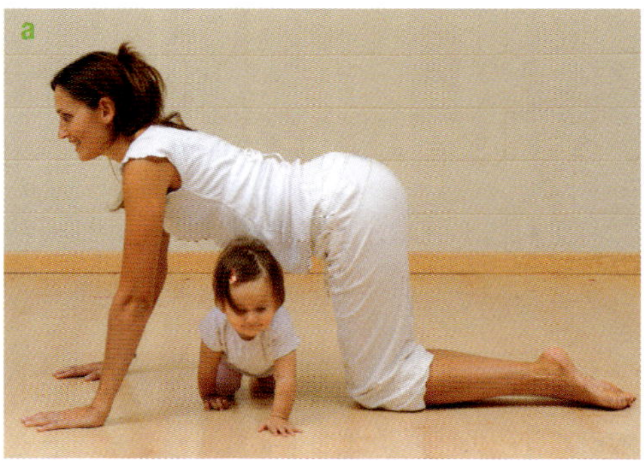

4 Oscillazione del bacino

Aiuta a rinforzare i glutei e a correggere l'inclinazione del bacino; previene e attenua il mal di schiena e migliora l'assetto posturale.

a) Mettetevi carponi sul pavimento, con le ginocchia distanziate di 30 cm circa.

b) Contraete i glutei e tirate il bacino in dentro, inarcando la schiena come quella di un gatto.

- Rimanete per qualche istante in questa posizione.

c) Rilassatevi, facendo attenzione a non incurvare la schiena verso il basso. Ripetete diverse volte.

- Riprovate il movimento in rapida successione, oscillando dolcemente il bacino in su e in giù.

b

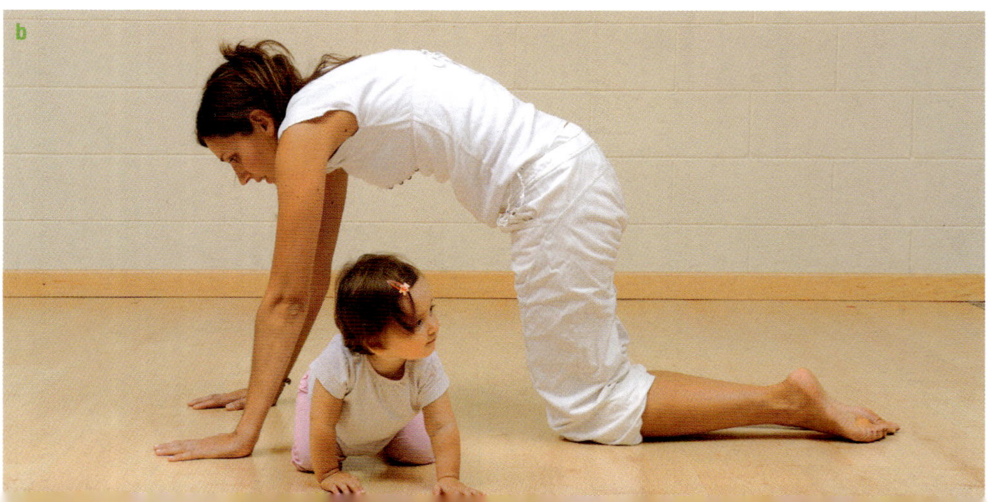

5 Slanci delle gambe

Questo esercizio allunga e rinforza alternativamente la parte anteriore del corpo e la schiena, con schiena, coscia e addominali che lavorano tutti in un fluire ritmico di contrazioni ed estensioni. È piacevole se viene fatto a tempo di musica.

a) Mettetevi a terra carponi, con le ginocchia appena divaricate.

- Inspirando, fate oscillare un ginocchio verso il petto. Abbassate la testa come per andare a toccare il ginocchio e tenete la posizione per un secondo.

b) Espirando, slanciate all'indietro la gamba, portandola più in alto che potete senza incurvare la schiena. Nello stesso tempo, alzate la testa stirando il collo e puntando il mento in avanti.

- Tenete la posizione per qualche secondo, poi rilassatevi. Ripetete per una decina di volte seguendo il ritmo del vostro respiro.

Espirate durante gli slanci, riposate un momento e ricominciate con un'inspirazione.

- Cambiate gamba e ripetete dall'altra parte.

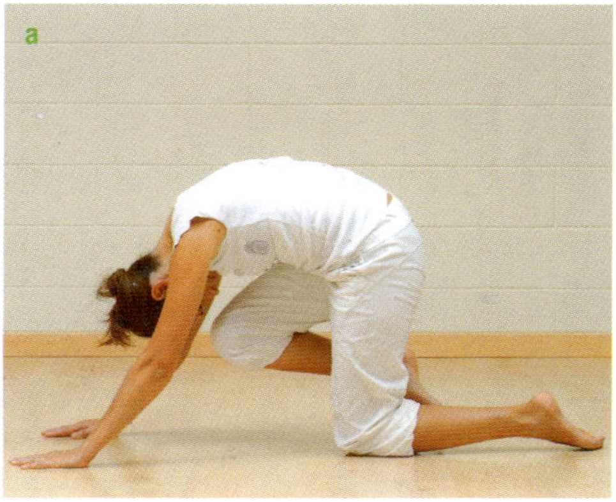

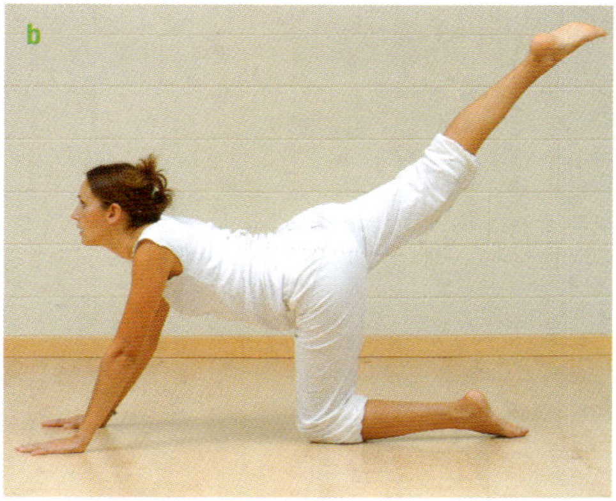

6 Rotazioni della testa e delle spalle

L'esercizio scioglie la tensione accumulata nelle spalle e aiuta a riprendere energia; inoltre previene e attenua il mal di testa.

- Inginocchiatevi a terra, con le ginocchia leggermente divaricate, spalle rilassate e mani appoggiate alle cosce. Fate attenzione a come respirate.
- Rilassando il collo e le spalle, fate ruotare lentamente la testa in ampi cerchi, lasciando che sia il peso della testa a guidare il movimento. Fate sempre attenzione alla respirazione e tenete le mascelle rilassate.
- Alzate le spalle verso le orecchie e lasciate cadere la testa in avanti e le braccia lungo i fianchi.
- Fate ruotare lentamente le spalle all'indietro, poi abbassatele aprendo la cassa toracica e cercando di avvicinare posteriormente le scapole mentre rialzate la testa con un movimento continuo, alzate di nuovo le spalle e continuate a descrivere dei cerchi finché le spalle non saranno completamente rilassate.
- In senso inverso: fate ruotare le spalle in avanti, lasciando cadere la testa in avanti.

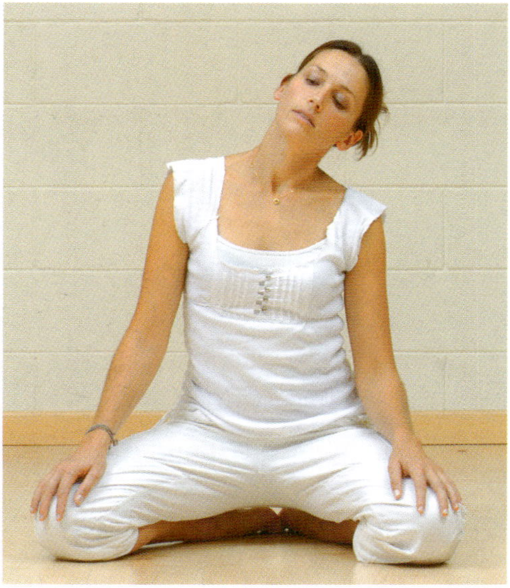

7 Posizione seduta alla giapponese

Aiuta a mantenere elastico il bacino e rilassa la colonna lombare. Vedi l'esecuzione in gravidanza a pagina 156.

a) Inginocchiatevi per terra con le ginocchia il più possibile divaricate, il collo del piede a terra e le punte rivolte una verso l'altra. Sedetevi tra i vostri piedi e spingete le scapole indietro e verso il basso, una verso l'altra, allungando tutta la colonna vertebrale.

- Flettetevi in avanti e appoggiate le mani a terra.
- Oscillate dolcemente, spostando alternativamente il peso del corpo sulle braccia e sulle gambe.
- Respirate profondamente per un minuto o due, restando in questa posizione, poi rialzatevi lentamente.

b) Ripetete appoggiando a terra tutto l'avambraccio, ma sempre tenendo la schiena dritta.

c) Appoggiate a terra anche la testa e il torace. Allungate le braccia in avanti e tenete la posizione per qualche minuto, respirando profondamente, poi rialzatevi lentamente.

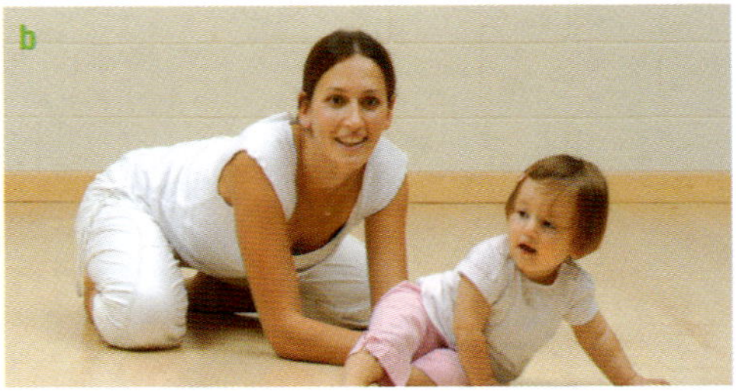
b

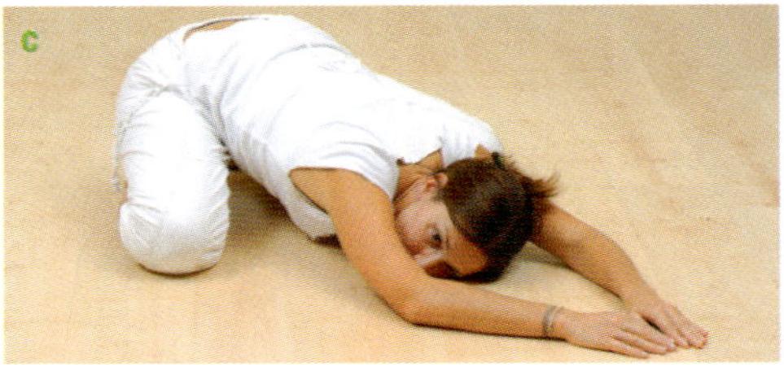
c

8 La farfalla

In gravidanza dovreste ormai avere preso confidenza con questa posizione (vedi p. 138).

Con la pratica regolare ora riuscirete a ristabilire e a mantenere la flessibilità acquisita.

Grazie a questa posizione, che rinforza e rilassa le articolazioni e i legamenti pelvici dopo lo stress del parto, tutti gli organi genitali, e soprattutto l'utero, riacquistano più facilmente il loro tono.

9 Sollevamento dei glutei

Rinforza e tonifica i glutei, le cosce e la parte bassa della schiena; inoltre rilassa la testa e il collo.

- Sdraiatevi supine con le braccia lungo i fianchi e piegate le ginocchia.
- Inspirando, contraete i glutei e sollevate il bacino facendo pressione sui talloni.
- Tenete la posizione per un secondo, con i glutei contratti, e tornate lentamente a terra, una vertebra per volta, espirando.

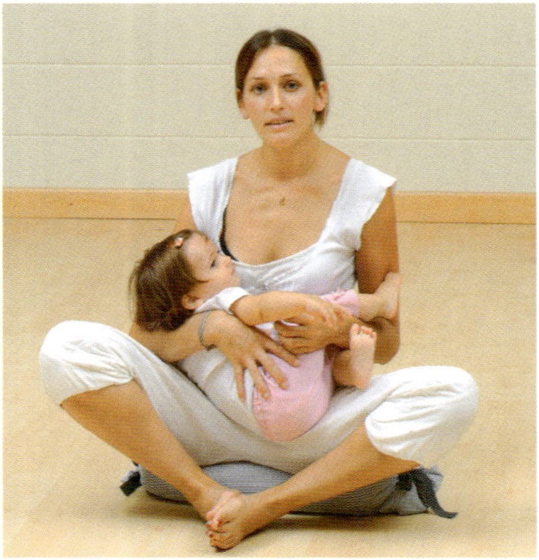

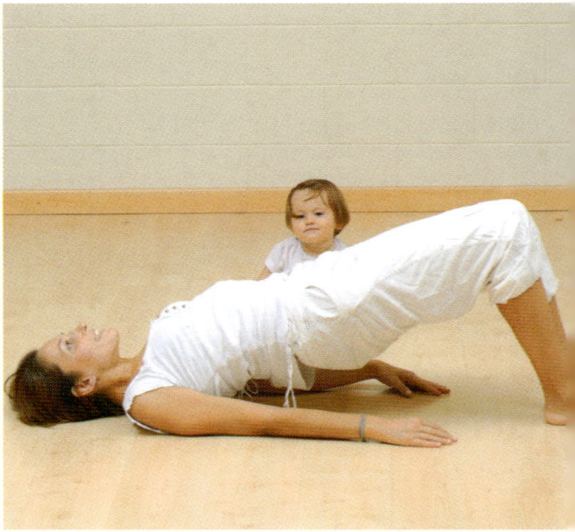

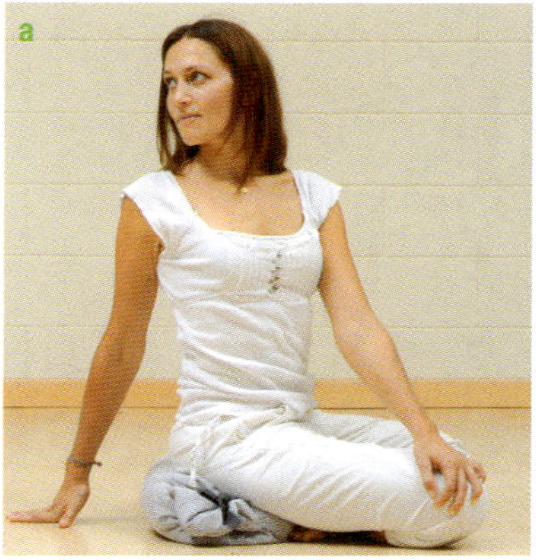

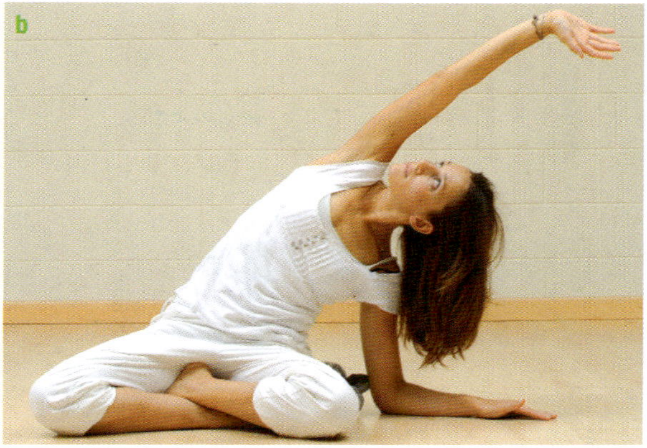

10 Torsioni e flessioni laterali del busto

Sono esercizi molto energetici. Le torsioni mantengono lubrificata la colonna vertebrale, rilassano la regione genitale e assottigliano la vita.

Le flessioni laterali allungano la muscolatura posta sui lati del tronco, compresa quella della vita, e i muscoli intercostali.

a) Sedetevi a terra con ginocchia divaricate, piedi appoggiati all'inguine, schiena eretta e spalle rilassate. Concentratevi sulla respirazione e sulle ossa in corrispondenza dei glutei, a contatto con il pavimento.

- Appoggiate una mano sul ginocchio opposto e l'altra mano sul pavimento dietro di voi. Girate il busto all'indietro, con una torsione della colonna vertebrale.
- Guardate oltre la spalla destra e tenete la posizione respirando profondamente con l'addome per qualche istante.
- Rilassatevi, tornando in posizione frontale.
- Ripetete il movimento in direzione opposta.

b) Nella stessa posizione, flettetevi lateralmente appoggiando il gomito e la mano a terra.

- Con il ginocchio opposto ben appoggiato a terra, allungate l'altro braccio oltre il capo. Tenete la posizione per qualche secondo, respirando profondamente, poi ripetete dall'altra parte.

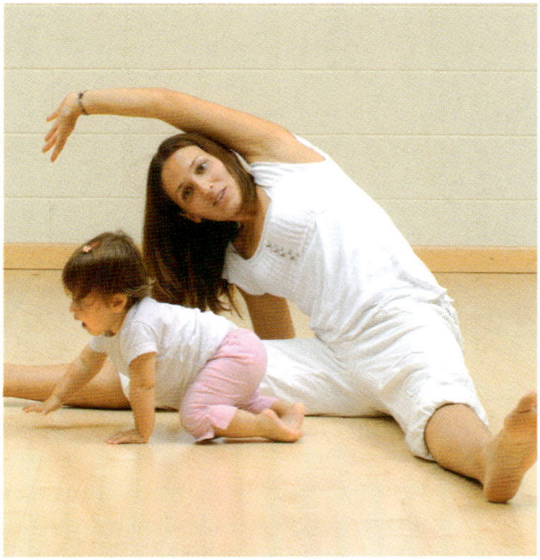

11 Gambe divaricate e flessioni laterali

Questi esercizi aprono il bacino, mantengono flessibili le anche e stirano i tendini e i muscoli dell'interno delle cosce. I movimenti aiutano a rilasciare la tensione all'interno delle cosce e all'inguine, tonificano gli organi genitali e rinforzano contemporaneamente la zona sacrale della colonna vertebrale. Le flessioni laterali assottigliano la vita e aprono la cassa toracica. Fate ogni movimento una volta sola, fissando la posizione per un minuto o due.

a) Sedetevi a terra con le gambe il più possibile divaricate, in modo che il peso appoggi sulle ossa in corrispondenza dei glutei.

- Con la schiena ben eretta, stendete i talloni in fuori e tirate le punte dei piedi verso di voi. Se non riuscite a tenere la schiena diritta, sedetevi su una coperta ripiegata.

b) Alzate un braccio oltre il capo e flettetevi lateralmente fino a sentire un discreto stiramento ma non dolore. È essenziale non cercare di superare il proprio limite. Ripetete dal lato opposto.

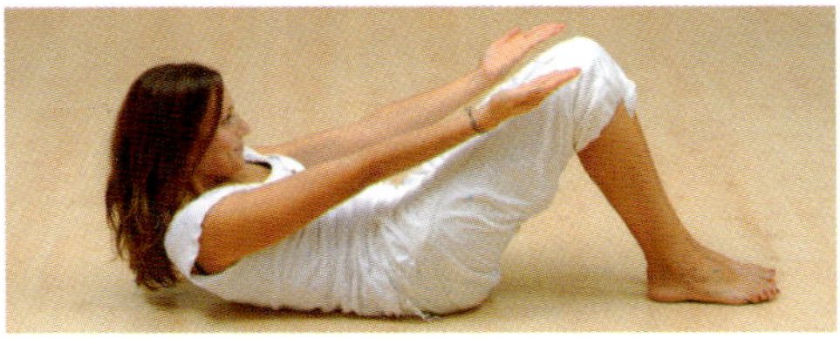

12 Potenziamento addominale

Questi movimenti fanno lavorare i muscoli addominali e li fanno tornare sodi e compatti senza imporre sforzi alla muscolatura posteriore.

- Stendetevi a terra supine, con le ginocchia flesse e le piante dei piedi appoggiate sul pavimento.
- Respirate profondamente. Espirando, alzate la testa, le spalle e le braccia, con le palme delle mani rivolte in su. All'inizio, alzate la testa di 5-8 cm dal pavimento, salendo più in alto con il tempo e con la pratica. Tenete la posizione per un secondo o due, poi espirate tornando a terra. Ripetete dieci volte, con i piedi saldamente appoggiati a terra.

13 Flessioni laterali

Allungano la muscolatura laterale e assottigliano la vita. Fate diverse ripetizioni su entrambi i lati.

- In piedi, con le punte dei piedi rivolte in avanti e le gambe ben divaricate, flettetevi lateralmente, facendo scendere il braccio lungo la gamba.
- Allungate il braccio opposto oltre il capo e respirate a fondo; tenete la posizione per pochi secondi.
- Rialzatevi espirando e flettetevi verso l'altra parte.

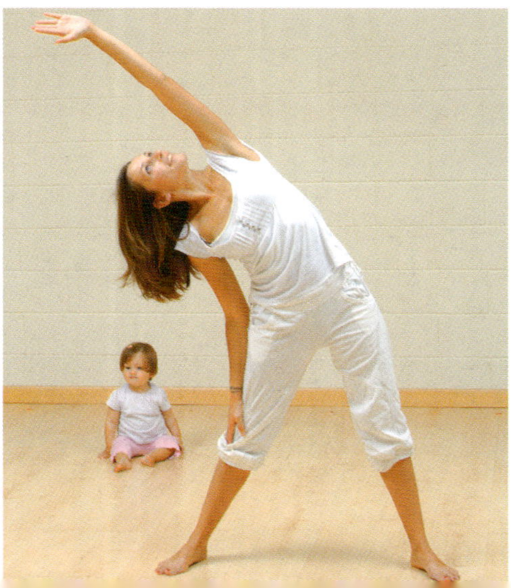

14 Flessione del busto in avanti

Questo esercizio allunga e rilassa pavimento pelvico, tendini e muscoli della parte posteriore delle gambe; aumenta l'energia e riduce l'affaticamento (vedi esercizio 12, p. 146).

a) In piedi, con le gambe leggermente divaricate, intrecciate le mani dietro la schiena.

- Espirando, sempre con la schiena diritta, flettetevi lentamente in avanti fino a sentire lo stiramento nella parte posteriore delle gambe.
- Tenete la posizione per qualche minuto, respirando profondamente. Risalite espirando.

b) Provate ad aumentare gradualmente il vostro piegamento tenendo le mani intrecciate dietro la schiena il più possibile sopra la testa, sempre con la schiena diritta.

- Tenete la posizione per un minuto, poi risalite.

a

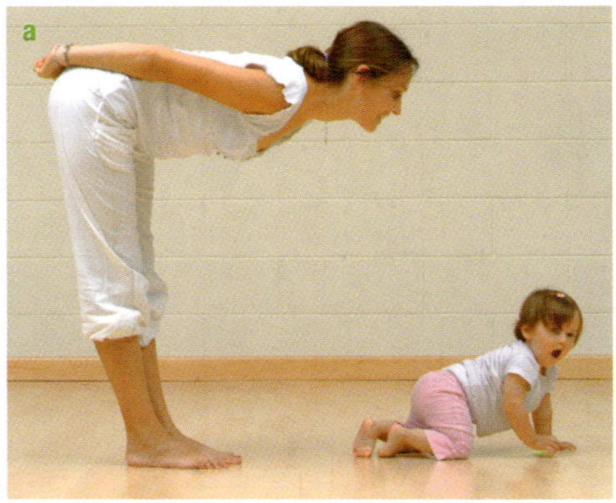

b

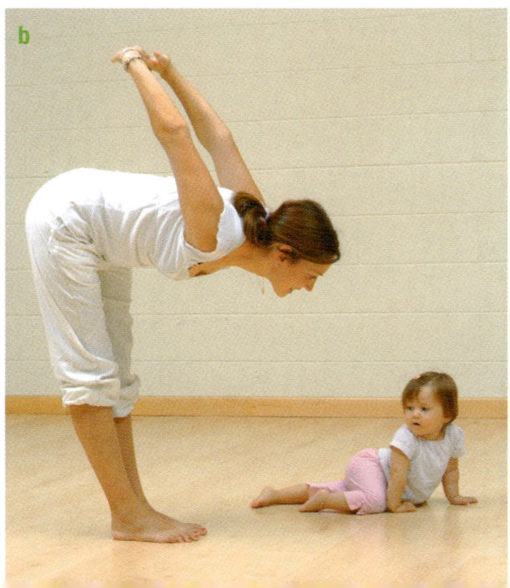

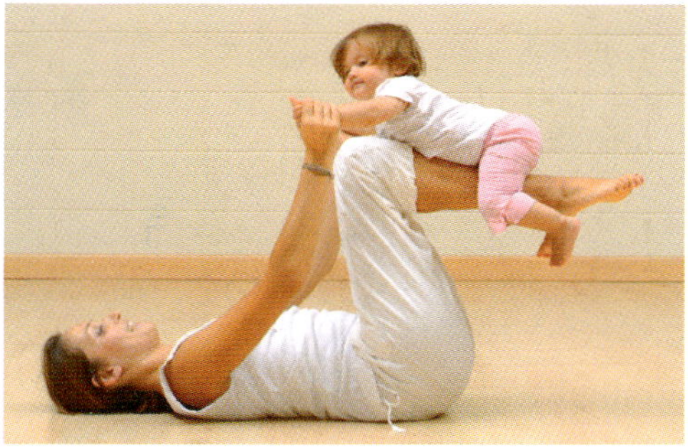

15 L'elicottero

Questo esercizio rilassa la parte bassa della schiena e fa lavorare i muscoli delle cosce.

- Sdraiatevi a terra sul dorso e flettete le ginocchia.
- Mettetevi il bambino sulle tibie, tenendolo per le mani in modo che non possa cadere.
- Fatelo rimbalzare muovendo le gambe.

16 Stiramento delle spalle in ginocchio

Allunga la muscolatura anteriore, eliminando le tensioni da spalle, petto e braccia; è molto rilassante dopo aver allattato o portato a lungo il bambino in braccio. Distende i pettorali, apre la cassa toracica e migliora la respirazione. Attenua le cefalee da tensione (vedi esercizio 14, p. 148).

- Inginocchiatevi con le gambe divaricate in prossimità di una parete e alzate le braccia oltre la testa appoggiando le mani al muro.
- Respirate profondamente e tenete la posizione per qualche minuto.

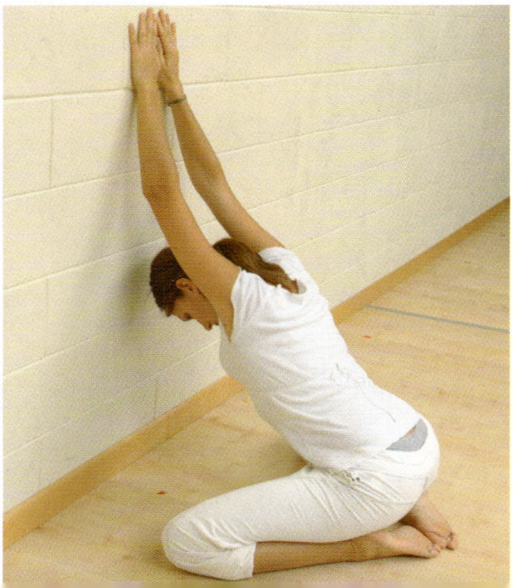

17 Gambe divaricate contro il muro

Vedi anche l'esercizio 4 a p. 140. Allunga e rilassa i muscoli interni delle cosce, apre il torace e scioglie le spalle. Promuovendo il ritorno del sangue dalle gambe alla parte superiore del corpo, attenua le vene varicose e le emorroidi. Eseguito per cinque, dieci minuti tutti i giorni, risulta estremamente rilassante e può essere di grande aiuto se siete stanche o deboli. Ha anche un effetto rilassante e benefico sul pavimento pelvico e sull'utero.

a) Aprite le gambe e lasciate che la forza di gravità le faccia divaricare il più possibile.

b) Piegate le ginocchia e portate le piante dei piedi una contro l'altra. Con le mani, spingete le ginocchia verso la parete.

a

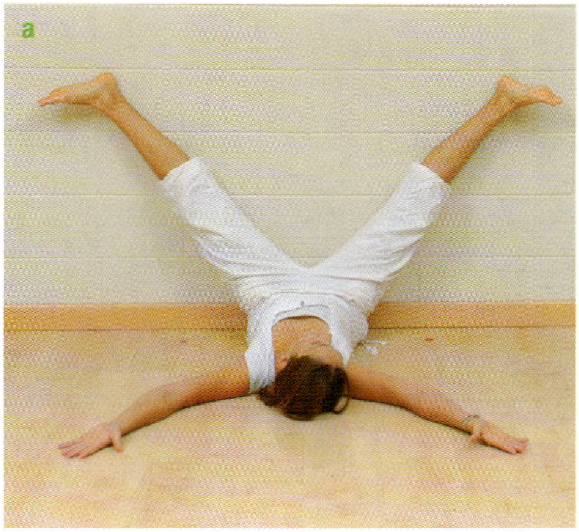

b

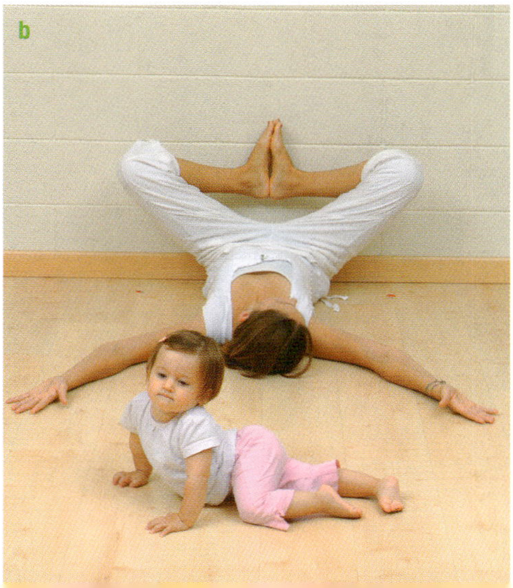

18 La candela contro il muro

Aiuta a sciogliere la tensione nelle spalle, nel collo e nei tendini delle gambe, rinforza la parte bassa della schiena e i muscoli addominali. Stimola le ghiandole endocrine (e quindi la produzione ormonale) e la circolazione. Tonifica il pavimento pelvico e l'utero, il che è utile in caso di prolasso. Infine, è profondamente rilassante e calmante. Se avete poco tempo da dedicare alla ginnastica quotidiana, cercate di fare questo esercizio con il numero 17 tutte le volte che avete un quarto d'ora a disposizione.

a) Partendo dalla stessa posizione dell'esercizio 17, flettete le ginocchia unite, con i piedi appoggiati completamente al muro. Portate le braccia lungo i fianchi.

b) Facendo pressione sui piedi, sollevate il tronco, allungando la colonna vertebrale in modo che il peso sia tutto sulle spalle e sul retro del collo.

Raddrizzate le gambe, tenendo le piante dei piedi contro il muro e i glutei contratti. Sostenete eventualmente la schiena con le mani e respirate mandando idealmente l'aria verso i gomiti.

- Inspirando, contraete i muscoli del pavimento pelvico e rilasciateli espirando. Ripetete diverse volte.
- Espirando, ritornate in posizione di riposo; riportate a terra la schiena un po' alla volta fino a trovarvi completamente distese.

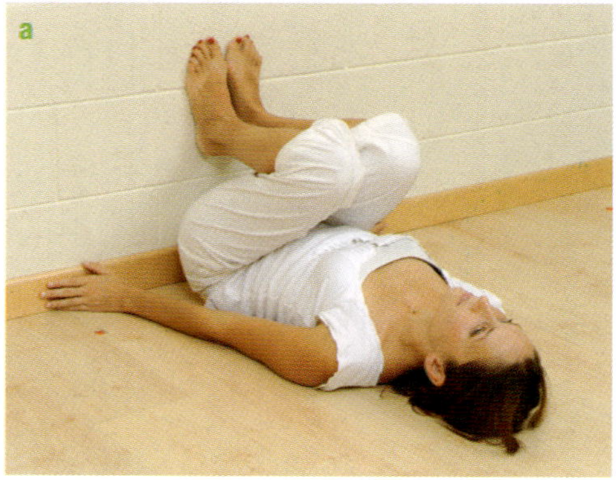

- Rilassatevi e respirate profondamente, poi rotolatevi su un fianco e rialzatevi lentamente.

c) Quando siete in posizione a candela, portate una gamba tesa oltre il capo, verso terra, stirando il tallone indietro. Mantenete la posizione per qualche minuto, poi riportate la gamba contro il muro. Ripetete con l'altra gamba.

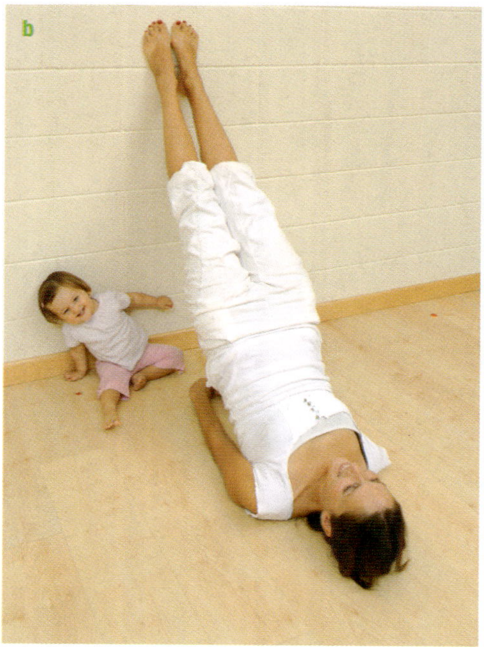

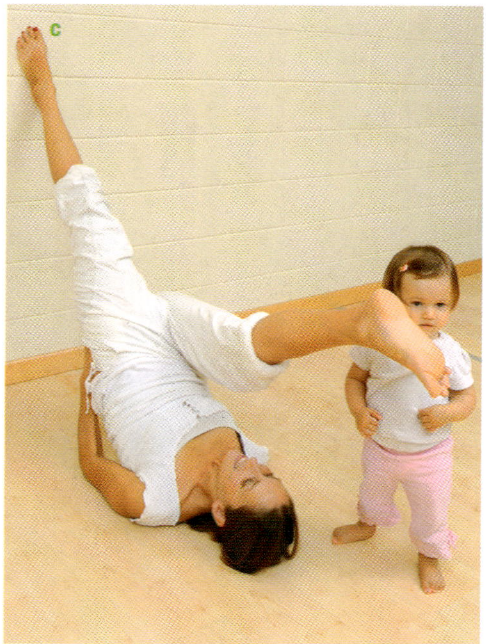

19 Rilassamento

a) Sdraiatevi sul dorso e portate le ginocchia al petto, trattenendole con le mani.

- Respirate profondamente con l'addome e sentite la parte inferiore della schiena che si rilassa tutte le volte che respirate.

b) Sdraiatevi sul dorso con le braccia lungo i fianchi, le palme delle mani appoggiate a terra, le ginocchia flesse e le caviglie incrociate. Fate ruotare i fianchi, descrivendo un ampio cerchio con la colonna lombare.

- Descrivete cinque o sei cerchi, poi invertite il senso di rotazione.

c) Sdraiatevi a terra supine con gli occhi chiusi. Stendete le gambe, divaricandole quanto basta per stare comode.

- Allargate le braccia ai lati del corpo e respirate profondamente con l'addome, rilassando completamente le tensioni che avvertite nel corpo, a partire dalle punte dei piedi e risalendo per le gambe fino al bacino e alla regione genitale.
- Respirate mandando mentalmente l'aria nell'addome, nel torace, nelle spalle e giù per le braccia, fino alla punta delle dita.
- Concentratevi sul contatto del vostro corpo con il pavimento e immaginatevi che si stia sciogliendo per terra.
- Rilassate la nuca e tutti i muscoli del viso intorno agli occhi, alle orecchie, al naso e alla bocca; rilassate anche le mascelle e la gola.
- Cercate di eliminare qualsiasi pensiero dalla vostra mente e di concentrarvi solo sul fluire del respiro.

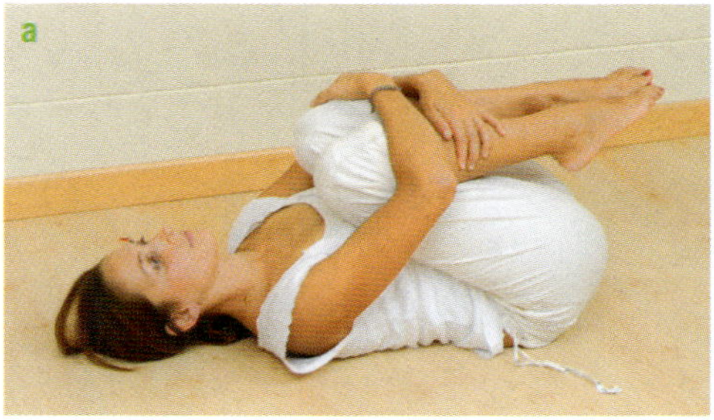
a

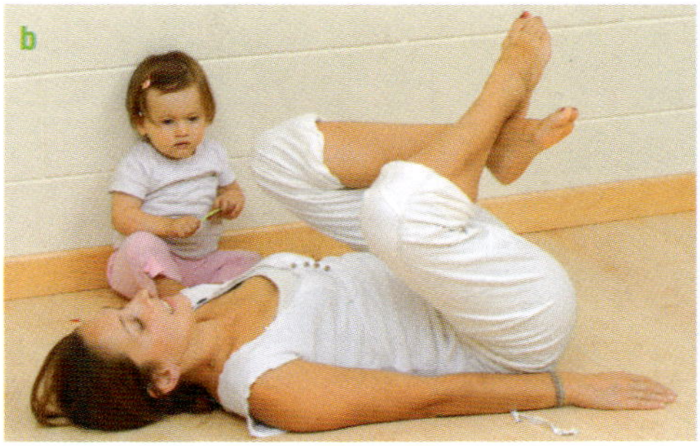
b

- Quando vi sentite pronte, aprite gli occhi e incominciate a muovere e a far vibrare piano le dita delle mani e dei piedi. Stiracchiatevi e alzatevi quando ne avete voglia.

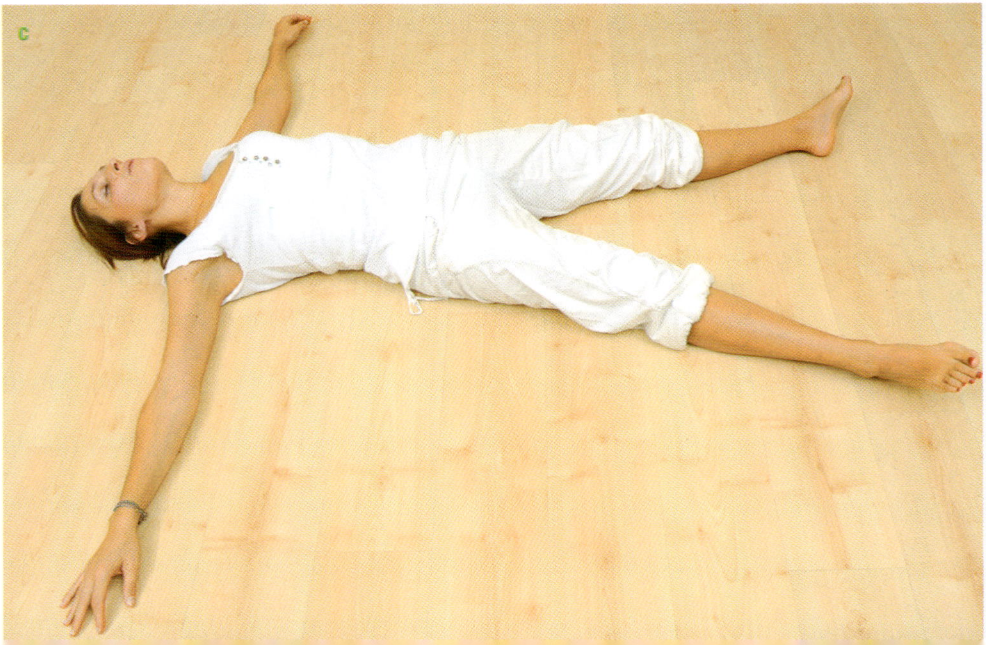
c

Il bambino appena nato

Ogni bambino è un individuo a sé. Alcuni sono calmi e tranquilli fin dal primo momento, mentre altri hanno bisogno di un po' di tempo per 'mettersi a posto'.
I primi giorni sarete completamente assorbite dal compito di conoscere il vostro bambino, imparare ad allattarlo e prendervi cura di lui. Imparerete a comprendere i suoi messaggi, a comunicare con lui e a soddisfare le sue esigenze.
Non preoccupatevi se vi capiterà di sentirvi inadeguate o perfino spaventate: con il tempo, il bambino crescerà e la vostra sicurezza aumenterà.

Caratteristiche fisiche

Il vostro bambino presenta caratteristiche fisiche e funzionali proprie del neonato, che è importante conoscere.

La testa

La testa del bambino è la parte più grande del suo corpo, in proporzione è quattro volte più grande di quella di un adulto. Le ossa del cranio non si sono ancora saldate ma sono tenute insieme da tessuto fibroso; per questo la testa del neonato è più flessibile di quella di un adulto e, come abbiamo visto, è stata in grado di 'modellarsi' durante la discesa nel canale del parto.
Dopo la nascita le zone coperte di tessuto fibroso tra le ossa risultano molli e vengono chiamate 'fontanelle'.

La posizione della fontanella anteriore, la zona molle di tessuto fibroso più estesa nella testa di un neonato.

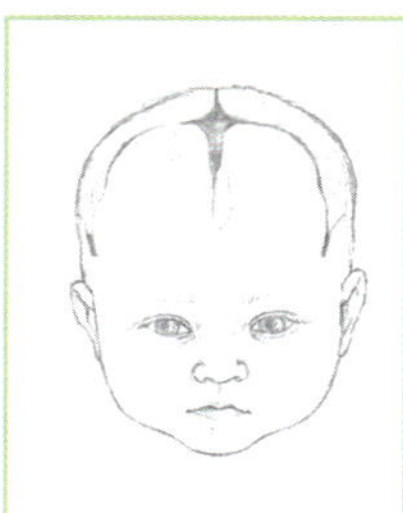

In realtà le fontanelle sono sei, ma quasi tutti riconoscono solo le due più grandi: la fontanella anteriore, a forma di diamante, è proprio sul vertice della testa, mentre quella posteriore, triangolare, è situata poco più indietro. Se il bambino non ha molti capelli, è possibile sentire la fontanella anteriore che pulsa regolarmente. Benché sembrino estremamente vulnerabili, le fontanelle sono in realtà piuttosto robuste e non c'è pericolo che vengano danneggiate dalle normali manipolazioni. Non richiedono cure particolari e la testa può essere lavata normalmente in tutti i punti. Se però notate che la fontanella anteriore tende a sprofondare o a gonfiarsi, avvertite subito il vostro medico perché potrebbe essere un sintomo di malattia. Tutte le fontanelle dovrebbero chiudersi entro i due anni, età in cui le ossa del cranio si saldano.

Dopo il parto, la testa del bambino può non essere perfettamente arrotondata, proprio perché passando nel canale del parto può avere assunto una forma leggermente appuntita. In alcuni casi, la pressione subita durante il parto provoca un rigonfiamento nella pelle, formando ciò che viene detto un *caput succedaneum* (o 'tumore da parto'), mentre se la pressione è stata più estesa, può avere danneggiato il tessuto sottostante, provocando un cefaloematoma, generalmente su un lato del capo. Il *caput* sparisce in pochi giorni, mentre l'ematoma richiede qualche settimana.

✔ traumi da parto *vedi* pagina 457

È molto comune che sulla testa del bambino si formi uno spesso, anche se innocuo, strato di croste brune, detto 'crosta lattea', che può presentarsi a chiazze o coprire una buona porzione di testa.

✔ crosta lattea *vedi* pagina 443

Alcuni bambini nascono con una chioma rigogliosa, altri completamente privi di capelli. Quasi tutti i capelli cadono nei primi tre mesi di vita e vengono sostituiti da altri, più sottili, non necessariamente dello stesso colore. Non preoccupatevi se i capelli non compaiono subito: può passare anche un anno prima che comincino a crescere.

Gli occhi

I bambini aprono gli occhi poco dopo la nascita. Qualche volta le palpebre sono gonfie in conseguenza della pressione subita nel canale del parto, ma il gonfiore sparisce entro pochi giorni.

Quasi tutti i neonati hanno gli occhi grigio-azzurri perché nell'iride non c'è melanina (il pigmento naturale del corpo). Se il bambino è destinato a non avere gli occhi azzurri, mentre cresce pro-

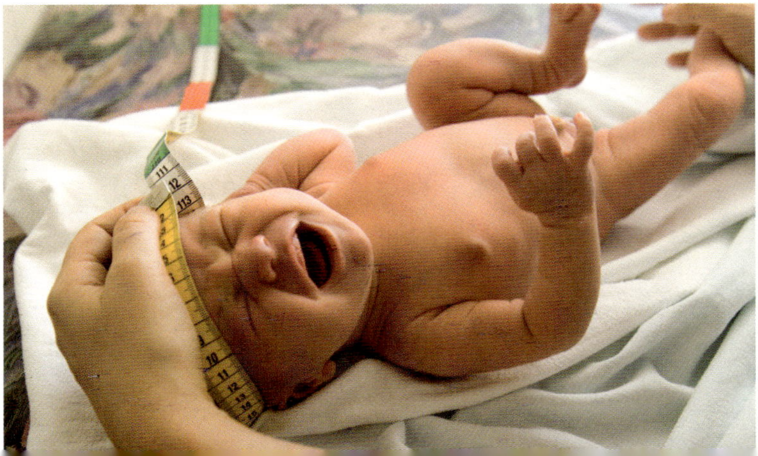

La misurazione della circonferenza cranica è uno dei normali controlli a cui viene sottoposto il neonato.

durrà melanina e raggiungerà il suo colore di occhi definitivo quando avrà tre anni. Alcuni bambini, tuttavia, e più spesso quelli con la pelle scura, hanno gli occhi castani fin dall'inizio.

È abbastanza comune che i neonati abbiano una leggera infezione oculare, che si manifesta con occhi appiccicosi, infiammazione e perdite giallastre che tendono a incrostarsi sulle palpebre e sulle ciglia.

✔ congiuntivite del neonato *vedi* pagina 382

Potreste notare inoltre che vostro figlio piange senza lacrime. Questo perché, quasi sempre, le ghiandole lacrimali cominciano a funzionare a uno, tre mesi dalla nascita.

Le orecchie

Le orecchie possono essere state appiattite nel percorso attraverso il canale del parto, ma presto torneranno ad assumere la loro forma. È normale che producano cerume, mentre qualsiasi altro tipo di perdita va riferita al medico. Non preoccupatevi se quando gli fate il bagno gli entra dell'acqua nelle orecchie: i timpani infatti sigillano e proteggono benissimo le parti interne dell'orecchio.

La bocca

La lingua del neonato è ancorata alla base per una lunghezza proporzionalmente maggiore rispetto a quella di un adulto, e può anche risultare completamente attaccata al fondo. Nel primo anno di vita, la crescita della lingua avviene sulla punta e quindi non c'è alcun bisogno di preoccuparsi per la sua capacità di succhiare o di mangiare.

Non di rado i bambini presentano una vescicoletta al centro del

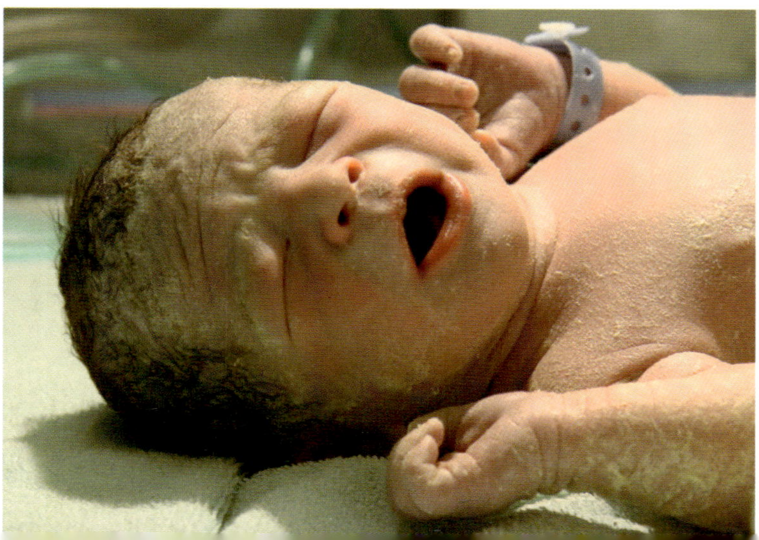

Occhi leggermente gonfi, orecchie appiattite e pelle ricoperta di vernice caseosa sono alcune delle tipiche caratteristiche del bambino a poche ore dal parto.

labbro superiore. È provocata dalla suzione, non crea problemi e sparisce da sola.

È normale che un bambino che si nutre di solo latte abbia la lingua bianca. Chiazzette bianche sulla lingua o sul rivestimento interno delle guance, difficili da rimuovere, possono invece essere un sintomo di mughetto.

✓ mughetto del neonato vedi pagina 429

Talvolta i bambini nascono con un dente, che normalmente dondola e cade. È raro che la dentizione cominci prima del terzo mese di vita.

La pelle

Alla nascita si possono presentare fenomeni transitori.

La vernice caseosa

Alla nascita, il corpo del bambino può essere coperto di vernice caseosa, la sostanza che lo ha protetto nell'ambiente acquatico e che, dopo il parto, ne protegge la pelle dallo sbalzo di temperatura: in un giorno o due viene assorbita dalla pelle o ripulita.

Lanugine

In particolare i bambini nati prematuramente, sono coperti di una fine peluria, soprattutto su orecchie, spalle e schiena. Questa peluria, detta 'lanugine', ha coperto il bambino nella vita intrauterina e sparirà in poche settimane.

Pelle secca

È normale che la pelle del neonato appaia secca e si speli nei primi giorni dopo il parto, in particolare sulle mani e sui piedi. Si tratta del naturale adattamento della pelle dall'ambiente acquatico a un'atmosfera relativamente secca, e in genere dura pochi giorni. Può essere utile massaggiarlo con un po' di olio di mandorle dolci.

Colorito

La circolazione del bambino può non essere abbastanza efficiente da far arrivare il sangue a tutte le estremità. Come conseguenza, potreste accorgervi che le sue mani e i suoi piedi sono molto pallidi e tendono al blu, soprattutto dopo un lungo sonno. Le labbra e la lingua riflettono il vero stato del cuore e della circolazione: un bambino con la lingua pallida o bluastra ha bisogno di urgenti cure mediche. Queste variazioni di colore spariscono di solito nel giro di pochi mesi.

L'ittero invece è una colorazione giallastra della pelle e della congiuntiva degli occhi, che risulta dall'accumulo di bile nella circolazione sanguigna. È molto comune e va curato solo se supera valori eccessivi.

✓ ittero vedi pagina 419

Macchie e foruncoli

Ci vuole un po' di tempo poiché i pori della pelle comincino a funzionare efficientemente. Mentre il bambino si adatta alla vita extrauterina, può succedere che le ghiandole sebacee e quelle sudoripare si blocchino temporaneamente facendo apparire dei foruncoletti bianchi, detti grani di miglio, soprattutto sul naso e sul resto del viso; scompaiono da soli e non vanno mai schiacciati.

✔ affezioni della pelle del neonato *vedi* pagina 443

I neonati manifestano spesso anche l'orticaria, con macchioline rosse dal centro giallo o bianco. Anche questo disturbo guarisce da sé e, come la pelle secca, può essere il sintomo di una reazione della pelle al cambiamento di ambiente. I neonati hanno spesso foruncoli di vari tipi che il più delle volte non indicano niente di grave, ma se siete preoccupate parlatene con il vostro pediatra. Quasi tutte le macchie cutanee spariscono, solo alcune rimangono per tutta la vita. I tipi più comuni sono i segni rossi sul corpo che scompaiono nel giro di pochi mesi, localizzati in genere sulle palpebre, sulla fronte o sulla nuca.

Molto comuni, soprattutto nei bambini con la pelle scura, sono le macchie bluastre dette 'mongoliche', benché non abbiano niente a che fare con il mongolismo (sindrome di Down), localizzate in genere nella parte bassa della schiena. Anche se si presentano come ematomi, sono in realtà determinate da un accumulo di pigmento sotto la pelle. Non indicano niente di grave e spariscono con il tempo.

Le unghie

Un bambino che nasce al termine di una gravidanza di quaranta settimane avrà probabilmente le unghie completamente cresciute. Se superano il bordo delle dita, può darsi che la gestazione sia stata più lunga.

Le caratteristiche sessuali

Normalmente i genitali dei neonati di entrambi i sessi sono esageratamente grandi.

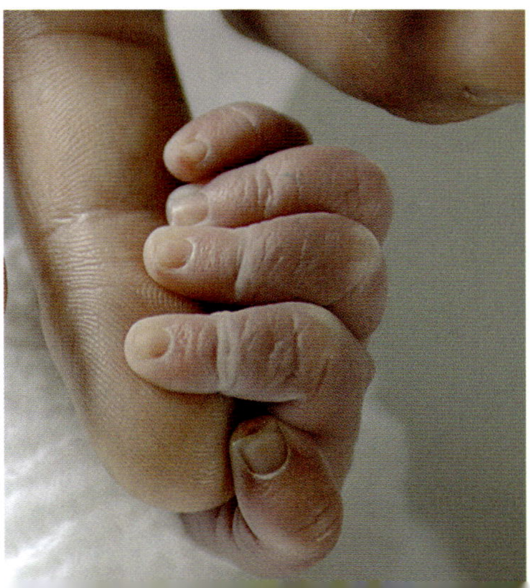

La vagina può apparire rossa o un po' infiammata e avere una perdita bianca o addirittura di qualche goccia di sangue, in conseguenza delle risposte della bambina agli ormoni materni. Tali perdite cessano nel giro di qualche giorno e non è il caso di preoccuparsi.

Nei maschi, il pene e il prepuzio, sviluppatisi da un singolo nucleo, possono apparire parzialmente saldati e può risultare impossibile tirare indietro completamente la pelle.

I bambini molto piccoli non hanno bisogno di pulizie particolari. La circoncisione non è quasi mai necessaria per motivi medici.

✔ circoncisione vedi pagina 381

Nelle femmine come nei maschi, al momento della nascita i seni possono presentarsi gonfi, e perdere addirittura qualche goccia di latte dal capezzolo. Anche questo dipende dagli ormoni in circolo nel sangue materno durante la gravidanza e, di conseguenza, in quello del neonato. È perfettamente normale e non c'è bisogno di nessuna cura.
Dopo qualche giorno, l'organismo dei neonati si libera da solo degli ormoni, facendo sgonfiare il seno.

Il cordone ombelicale

A pochi minuti dalla nascita, il cordone ombelicale smette di pulsare, diventa bianco, flaccido e le pareti dei suoi vasi sanguigni si chiudono in una sorta di 'legatura' spontanea. Per favorire questo processo, in genere il cordone viene legato a 2,5 cm dall'addome del bambino e quindi tagliato. La legatura viene lasciata per quarantotto ore e poi eliminata, senza che il neonato provi alcun dolore.
Il moncone si secca fino a mummificarsi e il tessuto alla sua base si ammorbidisce, cadendo da solo nel giro di tre, sette giorni.
Fino ad allora il cordone va tenuto pulito e asciutto, senza bisogno di cure particolari; avvolgete ogni giorno il moncone con una garza bagnata di alcol, fissata con una retina.
Non sono necessarie creme o polveri antibiotiche o antisettiche perché inibiscono l'azione batterica che ne favorisce il distacco.
La forma dell'ombelico, ovvero la cicatrice che rimane, dipende dalla struttura dei muscoli della parete addominale.

✔ cordone ombelicale vedi pagina 382

La respirazione

I neonati respirano quasi due volte più velocemente degli adulti perché hanno i polmoni molto piccoli.
La loro respirazione è molto superficiale e, particolarmente quando stanno a pancia in giù, sembra addirittura assente. I bambini respirano con l'addome, espandendolo tutte le volte che inspirano.
Spesso la respirazione dei bambini implica una quantità di rumori nasali, dovuti al passaggio dell'aria nelle loro minuscole narici, che solo dopo qualche settimana cominciano ad allargarsi, facendo diminuire il rumore. Inoltre i neonati starnutiscono spesso: è un

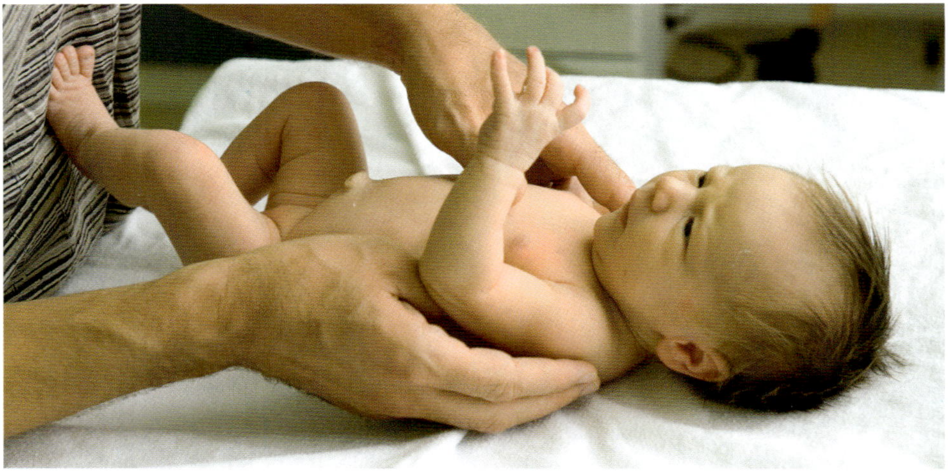

I riflessi istintivi del neonato

- **Riflesso di suzione** Si gira istintivamente dalla parte in cui la sua guancia, in prossimità della bocca, viene toccata da un seno o da un dito per cercare il cibo.
- **Riflesso di suzione e deglutizion**e Ha fatto pratica nella vita intrauterina con il liquido amniotico e, spesso, succhiandosi un dito.
- **Riflesso di prensione** Si aggrappa automaticamente a un dito appoggiato sul palmo della mano, e la presa può essere fortissima.

Questo riflesso è un'eredità dei tempi preistorici in cui i nostri 'antenati' dovevano aggrapparsi alla mamma o ai rami di un albero per sopravvivere.

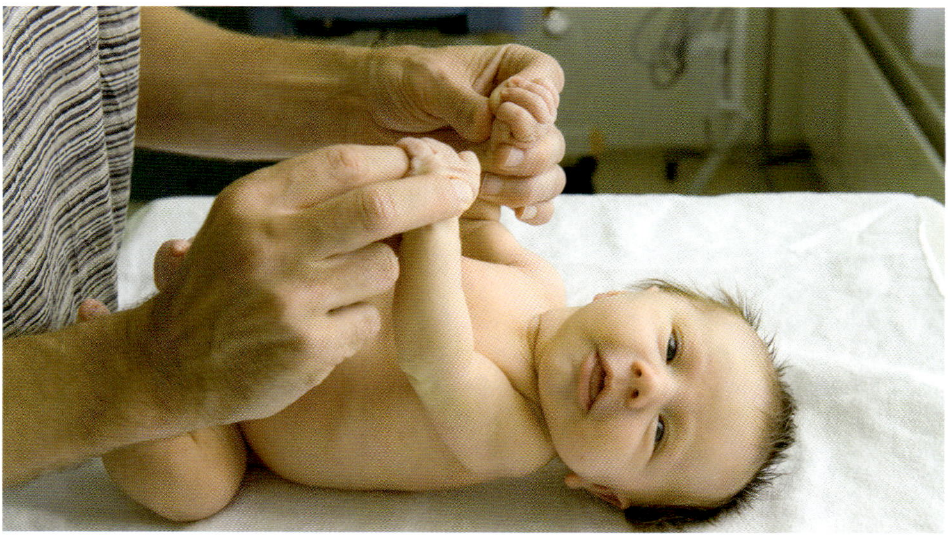

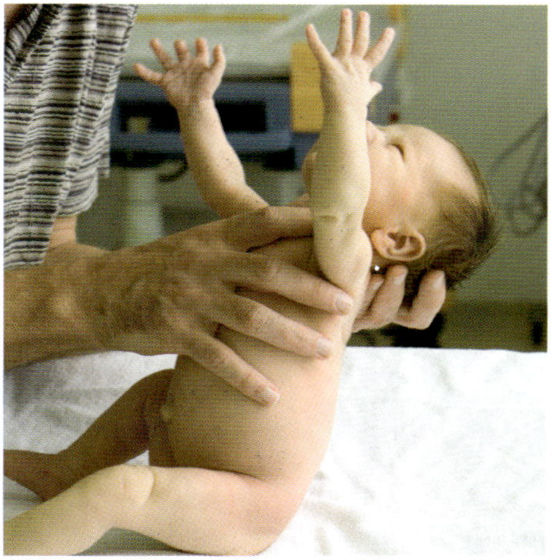

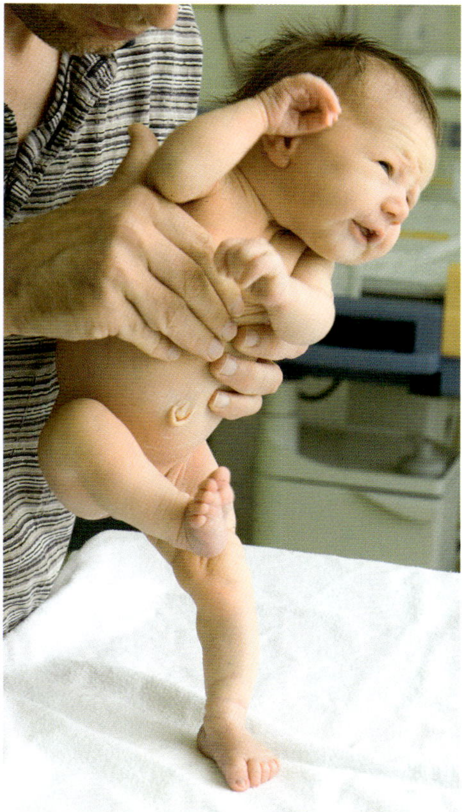

• **Riflesso di Moro** Slancia in fuori gambe e braccia e porta la testa all'indietro quando viene cambiato di posizione o se è spaventato. Può essere visto come un tentativo di ritrovare l'equilibrio e di aggrapparsi alla madre per protezione.
• **Riflesso di marcia** Se è tenuto verticale con i piedi su una superficie solida, automaticamente muove dei passi, anche se non può ancora camminare veramente.

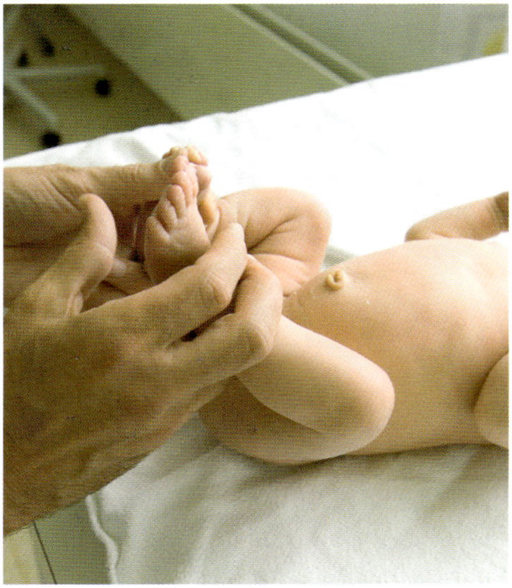

• **Riflesso di Babinski** Se si tocca con un oggetto solido la pianta del piede del neonato, il suo alluce si piega all'insù mentre tutte le altre dita si stendono in fuori. Intorno al secondo anno d'età, questo riflesso sparisce e, toccandogli la pianta del piede, le dita si piegheranno verso il basso.

Oltre ai riflessi istintivi descritti, molti dei quali spariscono nei primi mesi, ce ne sono altri che restano e che sono importanti per le funzioni necessarie alla sopravvivenza.
Il riflesso respiratorio, per esempio, è già perfettamente in funzione pochi secondi dopo il parto. In risposta a una luce troppo violenta, il bambino sbatte o chiude gli occhi. Reagisce agli odori e si ritrae dalle sensazioni dolorose. Inoltre il neonato ha reazioni istintive agli stimoli della fame, della vescica e dell'intestino, che con il tempo diventeranno sempre più volontarie.

riflesso naturale che consente di tenere libere le sensibili mucose del naso.

Anche il singhiozzo è assai comune nei piccoli; non di rado è possibile sentire il singhiozzo del proprio bambino già prima della nascita. Causato da improvvise contrazioni del diaframma, il singhiozzo non sembra dare troppo fastidio ai bambini, e comunque non indica un'abitudine sbagliata nel modo in cui mangiano. È invece preoccupante se vostro figlio respira facendo rientrare il petto o in modo molto faticoso o rumoroso.

✔ disturbi respiratori del neonato *vedi* pagina 390

Funzione intestinale e urinaria

Nell'utero, le secrezioni delle ghiandole dell'apparato digerente e la bile si raccolgono nell'intestino del feto. Questa sostanza appiccicosa verde-nerastra, simile a catrame liquido, è detta 'meconio' e viene eliminata come normali feci appena il bambino comincia a nutrirsi.

Il meconio diventa gradualmente più 'leggero' finché, dopo qualche giorno, le feci del neonato cambiano completamente colore e consistenza. Se è allattato al seno, le sue feci sono giallo senape, abbastanza liquide e con un odore gradevole. Se invece è allattato artificialmente, le feci sono più scure e solide, con un odore più intenso.

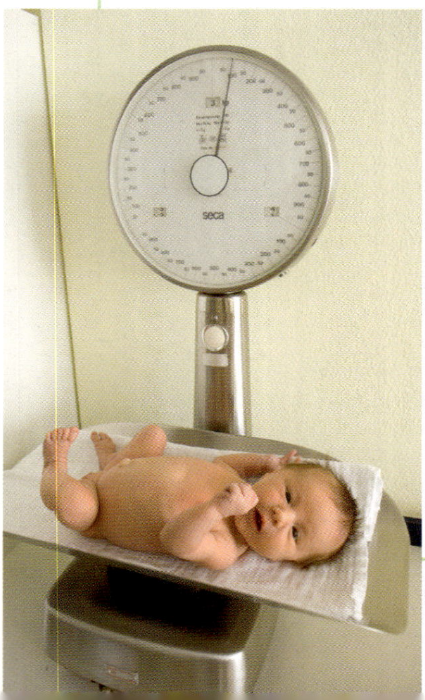

Crescita e peso

Nel primo anno, il bambino cresce così rapidamente che la testa (molto grossa alla nascita) comincerà ad apparire più proporzionata al resto del corpo. Nei primi sei mesi, in particolare, cresce in altezza più che in ogni altro periodo della sua vita.

Lo sviluppo del bambino è continuo, eppure a volte capita di non notare cambiamenti per intere settimane e poi, improvvisamente accorgersi di enormi passi avanti. A volte i progressi avvengono dove non ce li si aspetterebbe, come nella dentizione o nell'attività visiva. La crescita è sempre associata a maggiori esigenze nutritive e, quando è rapida, aumenta anche il ritmo o la frequenza delle poppate. Un bambino che d'improvviso ha sempre fame, è un bambino in rapida crescita che stimola con la suzione la produzione di più latte.

Quasi sempre i neonati perdono fino al 10% del loro peso nella prima settimana, peso che viene prontamente riguadagnato. Alcuni genitori identificano la salute con l'aumento di peso e quindi hanno l'abitudine di pesare continuamente il loro bambino. Una pesata al mese è più che sufficiente, purché il bambino abbia ripreso il peso perso dopo la nascita, cresca bene e si sviluppi normalmente.

Il peso è assai meno significativo dell'aspetto e del comportamento di vostro figlio. Se vi sembra che il bambino non acquisti peso o non si sviluppi normalmente, parlatene con il pediatra (vedi p. 444).

Nelle prime settimane di vita, i neonati si scaricano diverse volte al giorno. Successivamente il latte materno viene quasi completamente assorbito, per cui l'evacuazione può avvenire anche ogni tre, quattro, cinque giorni. Questo non significa che il bambino sia stitico, essendo la stitichezza praticamente ignota tra i bambini allattati al seno. Il latte artificiale, invece, non viene assorbito completamente e le feci vengono quindi espulse una volta al giorno.

Se le feci sono dure e poco frequenti, probabilmente il bambino è stitico; se sono liquide o verdi, riferitelo al medico perché potrebbe trattarsi di diarrea.

✔ stitichezza del neonato *vedi* pagina 456

Dopo avere urinato la prima volta, in genere trentasei ore dopo la nascita, i bambini fanno la pipì molto spesso. Talvolta la prima urina può essere di un colore rossastro, molto simile al sangue, per la presenza di cristalli di acido urico. Anche se in genere è un fatto normale, si può mostrare il pannolino all'ostetrica o al pediatra. Tutti i bambini tendono a fare pipì e ad andare di corpo mentre mangiano: è un comportamento assolutamente normale e sano.

✔ diarrea e gastroenterite del neonato *vedi* pagina 387

Primi approcci con il neonato

Non di rado si tendono a sottovalutare le capacità dei neonati. In realtà sanno fare cose incredibili e il loro sviluppo è assai più rapido di quanto si credesse un tempo. Dal momento della nascita sono capaci di reagire agli stimoli dell'ambiente e di scoprire, imparare e ricordare, proprio a partire dalle prime comunicazioni reciproche con i loro genitori.

Subito dopo la nascita, i bambini esprimono delle emozioni, piangendo, aggrottando la fronte o sorridendo. Il pianto è particolarmente importante: è il loro modo preferenziale di comunicare e di far comprendere agli altri le proprie esigenze. Ben presto imparerete a distinguere il pianto da fame da quello di dolore, quello da disagio o da solitudine da quello che esprime emozioni o disperde energia. Benché anche la capacità di sorridere inizi molto presto, in genere è completamente sviluppata solo dopo sei settimane circa.

✔ pianto del neonato *vedi* pagina 330

Nelle prime settimane i bambini hanno una grande capacità di apprendere. Ogni abbraccio e ogni bacio, come pure il semplice fatto di succhiare, stimola in loro consapevolezza e fiducia, amore e piacere. In effetti, la maggior parte delle prime comunicazioni avviene proprio durante le poppate, quando tra madre e bambino il linguaggio preverbale del tatto e delle sensazioni si sviluppa istintivamente a livello inconscio. È in queste prime comunicazioni che il bambino si fa un'idea del mondo.

I periodi in cui il bambino è attento e tranquillo sono quelli in cui impara di più. Progressivamente questi periodi si allungano, mentre diminuiscono le ore di sonno. Dopo le prime sei settimane di vita il bambino matura una nuova consapevolezza sociale che renderà più dirette e complesse le sue risposte ai vostri comportamenti. A questo punto, quasi tutti i genitori sono ormai 'innamorati' dei loro figli, in particolare quando nei bambini prevalgono le espressioni di affetto e di amore.

I sensi del bambino

Il sistema nervoso del neonato comincia a svilupparsi dal momento stesso del concepimento. Già tra la ventesima e la ventottesima settimana di gestazione, nella corteccia cerebrale sono presenti i circuiti delle cellule nervose che servono a sviluppare la coscienza. Al momento della nascita, il sistema nervoso funziona perfettamente e trasporta in tutto il corpo i messaggi che stimolano i

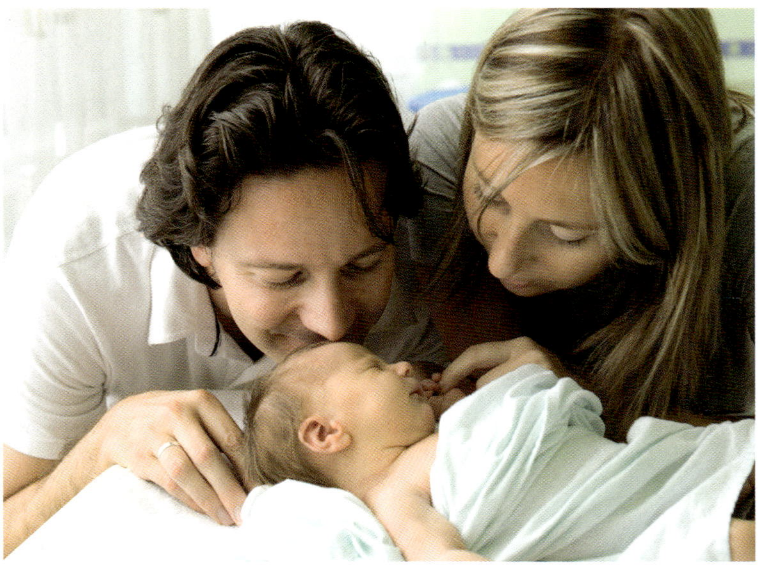

Sin dai primissimi approcci con il bambino si instaura un importantissimo filo di comunicazione.

riflessi, consentono di deglutire e succhiare, eliminare le sostanze di scarto, vedere, sentire odori e suoni, dormire e sognare. Tutti gli apparati sensoriali sono in funzione, compreso il vestibolo dell'orecchio interno, da cui dipende l'orientamento nello spazio.

Vista

Già alla nascita, gli occhi di un neonato mettono perfettamente a fuoco una distanza di 30 cm circa, cioè quella ideale per visualizzare chiaramente chi lo tiene in braccio, e sono in grado di compiere movimenti intenzionali e ben coordinati. I neonati, infatti, comunicano con i genitori con il loro sguardo attento e profondo, anche se la vista non si sviluppa completamente fino a tre, sei mesi di vita.

✔ **strabismo** *vedi* **pagina 457**

La capacità di distinguere i dettagli e i colori aumenta molto rapidamente. Possono cogliere la differenza tra varie forme e preferiscono le linee curve a quelle rette, i colori al bianco e nero, gli oggetti tridimensionali alle immagini piane, le forme complesse a quelle semplici e il volto umano a qualsiasi altra forma. Inoltre possono vedere e imitare la gestualità del viso e delle mani di un adulto già nelle prime ore di vita, e imparano assai presto a percepire chiaramente il movimento delle labbra.

Abituati al buio della vita intrauterina, i bambini sono molto sensibili alla luce nei primi giorni dopo il parto. Alcuni hanno addirittura bisogno di essere protetti e abituati gradualmente alla luce; una luce soffusa e rosata, per esempio, ricorderà loro le prime percezioni luminose all'interno del pancione.

Nei primi giorni può darsi che gli occhi del bambino sembrino strabici, ma è solo un'illusione determinata dalla presenza delle pieghe che la pelle forma negli angoli interni delle palpebre. Se dopo dodici settimane avete ancora qualche dubbio al riguardo, riferitelo al vostro medico.

Già dalla nascita gli occhi sono in grado di percepire forme e colori, una capacità che aumenta molto velocemente sino a essere completamente sviluppata entro i tre, sei mesi del bamino.

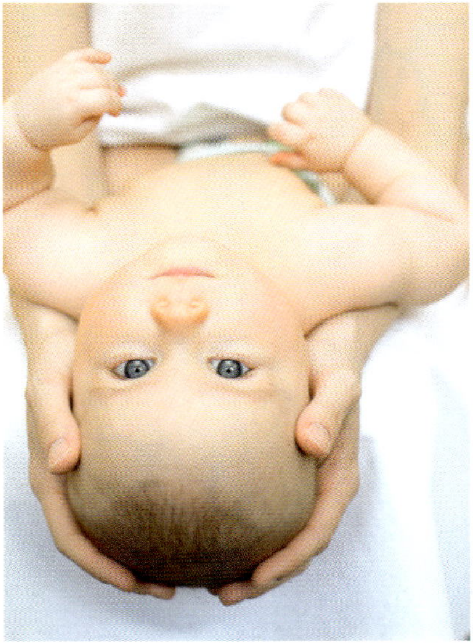

Gusto e olfatto

Le papille gustative sono già molto sensibili al momento della nascita. Sembra che i neonati preferiscano i sapori dolci e che siano in grado di discriminare tra sapori 'buoni' e 'cattivi'. Inoltre in genere si scostano da un odore sgradevole e hanno un'acuta attività olfattiva, sintonizzata sull'odore del corpo materno: a una settimana dal parto, i bambini sanno riconoscere e distinguere l'odore e il sapore del latte materno da quello di un'altra donna.

Tatto e sensibilità

La pelle non è solo il più esteso tra gli organi di senso del bambino, ma anche il più primitivo, sviluppato dallo stesso nucleo embrionale che ha prodotto il sistema nervoso sei settimane circa dopo il concepimento. Molti dei vostri messaggi al bambino vengono trasmessi per mezzo del tatto, quando lo tenete in braccio, lo allattate e vi prendete cura di lui. Il bambino reagisce molto bene al massaggio, che può essere un'attività assai piacevole e rilassante.

✓ massaggio del bambino *vedi* pagina 351

Il neonato reagisce al freddo e al caldo emettendo calore o rabbrividendo. Molti genitori si stupiscono di vedere quanto possono essere resistenti alle variazioni di temperatura i bambini, specie quando diventano un po' più grandi.

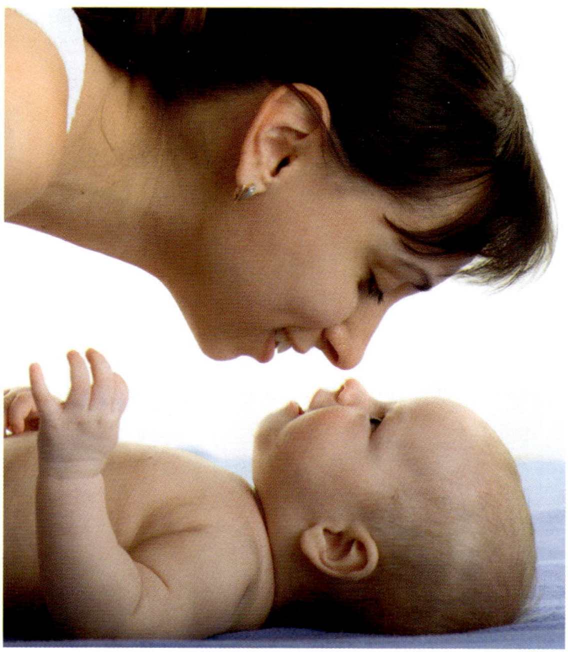

Approfittate di qualsiasi occasione per stimolare il neonato.

Udito e vocalizzazione

Nell'utero, il bambino sente una varietà di suoni, tra cui risaltano la voce e il battito del cuore materni. Dopo il parto, questi suoni sono familiari e possono tranquillizzarlo quando è tenuto vicino al cuore.

A poche settimane, il neonato è in grado di identificare le caratteristiche della voce di persone diverse e di riconoscere una vasta gamma di suoni. Reagisce a intonazioni differenti, con una preferenza per i suoni bassi rispetto a quelli alti. È attratto da un suono piacevole e, nei primi mesi, sembra spaventato dai rumori improvvisi e dal pianto di altri bambini. Abituatelo ai rumori della quotidianità casalinga: in gene-

Le prime stimolazioni

- In tutte le stanze della casa nelle quali il neonato passerà del tempo, cercate di preparare un angolo sicuro in cui collocare la sua sdraietta, o dove possa stare seduto, sostenuto da qualche cuscino, o sdraiato con qualche gioco o con altri oggetti che risveglino il suo interesse. Questo accorgimento, insieme con un marsupio per portarvelo in giro, vi permetterà di fare tutto ciò che dovete senza mai lasciare il bambino.
- Appendete giochi o oggetti colorati e leggeri vicino al punto in cui vi sedete con il bambino o gli cambiate i pannolini.
- Fate partecipare vostro figlio a tutte le attività domestiche e fatelo tenere in braccio con un po' d'attenzione anche agli altri bambini.
- Parlategli, fategli ascoltare filastrocche e rumori vari, cantate e suonate della bella musica. Ai bambini piacciono moltissimi tipi di musica e di canzoni, per quanto semplici, improvvisate o stonate possano essere.
- Portate all'aperto il vostro bambino e fategli provare semplici movimenti, come incrociare le braccia, fare la bicicletta con le gambe, stare in piedi o camminare. Sostenetelo anche quando si stiracchia o tende la schiena e il collo.
- Se non ha paura e si diverte, incoraggiatelo a giocare nell'acqua: potreste fare il bagno insieme e portarlo a nuotare anche quando è molto piccolo, per esempio iscrivendovi a un corso di acquaticità per genitori e neonati organizzato nella piscina più vicina a casa vostra.

re i bambini sono perfettamente a loro agio in mezzo allo svolgersi delle attività altrui e imparano a dormire circondati da suoni familiari.

A cinque, otto settimane di vita incomincia ad associare ciò che sente a ciò che vede. Un giorno guarderà semplicemente nel vuoto mentre gli parlate e il giorno successivo lo troverete che si concentra attentamente sul vostro viso, magari muovendo la bocca a tempo con voi. Spesso il suo primo sorriso è la risposta alla vostra voce e nello stesso tempo il suo primo tentativo di parlare. I bambini iniziano a formarsi un'idea della comunicazione verbale in base alla voce dei genitori e in sintonia con essa. La 'lingua madre', infatti, comincia a formarsi nell'utero, e il suo sviluppo è più intenso proprio nella prima infanzia, quando i bambini imitano i movimenti della bocca e i suoni dei genitori.

Il tipico test dell'udito su un neonato viene eseguito standogli dietro la testa e battendo forte le mani, prima da un lato e poi dall'altro. La testa dovrebbe girarsi verso il rumore. Se avete qualche dubbio circa le capacità uditive di vostro figlio, fatelo controllare al più presto.

Intorno ai tre o quattro mesi i bambini iniziano a cercare di afferrare gli oggetti da cui sono attratti.

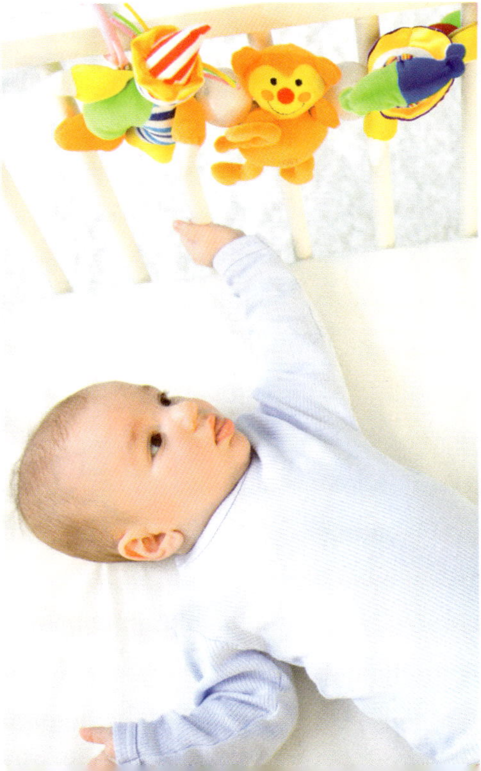

Controllo dei movimenti e coordinazione

Lo sviluppo motorio incomincia nel ventre materno e alla nascita i riflessi del neonato gli permettono già di fare movimenti simili a passi o a quelli necessari per strisciare per terra. Il controllo cosciente dei movimenti aumenta per tutta l'infanzia e segue un percorso fisso: dalla testa ai piedi e dal centro alle estremità.
Fin dalla nascita, il controllo della testa è stimolato dal riflesso di suzione, grazie al quale i bambini imparano a girare la testa da una parte all'altra. A un mese sono in grado di sollevare la testa quando stanno a pancia in giù e da quel momento in poi il controllo della testa non fa che aumentare gradualmente. Il mondo diventa sempre più a portata di mano e il bimbo può cominciare a osservare le attività che si svolgono intorno a lui.
Nelle prime sei, otto settimane i bambini tengono normalmente i pugnetti stretti, aprendoli solo ogni tanto.
Il controllo dei movimenti delle braccia è successivo e si sviluppa quando cominciano a esplorare e a giocare con le mani e con le dita. A tre o quattro mesi, di solito cominciano a voler toccare

I segnali di malattia

In genere i bambini sono molto resistenti e sani e non delicati e vulnerabili come potrebbero apparire. Sono in grado di superare da soli e molto bene disturbi comuni come il raffreddore, la tosse (vedi p. 422) e la maggior parte delle comuni malattie dei bambini. Se però vi sembra che il bambino non stia bene, avvertite al più presto il vostro medico. Un bambino malato di solito non vuole mangiare e può avere bisogno di essere tenuto molto in braccio. Il contatto fisico è la cura migliore per la maggior parte delle malattie, anche se può essere pesante per i genitori. Per informazioni sui singoli problemi, vedi il 'Dizionario medico', p.374.

Durante la prima visita...

- il medico registra il peso, la lunghezza e la circonferenza della testa del neonato;
- si esaminano la testa e le fontanelle;
- si ausculta il torace con lo stetoscopio, per valutare le condizioni del cuore e della respirazione;
- si controllano l'addome e i genitali; nei maschi, si verifica che entrambi i testicoli siano discesi nello scroto (vedi p. 451);
- si esaminano tutte le articolazioni, facendo attenzione all'anca, particolarmente nelle femmine, per verificare che non sia lussata (vedi p. 421);
- si controllano i riflessi e le pulsazioni;
- si valuta lo stato di salute complessivo del bambino.

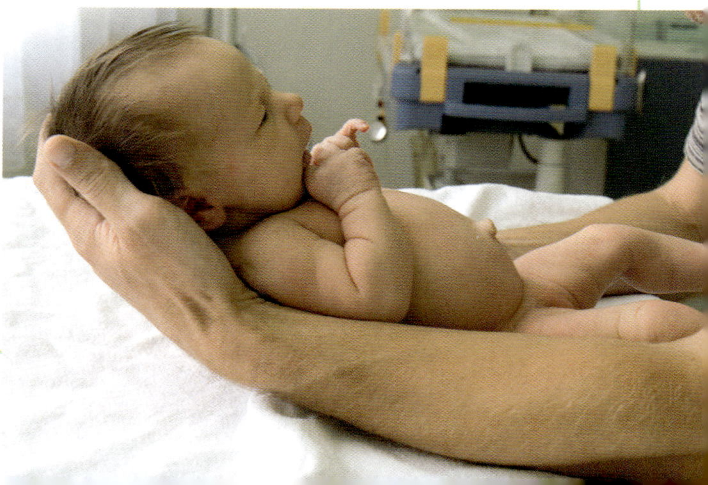

oggetti specifici e a giocare con i sonagli o altri giochi alla loro portata.
Segue lo sviluppo della coordinazione dei movimenti degli occhi e delle mani: i bambini vedono un oggetto che vogliono toccare e allungano la mano per prenderlo. Incomincia allora un'esplorazione illimitata dell'ambiente: sta a noi dargliene la possibilità stando attenti che non si possano fare male.
Impareranno quindi a rotolarsi, a sedersi, a muoversi carponi, a stare in piedi e a camminare. Tutti i bambini apprendono i primi rudimenti del movimento più o meno nello stesso ordine, anche se varia moltissimo l'età in cui raggiungono i vari stadi. Le differenze dipendono dalle capacità innate ma anche dalla quantità di stimoli che ogni bambino riceve. Inoltre i bambini spesso fanno grossi passi avanti senza gradualità e quindi non è il caso di attribuire un significato determinante all'età in cui manifestano certi progressi. Spesso un bambino che si sta concentrando su un certo tipo di risultati è lento nei progressi in altri campi. Se siete preoccupati per lo sviluppo di vostro figlio, parlatene al medico.

L'esame pediatrico

Poco dopo il parto, il medico o l'ostetrica assegnano il cosiddetto 'punteggio di Apgar' al neonato, che prima delle ventiquattr'ore di vita, comunque, sarà sottoposto a un esame pediatrico completo. A sei settimane, poi, il bambino viene di nuovo visitato dal pediatra di famiglia o presso il consultorio.

✓ punteggio di Apgar *vedi* pagina 256

Poiché in Italia non esiste ancora un'assistenza pubblica estesa per i parti in casa e poiché la maggior parte delle ostetriche lavora presso gli ospedali, se avete partorito in casa, dovrete prendere

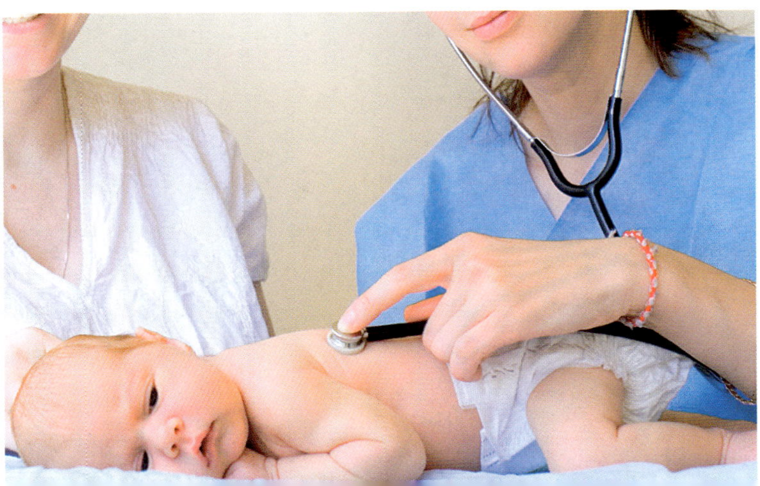

Prima delle dimissioni dall'ospedale informatevi su modalità e tempi dei controlli previsti per i neonati dalle strutture sanitarie.

accordi personalmente con un'ostetrica che venga a visitarvi nei primi giorni. Tenete presente che alcuni ospedali prevedono l'assistenza a domicilio dopo la dimissione precoce.

In Italia, l'assistenza socio-sanitaria è garantita attraverso i consultori e varia molto secondo la zona di residenza, essendo stabilita sulla base di leggi regionali. Informatevi in ospedale per quanto riguarda i controlli pediatrici previsti per il bambino presso il consultorio di zona, le vaccinazioni, la struttura e gli operatori del consultorio stesso e qualsiasi altro dubbio che vogliate chiarire.

Il pediatra, come il medico di famiglia, può essere scelto presso la propria ASL. Questa operazione è consigliabile anche quando si decida di affidare il bambino alle cure di un pediatra che esercita privatamente o di un omeopata, perché in alcuni casi sarà comunque un medico della ASL a fare la diagnosi, a rilasciare eventuali certificati o ricette per ottenere medicinali e prestazioni gratuite dal Servizio sanitario nazionale.

LE PRIME VACCINAZIONI

Età	Vaccino	Somministrazione
Alla nascita	Antiepatite B	Iniezione
3° mese	Antipolio	Orale
	Trivalente DTP (difterite, tetano, pertosse)	Iniezione combinata
	Antiepatite B	Iniezione
	Haemophilus influenzae B	Iniezione
5° mese	Antipolio	Orale
	Trivalente DTP (difterite, tetano, pertosse)	Iniezione combinata
	Antiepatite B	Iniezione
	Haemophilus influenzae B	Iniezione
11°-13° mese	Antipolio	Orale
	Trivalente DTP (difterite, tetano, pertosse)	Iniezione combinata
	Antiepatite B	Iniezione
	Haemophilus influenzae B	Iniezione
13°-15° mese	Morbillo, parotite e rosolia	Iniezione combinata

La profilassi vaccinale deve essere concordata in ogni caso con il pediatra e tenere conto dei cambiamenti delle disposizioni legislative.

Nutrire il neonato

Dopo la nascita, l'apparato digerente del bambino comincia a funzionare autonomamente. Il neonato ha fame per la prima volta e, spinto da un forte istinto, cerca il seno, succhia, e deglutisce. L'allattamento al seno è il modo ideale per nutrire il bambino nel primo anno di vita, quando il vostro corpo produce il cibo perfetto per soddisfare il suo appetito. In alcuni casi, tuttavia, può essere necessario o conveniente ricorrere all'allattamento artificiale totale o misto. Allattare è comunque un'esperienza intima tra voi e il vostro bambino ed è essenziale che, nel prendere una decisione, abbiate le conoscenze necessarie per scegliere la cosa migliore per voi, per il bambino e per il resto della famiglia.

L'allattamento al seno

Il successo dell'allattamento al seno dipende dalla comprensione dei processi fisiologici da cui ha origine, ma anche dall'appoggio e dalla sensibilità di tutti gli interessati: madre, padre, ostetrica, pediatra, parenti, amici. Ovviamente ha la sua importanza anche l'atteggiamento della società nel suo complesso. Proprio come il parto e la nascita, l'allattamento richiede pazienza e fiducia nel proprio istinto e nei processi fisiologici. All'inizio può presentarsi qualche difficoltà ma, se decidete di allattare, state offrendo al vostro bambino un ottimo punto di partenza.

Il seno

Il seno si compone di quindici, venticinque lobuli, ciascuno dei quali è formato da diverse ghiandole unite in alveoli. Intorno a ogni alveolo c'è una fascia di tessuto muscolare che, stimolato dall'ormone ossitocina, si contrae e spreme la ghiandola forzando il latte a inserirsi nei minuscoli canali che convergono nel canale principale del lobulo. I canali principali sono uno per ogni lobulo e sboccano nel capezzolo, dove si presentano come piccole fessure. Quando si inizia ad allattare, il latte esce attraverso questi pori, spesso anche a spruzzo se il seno è molto pieno.

Prima che i canali raggiungano il capezzolo, si allargano formando dei piccoli bacini, detti 'ampolle', che si trovano proprio dietro l'areola, la pelle scura che circonda il capezzolo. Nelle ampolle si può raccogliere anche una discreta quantità di latte e la loro capacità aumenta dopo qualche settimana. I lobuli sono circondati da tessuto adiposo ed è questo che determina la forma e le dimensioni dei seni. Le dimensioni non hanno quasi niente a che fare con la capacità di produrre latte, e infatti un seno piccolo può contenere lo stesso numero di ghiandole mammarie di un seno grosso e, ovviamente, funzionare altrettanto bene.

Anche le dimensioni del capezzolo e dell'areola non influiscono sull'allattamento, mentre è importante che il capezzolo sia in grado di protrarsi in posizione eretta. Durante la gravidanza, i capezzoli tendono a ingrandirsi e ad allungarsi, in modo che il bambino vi si possa attaccare facilmente. Se i vostri capezzoli non sporgono, può darsi che siano piatti o retratti.

✔ capezzoli piatti *vedi* pagina 380

Anche quando il capezzolo è piatto, non è escluso che diventi eretto quando sarà il momento. Il tessuto nervoso che lo circonda lo rende infatti estremamente sensibile al tatto e dopo il parto questa sensibilità aumenta notevolmente. La suzione esercitata dal bambino stimola anche la produzione di latte.

Ogni areola è circondata da piccole ghiandole dette 'tubercoli di Montgomery', che secernono un lubrificante naturale che mantiene i capezzoli morbidi ed elastici. Queste ghiandole diventano più attive ed evidenti durante la gravidanza, per poi appiattirsi al termine della lattazione.

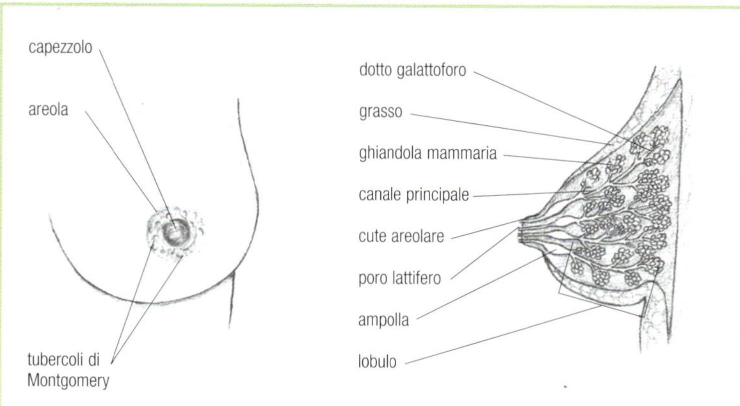

Ogni seno contiene grappoli di ghiandole mammarie, distribuiti a loro volta in lobuli, collegati al capezzolo per mezzo dei dotti o canali galattofori. Nelle ampolle si raccoglie il latte pronto per uscire.

Come si forma il latte

Dall'inizio della gravidanza, la prolattina secreta dall'ipofisi e l'estrogeno e il progesterone prodotti dalla placenta, insieme con gli ormoni tiroidei, stimolano lo sviluppo delle ghiandole mammarie e fanno aumentare di volume il seno. Alla fine della gravi-

I vantaggi dell'allattamento al seno

Benché riguardi soprattutto la sfera alimentare, l'allattamento è un atto che presenta molte sfaccettature e implicazioni. Nel ricco tessuto di rapporti che crea tra madre e bambino, entrambi ricevono un nutrimento che è nello stesso tempo fisiologico, psicologico e sensuale.

Il latte materno è l'alimento ideale per lo sviluppo e la salute futura del bambino. È impossibile riprodurlo; per quanto umanizzato, il latte artificiale non fornisce le stesse sostanze nutritive e i fattori protettivi del latte materno, e non è altrettanto adatto ai processi digestivi del neonato. I bambini allattati al seno hanno meno disturbi digestivi (coliche, diarrea o gastroenterite) e meno problemi respiratori, perché il latte materno accresce la flora batterica intestinale, una delle principali difese contro i microrganismi infettivi.

In gravidanza, il bambino riceve gli anticorpi dal vostro sangue, prodotti dal sistema immunitario in risposta alle infezioni a cui siete state esposte. Quando i bambini hanno poche settimane, il midollo spinale comincia a produrre anticorpi propri, che forniscono una barriera protettiva contro batteri e virus. Poiché prima dei tre mesi i bambini non producono abbastanza anticorpi da garantire una completa protezione, il vostro bambino ne riceverà una quantità sufficiente con il vostro latte. Quanto più completo sarà l'allattamento al seno, tanto maggiore sarà la sua resistenza alle malattie infettive. Le reazioni allergiche quali eczema, asma e raffreddore da fieno sono assai meno comuni tra i bambini allattati al seno. Ci sono persone effettivamente allergiche al latte vaccino, quasi sempre facilmente individuabili nella prima infanzia, anche se i sintomi possono presentarsi anni dopo. Se in famiglia ci sono già casi di allergie, l'allattamento al seno è un modo efficace di ridurre i rischi per il nuovo nato.

Ci sono anche altri motivi di carattere pratico che fanno propendere per l'allattamento al seno. Innanzitutto è molto più economico, perché non occorre comperare latte in polvere, poppatoi, sterilizzatori, ed è anche molto comodo: niente attenzione alle dosi, sterilizzazione, tettarelle da lavare o infiniti aggeggi da portarsi dietro in viaggio. Per le poppate notturne la comodità è notevole e non c'è bisogno di preoccuparsi delle condizioni igieniche o della temperatura del latte né, tantomeno, di quanto ne prende il bambino.

Con l'allattamento ha luogo uno scambio vitale: mentre il bambino riceve il nutrimento necessario per sopravvivere e crescere, madre e bambino fanno insieme un'esperienza che dà piacere e intensa felicità. Il ripetuto soddisfacimento della fame e il conforto e la sicurezza sperimentati dal bambino sono fondamentali per la sua futura salute emotiva.

L'allattamento al seno ha tali e tanti vantaggi che vale comunque la pena di provarlo, come minimo per le prime settimane. È particolarmente importante che nei primi giorni dopo il parto il bambino riceva il colostro.

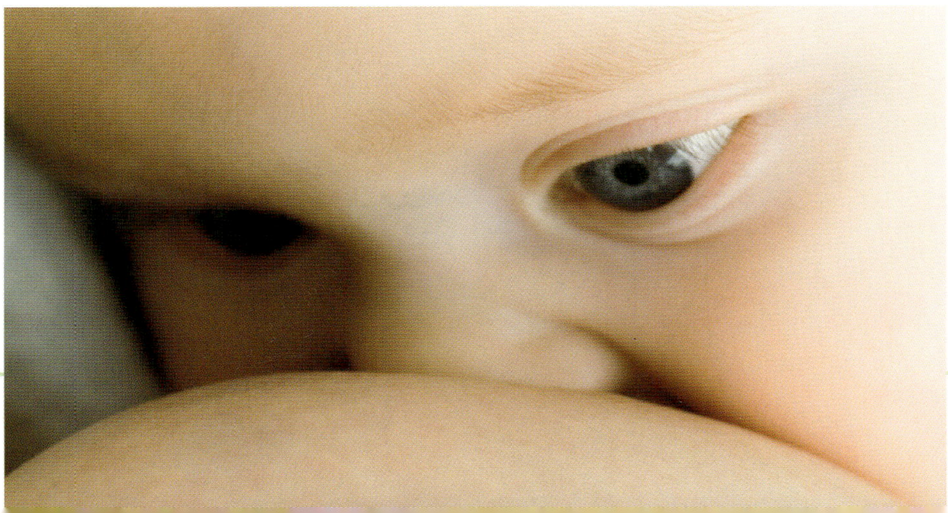

danza, le ghiandole cominciano a produrre il colostro, una secrezione giallastra che sarà il primo alimento del bambino nei primi giorni successivi al parto.

Dopo il parto, quando la placenta viene espulsa, il tasso di estrogeno nel sangue cade improvvisamente, e aumenta il livello di prolattina. Quando la prolattina raggiunge la delicata rete di vasi sanguigni che circonda le ghiandole mammarie, inizia la produzione di latte.

Il ciclo di produzione del latte è interamente basato sulle esigenze del lattante.

Più il bambino succhia, più l'ipofisi è stimolata a produrre pro-

Se si allatta con il biberon

A volte, quando non è assolutamente possibile allattare, bisogna prendere in considerazione l'allattamento artificiale. Ovviamente anche così i bambini possono crescere ed essere sani, e in certi casi l'allattamento artificiale è il metodo migliore: sta a voi decidere.

È indispensabile che le poppate siano momenti piacevoli sia per voi sia per il bambino, quindi è meglio allattare serenamente con il poppatoio che sforzarsi di allattare al seno se non vi piace o se avete dei motivi importanti per preferire l'allattamento artificiale. Ecco alcune ragioni per cui talvolta una donna sceglie l'allattamento artificiale.

- Dovendo tornare presto a lavorare una madre può dover ricorrere all'allattamento artificiale o all'allattamento misto.
- Dopo avere deciso di allattare al seno una mamma può scoprire che le cose non vanno come aveva sperato o che non ha abbastanza appoggio soprattutto all'inizio. Molti di questi problemi si possono facilmente risolvere con l'aiuto di un'esperta o di una consulente della Lega del latte (vedi 'Indirizzi utili', pp. 465-466).
- Per alcune donne, l'idea di allattare è inaccettabile. La forte sensazione fisica provocata dalla suzione del seno, piacevole per alcune, può essere disturbante per altre.
- Benché avvenga raramente, i capezzoli piatti o retratti o una malattia possono impedire l'allattamento.
- Possono esserci problemi emotivi profondi, come l'esigenza di una donna di proteggersi dalla fame del bambino, di voler tenere il proprio corpo per sé o il timore dei mutamenti fisiologici del seno o della figura fisica.
- Non tutte le donne si sentono sufficientemente sicure di saper produrre il latte necessario per nutrire adeguatamente il proprio bambino.
- A volte la madre non riesce a risolvere qualche difficoltà iniziale.

Alcuni di questi impedimenti sono inevitabili e, se siete sicure che preferite allattare col biberon, è importante fidarvi del vostro intuito e dei vostri sentimenti.

In genere conviene comunque rimandare la decisione definitiva a dopo che il bambino è nato. Purché il latte alternativo sia adeguatamente sterilizzato, nutrizionalmente equilibrato e offerto al bambino con il contatto fisico necessario, con coccole e amore, l'allattamento artificiale può essere una 'scelta' ottima e piacevole .

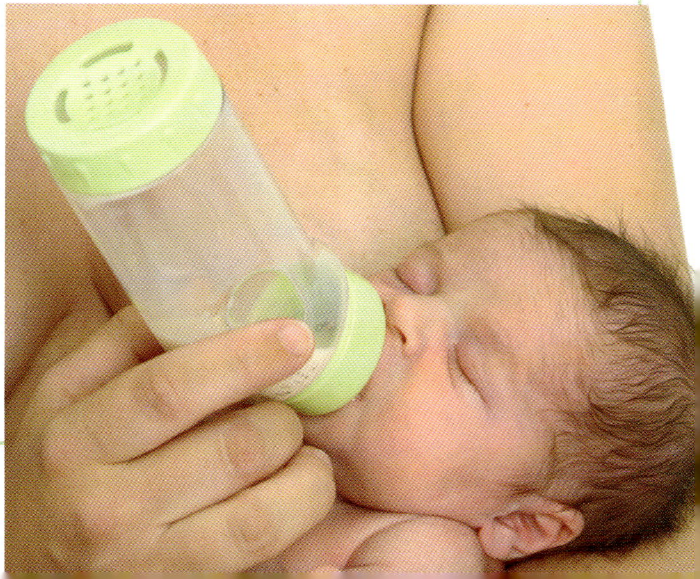

La produzione del latte

La suzione del bambino stimola le terminazioni nervose nel capezzolo della madre, che inviano messaggi al cervello. La prolattina, prodotta dal lobo anteriore dell'ipofisi, stimola ulteriormente la produzione di latte. L'ossitocina, prodotta dal lobo posteriore, provoca la contrazione delle cellule muscolari poste intorno alle ghiandole mammarie che si contraggono, facendo fuoriuscire il latte dal capezzolo.

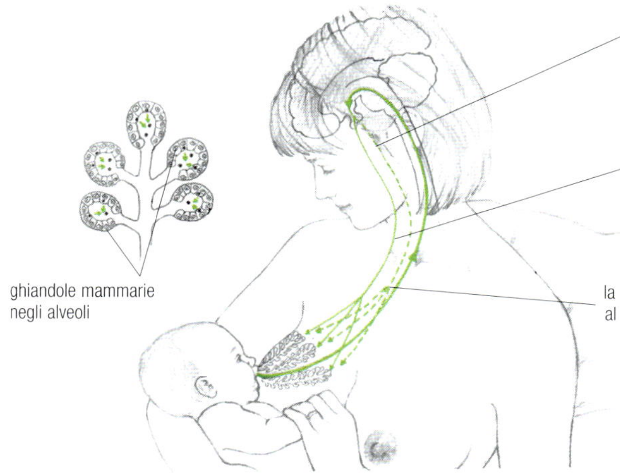

lattina, che a sua volta stimola la produzione di latte nel seno. Attraverso questo meccanismo di autoregolazione la natura garantisce che il vostro corpo produca esattamente la quantità di latte necessaria a soddisfare le esigenze del vostro bambino, purché gli si offra il seno tutte le volte che lo chiede.

L'aumento di prolattina nel sangue ha anche l'effetto di inibire l'ovulazione, per cui una donna che allatta può non ovulare per mesi. L'allattamento, in teoria, potrebbe quindi essere un metodo naturale di controllo delle nascite ma, poiché non si può sapere quando riprenderà l'ovulazione, è necessario comunque usare qualche altro anticoncezionale, per avere la certezza di non concepire se non lo si desidera.

✔ contraccezione *vedi* pagina 382

Caratteristiche del latte materno

L'organismo produce il latte dagli elementi nutritivi e dagli altri componenti del sangue. Proprio come il sangue, il latte è un prodotto vivente; è simile al sangue ma privo di globuli rossi e contiene leucociti (i globuli bianchi), che difendono il corpo dalle infezioni e dalle malattie, oltre a molti anticorpi, enzimi, ormoni e altre cellule attive.

Il latte dei mammiferi è unico e specifico per le esigenze di sviluppo dei relativi cuccioli. Il latte umano, simile a quello degli altri primati, contiene poche proteine, perché il nostro ritmo di crescita è più lento rispetto ad altri mammiferi, mentre ha un tasso più elevato di lattosio (lo zucchero del latte), per fornire energia al cervello che infatti si sviluppa più rapidamente. Il latte vaccino è molto diverso da quello umano ed è specifico per le esigenze di crescita caratteristiche del vitello, con un contenuto superiore di proteine e meno zuccheri.

I produttori di latte artificiale tentano di 'umanizzare' il latte vaccino per renderlo il più possibile simile al latte materno. Lo diluiscono, vi aggiungono zucchero e cercano di renderlo più digeribile. Benché il risultato sia discreto e i bambini possano certamente sopravvivere e crescere bene con il latte artificiale, è impossibile riprodurre il latte materno, nel quale sono presenti alcuni elementi fino a questo momento non rilevabili dalle analisi ma di cui ogni giorno vengono scoperte nuove proprietà.

La composizione del latte materno, inoltre, non è sempre uguale, variando secondo l'ora del giorno; inoltre, il ritmo di produzione cambia nel corso di ogni poppata e di tutto il periodo dell'allattamento. Questo avviene anche per il latte vaccino, che però, una volta 'umanizzato' e trasformato in latte artificiale per bambini, perde le sue qualità dinamiche. Il bambino riceve così un latte che ha una composizione e un flusso costante durante tutta la poppata. Poiché il latte materno è studiato per soddisfare le esigenze sempre diverse del bambino, è virtualmente impossibile che il bambino allattato al seno sia ipernutrito, riducendo molto i casi di obesità nell'infanzia e negli anni successivi.

IL COLOSTRO

Negli ultimi mesi di gravidanza e subito dopo il parto, il seno produce il colostro, il primo alimento del bambino.

Questo fluido assai nutriente è molto più ricco di proteine (la maggior parte delle quali sono anticorpi) del latte prodotto successivamente e per questo fa sì che il bambino dorma più a lungo tra le poppate in modo che madre e bambino si possano riposare.

Nel colostro ci sono meno zuccheri e meno grassi che nel latte maturo e sono presenti le vitamine A, E, quelle del complesso B e sali minerali.

Il colostro ha anche un effetto lassativo. Aiuta a liberare l'apparato digerente dal meconio, le prime feci appiccicose e verdastre del neonato, contenute nell'intestino prima del parto ed evacuate in genere il primo giorno.

Se il bimbo succhia regolarmente il colostro, le ghiandole mammarie saranno stimolate e la montata lattea avverrà più facilmente. Il colostro inoltre prepara l'apparato digerente del bambino alle sue funzioni e lo protegge dai possibili microrganismi dannosi del mondo esterno.

Il colostro è tutto ciò di cui il vostro bambino ha bisogno nei primi giorni di vita: le aggiunte di acqua, glucosio o latte artificiale (che fanno parte delle cure di routine di moltissimi ospedali) non sono quasi mai necessarie e possono anzi interferire con la produzione di latte.

Seguire consigli come quello di tenere il bambino al seno per soli due minuti per parte può creare ostacoli al processo naturale e ridurre la quantità di colostro (e poi di latte) che il neonato dovrebbe ricevere.

Il colostro ha un ruolo importante nell'adattamento del bambino alla vita extrauterina e nell'impostazione della sua salute futura.

Il latte di transizione

Quando comincia la produzione, il latte è ancora mescolato con il colostro e si presenta più ricco e cremoso rispetto a quello assai più acquoso che produrrete nel giro di una settimana. Mentre il latte si diluisce, il suo contenuto di proteine e di anticorpi diminuisce e, dopo due settimane circa, la fase di transizione è conclusa e il seno produce latte 'maturo'. La montata lattea si verifica in un momento qualsiasi dei primi giorni dopo il parto, di solito il terzo giorno, ed è influenzata da diversi fattori.

- La comunicazione precoce con il bambino e il fatto di poter stare insieme nei primi giorni, anche di notte, stimola la produzione di latte. Se il bambino può succhiare tutte le volte che lo desidera, anche la secrezione di prolattina e di ossitocina è maggiore.
- Alcuni farmaci usati per il parto indolore possono deprimere il riflesso di suzione del bambino e ritardare la produzione di latte. Tuttavia, non appena l'organismo del bambino ha eliminato queste sostanze, il riflesso viene sollecitato e il seno, stimolato, produrrà abbastanza latte da avviare un normale allattamento.
- Anche essere rilassate e a proprio agio e godere di un minimo di privacy sono fattori importanti. Per questo, è utile poter contare su un aiuto in casa, che vi permetta di riposare e di concentrarvi sulla cura di vostro figlio. Se invece dovete rimanere in ospedale oltre le quarantotto ore dopo il parto e non riuscite ad avviare bene l'allattamento, non preoccupatevi: riproverete a instaurare questo rapporto con vostro figlio a suo tempo, una volta rientrate a casa. Per alcune madri, un giorno o due in più in ospedale favoriscono invece l'avvio di un buon allattamento, a maggior ragione se il personale è di aiuto e avete l'occasione di essere più riposate.

La montata lattea può verificarsi gradualmente o molto rapidamente. In questo caso i seni saranno molto pieni e il bambino dovrebbe essere incoraggiato a succhiare spesso.

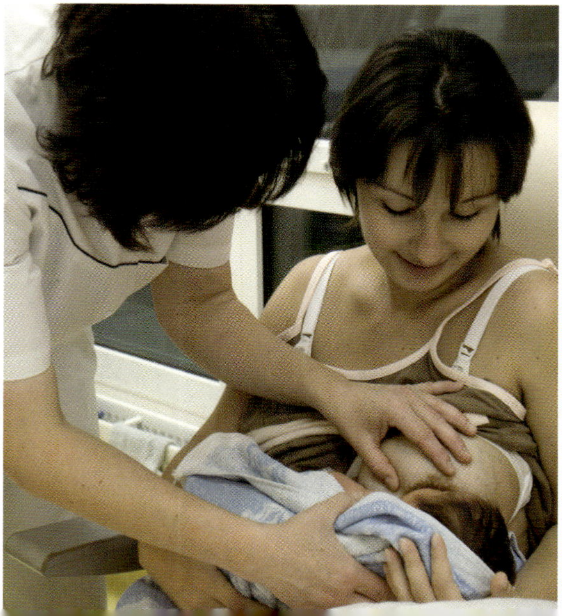

In ospedale potrete farvi assistere da persone esperte per avviare l'allattamento al seno.

IL RIFLESSO DI EIEZIONE DEL LATTE

Quando cominciate ad allattare e il bambino succhia, l'azione ritmica delle mascelle spreme le ampolle provocando l'eiezione del latte attraverso il capezzolo. All'inizio della poppata, le ampolle contengono circa un terzo del volume di latte della poppata; è questo il 'primo latte', con un valore calorico ridotto e pochi grassi, che però fornisce al neonato preziosi liquidi. In genere quando il bambino incomincia a succhiare, le terminazioni nervose dei capezzoli inviano messaggi all'ipofisi, che stimola la secrezione di un altro ormone: l'ossitocina. L'ossitocina fa contrarre i tessuti muscolari che circondano le ghiandole mammarie e il latte prodotto scende attraverso i canali galattofori fino alle ampolle e, da lì, ai capezzoli.

Questo è il latte di fine poppata, ricco di grassi, che contiene circa una caloria al grammo contro la mezza del primo latte. Scende molto rapidamente e viene espulso con forza: i getti possono essere spruzzati anche a qualche metro di distanza. Il riflesso di eiezione del latte (o calata) avviene contemporaneamente in entrambi i seni; per questo quando il bambino succhia da una parte, spesso il latte esce anche dall'altra. Premere con decisione la mano contro il capezzolo basta di solito a fermare il flusso.

In alcune donne, il latte comincia a uscire anche solo al pensiero di allattare il bambino, oppure quando lo sentono piangere; non appena il meccanismo si mette in moto, infatti, il sangue affluisce al seno, che si scalda e pizzica. Generalmente, il riflesso si determina solo un minuto circa dopo che il bambino ha cominciato a succhiare, non di rado anche due o tre minuti dopo. Questo ritardo può irritare il bambino che, finito il primo latte, si mette a piangere finché non arriva il successivo. Con un po' di perseveranza e di fiducia nel meccanismo naturale, il latte comincerà a riprodursi più velocemente.

Perché il bambino sia nutrito adeguatamente, è indispensabile che si verifichi la calata per produrre il latte di fine poppata. Il riflesso di eiezione del latte può richiedere un po' di tempo, perciò è importante non limitare le poppate a qualche minuto per seno: in questo modo non si fa che interferire con il processo fisiologico. Se il bambino succhia solo il primo latte, infatti, rimane affamato, piange spesso e potrebbe anche avere un po' di diarrea perché il primo latte è molto diluito.

Talvolta il riflesso di eiezione del latte ha luogo senza che la madre se ne accorga. Per altre donne può invece essere fastidioso o addirittura doloroso, almeno nei primi giorni, fino a quando il latte comincia a fluire con regolarità. Sia la montata lattea sia la calata sono meccanismi delicati, che comportano un'interazione reciproca tra madre e figlio. Se la madre è preoccupata, ansiosa, imbarazzata e prova dolore o paura, la secrezione di ormoni e quindi la produzione di latte possono essere inibite. Se l'ambiente è favorevole, qualsiasi madre è in grado di produrre latte.

Il latte maturo

Il latte maturo è bianco o azzurrino. Il primo latte, più acquoso, placa la sete, mentre quello successivo, più proteico, soddisfa la fame. Tuttavia, una volta avvenuto il riflesso di eiezione del latte e succhiato tutto il latte di fine poppata, la produzione rallenta e il bambino deve fare uno sforzo maggiore per succhiare il latte più nutriente, per cui difficilmente risulterà ipernutrito. Il latte maturo è composto soprattutto di acqua, in cui sono disciolti o in sospensione tutti gli altri ingredienti (grassi, proteine, zuccheri, vitamine e minerali). È interessante fare un confronto tra il latte materno, il latte vaccino e il latte artificiale umanizzato.

- *Grassi* In media, il latte materno contiene il 4% circa di grassi e fornisce quasi la metà delle calorie totali. È una fonte importante di energia, necessaria per la crescita del bambino.

Una delle funzioni essenziali del grasso è favorire lo sviluppo del rivestimento delle fibre nervose. Nella prima infanzia, il cervello e il sistema nervoso del bambino crescono più che in qualsiasi altro periodo.

Gli enzimi che digeriscono i grassi sono detti 'lipasi' e il latte materno ne contiene alcuni tali da disgregarlo parzialmente prima che arrivi nello stomaco del bambino. Per questo il grasso del latte materno è più facilmente digeribile e assimilabile del latte vaccino. Il latte materno contiene inoltre acidi grassi che favoriscono l'assorbimento del calcio, necessario per la costruzione delle ossa e dei denti.

Il grasso contenuto nel latte materno è quasi completamente insaturo e quindi piuttosto diverso da quello del latte vaccino. I produttori di latte artificiale aggiungono degli oli vegetali insaturi al latte vaccino, nel tentativo di renderlo più simile a quello materno.

- *Proteine* Le proteine del latte materno hanno numerose funzioni. Alcune sono enzimi, necessari ad avviare certe reazioni chimiche in tutto il corpo; altre trasportano minerali. Tuttavia, la proprietà più importante delle proteine è quella di potere essere divise in aminoacidi, elementi fondamentali dei tessuti corporei. Anche gli anticorpi protettivi contenuti nel latte materno sono proteine. Il latte vaccino contiene circa il triplo delle proteine del latte materno, tra cui la più nota, la cascina, ha una molecola di notevoli dimensioni ed è difficile da digerire. I produttori di latte artificiale trasformano il latte vacci- no in modo da renderlo più digeribile, ma nonostante questo i fiocchi di latte coagulato rimangono nell'apparato digerente del lattante per quattro ore circa. La differenza è palese se si osservano le feci: quelle di un bambino allattato al seno sono liquide e color senape, quelle di un bambino allattato artificialmente sono più dure e scure.

Rispetto a quello vaccino il latte materno contiene in proporzione una quantità maggiore di lattoalbumina, una proteina che viene intaccata più facilmente e più rapidamente e quasi completamente assimilata. Per questo è raro che i bambini allattati al seno siano stitici, ed è anche il motivo per cui hanno fame prima

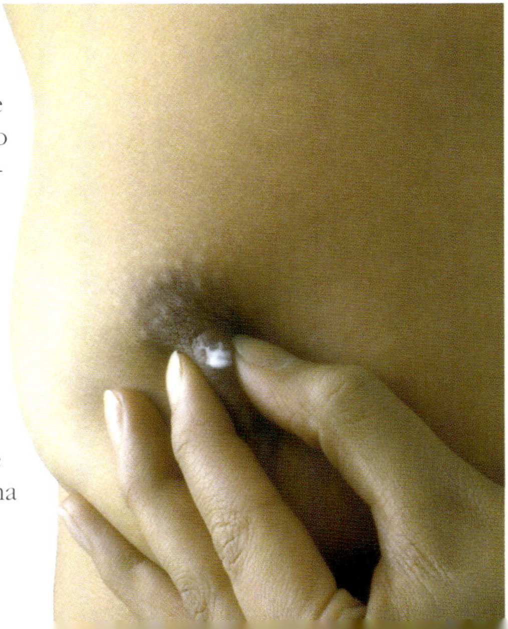

Il latte maturo può affiorare dai capezzoli spontaneamente oppure con una delicata manovra di spremitura.

Vitamina D

La vitamina D del latte materno è idrosolubile, cioè contenuta nelle molecole di acqua invece che in quelle di grasso, come avviene normalmente. Inoltre, il colesterolo della pelle si trasforma in un altro tipo di vitamina D grazie ai raggi ultravioletti del sole. Pochi minuti di esposizione al sole ogni giorno sono sufficienti ad assicurare un adeguato apporto di questa vitamina.

e devono essere allattati più spesso. Le proteine del latte vaccino possono anche provocare allergie nei bambini più sensibili.

- *Lattosio* Il latte di tutti i mammiferi contiene zucchero sotto forma di lattosio. Il latte umano ne contiene circa il doppio di quello vaccino.

Il lattosio è una forma di energia rapidamente disponibile, ma ha anche altre funzioni. Per esempio ha un effetto specifico sui microrganismi presenti nell'apparato digerente del lattante. Poiché solo una parte del lattosio presente nel latte viene digerita, il resto fermenta nell'intestino tenue, favorendo la crescita di un particolare ceppo di batteri, i lattobacilli, che riducono il rischio di diarrea. Sono questi batteri a rendere così diverso l'odore delle feci, dolce per i bambini allattati al seno, più simile a quello di un adulto per quelli allattati artificialmente.

- *Vitamine* Se la vostra dieta è adeguata, il bambino riceverà con il latte tutte le vitamine di cui ha bisogno, nella giusta proporzione. Il latte materno contiene una quantità di vitamine A, C, B_{12} ed E maggiore del latte vaccino, ma meno vitamina K.

Il capezzolo non deve mai essere succhiato da solo, verificate che il bambino si attacchi anche a una parte dell'areola.

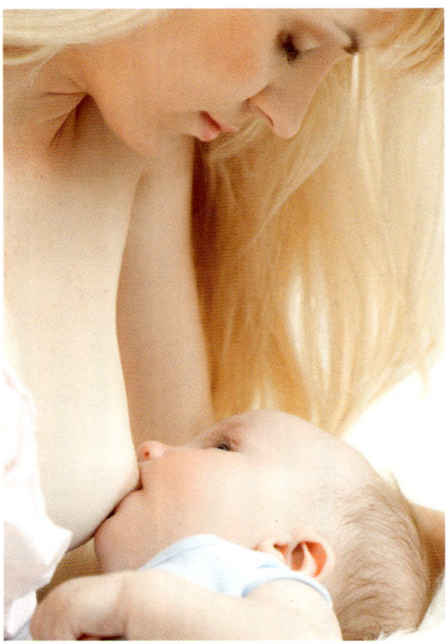

- *Minerali* Il contenuto di elementi minerali del latte umano dipende dalla qualità dell'alimentazione materna. In generale, il latte materno ha un contenuto di minerali inferiore a quello del latte vaccino, ma le quantità sembrano essere quelle giuste per il bambino. Se i bambini sono nutriti con latte vaccino non trattato, i loro reni immaturi vengono sottoposti a uno sforzo eccessivo proprio per la grande quantità di minerali.

In particolare, sodio e potassio hanno un ruolo determinante per l'equilibrio dei liquidi corporei e un eccesso o una carenza dell'uno o dell'altro può provocare qualche problema. Un livello di sodio troppo alto fa venire sete al bambino. Più il bambino ha sete, più viene nutrito e maggiore è la quantità di sodio assorbita, in un circolo vizioso che può provocare seri danni ai reni del neonato. Questo non accade se il bambino è allattato al seno.

I produttori di latte in polvere demineralizzano il latte vaccino, ma è probabile che, con questi accorgimenti, il latte venga privato di altri preziosi costituenti. Il latte di capra contiene livelli di minerali ancora maggiori del latte vaccino.

Il latte materno contiene anche rame e zinco, in misura inferiore al latte vaccino, ma anche questi sono assorbiti meglio con il latte materno.

Vitamina K

Molti pediatri suggeriscono come routine di dare ai neonati allattati esclusivamente al seno della vitamina K in qualche goccia di liquido, per alcune settimane, per favorire il processo di coagulazione. È opinione di molti che questa procedura non sia davvero necessaria e quindi la decisione dovrebbe essere presa insieme, dal pediatra e dai genitori.

Quando e come allattare

Prepararsi ad allattare

Il modo migliore per imparare ad allattare è sicuramente passare del tempo con altre donne che allattano. Può anche essere estremamente utile parlare con qualcuno che abbia un'esperienza valida in questo senso, per esempio una consulente della Lega del latte, che raccoglie donne che hanno anche un'esperienza diretta dell'allattamento, in grado di darvi un consiglio praticamente su qualsiasi problema e disponibili per telefono senza limiti di orario. Nel caso il problema non venga risolto telefonicamente, possono anche venire a farvi visita. Provate a mettervi in contatto con la Lega del latte già prima del parto, oppure chiedete consiglio a un'ostetrica che abbia un'esperienza provata in questo campo.

Già all'inizio della gravidanza comincerete a notare qualche cambiamento nel seno, perché le alterazioni ormonali tendono a renderlo più dolente e spesso più grasso e pesante di prima. Le minuscole ghiandole che circondano il capezzolo producono un olio naturale per lubrificarlo, ma può essere utile massaggiare delicatamente seno e capezzolo con olio di mandorle dolci, di sesamo o di oliva dopo avere fatto il bagno.

Cominciare ad allattare

Se le circostanze lo consentono, il momento migliore per cominciare l'allattamento è prima che sia passata un'ora dal parto, cioè quando il vostro bambino è più sveglio e pronto a cogliere le prime sensazioni della vita extrauterina.

L'inizio sarà la base dell'esperienza futura ed è importante che questo primo incontro soddisfi sia la madre sia il bambino. Se per qualche motivo la prima poppata è

Ferro e lattoferrina

I bambini assorbono molto ferro dalla madre negli ultimi mesi di gravidanza e al momento della nascita ne hanno quindi una riserva sufficiente per sei mesi circa. Questa riserva integra il ferro del latte materno, che ne contiene più o meno quanto il latte in polvere. I bambini allattati al seno, comunque, riescono ad assimilare meglio il ferro, per la maggiore presenza di lattoferrina, la proteina che si lega appunto con il ferro.

rimandata, o se il primo tentativo non ha il successo sperato, riprovate con tranquillità alla prossima occasione.

Nella stanza in cui avviene la prima poppata è indispensabile l'intimità, come d'altronde che l'atmosfera sia calma e rilassata. Se fa abbastanza caldo, l'ideale è che sia voi sia il bambino siate nudi, almeno in parte, per poter godere di un intimo contatto pelle a pelle. Può essere utile stare in posizione verticale e, in alcuni casi, tenere in grembo un cuscino per reggere meglio il vostro bambino.

Una volta che il bambino sarà attaccato al seno cominceranno il riflesso di suzione e quello di deglutizione. Alcune madri sono sorprese dalla forza con cui succhiano i bambini e dalle potenti sensazioni provocate dalla suzione e dal latte che scende. Tuttavia, diversamente da ciò che pensano in molti, i bambini non 'succhiano' il latte. In realtà muovono ritmicamente le mascelle per 'mungere' le ampolle situate dietro l'areola. Certamente succhiano anche, per trattenere capezzolo e areola in bocca, ma una volta che siano ben sistemati, è l'azione delle mascelle a stimolare la produzione e l'eiezione del latte in getti sottili; tutto quello che resta da fare è deglutire. Questo metodo è alla base dell'aspetto tipico del bambino allattato al seno, con le guance rotonde e forti muscoli mascellari.

Quanto allattare

Le molte ore passate al seno sono tra le esperienze più importanti e assorbenti della vita di un bambino. Il bisogno della soddisfazione e del conforto che si provano durante la poppata è così

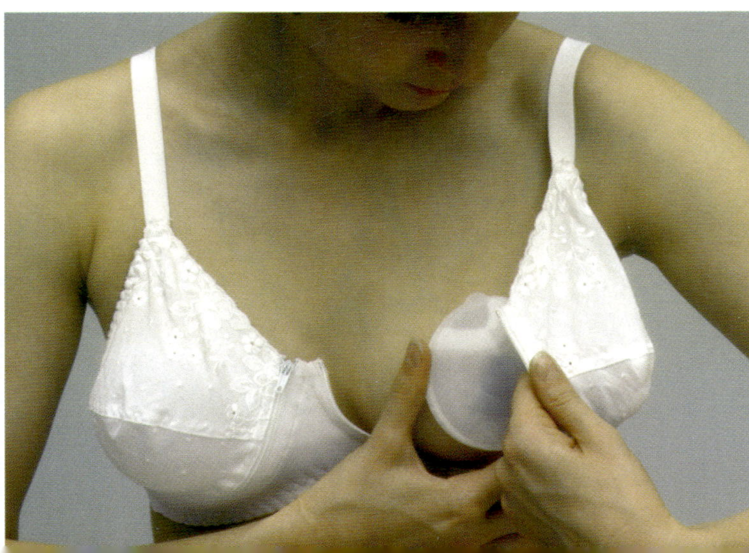

Reggiseno adatto e coppette assorbilatte devono costituire la vostra dotazione abituale nei primi tempi dell'allattamento.

intenso che, proprio dal modo in cui viene corrisposto, dipende la futura sicurezza emotiva del bambino.

Molte mamme sono erroneamente convinte che se offrono il seno al neonato tutte le volte che lo chiede il piccolo, diventerà dipendente e viziato. È piuttosto vero il contrario: i bambini allattati a richiesta tendono a essere calmi e contenti e a diventare in seguito molto indipendenti, sicuri di sé e sani. La soddisfazione e il piacere del seno sono così decisivi che la ripetizione costante di queste esperienze si imprime in modo indelebile sulla personalità del bambino.

I bambini allattati al seno assimilano il latte abbastanza in fretta e sono spesso affamati. In effetti, nei primi giorni, ma spesso anche nei primi mesi, quando sono svegli hanno bisogno di essere allattati quasi in continuazione, di solito ogni due ore circa.

Il modo più facile di procedere è prepararvi ad allattare a richiesta e aspettarvi che in qualche momento della giornata vostro figlio abbia costantemente fame mentre in altri sembrerà soddisfatto e dormirà abbastanza a lungo. Nei primi mesi, i suoi orari saranno assolutamente imprevedibili, con momenti di fame intensissima a qualsiasi ora del giorno o della notte; non è raro che, appena sembra di aver raggiunto degli orari ragionevoli, le esigenze cambino improvvisamente. Benché esistano anche bambini 'facili', che dormono soprattutto la notte e mangiano molto di giorno, anche il contrario è altrettanto comune.

In generale conviene adottare la linea di minima resistenza e allattare il bambino tutte le volte che lo chiede, consentendogli di

Seno e reggiseni

Negli ultimi mesi di gravidanza i seni possono cominciare a produrre colostro, ma non preoccupatevi se ciò non avviene prima del parto. Spremere un po' di colostro di tanto in tanto può essere utile per 'stappare' i canali galattofori, ma non è strettamente necessario, visto che in genere si sbloccano spontaneamente nel momento in cui allattate.

In ogni caso tale accorgimento può giovarvi anche come preparazione psicologica all'allattamento.

Quando il seno si appesantisce e aumenta di dimensioni, è essenziale che sia ben sostenuto con un reggiseno sufficientemente ampio (possibilmente di cotone), anche se normalmente non lo usate. Un sostegno adeguato in gravidanza aiuta a prevenire smagliature e abbassamenti, che spesso vengono addebitati erroneamente all'allattamento. Dopo il parto, vi servirà qualche buon reggiseno da allattamento. I tipi disponibili sono essenzialmente due: quello con le falde abbassabili e quello che si apre completamente sul davanti (più difficile da trovare). Molte donne preferiscono il secondo tipo perché è più comodo da portare e permette al bambino di godersi per intero il seno nudo e di esplorarlo con la manina mentre mangia.

Un'ottima idea è quella di fare scorta in anticipo di vestiti adatti all'allattamento: camicette che si aprano facilmente sul davanti o maglioncini che si possono alzare dalla vita; l'importante è che vi facciano sentire a vostro agio.

Per evitare fastidi ai capezzoli

Le ragadi o l'indolenzimento dei capezzoli possono essere dovuti al modo in cui staccate il bambino dal seno. Non cercate mai di togliere il seno senza prima avere interrotto la suzione; piuttosto, provate prima a premere dolcemente il mento del vostro bambino oppure a inserirgli piano il mignolo in un angolo della bocca.

condurre il gioco. Nel contempo assicuratevi di nutrirvi adeguatamente e di riposare o dormire, almeno quando dorme anche lui. Prima o poi sarà vostro figlio a trovare un ordine e un orario adatto a entrambi.

Durata delle poppate

Spesso, all'inizio dell'allattamento, alle madri viene suggerito di limitare la durata delle poppate a tre, cinque minuti per seno nei primi giorni, da portare gradualmente a dieci minuti circa per parte. Il motivo è che se il bambino succhia troppo, potrebbero venirvi delle ragadi sui capezzoli, che sono come delle screpolature dolorose.

✔ ragadi del capezzolo *vedi* pagina 375

Tuttavia, non sempre il riflesso di eiezione del latte viene attivato nei primi cinque minuti e, se il bambino viene staccato prima, il seno non sarà stato sufficientemente stimolato. Se succede spesso, l'allattamento può non cominciare nemmeno. Se il bambino ha fame, tutte le volte che ne ha la possibilità succhierà forte e allora potrebbero veramente formarsi delle ragadi. Poppate frequenti e senza limiti di tempo, che permettano al bambino di succhiare rilassato finché lo desidera sono in effetti molto meno lesive per i capezzoli e una garanzia per la produzione di latte.
Ci sono bambini che amano continuare a succhiare, anche quando hanno ormai bevuto tutto il latte possibile. Può essere piacevole sia per il bambino sia per la madre, tuttavia in genere conviene interrompere dolcemente la suzione dopo un certo tempo, almeno nelle prime due settimane, per evitare le ragadi, ma solamente se siete sicure che non c'è più latte. Poppate prolungate (per esempio che superano l'ora), ripetute ogni poche ore, possono indicare in alcuni casi che il bambino non prende abbastanza latte, perché non si attacca nel modo giusto, oppure succhia solamente il capezzolo senza riuscire a svuotare il seno.

L'alternanza più adatta

Dopo che il bambino ha succhiato per un po' da un seno, offritegli l'altro, in modo che entrambi siano adeguatamente stimolati. Alla poppata successiva, offritegli prima quello con cui avete finito la volta precedente.

Posizioni per allattare

È indispensabile stare in una posizione comoda quando allattate o tenete in braccio vostro figlio. Sceglietevi un angolo in cui avere tutto a portata di mano e dove non verrete disturbate. Può essere utile avere sotto mano qualcosa da bere: molte donne hanno sete mentre allattano.

Sedute

La sedia tradizionale da allattamento è bassa, perché vi possiate sedere con entrambi i piedi appoggiati a terra e con la schiena ben eretta; non ha braccioli per non intralciare i movimenti vostri e del bambino. Alcune donne stanno benissimo anche a gambe incrociate sul pavimento, con la schiena appoggiata al muro.

Per evitare il mal di schiena è importante che la colonna vertebrale sia sostenuta e che la testa e le spalle siano rilassate. Non piegatevi in avanti per mettere il capezzolo in bocca al bambino: per arrivare all'altezza giusta conviene tenere un cuscino sulle gambe e appoggiarvi il braccio o il bambino.

Una volta che vi siete sistemate comodamente, tenete semplicemente il bambino con la testa nella piega del braccio e con la pancia appoggiata alla vostra. La testa dovrebbe essere naturalmente appena più in alto del corpo, in modo che se con il latte viene ingerita dell'aria, le bolle possano tornare a galla.

Sdraiate

In alternativa potete allattare stando sdraiate su un fianco. È importante che siate ben sostenute con dei cuscini (esistono dei cuscini appositi da allattamento che offrono un appoggio ottimale), almeno le prime volte, e con il corpo leggermente incurvato. Anche il

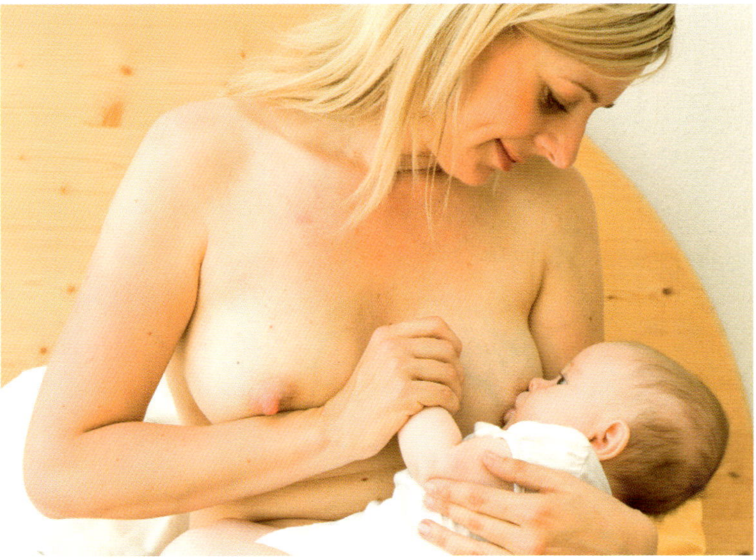

Nella posizione seduta, sostenete la testa del bambino con il vostro braccio.

bambino dovrebbe stare su un fianco, di fronte a voi, con la bocca in linea con il capezzolo e la testa sostenuta dalla piega del vostro braccio. Appoggiate i suoi piedini contro il vostro corpo, in modo che formi un angolo e che sia più vicino al vostro seno il suo mento che non il suo naso. In questa posizione dovrebbe riuscire a prendere bene il capezzolo e a respirare facilmente. Assicuratevi comunque sempre che sia attaccato correttamente.

La posizione del bambino

Quando tenete il vostro bambino al seno, giratelo in modo da stare pancia contro pancia, con la sua testa appena sotto il vostro seno, perché si possa attaccare comodamente. Se il bambino gira la testa per succhiare, eserciterà sul capezzolo una trazione che in breve tempo provocherà delle ragadi. Assicuratevi anche voi di essere comode, fate qualche respiro profondo, rilassatevi e lasciate andare ogni tensione, soprattutto nel collo e nelle spalle.

Come avviare bene l'allattamento

Assicurarsi che il bambino si attacchi correttamente al seno è uno dei passi fondamentali per la migliore riuscita dell'allattamento: non bisogna avere alcuna fretta e aspettare che respiri senza fatica e che mostri di cercare lui stesso il seno.

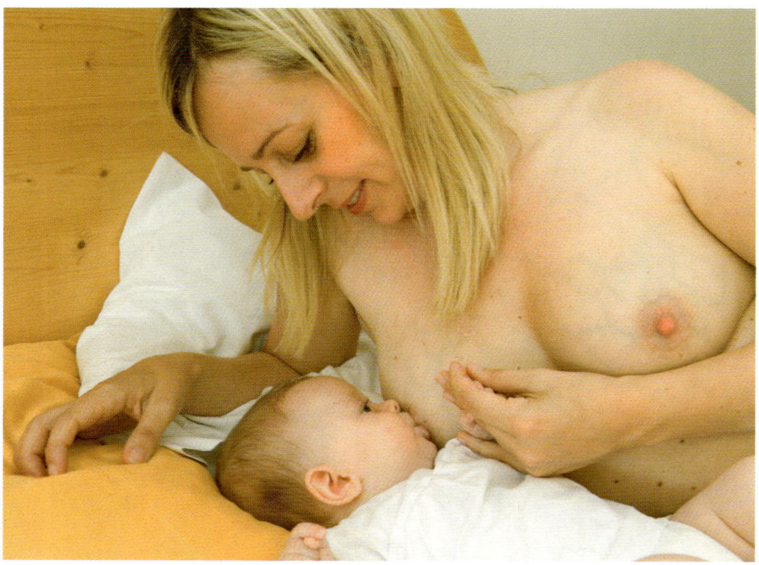

La posizione sdraiata risulta spontaneamente comoda per entrambi durante le poppate notturne.

Alcuni bambini sono inizialmente attratti dal nuovo mondo extrauterino di spazi, luce, colori e suoni, mentre altri hanno bisogno di riprendersi dall'esperienza del parto prima di essere pronti per la prima poppata. Altri, invece, sembrano aver bisogno di succhiare subito e cercano immediatamente il seno. Spesso la loro eccitazione è tale che i primi tentativi di attaccarsi falliscono e così cominciano a sentirsi frustrati e hanno bisogno di essere rincuorati prima di riprovare. Non preoccupatevi se ci vuole un po' di tempo; l'importante è che il bambino sia vicino a voi e che possa cominciare a scoprire il seno.

Potete stimolare il riflesso istintivo del bambino ad attaccarsi al seno sfiorandogli appena la guancia più vicina al seno, in prossimità dell'angolo della bocca. Potete anche strizzare leggermente il capezzolo da dietro l'areola, e far uscire qualche goccia di colostro, di cui vostro figlio avvertirà l'odore e il gusto. Oppure sfiorategli la guancia direttamente con il capezzolo.

Quando il bambino spalanca la bocca, inseritevi il seno, assicurandovi che il bambino si attacchi anche a una parte dell'areola e non solo al capezzolo, che non deve mai essere succhiato da solo. Aiutatelo premendo il seno con il pollice e le altre dita della mano libera disposte a U intorno al capezzolo e all'areola, in modo da spingere bene in fuori il capezzolo.

Verificate che il bambino respiri bene scostando eventualmente il seno dal naso premendolo con un dito.

Ricordatevi sempre di non staccare il bambino dal capezzolo prima di avere interrotto la suzione: per fare ciò aiutatevi inserendo il vostro dito mignolo nell'angolo della bocca del bambino.

Le dita e l'allattamento

- Con il dito medio stimolate il riflesso d'allattamento sfiorando la guancia del bambino.
- Con il pollice e le altre dita disposte a U intorno all'areola spingete in fuori il capezzolo.
- Con l'indice scostate il seno dal naso del bambino per aiutarlo a respirare.
- Con il mignolo facilitate il distacco dal capezzolo inserendolo nell'angolo della bocca del bambino.

Cura dei capezzoli

Il latte materno contiene degli agenti antisettici naturali, quindi non è necessario pulire i capezzoli prima di ogni poppata, pratica che invece tende a eliminare il lubrificante prodotto naturalmente. Sapone e prodotti specifici (specialmente quelli con una base alcolica) devono essere evitati perché rendono la pelle secca e più esposta alle ragadi. Lavare i capezzoli una volta al giorno è sufficiente per garantire l'igiene.

Lasciate asciugare i capezzoli all'aria aperta dopo ogni poppata. Applicatevi poi una goccia di olio di mandorle dolci o, se

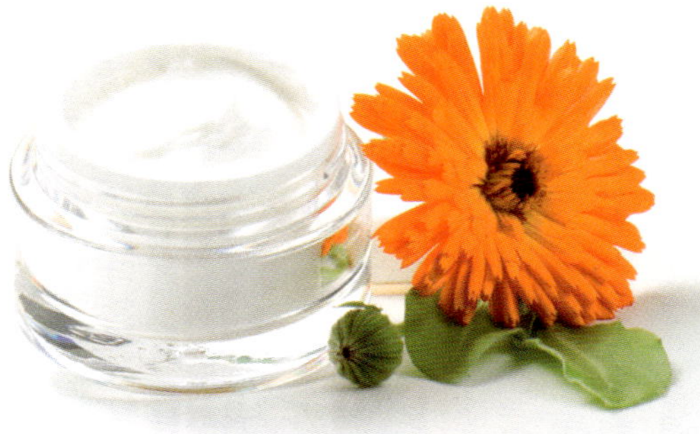

Una pomata alla calendula può aiutare a mantenere il seno in buone condizioni.

sono dolenti, una pomata alla calendula (reperibile nelle farmacie omeopatiche). Dopo qualche settimana, quando i capezzoli si saranno abituati all'allattamento, non ne avrete più bisogno.

In caso di ragadi, è possibile utilizzare una pomata o garze imbevute alle fitostimoline, che vanno tuttavia sciacquate prima di offrire il capezzolo al bambino.

✔ omeopatia *vedi* pagina 431

Particolarmente nei primi mesi, mentre allattate da un seno, anche l'altro spesso incomincia a gocciolare. Proteggete i vestiti con un fazzoletto, un tampone di garza o una coppetta assorbilatte. Mantenete i capezzoli asciutti per evitare che si screpolino, quindi evitate le coppette assorbilatte foderate di plastica, che trattengono l'umidità.

Allattare in ospedale

Per allattare, soprattutto nei primi giorni, quando non avete ancora acquisito una grande familiarità con il vostro bambino e state scoprendo il rapporto con lui, c'è bisogno di pace e di intimità. In ospedale, nonostante la diffusione della pratica del *rooming-in*, non è facile che si crei questa condizione, soprattutto nei reparti dove le visite sono ammesse anche negli orari delle poppate. Non esitate a chiedere ai vostri amici di non venire a trovarvi per qualche giorno, magari rimandando la visita a quando sarete tornate a casa.

Le difficoltà dei primi tempi

Per alcune donne, l'allattamento si avvia praticamente senza sforzo e, fin dall'inizio, procede senza problemi. Per molte, invece, richiede un periodo iniziale di pratica. Le prime due settimane sono le più difficili: la quantità di latte incomincia a definirsi, i capezzoli devono abituarsi alla suzione frequente, voi dovete adattarvi a ritmi sonno-veglia completamente nuovi e ai cambiamenti che avvengono nel vostro corpo, e magari, avete una depressione post partum.

Spesso è difficile rendersi conto che le difficoltà sono naturali e che con un po' di pazienza e di perseveranza si risolveranno presto. Di seguito sono descritti alcuni disturbi dell'allatamento fra i più comuni.

✔ disturbi dell'allattamento *vedi* pagina 375

Ingorgo mammario o congestione

Durante la montata lattea, i seni si riempiono e sembrano enormi. Le ghiandole mammarie piene di latte ve li faranno sentire molto sodi e caldi per l'aumentato afflusso di latte; se però sono molto distesi, duri e caldi è probabile che ci sia un ingorgo mammario.

L'ingorgo mammario può comparire il giorno dopo la montata lattea. I seni sono molto dolenti e, se sono grandi, possono causare dolore fino alle ascelle. Inoltre, possono essere così pieni che il bambino non riesce ad attaccarsi al capezzolo e all'areola. La congestione di solito si riduce notevolmente dopo ventiquattro ore di allattamento a richiesta, quando la produzione di latte incomincia ad adattarsi all'appetito del neonato.

Scegliere quali consigli seguire

Un problema che spesso affligge le donne sono i consigli sull'allattamento talvolta contrastanti che vengono dati dal personale dell'ospedale, da ostetriche, medici, pediatra, senza contare i parenti e gli amici.
Il consiglio è di scegliere una sola persona che comprenda le vostre esigenze e conosca bene l'argomento, e darle fiducia.

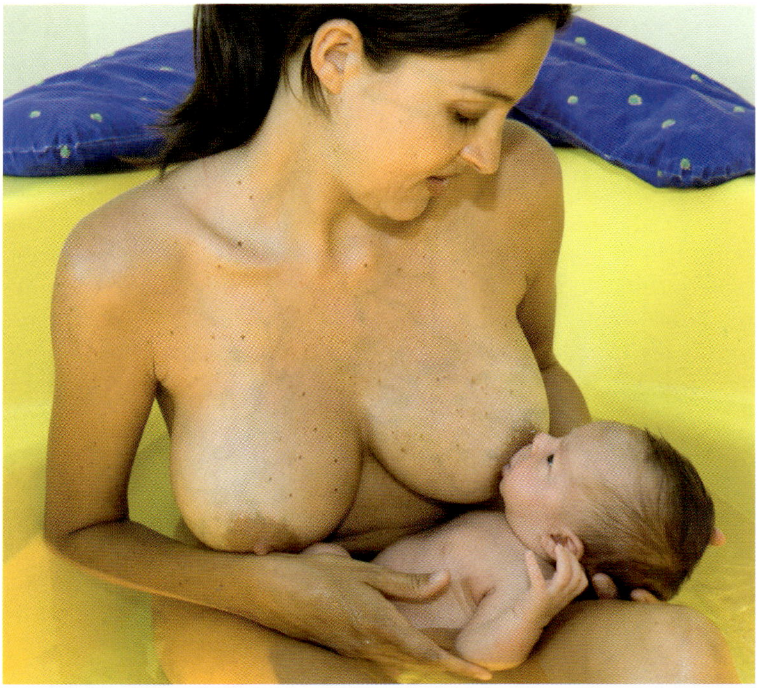

L'acqua può rendere gradevole e facilitare le prime esperienze di allattamento.

COME EVITARE E CURARE LE RAGADI

- Assicuratevi che il bambino sia attaccato correttamente e che abbia in bocca quasi tutta l'areola.
- Allattate in diverse posizioni, in modo che la pressione sul capezzolo possa cambiare.
- Assicuratevi che il bambino succhi in modo da attivare il riflesso di eiezione del latte e poi ancora un po'. Staccare il bambino prima che la poppata abbia raggiunto il culmine può essere dannoso per i capezzoli e per il bambino.

Scoprirete che l'indolenzimento che sentivate all'inizio della poppata tende a diminuire quando il latte scorre.

- Cominciate la poppata offrendo al bambino il seno che sta meglio ed esponete il più possibile i capezzoli all'aria, soprattutto dopo le poppate. Con moderazione, anche il sole può giovare.
- Alcune donne si trovano bene con un tiralatte protettivo di gomma, che fa riposare la pelle screpolata durante la poppata.
- Non usate sapone, reggiseni di tessuto sintetico né coppette assorbilatte foderate di plastica.
- Quando i capezzoli si sono asciugati dopo una poppata, applicate alla base del capezzolo e sull'areola dei prodotti idratanti, per esempio qualche goccia di olio di mandorle dolci o di iperico, o un po' di crema alla calendula.

In caso di ragadi, potete usare anche un prodotto a base di fitostimoline, da sciacquare prima di allattare. È sconsigliabile invece l'uso di antisettici specifici.

Come comportarsi

- È importante continuare ad allattare, cercando di svuotare il seno in modo da continuare a produrre latte.
- Per aiutare il bambino ad attaccarsi prima della poppata, spremete un po' di latte con le dita, massaggiate delicatamente il seno, magari riscaldandolo prima con un bagno o una doccia caldi. Nella vasca distendetevi a pancia in giù e massaggiate il seno in direzione del capezzolo.
- Se non lo avete già fatto, indossate un comodo reggiseno da allattamento di cotone.
- Un metodo efficace, benché insolito, per risolvere una congestione consiste nel prendere delle foglie di cavolo o di verza, raffreddarle bene in frigorifero, liberarle dalle coste più grosse e schiacciarle con un matterello per ammorbidirle e quindi sistemarle nel reggiseno, a diretto contatto con la pelle. Il cavolo aiuta a drenare il liquido in eccesso e a rinfrescare il seno. Dopo un'ora, esponete i seni all'aria. Ripetete l'operazione ogni quattro ore.

Contrazioni uterine

L'ossitocina stimola l'eiezione del latte e favorisce contemporaneamente la riduzione dell'utero. Le contrazioni si ripetono nei primi tempi tutte le volte che si allatta il bambino e aiutano l'utero a ritornare alle condizioni precedenti la gravidanza. Le contrazioni potrebbero essere inizialmente dolorose, soprattutto nelle gravidanze successive alla prima: se succede, cercate di respirare profondamente e di rilassarvi. Non prendete analgesici perché passano nel latte.

Ragadi

Nelle prime settimane di allattamento a molte donne compaiono ragadi sui capezzoli: si tratta di sottili screpolature molto dolorose situate alla base del capezzolo, dove inizia l'areola. La loro comparsa è uno dei motivi più frequenti per cui si rinuncia ad allattare al seno.

Contrariamente a quanto si pensa, non sono più comuni nelle donne con la pelle chiara. Con pazienza e perseveranza possono essere facilmente curate, nel frattempo il capezzolo si sarà abituato alla suzione. Se volete continuare ad allattare, non cominciate a dare latte in polvere a vostro figlio per far riposare i capezzoli: la produzione di latte ne risentirebbe inevitabilmente. Ricordatevi sempre di controllare come il bambino si attacca al seno, in modo che prenda bene in bocca anche l'areola. Se avvertite molto dolore, provate a usare un paracapezzolo di gomma.

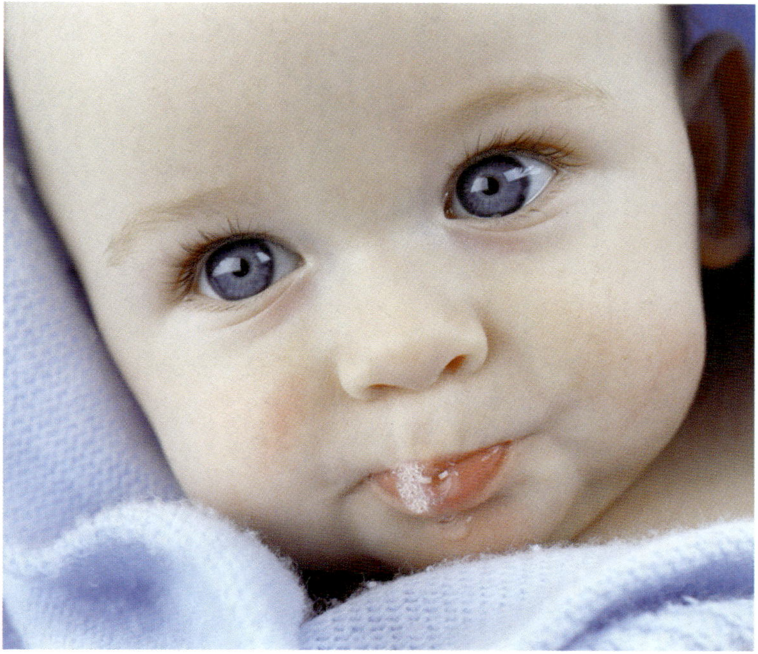

Un'espressione appagata è la migliore testimonianza della soddisfazione raggiunta.

La dieta della madre che allatta

In questo periodo, è molto importante ciò che mangiate; nel capitolo sull'alimentazione sono state fornite le indicazioni di base per una dieta equilibrata. Ogni giorno avrete bisogno di cinquecento calorie in più rispetto al periodo della gravidanza, ma con una dieta e un appetito normali sarà facile raggiungere la quota.
Tre sono i fattori da tenere particolarmente sotto controllo: i liquidi, le vitamine e i minerali e le sostanze da evitare.

Liquidi

Avrete bisogno di ingerire molti liquidi e di bere spesso, lasciando che sia la sete a guidarvi. Tenete sempre a portata di mano dell'acqua minerale e delle tisane di erbe. I succhi di frutta vanno diluiti e bevuti con moderazione.

Vitamine e minerali

Cercate di mangiare alimenti non raffinati e ricchi di vitamine e minerali. Assicuratevi di assumere il calcio necessario, per reintegrare quello consumato per la produzione del latte, e anche alimenti ricchi di ferro.

Sostanze da evitare

Una parte di tutto quello che mangiate, bevete o fumate va prima o poi a finire nel sangue e poi nel latte assunto da vostro figlio. Per questo motivo ci sono sostanze che conviene sempre evitare quando si allatta. Cercate di ridurre o di eliminare completamente le bevande alcoliche, le sigarette e il caffè (anche quello decaffeinato). Evitate droghe e medicinali. Se assumete medicine per una malattia cronica, verificate con il vostro medico che non passino nel latte.
Inoltre, il bambino può reagire ad alcuni alimenti per voi perfettamente normali, con sintomi quali aria nella pancia, diarrea, coli-

Alimenti allergizzanti

È impossibile fare un elenco completo di tutti gli alimenti che, assunti dalla madre che allatta, possono disturbare il bambino; i seguenti, comunque, sembrano essere i più comuni.

- Latte vaccino e latticini: latte, burro, formaggio, cioccolato al latte.
- Spezie: curry, pepe, salse piccanti.
- Cavoli, cavolfiori, broccoli, cavolini.
- Cipolle e aglio.
- Frutta e succhi di frutta: prugne, uva (compresi vino e uva passa), agrumi (limoni, arance, pompelmi).
- Grano e derivati: pane, biscotti, prodotti di pasticceria.

che, vomito, eczema o pianto inconsolabile. Può essere molto difficile trovare la causa del problema, ma potete provare a eliminare per qualche tempo dalla vostra dieta uno o due alimenti sospetti (per esempio il latte e i latticini), per reintrodurli uno alla volta e vedere come reagisce vostro figlio.

Estrarre il latte

In alcuni casi può essere necessario estrarvi il latte, soprattutto se dovete separarvi per qualche tempo da vostro figlio o pensate di tornare a lavorare. L'estrazione può essere effettuata in diversi modi.

Estrazione manuale

Prima di cominciare, lavatevi bene le mani. Inclinate il busto in avanti in modo che la gravità favorisca l'eiezione del latte.
Sostenete il seno con la mano destra, tenendo il polso contro le costole. Mettete il pollice e l'indice contrapposti della mano sinistra 4 cm circa dietro il capezzolo. Premeteli uno verso l'altro e rilasciateli in modo da comprimere le ampolle situate dietro l'areola e stimolare il flusso di latte. Evitate la pressione eccessiva e i pizzicotti. Ruotate la mano per premere tutta la circonferenza, fino a quando tutto il seno sarà stato spremuto. A questo punto passate all'altro seno. Cambiate seno ogni pochi minuti per permettere al latte di raccogliersi nelle ampolle del seno che riposa. Una volta abituate a estrarre il latte riuscirete a farlo senza sostenere il seno e usando il pollice e il medio, mentre, con l'altra mano, terrete un contenitore sterile in cui raccogliere il latte. Trattate il latte estratto in questo modo come il latte artificiale, sterilizzando gli strumenti usati e conservandolo adeguatamente.
All'inizio riuscirete a estrarre solo piccolissime quantità di latte ma, con la pratica, è possibile riuscire a estrarne anche 250 ml per volta.

✓ sterilizzazione
vedi pagina 327

Estrazione con il tiralatte

Ci sono diversi tipi di tiralatte manuali ed elettrici, entrambi reperibili in farmacia. Tra i tiralatte manuali il modello più diffuso è quello a pistone; la maggior parte dei modelli consente di raccogliere il latte direttamente in un poppatoio o in un sacchettino sterile per congelamento. Prima di utilizzarli senza difficoltà è

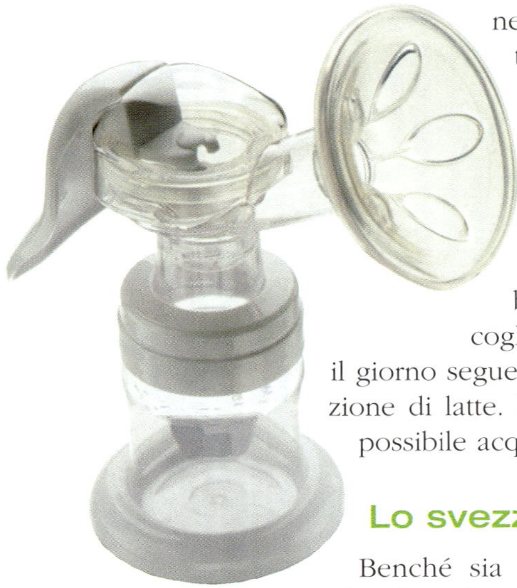

Un modello di tiralatte a funzionamento manuale.

necessaria un po' di pratica. Il vantaggio dei tiralatte elettrici è che il latte viene estratto senza alcuno sforzo. Possono servire in una serie di casi, per esempio se ci sono delle difficoltà ad allattare o dei problemi di salute, e alcune madri che lavorano ne tengono uno sul posto di lavoro per tirare il latte negli orari in cui il bambino avrebbe dovuto essere allattato, raccogliendone così una quantità sufficiente per il giorno seguente e stimolando continuamente la produzione di latte. Esistono anche modelli portatili, a pile; è possibile acquistarli ma anche noleggiarli in farmacia.

Lo svezzamento precoce

Benché sia preferibile non svezzare completamente i bambini fino alla fine del primo anno di vita, possono tuttavia presentarsi dei problemi che rendono impossibile l'allattamento al seno. Il passaggio al latte artificiale deve essere graduale, in modo che sia voi sia il bambino possiate adattarvi bene. Si può cominciare con del latte materno estratto per passare al latte in polvere quando il bambino avrà accettato il biberon.

Cominciate a svezzare vostro figlio saltando una poppata serale, quando il latte è scarso, e sostituendola con un biberon. Dopo qualche giorno, sostituitene un'altra e continuate così finché vostro figlio prenderà cinque biberon e una sola poppata al seno. Se avete il seno fastidiosamente pieno o se vostro figlio sembra accettare con difficoltà il cambiamento, aspettate qualche giorno prima di eliminare un'altra poppata. Continuate a offrirgli il seno una volta al giorno finché ritenete che sia pronto a farne a meno. Quando svezzate il vostro bambino, anche i vostri ormoni cercheranno di adattarsi alla minore stimolazione del seno e, se il processo è graduale, le congestioni dolorose saranno ridotte al minimo. Se sentite che il seno è pieno, lasciate succhiare il vostro bambino per un paio di minuti da ogni parte: il disagio sarà ridotto senza peraltro stimolare la produzione di latte. Se appaiono segni di infezione o di mastite, o avvertite dei rigonfiamenti nel seno, può essere necessario un trattamento urgente.

✔ mastite *vedi* pagina 376

SE NON VOLETE ALLATTARE AL SENO

- Usate un reggiseno ben sostenuto.
- Quando arriva il latte e i seni sono congestionati, avvolgetevi strettamente il tronco e il seno con un asciugamano. Questo trattamento scoraggerà la produzione di latte e in genere è necessario solo per ventiquattr'ore.
- La congestione si attenua anche inserendo foglie di cavolo fredde e ammorbidite nel reggiseno, a contatto con la pelle (vedi p. 320). In genere bastano uno o due giorni.
- Se la congestione è molto forte, il medico potrebbe prescrivervi della bromocriptina o un antiserotonico, farmaci in compresse inibitori della prolattina.

La cura va seguita per due settimane, altrimenti la lattazione potrebbe riprendere.

La bromocriptina è un medicinale potente, che può avere diversi effetti collaterali.

Lo svezzamento può risultare tutt'altro che semplice ed essere causa di una temporanea depressione. Alcuni bambini continuano a essere allattati anche fino all'età di tre o quattro anni, svezzandosi da soli al momento giusto. Ciò è abbastanza naturale e i bambini allattati in questo modo sono in genere molto sani, indipendenti, sicuri di sé e sereni, con un solido fondamento emotivo e psicologico per il futuro.

L'allattamento artificiale

Prima della nascita di vostro figlio può darsi che abbiate delle idee molto precise sul tipo di allattamento da scegliere. Sia che intendiate allattarlo al seno o con il biberon fin dall'inizio, vale sempre la pena di essere aperte e disponibili, di informarvi sulle alternative e, al momento giusto, di ritornare sulla decisione.

Cercate di non vivere l'allattamento con il biberon come una soluzione di ripiego.

Anche se l'allattamento artificiale sembra il più adatto alla vostra situazione, cercate comunque di offrire il seno al bambino, almeno per i primi giorni, perché possa trarre i molti benefici, immediati e futuri, dagli elementi nutritivi e dagli anticorpi presenti nel colostro. Potreste trovare l'esperienza più piacevole di quanto avevate immaginato, oppure ricevere una conferma nella vostra decisione di passare al biberon. Una volta deciso di allattare artificialmente il vostro bambino, informate l'ostetrica e il pediatra che vi hanno seguito durante il parto.

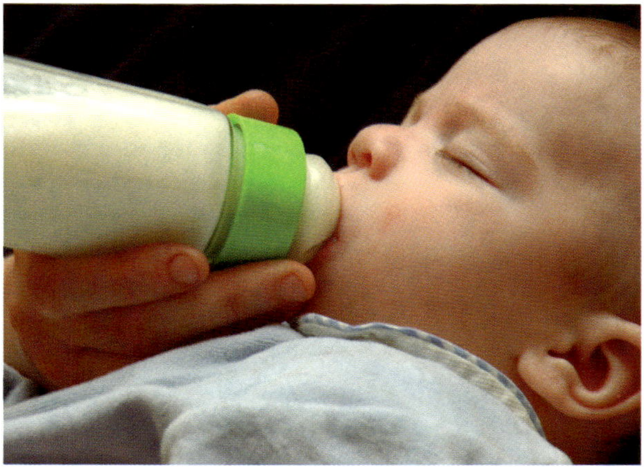

Senza stimolazione, la produzione di latte cesserà e in genere è possibile bloccarla senza assumere farmaci, per quanto la cosa possa comportare qualche giorno di disagio.

La scelta del latte

Allattare artificialmente significa in genere nutrire il bambino con del latte vaccino modificato, o con un latte a base di soia per i bambini allergici al latte vaccino. C'è anche chi preferisce orientarsi verso i latti vegetali e i brodi di cottura dei cereali, preparati in casa. L'unica cosa da non fare è dare a un bambino sotto i nove mesi il normale latte fresco o quello appena munto e nemmeno il normale latte in polvere o quello condensato.
Se avete bisogno di consigli, chiedete a un pediatra di fiducia. Se avete esigenze particolari, per esempio se siete vegetariani, studiate la lista degli ingredienti sulla scatola. Non tutte le marche vanno bene per tutti i bambini ed è abbastanza normale provarne due o tre tipi prima di trovare quella giusta per vostro figlio; se possibile, orientatevi verso un latte proveniente da agricoltura biologica. Quando il bambino ha tre mesi circa sarà bene, secondo i consigli del pediatra, passare a un latte di proseguimento.

L'occorrente

Per dare il latte al bambino avrete bisogno di un certo numero di biberon e tettarelle e dell'occorrente per sterilizzarli.
Ci sono tettarelle studiate apposta per essere il più possibile simili nella forma e nella consistenza al capezzolo materno; sono le migliori per lo sviluppo delle mascelle, perché l'azione muscolare necessaria per spremere il latte è simile a quella che viene esercitata sul seno. Le tettarelle, inoltre, possono essere forate in diversi modi. La tettarella ideale è quella che, rovesciando il poppatoio, lascia uscire un flusso continuo di goccioline. Se il foro è troppo piccolo usciranno solo poche gocce, e il bambino dovrà sforzarsi per succhiare un po' di latte, si stancherà in fretta o succhierà molta aria. Se il foro è troppo grande, il latte passerà troppo velocemente e il bambino rischierà di non riuscire a inghiottirlo completamente. Iniziate con una tettarella a fori più piccoli, e aumentate le dimensioni dei fori a mano a mano che il bambino cresce.
I biberon possono essere di plastica o di vetro. Quelli di vetro offrono maggiori garanzie igieniche, ma sono pesanti e si rompono quando cadono, pertanto in genere si preferisce la plastica.

Esistono anche dei sacchettini di plastica sterile da fissare a un contenitore a forma di biberon. Non c'è bisogno di sterilizzarli ogni volta, sono in grado di impedire al bambino di ingerire troppa aria e sono muniti anche di tettarella.
Per le prime settimane vi serviranno soprattutto biberon piccoli, da 125 ml, poi la capienza aumenterà gradatamente insieme al fabbisogno di latte di vostro figlio.
È possibile che i bambini allattati al biberon abbiano più sete di quelli allattati al seno: provate a offrire loro anche un biberon di acqua o di tisana (camomilla e tisana di finocchio), evitando quelle solubili che contengono zucchero.

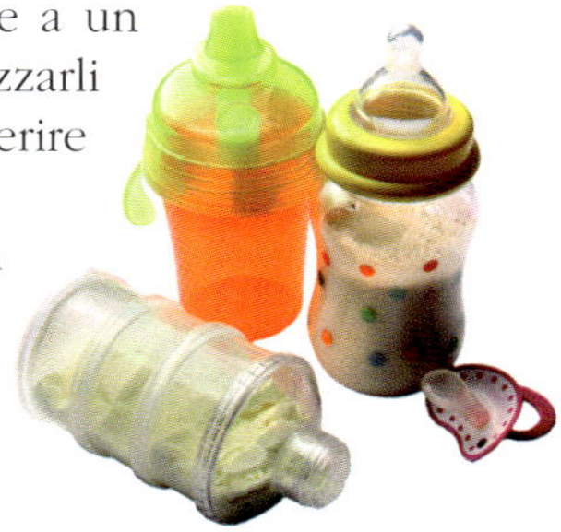

Il corredo base per allattare con il biberon

- Latte in polvere per bambini;
- otto biberon di diversa capienza, da 125 a 250 ml;
- dieci tettarelle, nelle prime settimane con fori piccoli;
- vaschetta o bollitore per la sterilizzazione;
- spazzole di nylon per lavare biberon e tettarelle;
- misurino;
- pinza igienica.

Pulizia e sterilizzazione

L'allattamento artificiale richiede un'attenzione particolare all'igiene per evitare che il latte, una volta preparato, diventi un mezzo di propagazione dei batteri. Il sistema più semplice è utilizzare uno sterilizzatore elettrico a vapore (in vendita in farmacia o nei grandi supermercati), che evita sia di bollire i biberon, sia di utilizzare una soluzione disinfettante che rischia di essere ingerita dal bambino se non viene scrupolosamente risciacquata.
Prima di essere disinfettati o sterilizzati, biberon e tettarelle devono essere lavati scrupolosamente con acqua calda e spazzolino.
La sterilizzazione può cambiare la forma e la consistenza delle tettarelle e modificare le dimensioni del foro, che andrà quindi controllato tutti i giorni. Tenete sempre in casa qualche tettarella di ricambio e non usate sempre la stessa.

Preparare il latte

Lavatevi bene le mani e pulite il piano di lavoro, asciugando tutto con un canovaccio pulito. Seguite sempre scrupolosamente le istruzioni del produttore, riportate sul pacchetto, mescolando esattamente le quantità di polvere e di acqua indicate. Utilizzate un'acqua minerale poco mineralizzata; meglio evitare l'acqua del rubinetto, che spesso può essere clorata. Usate solo i misurini forniti con la confezione e, dopo avere rotto eventuali grumi, livellate bene il misurino con un coltello. Non riempite mai troppo il misurino, non schiacciate la polvere e non aumentate le dosi: la miscela può risultare indigesta, troppo ricca o troppo nutriente per il bambino; o, ancora peggio, una dose eccessiva di sodio e di fosfati può danneggiare gravemente la salute dei piccoli.

I biberon possono essere preparati al momento della poppata oppure tutti insieme, per l'intera giornata, e conservati in frigorifero fino al momento del consumo. Gli avanzi vanno buttati, così come il contenuto dei biberon pieni non utilizzati.

Alcuni bambini bevono volentieri il latte artificiale anche appena tolto dal frigorifero, ma in genere conviene riscaldarlo in uno scaldabiberon elettrico o a bagnomaria, in un pentolino pieno d'acqua. Per controllare che la temperatura del latte sia giusta, fatene scendere qualche goccia sul polso: non deve risultare né caldo né freddo. Il latte artificiale riscaldato non va mai tenuto in un termos, che è l'ambiente ideale per la proliferazione batterica.

Se dovete viaggiare in situazioni disagiate, prima di partire diluite il latte in polvere e fatelo raffreddare in frigorifero. Mettete il biberon in una borsa frigo ed estraetelo solo al momento della poppata. Non è il caso di lasciare il latte a temperatura ambiente per più di sei ore, a meno che il biberon non sia stato sterilizzato già pieno di latte. È possibile anche portare con sé nel termos un biberon sterile riempito solo di acqua calda e un piccolo contenitore ermetico con la giusta dose di latte in polvere, da mescolare al momento.

Nell'allattamento con il biberon potrete esprimere lo stesso amore che nell'allattamento al seno.

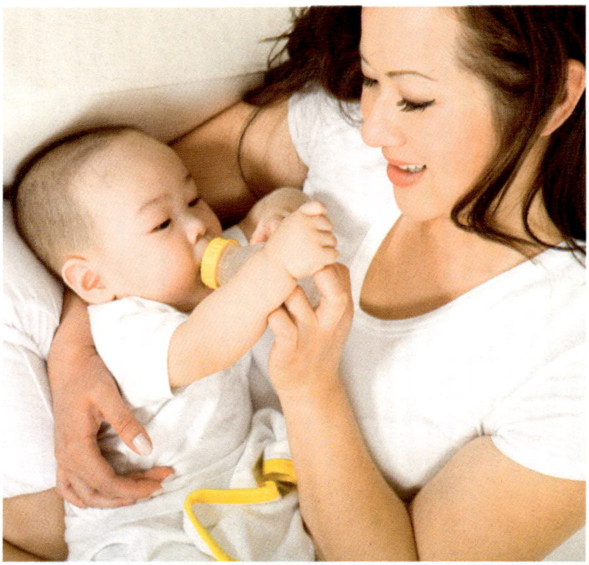

Quando allattare

In media, quasi tutti i bambini allattati artificialmente cominciano con cinque o sei poppate a intervalli più o meno regolari nel corso delle ventiquattr'ore.

Cercate di dare da mangiare a vostro figlio quando ne sente il bisogno e di non limitargli il numero delle poppate.

Uno dei vantaggi dell'allattamento artificiale è che, dopo l'irregolarità dei primi giorni, in genere gli orari si stabiliscono in modo prevedibile e i bambini rinunciano alla poppata notturna prima di quelli allattati al

IL PIACERE DI NUTRIRE VOSTRO FIGLIO

Uno dei grandi vantaggi dell'allattamento artificiale è che anche il padre può partecipare, non solo al lavoro necessario per sterilizzare e preparare i biberon, ma anche alla gioia e all'intimità che accompagna i pasti. Dare da mangiare a un bambino è qualcosa che va molto al di là del cibo: è il veicolo principale attraverso cui si dà affetto a un bambino. Sedetevi comodamente, cullate vostro figlio tra le braccia e parlategli o cantate intanto che gli offrite il biberon. Sfiorategli la guancia con la tettarella o con un dito, per fargli sapere che c'è la pappa e perché giri la testa verso il biberon. Fate in modo che sia un momento piacevole in cui godere insieme del calore del contatto.

Quando la tettarella è in bocca, assicuratevi che il poppatoio sia abbastanza inclinato da non fare passare aria.

Passate un po' di tempo ad accarezzare il vostro bambino. Le sue espressioni che cambiano vi affascineranno. Cambiategli posizione, affinché possa vedervi da diverse angolazioni e non debba stare sempre sullo stesso fianco. Non lasciate mai il bambino da solo con il biberon: c'è il pericolo che possa soffocare, e inoltre lo privereste di un contatto fisico essenziale per il suo sviluppo, delle carezze e della sensazione di essere protetto.

seno. Tuttavia, come per tutto ciò che riguarda i neonati, non ci sono regole universali e ogni bambino è unico. La flessibilità è sempre di grande aiuto.

Quanto latte

Le dosi e le quantità di latte da preparare variano a seconda dell'età e del peso dei bambini, e sono in genere riportate secondo uno schema di massima sulla confezione del latte. I bambini fino a cinque mesi hanno bisogno di circa centoventi calorie al giorno per ogni chilo di peso. Per coprire questo fabbisogno sono necessari approssimativamente 200 g di latte al giorno per chilo corporeo. È solo un'indicazione di massima, non applicabile a tutti i bambini. Sarà l'esperienza, con le sue prove e i suoi errori, a guidarvi: se a una poppata vostro figlio finisce tutto il latte, la volta dopo potrebbe volerne di più. Se ne lascia sempre un po', probabilmente ne ha bisogno una quantità minore.

Vitamine sì o no

Il latte in polvere per neonati contiene in genere numerose vitamine, per cui non dovrebbe esserci bisogno di integrare l'alimentazione di vostro figlio con un ulteriore supplemento vitaminico. A volte alcuni pediatri prescrivono un'integrazione di vitamina C, oppure A e D; se non siete d'accordo, discutetene con il vostro medico.

L'allattamento misto

Molte madri che per necessità decidono di usare il latte in polvere non sanno che è possibile unire l'allattamento artificiale e quello al seno, con molti vantaggi per la salute del bambino. Finché il bambino succhia regolarmente il seno, anche solo una volta al giorno, per esempio la sera, il latte continuerà a essere prodotto nella quantità necessaria.

Le cure quotidiane

I bambini piccoli hanno alcuni bisogni primari essenziali per la loro sopravvivenza e la loro felicità. Devono sentirsi al caldo, asciutti e puliti, ma anche amati e desiderati. Esistono infiniti modi per dimostrare loro affetto, ma il più importante è il contatto fisico: per stare bene i bambini hanno bisogno di essere tenuti in braccio, abbracciati, accarezzati e questo contatto che esprime affetto è un'esigenza che dura per tutta l'infanzia, oltre che nella vita adulta.
La soddisfazione ripetuta dello stimolo della fame è uno dei modi attraverso cui il bambino impara ad avere fiducia nella vita.
Il cibo non è necessario solo per il suo valore nutritivo, ma anche per l'affetto e per la stimolazione che il bambino riceve durante le poppate.
Infine, il bambino ha bisogno di tutte le occasioni possibili per godersi il mondo che lo circonda e, a mano a mano che cresce, di essere stimolato e incoraggiato a esplorare e ad apprendere.
Se nell'infanzia queste esigenze vengono soddisfatte, il bambino cresce sano, fisicamente ed emotivamente.

Pianto e coliche

I bambini piccoli esprimono le loro emozioni in modo diretto e immediato. Il pianto è il mezzo attraverso cui comunicano a chi si occupa di loro le proprie esigenze. I neonati non nascondono le emozioni come gli adulti: se un bambino è a disagio, fisicamente o emotivamente, lo si capisce subito, perché comincia a piangere. Il pianto del neonato è per natura potente e penetrante: non deve essere ignorato. È infatti un fattore importante per la sopravvivenza. Non bisogna mai lasciare piangere i bambini aspettando che passi, non soltanto perché esiste la possibilità di sottovalutare qualcosa di importante, ma anche perché è insensato lasciare che un pianto che originariamente chiedeva cibo o calore (e quindi volto a soddisfare un'esigenza primaria) si trasformi in un pianto di frustrazione che può essere via via sempre più difficile da calmare.

Perché i bambini piangono

Ogni bambino è un caso a sé, ma tutti i neonati hanno una 'lingua' comune per quanto riguarda il pianto. I motivi del pianto possono essere molti ma presto sarete in grado di interpretarne molto bene i segnali.

- *Fame* È il motivo più comune del pianto, che in questo caso esige dalla madre una risposta immediata. In generale è meglio cominciare a capire se ha fame per poi prendere in considerazione altre possibili cause.
- *Bisogno di rassicurazione* Il bambino può desiderare di essere preso e tenuto in braccio. Non dimenticate che, fino a non molto tempo fa, se ne stava al sicuro nel vostro utero, dove tutti i suoi desideri venivano soddisfatti automaticamente, costantemente portato in giro e cullato dolcemente a ogni vostro movimento e confortato dalla presenza del vostro corpo. Di tanto in tanto ha quindi diritto a riprovare questa sensazione di sicurezza 'uterina'; importante quanto l'alimentazione e fondamentale per una cre-

Quando il bambino piange

Assicuratevi che il vostro bambino non abbia fame, caldo o freddo, bisogno di stare un po' in braccio e di fare un ruttino, e che non debba essere cambiato. Se tuttavia continua a piangere, ecco qualche suggerimento.

- Tenetelo in un marsupio a scialle contro il vostro corpo e portatelo in giro con voi.
- Provate a fare un bagno insieme.
- Prendetelo in braccio, avvolgetevi insieme in un grosso scialle e dondolatevi su una sedia a dondolo.
- Provate a cantargli qualcosa o a fargli ascoltare una musica dolce.
- Se è molto stanco e non vuole essere tenuto in braccio, provate a metterlo per terra o nella carrozzina, copritelo con una coperta e massaggiategli dolcemente la schiena.
- Provate a massaggiarlo (vedi pp. 351-359), scegliendo però un momento favorevole, in cui possa apprezzare la novità. Se sospettate una colica, provate a massaggiargli l'addome in senso orario con dell'olio di mandorle dolci a cui avete mescolato una goccia di essenza di finocchio.
- Potete portarlo a fare un giro in macchina finché si addormenta.
- Fate tenere un po' il bambino al vostro compagno.
- Consultate un omeopata: vi può dare dei consigli molto utili.
- L'osteopatia cranio-sacrale è una tecnica 'dolce' che, secondo alcuni, fa miracoli per calmare i bambini nervosi.

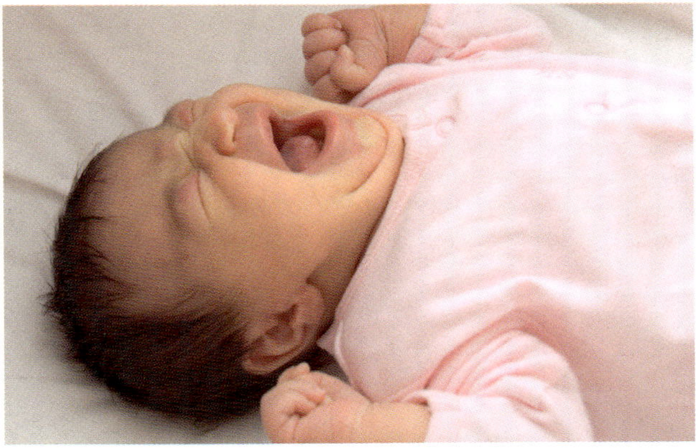

scita serena. Non è un caso che i bambini appartenenti ad alcune culture vengano tenuti per la maggior parte del tempo a contatto con il corpo materno durante lo svolgimento delle attività quotidiane. I bambini che hanno avuto un parto difficile, che sono stati separati dalla madre o malati possono trarre particolare giovamento dal fatto di essere tenuti molto in braccio.

- *Indigestione e coliche* Qualche volta i bambini sono disturbati dalle forti sensazioni del processo digestivo. Alcuni piangono prima di andare di corpo e hanno bisogno di essere rassicurati, tenuti in braccio e confortati. Anche l'aria nella pancia può causare disagio e far piangere il bambino.

Le coliche gassose sono un disturbo che provoca acuti spasmi intestinali e un forte dolore addominale. Le vere coliche, quando il dolore è così forte che il bambino si tira le ginocchia sulla pancia, che appare tesa e dura, non sono poi troppo frequenti, ma si è soliti attribuire loro molti pianti. Spesso sono in relazione con l'alimentazione: il bambino allattato al seno, oltre a non tollerare qualche cibo assunto dalla madre, può non riuscire a saziarsi perché la madre ha un riflesso di eiezione del latte ritardato. Il bambino allattato artificialmente può non tollerare il particolare tipo di latte con cui viene alimentato.

- *Disagio* Se il bambino ha caldo o freddo, piangerà per farvelo sapere. Anche i pannolini sporchi e l'eritema da pannolino possono dare molto fastidio.
- *Malattia* Benché i bambini molto malati tendano a essere fin troppo tranquilli, se il bambino ha qualche disturbo, comunicherà il suo dolore o il fastidio piangendo. Se le urla sono acute o il pianto è insolito, avvertite il medico.
- *Emozioni* Come gli adulti, anche i bambini hanno bisogno di esprimere le loro emozioni, il che in genere avviene con il pianto. Alcuni bambini impiegano mesi a trovare un proprio equilibrio e piangono più di altri. Altri hanno bisogno di parecchio esercizio fisico e piangono per liberarsi delle energie in eccesso; in questo caso rispondono particolarmente bene al massaggio e ai giochi fisici.

Spesso i lattanti piangono e sono nervosi soprattutto la sera, per esempio tra le cinque e le dieci, quando anche le energie dei genitori sono ridotte al minimo. Questo periodo di nervosismo tende a risolversi nel giro di qualche settimana e in genere non dura oltre i tre mesi.

Può essere utile fare un riposino prima della crisi, consumare un pranzo nutriente e uno spuntino nel tardo pomeriggio. Provate anche a preparare tutto il possibile per la cena fin dal mattino e a fare un bagno o un massaggio al bambino prima dell'ora critica. Oppure portatelo a fare una passeggiata.

- *Umore della madre* Madri e figli hanno un rapporto terribilmente intimo e spesso il vostro umore si rivela contagioso. Se siete tristi, preoccupate, tese o irritabili, il vostro bambino si sentirà come voi e ve lo farà capire piangendo. Questo può dare origine a un circolo vizioso; quindi, se vi capita, fate uno sforzo cosciente, respirate profondamente e cercate di mantenere la calma. Se possibile, affidate il bambino a qualcun altro e fate una pausa. I rapporti con altre madri possono essere un aiuto prezioso.

Dal pianto alla crisi

Il pianto incessante di un neonato può ragionevolmente mandare in crisi anche il genitore meglio intenzionato e più affettuoso. Ci sono sempre dei momenti in cui il bambino è inconsolabile e, se siete stanche, questo tipo di pianto può provocare in voi sentimenti di disperazione, frustrazione e inadeguatezza, che ben presto si trasformeranno in rabbia. Sono sentimenti che provano tutti i genitori nei momenti di debolezza, ma possono rappresentare uno shock quando improvvisamente vi rendete conto con spavento di come si possa arrivare a maltrattare un bambino piccolo. In questa situazione, la cosa migliore da fare è chiedere a qualcuno di tenere il bambino e fare una pausa.

Se siete sole e non c'è nessuno a cui potete chiedere aiuto, mettete il bambino in un'altra stanza per un po' (badando che non possa farsi male) e cercate di calmarvi, concentrandovi sulla respirazione, ascoltando della musica che vi tranquillizzi e ripetendovi che queste cose succedono a tutti; in alternativa, andate insieme a fare una passeggiata, oppure un giro in macchina. Se la cosa si ripete spesso, parlatene con qualcuno, prima che la situazione diventi insostenibile.

Le crisi di pianto possono mettere alla prova i nervi di chiunque e scatenare in voi anche sentimenti di rabbia e disperazione: è normale, ma non esitate a cercate l'aiuto di qualcuno che vi è vicino.

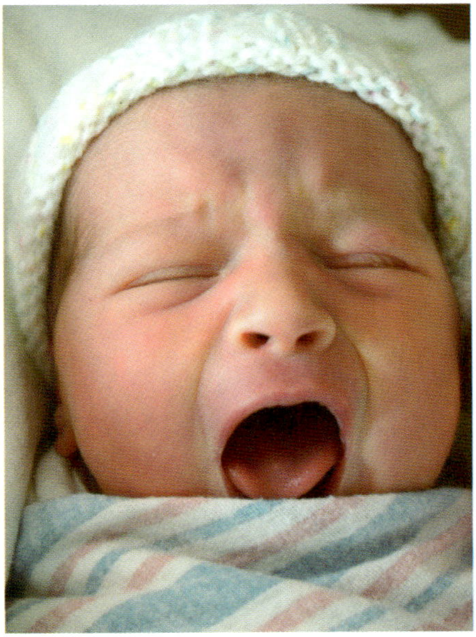

Armarsi di pazienza

Di solito i bambini hanno dei buoni motivi per piangere, quindi se i pianti inconsolabili si ripetono, è importante rivolgersi a qualcuno che vi aiuti a individuarne la causa. Tutti i bambini hanno prima o poi una giornata difficile o sono un po' noiosi. Se riuscite a resistere alla tempesta, presto passerà.

Il ruttino

Quasi sempre, indipendentemente dal fatto di essere allattati al seno o con il biberon, i bambini, mangiando, ingeriscono aria, che crea fastidio, e di conseguenza piangono o diventano nervosi e irritabili. Il problema riguarda i bambini allattati artificialmente, quando la tettarella è troppo piccola o il biberon non viene tenuto abbastanza inclinato. Spesso il bambino ha bisogno così di fare qualche ruttino durante la poppata.

I bambini allattati al seno, invece, ingeriscono aria quando il seno è molto pieno e all'inizio il latte esce molto rapidamente: il bambino deve inghiottirlo troppo in fretta e spesso con molta aria. Cercate di ridurre il flusso mettendo due dita intorno all'areola e premendo verso l'alto finché il flusso non sia un po' rallentato.

Per attenuare eventuali disagi, tenete il bambino diritto, in modo che le bolle d'aria possano risalire ed essere espulse con un ruttino. Provate a tenere il bambino sul petto, con la testa appoggiata alla spalla e a dargli qualche colpetto sulla schiena. Oppure, mettetevelo in grembo, a pancia in giù, e massaggiategli la schiena. Talvolta, il bambino rigurgita anche un po' di latte e ha fame di nuovo. Se non ha fatto alcun ruttino dopo tre minuti, non preoccupatevi. Tenere il bambino con voi in un marsupio o nell'apposita fascia è il modo migliore per fargli espellere l'aria eventualmente ingerita.

Sicuramente non si deve insistere perché il bambino faccia il ruttino dandogli pacche vigorose sulla schiena dopo ogni poppata. In realtà, molti problemi normalmente attribuiti a un eccesso di aria sono dovuti a un'alimentazione scorretta. Il ruttino non è comunque necessario se il bambino, quando mangia, ha la testa un po' più alta rispetto al corpo. Ci sono anche bambini che non lo fanno mai.

Per attenuare eventuali disagi, dopo l'allattamento tenete per un po' di tempo il bambino in posizione verticale.

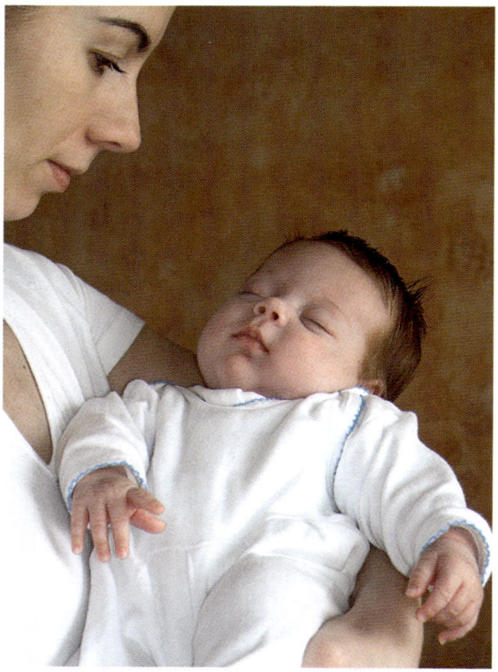

Rigurgiti e vomito

Tutti i bambini rigurgitano del latte di tanto in tanto e alcuni più spesso di altri. In genere il latte è rigurgitato misto a saliva e quindi anche se la sua quantità è ridotta, sembra ingente. Con i rigurgiti, il bambino espelle il latte in eccesso.
Poiché una delle conseguenze inevitabili di avere un bambino piccolo è macchiarsi continuamente di latte, conviene usare abiti pratici da lavare e che non vanno stirati. Tenete inoltre a portata di mano tovaglioli o fazzoletti di carta per asciugare subito i rigurgiti.
Il rigurgito è normale, mentre crisi frequenti di vomito, con febbre o diarrea potrebbero essere il sintomo di un'infezione. Avvertite il vostro medico al più presto e, nel frattempo, assicuratevi che il bambino beva molto per reintegrare i liquidi persi.
Molto raramente, il bambino vomita tutto ciò che ha mangiato, addirittura con un getto violento del cibo parzialmente digerito. In questi casi è bene avvertire il pediatra perché esiste il rischio o di una stenosi pilorica, cioè un restringimento della valvola che collega lo stomaco al duodeno (il piloro), oppure di un'ernia iatale.
Purché il vostro bambino aumenti regolarmente di peso, bagni un numero sufficiente di pannolini (circa sei al giorno) e secondo il pediatra goda di buona salute, non c'è bisogno di preoccuparsi per qualche conato di vomito. Cercate di dargli da mangiare più spesso e assicuratevi che prima della poppata sia tranquillo.

✔ **vomito** *vedi* **pagina 460**

Come capire se ha freddo

È sufficiente toccargli l'addome: se è freddo, il bambino va scaldato. Può essere indicativa anche la temperatura del naso e delle manine. Inoltre vi farà capire che è a disagio diventando inquieto, respirando più in fretta del solito e magari piangendo.

IL CALORE

I bambini sono sereni e a loro agio quando stanno al caldo e usano i muscoli per trasformare l'energia in calore. Tuttavia, non sono in grado di conservare il calore prodotto. In particolare ne perdono molto dalla testa, perciò, se non fa caldo, conviene mettere sempre un cappellino al bambino quando uscite.

Con una temperatura ambiente sui 21-22 °C, il bambino sta bene con maglietta, pannolino e tutina.
Se lo spogliate, per esempio per cambiarlo, massaggiarlo o fargli il bagno, scaldate la stanza di alcuni gradi.
La soluzione migliore per tenere al caldo un neonato è mantenerlo a contatto diretto con il vostro corpo.
Uscire quando fa freddo non è sconsigliato, purché il bambino sia sufficientemente coperto, testa, mani e piedi compresi.
Quando i bambini hanno circa tre mesi e pesano intorno ai sei chili, la loro capacità di trattenere il calore corporeo aumenta notevolmente.

Bisogna impedire che la sua temperatura scenda troppo. In questo raro caso, il bambino ha petto e addome freddi, è pallido e non ha energie per piangere. Se ciò accade, tenetelo contro di voi, pelle contro pelle, sotto una coperta o uno scialle pesante finché si sarà riscaldato un po' e chiamate subito il medico.

Come capire se ha caldo

I bambini, purché vestiti solo di puro cotone o lino, oppure lasciati completamente nudi, stanno benissimo anche a temperature intorno ai 30 °C. Quando fa molto caldo, tenete il vostro bambino il più possibile senza pannolino, per evitare la formazione di un eritema. Vestire molto il bambino quando fa caldo può provocare un innalzamento della temperatura corporea, e causare un'eruzione cutanea, come la sudamina. La pelle del neonato è molto sensibile e un'eventuale esposizione al sole deve essere estremamente graduale ricorrendo anche all'applicazione di crema protettiva.

✔ sudamina *vedi* pagina 443

✔ febbre del neonato *vedi* pagina 403

Se il neonato ha caldo, appare arrossato e irritabile e piange. I bambini emettono calore proprio come gli adulti, ma la loro sudorazione non è così immediata. Per rinfrescare un bambino accaldato, provate a sventolarlo, a immergerlo nell'acqua tiepida o a fargli delle spugnature tiepide su tutto il corpo in modo da ridurre la sua temperatura corporea. Questi metodi possono essere utilizzati anche se c'è un po' di febbre, ma chiedete sempre prima consiglio al vostro medico.

Quando fa molto caldo i neonati possono essere lasciati solo con il pannolino o, quando possibile, anche completamente nudi.

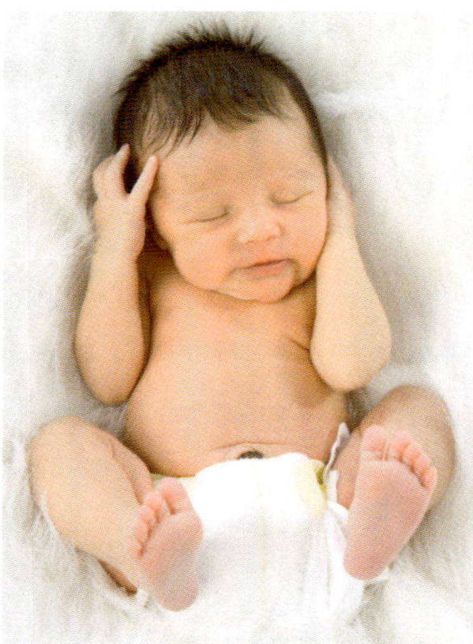

I pannolini

I bambini cominciano a controllare gli sfinteri solo nel secondo o nel terzo anno di vita. Fino ad allora, le evacuazioni avvengono involontariamente e il bambino deve portare i pannolini. Potete scegliere tra pannolini usa e getta, nei vari tipi, e pannolini di tessuto (che vanno opportunamente lavati e sterilizzati). La scelta è dettata in genere dallo stile di vita o dalle preferenze personali.

Pannolini usa e getta

Esistono diversi tipi di pannolini, estremamente pratici anche se costosi: conviene comprarli in grosse quantità negli ipermercati, dove costano meno. Hanno misure diverse secondo il peso e a volte il sesso del bambino. I pannolini usa e getta sono molto più comodi di quelli di tessuto, soprattutto quando si viaggia.

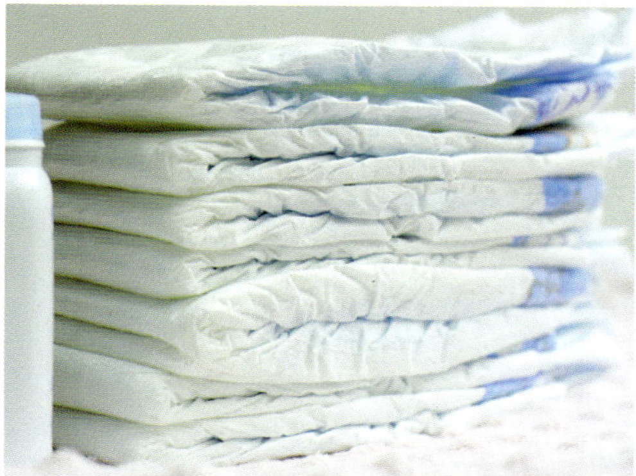

Una scorta di pannolini deve sempre essere pronta all'uso sul fasciatoio.

Pannolini di tessuto

Alcune madri ritengono che i pannolini di spugna filtrante, oltre a essere molto assorbenti, siano più comodi per i bambini, inquinino meno e rappresentino anche un notevole risparmio. Il loro unico difetto è che comportano un aggravio non indifferente di lavoro. Se vorrete cimentarvi nell'impresa, serviranno almeno ventiquattro pannolini, mutandine di plastica o ciripà e spille di sicurezza.

- *Quadrati di garza* In morbida fibra naturale, sono un'ottima barriera tra sederino e pannolino per i bambini piccolissimi, anche perché possono essere ripiegati nella misura che occorre. In compenso non sono molto assorbenti, ma sono utilissimi da tenere a portata di mano per pulire o asciugare.
- *Triangoli assorbenti* Hanno un rinforzo centrale di spugna (da tenere verso l'esterno) e per il resto sono di tessuto leggero e filtrante, comodo da indossare. Sono più costosi dei quadrati di garza.
- *Quadrati di tessuto non tessuto* Sono di materiale usa e getta e vanno messi a contatto con la pelle, prima del pannolino. Consentono all'umidità di filtrare verso l'esterno senza tornare indietro. In questo modo la pipì è assorbita dal pannolino e la pelle del bambino rimane relativamente asciutta. Possono essere utili per prevenire un eritema da pannolino, di notte, se il bambino dorme a lungo, e per non sporcare troppo i pannolini con le feci.

Il cambio dei pannolini

I pannolini vanno cambiati tutte le volte che il bambino è bagnato; prima di intraprendere l'operazione controllate sempre di avere tutto l'occorrente a portata di mano. Se i pannolini bagnati o sporchi di feci rimangono a lungo a contatto con la pelle delicata del bambino, l'ammoniaca presente nell'urina può irritarla o provocare eritema.

✔ eritema da pannolino *vedi* pagina 400

Cosa tenere accanto al fasciatoio

- Scorta di pannolini.
- Cotone idrofilo, fazzoletti di carta o salviettine imbevute ipoallergeniche.
- Olio di mandorle dolci o altro olio vegetale, per esempio alla calendula o all'iperico per i casi di eritema.
- Un piccolo catino con acqua tiepida.
- Un asciugamano morbido e pulito.
- Un cambio completo di abbigliamento.

Mangiando, l'apparato digerente viene stimolato ed è inevitabile che si bagni e si sporchi il pannolino. Per questo, le madri che allattano fanno spesso un cambio a metà poppata, prima di cambiare seno. In questo modo, anche se il bambino è un po' sonnolento, sarà abbastanza sveglio da svuotare bene entrambi i seni prima di addormentarsi.

I neonati si possono cambiare su qualsiasi superficie morbida e pulita, anche per terra, inginocchiandosi, in modo che il bambino non possa cadere. Nelle prime settimane dopo il parto, quando i vostri legamenti non sono ancora completamente a posto, vi converrà però fare i cambi su un tavolo, per non sforzare la schiena.

Cambiate il bambino in un ambiente caldo, dove potreste appendere qualche gioco da guardare e con cui distrarlo. Può darsi che passi del tempo prima che provi piacere a stare nudo, ma nel giro di qualche settimana aspetterà con gioia questo momento di contatto giocoso. Se all'inizio è nervoso, cercate di fare molto in fretta; se invece è contento, prendetevela comoda e giocate un po' insieme perché possa godersi il piacere di stare senza pannolino. In questo modo la pelle si asciugherà meglio, aiutando a prevenire, o eventualmente a guarire, un eritema.

Conviene evitare l'uso di lozioni, talco o creme per bambini, e limitare l'uso delle salviettine già imbevute. In particolare i prodotti antisettici e i detergenti profumati possono interferire con il naturale equilibrio lipidico della pelle del neonato, favorendo le irritazioni e le eruzioni cutanee. Se volete avere qualcosa di pronto per pulire il vostro bambino, tenete dei batuffoli di cotone bagnati in un sacchetto di plastica.

Per le operazioni di pulizia, togliete il pannolino sporco e lavate il suo sederino con acqua tiepida e batuffoli di cotone. Per togliere

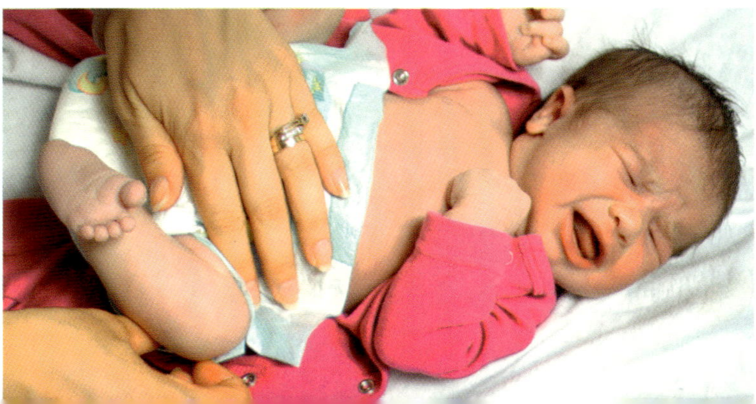

Il cambio del pannolino può diventare l'occasione per un momento giocoso di scambio di affettuosità, ma non sempre il bambino lo accetta senza nervosismo.

urina e feci dai genitali, usate sempre un batuffolo pulito e fate bene attenzione a pulire tutte le pieghe. Per le bambine non è necessario aprire le labbra vaginali e pulire all'interno, così come per i bambini non serve pulire sotto il prepuzio. Come l'interno delle orecchie e del naso, le labbra vaginali e il prepuzio dei bambini si puliscono da sé. Se necessario, spingete un po' indietro le gambe facendo una leggera pressione sui piedi e pulite il sederino con dell'altro cotone bagnato. Se avete bisogno di un detergente, mettete un po' d'olio su un batuffolo di cotone. Per le bambine, pulite sempre dall'alto verso il basso, in modo che i batteri dell'ano non possano raggiungere la vagina e l'uretra. Asciugate bene tutta la zona, comprese le pieghe cutanee.

Il bidè rapido è un modo molto comodo per lavare il bambino ai cambi. Controllate di avere a portata di mano un asciugamano pulito e asciutto, poi riempite il lavandino di acqua tiepida, spogliate il bambino dalla vita in giù e toglietegli il pannolino.

Immergete dolcemente i piedi, le gambe e il sedere del piccolo nell'acqua, sostenendolo con una mano sotto le ascelle. Con l'altra mano sciacquate bene la zona da pulire. Poi alzatelo senza fretta e avvolgetelo nell'asciugamano, asciugatelo e fategli un po' di coccole.

Fuori casa

A seconda di quanto pensate duri l'uscita, avrete bisogno di una scorta di pannolini, salviettine detergenti, eventualmente un biberon e il ciuccio, un giochino colorato e un sacchetto di plastica per i pannolini sporchi.
In genere, le borse 'da mamma' contengono un telo di plastica leggermente imbottito su cui è possibile cambiare il bambino in ogni situazione.

Vestire il neonato

I neonati non hanno bisogno di molti capi d'abbigliamento, ma il corredino deve essere pratico e facile da indossare e da lavare. Il cotone è sicuramente il tessuto più indicato per il contatto diretto con la pelle, mentre per i golfini e per le copertine va bene la lana. In genere non conviene comprare molte cose della prima misura perché i bambini nei primi giorni crescono molto rapidamente. Comprate invece più body e tutine della taglia adatta per i tre mesi:

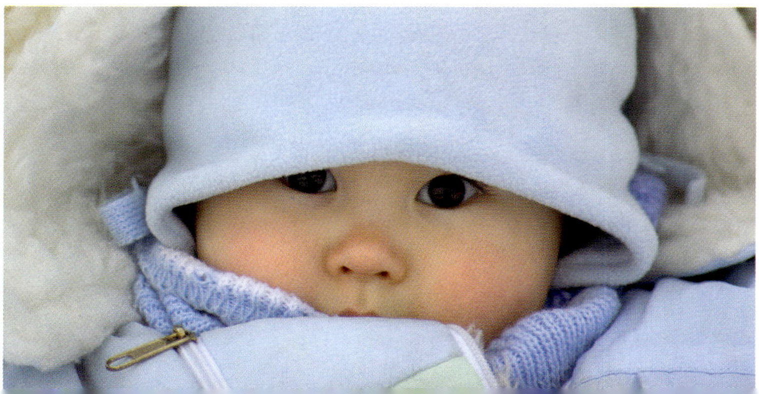

L'abbigliamento può cambiare anche in base al modo in cui portate fuori il bambino: marsupio o carrozzina implicano tipi di copertura diversi.

Il corredino essenziale

- 4-6 body: il tipo con le spalle sovrapposte e il collo largo è il migliore perché i neonati odiano farsi infilare le cose strette dalla testa.
- 4-6 tutine, possibilmente allacciate sul davanti e lungo le gambe: sono le più comode da mettere e togliere, anche per il cambio dei pannolini.
- 2 copertine: sono molto confortevoli quelle di cotone, di lana o di flanellina. Prevedete un sacco imbottito per l'inverno: non tutti i bambini amano indossare le tute invernali da esterno, soprattutto i neonati
- 2-4 felpe aperte davanti, o golfini.
- 1 cappellino: il tipo dipenderà dalla stagione.
- Volendo ampliare, cercate di avere più body e più tutine che non vestitini elaborati. Vi regaleranno calzine e guantini, destinati a perdersi in breve tempo: tenete comunque presente che i piedi sono in genere protetti dalle tutine, e che i bambini adorano, anche d'inverno, osservare le proprie mani.

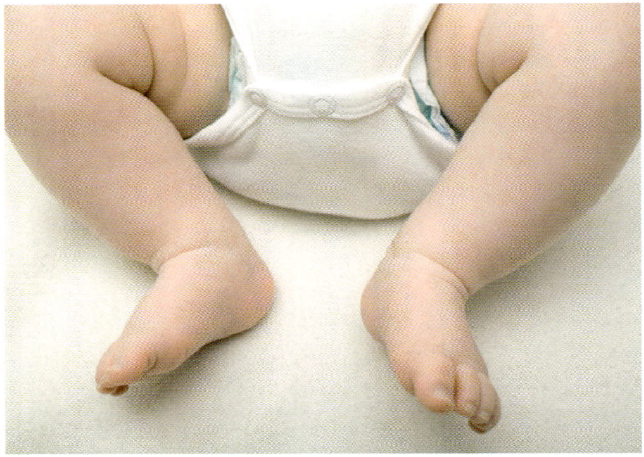

quasi sempre possono essere indossati molto prima. I bambini piccoli di solito non amano essere vestiti o spogliati, quindi comprate abitini facili da mettere e da togliere e sufficientemente elastici. D'inverno, per ripararlo dal freddo se lo portate fuori in carrozzina vi occorrerà un sacco imbottito, oppure un'ampia tuta invernale per le uscite in marsupio.

Quando gli infilate qualcosa dalla testa, allargate prima il collo più che potete. Per infilare le maniche, mettete la vostra mano nella manica, rovesciatela e prendete la mano del bambino, poi fate scivolare la manica sul suo braccio. Quando lo spogliate, ricordatevi di tirare i vestiti e non il bambino!

Tenere, sollevare, spostare e toccare

I 'cuccioli' dell'uomo impiegano più tempo di qualsiasi altro mammifero a rendersi indipendenti dalla madre. È come se la gestazione durasse diciotto mesi: nove mesi nell'utero e nove mesi tra le braccia o accanto al corpo della madre. Questo è il tempo minimo perché il bambino incominci a fare i primi movimenti verso l'indipendenza.

Ci vogliono intere settimane perché il neonato inizi a controllare i movimenti del capo e spesso i primi tempi si teme di tenerlo o di sollevarlo male. Non preoccupatevi troppo: i bambini sono forti e resistenti e se non stanno bene ve lo fanno capire subito. Cercate di prendere fisicamente confidenza con vostro figlio fin dal momento della nascita, perché il contatto fisico e il calore corporeo sono esigenze primarie. L'esperienza condotta in un'unità di terapia intensiva neonatale di Bogotà, in Colombia, ha dimostrato che anche i bambini più piccoli avevano maggiore probabilità di sopravvivere se tenuti costantemente a contatto con il calore e il cuore della madre. Uno stretto contatto fisico con il bambino è particolarmente importante dopo parti prematuri, difficili o cesarei.

Il marsupio e la fascia

In tutto il mondo, nelle società tradizionali, i bambini vengono tenuti a contatto con il corpo materno anche quando le donne lavorano. Sicuri e felici sul seno o sulla schiena della madre, questi bambini appartengono alla loro comunità fin dalla più tenera infanzia e possono comunicare quando vogliono con la mamma, che li può allattare tutte le volte che hanno fame o occuparsi di loro appena ne hanno bisogno. Nelle società industriali viene invece sottovalutata l'importanza di portare i bambini con sé, che vengono invece lasciati a lungo nelle culle o nelle carrozzine, spesso distanti dai loro genitori.
I bambini possono essere tenuti in alcuni tipi di marsupio o nelle apposite fasce portabimbo fin dalla nascita; all'inizio è necessario utilizzare un modello che sostiene bene la testa e la schiena. Le fasce da incrociare possono sembrare piuttosto complicate all'inizio, ed è forse bene orientarsi sui modelli imbottiti con fibbia

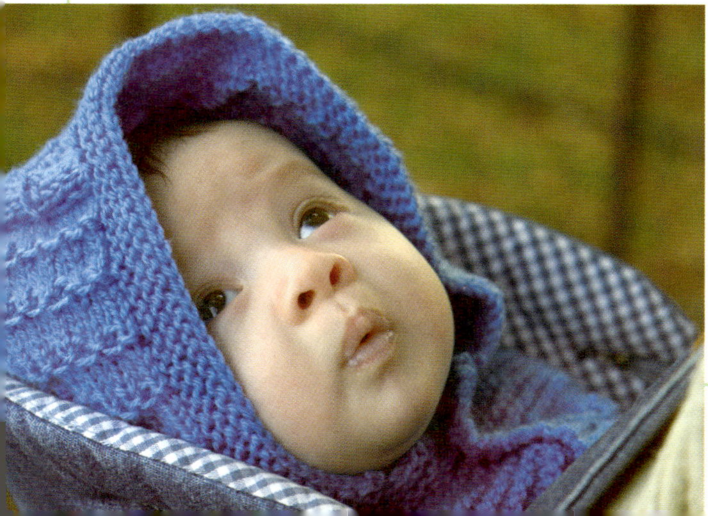

L'acquisto di un marsupio

Prima di decidere il tipo da acquistare, considerate i punti seguenti:

- il marsupio deve essere morbido e comodo da indossare, oltre che facilmente lavabile;
- deve avvolgere il corpo rannicchiato del bambino, sostenendogli adeguatamente il collo e la testa;
- l'allacciatura deve essere semplice e sicura; i modelli migliori sono quelli che potete indossare da sole;
- il marsupio dovrebbe poter essere indossato davanti o anche dietro.

regolabile. Portati in questo modo, i bambini tendono a dormire profondamente: perciò il marsupio è particolarmente prezioso per calmare un bambino agitato. Se avvertite mal di schiena oppure vi accorgete di tenere in tensione il collo o le spalle, non usate fascia o marsupio a lungo.
Dopo i sei mesi il peso dei bambini comincia a gravare un po' troppo sulla schiena della mamma, ed è meglio passare a uno zainetto, soprattutto per le passeggiate più lunghe.

L'igiene del neonato

Se non fosse per il continuo bisogno di cambiare i pannolini, i neonati difficilmente si sporcano. Se i genitali, le mani, il viso, il collo e le pieghe della pelle vengono puliti quotidianamente, in realtà non c'è bisogno di fargli il bagno molto spesso. Potrebbero essere necessarie alcune settimane prima che il neonato impari ad apprezzarlo, ma se fin dall'inizio il bagno si rivela un piacere, nulla vieta di farlo tutti i giorni.

Viaggiare con un bambino

Benché andare in giro con un neonato, nei negozi, da parenti e amici, in vacanza o trasferirsi in un'altra città o paese possa sembrare un'impresa insormontabile, i suggerimenti che seguono potranno essere di aiuto.

- Portate il bambino in un marsupio.
- Controllate la sicurezza di ciò che comprate, dalla culla-cestone al suo supporto su rotelle, dalla carrozzina al passeggino. Controllate che i freni siano funzionanti, le ruote siano di buona qualità, le dita non si possano incastrare nei perni e le cinture di sicurezza siano integre e robuste.
- Se viaggiate in macchina, è indispensabile che il bambino sia sistemato con la cintura di sicurezza in un seggiolino omologato e adatto alla sua età, cioè in un 'ovetto' quando è ancora neonato e in un seggiolino più grande nei mesi successivi.
- Fate sempre circolare l'aria in macchina quando fa caldo e accendete il riscaldamento quando fa freddo.
- Non lasciate per nessun motivo un bambino da solo in macchina.
- Guidate con prudenza, per limitare il rischio di incidenti e di frenate brusche.
- Se viaggiate in aereo, allattate vostro figlio al decollo e all'atterraggio, per evitare che il cambio di pressione gli tappi le orecchie.
- Evitate l'aereo se vostro figlio ha un raffreddore forte: in questo caso le variazioni di pressione possono risultare dolorose e danneggiargli le orecchie.
- Nelle località in cui non si è sicuri dell'igiene, conviene allattare al seno per evitare infezioni.

Se dovete allattare artificialmente, preparate i biberon con acqua minerale in bottiglia o acqua bollita due volte e sterilizzate tutto con la massima attenzione.

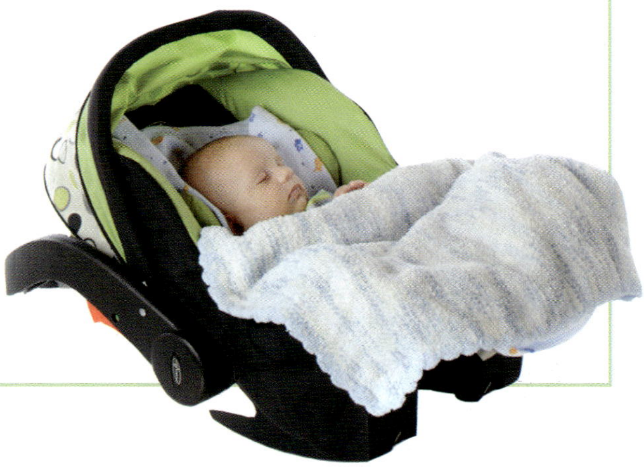

Il bagno

L'importante è ricordare che il bagno del neonato deve essere innanzitutto un piacere e che la pulizia è un fatto secondario. Passare un po' di tempo immersi nell'acqua calda è un'esperienza rilassante e un modo piacevole di comunicare con vostro figlio. Anche il vostro compagno può partecipare a questo momento così speciale della giornata. Potreste fare il bagnetto al bambino proprio prima dell'ora in cui sapete che incomincerà ad agitarsi; il bagno lo rilasserà e probabilmente favorirà il sonno.

Insieme Dalla nascita in poi, molti genitori amano fare il bagno con i loro bambini. In genere conviene che mentre un genitore sta nella vasca con il bambino, l'altro stia fuori, pronto a ricevere il piccolo alla fine del bagno con un grande asciugamano morbido, magari scaldato sul calorifero.

Verificate che la stanza da bagno sia abbastanza calda e mettete un tappetino di gomma antiscivolo nella vasca, per non correre rischi. Prima di spogliarvi entrambi, fate scendere l'acqua in modo che la vasca sia abbastanza piena e piacevolmente calda: la temperatura ideale è di 29 °C, ma basterà controllarla immergendovi il gomito. Se possibile, non usate detergenti, al massimo qualche goccia di olio di mandorle a cui avete aggiunto qualche goccia di essenza di lavanda, dal potere rilassante. Andate in bagno e spogliatevi entrambi. Mettete due grandi asciugamani per terra accanto alla vasca. Immergetevi piano e poi fatevi passare il bambino dal papà. Immergete dolcemente anche lui, sostenendolo bene con le braccia e nel frattempo rassicurandolo con le parole. Progressivamente immergetegli tutto il corpo, sostenendogli sempre il collo e le spalle. Se vedete che prende confidenza, lasciatelo galleggiare liberamente, sostenendogli solo la testa con una mano. Se è presente qualcun altro, fatevi aiutare. Se il bambino vuole essere allattato mentre è nell'acqua, non gli potrà fare del male. Il modo migliore per fare uscire il bambino dall'acqua consiste nel mettere il piccolo su un

Se il bambino mostra una buona confidenza con l'acqua, lasciatelo galleggiare avendo l'accortezza di sostenergli la testa.

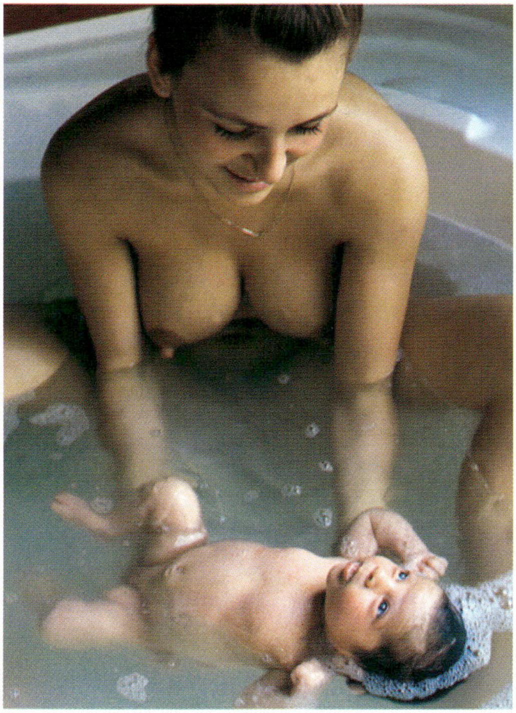

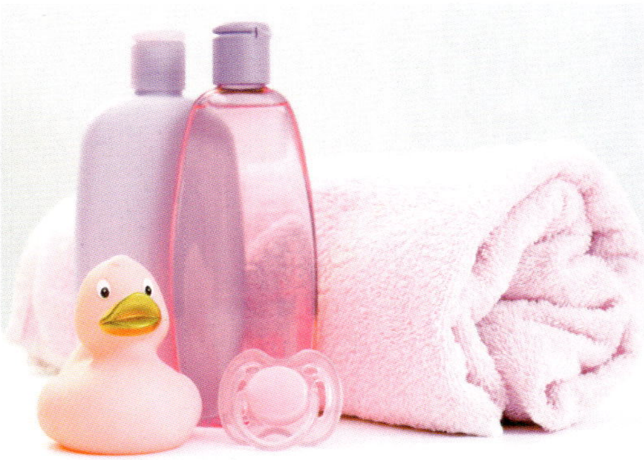

Morbidi e caldi asciugamani devono sempre essere pronti nel momento in cui si fa il bagnetto.

asciugamano steso in grembo a suo padre, che lo avvolgerà, lo coccolerà e lo asciugherà mentre anche voi.
Se invece siete sole, mettetevi in ginocchio e tenete il bambino stretto contro di voi. Prendete uno degli asciugamani da terra e avvolgetelo intorno a vostro figlio, poi mettetelo per terra, sull'altro asciugamano. Infilatevi l'accappatoio e uscite dal bagno. Asciugate bene il bambino e rivestitelo completamente prima di occuparvi di voi.

Nella vaschetta Le vaschette per fare il bagnetto ai bambini presenta molti svantaggi:

- possono cadere e sono quindi pericolose per il bambino;
- sono molto scomode da riempire e svuotare e una volta piene, sono pesanti da sollevare;
- sono troppo piccole perché il bambino possa muoversi liberamente.

Se intendete servirvi di una vaschetta, assicuratevi che il supporto sia stabile, oppure usate una vaschetta che si adatti perfettamente alla vostra vasca da bagno. Metteteci abbastanza acqua perché il vostro bambino galleggi liberamente e controllatene la temperatura con il gomito.

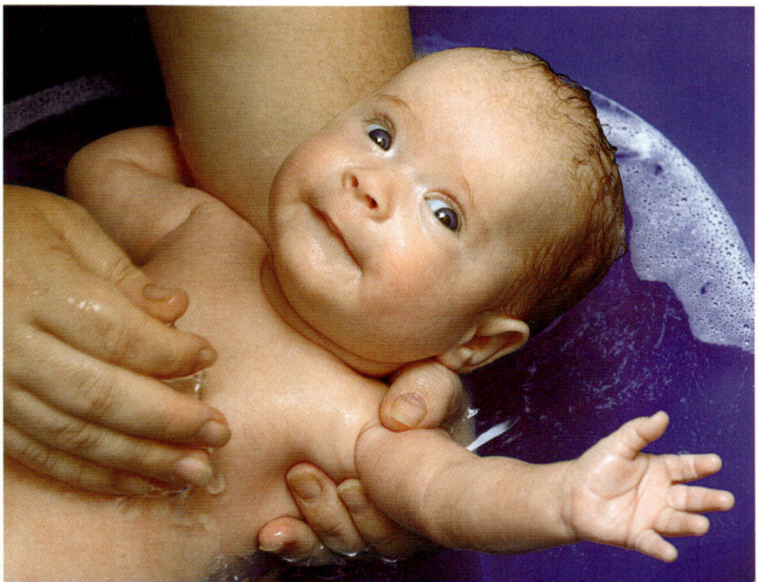

Con una mano tenete il bambino sotto l'ascella sostenendogli la testa con il vostro braccio. Con l'altra mano lo lavate e lo sciacquate.

Igiene generale

Pelle Per proteggere la naturale acidità della pelle, usate poco sapone ed evitate i bagnoschiuma speciali per il neonato. Se la pelle è secca, aggiungete alcune gocce di olio di mandorle dolci all'acqua del bagno, o massaggiatele direttamente sulla pelle.
Testa Usate lo shampoo solo occasionalmente.
Occhi Nelle prime due settimane, pulite gli occhi con un batuffolo di cotone inumidito in acqua. Usate un batuffolo diverso per ogni occhio, pulendo dall'interno verso l'esterno.
Orecchie e naso Non cercate mai di pulire l'interno di un orifizio: nel neonato si puliscono da soli. Pulite delicatamente la parte esterna del naso e delle orecchie con una garza, che userete solo per il viso, o con un batuffolo di cotone.
Unghie Le unghie vanno tagliate abbastanza spesso e più agevolmente quando il bambino dorme. Usate le apposite forbicine senza punta.
Ombelico Fino alla caduta del moncone (da tra a sette giorni dopo la nascita), va lavato con acqua tiepida due volte al giorno.
Genitali *Femmine*: non pulite l'interno della vulva ma solo l'esterno.
Maschi: non cercate di tirare indietro il prepuzio (potreste causare dei danni), anche questa zona si pulisce da sé.

Paura del bagno A certi bambini piccoli non piace affatto fare il bagno e urlano e protestano tutte le volte che ci provate. In questo caso non è affatto necessario fare il bagno al vostro bambino; pulire sederino e genitali ai cambi di pannolino è tutto quello che serve. Potete riprovare a fargli un bagno dopo qualche settimana di intervallo, quando si sarà ormai dimenticato della brutta esperienza precedente.
Certi bambini hanno più paura del fatto di essere nudi che del bagno in sé. Può essere utile, allora, avvolgerlo in un asciugamano sottile e immergerlo così nell'acqua calda, togliendo l'asciugamano solo quando si sarà abituato alla sensazione dell'acqua. Tenete pronto un altro asciugamano asciutto nel quale avvolgerlo appena esce dal bagno.

Sonno e veglia

I bambini appena nati dormono moltissimo, talvolta addirittura sedici, venti ore. I loro cicli di sonno sono del tutto simili a quelli degli adulti e comprendono sonno REM (caratterizzato da rapidi movimenti oculari) e sonno senza movimenti rapidi degli occhi. Il sonno REM, ricco di sogni, comincia già nell'utero e può rappresentare il 50% del sonno di un lattante, percentuale che scende al 15% nel sonno di un anziano. Quando i bambini sognano, i loro corpi si muovono di riflesso o si contorcono, la respirazione può diventare irregolare e le espressioni del viso cambiano. Il sonno senza sogni è più tranquillo, con un ritmo più lento di cuore e respirazione e con piccoli movimenti dei globi oculari. Quando sono svegli, i bambini sono tranquilli ma attenti, con il cervello in una condizione simile a quella di un adulto in meditazione.

✔ ritmo del sonno fetale *vedi* pagina 81

LA CASA SICURA

Anche se per qualche mese vostro figlio non sarà in grado di muoversi, iniziate a rendere la casa il più possibile sicura: potrete godervi i suoi progressi e le sue scoperte senza ansia.

- Se ci sono delle scale, controllate che la passatoia sia fissata bene, per non inciamparvi con il bambino in braccio.

Acquistate un cancellino da mettere in cima alle scale.

- Non lasciate mai vostro figlio da solo nel bagno o su una superficie che non sia il pavimento.
- Se lasciate vostro figlio in un seggiolino, che non va mai posto su un tavolo, allacciate sempre la cintura di sicurezza.
- Non lasciate mai vostro figlio solo con il biberon.
- Quando riempite la vasca, aprite sempre prima il rubinetto dell'acqua fredda, e chiudetelo per ultimo quando la vasca è piena. Controllate sempre la temperatura con il gomito o l'interno del polso.
- Tenete sempre una barriera protettiva davanti al caminetto e alla cucina.
- Coprite con dei copripresa tutte le prese elettriche non utilizzate; verificate che gli elettrodomestici e le prese elettriche non siano raggiungibili.
- Gli animali domestici possono essere molto gelosi di quello che considerano un rivale. Teneteli lontani dal bambino ma senza farglielo pesare troppo. Poi, un po' alla volta, aiutateli a fare amicizia.
- Tenete tutte le sostanze velenose e i medicinali fuori dalla portata dei bambini, chiusi a chiave o molto in alto. Assicuratevi inoltre che non siano raggiungibili i liquori, i detersivi e i disinfettanti.
- Tenete chiusi in un cassetto alto gli utensili affilati da cucina.
- Non bevete bevande bollenti e non fumate con il bambino in braccio.
- Non lasciate mai a portata del bambino oggetti piccoli come noccioline, uvette, semi, nocciole, legumi secchi, palline, bottoni. Infilati nel naso o in gola potrebbero impedire la respirazione.
- Non lasciate il bambino vicino ai fornelli; controllate che tutti i giochi che gli date in mano siano sicuri, che non perdano pezzi che potrebbero essere ingoiati, che non abbiano spigoli acuti.
- Comprate solo giocattoli che abbiano certificazione CE, in modo da evitare che vostro figlio o vostra figlia possano mettere in bocca plastiche tossiche o vernici che contengono sostanze chimiche dannose.

Questi periodi, che in genere durano alcuni minuti, capitano spesso anche durante le poppate, che sono uno dei momenti privilegiati di apprendimento del bambino. I momenti di veglia si allungano progressivamente finché, a tre mesi circa, il bambino sta sveglio e attento a tutto per due periodi abbastanza lunghi nell'arco di una giornata.

Adattarsi agli imprevedibili orari di veglia e di sonno del bambino può essere una delle prime difficoltà dei nuovi genitori, soprattutto se il bambino si sveglia spesso di notte o nelle prime ore del mattino.

Benché questi appaiano come momenti molto intensi di apprendimento per il bambino, per voi può essere difficilissimo modificare i vostri ritmi.

Nell'utero, il bambino non distingueva il giorno dalla notte e ci vorrà del tempo prima che associ il buio con il sonno e la luce con la veglia. Nel frattempo, cercate di dormire tutte le volte che dorme lui. Potete comunque incoraggiarlo a dormire di notte dandogli solo un minimo di attenzione e riservando i giochi e gli stimoli per il giorno.

Andare a nanna

Attualmente i pediatri consigliano di far dormire i neonati supini, evitando di farli addormentare a pancia in giù (posizione che peraltro evita il rischio di soffocamento da rigurgito) o sul fianco, posizioni che interferirebbero con una corretta attività respiratoria. In questo modo si eviterebbe l'insorgere della SID, la morte improvvisa del neonato. Altre raccomandazioni riguardano la temperatura della stanza (non dovrebbe superare i 20-22 °C) e il modo di coprirli: lenzuolo e copertina vanno tenuti all'altezza del torace, in modo che non possano coprire la testa. Se vostro figlio dorme su un fianco, sistemategli una copertina arrotolata dietro la schiena perché non scivoli all'indietro. In genere si consiglia di alternare il fianco su cui dorme e di controllare che l'orecchio non sia accartocciato.

✓ morte in culla
vedi pagina 428

Al termine di una poppata soddisfacente, il bambino tende a cadere in uno stato di sonno estatico ma, se questo non accade, aiutatelo pure a dormire cullandolo un po'. Potete camminare ritmicamente tenendolo in braccio o in un marsupio a scialle, oppure cullarlo su una sedia a dondolo. Provate anche a dondolarlo nella sua culla. Come ultima risorsa, un giro in passeggino o in macchina dovrebbe concigliargli il sonno.

Una musica rilassante o, meglio ancora, una ninna nanna cantata al bambino prima di dormire può essere una parte molto piacevole del rituale del sonno. Non importa se inventate le canzoni sul momento o se cantate quelle che avete imparato da bambine; vostro figlio sarà comunque contento di sentire il suono amico e rassicurante della vostra voce.

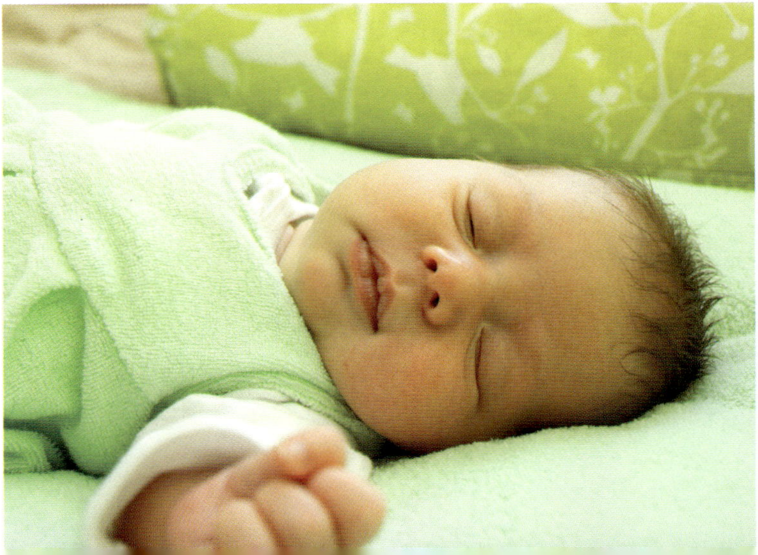

Una della preoccupazioni che affligge molti genitori è che il bambino trovi al più presto un ritmo veglia-sonno che tenga conto dell'alternarsi del giorno e della notte.

Risvegli notturni

Dopo qualche ora di sonno, vostro figlio può cominciare ad avere fame o freddo, a stare scomodo oppure, semplicemente, non ha più voglia di dormire e si sveglia spontaneamente. Altre volte desidera essere confortato.

Magari, prima di chiamare, starà zitto e sveglio per un po'. Il disegno o il colore di un mobile possono distrarlo a lungo. Molto presto, comunque, comincerà a cercare di attirare la vostra attenzione facendo rumore. Piuttosto che aspettare che pianga, conviene quasi sempre prenderlo in braccio non appena lo sentite sveglio: se piange molto, potrebbe poi fare fatica a mangiare e a riaddormentarsi. Se siete fortunati, vostro figlio comincerà presto a dormire per periodi di cinque o sei ore per notte, saltando una poppata. Tuttavia, nella maggior parte dei casi, i bambini si svegliano due o tre volte per notte, più o meno con gli stessi intervalli del giorno, e un'intera notte di sonno non sarà una conquista facile. I ritmi di sonno all'inizio sono assolutamente imprevedibili; tuttavia, in un tempo più o meno breve, tutti i bambini cominciano a seguire degli orari più funzionali, che possono però cambiare in modo abbastanza ciclico. Se durante la notte il bambino non va di corpo, non ci sarà bisogno di cambiare il pannolino fino al mattino.

Luoghi adatti per dormire

Quando un bambino si sveglia spesso di notte per mangiare è importante che stia molto vicino alla mamma. Per questo molti genitori concordano nell'affermare che il luogo adatto per il sonno del bambino è accanto alla mamma, nel calore del suo corpo. In molte culture è normale che le madri e i lattanti dormano nello stesso letto, mentre nei paesi industrializzati in genere si consiglia il contrario per paura che i genitori possano schiacciare il bambino muovendosi nel sonno, o che il piccolo possa essere soffocato dalle coperte. Tuttavia, i genitori che effettivamente dormono con il neonato sanno che ciò non succede mai: anche nel sonno mantengono vigile l'istinto protettivo nei confronti del loro bambino e inoltre, se succede qualcosa che dà fastidio al piccolo, sarà lui stesso il primo a dare l'allarme.

I bambini possono però dormire dappertutto e alcuni genitori preferiscono farli dormire accanto a loro, in una culla o in un cestone. In genere, fino ai sei mesi, è consigliabile tenere il bambino a dormire nella vostra camera. In ogni caso la sistemazione notturna deve andare bene per la vostra particolare situazione familiare. Sarebbe bene parlarne con il vostro partner prima del parto, anche se probabilmente non saprete bene che cosa è meglio fare fino a quando non avrete un'idea più chiara degli orari di vostro figlio e delle vostre personali esigenze.

Il lettone Tenere il bambino nel vostro letto fin dalla nascita, offre alcuni vantaggi.

- Se allattate al seno e vostro figlio si sveglia di notte, non avete che da girarvi un po' per dargli da mangiare, senza quasi dovervi svegliare. Questo ridurrà molto la fatica delle poppate notturne.
- Se il vostro compagno lavora tutto il giorno, le ore della notte possono essere un momento importante della relazione con suo figlio.
- La dolcezza e la tenerezza di un neonato che dorme proprio accanto a voi o tra voi e il vostro partner è un meraviglioso e raro privilegio.

Ci può anche essere un motivo più importante per tenere il bambino a letto con voi: è stato osservato che, quando i bambini dormono con i genitori, il fenomeno inspiegabile delle morti bianche è assai meno comune. Inoltre, benché le ricerche non siano ancora definitive, si pensa che il fatto di dormire con la madre abbia una parte importante nello sviluppo e nella salute futura del bambino.

Una preoccupazione frequente è che il bambino possa rotolar giù dal letto, cosa abbastanza improbabile visto che istintivamente cercherà il vostro calore. Per evitare di preoccuparsene, alcuni genitori decidono di dormire per un po' di tempo su un materas-

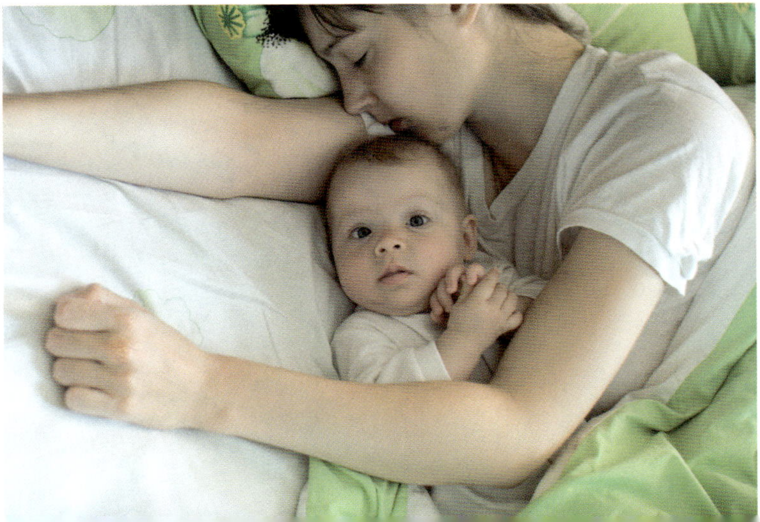

Non stupitevi se a volte la stanchezza prenderà il sopravvento e sarete voi a dormire mentre il bambino vi osserva con sguardo assolutamente vispo.

so appoggiato a terra; altri invece sistemano il letto in modo che il lato in cui viene sistemato il bambino appoggi contro il muro. Per alcune coppie, avere il bambino nel lettone crea una serie di ansie; spesso uno dei genitori si preoccupa del fatto di non avere privacy ed è a disagio all'idea di fare l'amore in presenza del bambino. Le soluzioni sono tante: si può fare l'amore in un'altra stanza; il bambino può essere messo a dormire altrove fino alla prima poppata della notte e poi tornare nel lettone fino al mattino; gli adulti possono comunque trovare del tempo per se stessi, anche consentendo al bambino di rimanere con loro. Altri genitori fanno l'amore in presenza del bambino, ma aspettano che si addormenti. Talvolta i genitori temono che se il bambino si abitua al lettone in seguito non vorrà più dormire da solo. In realtà così non avviene quasi mai. Se un bambino acquisisce tutta la sicurezza che il lettone può dare nei primi mesi di vita, a un certo punto sarà lui stesso a voler dormire da solo, in particolare se in casa c'è un altro letto che il bambino può provare a usare se lo desidera. Se c'è in arrivo un secondo bambino, cercate di convincere gradualmente e con dolcezza il primogenito a dormire da solo. Ci sono lettoni condivisi per qualche tempo da un neonato e da un bambino più grandicello, ma la scelta dipenderà sostanzialmente dalle vostre preferenze personali e, non ultimo, dalle dimensioni del vostro letto.

Pelle d'agnellino

Una pelle d'agnello particolarmente trattata da mettere sotto il lenzuolo nella culla del bambino lo terrà fresco d'estate e caldo d'inverno. Non si sporca facilmente e può comunque essere pulita con una spugna e, se occorre, lavata in lavatrice. È ottima sia nel lettone sia nella culla, ma anche nella carrozzina o per terra. Se vostro figlio vi si abituerà, sarà felice di addormentarvisi sopra praticamente dappertutto.

Culle e cestoni I cestoni leggeri di vimini sono facilmente trasportabili in qualsiasi punto della casa sul loro sostegno. Se hanno i manici sono comodissimi anche quando si va in visita da amici o parenti. Incominciano a diventare troppo piccoli quando il bambino ha quattro o cinque mesi.

Carrozzine La navicella della carrozzina è un ottimo lettino per i primi mesi, ed essendo dotata di manici e capote va benissimo anche per il trasporto e per essere posizionata all'aperto. Montata sulle ruote, che in genere sono pieghevoli, è utilissima per le prime passeggiate o per far dormire un bambino agitato. Se vostro figlio ci dorme la notte, assicuratevi che la superficie interna sia ricoperta da un'imbottitura di materiale naturale.

Lettini Sono troppo grandi per un lattante.

Il massaggio del bambino

Il neonato ama farsi massaggiare fin dai primi giorni di vita. Praticato quotidianamente, il massaggio può essere un'attività piacevole e benefica. In molte culture è un aspetto fondamentale della cura del neonato, ed è praticato particolarmente nei paesi orientali.
La maggior parte dei mammiferi passa molto tempo a leccare e accarezzare i cuccioli, perché il contatto e la stimolazione della pelle sono necessari per la loro salute. Attraverso il tatto, i bambini sperimentano il piacere; il tatto favorisce la comunicazione verbale tra genitore e figlio ed è uno strumento insostituibile per dare al bambino un senso di benessere e di rilassamento, aiutandolo a rilasciare le tensioni che normalmente si presentano nel periodo di adattamento alla vita extrauterina. Alcuni bambini, infatti, hanno bisogno di diverse settimane per cominciare a sentirsi a proprio agio. Per questi ultimi il massaggio rende la transizione più facile e può facilitare la guarigione quando il bimbo è malato.

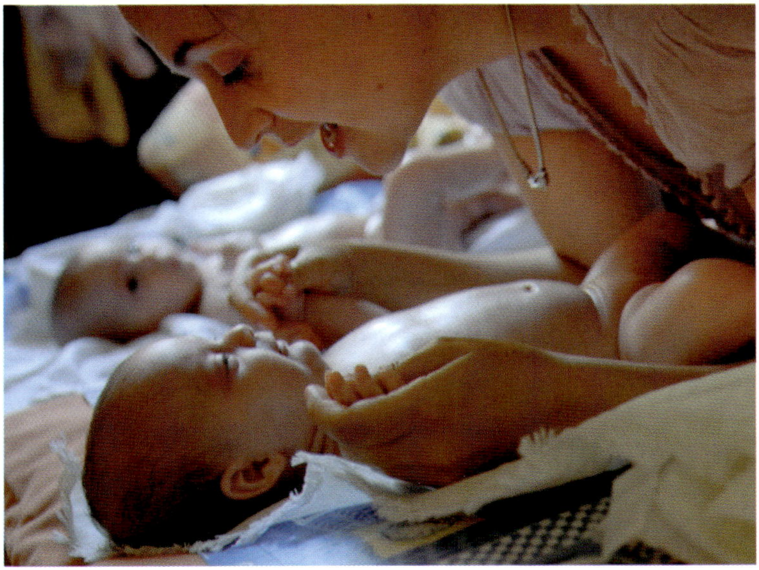

Potete imparare le tecniche di massaggio anche frequentando appositi corsi rivolti a mamma e bambino in cui confrontarvi con l'esperienza di altre donne.

Molti genitori pensano di poter fare del male ai loro bambini massaggiandoli, e i timori riguardano soprattutto l'addome prima della caduta del moncone del cordone ombelicale. Saranno i bambini a farvi capire se state massaggiando su una zona dolente. Inoltre, le parti più delicate dell'addome si possono rilassare indirettamente, lavorando sui piedi, sulle orecchie, sulle mani e sulla schiena del neonato.

Prima di massaggiare un bambino

Se avete imparato le semplici tecniche del massaggio in gravidanza, quelle riportate di seguito vi saranno già familiari. In caso contrario, cimentatevi prima, per un paio di volte, su un adulto. Il massaggio dell'addome e della schiena sono i più importanti, perché molte delle tensioni tipiche del neonato riguardano l'addome che, per la prima volta, si trova a digerire il latte.
Per i neonati il massaggio dovrebbe comprendere solo qualche ripetizione di ogni tecnica. L'ideale sarebbe eseguire tutti i giorni una sequenza completa, anche se non sempre massaggiatore e bambino sono disponibili; alcune coppie preferiscono eseguire tutta la sequenza in una volta sola, mentre altri preferiscono eseguire poche tecniche alla volta nel corso della giornata. Il vantaggio di eseguirla tutta insieme consiste nell'abituare il vostro bambino alla sensazione di benessere, di sicurezza e di leggerezza che è in grado di produrre.
Ogni tecnica ha diversi effetti positivi sull'organismo; se il bambino dimostra di non apprezzarne qualcuna in particolare cercate di scoprire se c'è una tensione nascosta.

Come iniziare

Il massaggio del bambino può essere eseguito dappertutto, anche se in un ambiente particolare, sufficientemente riscaldato, con luci basse e musica tranquilla i benefici saranno più evidenti. Scegliete un momento in cui vostro figlio non sia affamato e in cui pensate che potrebbe fargli piacere. La sistemazione ideale per il bambino prevede che sia disteso su una trapunta o su un asciugamano sistemato su un tappeto. Conviene massaggiarlo quando è nudo, soprattutto dopo il bagno, anche se non è strettamente necessario.
Il massaggio si può fare con o senza olio; quest'ultimo, usato con

moderazione, riduce l'attrito e tonifica la pelle del bambino. È importante avere le unghie corte, per non graffiarlo.
Potete inginocchiarvi sul tappeto con la schiena eretta, alla giapponese, sedendovi sui talloni, oppure sedervi a gambe incrociate, appoggiando la schiena a una parete tenendo il bambino di traverso sulle cosce. In altri momenti, può essere più conveniente sistemarlo su un letto o tenerlo su un braccio e massaggiarlo con la mano libera.
Prima di cominciare, rilassate le mascelle, gli occhi, le spalle, le braccia e i muscoli addominali. Il respiro dovrebbe essere lento e uniforme. Quando eseguite il massaggio, respirate profondamente, espandendo l'addome quando i polmoni si riempiono d'aria; continuate a controllare il modo in cui respirate e il grado di tensione del vostro corpo.
Scaldatevi le mani prima di toccare vostro figlio ed eventualmente sfregatevi un po' d'olio tra le palme. Cominciate con un tocco leggerissimo e aumentate molto gradualmente l'intensità della pressione a mano a mano che acquisite sicurezza e che sentite il bambino abituarsi al massaggio.

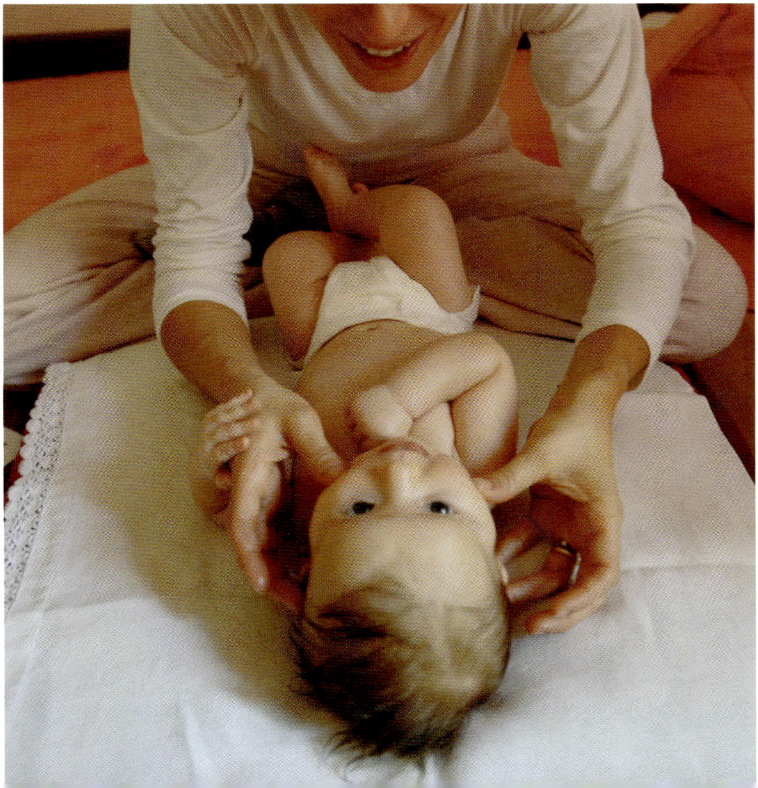

Il massaggio sarà uno splendido momento di intimità con il vostro bambino.

MOVIMENTI PER IL MASSAGGIO

1 Massaggio del torace e dell'addome

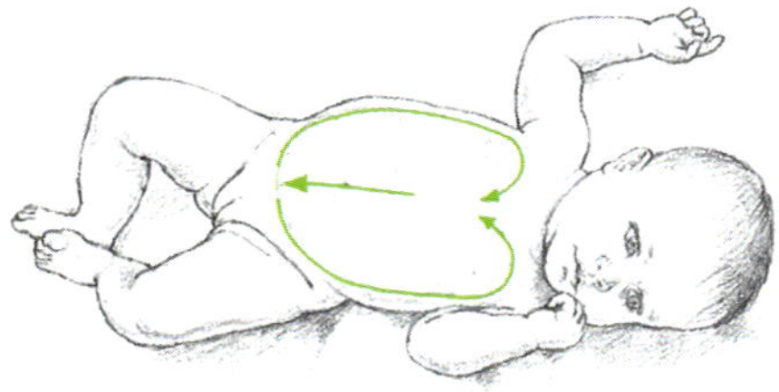

Con il bambino a pancia in su, massaggiate con le dita di entrambe le mani lungo la linea centrale del torace dallo sterno all'osso pubico. Poi, separando le mani, risalite lungo i lati del torace fino alle ascelle, seguite le clavicole (le ossa anteriori delle spalle) e fate incontrare nuovamente le dita nel centro. Ripetete il ciclo con una pressione lenta e abbastanza uniforme, per tre minuti circa. Ogni ciclo dovrebbe durare dieci secondi circa.

Benefici Calma; rilassa il torace; regolarizza la funzionalità cardiaca e quella renale; rinforza l'apparato digerente.

2 Massaggio del diaframma

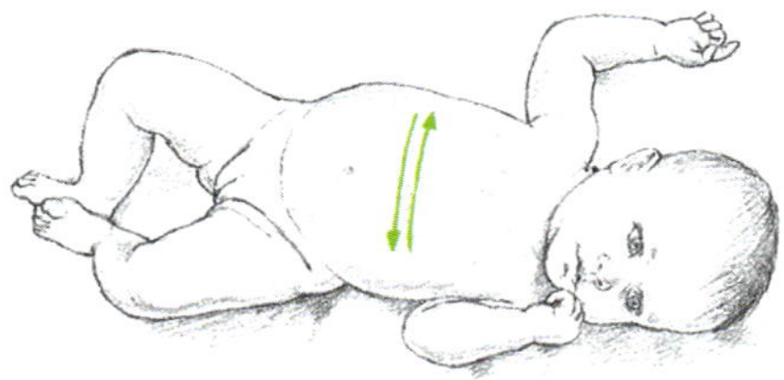

Con il bambino a pancia in su, sedetevi alla sua destra e massaggiatelo trasversalmente in un punto del torace compreso tra i capezzoli e l'ombelico, con un tocco leggero delle dita e delle palme. Cominciate con un movimento da sinistra a destra, una mano dopo l'altra come le onde del mare. Dopo qualche minuto, cambiate direzione, sedendovi a sinistra del neonato e massaggiando da destra a sinistra. Prima di cambiare direzione, riposatevi entrambi per un momento.

Benefici Armonizza l'azione di fegato e milza; regolarizza l'apparato digerente; favorisce la respirazione e la produzione di sangue; rilassa tutto il corpo.

3 Massaggio diagonale dell'addome

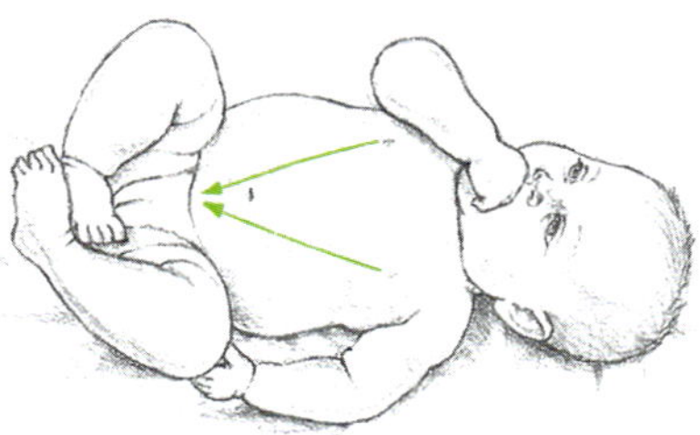

Con il bambino a pancia in su e con il tocco di una piuma, fate scendere in diagonale la punta delle dita dal capezzolo sinistro, prima, e da quello destro, poi, fino al centro dell'osso pubico, alla base dell'addome. Continuate per un minuto.

Benefici Normalizza l'appetito; stimola milza, fegato, reni, intestino e vescica.

4 Massaggio intorno all'ombelico

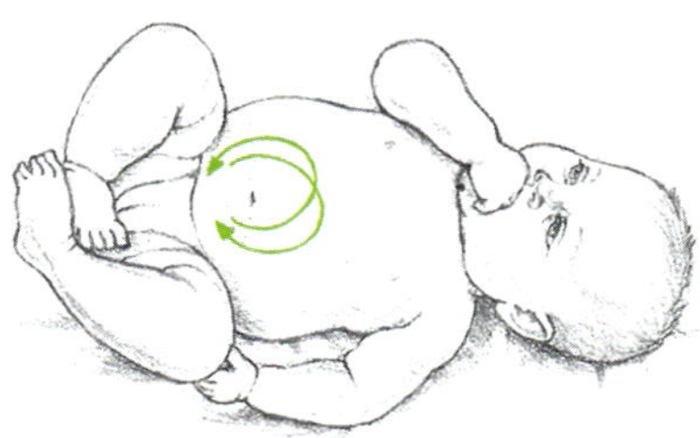

Con il bambino a pancia in su, usate le punte delle dita per frizionare l'addome intorno all'ombelico, inizialmente in senso antiorario e poi in senso orario, con una pressione dolce ma costante. Continuate per un minuto in ogni direzione, ma evitate il senso orario se il bambino ha la diarrea. Questo movimento molto naturale si esegue benissimo anche se il piccolo è vestito.

Benefici Attenua la stitichezza (senso orario) e la diarrea (senso antiorario); stimola la vescica, l'intestino, il pancreas e lo stomaco; rinforza il fegato.

5 Micropressione addominale

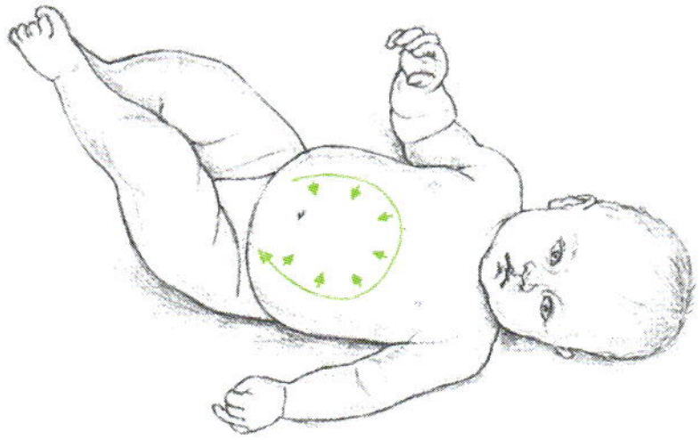

Probabilmente la migliore da eseguire quotidianamente, questa tecnica prevede qualche secondo di pressione su ogni punto, finché si allenta la tensione, per poi passare al successivo. Con il bambino a pancia in su, visualizzate un ferro di cavallo aperto verso il basso con l'ombelico al centro. Cominciando dal punto in basso a sinistra, esercitate una leggera pressione con la punta delle dita in direzione della colonna vertebrale. Aspettate che il corpo del bambino vi inviti a farlo, poi aumentate leggermente la pressione. Se in un punto qualsiasi incontrate resistenza, non forzate, piuttosto esercitate una pressione più leggera finché la tensione non sparisce. Muovetevi lentamente lungo la forma del ferro di cavallo, in senso orario, sentendo le zone tese che si rilasciano a mano a mano che procedete. L'intero percorso dovrebbe durare tre minuti circa.

La tecnica può essere impiegata efficacemente anche su una donna incinta, pensando a un ferro di cavallo molto più grande, i cui punti di pressione si trovano intorno all'utero.

Benefici Attenua e addirittura previene le coliche, la stitichezza e l'indigestione; stimola il colon, lo stomaco, il fegato, la milza e il diaframma; riduce l'insonnia e l'ansia; rilassa profondamente tutto il corpo.

6 Massaggio dello sterno

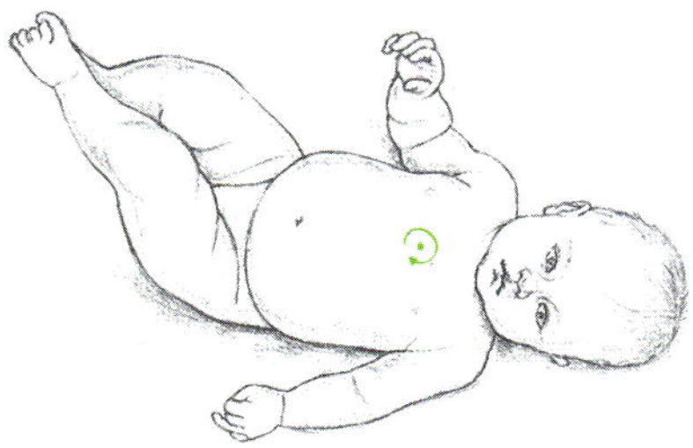

Con il bambino a pancia in su o nell'incavo del braccio, mettetegli due dita sul petto in un punto compreso tra i capezzoli. Usate solo la pressione necessaria per muovere la pelle in piccoli cerchi in senso orario contro lo sterno (l'osso piatto in mezzo alla cassa toracica). Continuate per due o tre minuti, dedicando a ogni movimento circolare dieci secondi circa.

Benefici Stimola la funzionalità del cuore e dei polmoni; apre il centro del cuore; regola i ritmi del sonno; calma e rasserena.

7 Percussione del petto e delle scapole

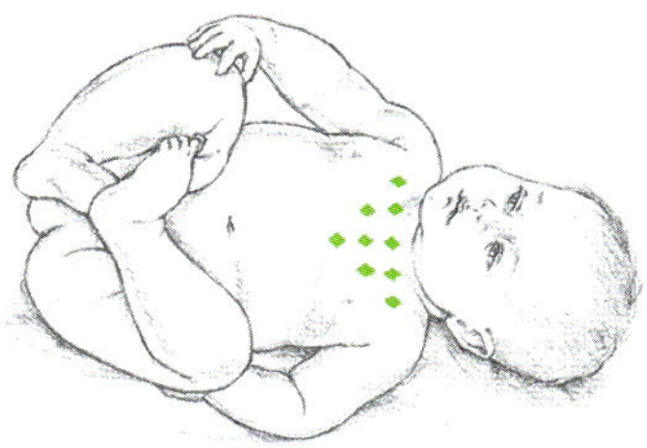

a

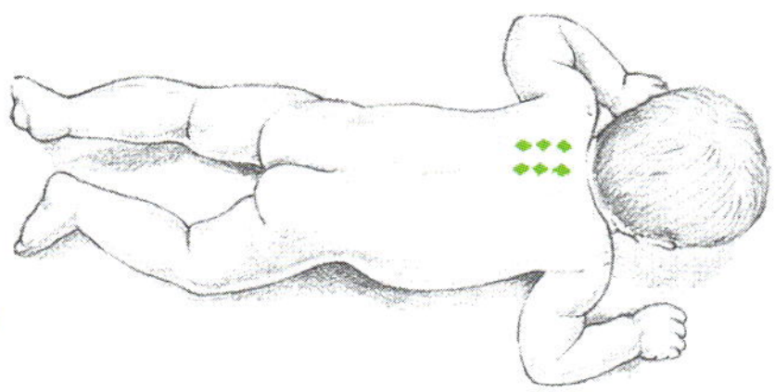

b

Di solito i bambini amano particolarmente questa tecnica. Tenendo le mani e i polsi sciolti e rilassati, picchiettate molto delicatamente e ripetutamente il corpo del bambino con l'esterno dei mignoli (le dita, rilassate, sono curve e distanziate).

Cominciate lentamente e aumentate il ritmo con la pratica. Continuate per tre minuti circa.

a) Percussione del torace Con il bambino a pancia in su, prendete come riferimento il punto in mezzo ai capezzoli e poi uno per ogni clavicola che sia esattamente in linea con i capezzoli. Picchiettate esattamente all'interno di questo triangolo.

b) Percussione tra le scapole Con il bambino a pancia in giù, visualizzate una zona tra le scapole sui due lati della colonna vertebrale in cui fare la percussione.

Benefici Fa bene all'apparato respiratorio e al cuore; rilassa e induce al sonno.

8 Massaggio completo della schiena

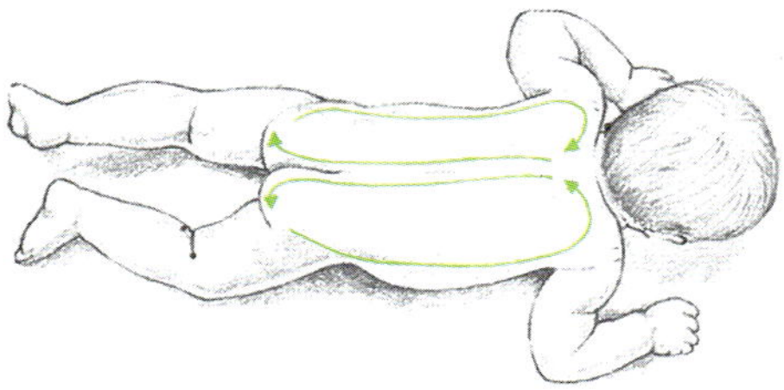

Questa tecnica è particolarmente efficace e andrebbe eseguita il più spesso possibile. Con il bambino a pancia in giù e una pressione leggera dei medi, massaggiate i due lati della colonna vertebrale dal collo verso il coccige. Quando arrivate in fondo, separate le mani, una su ogni gluteo.

Riportate le mani verso l'alto lungo i fianchi, tirando un po' la pelle verso le ascelle. Seguite la linea delle scapole e ritornate a scendere lungo la colonna. Continuate per tre minuti circa.

Potete anche provare a fare questo massaggio con il bambino disposto trasversalmente sulle vostre cosce, o seduto in braccio.

In questo caso, per scendere lungo la colonna, usate l'indice e il medio delle dita di una mano.

Benefici Rinforza il cuore, i polmoni, il fegato, la milza, i reni, l'apparato digerente, la schiena e la colonna vertebrale; previene l'insonnia.

9 Rilassamento delle spalle

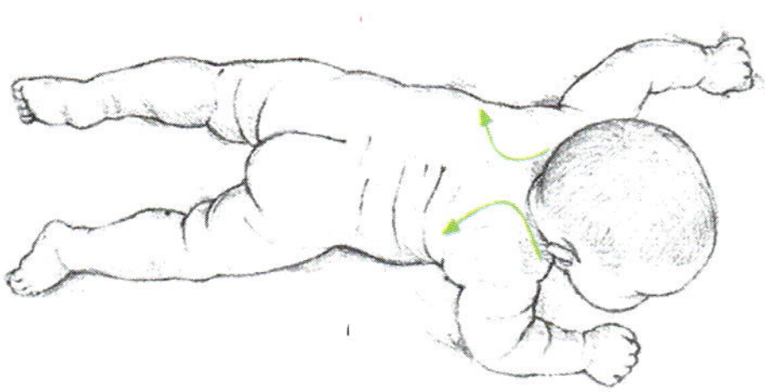

Mettete il bambino a pancia in giù e con una pressione leggera dei medi, massaggiate dall'alto verso il basso lungo la linea interna delle scapole.

Completate il massaggio risalendo lungo i bordi esterni.

Ripetete il movimento per un paio di minuti, dedicando una decina di secondi a ogni percorso.

Benefici Fa bene ai polmoni; elimina la tensione nelle spalle; stimola i punti di agopuntura dell'intestino.

10 Massaggio cervicale

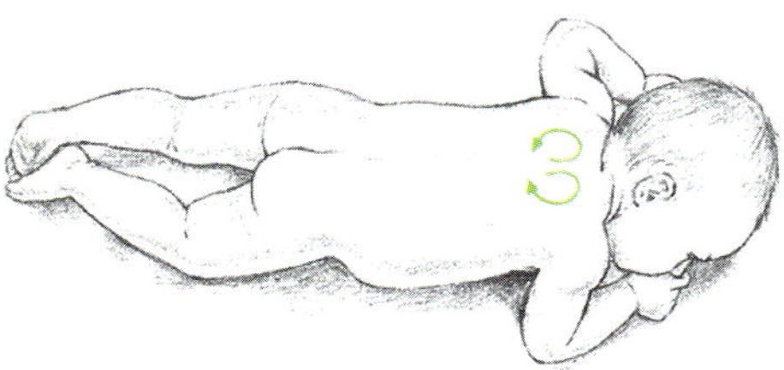

Con il bambino a pancia in giù e con una pressione leggera ma uniforme, appoggiate le dita oltre la linea delle spalle, una mano per spalla, e massaggiate con i pollici le parti carnose situate sopra e tra le scapole, con un movimento circolare.

Continuate per cinque minuti circa.

Benefici Rilassa il collo e le spalle; elimina la tensione nei polmoni; dà vigore a tutto il corpo.

11 Massaggio lombare

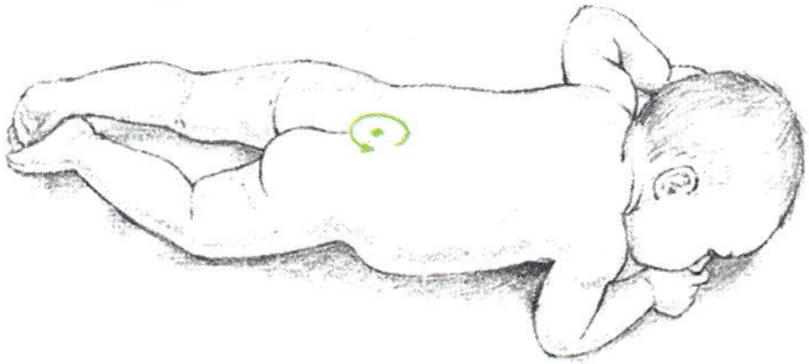

Con il bambino a pancia in giù, appoggiate il palmo sulla parte bassa della schiena e massaggiatelo con movimenti circolari, prendendo come punto di riferimento centrale la seconda vertebra lombare (esattamente dietro l'ombelico). Con una pressione abbastanza decisa, cercate di creare calore, muovendovi lentamente ma fluidamente per tre minuti circa.

Benefici Rinforza la regione lombare; stimola il flusso energetico attraverso i reni.

12 Massaggio posteriore delle gambe

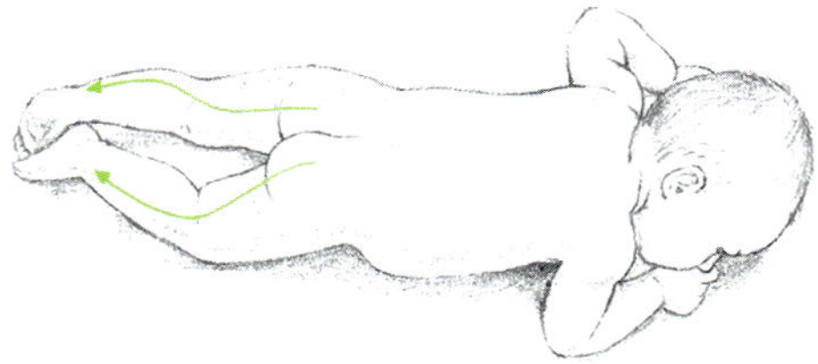

Con il bambino a pancia in giù, appoggiategli un pollice su ogni gluteo e scendete dolcemente lungo la linea centrale posteriore delle gambe fino all'esterno della caviglia. Applicate una pressione leggera e uniforme, che può diventare più decisa intorno al polpaccio. Fate durare ogni movimento sei secondi circa e tutto l'esercizio tre minuti.

Benefici Scioglie la tensione; rinforza le gambe; stimola indirettamente il colon e la vescica.

13 La spazzolata

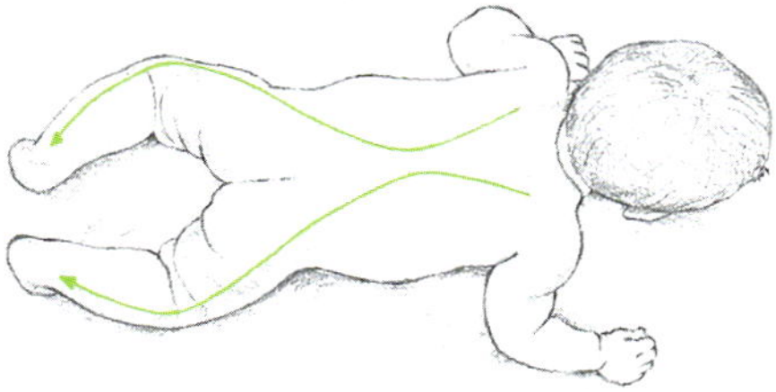

Con il bambino a pancia in giù, mettete una mano su ogni scapola.

Scendete con un massaggio lungo e leggero delle punte delle dita, come una spazzolatina, fino ai reni. Lì le mani dovrebbero incontrarsi e separarsi nuovamente per poi scendere verso i fianchi e lungo i lati esterni delle gambe. Ogni movimento dura una decina di secondi e si può ripetere per un paio di minuti.

Benefici Libera energia; rilassa la testa, il torace e l'addome; stimola i reni.

14 Massaggio dei fianchi

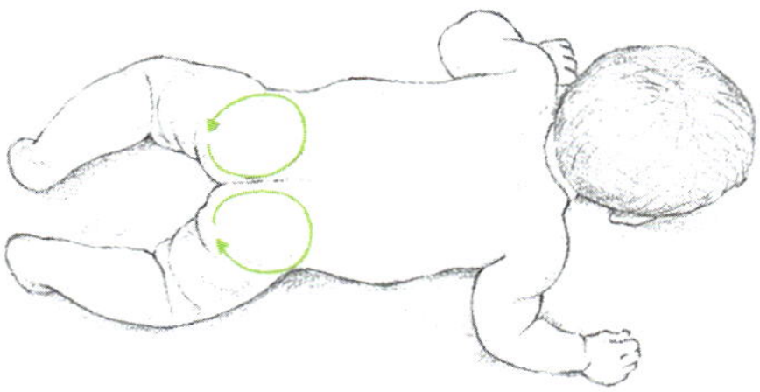

Con il bambino steso su un fianco, descrivete un cerchio con l'indice sul gluteo, partendo dal basso, risalendo dal centro e ritornando oltre l'anca, per ripartire di nuovo dal basso.

La pressione è decisa e uniforme. Ogni movimento dura quattro secondi circa e si può ripetere per tre minuti circa. Eseguire prima da una parte e poi dall'altra.

Benefici Contrasta la stitichezza; rilassa le tensioni localizzate nei fianchi e nella regione lombare; stimola il flusso di energia tra la testa e i piedi ed è molto calmante.

15 Massaggio degli stinchi

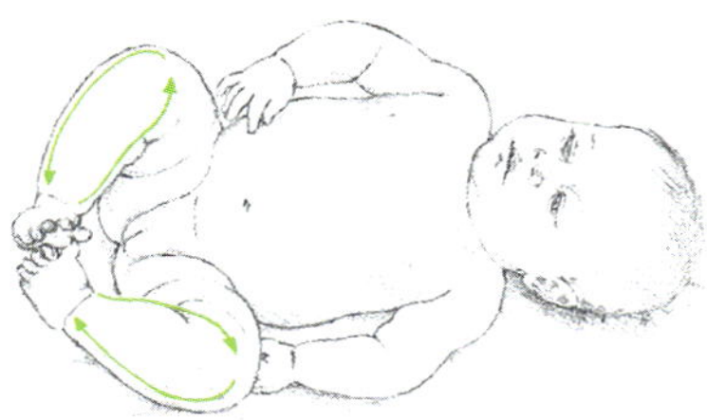

Con il bambino a pancia in su, massaggiate con i pollici dall'interno della caviglia all'interno del ginocchio. Passate sopra il ginocchio con tutto il palmo e ridiscendete lungo l'esterno, dal ginocchio al malleolo, con le punte delle dita. Dedicate una decina di secondi a ogni movimento.

Prima o dopo questo massaggio, provate a scuotere dolcemente le gambe del vostro bambino, prendendo in mano le caviglie.

Benefici Stimola l'energia; regolarizza l'apparato digerente e in particolare l'intestino.

16 Massaggio delle cosce

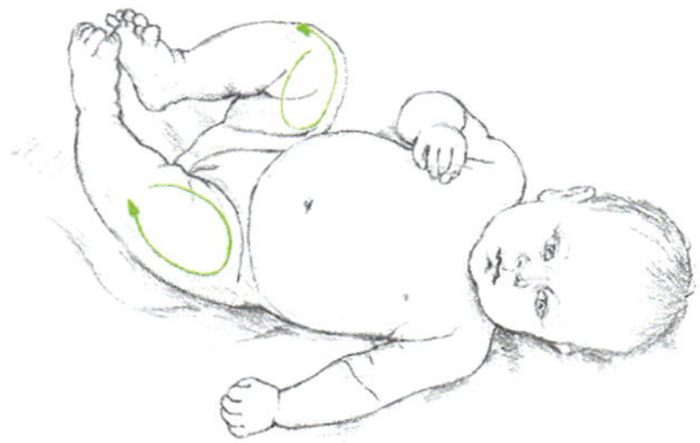

Con il bambino a pancia in su, mettete una mano su ogni ginocchio, con le dita verso l'interno della coscia. Risalite lentamente lungo l'interno delle cosce fino all'inguine. Ridiscendete lungo i lati esterni fino alle ginocchia e ricominciate dall'interno. Iniziate delicatamente e aumentate gradualmente la pressione. Continuate per tre minuti, dedicando una decina di secondi a ogni movimento.
Benefici Allenta la tensione nei fianchi, nelle cosce e nei genitali; stimola la circolazione e aumenta la vitalità generale.

17 Massaggio del piede

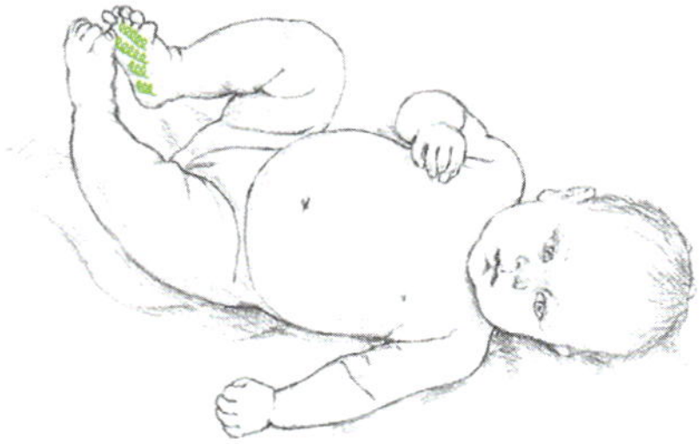

Con il bambino a pancia in su o seduto, descrivete con il pollice dei movimenti a spirale sulla pianta di un piede, partendo dal bordo esterno, verso il bordo interno e seguendo una linea orizzontale. Continuate un po' più in basso fino ad arrivare al tallone, dedicando tre secondi circa a ogni passaggio. Cercate di passare su tutti i punti della pianta del piede almeno una volta, per ripassare eventualmente su qualche punto. Ripetete sull'altro piede. Girate il bambino e tamburellate sulle piante dei piedi con i polpastrelli. Continuate per un minuto.
Benefici Porta energia nella parte inferiore del corpo, riducendo la tensione nel piede; stimola tutto il corpo.

18 Massaggio dell'avambraccio esterno

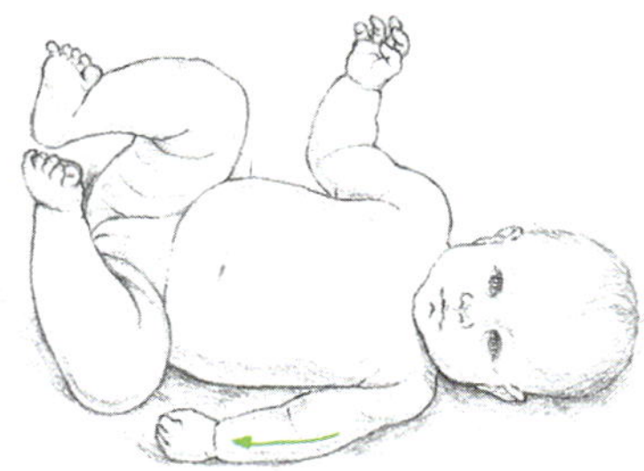

Con il bambino a pancia in su, massaggiate con il pollice o l'indice lungo la linea centrale superiore dell'avambraccio, dal gomito al polso. La pressione deve essere leggera ma decisa. Ogni movimento dura tre, quattro secondi e va ripetuto per un paio di minuti su ciascun avambraccio.
Benefici Allontana l'energia dalle orecchie (utile in caso di otite); scioglie indirettamente le tensioni del diaframma; stimola l'attività cerebrale.

19 Massaggio dell'avambraccio interno

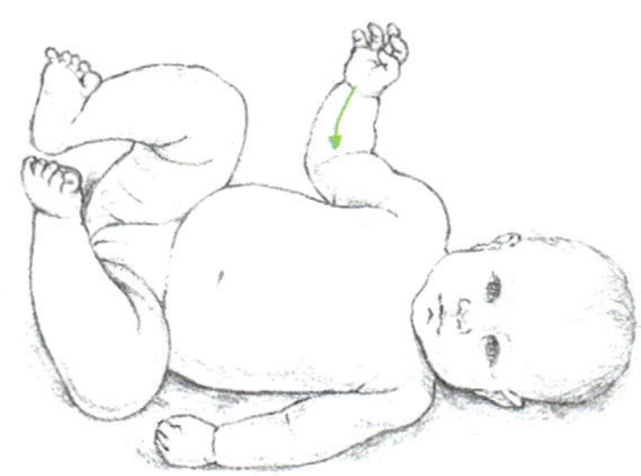

Con il bambino a pancia in su, tenetegli il braccio in modo che abbia il palmo della mano rivolto verso l'alto. Con l'indice, percorrete il centro della faccia interna dell'avambraccio, dal polso alla piega del gomito. La pressione deve essere leggerissima. Ripetete il massaggio per due o tre minuti su ogni avambraccio, dedicando due o tre secondi a ogni movimento.
Benefici Rinforza i reni ed è calmante.

20 Massaggio delle mani

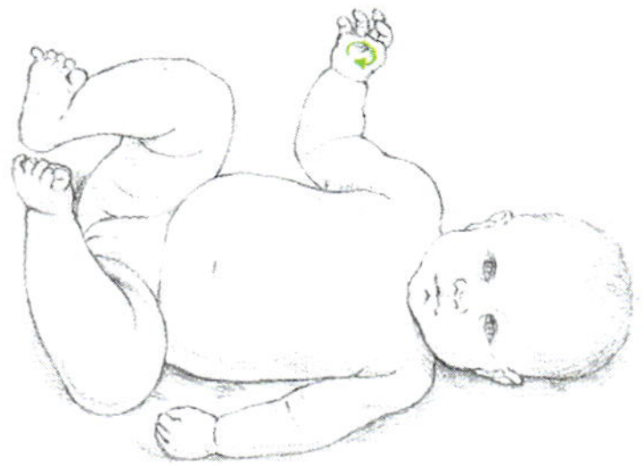

Con il bambino a pancia in su, disegnate dei cerchi sul palmo della sua mano con il pollice e l'indice. Ripetete sull'altra mano.

Benefici Stimola i punti di riflesso di tutto il corpo; scarica dalla testa l'energia in eccesso.

21 Massaggio del viso

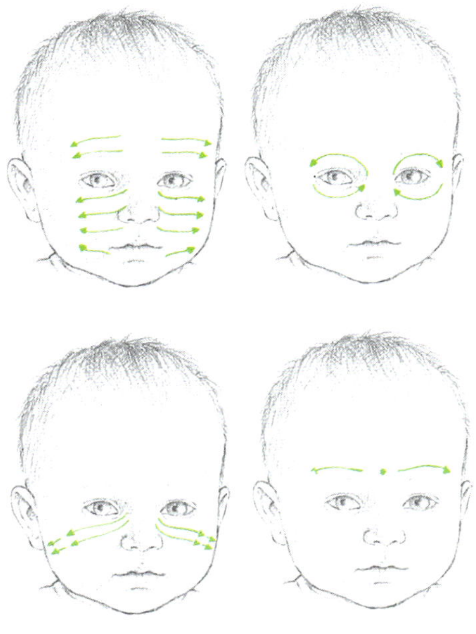

Usate la tecnica del massaggio in gravidanza (vedi p. 155). Certi bambini non amano farsi toccare il viso fin verso i sei mesi; cominciate comunque con una pressione molto leggera ed esercitatevi prima su un adulto.

22 Ginnastica

Con questi movimenti da eseguire dopo il massaggio potete preparare vostro figlio allo sviluppo motorio.

Volare in aria Alzate il bambino, tenendolo saldamente con le mani intorno al torace. Fategli descrivere ritmicamente dei cerchi intorno a un pianeta immaginario di mezzo metro di diametro, lungo tutti i piani, in senso orario e poi antiorario.

Arco dorsale Sedetevi con la schiena appoggiata a una parete e piegate le gambe. Con il bambino a pancia in su sulle vostre cosce, fategli estendere gradualmente la testa all'indietro sulle vostre ginocchia, formando un arco con la colonna vertebrale in estensione: si rinforza la colonna e si favorisce il controllo del capo.

A testa in giù Cominciate l'esercizio quando il bambino ha sei settimane e arrivate progressivamente alla posizione completa. Con le mani bene asciutte, sedetevi appoggiando la schiena a una parete con le gambe distese. Mettete il bambino a pancia in su sulle vostre cosce. Tenetegli i fianchi con decisione, con pollice e indice rivolti verso i piedi. Cominciate lentamente a sollevarlo: prima le gambe, la schiena, il collo e alla fine la testa, finché sarà completamente sospeso. Tenetelo in questa posizione finché gli fa piacere, poi riportatelo sulle vostre gambe partendo dalla testa e a seguire il collo, la schiena e le gambe.

Rilassamento dei fianchi Il bambino è seduto di fronte a voi, con le mani ai lati del torace. Con un movimento leggero, fate oscillare i suoi fianchi indipendentemente dal torace, come un pendolo.

Bicicletta Con il bambino a pancia in su, tenetegli le caviglie una per mano e muovetegli le gambe come se pedalasse, flettendogli le ginocchia a ritmo.

Danza Sedetevi con il bambino in braccio di fronte a voi. Tenendolo con le mani intorno al torace, sollevatelo in modo che vi appoggi i piedi in grembo. Lasciategli adottare la posizione che preferisce.

Massaggio terapeutico

Se vostro figlio dà segni di disagio o ha la febbre, chiamate il medico. Nel frattempo, massaggiatelo per alleviargli le tensioni e il fastidio.

Alcune tecniche sono particolarmente indicate in certi casi:

- coliche, indigestioni, stitichezza, diarrea 1, 2, 3, 4, 5, 6, 8, 17
- problemi respiratori 5, 6, 7, 8, 9, 10, 20
- irrequietezza 1, 6, 7, 8, 17, 18, 20, 21
- dentizione 8, 9, 17, 21

Primi tempi

I primi mesi dopo il parto, quando tra voi e il vostro bambino si stanno mettendo le basi per un nuovo rapporto e incominciate a costruire la vostra vita insieme, sono piacevolissimi. È un periodo che comporta molti cambiamenti fisici e psicologici e per questo anche molto impegnativo.

Se è il vostro primo figlio, dovrete cominciare ad abituarvi al nuovo ruolo di genitore e a un rapporto con una persona nuova che in questo momento rappresenta il polo centrale della vostra vita. Molti non si rendono conto dell'impegno necessario per prendersi cura di un neonato, e in questo caso diventare genitori può essere un vero e proprio shock. Con pazienza e con una buona organizzazione, tuttavia, occuparsi di un neonato può diventare un compito assai piacevole e gratificante.

Questo capitolo delinea alcuni dei tratti emotivi più comuni della vita dei nuovi genitori, alcuni dei quali già affrontati nel capitolo 'Gli aspetti psicologici', pp. 85-105.

Essere madri

Probabilmente scoprirete che le lunghe ore passate con il vostro bambino sono piacevoli e profondamente gratificanti. Per molte madri, la vita con il neonato è simile all'innamoramento e tutto sembra scorrere liscio e tranquillo fin dal primo giorno. Le gioie della maternità, tuttavia, sono in genere bilanciate dalle difficoltà che si incontrano nei primi tre mesi, in cui gli adattamenti psicologici saranno probabilmente maggiori di quanto vi aspettavate.

Con comprensione e pazienza si possono risolvere moltissimi problemi e, più o meno quando vostro figlio compirà un anno, avrete raggiunto un buon equilibrio.

Sensazioni e atteggiamenti nuovi

Benché il parto sia un'esperienza conclusa, probabilmente tornerete spesso a ripercorrere le sue fasi parlandone con il vostro compagno, con i vostri familiari, con l'ostetrica o con il medico. Rivivere questa esperienza è una parte importante del processo

di recupero, in cui possono emergere emozioni impreviste che hanno bisogno di essere chiarite. Alcune di esse possono avere a che fare con l'esperienza del parto, altre con momenti assai più distanti della vostra vita.
La transizione da donna a madre è il punto cruciale dei mesi della gravidanza e del parto. Le vostre emozioni andranno dall'euforia alla depressione, dalla soddisfazione alla perdita, dalla delusione alla gratitudine profonda. A volte questi sentimenti vengono accettati molto in fretta, altre volte ci vuole del tempo, ma è importante prima o poi riuscire ad accettare tutti gli aspetti di questa esperienza, con le sue imperfezioni, per poterla superare e sentirvi finalmente in pace con voi stesse quando pensate al parto. Anche se nei primi giorni o nelle prime settimane prevalgono il buon umore e la soddisfazione, è possibile sentirsi in qualche modo deluse, soprattutto se un'episiotomia, un'estrazione con il forcipe o un parto cesareo vi hanno lasciato una sensazione di invasione, di rabbia o di fallimento. In alcuni casi la delusione si proietta sul bambino, soprattutto se è prematuro o ha dei problemi di salute. Questi sentimenti, di solito, spariscono abbastanza in fretta, ma se non vengono risolti possono in seguito richiedere un aiuto specifico.

Il corpo

Nonostante la maternità renda in genere le donne più belle e radiose, è facile che la madre dopo il parto avverta disagio per il proprio corpo. I vostri nuovi contorni e l'addome flaccido possono farvi pensare che la gravidanza e il parto abbiano lasciato dei segni irreversibili sul vostro corpo. Le smagliature o la cicatrice di

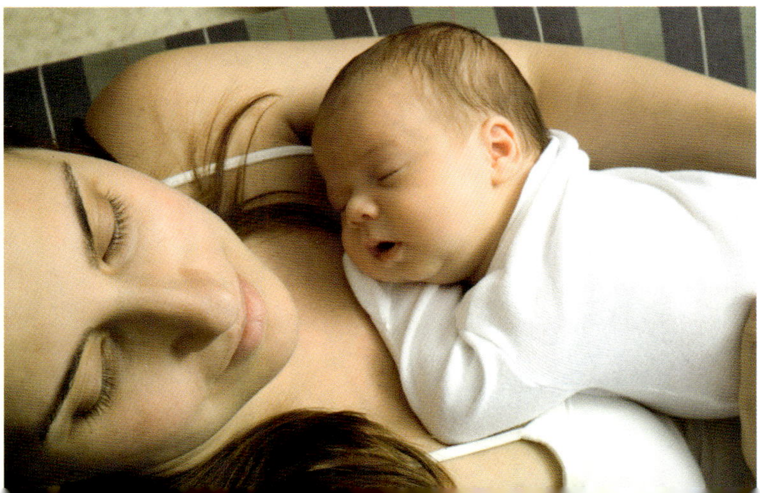

Per vincere la stanchezza cercate di adeguarvi ai ritmi del neonato: dormite e riposate ogni volta che lui dorme.

un cesareo non scompariranno, ma una volta ritrovati la forza e il tono muscolare saranno meno evidenti.
Cominciare ad accettare come naturale il fatto che per il momento il vostro corpo sia morbido, accogliente e materno, cercando di avere un atteggiamento positivo e di trovare un po' di tempo per riposare, fare ginnastica e curare il proprio aspetto, può influire moltissimo su come vi sentite. La mancanza di sonno e le nuove priorità della vostra vita, tuttavia, possono far sì che, almeno per qualche tempo, tutto ciò sia più facile a dirsi che a farsi.
Naturale è anche la preoccupazione di non essere più attraenti per il proprio partner. Può darsi che lui trovi meno gradevole il vostro aspetto attuale e che non abbia pensato che ci vorrà qualche tempo prima che ritorni come prima. Se allattate al seno, sarete forse piacevolmente stupite dal modo in cui la natura provvede a nutrire il bambino, ma potreste anche avere sentimenti contrastanti al riguardo. All'inizio, potreste essere timide a mostrare il vostro corpo, trovando difficile allattare davanti agli altri. La percezione del vostro corpo è sicuramente collegata con l'esperienza del parto. Se è stato naturale e spontaneo, probabilmente vi sentirete più soddisfatte e, una volta superato il disagio iniziale, sarete in pace con voi stesse. Se invece il parto è stato difficile, potreste facilmente sentirvi contuse o violate per un po' di tempo, anche se il medico è stato delicatissimo e l'aiuto era assolutamente necessario. In questo caso, un po' di ginnastica e un ciclo di massaggi possono essere d'aiuto.

Sonno e stanchezza

Da subito vi dovrete abituare alle continue interruzioni del sonno e facilmente nei primi mesi vi sentirete costantemente stanche o affaticate. In alcune culture, la madre che allatta, o comunque la

VINCERE LA STANCHEZZA

La stanchezza diminuisce con il tempo e l'energia ritorna quando il corpo si adegua alle esigenze del bambino. Ecco, comunque, qualche suggerimento per stare meglio.

- Sintonizzatevi con i ritmi del neonato e riposate quando dorme e ogni volta che potete.
- Dormite insieme o accanto al bambino.
- Fate una lista delle priorità e in casa fate solo le cose essenziali.
- Riprendete a fare ginnastica: vi aiuterà a recuperare le energie.
- Prendetevi cura di voi e consumate pasti regolari e nutrienti.
- Se il vostro compagno lavora e soffre delle interruzioni continue del sonno, forse è meglio che di tanto in tanto vada a dormire in un'altra stanza, mentre voi dormite con il vostro bambino.
- Accettate qualsiasi aiuto, anche se siete fortemente motivate a fare tutto da sole. Se avete un partner, il suo aiuto può essere prezioso; se amici e parenti vi vengono a trovare, potrebbero aiutarvi a fare qualcosa in casa invece di aspettarsi semplicemente di essere intrattenuti.

puerpera, è circondata da molte persone, di solito sua madre e altri parenti, che si occupano di lei e del resto della famiglia, permettendole di dedicarsi esclusivamente al neonato.
Nella maggioranza delle famiglie moderne, invece, la madre è sola per la maggior parte del tempo e in genere l'aiuto che riceve per la spesa, la cucina, il bucato e le pulizie è minimo, tanto che la cura della casa può apparire come un impegno insormontabile soprattutto se ci sono altri bambini di cui occuparsi.

La vita sociale

Dopo la nascita del bambino è facile sentirsi isolate, soprattutto se il vostro compagno va a lavorare e voi rimanete a casa da sole per la maggior parte del giorno. Se prima del parto facevate un lavoro interessantissimo, la vostra solitudine potrebbe rasentare la disperazione, tanto più se siete andate ad abitare in un nuovo quartiere dove non conoscete nessuno.
Occuparsi di un neonato può diventare un impegno veramente gravoso, soprattutto se mancano la compagnia e il sostegno morale. Per incontrare altre madri che vivono nel vostro quartiere potreste frequentare il consultorio di zona, se propone degli incontri per i genitori, oppure andare spesso ai giardinetti. Almeno per i primi tempi, la compagnia di altre donne con bambini piccoli è un appoggio prezioso.
Anche se è normale cercare la compagnia delle altre mamme, voler condividere la vostra gioia con la famiglia e con gli amici e desiderare il loro appoggio, il rapporto personale con vostro figlio richiede intimità e quindi, almeno nelle prime settimane, fate un piccolo sforzo per equilibrare l'esigenza di pace e di solitudine con il desiderio di compagnia.

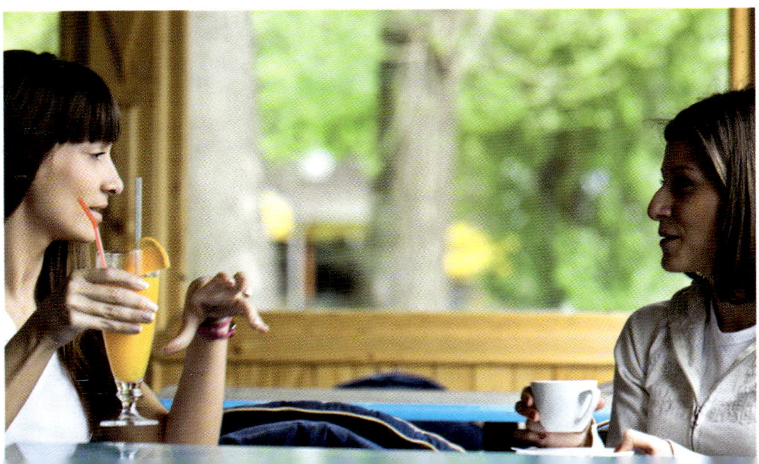

Trovate il modo per ritagliarvi un po' di tempo per voi stesse, per esempio per rivedere una vecchia amica.

Trovare del tempo per sé

Un altro brusco cambiamento nella vita dei nuovi genitori consiste nel non avere più tempo per se stessi perché la maggior parte delle ore del giorno (e non di rado anche della notte) sono dedicate a soddisfare le esigenze del nuovo nato. Per quanto il vostro bambino sia delizioso, non disporre di tempo per sé può essere molto frustrante e dare origine a risentimenti e sensi di colpa. A volte aiuta ricordarsi che questo periodo che non sembra finire mai passa in realtà fin troppo in fretta.

Senza trascurare il bambino, cercate di ritagliarvi un'ora o due alla settimana completamente 'vostre', per uscire o semplicemente per stare sole e riposare. Queste brevi separazioni vi faranno molto bene ma saranno anche esperienze importanti per il bambino.

È essenziale sfruttare al massimo i momenti di quiete, quando il bambino ha mangiato e può trascorrere un po' di tempo con suo padre; altrettanto importante è trovare subito qualche persona di fiducia che possa occuparsene occasionalmente poiché i genitori possano uscire insieme e stare un po' da soli.

Due gravidanze molto ravvicinate possono comportare un grande stress per un rapporto di coppia, perché due bambini molto piccoli richiedono tempo e dedizione notevoli. I problemi quotidiani sono talvolta così numerosi e seri che i genitori cominciano a sentirsi distanti. È fondamentale che i canali di comunicazione della coppia restino aperti e che possiate ancora trovare del tempo per rilassarvi insieme.

Sopravvivere alle esigenze di vostro figlio

La maternità implica un darsi incondizionato, fisico ed emotivo. Se alcune donne trovano facile e divertente badare al proprio bambino, altre lo considerano un impegno molto gravoso e avvertono l'esigenza di difendersi; quasi tutte le madri oscillano tra questi due sentimenti.

I neonati hanno in genere un appetito vorace e non è raro che le madri si sentano travolte da tutto questo bisogno di cibo. La cosa migliore è non lasciarsi influenzare dalle aspettative altrui. Comprendere i propri limiti è una delle lezioni più importanti che apprendono i genitori e imparare a organizzare la propria vita senza ignorarli è decisamente un bene per i figli. Se potete, trascurate tutte le cose che non sono essenziali e fidatevi del vostro istinto e del vostro giudizio.

Spesso i neogenitori devono superare l'ostacolo dei consigli contraddittori. Ogni generazione ha una 'moda' nella cura dei bambini e può essere difficile riuscire a districarsi tra i consigli di parenti e amici 'esperti'.
La vita con un neonato è un processo di apprendimento in cui si impara tutti insieme. Una volta sentiti tutti i consigli su un argomento, lasciate che siano la vostra esperienza e le reazioni di vostro figlio a guidarvi verso la giusta soluzione del problema.

Ideale contro realtà

Prima della nascita di un bambino, quasi tutti hanno un'idea astratta di che cosa significhi essere genitori e difficilmente comprendono i sentimenti 'negativi' che prima o poi si provano. A volte potreste addirittura sorprendervi veramente infuriati con quel cosino minuscolo e vulnerabile che normalmente adorate e che dipende totalmente dal vostro amore e dalle vostre attenzioni. È normale sentirsi frustrati e risentiti per la perdita di libertà e di sonno e per i mutamenti della propria vita sociale e sessuale; non è il caso di farsene una colpa.
Il senso di colpa è un'emozione comune tra le neomadri. Potete sentirvi in colpa se non riuscite a soddisfare o a capire le esigenze del bambino, se vi pesa il fatto che sia lui a decidere della vostra vita o se risultano compromessi in qualche modo il vostro lavoro, la casa, l'aspetto fisico o la relazione con il vostro partner.
Sono frequenti anche le recriminazioni contro il compagno per il suo scarso coinvolgimento e l'invidia per gli amici che non hanno questa 'palla al piede'.
Il vostro modo di essere genitori avrà una grande influenza sulla vita e sulla personalità di vostro figlio; accettare questa nuova e terribile responsabilità può essere difficile: forse non vi sentite abbastanza maturi da prendere decisioni importanti per la vita di un'altra persona che dipende totalmente da voi. Il modo in cui risolverete questo problema può avere radici nella vostra infanzia. Magari pensate che i vostri genitori erano perfetti e che non sarete mai altrettanto bravi; oppure sentite che vi è mancato qualcosa, o non volete che vostro figlio debba superare le stesse prove e subire gli stessi traumi, ma nemmeno volete proiettare queste vostre paure su di lui.

Anche i genitori hanno bisogno di rimanere soli e di vivere alcuni momenti senza il bambino per rilassarsi insieme.

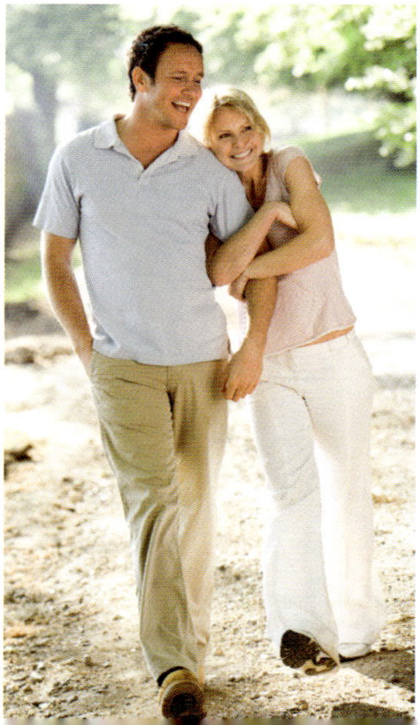

La questione della ripetitività dei comportamenti è complessa e difficile da affrontare.
Molti uomini e donne che hanno subito violenze da bambini, da adulti si trovano a reagire esattamente come i propri genitori nei momenti di stress. Sono reazioni che si imparano da piccoli e che restano latenti nella memoria per poi riemergere in occasioni particolari.
Se la violenza sui bambini è un esempio estremo, molti altri comportamenti, ripresentandosi, possono nuocere. Cercate di osservarvi dall'esterno per scoprire quali sono le situazioni scatenanti, cercando di prevenirle o di affrontarle quando si presentano.
Una buona forma fisica aiuta comunque ad affrontare meglio tutti i problemi di questo periodo.
Parlare apertamente con un'amica o con il vostro partner vi sarà di molto aiuto ed è uno dei modi più profondi per condividere l'esperienza. Diventare madre è un'impresa anche dal punto di vista dell'evoluzione personale e vi offre l'opportunità di trasformare in punti di forza molte delle vostre debolezze.
L'apertura al cambiamento e all'autorealizzazione richiede molto coraggio, e potrebbe essere necessario un aiuto. Se la vostra rabbia è intensa e vi sembra di avere reazioni inaccettabili nei confronti del vostro bambino, cercate al più presto l'aiuto di un esperto.

Essere padri

Le nuove responsabilità della paternità possono essere una gioia, nonostante la quantità extra di spese da affrontare e di lavoro domestico da svolgere. Il ritorno dal lavoro è il momento che ogni neopadre aspetta per tutto il giorno, e per alcuni padri uscire di casa la mattina può diventare difficile. Alcuni uomini hanno un forte istinto paterno, che in genere emerge durante la gravidanza e talvolta può essere il padre a prendersi principalmente cura del neonato e della casa. Molti uomini amano condividere la cura del bambino, mentre altri preferiscono continuare a vivere come se non fosse successo nulla.

I pasti e la cura del neonato

Molti padri provano grande piacere e soddisfazione alla vista del loro bambino che viene allattato al seno. Il piacere e la soddisfazione reciproci di madre e bambino e l'atmosfera serena e tranquilla che invade la casa hanno un calore che tocca tutta la famiglia.

L'appoggio del padre del bambino è essenziale, soprattutto nelle prime due settimane, per le donne che hanno difficoltà ad avviare l'allattamento. Se vostro figlio viene allattato artificialmente, potrete invece partecipare direttamente alla somministrazione dei pasti, che tuttavia non sono l'unica opportunità che avete di occuparvi del neonato.

Fare il bagno a vostro figlio, imparare a massaggiarlo, a cambiarlo e a vestirlo, giocare, cantare e parlare con lui, calmarlo quando è nervoso, consolarlo quando piange e portarlo in giro con il marsupio sono tutte cose che potete fare. Magari scoprirete di avere una capacità innata di intrattenerlo e di rilassarlo, che può essere preziosa sia per consentire alla vostra compagna di riposare un po' sia per il vostro piacere personale.

Ricordatevi che siete una persona importante nella sua vita e la vostra relazione si sviluppa e si rinforza tutte le volte che passate del tempo insieme.

Le vostre emozioni

C'è un altro aspetto della vita con un neonato che, in una certa misura, fa parte dell'esperienza di ogni padre. Ci saranno sicuramente dei momenti in cui vi sentirete esclusi dalla 'storia d'amore' tra madre e figlio, oppure trascurati dalla vostra partner, o anche gelosi o arrabbiati con il bambino, anche se può apparire irrazionale provare questi sentimenti nei confronti di una personcina così minuscola.

Se la vostra partner è sola per molte ore al giorno con vostro figlio e se il suo sonno viene costantemente interrotto, non potrà dedicare alla vostra relazione la stessa attenzione e lo stesso entusiasmo di sempre. Fino a quando vostro figlio non comincerà a essere un po' più indipendente, lei dovrà dedicarsi quasi completamente a lui, fisicamente ed emotivamente. Questa situazione può essere difficile da sopportare, soprattutto se anche voi siete stanchi.

Nei primi tre mesi i bambini hanno bisogno di un po' di tempo per trovare un proprio 'ordine' e solitamente hanno un periodo di particolare nervosismo nella giornata, di solito tra le cinque del pomeriggio e le dieci di sera, proprio quando anche la vostra

Trovare subito un buon rapporto tra padre e bambino rappresenta un'eccezionale opportunità di arricchimento per entrambi.

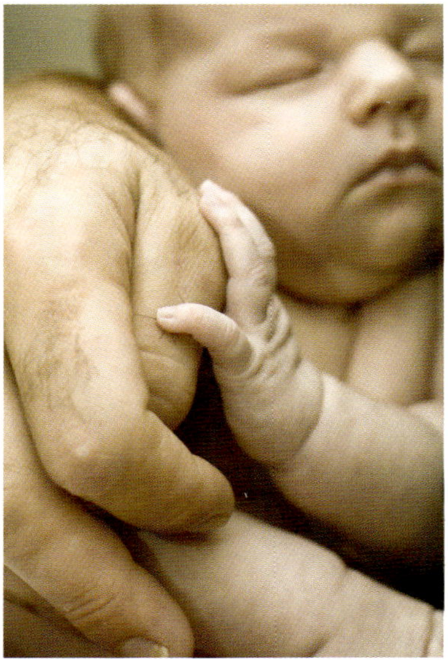

compagna è sfinita e quando voi, rientrando da una faticosa giornata di lavoro, vi trovate di fronte tutte queste difficoltà, aggravate magari dal fatto che la casa è in disordine, la cena non è pronta e i vestiti non sono stirati. C'è bisogno di un'infinita comprensione per riuscire a non litigare. Molti di questi problemi possono essere ridotti prevedendoli in anticipo. Prima di andare a lavorare, potete dare una mano alla vostra compagna nelle faccende domestiche. La giornata per lei sarà meno faticosa se vi prenderete una parte di responsabilità nella cura del bambino: permetterle di staccare per riposarsi un po' può essere davvero tutto ciò di cui ha bisogno.
Essere irritati di tanto in tanto con partner e figlio è normale e molto comune. In genere è sufficiente riconoscere questi sentimenti e accettarli, e parlarne con qualcun altro, magari con un esperto, se lo ritenete il caso. Benché gli uomini siano più riluttanti delle donne a comunicarsi le proprie emozioni, passare del tempo con altri padri che attraversano la vostra stessa esperienza può essere utile e rassicurante.

Fare l'amore dopo il parto

Per alcune coppie, la vita sessuale riprende entro due o tre settimane dal parto, ma è molto comune, e assolutamente normale, che passino dei mesi prima di avere di nuovo il desiderio di fare l'amore. Naturalmente il momento della ripresa dell'attività sessuale dipenderà anche da come vi sentite, da come è stato il parto e dal fatto di avere o no lacerazioni o punti nella zona del perineo. Per alcune donne il desiderio sessuale ritorna prestissimo dopo il parto e non c'è motivo per cui non dovrebbero riprendere la loro attività sessuale.
Le neomadri, tuttavia, tendono a essere completamente assorbite dal grande impegno fisico dell'allattamento e della cura del neonato e, anche se provano nuovi e profondi sentimenti d'amore nei confronti del partner, non hanno un particolare interesse per i rapporti sessuali. Il disinteresse può essere accresciuto dalla paura di rimanere ancora incinte e inoltre l'elevato livello di prolattina presente nel sangue durante il periodo dell'allattamento riduce il desiderio sessuale e può determinare una secchezza vaginale che spesso rende meno piacevole la penetrazione. La riduzione del desiderio sessuale accomuna molte neomamme. Se vi succede, non preoccupatevi e non sentitevi in colpa; cercate solo di capire

che può essere logorante per il vostro partner, che può provare per voi una particolare tenerezza e avere bisogno di un contatto fisico e sessuale. Se non riuscite a comprendere le sue esigenze è facile che si senta trascurato o respinto.

La soluzione di queste difficoltà sta quasi sempre nell'essere aperti alla comunicazione e alla condivisione di ciò che si prova e nel desiderio reciproco di trovare un compromesso. Ci sono molti modi per essere comunque vicini: fare il bagno insieme, massaggiarsi, ascoltare insieme della musica o prepararsi una cena speciale sono solo alcuni dei modi in cui potete incoraggiare e scoprire nuovi livelli di profondità nel vostro rapporto. Ci sono molti modi di fare l'amore senza bisogno di un rapporto sessuale completo.

Entrambi avrete bisogno di sentirvi coccolati, protetti, amati e compresi per poter dare il meglio di voi stessi a vostro figlio: sono questi gli aspetti dell'amore che acquistano un'importanza maggiore dopo la nascita di un bambino.

Quando tornerete ad avere rapporti completi, fatelo gradualmente. I tessuti intorno alla vagina sono particolarmente sensibili e non di rado c'è bisogno di usare molto olio o altri lubrificanti. La penetrazione dovrebbe avvenire lentamente e con dolcezza. È più facile controllare la penetrazione se state voi sopra al vostro partner; in questa posizione la pressione sul perineo è inferiore. Se avvertite dolore, sparirà nel giro di qualche settimana e il rapporto sessuale aiuterà i tessuti a ritornare elastici.

Se allattate, probabilmente il seno perderà latte in abbondanza quando siete sessualmente eccitate, perché aumenta l'ossitocina in circolo. Se vi succede, tenete sempre un piccolo asciugamano a portata di mano, per detergere le perdite.

Fare l'amore dopo il parto può essere un po' come ripartire dal corteggiamento, cominciando dolcemente e gradualmente.

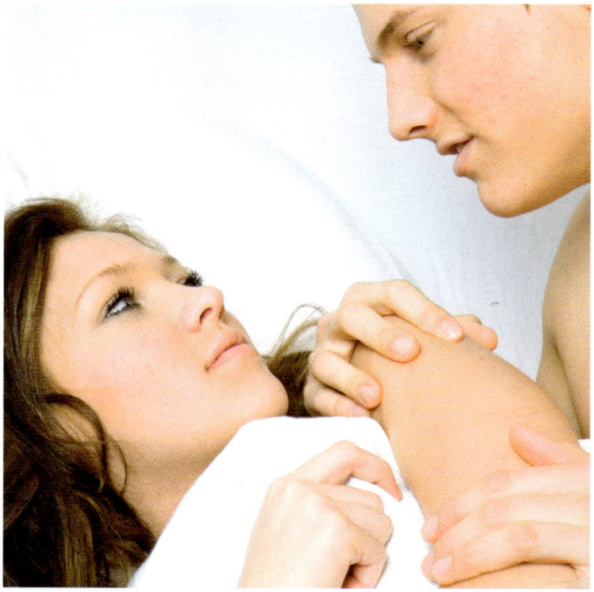

La gradualità e la comprensione tra i partner sono gli aspetti che devono caratterizzare la ripresa dei rapporti sessuali dopo un parto.

Gli altri figli

La nascita di un altro bambino monopolizza il vostro tempo e, per quanto i vostri figli maggiori possano essere stati preparati all'evento, è inevitabile che provino un senso di perdita tutte le volte che tenete il neonato tra le vostre braccia. La rivalità tra fratelli può portare i più grandi a scenate di gelosia, a comportamenti regressivi come bagnare il letto o a manifestazioni di rabbia o di paura. L'arrivo di un nuovo compagno e amico è comunque un avvenimento di enorme importanza nella vita di un bambino.

È importante aiutare il più grande ad accettare il neonato e a farlo sentire sicuro del suo posto nel vostro cuore e in famiglia. Mentre fate attenzione a passare abbastanza tempo con lui da solo e a dargli la priorità che merita in questo momento, cercate anche di coinvolgerlo nella cura dell'ultimo arrivato. Quando per esempio allattate il secondo, tenete vicino a voi anche il primo e coccolatelo, spiegategli perché vi occupate del fratellino in un certo modo e ricordategli che vi siete comportate esattamente nello stesso modo con lui quando era più piccolo. Cercate di essere comprensive se per un po' di tempo si comporta male e piange molto, e cercate di affrontare i suoi momenti di rabbia o la sua aggressività con calma e razionalmente. È molto meglio per tutti che questi sentimenti siano manifestati piuttosto che repressi.

Prospettive per il futuro

Essere genitori è un'avventura che insegna ogni giorno qualcosa di nuovo. Comincia con il concepimento e dura tutta la vita. Tutte le persone coinvolte cresceranno e impareranno qualcosa l'uno

Accettare un fratellino o una sorellina

Qualche consiglio per appianare il percorso attraverso cui un bambino accetta un nuovo 'arrivo'.

- Aiutatelo ad ampliare i suoi orizzonti molto prima che nasca il secondogenito.
- Dopo la nascita riducete al minimo le separazioni.
- Fategli un regalo speciale quando nasce il fratellino.
- Fate in modo che il padre gli dedichi un'attenzione speciale.
- Studiate bene delle attività o dei premi adatti solamente a bambini e bambine 'grandi'.
- Coinvolgetelo nelle attività domestiche e fatevi aiutare a pulire, e preparare i pasti, e così via.
- Incoraggiatelo a tenere in braccio e a toccare liberamente il neonato. Anche se il vostro controllo sarà strettissimo, cercate di mostrarvi rilassate.

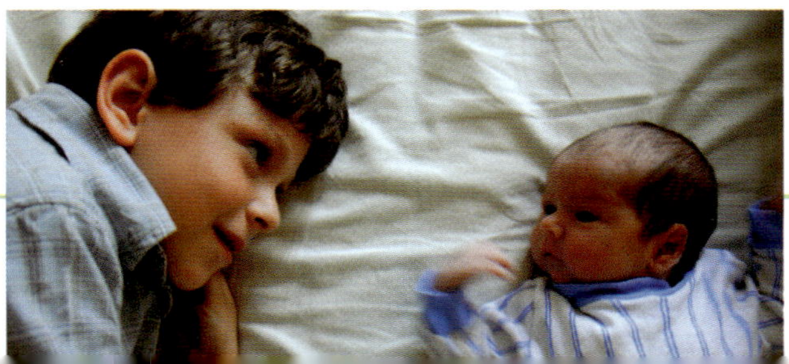

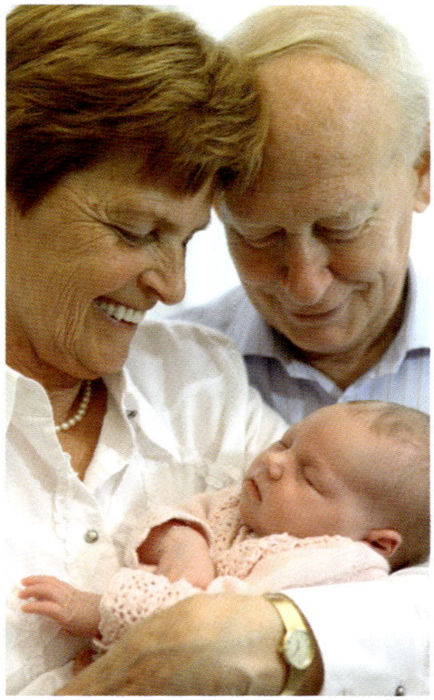

dall'altro: i genitori sono i primi maestri per il proprio figlio, che a sua volta farà scoprire ai genitori nuove impensabili vie di condivisione, responsabilità, amore e attenzione. Anche i nonni hanno una parte considerevole nelle vostre attuali gioie e responsabilità.
Con il vostro bambino, dal suo primo respiro, condividerete tutti i suoi progressi verso l'indipendenza, la capacità di organizzarsi i pasti e la digestione, di imparare a rotolarsi, a mettersi a sedere, a camminare carponi, a stare in piedi, a camminare e a parlare. Questo libro vi ha accompagnato per un anno intero. Anche se avete già fatto molta strada, il viaggio è appena iniziato. L'infanzia è un momento tanto speciale e passa così in fretta che è importante ricavarne il massimo.
Vostro figlio ha un destino proprio, la sua vita da vivere e delle difficoltà da superare. Come genitore potrete aiutarlo e guidarlo, ma mai decidere da soli del suo futuro. Il vostro grande privilegio come genitori consiste nell'aiutare un altro essere umano nel primo, determinante periodo della sua vita. Privilegio che è nel contempo anche per voi una grossa spinta verso l'apertura, la maturazione e il cambiamento.
Insieme a tante responsabilità, vostro figlio vi darà la grossa opportunità di riscoprire il bambino che è in voi. Vi ricorderete come si fa a giocare, a fare le facce buffe, a piangere e a ridere. Ancora una volta, aiutando vostro figlio nell'avventura della crescita, scoprirete la bellezza nella semplicità delle cose di tutti i giorni e imparerete ad apprezzare il miracolo della natura.

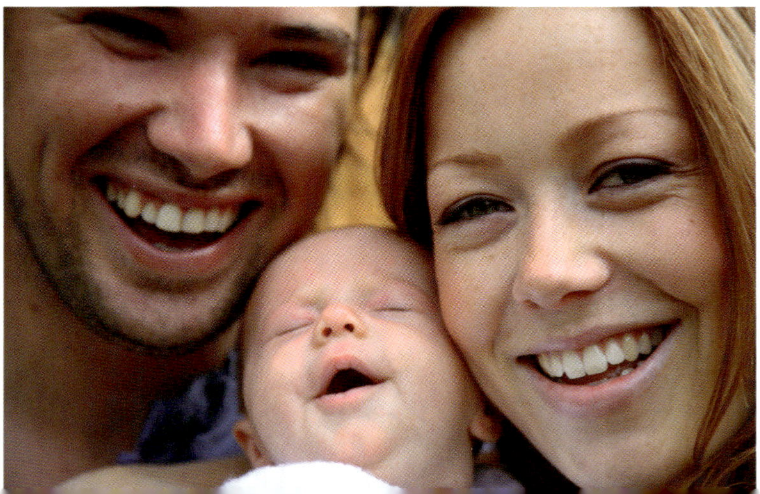

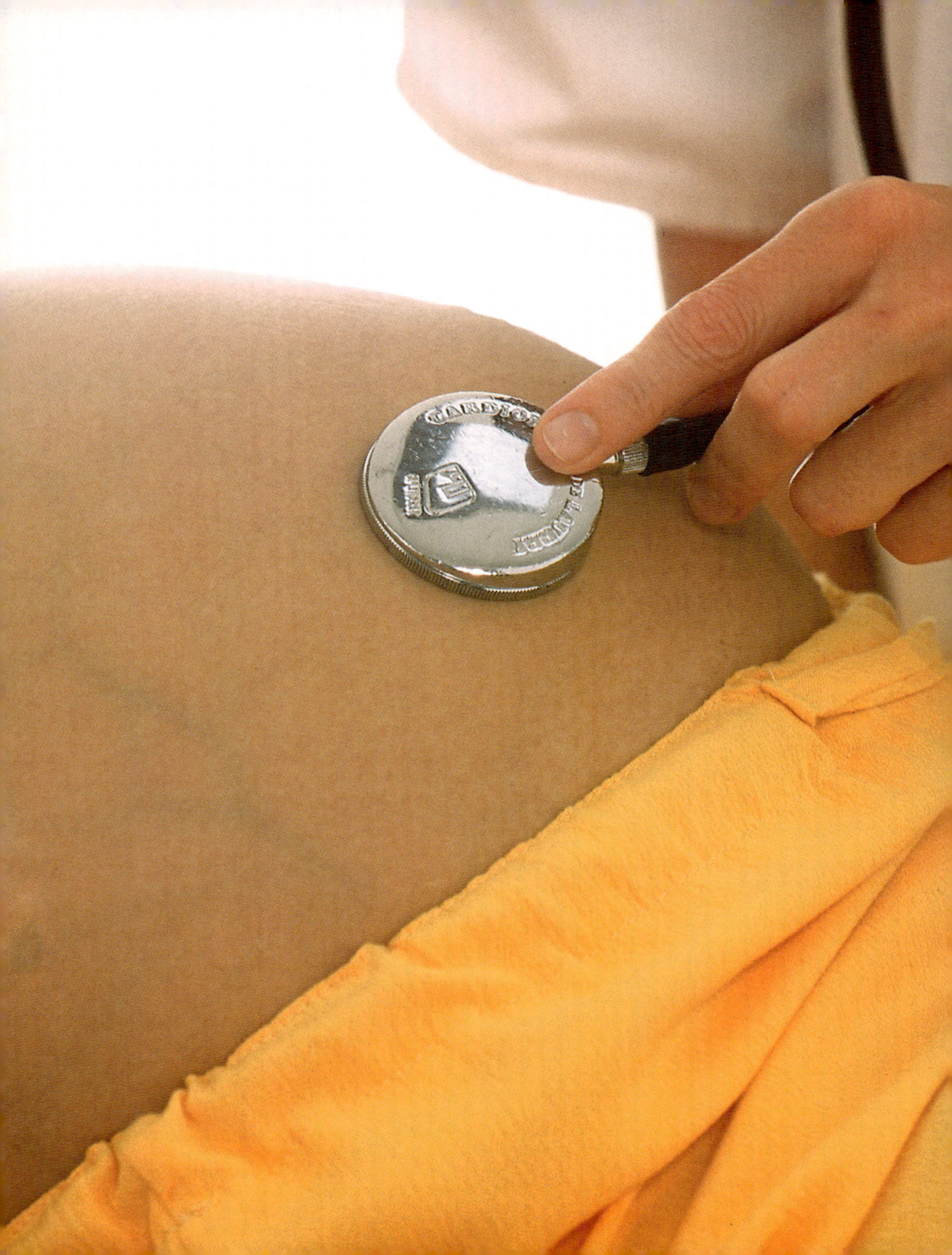

DIZIONARIO MEDICO

N.B. Tutti i termini in maiuscoletto rappresentano altrettanti rinvii a voci trattate separatamente.

Aborto → INTERRUZIONE SPONTANEA o VOLONTARIA DELLA GRAVIDANZA
Acidità di stomaco → PIROSI
Acne → PELLE DELLA DONNA IN GRAVIDANZA

AIDS e gravidanza

La sindrome da immunodeficienza acquisita (*Acquired Immune Deficiency Sindrome*, AIDS) è causata dal virus HIV (*Human Immunodeficiency Virus*), che si trasmette attraverso il contatto di fluidi corporei come sangue, sperma, secrezioni vaginali. Il virus si moltiplica nel sistema immunitario riducendo la resistenza nei confronti delle infezioni e di alcune forme di cancro. L'infezione è contratta soprattutto attraverso rapporti sessuali con persone infette.

L'intervallo di tempo che intercorre tra l'infezione da HIV e la malattia vera e propria (AIDS) è variabile e può anche essere superiore a 10 anni. Attualmente non è possibile dare una risposta definitiva sul rischio di avere un bambino infetto a una donna sieropositiva, che ha contratto l'infezione da HIV e desideri avere un figlio. Tale rischio non può essere né escluso né assicurato. In Europa e in America del Nord l'infezione da HIV non sembra avere di per sé influenza negativa sul decorso della gravidanza e sullo sviluppo del feto, in particolare nel caso di donne infette asintomatiche, mentre per le donne africane c'è una maggiore frequenza di esiti sfavorevoli, come prematurità, ritardato accrescimento in utero, mortalità entro le prime quattro settimane di vita. La gravidanza impone all'organismo un periodo di immunodepressione che non sembra accelerare la progressione della malattia nelle donne infette ancora senza sintomi e con una buona protezione immunitaria. Diverso è il caso delle donne in stadio già avanzato di malattia: in tali casi la gravidanza può precipitare o aggravare l'AIDS. Il virus HIV può essere trasmesso dalla madre al bambino nel corso della gravidanza, durante il parto o con l'allattamento al seno. Determinanti sembrano essere i fattori legati al parto, sia per quanto riguarda la possibilità che si verifichino contatti tra il sangue materno e quello fetale nel corso del travaglio, in particolare se prolungato, sia per le possibilità di risalita del virus e/o esposizione prolungata, come nel caso di rottura prematura delle membrane. L'allattamento al seno costituisce un fattore di rischio per la trasmissione dell'HIV nel neonato. Tale pratica è pertanto assolutamente da evitare nei paesi industrializzati; diversa è la condizione dei paesi in via di sviluppo, dove non esistono alternative sicure al latte materno e la mortalità infantile per diarrea è alta.

Il parto è cruciale per la trasmissione verticale dell'HIV dalla madre al bambino; di conseguenza alcuni interventi potrebbero risultare determinanti nella prevenzione dell'infezione. La trasmissione durante il parto sembra avvenire con modalità diverse, per esempio per contatto diretto con le secrezioni vaginali infette o con il sangue durante il passaggio nel canale del parto, perciò il ricorso al taglio cesareo potrebbe rivelarsi utile.

Attualmente nel mondo i nuovi casi pediatrici di infezione da HIV sono nella quasi totalità dovuti alla trasmissione verticale del virus dalla madre al bambino. Ogni sforzo deve essere fatto perché il test per la ricerca dell'HIV sia offerto a tutte le donne gravide, per garantire a esse e al nascituro i benefici che derivano dalle possibili strategie preventive e, per le madri, dalla conoscenza della propria malattia in epoca presintomatica. Il test, non obbligatorio in Italia, va proposto nel corso di un colloquio che ne spieghi il significato e la necessità per la salute della donna e del bambino.

Alcol

L'assunzione di alcol in gravidanza, e con tutta probabilità anche prima del concepimento, può danneggiare il bambino. Un bicchiere di vino o di liquore di tanto in tanto non sembra rappresentare un pericolo, tuttavia durante la gravidanza sarebbe opportuno evitare completamente le bevande alcoliche.

I figli di donne che assumono molto alcol durante la gravidanza rischiano la cosiddetta 'sindrome alcolica del feto', che, nei casi peggiori, può determinare quattro conseguenze gravi per il bambino: arresto o ritardo di crescita; sviluppo inadeguato del cervello con conseguente ritardo mentale; anomalie congenite a carico del cuore, dei reni e degli arti; anomalie caratteristiche dei tratti del volto, quali orecchie basse, mascella piccola, fessure palpebrali oblique ed eccessiva peluria.

Benché il quadro si presenti completo solo nel

caso di madri già alcoliste prima del concepimento, quanto maggiori sono le dosi di alcol assunte durante la gravidanza, tanto superiori sono le possibilità di effetti sul bambino. Il rapporto di causa-effetto non appare comunque dimostrato, poiché studi condotti sui gemelli hanno evidenziato in certi casi un danno maggiore per un gemello rispetto all'altro. Anche l'alimentazione della madre può avere un ruolo importante: le carenze di zinco e di altri minerali, comuni negli alcolisti, sembrano infatti peggiorare la situazione.

Allattamento, disturbi

Montata lattea assente Il riflesso di eiezione del latte è stimolato dal bambino durante la suzione e consente al latte di affluire al capezzolo. Le cause più comuni di mancata montata lattea sono due: o il bambino non si attacca correttamente al capezzolo o la madre è troppo depressa o stanca, il che può provocare una riduzione dell'ormone che stimola la produzione del latte (prolattina).

Se non si stimola il riflesso di eiezione, il bambino riceve solo il primo latte, meno nutriente di quello di fine poppata, è spesso affamato, non aumenta regolarmente di peso (vedi PESO DEL NEONATO) e può avere diarrea. L'assenza della montata lattea è uno dei motivi che rendono problematico l'allattamento nei primi giorni dopo la nascita.

Soluzione Assicuratevi che il bambino si attacchi e succhi correttamente, con tutto il capezzolo e una parte di areola in bocca. Assumete una posizione confortevole, in modo che il bambino sia di fronte al seno.

Tenete il bambino sempre vicino a voi, in modo che possa decidere quando vuole succhiare. Provate a massaggiarvi i capezzoli e a farne uscire qualche goccia di latte (vedi pp. 316-317), a fare delle abluzioni al seno con acqua calda o ad applicarvi compresse calde per favorire la produzione del latte. Se comincia, attaccate subito il bambino.

All'inizio della poppata fate sempre qualche respirazione profonda, rilassate le spalle e fate in modo di eliminare qualsiasi tensione. Cercate di creare un ambiente sereno intorno a voi e a vostro figlio per potervi concentrare sul rilassamento e prendetevi tutto il tempo che volete. Qualche volta, dopo che il bambino ha cominciato a succhiare, occorrono alcuni minuti prima che il latte cominci ad affluire regolarmente.

Insufficienza di latte In alcuni casi le madri interpretano erroneamente il desiderio di poppate frequenti come un segnale di insufficienza del latte. Può darsi che vostro figlio abbia una crisi di crescita e succhi più spesso, in modo che il seno produca una quantità maggiore di latte: la domanda incide sull'offerta.

Spesso le donne ritengono di non produrre abbastanza latte per il loro bambino, ma, a meno che il piccolo non cresca, è assai improbabile che ciò avvenga. Si può invece creare un circolo vizioso in cui l'ansia ostacola la produzione di latte, che così diminuisce. Se mantenete la calma, l'unica cosa che può limitare la vostra secrezione lattea è la stimolazione insufficiente dei capezzoli.

Soluzione Concedetevi più tempo per stare con vostro figlio e cercate di dedicare l'intera giornata all'allattamento per aumentare la produzione di latte. Allattate il vostro bambino tutte le volte che vi sembra affamato e anche qualche volta in più, di giorno e di notte. Mangiate alimenti nutrienti e bevete molti liquidi.

Alcune tisane, come quelle di semi di finocchio, di galega o di aneto, stimolano la secrezione lattea. Se pensate che ce ne sia bisogno, cercate di affrontare l'ansia e la depressione invece di nasconderle. Una chiacchierata con un'amica, un familiare, una donna esperta, un'ostetrica o un assistente sanitario può essere tutto ciò di cui avete bisogno. Nell'eventualità, veramente rara, che il vostro latte sia davvero insufficiente, può essere necessario fornire al bambino dei supplementi di latte in polvere.

Ragadi Qualche volta, in un capezzolo dolente (vedi pp. 320-321) può formarsi una 'spaccatura' che provoca un dolore improvviso e lacerante.

Soluzione Se il dolore è intollerabile, per una poppata o due evitate di dare da succhiare al bambino il capezzolo colpito, allattandolo con l'altro capezzolo e spremendo manualmente dal capezzolo con la ragade il latte, che potrete dare al bambino con il cucchiaino o il poppatoio. Dopo ogni poppata, fate asciugare completamente il capezzolo e poi applicatevi della crema o della tintura di calendula o di iperico (acquistabile in una farmacia che venda prodotti omeopatici) con molta parsimonia: se è troppa, la pelle non asciuga. Prima di allattare cospargetevi leggermente i capezzoli con fecola di mais, aiutandovi con un po' di cotone: sigillerà la spaccatura, proteggendola nel momento in cui il bambino comincia a succhiare. Non usate il reggiseno; cercate invece di indossare solo una maglietta ampia e leggera, di cotone o di lino, in modo che i capezzoli possano respirare, ed esponeteli all'aria il più possibile. Per un giorno o due i tiralatte di gomma da applicare al capezzolo durante la poppata possono essere un'ottima soluzione. Assicuratevi che il bambino si attacchi correttamente ed eventualmente chiedete aiuto a qualche esperto.

Micosi Se i capezzoli sono continuamente dolenti o vi capita che, dopo settimane o mesi che allattate, si arrossino improvvisamente, potreste aver contratto una micosi. È certamente un fastidio, ma non è un disturbo grave e si cura abbastanza facilmente (vedi INFEZIONI VAGINALI).

Condotti ostruiti Talvolta lo sbocco di uno dei condotti galattofori può ostruirsi. Il problema può essere causato da un reggiseno stretto o inadatto, che comprime la ghiandola mammaria, oppure dal latte particolarmente denso che impedisce al condotto di svuotarsi normalmente. Se avete un condotto ostruito, noterete un grumo in uno dei seni, di solito nella parte inferiore. Se il grumo si infetta e diventa doloroso, la pelle si arrossa e potreste avere la febbre.

Soluzione Allattate spesso; la suzione aiuta a liberare il canale. Cambiate spesso posizione al bambino, in modo da stimolare regolarmente tutte le parti del capezzolo. Lo scaldare dolcemente il seno con un panno caldo prima delle poppate può aiutare a sciogliere eventuali residui di latte che ostruiscono lo sbocco del condotto. Riposatevi molto e nutritevi bene; bevete molto per aumentare la quantità di latte. Massaggiate il seno dopo ogni poppata. Il massaggio deve procedere dal grumo verso il capezzolo, seguendo il percorso del condotto, e risulta più facile se si usa un po' d'olio. Sarebbe opportuno cominciare questo massaggio al più presto, in modo da prevenire lo sviluppo di un'infezione nel condotto ostruito.

Mastite Se la febbre sale oltre i 37,5 °C e avete un'infiammazione localizzata e/o dolore a un seno, è probabile che abbiate una mastite. La mastite è l'infiammazione dei tessuti che circondano i lobi ghiandolari del seno e spesso è provocata da un'infezione da stafilococchi penetrati attraverso un condotto ostruito o una ragade. I sintomi generali sono simili a quelli di un'influenza. Se non viene curata, la mastite può trasformarsi in un ascesso.

Soluzione Cercate di continuare ad allattare il vostro bambino, svuotando completamente il seno ogni volta. Gli anticorpi presenti nel latte proteggeranno il bambino dall'infezione. Offritegli prima il seno dolente, per assicurarvi che venga svuotato regolarmente, massaggiate il seno per allargare i condotti e cambiate spesso la posizione in cui allattate per evitare che sui capezzoli si formino le ragadi. Riposatevi molto. Se possibile, mettetevi a letto con il bambino fino a guarigione completa. Nutritevi bene e bevete molti liquidi. Usate vestiti comodi e sciolti; non usate il reggiseno. Se l'infezione dura più di ventiquattr'ore, consultate il vostro medico, che probabilmente vi prescriverà degli antibiotici, o un omeopata.

Ascesso al seno Una mastite trascurata o curata male può dar luogo alla formazione di un ascesso: un rigonfiamento caldo e doloroso, pieno di pus, che spesso provoca febbre alta.

Soluzione Un ascesso può essere curato tempestivamente, ai primi sintomi, con una terapia antibiotica. Tuttavia, se non è trattato al suo insorgere o si dimostra particolarmente tenace, è possibile che il medico vi suggerisca di inciderlo per drenare il pus. È un'operazione che si esegue generalmente in ospedale, sotto anestesia.

Se l'ascesso deve essere drenato chirurgicamente, per qualche tempo può essere impossibile continuare ad allattare, a meno che l'ascesso si trovi lontano dal capezzolo e non impedisca al bambino di attaccarsi. Anche dopo il drenaggio, può essere necessaria una terapia a base di antibiotici.

Se l'ascesso si riforma o non guarisce dopo il drenaggio, può essere necessario sospendere completamente l'allattamento dal seno malato, perché il latte fornisce ai batteri l'ambiente ideale per proliferare.

Allergie e ipersensibilità

Durante la gravidanza capita a volte di manifestare un disturbo per la prima volta: in questi casi vale la pena di controllare la vostra alimentazione e l'ambiente in cui vivete per verificare che tale disturbo non sia conseguenza di un'allergia. Hanno spesso origine allergica disturbi come asma, sinusite, MALATTIE DA RAFFREDDAMENTO ricorrenti, eruzioni cutanee, acne, emicrania e ce-

SOSTANZE ALLERGENICHE COMUNI	
SOSTANZE SOSPETTE	SOSTITUTI
Latticini (latte, formaggio, burro, cioccolato al latte, dolci e biscotti)	Latte di soia, oli vegetali, tofu (formaggio di soia)
Alimenti pronti e raffinati, molto zuccherati, con molti additivi e/o coloranti	Alimenti integrali naturali, frutta fresca, insalate
Caffè (anche decaffeinato), tè indiani e cinesi, bevande gassate	Tisane di erbe, acqua minerale, succhi di frutta fresca e verdure
Frumento, avena, orzo	Farina di riso e di soia
Tuorlo d'uovo, carni rosse, ormoni presenti in alcune carni	Proteine vegetali, germe di grano, legumi, carne di animali allevati al pascolo
Uva, uvetta, vino, agrumi, pere, mele	Dolcificante a base di miele
Insetticidi e additivi alimentari artificiali	Coloranti naturali, frutta e verdura biologica
Spray, lucidi, deodoranti, detersivi, saponi ecc.	Prodotti alternativi organici (presso i negozi di prodotti naturali)
Cosmetici, creme, profumi	Prodotti ipoallergenici

falea, ansia, DEPRESSIONE, STANCHEZZA, INSONNIA, indigestione, PIROSI, STITICHEZZA, diarrea e frequenti cistiti.

Se sospettate che la reazione sia stata provocata da un cibo particolare, provate a evitarlo, ma state attente a non modificare mai in modo sostanziale le vostre abitudini alimentari in questo periodo. Se eliminate un alimento, sostituitelo con un altro che abbia un valore nutrizionale equivalente, come per esempio latte di soia al posto di latte vaccino. Cercate inoltre di nutrirvi con cibi il più possibile freschi e naturali e di evitare gli alimenti raffinati e quelli contenenti coloranti. Se in una famiglia si sono verificati casi di allergia, i figli dovrebbero essere allattati al seno il più a lungo possibile, per ritardare al massimo l'introduzione nella dieta di alimenti sospetti. Gli stessi alimenti andrebbero anche eliminati dalla dieta della madre che allatta. Evitandoli nella prima infanzia, infatti, il bambino mostra in seguito una tolleranza maggiore.

Amniocentesi e biopsia dei villi coriali

Entrambe queste tecniche consistono nel prelievo di un campione di cellule fetali per l'analisi cromosomica (attraverso la quale si possono individuare disturbi di natura biochimica nel funzionamento cellulare) o per la determinazione del sesso del nascituro, in caso di malattie ereditarie legate al sesso.

Di solito vengono suggerite se c'è il rischio che il bambino sia affetto da SINDROME DI DOWN o se il livello di alfafetoproteina è alto (vedi p. 113). Potrebbero anche esservi proposte se nella vostra famiglia si sono verificati casi di malattie ereditarie tali da giustificarne il rischio.

- Nell'*amniocentesi*, si fa passare in anestesia locale un ago attraverso l'addome e l'utero, estraendo una piccola quantità di liquido amniotico. L'intervento dura circa il doppio di un normale prelievo di sangue e l'ago usato è molto più sottile. In genere si estraggono 20 ml di liquido, che la placenta impiega circa settanta minuti a riprodurre. Il feto sembra avvertire la presenza dell'ago perché tende a evitarlo; l'ECOGRAFIA consente comunque di limitare al massimo eventuali danni al bambino o alla placenta. Se la placenta copre la parte anteriore dell'utero, il test viene rimandato di qualche settimana per permettere all'utero di espandersi e all'ago di non perforare la placenta. Se il sangue della madre è Rh negativo e quello del padre Rh positivo, al momento dell'amniocentesi sarà necessario praticare alla madre un'iniezione di anti-D-gammaglobuline. Dopo il prelievo, dal li-

Amniocentesi

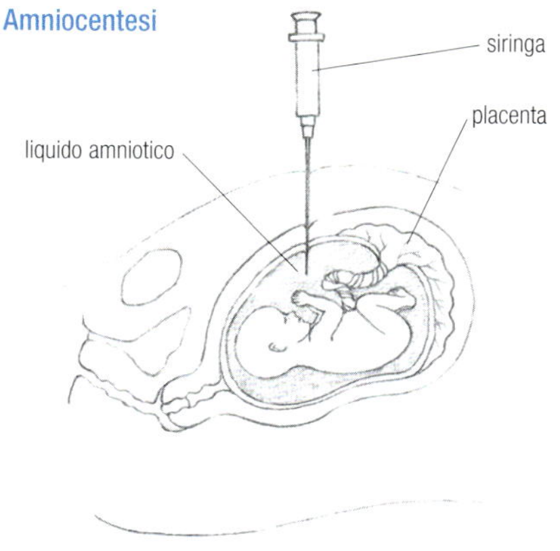

quido amniotico si estraggono le cellule fetali, che vengono poste in coltura per due o tre settimane. La crescita delle cellule permette di analizzare i cromosomi contenuti nei rispettivi nuclei, che possono evidenziare eventuali anomalie, come la sindrome di Down. Si esaminano poi gli enzimi cellulari, per escludere la presenza di anomalie di carattere biochimico, e il liquido amniotico, per valutare il livello di alfafetoproteina.

Biopsia dei villi coriali

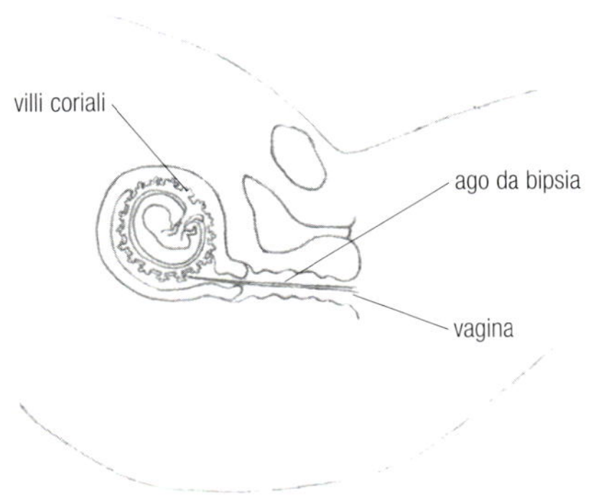

• Nella *biopsia dei villi coriali*, dopo aver localizzato la placenta mediante ecografia, si preleva un campione di tessuto placentare (*corion*) inserendo un ago attraverso il collo dell'utero. Questo esame presenta il vantaggio di poter essere eseguito già alla nona settimana di gravidanza, mentre la tecnica dell'amniocentesi non dà risultati attendibili prima della sedicesima. Anche in questo caso sono necessarie due o tre settimane prima di avere i risultati.

Rischi Nel caso dell'amniocentesi i rischi per il bambino sono ben definiti: esiste circa una probabilità su cento di INTERRUZIONE SPONTANEA DELLA GRAVIDANZA determinata da una perdita di liquido amniotico. Per la biopsia dei villi coriali, in alcuni studi è stata evidenziata un'abortività compresa tra il 2 e il 5%, a seconda delle tecniche usate.

Una volta ottenuti i risultati dell'uno o dell'altro esame si esegue la diagnosi. Se il feto presenta anomalie, si discute con i genitori la possibilità di un'INTERRUZIONE VOLONTARIA DELLA GRAVIDANZA. La biopsia dei villi coriali consente in genere di praticare un aborto per aspirazione, dato che il risultato è disponibile intorno alla dodicesima settimana; dopo l'amniocentesi l'aborto terapeutico richiede di solito un'induzione artificiale del travaglio.

In tutti i casi è opportuno aiutare la madre offrendo consiglio e conforto. Benché il medico guidi l'ago aiutandosi con l'ecografo, per proteggere bambino e placenta, e nessuna delle due tecniche sia effettivamente dolorosa, la perforazione dell'utero con un ago è una pratica invasiva che può risultare angosciosa per la madre.

Vedi ANOMALIE CROMOSOMICHE E GENETICHE; MALFORMAZIONI CONGENITE E CONSULENZA GENETICA.

Anemia

Nei globuli rossi si trova l'emoglobina, che trasporta l'ossigeno respirato dai polmoni a tutti i tessuti corporei. In gravidanza i globuli rossi aumentano, ma, contemporaneamente e in misura maggiore, il sangue tende a diluirsi, per cui la percentuale di emoglobina risulta leggermente ridotta.

Quando il numero dei globuli rossi (e di conseguenza la percentuale di emoglobina) è troppo basso, si parla in generale di anemia.

In generale l'anemia non influisce sul bambino, ma può rappresentare un motivo di affaticamento dopo il parto e un ostacolo a un'adeguata produzione di latte.

Tra gli obiettivi dei controlli da effettuare in gravidanza, uno dei principali è proprio la prevenzione dell'anemia: è importante infatti disporre di adeguate riserve di globuli rossi per contrastare gli effetti di un'eventuale emorragia durante o dopo il parto.

La concentrazione di emoglobina andrebbe verificata un paio di volte, intorno alla sedicesima e dopo la trentesima settimana di gravidanza. Se è inferiore a 10 g in 100 ml di sangue va sicuramente presa in considerazione una terapia.

Sintomi In una fase iniziale potreste sentirvi stanche, deboli e senza fiato. Se l'anemia è grave, spesso risulta impossibile fare le scale e camminare a lungo (sintomo che però sperimentano anche alcune donne molto sedentarie, senza per questo essere anemiche).

Cause I motivi per cui una donna può diventare anemica in gravidanza sono vari.

• *Carenza di minerali e vitamine* Molte donne,

soprattutto se hanno mestruazioni molto abbondanti, arrivano alla gravidanza con scarse riserve di ferro, che per lo più va a soddisfare l'elevato fabbisogno del bambino, lasciando anemica la madre. Se poi anche le riserve di zinco, di cobalto, di vitamina B_1 e B_6 e di acido folico tendono a esaurirsi, il rischio di anemia è ancora maggiore.

• *Emorragie* Un'emorragia consistente che si verifica durante il parto può provocare un'anemia. In questo caso s'interviene normalmente con una trasfusione. Anche perdite di sangue di minore entità possono determinare un'anemia post partum.

Cure Spesso alle donne incinte vengono prescritti integratori a base di ferro e acido folico. Tuttavia, qualche risultato si può ottenere mangiando cibi ricchi di ferro (vedi tabella a p. 166). Evitate di bere tè durante e dopo i pasti, perché riduce l'assorbimento del ferro.

Se non sopportate forti dosi di ferro, spesso causa di PIROSI e STITICHEZZA, provate un ricostituente naturale a base di ferro, spesso più assimilabile, reperibile nei negozi specializzati, oppure ricorrete a una vecchia ricetta naturista, la 'mela chiodata', cioè una mela in cui ogni sera conficcherete dei chiodi di ferro ben lavati da estrarre la mattina, prima di mangiare il frutto, che apparirà un po' 'arrugginito'.

Sono anche disponibili alcuni rimedi omeopatici in grado di migliorare l'assorbimento del ferro.

L'anemia dovuta a una carenza di altri elementi nutritivi, piuttosto che di solo ferro, risponde bene a una compressa di integratore polivitaminico, assunta giornalmente.

Anemia falciforme e talassemia

Sono entrambe malattie genetiche ereditarie (vedi ANOMALIE CROMOSOMICHE E GENETICHE) peculiari di alcuni gruppi etnici: l'anemia falciforme (o drepanocitica) colpisce soprattutto gli individui provenienti dall'Africa occidentale e i neri d'America, mentre la talassemia (detta anche 'anemia mediterranea') è diffusa soprattutto nel bacino del Mediterraneo (per quanto riguarda l'Italia le zone di maggiore diffusione della talassemia sono il delta del Po e la Sardegna, seguite da tutte le regioni meridionali e insulari e, in misura minore, dal Molise e dal Lazio) e in Oriente.

Entrambe le malattie sono caratterizzate da un'anomalia delle molecole di emoglobina e danno luogo a una grave forma di ANEMIA cronica e spesso ad altri effetti collaterali. I bambini colpiti possono aver bisogno di trasfusioni multiple e di frequenti ricoveri in ospedale.

• Nell'anemia falciforme i globuli rossi si deformano assumendo una forma a falce e spesso impediscono la circolazione capillare in diverse parti del corpo con conseguenze anche molto dolorose.

• Nella talassemia i globuli rossi hanno pareti particolarmente fragili, il loro ciclo vitale è quindi molto ridotto e il midollo osseo è soggetto a una stimolazione eccessiva per riprodurli continuamente.

Diagnosi Per le donne appartenenti a un gruppo a rischio è opportuno un controllo prima o all'inizio della gravidanza.

Tutte le donne a rischio devono sottoporsi ai test diagnostici e le portatrici vengono identificate attraverso un'analisi dell'emoglobina. Se entrambi i genitori sono portatori, la probabilità che il bambino sia affetto è una su quattro. In questo caso alla madre vengono suggeriti ulteriori esami, tra cui il prelievo di campioni di sangue fetale mediante FETOSCOPIA, AMNIOCENTESI o BIOPSIA DEI VILLI CORIALI. Se gli esami danno esito positivo è possibile prendere in considerazione un'INTERRUZIONE VOLONTARIA DELLA GRAVIDANZA.

Vedi MALFORMAZIONI CONGENITE E CONSULENZA GENETICA.

Anestesia → PARTO INDOLORE

Anomalie cromosomiche e genetiche

Ci sono quarantasei cromosomi nelle cellule umane, ventitré coppie di cromosomi identici, che contengono migliaia di geni costituiti dal DNA, in cui sono raccolte tutte le informazioni relative all'ereditarietà.

Ogni gene controlla una singola funzione all'interno della cellula codificando per una singola proteina.

Anomalie cromosomiche Le malattie ereditarie possono essere il risultato dell'alterazione di un intero cromosoma, della presenza di un cromosoma in più o della sua totale assenza, e sono molto evidenti nelle piastre cromosomiche esaminate al microscopio. L'anomalia cromosomica più nota è la SINDROME DI DOWN, conosciuta anche come mongolismo o trisomia del cromosoma 21. Molte altre anomalie possono però col-

pire un bambino; alcune sono molto gravi e altre invece si notano appena.
Nelle famiglie in cui sono presenti altri casi di anomalie cromosomiche è essenziale una consulenza genetica individuale.
Anomalie di un singolo gene Se l'anomalia riguarda un singolo gene è impossibile individuarla al microscopio, ma può essere diagnosticata con l'analisi del DNA o attraverso l'esame dei suoi prodotti, che possono essere normali o non esserlo.
Geni sul cromosoma X (anomalie dei cromosomi del sesso) Tutte le donne hanno due cromosomi X, mentre gli uomini hanno un cromosoma X e un cromosoma Y. In alcuni casi, un gene alterato responsabile di malattia è presente su uno solo dei due cromosomi X di una donna. Poiché il gene normale presente sull'altro cromosoma X è dominante, la malattia non si manifesta nella donna. Queste 'portatrici sane' hanno tuttavia una possibilità su due di trasmettere al bambino il cromosoma X difettoso, in quanto, al momento del concepimento, la madre fornisce un cromosoma X e il padre un cromosoma X o Y. Di conseguenza le femmine avranno il 50% di probabilità di essere portatrici sane, mentre i maschi il 50% di essere malati (non avendo un cromosoma X normale in grado di neutralizzare gli effetti del gene difettoso). Le malattie più note legate a un'anomalia del cromosoma X sono l'EMOFILIA e la DISTROFIA MUSCOLARE.
Geni recessivi In questo caso i bambini affetti sono portatori di entrambe le copie di un gene recessivo difettoso che provoca alterazioni del metabolismo. La malattia ereditaria è detta 'recessiva', vale a dire che madre e padre contribuiscono entrambi con un gene anomalo. La malattia può colpire un figlio su quattro (in cui entrambi i geni sono difettosi), due possono risultare portatori (con un solo gene difettoso) e uno solo completamente sano (con due geni normali).
È più probabile che siate 'portatrici sane' se nella vostra famiglia si sono verificati casi di una di queste malattie (per esempio FIBROSI CISTICA) o se appartenete a un gruppo etnico particolare. Per esempio, le popolazioni afrocaraibiche e quelle mediterranee sono rispettivamente più a rischio per ANEMIA FALCIFORME E TALASSEMIA, mentre la GANGLIOSIDOSI DI TAY-SACHS è più frequente tra gli ebrei ashkenaziti.
La maggioranza delle anomalie cromosomiche e genetiche si presenta senza preavviso nel primo figlio, perché non è possibile fare uno *screening* completo di tutte le gravidanze, alla ricerca di ogni possibile anomalia.
Conviene invece prendere in considerazione la diagnosi prenatale in tutti i casi in cui la storia clinica della famiglia faccia sorgere qualche sospetto. Vedi DISTURBI TIROIDEI DELLA MADRE E DEL BAMBINO; FENILCHETONURIA; MALFORMAZIONI CONGENITE E CONSULENZA GENETICA.

Anticoncezionali → CONTRACCEZIONE
Bambini immaturi e prematuri → IMMATURITÀ E PREMATURITÀ
Bambini oltre il termine → POSTMATURITÀ
Biopsia dei villi coriali → AMNIOCENTESI E BIOPSIA DEI VILLI CORIALI
Bitest → SCREENING PRENATALI
Bronchite → MALATTIE DA RAFFREDDAMENTO IN GRAVIDANZA e NEL NEONATO
Bruciori di stomaco → PIROSI

Capezzoli piatti o retratti

Con l'avanzare della gravidanza, i capezzoli cominciano a proiettarsi in fuori; sarà la suzione esercitata dal bambino durante l'allattamento che li farà sporgere completamente.
Se però i vostri capezzoli non si estroflettono, è possibile che siano retratti. Come verifica, provate a mettere il pollice e l'indice intorno al capezzolo e a premere dolcemente; se anziché erigersi rientra, occorre correggere il difetto durante la gravidanza, in modo da non avere successivamente disturbi nel corso dell'allattamento.
Ponete l'indice di entrambe le mani ai lati del capezzolo esercitando una pressione, quindi stirate l'areola in direzioni opposte. Ripetete l'operazione mettendo le dita sopra e sotto il capezzolo.
Il tutto va ripetuto diverse volte per ogni seno, tutti i giorni. Con il tempo i capezzoli diverranno più malleabili e cominceranno pertanto a sporgere. Se scoprite di avere effettivamente i capezzoli retratti, può anche essere utile consultare un esperto prima della nascita di vostro figlio, in modo da evitare comunque la possibilità che si verifichi qualche problema al momento di allattare.

Celiachia

Alcuni bambini soffrono di un'intolleranza assoluta al glutine, proteina contenuta nel chicco di alcuni cereali: il frumento, la segale, l'orzo, l'avena. Quando questi bambini assumono cibi contenenti glutine, la mucosa che riveste il canale digerente viene progressivamente danneggiata. Conseguenza di questo danno è l'incapacità del bambino di digerire e assorbire gli alimenti, che si manifesta generalmente con diarrea continua.
A lungo andare, l'incapacità di assorbire gli alimenti porta ad arresto della crescita e perdita di peso, anemia, ritardo nella maturazione scheletrica. I disturbi iniziano da uno a sei mesi dopo l'introduzione del glutine nella dieta e sono tanto più gravi quanto più precoce è stato lo svezzamento. Essi spariscono completamente se si corregge la dieta: i bambini devono però continuare a nutrirsi per tutta la vita con alimenti privi di glutine.
Esistono in commercio prodotti speciali (pasta, farine, biscotti ecc.) completamente privi di glutine.
Il bambino celiaco che segue una dieta adatta può condurre una vita assolutamente normale. Non ci sono problemi particolari per il suo inserimento in comunità (asilo, scuola): è sufficiente insegnargli a non accettare cibo dagli altri e avvertire il dirigente scolastico e gli insegnanti della sua condizione e delle sue necessità.

Circoncisione

La circoncisione maschile, ovvero l'asportazione chirurgica del prepuzio (la piega di pelle che ricopre il glande), è un rito religioso praticato dagli ebrei e dai musulmani. Indipendentemente da ciò, sono pochissimi i casi in cui questo intervento è ritenuto indispensabile (per esempio, in seguito a un eccessivo restringimento del prepuzio).
In alcuni ospedali la circoncisione viene eseguita al momento della nascita, dopo il taglio del cordone ombelicale, ma tradizionalmente il rito ebraico ha luogo otto giorni dopo la nascita. Nella circoncisione rituale non si usa anestesia.
Una volta tagliato il prepuzio, il pene viene bendato per prevenire un'emorragia. La medicazione si cambia ogni ventiquattr'ore, ma nelle prime ore deve essere controllata spesso per verificare che non ci sia un'eccessiva perdita di sangue. In attesa dell'arrivo del medico, un'eventuale emorragia può essere fermata con una lieve pressione intorno al pene.
Al contrario di quella maschile, la circoncisione femminile (l'asportazione parziale o completa del clitoride) rappresenta una vera e propria mutilazione, diffusa principalmente nella cultura islamica, ma considerata in Occidente un crimine contro le donne.

Cisti ovariche

Il tipo più comune di cisti ovarica si forma quando un follicolo, dopo essersi ingrandito, non si rompe liberando l'ovulo. Spesso le cisti ovariche contengono liquido e il loro diametro può raggiungere anche i 15 cm. In molti casi il liquido della cisti, quando questa si rompe, si raccoglie in cavità addominale, dove viene riassorbito, e la cisti sparisce. Più raramente, la rottura della cisti può coinvolgere i vasi sanguigni, determinando un'emorragia. Esistono diversi tipi di cisti ovariche che sono quasi sempre benigne.
Una cisti ovarica può non dare sintomi ed essere scoperta per caso durante una visita ginecologica di routine. Diversamente, il sintomo principale è un dolore localizzato all'addome inferiore, in seguito a improvviso ingrossamento, rottura o torsione della cisti. Se una grossa cisti ovarica comprime la vescica possono verificarsi anche disturbi urinari. In gravidanza, i sintomi sono generalmente più acuti nelle prime dodici settimane, quando l'utero aumenta di volume estendendosi oltre il bacino.
In caso di rottura o torsione o se la cisti supera i 15 cm di diametro, va considerata la possibilità di un intervento urgente. Se questo avviene nelle prime dodici settimane di gestazione c'è il rischio di un'INTERRUZIONE SPONTANEA DELLA GRAVIDANZA. Una piccola cisti può essere invece lasciata in sede fino a dopo il parto. Se ancora presente dopo sei settimane, può essere necessaria l'asportazione chirurgica.

Cistite → DISTURBI RENALI E URINARI DELLA MADRE

Citomegalovirus

L'infezione da citomegalovirus (CMV) in gravidanza è più comune della ROSOLIA, anche se meno nota. Il contagio avviene per mezzo delle gocce di saliva diffuse nell'aria; spesso è asintomatica e può passare inosservata in una donna incinta. Se l'infezione viene contratta in gravidanza, il virus può anche non colpire il bambino, oppure, nel 10-20% dei casi, può rallentarne la crescita, causare una parziale sordità e un ingrossamento del fegato, danneggiare il cervello, gli occhi e le orecchie. Non si conosce una cura efficace contro il citomegalovirus, che può però essere individuato anche nel feto.

Cloasma → PELLE DELLA DONNA IN GRAVIDANZA

Coagulazione irregolare nella madre → EMORRAGIE

Coagulazione irregolare nel neonato → EMOFILIA

Congiuntivite del neonato

Questa infezione consiste in un'infiammazione della mucosa che riveste la parte anteriore dell'occhio e la palpebra (congiuntiva) ed è abbastanza frequente nella prima settimana di vita del neonato. L'occhio colpito si arrossa, si presenta appiccicoso e il pus può renderne difficile l'apertura, specialmente dopo alcune ore di sonno. Se un neonato ha una secrezione di pus da un occhio, è necessario eseguire un tampone per escludere che la congiuntivite sia causata da agenti infettivi rari ma gravi, come il gonococco (che si evidenzia il primo o il secondo giorno dopo la nascita) o la *chlamydia* (dal terzo al quinto giorno). In alcuni casi tali infezioni sono contratte dal bambino durante il passaggio nel canale del parto. La congiuntivite può anche essere causata da altri batteri, da un'ostruzione del canale lacrimale (vedi LACRIMAZIONE) o da sostanze irritanti come la polvere.

La congiuntivite batterica richiede un trattamento specifico con un antibiotico in gocce per prevenire la cicatrizzazione; in caso di gonorrea può essere necessaria anche una cura antibiotica con iniezioni intramuscolo.

Negli altri casi la cura consiste in sciacqui oculari con una soluzione salina tiepida ogni poche ore o più frequentemente se le palpebre tendono ad attaccarsi.

Contraccezione

Se desiderate che la vostra famiglia cresca in modo pianificato, la cosa migliore da fare è scegliere assieme al vostro partner un contraccettivo efficace (vedi tabella a p. 384). Alcuni servizi e sussidi per una procreazione consapevole sono a carico del Servizio Sanitario e possono essere ottenuti attraverso l'ospedale, l'ASL e il medico di base.

Convulsioni del neonato → FEBBRE DEL NEONATO

Convulsioni in gravidanza

Le convulsioni sono un fatto estremamente raro durante la gravidanza. Possono comunque avere due cause, entrambe gravi: l'epilessia e l'eclampsia gravidica.

Epilessia Le donne epilettiche possono essere soggette ad attacchi nel corso della gravidanza; per questo dovrebbero consultare il medico curante prima del concepimento. Il trattamento farmaceutico per tenere sotto controllo l'epilessia deve essere infatti controllato costantemente tanto prima del concepimento quanto durante la gravidanza: le dosi devono essere sufficientemente alte da prevenire le convulsioni ma abbastanza basse da non costituire un rischio di MALFORMAZIONI CONGENITE.

Se sopravviene un attacco è necessario chiamare subito il medico e, nel frattempo, fare in modo che la donna non si procuri delle lesioni.

Eclampsia La gestosi, o preeclampsia, è caratterizzata da pressione arteriosa elevata, tessuti edematosi (vedi EDEMA) e presenza di albumina nelle urine (vedi PRESSIONE ALTA E GESTOSI). Se l'edema interessa il cervello può causare convulsioni e si è allora in presenza di eclampsia.

Come prevenzione è essenziale il pronto intervento: le convulsioni eclamptiche sono infatti estremamente pericolose, perché possono ostacolare l'apporto di ossigeno, oltre che alla madre, al bambino, situazione che può avere esito fatale.

Oltre a somministrare i medicinali necessari per tenere sotto controllo le convulsioni e a intervenire con la respirazione artificiale, lo staff medico potrebbe decidere di procedere a un parto cesareo per salvare la vita della madre e del bambino.

Cordone ombelicale

Il cordone ombelicale collega il feto alla placenta e, al termine della gravidanza, è lungo 55 cm circa, esattamente la lunghezza necessaria per

permettere alla mamma di portare la sua creatura al seno. S'inserisce alla placenta e contiene al suo interno tre vasi: una vena e due arterie ombelicali. La vena porta sangue ossigenato e ricco di nutrienti dalla placenta al feto, mentre le due arterie trasportano i prodotti di rifiuto dal feto alla placenta. Il moncherino residuo dopo il taglio si distacca naturalmente in media cinque giorni dopo il parto e comunque entro sette, otto giorni. Il cordone ombelicale è una fonte di cellule staminali emopoietiche. Sia negli Stati Uniti sia in Europa, il prelievo e la conservazione di sangue derivato dal cordone ombelicale tagliato sono procedure sempre più diffuse.
Le cellule staminali così conservate possono essere utilizzate, se necessario, per curare il bambino da eventuali malattie del sangue e tumori, per esempio dalle leucemie. Il prelievo viene effettuato immediatamente dopo il parto raccogliendo in una sacca sterile tutto il sangue contenuto all'interno del cordone ombelicale. Il sangue raccolto può essere conservato anche per molti anni a temperature al di sotto di -150 °C, in contenitori di azoto liquido o vapori di azoto liquido.
Il taglio immediato del cordone ombelicale, subito dopo il parto, che permette il prelievo e la raccolta delle cellule staminali, contrasta con le indicazioni di chi sostiene il parto 'dolce' che, nel contesto di umanizzazione del periodo perinatale, tendono a protrarre di alcuni minuti (anche quattro o cinque) il momento del taglio rispetto agli usi correnti.

Crampi

La contrazione prolungata di un gruppo muscolare produce un forte dolore detto 'crampo'. Molte donne ne soffrono in gravidanza, specialmente ai polpacci, alle cosce e alle natiche, ma anche al collo e nella regione lombare. I crampi sono più frequenti quando fa caldo, dopo un'attività fisica intensa, alla fine della giornata e di notte, quando i muscoli sono più stanchi. Gli squilibri dell'assetto posturale accentuano il problema: per esempio, i tacchi alti tendono ad accorciare i muscoli del polpaccio che, durante la gravidanza, divengono facilmente soggetti ai crampi per il peso maggiore che devono sopportare. Benché i crampi possano essere frequenti e dolorosi, in genere sono solo episodici e non destano preoccupazione.

Cure Quando fa caldo, un maggiore apporto di sale o di calcio può essere di aiuto; nel capitolo sull'alimentazione (pp. 158-175) è riportato un elenco dei cibi che ne sono ricchi. Per i crampi ai polpacci possono giovare gli stiramenti descritti alle pp. 142-143. Dormire su un letto più rigido, magari sostenendo il materasso con un'asse o sistemandolo direttamente sul pavimento, talvolta può essere utile a curare i crampi notturni. Alcuni rimedi omeopatici e gli oligoelementi possono essere di grande benefico; alcuni soggetti trovano invece particolarmente utile l'osteopatia.

Denti e gengive in gravidanza

Tutte le donne dovrebbero sottoporsi a visite di controllo dal dentista durante la gravidanza. Gli anestetici locali senza vasocostrittori non sono pericolosi, e nemmeno le radiografie, a condizione di indossare l'apposito camice protettivo. Le radiografie andrebbero comunque fatte solo se ritenute indispensabili.
Anche le gengive creano facilmente qualche problema in gravidanza. Infatti tendono a gonfiarsi intrappolando particelle di cibo e questo causa un'infezione detta 'gengivite'. Se le vostre gengive sono gonfie, sensibili e sanguinano quando vi lavate i denti, chiedete consiglio al vostro dentista. Non mangiate tra un pasto e l'altro; evitate i dolci, i biscotti e tutti i cibi zuccherati. Provate anche a spazzolarvi i denti con uno spazzolino morbido, tutti i giorni, soprattutto nel punto d'incontro tra denti e gengive, con movimenti dal basso verso l'alto.
Usate quotidianamente il filo interdentale per tenere pulito lo spazio interdentale.
La cura dei denti continua a essere importante dopo il parto.

Depressione post partum

Alla parola 'depressione' si associano in genere sentimenti di tristezza e abbattimento, ma le persone depresse possono altresì provare rabbia, confusione e frustrazione. Questi sentimenti non sono rari tra le donne che hanno da poco partorito. In un ambiente in cui entrambi i genitori si sentano aiutati e confortati prima e dopo la nascita del loro bambino, questo tipo di depressione (detta 'post partum') è praticamente sconosciuto; nella società moderna, invece, è una manifestazione abbastanza comune.

CONTRACCEZIONE		
Metodo	**Funzionamento**	**Efficacia**
Metodi naturali *Allattamento*	L'ovulazione è ostacolata finché il tasso di prolattina nel sangue rimane elevato.	Incerta; il tasso di prolattina può calare improvvisamente.
Astinenza periodica (Ogino-Knaus), temperatura basale e metodo Billings (vedi pp. 30-33)	Astinenza dai rapporti sessuali nel periodo fertile del ciclo, stabilito misurando ogni mattina la temperatura basale, esaminando le caratteristiche del muco cervicale e/o calcolando i periodi fertili con l'aiuto del calendario.	85-93% (utilizzando tutti e tre i metodi per determinare il periodo 'sicuro').
Metodi di barriera *Diaframma e cappuccio cervicale*	Il diaframma è una cupoletta di gomma morbida che la donna introduce in vagina prima del rapporto e che deve essere usata insieme con uno spermicida. Il cappuccio cervicale è un dispositivo analogo, più piccolo, che può essere tenuto in vagina anche per diversi giorni o settimane.	96-98%. Il diaframma deve essere inserito al massimo tre ore prima del rapporto e va lasciato in vagina per almeno sei ore dopo.
Spugnetta vaginale	Si tratta di una spugnetta sintetica imbevuta di spermicida: s'inserisce nella vagina prima del rapporto, dopo il quale non va tolta per almeno sei ore.	È un metodo poco efficace (70%).
Preservativo (profilattico)	È un cappuccio di lattice di gomma da applicare al pene eretto, che impedisce allo sperma di raggiungere l'utero. Ogni rapporto richiede un preservativo nuovo.	97% (maggiore usando anche uno spermicida).
Contraccettivi orali *Pillola estroprogestinica*	Due ormoni sintetici (estrogeno e progesterone) sopprimono l'ovulazione e modificano la mucosa dell'utero e il muco cervicale. La pillola si prende per 21 giorni e poi si sospende l'assunzione per 7 giorni. Nell'intervallo si verifica un'emorragia simile a quella mestruale.	99%. Dovrebbe essere usata solo sotto stretto controllo medico.
Minipillola	A base di solo progesterone, va presa tutti i giorni alla stessa ora, senza sospensione. Ispessisce il muco cervicale rendendo difficile l'ingresso degli spermatozoi nell'utero e l'impianto dell'uovo fecondato.	96-98%. Non è sicura nelle prime due settimane di assunzione.
Pillola del giorno dopo	Il levonorgestrel, un ormone progestinico, viene assunto il più presto possibile e comunque entro 72 ore dal rapporto non protetto. La pillola del giorno dopo non va confusa con la pillola abortiva Mifepristone, nota come RU-486.	95% entro le prime ventiquatt'ore dal rapporto.
Spirale (IUD, dispositivo intrauterino)	Un piccolo dispositivo di plastica e metallo viene inserito nell'utero rendendo l'ambiente inadatto all'impianto dell'uovo fecondato. Richiede un controllo annuale da parte del ginecologo, mentre la donna ne verifica tutti i mesi la posizione toccandone i fili.	96-98%. Se contiene rame va cambiata ogni 3-4 anni. Talvolta può essere espulsa naturalmente.
Sterilizzazione *Sterilizzazione tubarica (femminile)*	Le tube di Falloppio vengono bloccate (legate o tagliate) in modo che l'uovo non possa essere fecondato. L'intervento avviene in anestesia e richiede un ricovero di 5-6 giorni.	99,9%.
Vasectomia (maschile)	I canali deferenti (attraverso cui lo sperma arriva dai testicoli al pene) vengono recisi in modo da impedire il passaggio degli spermatozoi.	99,9%

CONTRACCEZIONE

Vantaggi	Svantaggi	Commenti
Assenza di mestruazioni. Nessun disturbo durante i rapporti sessuali.	Non si può mai sapere quando riprende l'ovulazione.	Deve essere usato insieme con un altro metodo, per esempio di barriera.
Può essere l'unico metodo accettabile in base alle proprie convinzioni religiose.	Non funziona se la donna non ha cicli regolari o quando ha avuto da poco un bambino. Richiede la completa disponibilità di entrambi i partner.	I diversi metodi vanno appresi da qualcuno che ne abbia esperienza. Possono essere usati in combinazione con anticoncezionali di barriera.
Possono essere usati solo quando è necessario e non presentano particolari rischi per la salute.	Il diaframma richiede che il rapporto sia almeno in parte previsto. Non tutte le donne trovano semplice il suo utilizzo; eccezionalmente sono possibili allergie agli spermicidi.	La misura del diaframma va controllata dopo ogni parto e, in seguito, ogni anno.
Una volta inserita può essere ignorata. Si getta dopo l'uso.	Meno affidabile degli altri metodi di barriera. Sono abbastanza frequenti le reazioni allergiche allo spermicida.	Si acquista nelle farmacie.
Facile da procurarsi e da usare. Rappresenta una protezione per entrambi i partner contro le malattie a trasmissione sessuale (AIDS compresa).	Va applicato prima del contatto genitale, in un momento cruciale del rapporto; va sostituito ogni volta. Può scivolare via e ridurre la sensibilità.	La responsabilità è dell'uomo. Alcune coppie trovano che il piacere sia minore.
È comoda da usare; può ridurre l'emorragia e i dolori mestruali. Nessuna interferenza durante i rapporti sessuali.	Possibili effetti collaterali. Alcuni medici la sconsigliano alle donne oltre i trentacinque anni di età, alle fumatrici e a chi ha una storia familiare di pressione alta, infarto, ictus.	Prima di un concepimento desiderato, alcuni medici consigliano di sospenderla per tre mesi; assolutamente sconsigliata durante l'allattamento.
È comoda e ha meno effetti collaterali sulla coagulazione e sulla pressione sanguigna. È più indicata della pillola estroprogestinica per le donne meno giovani e durante l'allattamento.	Il ciclo mestruale può diventare irregolare, con emorragie improvvise e mestruazioni soppresse. Può essere facile dimenticarsi di prenderla sempre alla stessa ora.	Un'eventuale gravidanza potrebbe essere extrauterina. L'irregolarità del ciclo mestruale è uno degli svantaggi maggiori.
È l'unico sistema contraccettivo noto e sicuro dopo un rapporto non protetto.	Per l'elevata quantità di ormone che viene assunto, è un sistema da usare solo in condizioni di reale emergenza. Nausea e vomito sono relativamente frequenti.	Il dosaggio ormonale assai elevato aumenta il rischio di effetti collaterali. La pillola del giorno dopo va considerata solo in casi eccezionali.
Una volta inserita può essere ignorata completamente. Efficace da subito. Più indicata per le donne che hanno già partorito.	Non è adatta a tutte le donne. Talvolta rende le mestruazioni più abbondanti e durature; può provocare anemia, dolori mestruali e piccoli sanguinamenti. Aumenta il rischio di infezioni genitali e di sterilità. Rimanendo incinte con lo IUD inserito è alto il rischio di gravidanze extrauterine e di aborto spontaneo.	È da evitare sempre dopo un'infezione genitale, una gravidanza extrauterina o un periodo di sterilità. Alcuni medici la sconsigliano a chi non ha mai avuto figli.
Efficace da subito.	È un metodo irreversibile. Qualche volta si nota un aumento del flusso mestruale. Se fallisce è possibile una gravidanza extrauterina.	È importante l'appoggio psicologico prima di prendere una decisione. Non è obbligatorio il consenso del partner.
Non influenza la capacità sessuale dell'uomo	Va considerata un metodo irreversibile. Possono passare alcuni mesi prima che tutto lo sperma sia rimosso: nel frattempo vanno prese altre precauzioni.	È importante l'appoggio psicologico prima di prendere una decisione. Non è obbligatorio il consenso del partner.

Prevedere la depressione post partum Il motivo per cui alcune donne la sperimentano e altre no è ancora sconosciuto. C'è chi sostiene che sia causata da mutamenti ormonali, mentre altri ritengono che lo stress legato alla nascita del bambino provochi depressione solo in chi vi è già predisposto. I motivi della depressione che segue il parto hanno spesso un'origine assai più lontana nel tempo. L'incidenza di questo problema della sfera emotiva sembra essere assai ridotto se l'intero processo si svolge naturalmente e senza interferenze disturbanti. Non è facile stabilire a priori quali donne ne soffriranno. Tuttavia, nel tentativo di prevenire la depressione post partum, vale la pena di considerare alcuni fattori che sono facilmente causa di stress, come:

- l'infanzia della madre, in particolare se ha sofferto di deprivazione emotiva o di maltrattamenti fisici e nel caso in cui il rapporto con i genitori sia stato difficile;
- qualsiasi interferenza nel normale e fisiologico processo del parto, o traumi causati da un intervento non necessario;
- la paura degli ospedali o la delusione per l'esperienza del parto, insieme con una sensazione di 'fallimento';
- la conflittualità con il padre del neonato;
- la solitudine (sensazione frequentemente associata all'abbandono del lavoro e alla perdita di colleghi e possibilità di carriera; al trasferimento in zone con servizi inadeguati per madri e bambini; a una residenza lontano dalla propria famiglia e dagli amici e a una separazione dal partner);
- problemi economici;
- il conflitto interiore tra desiderio di maternità ed esigenza di seguire i propri interessi ed essere indipendente;
- l'esigenza di dormire e la stanchezza che seguono al parto; la mancanza di aiuto in casa e la sensazione di isolamento e di abbandono; il dolore dovuto ai punti di sutura o alle emorroidi e la perdita temporanea della propria sessualità;
- un bambino particolarmente esigente;
- anomalie o morte del neonato.

Sintomi Alcuni giorni dopo il parto è facile che le donne si sentano un po' depresse e abbiano voglia di piangere. Ciò è l'inevitabile conseguenza dell''ebbrezza' sperimentata al momento del parto e nei primi istanti che l'hanno seguito. Si tratta di sensazioni che passano molto presto.

Nella depressione vera e propria, alla madre capita invece di attraversare periodi di schiacciante e debilitante indifferenza per tutto e tutti. Anche lavoretti da poco possono apparire impossibili; il bambino e la vita stessa sembrano insopportabili. Queste sensazioni possono emergere settimane dopo il parto e la vera entità del problema può non manifestarsi completamente prima che il bambino abbia raggiunto dai tre ai sei mesi d'età.

È facile comunque distinguere tra una vera e propria depressione e le normali emozioni della gravidanza, del parto e dell'inizio della maternità. In questo periodo la maggior parte delle emozioni descritte di seguito è considerata normale, entro certi limiti, ma se tali emozioni permangono per molte settimane è il momento di chiedere aiuto. Una donna può:

- essere particolarmente irritabile o irascibile e sentire il desiderio di 'far del male' al marito o al figlio;
- sentirsi in trappola, abbattuta, disperata;
- sentirsi inadeguata e incapace di reagire;
- sentirsi esausta, profondamente infelice e aver voglia di piangere;
- soffrire d'insonnia, di fobie e di incubi;
- provare senso di colpa, rabbia o paura.

Cure È importante individuare la vera causa della depressione post partum e per farlo non c'è niente di meglio che consultare uno psicoterapeuta.

L'esaurimento che segue il parto può trarre giovamento da un'adeguata integrazione vitaminica, dal seguire i ritmi del bambino e da un aiuto domestico. La ginnastica e lo yoga possono comunque essere estremamente distensivi ed energetici.

Se la famiglia e gli amici non sono in grado di garantire l'aiuto necessario, si possono cercare gruppi di sostegno nella zona in cui abitate.

Potete chiedere aiuto al vostro medico, all'assistente sociale, al consultorio o al distretto sociosanitario, pregandoli di mettervi in contatto con altre madri nella vostra situazione. Gli antidepressivi e il ricovero in ospedale devono essere considerati esclusivamente come ultima risorsa; vi sono anche reparti ospedalieri in cui viene dato alle madri tutto l'appoggio necessario per ristabilirsi, lasciando loro la possibilità di continuare a occuparsi dei propri bambini.

Dermatite → PELLE DEL NEONATO, AFFEZIONI

Diabete

Il diabete mellito è un disturbo del metabolismo degli zuccheri. Il pancreas produce un ormone, l'insulina, necessario per l'assorbimento da parte delle cellule del glucosio presente nel sangue. Il pancreas di un diabetico ne produce una quantità insufficiente, oppure l'organismo non è in grado di utilizzare l'insulina e i livelli di zucchero nel sangue e nelle urine s'innalzano oltre la norma.

Tipi di diabete Il diabete è di due tipi, caratterizzati dal bisogno o meno di iniezioni di insulina. Il diabete 'insulino-dipendente', o di tipo 1, ha inizio di solito prima dei trent'anni di età e chi ne soffre ha bisogno di dosi regolari di insulina per mantenere un corretto equilibrio degli zuccheri. Se il vostro diabete è di questo tipo, vi conviene consultare un medico di fiducia prima di iniziare una gravidanza.

Il diabete 'non insulino-dipendente', o di tipo 2, ha inizio di solito dopo i cinquant'anni di età, ma i cambiamenti ormonali che hanno luogo in gravidanza possono evidenziarne una predisposizione. Il diabete che compare in gravidanza, chiamato diabete 'gravidico', sparisce in genere poche ore dopo il parto.

Sintomi e diagnosi Livelli elevati di zucchero nel sangue (iperglicemia) sono causa di sete eccessiva, aumento della quantità di urine eliminate e disidratazione. Se non vengono trattati, questi sintomi possono portare anche al coma. Tuttavia, la maggior parte dei casi di diabete gravidico è leggera e pressoché priva di sintomi.

La possibilità che si manifesti il diabete deve essere controllata regolarmente nelle donne incinte mediante l'esame delle urine. All'inizio della gravidanza, tutte le donne con una storia familiare di diabete dovrebbero sottoporsi anche al test della curva glicemica da carico.

Cure Molte persone riescono a tenere sotto controllo il diabete semplicemente riducendo la quantità di zucchero e di calorie nella propria dieta. La maggioranza delle donne che presenta il diabete gravidico rientra in questa categoria.

I diabetici insulino-dipendenti hanno bisogno sempre della quantità esatta di insulina per le loro necessità. In gravidanza è di vitale importanza che la donna si sottoponga a frequenti controlli della glicemia (cioè dello zucchero presente nel sangue). Una donna diabetica dovrà fare un numero maggiore di visite di controllo in gravidanza, in modo che eventuali problemi possano essere affrontati il più presto possibile. Se non vi sono problemi particolari, con ogni probabilità il parto può avvenire normalmente, tenendo però sotto stretto controllo il benessere del bambino e della madre.

Per tutte le donne soggette a diabete gravidico è consigliabile ripetere la curva glicemica da carico negli anni successivi, anche se i sintomi scompaiono dopo il parto.

Possibili complicazioni per la madre Controlli frequenti riducono l'incidenza di complicazioni. Talvolta si verifica un aumento eccessivo del LIQUIDO AMNIOTICO verso la fine della gravidanza, che comporta un rischio elevato di contrarre un'infezione urinaria o il mughetto. La gestosi è più frequente e spesso interessa i vasi sanguigni, causando problemi agli occhi e ai reni.

Possibili complicazioni per il bambino Se il diabete non è tenuto sufficientemente sotto controllo, il rischio di MALFORMAZIONI CONGENITE è più elevato. Il bambino può anche crescere troppo a causa del tasso eccessivo di zucchero che attraversa la placenta e stimola il suo pancreas a produrre molta insulina, la quale a sua volta stimola gli organi del bambino a crescere più in fretta (vedi PESO DEL NEONATO). Paradossalmente, un bambino diabetico molto grosso, nato a termine, può comportarsi complessivamente come un prematuro, presentando i problemi respiratori tipici (vedi IMMATURITÀ E PREMATURITÀ).

Talvolta le dimensioni del bambino rendono necessaria l'induzione del travaglio per evitare un parto troppo laborioso, procedura non necessaria se il livello di zucchero nel sangue è stabile e il bambino non dà segni di sofferenza.

Il PARTO CESAREO s'impone solo quando il bambino è troppo grande o malato. Durante il travaglio e il parto è fondamentale comunque un monitoraggio del bambino che consenta di intervenire in caso di SOFFERENZA FETALE. Nei primi giorni dopo il parto è necessario tenere continuamente sotto controllo il livello di zucchero nel sangue del neonato, poiché il suo pancreas continua a produrre insulina in eccesso per qualche settimana.

Diarrea e gastroenterite del neonato

Nei primi giorni di vita il bambino elimina dall'intestino una sostanza appiccicosa, nero-verdastra, detta 'meconio' (vedi p. 81). Il meconio è seguito da feci di transizione (così chiamate perché sono il risultato dei mutamenti necessari per arrivare alla digestione normale), che possono essere molli, marrone-verdastre e piene di coaguli di latte. Si tratta invece di diarrea vera e propria quando le feci sono molli e acquose e tendenti al verde piuttosto che al giallo.

Diarrea La soluzione glucosata è talvolta causa di diarrea nel neonato, in particolare quando viene somministrata in dosi eccessive a bambini immaturi (vedi IMMATURITÀ E PREMATURITÀ). Ci sono neonati allattati artificialmente che non tollerano alcuni tipi di latte in polvere: la diarrea cessa quando si trova il tipo adatto. Se allattate al seno, un mutamento della vostra dieta può far cessare la diarrea di vostro figlio. Alcuni lattanti hanno un'intolleranza per certe sostanze che passano nel latte (vedi p. 322).

Gastroenterite I bambini allattati al seno non soffrono quasi mai di gastroenterite, un'infiammazione dello stomaco e dell'intestino. La madre fa da filtro tra il bambino e i microrganismi dell'ambiente; lo stesso latte materno, inoltre, è ricco di anticorpi.

Una diarrea acuta in un bambino allattato artificialmente, soprattutto quando è accompagnata da vomito, deve far pensare a una gastroenterite. In tal caso è necessario l'immediato intervento del medico: i bambini molto piccoli si disidratano con una rapidità eccezionale, perdendo nel contempo molti minerali essenziali. Aspettando il medico, date al bambino, dopo averla bollita, acqua minerale a cui avrete aggiunto una miscela di sali reperibile in farmacia.

È importante in ogni caso prevenire la proliferazione batterica sterilizzando accuratamente biberon, tettarelle e tutto ciò che il bambino mette in bocca.

Dimensioni del neonato → PESO DEL NEONATO; IMMATURITÀ E PREMATURITÀ

Displasia cervicale → NEOPLASIE E DISPLASIE DEL COLLO DELL'UTERO

Dispnea

Verso la fine della gravidanza molte donne fanno fatica a respirare quando salgono le scale o fanno un po' di ginnastica, fatto che rientra nella norma. Se invece vi manca il respiro a riposo o dopo un minimo movimento, è probabile che per le vostre condizioni fisiche la gravidanza costituisca un carico eccessivo. D'altra parte, potreste soffrire di ANEMIA o di una carenza nutrizionale, o aspettare dei GEMELLI o un bambino particolarmente grosso. È possibile che vi manchi il respiro quando vi sdraiate supine, perché il flusso di sangue verso il cuore è ridotto. Qualunque sia la causa su cui cadono i vostri sospetti, una visita medica è sicuramente consigliabile.

Se non emerge alcun problema che giustifichi il disturbo, può essere d'aiuto assumere degli integratori a base di ferro e minerali e fare dell'esercizio fisico molto moderato, con l'approvazione del medico. Vedi DISTURBI CARDIACI DELLA MADRE.

Distrofia muscolare

Questa rara malattia genetica colpisce circa un neonato maschio su tremila. Si manifesta con una debolezza muscolare progressiva che inizia generalmente a livello delle cosce e del bacino per poi estendersi al resto del corpo. La malattia può evidenziarsi quando il bambino incomincia a camminare; verso i dieci anni è di solito indispensabile la carrozzella. Nelle famiglie in cui la distrofia muscolare si è già manifestata, sono pari al 50% le probabilità che un maschio sia malato e che una femmina sia portatrice sana del gene (che è legato al cromosoma X; vedi ANOMALIE CROMOSOMICHE E GENETICHE). I portatori hanno livelli elevati di uno specifico enzima presente nel sangue, rilevabile con un test apposito.

Le donne incinte che hanno avuto in famiglia casi di distrofia muscolare possono scegliere di sottoporsi ad AMNIOCENTESI o a BIOPSIA DEI VILLI CORIALI per stabilire se il feto è di sesso maschile. In questo caso è possibile un'INTERRUZIONE VOLONTARIA DELLA GRAVIDANZA.

Vedi MALFORMAZIONI CONGENITE E CONSULENZA GENETICA.

Disturbi cardiaci della madre

Molti problemi di cuore che affliggono le donne incinte sono in realtà congeniti.

Se all'auscultazione con il fonendoscopio, in gravidanza, si avverte un mormorio, questo di solito è causato da un innocente aumento del flusso sanguigno attraverso il cuore materno, destinato a sparire dopo il parto. In presenza di una vera cardiopatia, però, l'aumento di lavoro per il cuore e per l'apparato circolatorio che si verifica in gravidanza porta con sé un rischio superiore di scompenso cardiaco.

Per le donne con gravi problemi cardiaci è consigliabile partorire in un ospedale in cui sia presente un reparto di cardiologia. Il carico sopportato dal cuore materno è massimo alla fine della gravidanza e soprattutto nell'ultima fase del parto, quando l'utero comincia a ridursi di volume immettendo in circolo una quantità eccessiva di sangue. Nel corso della gravidanza possono essere necessari lunghi periodi di riposo a letto e cure mediche specifiche per agevolare la funzionalità cardiaca.

Il parto dovrebbe essere dolce e lo sforzo durante il travaglio ridotto al minimo. Per evitare d'imporre un carico eccessivo al cuore, conviene evitare l'uso di sostanze che stimolano le contrazioni uterine (ossitocina o ergometrina). Dopo il parto la madre deve essere tenuta sotto stretto controllo per ventiquattr'ore.

Disturbi cardiaci del neonato → MALFORMAZIONI CARDIACHE DEL NEONATO

Disturbi renali e urinari della madre

Durante e dopo la gravidanza e il parto, i reni e la vescica sono più esposti del solito al rischio di infezioni e di lesioni.

Infezioni della vescica e dei reni La cistite, cioè l'infiammazione della vescica urinaria, è caratterizzata da una sensazione di bruciore al passaggio dell'urina e dal bisogno frequente di urinare. La pielite, l'infezione meno comune ma più grave che colpisce i reni, può insorgere in seguito a una cistite; può dare febbre, con dolore o ipersensibilità nella regione lombosacrale.

Poiché in gravidanza la muscolatura degli sfinteri tende a rilassarsi, è più facile per i microrganismi raggiungere la vescica e provocare una cistite. In alcuni ospedali le donne gravide vengono sottoposte a urinocoltura e, se viene rintracciata la presenza di alcuni microbi, si procede a un trattamento antibiotico, come 'prevenzione' contro eventuali sintomi che potrebbero manifestarsi in una fase più avanzata.

In alcuni casi, la cistite trova un terreno fertile nelle contusioni o in un'infezione da parto, più facilmente se c'è stato un intervento chirurgico o è stato usato un catetere per svuotare la vescica.

Lesioni della vescica e difficoltà a urinare Le lesioni della vescica durante il parto sono rare. Un parto normale non danneggia la vescica, come non la danneggiano un intervento con il forcipe o un parto cesareo ben eseguiti.

Tuttavia la contusione della vescica può essere dolorosa, tanto da impedire alla muscolatura di rilassarsi, rendendo così difficile la minzione. Se il travaglio è lungo, la testa del bambino spesso può premere eccessivamente sulla base della vescica, e ciò può avvenire anche quando si utilizza il forcipe o durante il parto cesareo. Dopo il parto, anche il dolore al perineo può dare spasmi e provocare difficoltà a urinare.

Tutti questi problemi possono essere risolti con l'uso degli analgesici o svuotando la vescica con il catetere.

Disturbi renali È abbastanza raro che si verifichino, per la prima volta, disturbi renali in gravidanza. Se già ne soffrite, consultate il vostro medico prima di intraprendere una gravidanza. È poi possibile che una malattia renale preesistente sia evidenziata nel corso dei normali controlli che si fanno in gravidanza. Uno dei segnali di un disturbo renale è la pressione arteriosa alta, che peggiora con il progredire della gravidanza; sia la madre sia il bambino sono esposti al rischio di gestosi o di eclampsia gravidica e i disturbi renali della madre possono peggiorare.

Disturbi renali e urinari del neonato

Alcuni bambini possono manifestare disturbi ai reni o all'apparato urinario che possono presentarsi prima o dopo la nascita. Quelli riportati di seguito sono i più comuni.

Agenesia renale In alcuni casi i reni del feto non si sviluppano normalmente. Spesso un primo segno è la scarsità di LIQUIDO AMNIOTICO, detta *oligoidramnios*, verificabile con un'ECOGRAFIA.

Cisti renali Un'ecografia può evidenziare nei reni la presenza di una o più cisti (cavità contenenti liquido) prima della nascita. In quel momento non è necessario alcun intervento ostetrico. Dopo la nascita, i reni vengono studiati ai raggi X con radioisotopi per stabilire la natura delle cisti e se il problema riguarda uno solo o entrambi i reni. Una cisti in genere non crea grossi problemi, ma può essere necessario svuotarla.

Ostruzione renale Talvolta un'ostruzione dell'apparato urinario impedisce al bambino di urinare. Ciò può essere evidente già prima della nascita nel caso in cui il LIQUIDO AMNIOTICO sia scarso. Se l'ostruzione è totale ma i reni non appaiono danneggiati, può essere utile permettere all'urina di uscire quando il bambino è ancora nell'utero materno. A questo scopo si fa passare un tubicino attraverso la parete addominale del bambino, seguendo l'intervento con un'ECOGRAFIA, in modo che l'urina si riversi nel liquido amniotico. Dopo la nascita il tubicino viene rimosso e l'ostruzione può essere eliminata chirurgicamente.

Ipospadia Occasionalmente, in un bambino di sesso maschile l'uretra (cioè il canale attraverso cui l'urina giunge dalla vescica al pene) non si sviluppa correttamente.

Questa anomalia risulta evidente alla nascita: lo sbocco dell'uretra, invece di trovarsi all'estremità del pene si trova alla sua base, o in qualche punto dell'asta. In alcuni casi il pene stesso risulta piegato. Per le malformazioni più lievi può non essere necessario un intervento, mentre per quelle più gravi è opportuna un'operazione di chirurgia plastica.

Fimosi L'ostruzione completa del flusso urinario a causa di un restringimento eccessivo del prepuzio (fimosi) è poco comune. Meno del 5% dei bambini di sesso maschile va sottoposto a una CIRCONCISIONE per risolvere il problema.

Infezioni urinarie È difficile diagnosticare le infezioni della vescica e dei reni, perché i sintomi sono spesso confusi. Sono evidenti se c'è pus nelle urine; ma il bambino può essere semplicemente un po' pallido, oppure mangiare poco e non crescere. La diagnosi dipende quindi dalla comprensione delle possibili cause. Un bambino prematuro, per esempio, è particolarmente esposto in ospedale ai microrganismi, che in genere attaccano l'apparato urinario.

Se c'è il sospetto di un'infezione urinaria è necessario raccogliere un campione di urina in un recipiente sterile (impresa tutt'altro che facile nel caso di un neonato) e farlo analizzare.

Se l'infezione è confermata, il bambino deve essere curato; normalmente si usano gli antibiotici, ma è importante che venga trattata anche la causa che ha permesso l'instaurarsi dell'infezione.

Disturbi respiratori del neonato

Prima di nascere il bambino riceve ossigeno dalla placenta. Al momento della nascita deve affrontare un brusco adattamento fisiologico alla respirazione aerea (vedi p. 250), che spesso è fonte di qualche difficoltà iniziale.

Asfissia del neonato Dopo la nascita, prima che il bambino incominci a respirare con i polmoni passa un minuto circa; nel frattempo l'ossigeno continua ad arrivargli attraverso il cordone ombelicale. I bambini hanno la capacità di sopravvivere con piccole dosi di ossigeno più a lungo degli adulti.

Alcuni neonati sono maggiormente vulnerabili all'asfissia, per esempio i prematuri, i figli di donne trattate con alcuni tipi di analgesici, i bambini con una grave SOFFERENZA FETALE.

Se la respirazione tarda a iniziare, bisogna aspirare il liquido amniotico dal naso e dalla bocca del neonato prima di intervenire con la maschera a ossigeno.

Se questa misura non è sufficiente, si passa all'intubazione, inserendo un catetere flessibile attraverso la bocca e la laringe per portare ossigeno ai polmoni. La respirazione artificiale viene proseguita finché il bambino comincia a respirare spontaneamente, di solito entro pochi minuti. Quando è necessario si somministra anche un antidoto contro l'analgesico usato.

Sindrome da sofferenza respiratoria del neonato (malattia delle membrane ialine) In alcuni neonati i polmoni non producono il surfactante, una sostanza che riduce la tensione superficiale e permette ai polmoni di espandersi liberamente quando si riempiono d'aria. I bambini molto prematuri e i figli di madri diabetiche sono particolarmente esposti a questa malattia.

La mancanza di surfactante fa sì che alcuni alveoli polmonari non si riempiano d'aria quando il bambino inspira. Il respiro può quindi risultare rapido e affannoso, accompagnato da grugniti durante l'espirazione e da un movimento verso l'interno delle coste e dello sterno durante l'inspirazione. Il bambino può anche assumere una colorazione bluastra per mancanza di ossigeno.

Un bambino che presenta questa sintomatologia viene normalmente ricoverato in un'unità di terapia intensiva neonatale e tenuto in un'incubatrice con costante apporto di ossigeno (vedi OSPEDALIZZAZIONE DEL NEONATO).

Se lo sforzo al quale è sottoposto il neonato per cercare di respirare lo esaurisce, l'ossigeno viene erogato sotto pressione da un ventilatore meccanico attraverso un tubicino inserito nella bocca e nella trachea.

Nel frattempo, al bambino, che è tenuto costantemente sotto controllo per verificare che non cessino le reazioni vitali, vengono somministrati, con una fleboclisi, liquidi, glucosio e proteine. Questo sistema di emergenza è necessario generalmente solo per poche ore, ma può richiedere giorni se i polmoni sono colpiti in modo grave. Quando i polmoni del bambino sono sufficientemente maturi per produrre autonomamente il surfactante, la guarigione è di solito rapida e completa. Benché i genitori possano in un primo momento trovare spaventoso e alienante il ricorso alla respirazione assistita, il suo uso è pienamente giustificato.

Respirazione rapida (tachipnea) Si verifica nei bambini nati a termine quando il liquido amniotico presente nei polmoni non viene assorbito abbastanza in fretta dall'organismo ('assorbimento ritardato'). Il bambino fatica a respirare, grugnisce, ma di solito non diventa cianotico, anche se la frequenza respiratoria è accelerata.

Con la somministrazione di ossigeno la respirazione si regolarizza in genere entro ventiquattr'ore e raramente si verificano conseguenze durature; non c'è quindi bisogno di tenere separati madre e bambino.

Inalazione di meconio Il meconio è presente nel liquido amniotico nel 10% circa dei casi (vedi MECONIO NEL LIQUIDO AMNIOTICO), ma la sua inalazione (cioè l'ingestione attraverso il naso di liquido amniotico contenente meconio) è molto rara. I polmoni subiscono danni solo quando il meconio è denso e viscoso.

Il parto in posizione verticale assicura lo svuotamento dei polmoni del bambino perché ne viene compresso il torace durante l'espulsione. In presenza di meconio denso, subito dopo la nascita bisogna liberare la trachea e aspirare il meconio da bocca e laringe.

Se il bambino ha inalato del meconio, può presentare una sindrome da sofferenza respiratoria e deve essere curato di conseguenza. Il problema si risolve di solito in un paio di giorni. In qualche caso l'infiammazione dei polmoni che ne deriva può determinare difficoltà respiratorie.

Disturbi tipici della gravidanza e del puerperio

Considerata l'importanza dei mutamenti a cui l'organismo è sottoposto, non stupisce che molte donne avvertano qualche disturbo o dolore durante la gravidanza e dopo il parto. Solo alcuni di essi vanno considerati come segnale di una condizione più grave.

Dolore addominale Un dolore addominale può provenire dall'apparato digerente, dai reni, dalla vescica, dai genitali, dai muscoli della colonna vertebrale o da altre parti del corpo.

- Il mal di stomaco può dare pirosi e una sensazione di fastidio nella parte alta dell'addome.
- Se il problema riguarda il colon, possono manifestarsi STITICHEZZA, flatulenza o fastidio nella parte bassa dell'addome.
- Possono esservi dolore e prurito anali.
- Il mal di reni si percepisce di solito nella zona lombare.
- Il dolore alla vescica si avverte nella zona pubica ed è frequentemente associato a bruciore e minzione frequente (vedi DISTURBI RENALI E URINARI DELLA MADRE). A gravidanza inoltrata, quando il bacino comincia ad allargarsi, può manifestarsi dolore sottovescicale.
- Un dolore al collo dell'utero è simile a un dolore mestruale e si avverte nella parte bassa dell'addome, anteriormente o posteriormente.
- Un dolore al corpo dell'utero è come un crampo, simile a una contrazione, e si avverte di solito nella parte anteriore e bassa dell'addome.
- I dolori alle ovaie e alle tube si irradiano da un lato dell'addome verso il basso.
- Un dolore proveniente dai muscoli e dalle articolazioni della colonna vertebrale e del bacino si avverte nel punto colpito, ma può anche irradiarsi anteriormente verso l'addome, il bacino o lungo le cosce.

Dolori diversi in momenti diversi È possibile individuare tipologie di dolore a seconda delle diverse fasi della gravidanza.

All'inizio della gravidanza Alcune donne avvertono un fastidio che interessa lo stomaco e l'intestino, associato a NAUSEA. Sono abbastanza comuni dolori simili a quelli mestruali che, in assenza di perdite di sangue, in genere non rappresentano una minaccia d'aborto. Un dolore acuto e improvviso, soprattutto se localizzato da una parte sola, può invece essere il sintomo di una GRAVIDANZA EXTRAUTERINA, che richiede sempre l'intervento urgente del medico.

A gravidanza inoltrata Spesso il disagio origina dalla colonna vertebrale, dallo stomaco, dalla vescica o dal pube. Un dolore all'utero può segnalare l'inizio del travaglio, ma se è persistente o intenso può essere il sintomo di un'emorragia interna e richiede l'intervento immediato del medico.

Dopo il parto Il dolore nella parte bassa dell'addome è normalmente provocato dall'utero il cui volume si riduce, ma può essere causato dalle contusioni subite dalla vagina e dalla vescica durante il parto, dai punti di sutura o dalla trazione a cui è stata sottoposta la colonna vertebrale.

Cure La grande maggioranza dei dolori e dei disturbi addominali rappresenta solo segnali degli adattamenti del vostro corpo al nuovo stato. I dolori acuti devono essere sempre riferiti al medico al più presto e comunque durante le visite di controllo. Le cure dipenderanno dalla diagnosi.

Dolori dorsali e pelvici In gravidanza, il mal di schiena è così comune da essere considerato quasi normale. Tuttavia, se la gravidanza procede bene, non dovrebbe mai essere considerato un dolore inevitabile.

Nel corso della gravidanza, i legamenti delle articolazioni diventano più lassi. La forma della colonna vertebrale cambia e le articolazioni pelviche si aprono (vedi p. 52). Tutti gli squilibri meccanici della colonna vertebrale partecipano a questi cambiamenti, migliorando o peggiorando.

La tensione dolorosa dei muscoli che sostengono la colonna vertebrale è un disturbo comune; viene avvertita soprattutto nella schiena e, quando colpisce la parte anteriore della colonna, nell'addome. La tensione nella muscolatura posteriore a livello del collo può esercitare una trazione sul cranio e provocare mal di testa, mentre una tensione della muscolatura localizzata inferiormente può causare dolore alle natiche e alle cosce.

Il mal di schiena può avare anche origine renale, così come un'ernia di un disco intervertebrale può essere la causa di formicolii o debolezza a una gamba o a un piede, oppure di mal di schiena. Tutti questi disturbi devono essere curati al più presto.

Dolore lombare La parte bassa della schiena è quella che risente maggiormente di una postura o un portamento scorretti. Il dolore può diffondersi verso l'inguine o verso le cosce. Di solito è causato da una tensione o da uno sforzo a carico dei legamenti lombari.

I dolori che si avvertono dopo il termine della gravidanza sono in genere la conseguenza di una lesione dovuta al parto.

Dolore sacroiliaco È quello che si sente alle natiche e alle articolazioni dell'anca e sacroiliache, che talvolta si irradia anche alla gamba. Questo disturbo assai diffuso è causato da una torsione dell'osso sacro aggravata dalla gravidanza. Il dolore si manifesta soprattutto quando siete sdraiate o, in certi casi, quando guidate la macchina. Talvolta la torsione del sacro provoca un dolore intermittente. Dopo il parto, il dolore a livello della regione sacroiliaca diminuisce e scompare da solo, anche se in rari casi può persistere o addirittura presentarsi per la prima volta.

Cure Fatevi sempre visitare dal medico per escludere che il mal di schiena sia dovuto ad altro. La pratica regolare degli esercizi di stretching suggeriti in questo libro e una maggiore consapevolezza della vostra postura può eliminare o ridurre i dolori meno intensi. I dolori di natura cronica richiedono cure mediche, fisioterapia e/o osteopatia (o chiropratica). Anche l'agopuntura tende a ridurre la tensione muscolare.

Il mal di schiena non è un problema che si possa curare isolatamente. L'inclinazione del bacino, l'angolo della testa con il collo, le curvature della colonna vertebrale e la posizione delle spalle sono intimamente collegati: perciò il mal di schiena richiede un programma globale di cura in appoggio agli esercizi specifici.

Il nuoto è ottimo per tonificare i muscoli. La vostra postura sul lavoro può invece peggiorare la tensione muscolare, perciò fareste bene a rivedere il modo in cui vi sedete e state in piedi.

Se il dolore è veramente forte, una volta superate le prime dieci settimane di gravidanza ma non nell'ultimo mese, quando potrebbe provocare un'emorragia nel neonato, un analgesico leggero in piccola dose, prescritto dal medico, potrebbe giovarvi.

I busti non sono d'aiuto e anche il riposo a letto obbligato non viene più prescritto, a meno che vi sia un sospetto di ernia del disco; d'altra parte periodi di riposo e di sonno adeguati e su un letto rigido sono d'importanza fondamentale.

Mal di testa Nel corso della gravidanza, il mal di testa (cefalea) è quasi sempre dovuto a una tensione nella regione cervicale, che viene poi trasmessa ai muscoli del capo. Per lo più si localizza alla nuca e alla fronte e può essere più intenso in un lato. Altri possibili cause del mal di testa sono l'emicrania, che spesso, tuttavia, migliora con la gravidanza; la sinusite, che è comune e molto dolorosa; il mal di denti e il dolore alle mascelle o alle mandibole, che può essere difficile da diagnosticare; la gestosi, che può essere il sintomo di un disturbo più grave (vedi PRESSIONE ALTA E GESTOSI).

Cure Il mal di testa in gravidanza nasce per lo più da alterazioni della struttura dinamica della colonna vertebrale e del bacino. Spesso è infatti associato a dolori lombari, con i quali va curato. Se avete forti mal di testa, fatevi visitare dal medico per escludere altre condizioni. All'emicrania giova spesso l'individuazione e l'eliminazione dalla dieta di alcune sostanze allergeniche.

Vedi CRAMPI; DROGHE; FORMICOLII E DOLORI ALLE DITA IN GRAVIDANZA; MEDICINALI.

Disturbi tiroidei della madre e del bambino

I disturbi tiroidei sono rari tra le donne incinte e in genere sono già presenti prima del concepimento.

Disturbi in gravidanza I sintomi di un'attività eccessiva della tiroide sono in genere perdita di peso, iperattività, appetito esagerato, aggressività e difficoltà a dormire. Anche il bambino può risentirne, in quanto l'ormone che stimola la vostra tiroide più del necessario può attraversare la placenta e stimolare nello stesso modo quella del vostro bambino, fino a sei settimane dopo la nascita. Entrambi avete quindi bisogno di cure.

Un'insufficiente attività della tiroide, per contro, provoca aumento di peso, letargia, sonno ed edema. Si cura, su prescrizione medica, con medicinali a base di tiroxina, un ormone tiroideo.

Disturbi nel neonato Un bambino su cinquemila è ipotiroideo alla nascita. Di solito non ci sono cause ereditarie e il disturbo viene diagnosticato durante gli esami normalmente effettuati nei primi giorni dopo la nascita, quando al bambino viene prelevato un campione di sangue.

Se non viene curata, l'insufficiente attività della tiroide può portare a ritardo mentale, che può invece essere evitato con una cura a base di tiroxina.

Essendo molto facili sia la diagnosi sia il trattamento di questa condizione, tutti i neonati dovrebbero essere sottoposti di routine a un esame di funzionalità della tiroide. Vedi MALFORMAZIONI CONGENITE E CONSULENZA GENETICA.

Disturbi urinari

→ DISTURBI RENALI E URINARI

Droghe

L'uso di qualsiasi droga in gravidanza è dannoso per il feto, che va spesso incontro ad alterazioni di sviluppo cerebrale.

Alcol È responsabile del maggior numero di alterazioni neonatali e di gravi malformazioni fetali che, nella loro espressione più grave e tipica, danno origine alla sindrome alcolica fetale, caratterizzata da ritardo di crescita e alterazioni del sistema nervoso centrale.

Marijuana Alcune ricerche hanno dimostrato che i bambini nati da donne che hanno fatto uso di marijuana durante la gravidanza manifestano risposte alterate agli stimoli visivi, un accresciuto tremito e un pianto più acuto, che potrebbero indicare problemi di sviluppo neurologico.

Cocaina È potenzialmente molto dannosa per il bambino. L'abuso di queste sostanze è in grado di determinare un incremento della pressione arteriosa che può aumentare il rischio di complicazioni ostetriche (emorragie, distacco di placenta e parti prematuri).

Anfetamine e barbiturici Dovrebbero essere evitati in gravidanza per i loro possibili effetti dannosi sul sistema nervoso del bambino. Possono essere responsabili di fenomeni di astinenza neonatali (irritabilità, alterazioni del sonno e dell'alimentazione).

LSD È potenzialmente dannoso per i cromosomi del bambino. Gli effetti allucinogeni possono essere sperimentati anche dal feto. L'abuso di questa sostanza in gravidanza è stato messo in relazione con un aumentato rischio di aborti spontanei. I bambini di donne che consumano LSD potrebbero essere maggiormente esposti ad anomalie congenite.

Eroina L'uso di eroina in gravidanza è stato correlato ad aumentato rischio di aborto, ritardi di crescita intrauterina, prematurità, basso peso alla nascita e morte improvvisa del neonato. I bambini nati da madri tossicodipendenti (che non dovrebbero allattare) manifestano subito crisi d'astinenza, avendo sviluppato una dipendenza da questa droga nel corso della vita intrauterina. In questi bambini sono frequenti problemi comportamentali a lungo termine.

Vedi ALCOL; FUMO IN GRAVIDANZA; PARTO INDOLORE; RADIAZIONI.

Eclampsia gravidica

→ CONVULSIONI IN GRAVIDANZA

Ecografia

L'ecografia è ormai una pratica di routine, raccomandata alle donne incinte che, per la maggior parte, ne fanno almeno tre nel corso della gravidanza (vedi p. 112). Vedere il proprio bambino che si muove sul video, osservare il suo cuore che batte e individuare le varie parti del corpo può essere entusiasmante e rassicurante.

Come funzionano gli ultrasuoni Un cristallo, espandendosi e contraendosi in una corrente elettrica, produce segnali sonori di una frequenza superiore a quella percepibile dall'orecchio umano: gli ultrasuoni. Quando le onde sonore si scontrano con un oggetto solido, rimbalzano e tornano al cristallo, che si contrae leggermente; il tutto viene raccolto come un segnale elettrico e tradotto in immagine su un video. Le onde sonore si riflettono diversamente su superfici diverse, permettendo così di distinguere, per esempio, le ossa dai muscoli del bambino. Gli ultrasuoni usati per l'ecografia in gravidanza sono di intensità molto bassa e gli eventuali rischi sono quindi estremamente ridotti.

L'ecografia di routine L'ecografia è in grado di confermare la presenza di un bambino e il suo normale sviluppo, oltre a segnalare la posizione della placenta. Il momento migliore per una prima ecografia è tra la decima e la dodicesima settimana di gravidanza, quando è ormai possibile valutare la normale evoluzione dell'embrione.

Che cosa aspettarsi Cercate di presentarvi all'ecografia con la vescica piena, perché il liquido nella vescica fa da contrasto e l'immagine sul video appare più nitida. Una volta che sarete stese sul lettino, l'operatore vi applicherà sull'addome dell'olio o della crema, per agevolare il contatto con la sonda a ultrasuoni che verrà passata sull'addome mostrando l'immagine sul video.

In molti ospedali, le madri possono vedere il video anche dal lettino mentre l'operatore commenta le immagini. Talvolta vengono elaborate immagini fotografiche di ciò che appare, o addirittura un video, che vi verranno consegnati.

Rischi I rischi sono legati alla possibilità di errore insita in qualsiasi tipo di test. Sono infatti possibili false rilevazioni positive che possono condurre a una diagnosi e a una cura sbagliate. Pertanto, qualsiasi anomalia rilevata con l'ecografia dovrebbe essere accuratamente verificata con ulteriori test.

GLOSSARIO DELLE SIGLE ECOGRAFICHE PIÙ COMUNI

AC (*abdominal circumference*) o **CA**, circonferenza dell'addome: è il più importante indicatore di accrescimento fetale, soprattutto nel corso del terzo trimestre.

AFI (*amniotic fluid index*) o indice liquido amniotico: valutazione della quantità di liquido amniotico.

BCF, battito cardiaco fetale.

BPD (*biparietal diameter*) o **DBP**, diametro biparietale: è l'ampiezza trasversale della testa fetale, misurata tra le due ossa parietali del cranio. Viene valutata a partire dalla dodicesima settimana.

CM, diametro della cisterna magna (cisterna cerebellomidollare).

CRL (*crown-rump length*), lunghezza vertice-sacro: è la lunghezza del feto misurata dal vertice del cranio all'osso sacro. Si valuta nel primo trimestre per datare esattamente la gravidanza.

DTC, diametro transcerebellare: è l'ampiezza trasversale del cervelletto, organo del sistema nervoso centrale deputato all'equilibrio.

EFW (*estimated fetal weight*) o **PSF**, peso stimato fetale: il margine di errore è il 10% circa, vale a dire che un bambino il cui peso stimato è di 4000 g ha un peso reale compreso tra 3600 e 4400 g.

FL (*femur length*), lunghezza del femore: indica lo sviluppo delle ossa lunghe e permette di calcolare la lunghezza del feto, dopo il primo trimestre.

FM (*falda massima di liquido amniotico*): misurazione dello spessore della tasca massima di liquido amniotico. Ha significato analogo all'**AFI**.

HC (*head circumference*) o **CC**, circonferenza del cranio: è un indice di accrescimento fetale.

LO, lunghezza dell'omero, l'osso lungo del braccio.

NT (*nuchal translucency*) o translucenza nucale: consente il rilievo precoce di alcuni segni indiretti di anomalie cromosomiche fetali.

PI (*pulsatility index*) e **RI** (*resistance index*): indici di flusso ematico nei vasi fetali o materni e di perfusione dei tessuti.

TRIGONO, ampiezza massima del ventricolo laterale (cerebrale), misurata a livello dell'atrio (trigono).

VCA, diametro del corno anteriore del ventricolo laterale (cerebrale).

VCP, diametro del corno posteriore del ventricolo laterale (cerebrale).

VLAT, ventricolo laterale (cerebrale): misura le dimensioni delle cavità contenenti liquido del cervello (utili per rilevare alterazioni o malformazioni cerebrali).

Applicazioni dell'ecografia in gravidanza L'esame ecografico viene sempre più spesso utilizzato per numerose applicazioni che variano a seconda del momento specifico della gravidanza.

Ovulazione e concepimento Le donne che hanno difficoltà a concepire possono misurare lo sviluppo del follicolo nell'ovaio (vedi pp. 23-24) con un'ecografia, per poter stabilire quando avverrà l'ovulazione.

Aborto spontaneo e gravidanza extrauterina L'ecografia può essere impiegata per la diagnosi di una GRAVIDANZA EXTRAUTERINA o di una INTERRUZIONE SPONTANEA DELLA GRAVIDANZA. Per quest'ultima, i medici sono in grado di dire quasi subito se il bambino è ancora vivo. Tuttavia i risultati non sono affidabili al 100% e, in alcuni casi, può non essere registrato il normale battito cardiaco fetale. Prima di fare una diagnosi definitiva può essere necessario ripetere l'ecografia.

Gravidanza multipla L'ecografia di routine alla sedicesima settimana è in grado di stabilire se la gravidanza è gemellare.

Età gestazionale Per donne con cicli irregolari può risultare difficile datare con precisione l'inizio della gravidanza. Un'ecografia entro la dodicesima settimana di gravidanza consente di misurare la lunghezza del bambino, il diametro della testa o la lunghezza degli arti, e da qui risalire alla data del concepimento con un margine di errore di una decina di giorni. Ma anche questa data può essere sbagliata se la misurazione non è precisa. Dopo la ventesima settimana questo tipo di controllo è inutile, per la differenza di dimensioni che esiste tra bambino e bambino.

Malformazioni congenite Tra la diciassettesima e la ventesima settimana l'ecografia è in grado di individuare la maggior parte dei difetti del tubo neurale (vedi TUBO NEURALE, DIFETTI). Se la vescica risulta allargata o manca un rene, si possono diagnosticare certe anomalie o DISTURBI RENALI E URINARI; possono inoltre essere individuate alcune anomalie dell'apparato digerente.

Per esaminare il cuore dei bambino è possibile impiegare uno strumento ecografico in grado di eseguire un controllo 'a settori' e quindi capace di 'vedere' piccole zone in profondità. Con la tecnica ultrasonica non sempre si riescono a individuare le malformazioni cardiache del feto. Nonostante ciò, è indispensabile eseguire l'indagine tra la ventesima e la ventiduesima settimana di gravidanza, periodo in cui la morfologia del feto è ben delineata, seppure non completamente. In quest'epoca gestazionale è infatti possibile per il medico dare un giudizio almeno sulle malformazioni più importanti (vedi MALFORMAZIONI CONGENITE).

Amniocentesi e fetoscopia L'ecografia è essenziale per poter eseguire entrambe queste tecniche.

Emorragie È sempre di vitale importanza scoprire la causa di una perdita di sangue in gravidanza. L'ecografia può localizzare la placenta ed escludere una PLACENTA PREVIA o un distacco anticipato (vedi PLACENTA).

Presentazione podalica Alla fine della gravidanza l'ecografia può stabilire se il bambino è in posizione normale, cefalica, o podalico (vedi PARTO PODALICO).

Benessere fetale Se il bambino sembra crescere poco, è possibile controllare ecograficamente la sua crescita. Alcuni strumenti ecografici sono in grado di misurare il flusso di sangue attraverso la placenta e il sangue pompato dal cuore del bambino.

Disturbi materni È possibile la diagnosi di affezioni locali, quali FIBROMIOMI BENIGNI, tumori genitali, calcoli renali e biliari.

Eczema → PELLE DEL NEONATO, AFFEZIONI; PELLE DELLA DONNA IN GRAVIDANZA

Edema

L'edema, un leggero gonfiore dei piedi, delle gambe e delle dita, è normale durante la gravidanza, perché la maggiore quantità di liquidi in circolo nel corpo materno tende a penetrare nei tessuti provocandone il gonfiore. Più frequente nelle gravidanze gemellari (vedi GEMELLI), nelle donne sovrappeso e in quelle che acquisiscono molto peso in gravidanza, l'edema è favorito dal caldo e dalle lunghe permanenze in piedi.

Un gonfiore eccessivo che si estende al viso e al collo può essere un segnale di gestosi o, raramente, di disturbi renali. Per questo motivo la tendenza a trattenere liquidi dovrebbe essere valutata dal medico. Dopo il parto, per una settimana circa il corpo elimina l'eccesso di liquidi accumulato. In questo periodo di adattamento le gambe possono gonfiarsi considerevolmente.

Cure L'edema può essere fastidioso e si cura riposandosi più volte al giorno, in posizione diste-

sa, con un cuscino sotto i piedi. Se vi si gonfiano le dita, toglietevi tutti gli anelli. Alcune donne si sentono meglio se indossano calze elastiche. Alcuni esercizi, come quelli a gambe divaricate contro il muro (vedi p. 140), favoriscono il ritorno del sangue (e dell'eccesso di liquidi) al cuore.
Tenete presente che l'omeopatia può essere molto efficace per ristabilire l'equilibrio idrico.
Vedi VENE VARICOSE.

Embolismo polmonare → TROMBOSI ED EMBOLISMO POLMONARE

Emofilia

È una malattia ereditaria del sangue caratterizzata dalla carenza di un'importantissima sostanza coagulante nota come fattore VIII. Se le donne sono portatrici, i bambini di sesso maschile hanno una possibilità su due di essere colpiti, poiché il gene difettoso è legato al cromosoma X (vedi ANOMALIE CROMOSOMICHE E GENETICHE).
Nei soggetti emofilici il sangue può impiegare molto tempo a coagularsi o non coagularsi affatto; le emorragie possono anche essere spontanee, soprattutto nelle articolazioni, che si gonfiano e diventano molto dolenti. La cura consiste in iniezioni di fattore VIII. Se la malattia è sotto controllo, l'invalidità non è grave.
La presenza di casi di emofilia in famiglia deve rendere cauti e suggerire l'opportunità di un esame del sangue di controllo per la madre che, se risulta portatrice, con un'AMNIOCENTESI alla sedicesima settimana (o una BIOPSIA DEI VILLI CORIALI alla nona) può sapere il sesso del nascituro. Se è maschio, con la FETOSCOPIA gli si può prelevare un campione di sangue per una ricerca dei fattori coagulanti. Alcuni genitori in attesa di un bambino che potrebbe essere emofilico preferiscono eseguire i test, mentre altri scelgono di correre il rischio, escludendo comunque l'ipotesi di un'INTERRUZIONE VOLONTARIA DELLA GRAVIDANZA.
Vedi MALFORMAZIONI CONGENITE E CONSULENZA GENETICA.

Emorragia nasale in gravidanza

In gravidanza i capillari del naso si dilatano e per tale motivo alcune donne soffrono di frequenti emorragie nasali (epistassi), situazione per cui una visita medica è sempre consigliabile. Se poi l'emorragia diventa molto frequente e problematica, è possibile cauterizzare, cioè bruciare, i capillari dilatati. Se perdete sangue dal naso, sedetevi con la schiena diritta e lasciate andare la testa indietro, poi premete dolcemente le narici. Per quanto possibile, non soffiatevi il naso ed evitate di toccare le croste.

Emorragie

Le perdite di sangue in gravidanza e dopo il parto vanno sempre considerate come un sintomo grave. Una forte emorragia, soprattutto in presenza di dolore e di coaguli di sangue, deve essere immediatamente riferita al medico.
In relazione al periodo in cui si verificano, le perdite di sangue si distinguono in: minaccia d'aborto, nella prima metà della gravidanza; emorragia ante partum, nella seconda metà; emorragia post partum, a parto avvenuto.
All'inizio della gravidanza Qualche piccola perdita di sangue all'inizio della gravidanza non rappresenta in genere un pericolo per il bambino perché proviene dal rivestimento uterino e non dalla placenta. Perdite molto lievi possono essere il sintomo di INFEZIONI VAGINALI o di erosione cervicale. Entrambi questi disturbi sono facilmente diagnosticabili con un'esplorazione vaginale, sono facili da curare e non influiscono in alcun modo sul bambino.
Emorragie più intense richiedono una visita e una diagnosi più approfondite. Se sono dolorose, possono segnalare una minaccia o un'inevitabile INTERRUZIONE SPONTANEA DELLA GRAVIDANZA. In casi rarissimi, possono indicare una GRAVIDANZA EXTRAUTERINA, riconoscibile per il dolore molto intenso su un lato solo della parte bassa dell'addome.
Nel caso l'emorragia cessi e la gravidanza proceda, non vi è un aumento di probabilità che il bambino abbia subito dei danni.
Le emorragie in gravidanza non indicano in nessun modo una possibile anomalia del bambino.
A fine gravidanza Un'emorragia vaginale può innanzitutto indicare l'inizio del travaglio, di cui la perdita del tappo mucoso striato di sangue (che chiude durante la gravidanza il collo dell'utero) rappresenta quasi sempre il segnale d'inizio (vedi p. 220). Diversamente, l'emorragia può rappresentare una perdita vaginale o un'erosione cervicale. Va comunque considerata con attenzione per la possibilità che indichi un malposizionamento della placenta.

La placenta molto bassa, detta PLACENTA PREVIA, è spesso causa di perdite indolori di sangue rosso brillante. All'inizio sono generalmente modeste, ma possono diventare pericolosamente intense con l'avanzare della gravidanza. Un'emorragia intensa e dolorosa può essere il segnale di un distacco anticipato della placenta (vedi PLACENTA, DISTACCO ANTICIPATO): il sangue si raccoglie tra la placenta, in posizione normale, e la parete uterina, per poi scendere attraverso il collo dell'utero e la vagina.

Tutte le emorragie richiedono il ricovero d'urgenza in ospedale.

In alcuni casi, una perdita eccessiva di sangue durante il travaglio può segnalare una placenta previa non diagnosticata o un distacco anticipato.

Dopo il parto In diversa misura, si verifica sempre una perdita di sangue nell'ultima fase del parto, cioè quando viene espulsa la placenta e subito dopo. Un'emorragia che non superi 500 ml (mezzo litro) di sangue è considerata normale, anche se in genere è di 250 ml circa. Il parto in posizione verticale facilita il distacco della placenta e tende a ridurre la perdita di sangue.

Perdita di sangue dal punto di attacco della placenta Nel punto in cui la placenta si stacca dalla parete uterina, questa comincia a sanguinare. Se la placenta è molto grande o il parto è gemellare, la perdita di sangue risulta maggiore. L'emorragia cessa per effetto delle contrazioni uterine. Talvolta, un'eccessiva perdita di sangue indica che l'espulsione della placenta è incompleta e che l'utero non riesce a contrarsi abbastanza da bloccare i vasi aperti (vedi PARTO PROLUNGATO: SECONDAMENTO).

Perdita di sangue dall'utero Qualche volta l'utero non si contrae e l'emorragia non può cessare a causa di un'espulsione incompleta della placenta. In questi casi l'utero va massaggiato manualmente attraverso l'addome, somministrando alla madre ossitocina per aumentare le contrazioni. Anche attaccare subito il bambino al seno aiuta l'utero a contrarsi e stimola nella donna la produzione di ossitocina. Se l'emorragia è molto intensa, l'eliminazione dei frammenti di placenta va eseguita in anestesia totale o peridurale.

Perdita di sangue dalla vagina o dal collo dell'utero Una lacerazione del collo dell'utero o della vagina può essere la causa di un'eccessiva perdita di sangue e va suturata (vedi EPISIOTOMIA E LACERAZIONI).

Coagulazione irregolare In casi rarissimi, e particolarmente dopo un distacco anticipato della placenta (vedi PLACENTA, DISTACCO ANTICIPATO), la coagulazione del sangue materno può essere stata compromessa.

Emorragia post partum tardiva Viene così definita un'emorragia che si verifica oltre il cinquantesimo giorno dopo il parto. Di solito è causata da qualche frammento di placenta o di membrana trattenuto dall'utero, ma può anche essere il sintomo di un'infezione.

Un'ottima prevenzione è rappresentata dall'allattamento a richiesta del bambino, con poppate frequenti che aiutano l'utero a contrarsi e a espellere gli eventuali frammenti trattenuti. Se non basta, le contrazioni possono essere stimolate dalla somministrazione di ergometrina per via orale. In caso d'infezione il vostro medico potrebbe prescrivervi degli antibiotici. Raramente può essere necessario un raschiamento sotto anestesia per ripulire le pareti uterine.

Emorroidi

Le emorroidi sono sostanzialmente delle vene varicose anali. Se si gonfiano quelle più esterne, i sintomi sono minimi; quando invece il problema riguarda quelle poste a una maggiore profondità possono verificarsi spasmi, perdita di sangue, dolore, prurito e bruciore.

In gravidanza le emorroidi sono un disturbo comune, per la pressione a cui sono soggette le vene in tutta la metà inferiore del corpo a causa dell'ingrossamento dell'utero. La dieta delle donne che vivono nei paesi industrializzati può, per la sua povertà di fibre, contribuire alla loro formazione, essendo frequentemente causa di stitichezza. Spesso il parto peggiora il problema: un periodo espulsivo prolungato impone alle vene anali un nuovo sforzo e, dopo il parto, il dolore provocato dai punti di sutura (vedi EPISIOTOMIA E LACERAZIONI) stimola una loro ulteriore compressione, ostacolando il passaggio del sangue. Il momento critico per le emorroidi è rappresentato in genere dalle prime due settimane dopo il parto.

I sintomi variano da una lieve sensazione di qualcosa presente nell'ano al dolore intenso prodotto dagli spasmi. In presenza di emorroidi, le donne stitiche possono emettere feci striate di sangue.

Cure Un'alimentazione equilibrata durante la gravidanza aiuta a prevenire la stitichezza; le emorroidi hanno così una minore possibilità di svilupparsi o una maggiore possibilità di guarire. Gli esercizi per il pavimento pelvico (vedi p. 144) dedicati specificamente all'ano, ripetuti due o tre volte il giorno, favoriscono la circolazione locale del sangue e l'allentamento della pressione.

Quando evacuate, rilassatevi il più possibile e respirate profondamente. Tenete l'ano lubrificato con una pomata o un olio vegetale per facilitare il passaggio delle feci. Se le emorroidi prolassano (cioè escono dall'ano), riportatele delicatamente all'interno. Se sono dolorose, sedetevi su una ciambella di gomma (va benissimo anche un piccolo salvagente) e fate impacchi ghiacciati per ridurre lo spasmo.

Vedi RAGADI ANALI.

Epidurale → PARTO INDOLORE
Epilessia → CONVULSIONI IN GRAVIDANZA

Episiotomia e lacerazioni

Le lacerazioni rientrano tra i rischi naturali del parto. In genere non sono consistenti e riguardano solo gli strati superficiali della vagina e delle piccole e grandi labbra; guariscono facilmente e in tal caso sono dette 'di primo grado'. In qualche circostanza possono verificarsi anche lacerazioni più profonde, 'di secondo grado', che riguardano anche la muscolatura sottostante.

L'episiotomia è l'incisione chirurgica della pelle e dei muscoli del perineo posteriormente alla vagina. Può essere di due tipi: centrale o medio-laterale. Il taglio centrale si estende verso l'ano senza raggiungerlo. Il taglio medio-laterale, invece, inizia nello stesso punto ma è diretto lateralmente. Il taglio centrale può rischiare di lacerarsi fino all'ano, anche se in genere un'ostetrica esperta riesce a prevenire questo tipo di lacerazione, detta 'di terzo grado'.

L'episiotomia viene attualmente praticata ancora in molti ospedali nel 70-80% dei primi parti, come prevenzione di lacerazioni maggiori e di danni al neonato, nonostante sia stata dimostrata l'inutilità di questa procedura eseguita in modo routinario. Le lacerazioni spontanee infatti guariscono meglio e sono meno dolorose dell'episiotomia. Una lacerazione spontanea può avere effettivamente un percorso più tortuoso ed essere più difficile da suturare rispetto a un'episiotomia, ma in seguito la sua guarigione sarà più agevole. Con l'adozione di posizioni verticali durante il parto è raro che sia necessaria l'episiotomia.

Come evitare l'episiotomia e le lacerazioni Si possono adottare alcuni accorgimenti preventivi e anche durante il parto per ridurre l'eventualità di questo intervento.

Prepararsi in anticipo Gli esercizi di stretching basati sulla pratica yoga, e in particolare la posizione accovacciata, incoraggiano lo stiramento dei legamenti del bacino e il rilassamento del pavimento pelvico. Potete imparare a rilasciare il perineo volontariamente. Anche il massaggio del perineo (vedi p. 153) nell'ultimo mese di gravidanza può essere di aiuto.

Aiuto durante il parto Il parto non dovrebbe in nessun modo essere affrettato e l'ostetrica dovrebbe guidarvi a espellere lentamente il bambino, consentendo ai tessuti di rilassarsi e riducendo la possibilità di lacerazioni.

Il modo più efficace di evitare lacerazioni è comunque partorire in posizione verticale, aspettando il naturale riflesso di espulsione invece di sforzarvi di spingere. Se siete sdraiate sul dorso, la testa del neonato esercita una pressione verso il basso, sul perineo, e i muscoli tra la vagina e l'ano sono soggetti a una maggiore tensione. Più siete in posizione eretta, più è facile che la pressione sia distribuita su tutta la vagina e in avanti. La posizione accovacciata rilassa attivamente il perineo, che si rilascia. Non è comunque necessario assumere questa posizione finché la testa del bambino non sia affiorata e il parto risulti imminente.

Nella posizione accovacciata sorretta (vedi pp. 205-206) le eventuali lacerazioni tendono a essere superficiali e intorno allo sbocco della vagina invece che nella parte posteriore; sono facilmente suturabili e non creano troppo fastidio o dolore dopo il parto. Le lacerazioni di secondo grado sono rare e ancor di più quelle di terzo grado.

Se il bambino tende ad affiorare lentamente, sostenere il perineo con compresse calde aiuta a richiamare sangue ai tessuti, che si espandono e si stirano più facilmente; le compresse calde hanno anche un effetto calmante. Dopo l'espulsione della testa, favorire dolcemente il passaggio delle spalle aiuta a prevenire ulteriori lacerazioni.

Come si esegue l'episiotomia Una volta le episiotomie si eseguivano solo in posizione supina,

Episiotomia

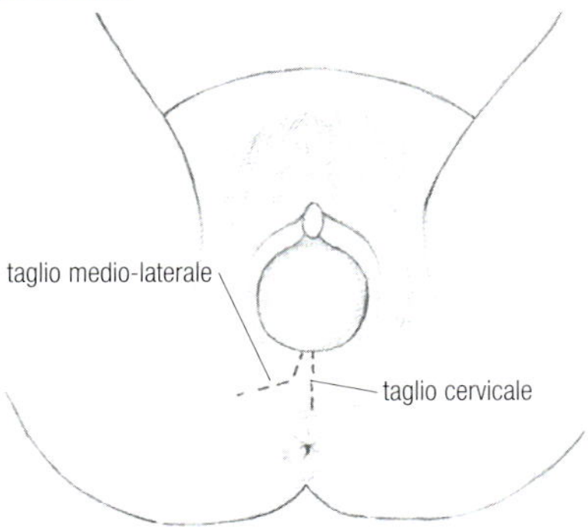

ma quella carponi sembra la posizione ideale sia per la madre sia per il bambino, e consente un facile accesso anche all'ostetrica.

L'episiotomia si pratica dopo aver iniettato un anestetico locale, nel corso di una contrazione.

Quando è necessaria Se lo sbocco della vagina è stretto, l'episiotomia può essere necessaria; lo stesso avviene in caso di estrazione con il forcipe. Le dimensioni dell'episiotomia possono essere ridotte al minimo se si toglie il forcipe nel momento in cui la testa affiora, così da poter concludere l'espulsione con le vostre forze. La ventosa richiede in genere meno spazio e non distende la vagina più del necessario.

Non tutti sono d'accordo sul fatto che l'episiotomia debba essere praticata di routine nei parti prematuri, per ridurre la pressione sulla testa del bambino. Benché non sia quasi mai necessaria, se il bambino fatica a uscire e la sua testa è sotto pressione, l'episiotomia va praticata.

Un argomento spesso addotto in favore dell'episiotomia è che riduce in seguito il rischio di un PROLASSO VAGINALE, perché evita un'eccessiva tensione dei tessuti. Il prolasso vaginale è diventato meno frequente in questi ultimi decenni, ma non ci sono prove che ciò sia dovuto alla diffusione dell'episiotomia.

Sutura delle lacerazioni e dell'episiotomia L'episiotomia e le lacerazioni vengono suturate dal ginecologo o dall'ostetrica, spesso mentre la madre è coricata sul lettino con le gambe nelle staffe. La testa e il collo dovrebbero essere sostenuti con dei cuscini in modo che la posizione sia comoda e la mamma, se lo desidera, dovrebbe poter tenere il bambino vicino a sé.

La sutura dei punti è fastidiosa, ma con un'anestesia locale non dovrebbe risultare dolorosa. Il momento migliore per la sutura è dopo che avete avuto modo di vedere e toccare il vostro bambino, ma prima di avvertire dolore. Innanzitutto vi verrà iniettato l'anestetico, poi verranno cucite in sequenza la mucosa della vagina, la muscolatura e infine la pelle esterna. Di solito si usano punti riassorbibili, che non è necessario togliere. Se qualche punto fa male lo si può tagliare dopo quattro giorni, calmando nel frattempo il dolore al perineo con sciacqui alle erbe.

Subito dopo il parto Nel primo e nel secondo giorno è normale provare fastidio e un po' di dolore; tuttavia il dolore può essere molto forte, soprattutto nel caso di una lunga episiotomia medio-laterale. In alcuni casi può essere necessario un analgesico, anche se le medicine devono essere ridotte al minimo a causa del passaggio nel latte materno.

Le lacerazioni nella parte anteriore delle piccole e grandi labbra possono bruciare al passaggio dell'urina; il bruciore può essere attenuato versando sulla zona abbondante acqua tiepida salata. Il dolore tenderà a diminuire a mano a mano che la ferita si rimargina.

Per ridurre la pressione sulle ferite potete sedervi su una ciambella di gomma o su un piccolo salvagente e applicare una borsa del ghiaccio sui punti. Abluzioni con venti gocce di tintura di calendula (vedi OMEOPATIA) in acqua calda aiutano la ferita a guarire più in fretta. Se al fastidio dei punti si uniscono le emorroidi, spesso provocate dallo sforzo del parto, il dolore può essere maggiore.

Talvolta le donne hanno paura a evacuare dopo il parto per timore che saltino i punti. Anche se ciò è del tutto improbabile, sarete forse più tranquille lubrificando l'ano con una crema o con una pomata antiemorroidaria.

Un'episiotomia profonda può a volte provocare spasmo vescicale e ritenzione dell'urina (vedi DISTURBI RENALI E URINARI DELLA MADRE).

Immediatamente dopo il parto dovete fare due volte al giorno delle lavande vaginali, tenendo poi puliti e asciutti anche il perineo e i genitali esterni, perché l'umidità rallenta la guarigione. Se il tamponamento con una salvietta asciutta vi provoca

dolore, provate ad asciugarvi con l'asciugacapelli. Anche gli esercizi per il pavimento pelvico favoriscono la circolazione locale del sangue e di conseguenza la guarigione.
Prima di riprendere i rapporti sessuali dovrete aspettare che le ferite siano completamente cicatrizzate. Le prime volte è meglio che la penetrazione avvenga piano e dopo aver lubrificato tutta la zona con un olio vegetale. I genitali esterni sono in genere più dolenti, soprattutto nella parte posteriore dell'ingresso vaginale. Le prime volte evitate di fare l'amore in posizione supina con il partner soprastante: questa posizione provoca infatti una tensione maggiore sulla zona dei punti. Due alternative comode sono la posizione in cui la donna è sopra e quella in cui uomo e donna sono sdraiati di lato.
Complicazioni postnatali Il dolore dei punti scompare in genere nel giro di dieci giorni; se non passa, parlatene con il medico. È abbastanza comune che i punti provochino un'irritazione dolorosa, anche se momentanea, soprattutto all'ingresso della vagina.
L'infezione lungo la linea di sutura è una complicazione rara, più probabile dopo un'episiotomia medio-laterale, perché i muscoli contusi e gonfi sono un ottimo ambiente per i batteri. Può essere curata con antibiotici o con compresse a base di corteccia di olmo, idraste e radice di consolida maggiore (un cucchiaino di ciascuna pianta avvolto in una garza e passato nell'acqua bollente), da applicare localmente una volta intiepidite, tre volte al giorno.
In casi molto rari la ferita potrebbe aprirsi. Anche se in genere guarisce da sola, può essere conveniente lavarla accuratamente e suturarla di nuovo. Talvolta si avverte un dolore molto profondo, proveniente dal coccige e dal sacro, che in effetti hanno subito una rotazione durante il parto. Il sacro infatti esercita una trazione sui muscoli e i legamenti sottostanti, creando tensione e dolore proprio dove è stata praticata l'episiotomia. Ciò può rendere doloroso anche il rapporto sessuale. Il disturbo può essere curato con la manipolazione da parte di un osteopata o di un chiropratico, oppure con alcuni esercizi yoga che coinvolgono la parte bassa della colonna vertebrale. Se l'esperienza del parto non è stata soddisfacente, il dolore dei punti può anche far insorgere la vostra collera. Molte donne si sentono, in un certo senso, violate dopo un'episiotomia non del tutto giustificata. Talvolta questi sentimenti sono momentaneamente sopiti dalla gioia per la nascita del bambino, ma possono emergere anche mesi o anni dopo.
Molto raramente la sutura restringe l'ingresso della vagina al punto da rendere dolorosa o impossibile la penetrazione durante il rapporto sessuale; in questi casi la sutura va rifatta. Di solito, comunque, quando una coppia ritiene di avere un problema del genere può essere di aiuto parlarne con uno psicologo. Molte donne avvertono il parto come una violenza e in seguito non riescono più a rilassare i muscoli vaginali per permettere la penetrazione, tanto forte è il loro desiderio di riappropriarsi della propria intimità. Alcuni uomini, invece, possono rimanere scossi vedendo praticare l'episiotomia e la sutura. Ciò può rendere innaturale il loro comportamento sessuale per mesi, per paura di ferire la compagna.
Conclusioni Rimane in discussione se convenga rischiare una lacerazione o ricorrere comunque all'episiotomia. Alcune donne temono fortemente le lacerazioni e richiedono l'episiotomia prima del parto; altre non sopportano in nessun caso l'idea dell'episiotomia e preferiscono lacerarsi se non possono fare altrimenti. L'episiotomia di routine, con tutte le complicazioni insite in una procedura chirurgica, rappresenta oggi la causa principale, piuttosto che la prevenzione, della formazione di cicatrici, oltre che del dolore e del disagio nella zona vaginale. Con l'aumento dei parti attivi, tuttavia, il numero delle episiotomie è in calo.

Eritema da pannolino

L'eruzione di puntini rossi nella zona di pelle che normalmente è a contatto con il pannolino è estremamente comune, soprattutto nei bambini con la pelle molto sensibile. Normalmente è provocata dal contatto della pelle con l'urina e con le feci, entrambe irritanti. Anche i pannolini-mutandina, che mantengono all'interno un'umidità e un calore costanti, hanno una parte di responsabilità. Alcuni prodotti per l'igiene del bambino possono danneggiare la lubrificazione e l'acidità naturali della pelle, riducendone la resistenza ai batteri. Un eritema persistente può essere un segnale di micosi o di reazione allergica al latte in polvere.
Cure A titolo preventivo, cambiate spesso il bambino e cercate di lasciarlo senza pannolino diverse

volte al giorno (se la temperatura ambientale lo permette). Per pulirlo, non usate sapone né fazzolettini imbevuti, ma piuttosto qualche goccia d'olio vegetale nell'acqua del bagno o su un batuffolo di cotone. Se usate pannolini di tessuto, provate quelli usa e getta e osservate se cambia qualcosa. Non lavate i pannolini di tessuto con detersivi troppo forti (usate quelli a base di sapone naturale) ed evitate qualsiasi tipo di ammorbidente.

Se il bambino è allattato artificialmente, è possibile che cambiando i tipi di acqua o di latte le urine diventino meno acide; non date mai del succo di frutta a un bambino che non abbia almeno tre mesi. Se allattate, evitate i cibi e le bevande molto acidi.

Al primo segno di rossore, cambiate il bambino ancora più spesso. Dopo averlo lavato, asciugatelo tamponandolo delicatamente con un quadrato di garza (senza strofinare). Per asciugarlo completamente, provate a usare un asciugacapelli a temperatura media. In questo modo eviterete il contatto con l'area dolente, che guarirà più velocemente.

Applicate un velo di crema a base di ossido di zinco o di olio di ricino, o una pomata omeopatica di iperico e calendula, prima di mettere un pannolino pulito. Per la notte usate pannolini filtranti.

Quanto più l'eritema è evidente, tanto maggiore dovrebbe essere il tempo in cui il bambino rimane senza pannolino. Potete anche mettere nella culla un telo assorbente (che si può acquistare in un negozio di articoli sanitari) e lasciare dormire il bambino senza pannolino. Copritelo e cambiate il telo assorbente tutte le volte che è bagnato.

Ernia

Viene chiamato 'ernia' un punto debole in una parete muscolare (di solito quella addominale) che provoca la sporgenza di una parte di visceri. Esistono diversi tipi di ernia, in base alla localizzazione.

La più comune è l'ernia ombelicale, in cui è l'ombelico a sporgere, soprattutto quando il bambino piange. È indolore e normalmente non desta preoccupazioni; sparisce di solito entro il quinto anno di vita e va trattata chirurgicamente solo se si protrae fino all'adolescenza.

L'ernia inguinale appare come un rigonfiamento duro, molto doloroso alla pressione, a destra o a sinistra della regione genitale. Questo tipo di ernia può richiedere un intervento chirurgico d'urgenza perché può determinare un'occlusione intestinale in seguito alla strozzatura di un'ansa intestinale erniata. Nei maschi devono essere controllati anche i testicoli perché spesso l'ernia è associata a ritenzione testicolare.

L'ernia diaframmatica dipende dallo scarso sviluppo del diaframma, con il conseguente spostamento del contenuto addominale verso l'alto. Può determinare difficoltà di respirazione nel neonato e richiede un intervento immediato sul diaframma.

Eruzioni cutanee → PELLE DEL NEONATO, AFFEZIONI; PELLE DELLA DONNA IN GRAVIDANZA

Età della madre

Oggi molte donne hanno il primo figlio dopo i trentacinque anni d'età. È vero che i rischi per la madre e il bambino aumentano lievemente con l'avanzare dell'età della donna, ma non sono sufficienti a escludere la possibilità che queste donne hanno di svolgere una normale attività durante la gravidanza, un ruolo attivo nel proprio parto e addirittura, se le circostanze lo consentono, di partorire in casa.

Fattori fisici Le donne meno giovani possono impiegare un tempo maggiore per concepire. Questo ridotto tasso di fertilità è presente anche quando l'ovulazione è normale e non se ne conosce il motivo. Gli aborti spontanei tendono a essere più frequenti, così come la sindrome di Down. Per escludere quest'ultima evenienza, alle donne che hanno superato i trentacinque anni d'età viene generalmente proposta un'amniocentesi o una biopsia dei villi coriali. Anche l'incidenza di pressione alta, gestosi e diabete è leggermente maggiore. Nonostante i rischi, la maggioranza delle donne con più di trentacinque anni di età partorisce senza complicazioni, tanto che i parti attivi sono la regola piuttosto che l'eccezione.

Fattori sociali e psicologici Le donne in questa fascia d'età sono nel momento migliore per sperimentare la maternità, a cui si dedicano molto intensamente. Raramente le settimane che seguono il parto sono problematiche. Complessivamente, nonostante le madri meno giovani siano spesso più stanche e accettino meno volentieri le poppate notturne, l'allattamento al seno si verifica senza problemi. L'impegno verso il nuovo nato è di solito molto intenso. Poiché spesso i figli delle amiche sono già grandi, può essere particolarmente importante frequentare gruppi si sostegno prima e dopo il parto.

Vedi TUBO NEURALE, DIFETTI; MALFORMAZIONI CONGENITE E CONSULENZA GENETICA.

Madri minorenni In Italia meno del 5% dei bambini nasce da madri minorenni. Nel 2006 sono stati 560.010 i bambini nati in Italia e 2372 le nascite da madri minorenni. Benché siano di solito sane, le madri molto giovani possono avere una serie di esigenze particolari.

Fattori fisici Le madri minorenni, specialmente quelle sotto i quindici anni di età, possono essere ancora nella fase puberale. Di conseguenza sono possibili sproporzioni cefalo-pelviche, perché il bacino della madre può non aver ancora raggiunto la sua ampiezza definitiva. Inoltre, i progressi nella crescita possono esaurire rapidamente le scorte vitaminiche e minerali dell'organismo. Tra le adolescenti, inoltre, c'è una tendenza a nutrirsi male e, più che tra le donne adulte, a fumare e a fare uso di droghe. Le probabilità che il bambino nasca piccolo (vedi IMMATURITÀ E PREMATURITÀ) sono quindi maggiori, soprattutto in relazione alle abitudini alimentari e di vita. La condizione di madre minorenne non sembra tuttavia comportare un aumento di difficoltà o problemi nel corso della gravidanza e al momento del parto. I parti cesarei fra le minorenni sono meno frequenti che fra le donne adulte.

Fattori sociali In alcune società i matrimoni e le gravidanze tra adolescenti sono la norma. Nei paesi industrializzati, invece, la gravidanza di una minorenne ha spesso come conseguenza una famiglia con un solo genitore e difficoltà economiche. La paura è spesso uno dei sentimenti ricorrenti in questo tipo di gravidanze. Una donna molto giovane può aver paura di parlarne con i genitori, di dover lasciare la scuola, di affrontare il parto e soprattutto di doversi occupare di un bambino. Il momento peggiore è in genere dopo la nascita del bambino, quando gli amici vivono la loro giovinezza mentre la neomamma deve restare a casa a occuparsi del suo piccolo. I servizi di assistenza sanitaria e sociale hanno un ruolo essenziale nell'aiutare le madri minorenni ad accettare il bambino o a scegliere consapevolmente altre possibilità quali l'INTERRUZIONE VOLONTARIA DELLA GRAVIDANZA o l'adozione.

Farmaci → MEDICINALI

Fattore Rh+

L'82% della popolazione è positiva al fattore Rhesus (Rh+), essendo in essa presente il fattore Rhesus, una proteina legata alla superficie dei globuli rossi. All'inizio della gravidanza si fa un esame del sangue per evidenziare la presenza del fattore Rh, nonché quella di eventuali anticorpi anti-Rh. L'esame viene poi ripetuto a gravidanza inoltrata.

Se appartenete al 15% della popolazione a cui manca il fattore Rhesus, e quindi siete Rhesus negative (Rh-), mentre il padre del bambino è Rh+, potreste avere qualche problema.

Cause Quando una donna Rh- dà alla luce per la prima volta un bambino Rh+, è possibile che una parte del sangue del bambino entri nella circolazione materna (lo stesso può accadere in caso di INTERRUZIONE DELLA GRAVIDANZA e di AMNIOCENTESI). Le cellule sanguigne fetali risultano estranee al sistema immunitario della madre, che immediatamente produce degli anticorpi per distruggerle. In una gravidanza successiva, questi anticorpi possono raggiungere la placenta ed entrare nella circolazione fetale; se anche il secondo figlio è Rh+, gli anticorpi potrebbero danneggiare o addirittura distruggere i globuli rossi del nascituro, agglutinandoli e rompendoli. Come conseguenza, il bambino potrebbe presentare un'anemia.

Prevenzione Questa evenienza può essere completamente evitata. Quando una donna Rh- mette al mondo un bambino, dalla sua placenta viene prelevato un campione di sangue. Se anche il sangue del bambino risulta Rh- non è necessario alcun intervento. In caso contrario, entro settantadue ore dalla nascita (dall'aborto o dall'amniocentesi), viene fatta alla donna un'iniezione di anti-D-gammaglobuline. Gli anticorpi iniettati agiscono contro il fattore Rh ed eliminano da tutto il sangue materno le eventuali cellule fetali Rh+ prima che queste possano stimolare la produzione naturale degli anticorpi materni.

Cure Nella rarissima evenienza che una donna Rh- avesse sviluppato questi anticorpi prima della gravidanza, la salute del bambino potrebbe essere compromessa. Se la concentrazione degli anticorpi nel sangue materno è alta, il bambino deve essere regolarmente controllato mediante

ECOGRAFIA per verificare che non esistano segnali di un possibile scompenso cardiaco (per esempio, fegato ingrossato o liquido nei polmoni oppure nella cavità addominale). Anche l'amniocentesi deve essere eseguita più volte per valutare il grado di anemia fetale. Se il bambino è gravemente anemico, gli può essere praticata una trasfusione intrauterina. Nei casi meno gravi può invece essere necessaria un'induzione precoce del parto per poter trattare il bambino con la fototerapia (vedi ITTERO) o con una sostituzione totale dei sangue.

Febbre del neonato

Diversamente dagli adulti, i neonati non hanno ancora sviluppato il meccanismo di regolazione della temperatura corporea attraverso la sudorazione; a un bambino tenuto in un'incubatrice troppo calda o troppo coperto in una stanza in cui la temperatura è alta verrà facilmente un po' di febbre.

La febbre può però essere anche il segnale di una malattia o di un'infezione. Se il bambino è caldo, tenetelo al fresco. Spogliatelo e passategli su tutto il corpo una spugna bagnata in acqua fresca (non fredda), quindi aspettate che l'acqua evapori.

Un neonato con la febbre può essere curato bene ed efficacemente da un omeopata, che conviene consultare appena il sintomo si manifesta. Se entro dodici ore l'OMEOPATIA non dovesse aver ottenuto alcun risultato, potete chiedere al medico una cura tradizionale.

Qualche volta i bambini possono avere delle convulsioni febbrili. Questo fenomeno può spaventare molto i genitori ma passa non appena la temperatura scende, e di solito non indica niente di grave. Conviene comunque consultare al più presto il medico per escludere una causa nascosta. Come misura di pronto soccorso, rinfrescate il bambino spogliandolo e facendogli una spugnatura con acqua tiepida.

È bene ricordare in ogni caso che la febbre da sola non è mai un sintomo su cui basare una diagnosi. I bambini possono essere ammalati anche gravemente senza avere una linea di febbre e, al contrario, essere molto caldi senza soffrire di alcuna patologia. Cercate quindi di valutare il benessere del vostro bambino in base al suo stato generale di salute e specialmente in relazione a quanto e come mangia. E se non sta bene, chiamate il medico.

Febbre puerperale → SALPINGITE

Fecondazione assistita

La fecondazione assistita può avvenire *in vivo*, e allora si parla di inseminazione intrauterina (IUI, *Intra Uterine Insemination*), oppure *in vitro*, cioè in provetta, con successivo trasferimento in utero dell'embrione (FIVET, *Fecondation In Vitro And Embryo Transfer*).

La IUI viene utilizzata nei casi di sterilità inspiegata, con condizioni dell'apparato femminile e parametri seminali maschili apparentemente normali. Dopo adeguata stimolazione ormonale, in coincidenza con l'ovulazione viene iniettato nell'utero con un catetere un campione di sperma.

La FIVET è la tecnica *in vitro* più comunemente utilizzata. Gli ovociti vengono prelevati con un ago aspirante per via transvaginale dopo essere stati portati a maturazione attraverso la somministrazione di ormoni che stimolano la funzione ovarica. Ogni ovocita viene raccolto in una provetta con un campione di liquido seminale per ottenere la fecondazione, che richiede dodici, diciotto ore.

Il passaggio nell'utero dell'embrione viene effettuato da due a cinque giorni dopo la fecondazione degli ovociti. Si esegue con un catetere che introduce l'embrione fino al fondo dell'utero sotto guida ecografica.

La ICSI (*Intra-Cytoplasmic Sperm Injection*), è un tipo di fecondazione *in vitro* impiegata soprattutto nei casi di ridotta vitalità spermatica e spesso dopo il fallimento della FIVET; consiste nella microiniezione di uno spermatozoo direttamente all'interno dell'ovocita (inseminazione intracitoplasmatica dello spermatozoo). Le modalità sono per il resto analoghe alla FIVET.

La fecondazione assistita presenta aspetti bioetici e nei vari paesi è sottoposta a norme legislative diverse. La legislazione italiana, per esempio, vieta l'utilizzo di sperma di donatori (fecondazione eterologa), consente di generare solo tre embrioni da impiantare nell'utero e non ammette la crioconservazione degli embrioni.

Dopo il concepimento per inseminazione intrauterina (IUI) non esiste alcuna differenza rispetto a un concepimento spontaneo, semmai si segnala spesso un maggior coinvolgimento emotivo dei futuri genitori e che le stimolazioni ormonali aumentano le possibilità di gravidanze gemellari. In caso di FIVET e ICSI le possibilità di aborto spontaneo sono decisamente maggiori nelle prime dodici settimane.

Fenilchetonuria

Questa anomalia ereditaria si manifesta ogni 11.500 nati. L'incapacità di metabolizzare un aminoacido presente in molte proteine, la fenilalanina, fa sì che questa si accumuli nell'organismo e danneggi il cervello, producendo un grave ritardo mentale.

La malattia è causata da un gene recessivo e, se entrambi i genitori ne sono portatori, la probabilità che il figlio sia colpito è del 25% (vedi ANOMALIE CROMOSOMICHE E GENETICHE). Lo *screening* per accertare la fenilchetonuria viene condotto esaminando un campione di sangue del neonato circa sei giorni dopo la nascita. La diagnosi prenatale nelle gravidanze a rischio è oggi possibile con un approccio di tipo molecolare (analisi del DNA). In Italia la sua applicazione ha trovato un impiego limitato, dato che comunque tutti i neonati vengono sottoposti al test neonatale e, in caso di positività, è possibile intervenire con una dieta per evitare le conseguenze della malattia. La diagnosi prenatale rimane comunque un'opzione possibile per le coppie a rischio (con uno o più figli fenilchetonurici).

La cura consiste nell'alimentare il bambino con una dieta restrittiva fino alla pubertà, quando il cervello si è normalmente sviluppato e quindi non può più subire questo danno, mentre l'organismo ha ormai sviluppato la capacità di metabolizzare la fenilalanina.

Vedi MALFORMAZIONI CONGENITE E CONSULENZA GENETICA.

Fetoscopia e chirurgia intrauterina

La fetoscopia consente un'osservazione diretta del feto, della placenta e del cordone ombelicale. Con la guida dell'ECOGRAFIA, in anestesia locale, viene inserito un sottile strumento ottico detto 'fetoscopio' attraverso la parete addominale della madre fino alla cavità uterina.

Il fetoscopio è dotato di una sorgente di luce a fibre ottiche e può essere provvisto di altri sussidi chirurgici tali da consentire un prelievo di sangue, una biopsia (cioè un prelievo di tessuto) o altre piccole operazioni.

Rischi della fetoscopia Il successo della fetoscopia dipende in larga misura dall'esecuzione di un'ecografia dettagliata che preceda l'introduzione del fetoscopio. Tuttavia, in cinque-dieci casi su cento la fetoscopia è causa di aborto, con un

Fetoscopia

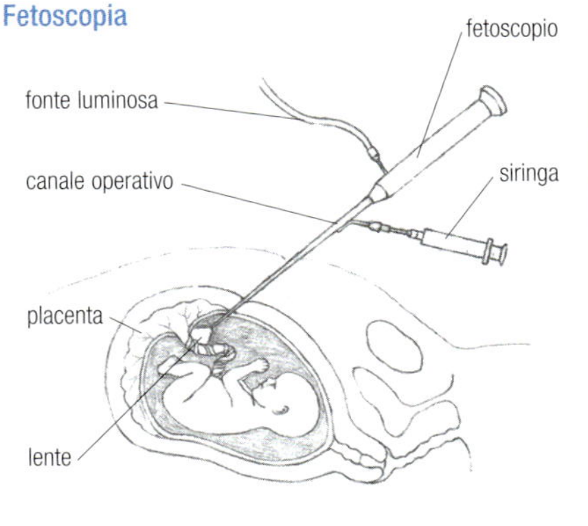

rischio dieci volte maggiore rispetto all'amniocentesi. Per questo l'uso della fetoscopia è limitato solo a quei casi in cui il rischio di anomalie congenite supera il 5%.

Utilità della fetoscopia Nel caso esista il fondato sospetto di alcune malattie come emofilia, anemia falciforme, talassemia, errori congeniti del metabolismo oppure infezione virale fetale, dai vasi sanguigni del cordone ombelicale viene prelevato un campione di sangue fetale.

L'ostruzione del flusso urinario dalla vescica può oggi essere curato prima della nascita mediante l'inserimento nella parete addominale del feto di un catetere che consente il drenaggio delle urine. Questo intervento può prevenire la formazione di un'eccessiva pressione evitando la distruzione dei reni del feto.

Il vantaggio della chirurgia intrauterina sta nel fatto che qualsiasi ferita guarisce completamente, praticamente senza lasciare cicatrice. Questa branca della medicina è oggi ancora agli esordi; tuttavia sarà sicuramente interessante seguirne gli sviluppi nei prossimi decenni.

La trasfusione fetale in caso di incompatibilità Rh e i trapianti di midollo osseo per l'anemia falciforme, la talassemia e l'immunodeficienza sono tutti interventi teoricamente possibili.

Vedi DISTURBI RENALI E URINARI DEL NEONATO.

Fibromiomi benigni

I fibromiomi benigni sono formati da fibre muscolari ispessite della parete uterina. In genere sono appunto benigni (cioè non cancerosi) e possono

essere solitari o in gruppi, piccoli come piselli o più grandi di un'arancia. Si localizzano sulla superficie esterna o interna dell'utero, o nel suo spessore.
Un grosso fibromioma sulla superficie esterna non rappresenta quasi mai un problema, mentre quelli interni possono creare qualche difficoltà: possono infatti bloccare le tube e impedire il concepimento; ingrossarsi al punto da provocare un'INTERRUZIONE SPONTANEA DELLA GRAVIDANZA o indurre un parto prematuro; gonfiarsi e degenerare durante la gravidanza, provocando dolore e febbre; impedire il passaggio del bambino durante il parto (anche se raramente). Dopo il parto, invece, possono essere causa di emorragia o di febbre.
I fibromiomi non possono essere trattati in alcun modo durante la gravidanza; se provocano dolore, l'unica soluzione è il riposo a letto. Dopo il parto tendono generalmente a ridursi, ma può rendersi necessaria l'asportazione chirurgica.

Fibrosi cistica

Detta anche 'mucoviscidosi', è una delle malattie genetiche più diffuse. Ne viene colpito un bambino su 2000-2500, ma il 5% della popolazione risulta portatrice.
Il gene è recessivo (vedi ANOMALIE CROMOSOMICHE E GENETICHE). Se i genitori sono entrambi portatori, un figlio su quattro può sviluppare la malattia, mentre altri due possono essere portatori sani. Di conseguenza, se i genitori sanno di essere portatori è indispensabile una consulenza genetica (vedi MALFORMAZIONI CONGENITE E CONSULENZA GENETICA). Oggi è possibile la diagnosi prenatale attraverso la mappatura del genoma, una tecnica di biologia molecolare.
La malattia si caratterizza per una secrezione anomala di muco che, essendo molto spesso, blocca i dotti delle ghiandole che lo secernono. Ne sono conseguenza diverse affezioni respiratorie, come le infezioni polmonari, e alterazioni dell'assorbimento intestinale.
I bambini appena nati possono presentare un'occlusione intestinale o non riuscire ad aumentare di peso. La maggior parte dei casi di malattia viene però diagnosticata in un'età più avanzata, quando le infezioni polmonari, i disturbi dell'assorbimento intestinale e lo scarso aumento di peso rendono la situazione complessiva più evidente. La malattia può essere sospettata già nei primi giorni di vita, mediante l'identificazione di alti livelli di albumina nel meconio, e confermata successivamente analizzando il contenuto di sali minerali del sudore: chi soffre di fibrosi cistica ne ha in quantità maggiore.
Le prospettive per i bambini affetti da questo disturbo sono molto migliorate negli ultimi anni. La maggior parte di essi conduce una vita del tutto normale raggiungendo senza difficoltà l'età adulta.

Fimosi → DISTURBI RENALI E URINARI DEL NEONATO

Forcipe e ventosa

Le percentuali di parto vaginale assistito (con l'uso di forcipe o ventosa) mostrano un'ampia differenziazione geografica. I tassi medi attualmente riportati si attestano intorno al 10-15% negli Stati Uniti, mentre in Italia il ricorso alle tecniche di operatività vaginale è molto meno frequente, con percentuali riportate intorno al 5%. A partire dagli anni

Estrazione con forcipe

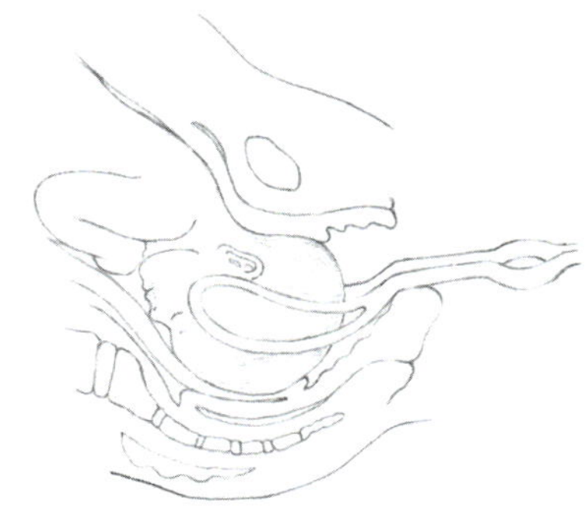

Estrazione con ventosa

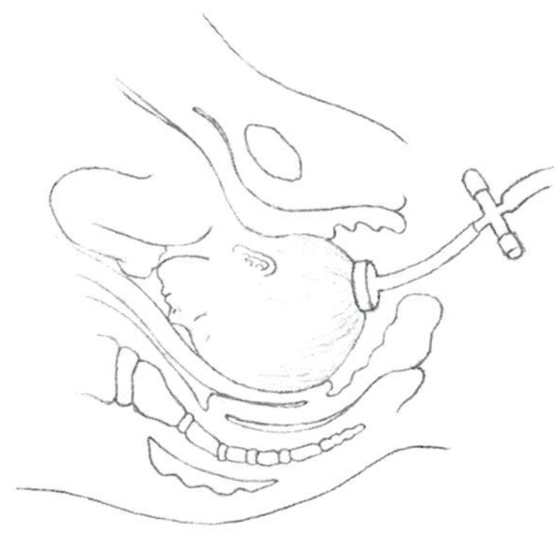

Ottanta si è assistito a un graduale cambiamento di tendenza nelle preferenze dello strumento da utilizzare. L'uso del forcipe, di prima scelta fino a due decenni prima, è andato progressivamente riducendosi, parallelamente all'aumentata diffusione della ventosa ostetrica, che è attualmente lo strumento di preferenza.

In un parto con la ventosa, la coppetta di gomma morbida (Kiwi) viene inserita nella vagina e adattata al cranio del bambino. Sono necessari pochi secondi perché sia svuotata completamente dell'aria e possa esercitare la trazione durante una contrazione, agevolando la discesa della testa. L'episiotomia non è sempre necessaria, perché, diversamente dal forcipe (costituito da due branche metalliche che premono ai lati della testa del neonato), la ventosa non richiede di allargare la vagina per arrivare ai lati della testa.

Formicolii e dolori alle dita in gravidanza

I formicolii alle dita sono un disturbo abbastanza comune alla fine della gravidanza, in particolare nelle donne con ritenzione idrica (vedi EDEMA); inoltre le articolazioni, gonfiandosi, possono essere dolenti.

La cosiddetta 'sindrome del tunnel carpale' è causata dalla compressione dei nervi a livello del polso e si cura attenuando l'edema, massaggiando il polso e dormendo la notte con le braccia in posizione più alta rispetto al resto del corpo, appoggiate a cuscini. Un esercizio yoga per lo stiramento dei polsi risulta molto utile: inginocchiatevi a terra; sistemate le palme delle mani a terra con le dita rivolte verso le vostre ginocchia e l'interno del polso in senso opposto. Tenete i gomiti ben diritti. Lentamente, portate le ginocchia all'indietro fino a sentire un piacevole stiramento nella parte interna dei polsi. Ripetete l'esercizio per tre, cinque minuti quattro volte al giorno, anche prima di coricarvi.

Qualsiasi formicolio, debolezza o sensazione pungente nella parte superiore del braccio deve invece essere riferita al medico, che ne indagherà la causa.

Foruncoli → PELLE DEL NEONATO, AFFEZIONI; PELLE DELLA DONNA IN GRAVIDANZA

Fumo in gravidanza

È da anni accertata una relazione tra il fumo in gravidanza, l'IMMATURITÀ del neonato e l'insufficienza placentare. I figli di donne che fumano molto nel corso della gravidanza hanno un ritardato sviluppo fisico e mentale. I rischi sono aggravati in caso di problemi quali PRESSIONE ALTA o denutrizione (vedi il capitolo sull'alimentazione, pp. 158-175). Continuare a fumare dopo la nascita del bambino significa farne un fumatore passivo, con un rischio molto elevato di sviluppo di infezioni respiratorie nel corso dell'infanzia.

Gangliosidosi di Tay-Sachs

Questa anomalia genetica colpisce un bambino su quattrocento. È dovuta alla sintesi insufficiente di un particolare enzima, l'esosaminidasi A, necessario per il metabolismo dei grassi. Si manifesta tra i tre e i sei mesi di vita, con progressivo ritardo dello sviluppo e delle capacità intellettive, paralisi, sordità e cecità. Non è curabile e i bambini affetti non sopravvivono di solito oltre il quarto anno di vita.

Si può sapere se un adulto è portatore misurando il livello di questo enzima nel suo sangue. Se entrambi i genitori risultano portatori, la possibilità di avere un figlio affetto è una su quattro. Nel feto, la malattia può essere identificata con la BIOPSIA DEI VILLI CORIALI e l'AMNIOCENTESI.

Gastroenterite → DIARREA E GASTROENTERITE DEL NEONATO

Gemelli

Ogni anno in Italia nascono circa settemila coppie di gemelli, vale a dire, in media una ogni ottanta parti. Un terzo del dato complessivo è rappresentato da gemelli omozigoti: un singolo

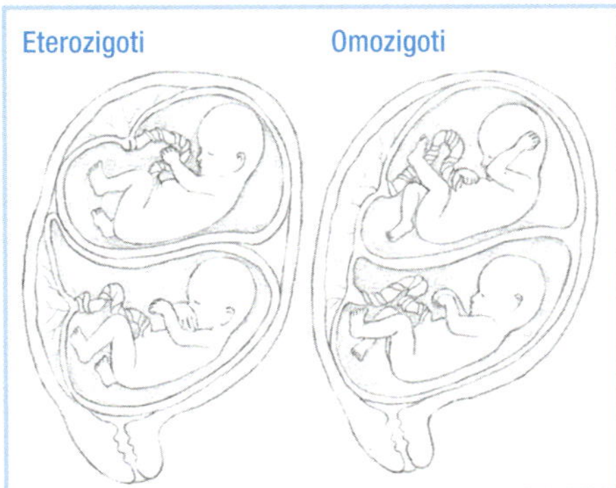

ovocita è fecondato da un unico spermatozoo e solo successivamente si separa in due embrioni. In questo caso i bambini avranno lo stesso sesso e un uguale corredo genetico, quindi anche aspetto e gruppo sanguigno identici. Nel mondo, il tasso di nascita di gemelli uguali è costante.
I gemelli eterozigoti sono il prodotto di due cellule uovo, ciascuna fecondata autonomamente, da cui derivano gemelli non più simili di una comune coppia di fratelli. Le probabilità di avere gemelli eterozigoti sono maggiori dopo i trentacinque anni, dopo il quarto figlio, nelle donne di origine africana, in quelle che hanno un fratello gemello o altri gemelli eterozigoti in famiglia e in quelle donne sottoposte a terapie contro la sterilità.
Diagnosi La diagnosi di gravidanza gemellare è effettuata attualmente molto precocemente, mediante un'ecografia nelle prime settimane di gravidanza. L'ecografia permette di vedere anche se i due embrioni sono contenuti nello stesso sacco amniotico e se hanno la stessa placenta o due placente separate. Si può comunque sospettare una gravidanza gemellare quando l'utero appare molto grande, oppure quando la madre avverte la presenza di due feti. Una volta ci si rendeva conto della gravidanza gemellare soltanto al momento del parto, evento oggi abbastanza raro dato che l'ecografia è diventata un esame di routine.
Prepararsi al parto Regolari visite di controllo sono particolarmente importanti in una gravidanza gemellare, perché i mutamenti che avvengono nel corpo sono maggiori rispetto a una gravidanza singola, così come l'eventualità che si verifichino dei problemi.
Se in una gravidanza singola l'utero ingrandendosi raggiunge la gabbia toracica della madre verso la trentaseiesima settimana, in presenza di gemelli ciò avviene quattro settimane prima; inoltre dimensioni maggiori dell'utero potrebbero causare da sole qualche disturbo in più.
Per il sovraccarico imposto alla colonna vertebrale, sarà importante dedicare una particolare attenzione alla postura; lo yoga e la ginnastica possono limitare il mal di schiena e la tensione (vedi DISTURBI TIPICI DELLA GRAVIDANZA E DEL PUERPERIO). Cercate di concedervi molto spesso delle pause di riposo. La dieta sarà particolarmente controllata, per ridurre l'eventualità di ANEMIA e giungere al parto nelle migliori condizioni possibili.
Quotidianamente andrebbero assunti integratori alimentari a base di vitamine, ferro, zinco e altri minerali. Non c'è alcun bisogno comunque di 'mangiare per tre': l'aumento eccessivo di peso si ripercuoterebbe in seguito sulla vostra mobilità. La durata media di una gravidanza gemellare è di trentasette settimane, tre in meno di una gravidanza singola. È abbastanza comune il parto prematuro e sono maggiori le possibilità di *polidramnios* (eccesso di LIQUIDO AMNIOTICO) e gestosi, con bambini spesso immaturi a causa della ridotta circolazione placentare.
Talvolta uno dei gemelli riceve la maggior parte del nutrimento fornito dalla placenta, mentre l'altro risulta denutrito e sottopeso; dopo la nascita, tuttavia, il più piccolo raggiunge di solito il peso del fratello in breve tempo.
Prepararsi al 'dopo' È essenziale che vi organizziate in modo da poter contare su qualcuno che vi aiuti dopo il parto. Per riuscire a riposarvi avrete necessariamente bisogno di un aiuto domestico. Anche dal punto di vista economico due bambini costano più di uno e dovrete sicuramente affrontare spese maggiori. Durante la gravidanza cercate di incontrare altri genitori di gemelli, passando un po' di tempo con loro per valutare personalmente a che cosa andate incontro. Gli scambi di esperienze possono comunque essere di grande conforto.
Travaglio e parto I principi del parto attivo valgono ovviamente anche nel caso di parto gemellare. La posizione verticale è ideale per prevenire una riduzione del rifornimento di ossigeno da parte della placenta.
Ostetriche e ginecologi saranno doppiamente vigili per garantire il benessere di entrambi i piccoli. Nel caso si preveda un intervento ostetrico, può essere necessaria un'anestesia.
Nei parti gemellari, il periodo dilatante ha una durata normale. La fase espulsiva, invece, presenta due fasi: nascita del primo gemello, con legatura del cordone, e nascita del secondo gemello. Nel secondamento le placente, se sono due, vengono espulse contemporaneamente.
Nel caso dei gemelli è più frequente la presentazione podalica. Qualora non si ricorra al taglio cesareo, in genere l'espulsione dei gemelli podalici non presenta problemi, perché le loro dimensioni sono ridotte (i gemelli pesano in media 2,5 kg rispetto ai 3,4 kg dei bambini nati singolarmente)

e la sproporzione cefalo-pelvica (vedi PESO DEL NEONATO) è rara.
Dopo l'espulsione del primo gemello, il medico controllerà attentamente il benessere e la posizione del secondo. Se il battito cardiaco fetale è regolare e il bambino si presenta di testa o di podice, la cosa migliore da fare è aspettare che le contrazioni riprendano, cosa che avviene spontaneamente dopo un breve intervallo.
In presenza di un'emorragia o di un problema di qualsiasi natura, il parto del secondo gemello viene accelerato stimolando le contrazioni o rompendo le membrane.
Nel secondamento, la maggiore estensione della superficie placentare aumenta il rischio di emorragia, tuttavia il distacco della placenta avviene in genere senza problemi.
Di solito, il controllo dei bambini e della placenta al momento della nascita è sufficiente a stabilire se i gemelli sono omozigoti o eterozigoti. Se sono di sesso differente e se ci sono due placente e due sacchi amniotici i gemelli non sono sicuramente omozigoti. In casi molto rari può essere necessario un esame del sangue dei due neonati.
Le prime settimane Quasi sempre le madri di gemelli possono stare con i loro bambini dopo la nascita e sono in grado di stabilire un perfetto legame con entrambi e di cominciare l'allattamento senza difficoltà. Quanto più i bambini succhiano dai capezzoli, tanto maggiore è la quantità di latte prodotta, e due bambini attaccati al seno producono una stimolazione doppia. Ciò che conta è avere fiducia. Una chiacchierata con madri che hanno allattato con successo dei gemelli può essere di aiuto (vedi il capitolo sull'allattamento, pp. 301-329).
Talvolta le madri di gemelli vengono incoraggiate a offrire ai bambini delle aggiunte di latte artificiale, che invece sono necessarie solo se siete malate o se i bambini non acquisiscono peso a sufficienza. Allattare completamente al seno è assai più facile, oltre che sano, ma in qualche caso l'integrazione può rendersi necessaria.
Poiché molti gemelli nascono prematuri o immaturi, non è raro che vengano ricoverati nelle unità di terapia intensiva neonatale (vedi OSPEDALIZZAZIONE DEL NEONATO). Si può verificare una situazione molto stressante per la madre, che può addirittura ritrovarsi con un bambino in terapia intensiva, l'altro nel reparto maternità e i più grandi a casa ad aspettare il suo ritorno dall'ospedale, il tutto mentre il suo organismo sta cominciando appena a riprendersi dalla doppia fatica della gravidanza e del parto gemellari. La difficoltà di adattarsi alla duplice gioia e preoccupazione per l'arrivo di una coppia di gemelli può essere intensa; molte donne hanno bisogno di un sostegno emotivo forte e, non di rado, della consulenza di uno specialista.

Gengivite → DENTI E GENGIVE IN GRAVIDANZA
Gestosi → PRESSIONE ALTA E GESTOSI
Gonfiore → EDEMA

Gravidanza extrauterina (tubarica)

In una normale gravidanza, l'ovocita fecondato si muove lungo la tuba di Falloppio e va a impiantarsi nell'utero. In una gravidanza extrauterina, la cellula uovo fecondata si ferma prima, impiantandosi nella tuba. L'embrione comincia a svilupparsi, ma la tuba non può estendersi e le cellule placentari ne perforano le pareti, provocando un'emorragia interna nella cavità addominale. Benché rara, la gravidanza extrauterina è un'evenienza pericolosa: l'eventuale emorragia interna va curata immediatamente dal medico o, nei casi più gravi, in un'unità di rianimazione.
Spesso le gravidanze extrauterine si verificano senza un motivo particolare; esistono tuttavia alcuni fattori di rischio:
- un'infezione pregressa delle tube (salpingite);
- qualsiasi intervento chirurgico eseguito sulle tube (sterilizzazione compresa);
- la presenza di una spirale intrauterina (vedi CONTRACCEZIONE).

Sintomi La gravidanza extrauterina dà inizialmente gli stessi sintomi di quella normale: interruzione del ciclo mestruale e seno dolente. In alcuni casi possono invece verificarsi saltuarie

Gravidanza extrauterina

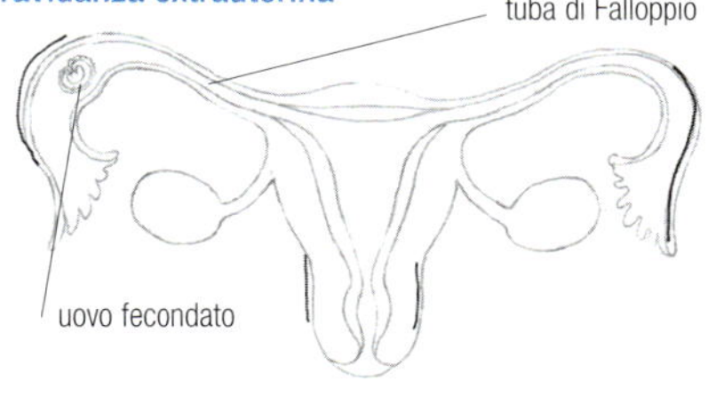

perdite di sangue, perché la placenta non produce abbastanza estrogeni. Il sintomo più evidente è di solito un dolore acuto da un lato o dall'altro dell'inguine, che può durare ore o solo qualche minuto ed essere intermittente. Se l'emorragia interna continua, il dolore si estende all'addome e peggiora. Nei casi più gravi, se l'emorragia è forte, può provocare un collasso.

Diagnosi Se esiste il rischio di una gravidanza, i dolori e la comparsa in ritardo del sanguinamento mestruale vanno sempre riferiti al medico. Se l'emorragia è leggera, la diagnosi risulta difficile. Se la visita vaginale non è sufficiente, si potrà eseguire un'ECOGRAFIA, che mostrerà una massa nella regione genitale. Spesso il test di gravidanza (vedi p. 38), che rintraccia dosi minime di gonadotropina corionica umana (hCG), dà risultato positivo e aiuta a distinguere tra una gravidanza extrauterina e altre cause di dolore nella zona inguinale, come per esempio un'ovulazione dolorosa (vedi DISTURBI TIPICI DELLA GRAVIDANZA E DEL PUERPERIO).

Cure La gravidanza extrauterina richiede un intervento chirurgico in anestesia totale. In alcuni casi è possibile lasciare intatta la tuba colpita, ma è abbastanza frequente che questa debba essere asportata. Se l'altra tuba non presenta irregolarità, una donna che ha avuto una gravidanza extrauterina potrà averne in seguito una perfettamente regolare. In tal caso va tenuto presente che il concepimento potrà richiedere un tempo maggiore, perché l'ovulazione può avvenire in corrispondenza della tuba asportata.

Herpes genitale → INFEZIONI VAGINALI
Idrocefalo → TUBO NEURALE, DIFETTI

Immaturità e prematurità

Due sono le ragioni principali per cui un bambino può nascere sottopeso, vale a dire con un peso alla nascita inferiore a 2,5 kg: alcuni bambini crescono più lentamente del normale e vengono detti 'immaturi', mentre altri, definiti 'prematuri', si sviluppano normalmente ma nascono prima del termine. Può anche capitare che un bambino sia nello stesso tempo immaturo e prematuro.

Quasi tutti i bambini che nascono sottopeso hanno avuto uno sviluppo adeguato e non destano alcuna preoccupazione. Tuttavia, i neonati molto piccoli, e soprattutto i prematuri, i cui organi sono ancora immaturi per la vita extrauterina, sono in molti casi assai fragili e hanno bisogno di cure intensive, amore e sostegno che ne aiutino la crescita.

Immaturi Rispetto alla scala dei valori di peso considerati 'normali' alla nascita, un bambino si considera immaturo quando il suo peso (fatte le dovute correzioni inerenti al sesso, al gruppo etnico di appartenenza e alla taglia della madre) rientra nel 5% inferiore di tali valori.

Un'insufficienza placentare (cioè un rifornimento inadeguato di sangue placentare) può essere una causa d'immaturità. Ciò può avvenire senza un motivo preciso o perché la madre soffre di PRESSIONE ALTA. Anche nelle gravidanze multiple è relativamente comune trovare che uno dei GEMELLI ha ricevuto meno sangue placentare dell'altro.

Quando il flusso di sangue placentare diminuisce, la testa e il cervello del bambino continuano a crescere, mentre gli altri organi rallentano la crescita; questo fenomeno è noto come 'meccanismo di risparmio cerebrale'. Quattro quinti dei bambini sottopeso alla nascita appartengono a questa categoria e vengono detti 'immaturi asimmetrici'. È probabile che abbiano riserve minime di zucchero e che vadano incontro a SOFFERENZA FETALE durante il parto. Tuttavia, se il parto procede regolarmente e il neonato viene allattato molto presto dopo la nascita, questi raggiunge quasi subito un normale livello di sviluppo fisico e mentale.

Gli altri immaturi vengono detti 'simmetrici' e, dall'inizio della gravidanza in poi, tutte le loro parti appaiono proporzionatamente piccole. Spesso crescono poco senza alcun motivo, anche se esistono alcuni fattori predisponenti: ROSOLIA, CITOMEGALOVIRUS o TOXOPLASMOSI, MALFORMAZIONI CONGENITE, denutrizione materna o dipendenza da alcune DROGHE (quali eroina e ALCOL), FUMO IN GRAVIDANZA. Gli immaturi simmetrici presentano talvolta un handicap, ma per la maggior parte hanno madri minute e non hanno alcun difetto, non mostrano sofferenza fetale e il funzionamento della loro placenta è regolare.

Diagnosi Nelle visite durante la gravidanza, la palpazione dell'addome materno, insieme con la misurazione dell'altezza dell'utero, è sufficiente a individuare fino al 72% dei bambini immaturi.

Se c'è qualche dubbio circa l'epoca del concepimento, un'ECOGRAFIA nella prima metà della gravidanza può confermare l'età approssimativa del feto. Nella maggior parte dei casi, comunque, i sospetti di immaturità sono solo il frutto di un errore di calcolo.

Alcune madri percepiscono nettamente la sensazione che il loro bambino stia crescendo troppo lentamente o che si stia muovendo poco. In molti casi le paure sono infondate, tuttavia vale sempre la pena di verificarle.

Cure Una volta confermata la diagnosi di immaturità, la crescita del bambino va seguita da vicino, il che può richiedere qualche esame in più durante la gravidanza. È importantissimo che la madre si nutra correttamente; inoltre un integratore a base di zinco può favorire la crescita fetale. Il riposo a letto ed eventualmente una terapia per la pressione alta possono migliorare la circolazione placentare.

Gli immaturi simmetrici di solito affrontano senza difficoltà il parto, che quindi non richiede quasi mai un'induzione anticipata. Alcuni immaturi asimmetrici, invece, hanno più probabilità di sopravvivenza all'esterno dell'utero, soprattutto quando il riposo a letto non accelera la crescita e la circolazione placentare risulta pericolosamente ridotta. Il test definitivo consiste nel calcolo dei movimenti fetali e nel monitoraggio del battito cardiaco fetale per individuare segni di sofferenza. Se la crescita cessa, o se c'è sofferenza, la nascita deve essere anticipata, o con un parto indotto cautamente e monitorato o con un PARTO CESAREO. Prima di affrontare una nascita anteriore alla trentaduesima settimana, può darsi che la madre sia sottoposta a una terapia cortisonica nel tentativo di favorire la maturazione polmonare del bambino.

Alcuni bambini asimmetrici hanno scarse riserve di zucchero e possono andare incontro a una sofferenza fetale; per questo motivo il parto deve essere monitorato. La posizione verticale della madre garantisce comunque il maggiore afflusso possibile di sangue placentare. In caso di sofferenza fetale può essere necessario il ricorso a un parto cesareo.

Dopo il parto, il riscaldamento è essenziale perché i bambini prematuri perdono calore molto rapidamente, avendo una produzione di calore minima e pochissime riserve di grasso, che agendo come isolante evita la dissipazione del calore. Il contatto diretto con il corpo della madre è ideale, soprattutto se integrato da una fonte esterna di riscaldamento.

Il bambino dovrebbe essere attaccato al seno quanto prima e poi molto frequentemente, in quanto le scarse riserve di zucchero aumentano il rischio di ipoglicemia (scarsità di zucchero nel sangue), che a questo stadio può determinare un danno cerebrale, la complicazione più grave per un neonato immaturo.

Se, nonostante le frequenti poppate, il bambino dà ancora segni di ipoglicemia (per esempio, irritabilità ed estrema debolezza), è necessario misurare la glicemia, cioè il livello di glucosio nel sangue, e somministrargli una soluzione concentrata di acqua e glucosio.

Il bambino avrà anche bisogno di una visita completa, per poter stabilire il motivo che ha determinato l'immaturità.

I bambini asimmetrici in genere guadagnano rapidamente peso e raggiungono i coetanei nel giro di pochi mesi. Se non c'è un motivo preciso che giustifichi le dimensioni minute di un bambino simmetrico, è probabile che il suo sviluppo proceda regolarmente, anche se non crescerà molto in altezza.

Molte donne si mostrano decisamente preoccupate quando apprendono che il loro bambino è immaturo: si tratta di un'ansia naturale e forse inevitabile.

Prematuri È praticamente impossibile prevedere un parto prematuro (pretermine), infatti può verificarsi senza preavviso in qualsiasi gravidanza. Si dice che è prematuro (pretermine) un bambino nato tra la venticinquesima e la trentasettesima settimana di gravidanza.

La percentuale dei parti prematuri si aggira intorno al 3-5%.

Malnutrizione e condizioni di stress e di vita particolarmente disagiata sono tra i più importanti fattori di rischio; i parti prematuri sono frequenti anche tra le donne con incontinenza cervicale e gravidanze multiple.

Ci sono alcuni casi di malattie, come una grave ipertensione, in cui il ginecologo può consigliare di accelerare la data del parto, perché per il bambino il rischio legato alla prematurità è inferiore a quello che corre nell'utero materno. Anche una ROTTURA PREMATURA DELLE MEMBRANE, se avviene giorni o settimane prima della data presunta del parto, comporta il rischio di infezioni che possono rendere necessaria l'induzione immediata del parto.

Rimandare il parto Una volta accertato l'inizio

del travaglio, con contrazioni uterine e dilatazione del collo dell'utero, è possibile intervenire con farmaci per cercare di fermarlo. Questi farmaci possono avere effetti collaterali molto pesanti sulla madre e sul bambino, per cui il rischio deve essere valutato con grande cautela.

Più spesso invece, quando la gravidanza non ha ancora raggiunto la trentaduesima settimana, si cerca di rimandare di ventiquattro o trentasei ore il travaglio vero e proprio, sempre con l'uso di farmaci. In questo periodo alla madre possono essere somministrate iniezioni di cortisone o di ambroxol nel tentativo (non sempre efficace) di stimolare lo sviluppo polmonare del feto, in modo da ridurre l'eventualità di problemi respiratori alla nascita.

Assistenza a un parto prematuro Benché possa apparire sensato rompere artificialmente le membrane per poter procedere al monitoraggio elettronico continuo del feto, il sacco amniotico intatto riduce la pressione sulla testa del nascituro e quindi il rischio di traumi cranici durante il parto.

Il cranio di un prematuro è più morbido di quello di un bambino a termine e pertanto più facilmente soggetto a contusioni e deformazioni.

Un'eventuale analgesia (vedi PARTO INDOLORE) dovrebbe limitarsi all'entonox (non usato in Italia) o all'anestesia peridurale. Qualsiasi altro sistema può danneggiare gravemente il bambino; per esempio i tranquillanti, somministrati per iniezione, possono richiedere molto tempo prima di essere eliminati dalla circolazione del neonato.

Può essere necessario, nel caso di bambini pretermine, ricorrere al PARTO CESAREO che, se possibile, dovrebbe essere effettuato in anestesia peridurale, piuttosto che generale, per non danneggiare il bambino. Il ricorso al parto cesareo è tanto più vantaggioso quanto più è precoce l'età gestazionale della madre.

Cure specifiche dopo il parto Come gli immaturi, anche i prematuri dovrebbero essere tenuti molto al caldo e nutriti frequentemente. Se il bambino è troppo piccolo per succhiare, il latte materno spremuto manualmente può essere dato al neonato con un tubicino fino a quando il riflesso di suzione non si sarà sviluppato.

Il problema più serio dei bambini prematuri è la possibilità che il loro apparato respiratorio non sia sufficientemente sviluppato; quelli nati prima della trentaduesima settimana mostrano spesso sofferenza respiratoria. La cura consiste nella somministrazione di ossigeno in incubatrice. Nei casi più gravi il bambino può aver bisogno della respirazione artificiale: gli si inserisce un tubo nella trachea, attraverso cui una macchina manda l'aria nei polmoni con una lievissima pressione. I bambini sottoposti a questo trattamento devono essere tenuti sotto stretto controllo nelle unità di terapia intensiva neonatale.

I prematuri veramente piccoli, specialmente quelli ventilati artificialmente, rischiano spesso un'emorragia interna perché il loro sistema di coagulazione del sangue non è ancora completamente sviluppato. Il monitoraggio continuo ha ridotto notevolmente i rischi, anche se questi non possono essere prevenuti completamente.

I bambini prematuri sono particolarmente esposti al rischio di infezioni e hanno bisogno di assistenza qualificata per potersi nutrire. Il latte materno è essenziale per lo sviluppo ottimale del cervello; se il neonato è separato dalla madre, dovrà essere nutrito con latte proveniente dalla madre (vedi pp. 323-324) o da una banca del latte.

In questi ultimi anni le percentuali di sopravvivenza dei bambini prematuri sono molto migliorate. In uno studio della durata di dodici anni, dal 1994 al 2005, si è passati dal 24 al 41% di sopravvivenza per i neonati di ventiquattro settimane e dal 52 al 63% per quelli di venticinque settimane.

Una piccolissima minoranza di questi bambini presenta handicap fisici o mentali: quelli con la più alta percentuale di rischio sono i bambini più piccoli, quelli che richiedono la respirazione artificiale e quelli colpiti da un'emorragia interna.

Reazioni emotive La nascita di un bambino prematuro può rappresentare un trauma per entrambi i genitori, che possono non essere ancora pronti, sia dal punto di vista psicologico sia da quello pratico, ad accogliere il loro bambino. Possono sentirsi in colpa ed essere anche sinceramente preoccupati per i possibili effetti a lungo termine.

Quando un bambino sta lottando per la propria sopravvivenza, spesso i genitori si sentono impotenti; tuttavia al bambino gioverà enormemente la vostra presenza e sentire che gli siete vicini: passate con lui tutto il tempo che potete e toccatelo il più possibile, anche se all'inizio ciò può tradursi solo in qualche asettica carezza attraverso i fori dell'incubatrice. Già il fatto di essere lì e di prendervi cura di lui ridurrà la vostra ansia e lo farà crescere meglio.

Idealmente, l'incubatrice dovrebbe stare accanto al vostro letto, ma il più delle volte ciò non è materialmente possibile: un bambino molto piccolo o malato deve stare in un'unità di terapia intensiva neonatale. Talvolta, l'organizzazione dell'ospedale rende le cose più difficili, per esempio quando la terapia intensiva è separata dal reparto di ostetricia. In questi casi il padre rappresenta un importantissimo intermediario.
Avrete bisogno di moltissimo aiuto, tanto durante il ricovero in ospedale quanto nei giorni successivi, in cui la casa senza il vostro bambino vi apparirà deserta e tanto diversa da come ve l'aspettavate. Se vi sentite sopraffatte dalla situazione, pensate sempre che i bambini prematuri non solo sopravvivono, ma crescono come tutti gli altri.
Il ritorno a casa Quando il vostro bambino torna a casa, cercate di passare più tempo che potete con lui, magari facendolo dormire nel vostro letto, per recuperare tutto il tempo in cui siete stati lontani. Il contatto fisico, le cure premurose e le piacevoli esperienze che ne conseguono riusciranno ben presto a compensare le difficoltà che alcuni bambini prematuri incontrano inizialmente.
Vedi OSPEDALIZZAZIONE DEL NEONATO; MORTE DEL BAMBINO.

Incidenti domestici

Per quanto attente possiate essere con il vostro bambino, esiste sempre la possibilità di un incidente. Non lasciate mai vostro figlio incustodito sul letto o su un tavolo, e gli incidenti saranno ridotti al minimo. È sempre possibile, comunque, che un bambino cada o sia lasciato cadere, con conseguenze più o meno spiacevoli. I diversi aspetti della sicurezza in casa e fuori sono trattati nel capitolo 'Le cure quotidiane' (pp. 330-350).
Ematomi, tagli, slogature e fratture Il danno più comune è l'ematoma (il livido), che di solito sparisce spontaneamente. Se la pelle è lacerata, provate a premere sulla ferita perché il sangue cessi di uscire. I tagli vanno puliti con acqua tiepida o un disinfettante che non bruci; se sono molto grandi o molto aperti possono necessitare di qualche punto. Un colpo alle articolazioni sciolte e flessibili del neonato può essere causa di distorsioni o di slogature; una botta molto forte può anche fratturare un osso. Slogature e fratture sono rare nei bambini piccoli; le ossa comunque si saldano molto in fretta e facilmente. Se tuttavia l'osso fratturato appare deformato e dolente e il bambino sembra faticare a muoverlo, andate dal medico appena possibile.
Traumi cranici I traumi cranici in seguito a una caduta possono essere anche molto gravi. Però le ossa del cranio del neonato non sono ancora saldate e possono assorbire anche traumi abbastanza violenti senza danni.
Se è la pelle del capo a ferirsi, la perdita di sangue è notevole, ma ciò non significa necessariamente che il danno è grave. Se il bambino ha perso conoscenza o è sonnolento, o se comunque temete che il trauma sia grave, portatelo al pronto soccorso. Restate calme, respirate profondamente, tenete il bambino in braccio ed eventualmente chiamate un'ambulanza.
Lesioni provocate Se il bambino subisce un trauma da parte di un adulto, cercate immediatamente aiuto. I maltrattamenti dei bambini sono purtroppo assai diffusi. È importante che i sensi di colpa o la vergogna non impediscano ai genitori di rivolgersi al medico; senza cure, le lesioni potrebbero peggiorare.

Incontinenza cervicale

La cervice uterina (collo dell'utero) si comporta come una 'valvola', che si apre durante il parto ma resta chiusa per tutta la gravidanza. In alcune donne, tuttavia, questa 'valvola' è debole e si apre in anticipo, causando un aborto spontaneo o un parto prematuro. Tale fenomeno, definito incontinenza cervicale, si verifica raramente.
Le cause possono andare dalle MALFORMAZIONI UTERINE alla ripetizione di una dilatazione artificiale nel corso di precedenti raschiamenti o INTERRUZIONI VOLONTARIE DELLA GRAVIDANZA. Dopo due o più aborti spontanei avvenuti oltre la dodicesima settimana di gravidanza, in genere si sospetta un'incontinenza cervicale. Il ginecologo può confermare la diagnosi con una visita vaginale o attraverso un'ECOGRAFIA effettuata all'inizio della gravidanza.
Una volta diagnosticata un'incontinenza cervicale è possibile praticare un cerchiaggio della cervice in anestesia totale, prima della dodicesima settimana di gravidanza. In questo modo la cervice rimarrà chiusa per tutto il tempo necessario. Fino a quando il cerchiaggio non sarà rimosso potranno verificarsi perdite vaginali. Benché la sutura sia nascosta sotto la superficie del collo

Incontinenza cervicale

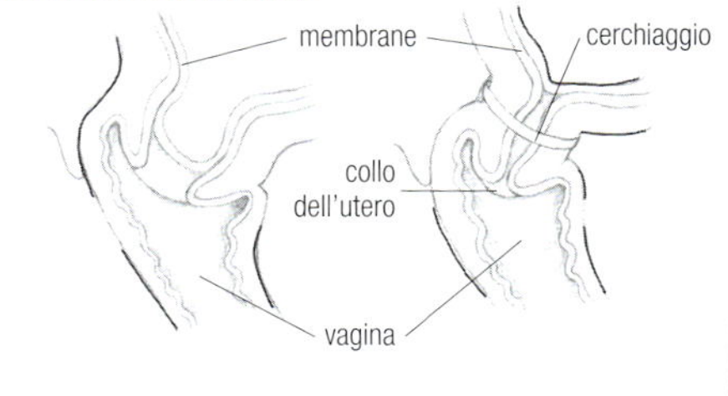

dell'utero, il nodo deve rimanere visibile, per poter essere tagliato, con un minimo di disagio e una piccola dose di anestetico, intorno alla trentaseiesima settimana.

Molte donne pensano di iniziare il travaglio appena rimosso il cerchiaggio, ma in realtà ciò avviene dopo qualche settimana.

Incontinenza urinaria

Si definisce come incontinenza urinaria l'involontario passaggio di urine, che può essere di due tipi: da sforzo e da urgenza. In gravidanza, una forte secrezione di muco vaginale o cervicale e perfino la rottura delle membrane possono essere facilmente scambiate per un'incontinenza urinaria.

Incontinenza da sforzo Nel punto in cui la vescica continua nell'uretra c'è un anello di fibre muscolari. Normalmente, quando la vescica si riempie, il tono naturale di questi muscoli trattiene l'urina nella vescica.

Se l'anello di fibre muscolari è rilassato, qualsiasi pressione sulla vescica (provocata, per esempio, da un colpo di tosse o da una risata) determina una perdita di urina.

L'incontinenza da sforzo può cominciare in gravidanza, perché gli ormoni tendono a rilassare anche la muscolatura della vescica. Se vi accade alla fine della gravidanza, potreste pensare che vi si siano rotte le acque. A meno che l'incontinenza da sforzo sia dovuta a un prolasso vaginale, in genere guarisce dopo il parto. Essa è ancora più frequente nel periodo successivo al parto, come conseguenza dello stiramento del pavimento pelvico che si verifica al momento della nascita. L'esecuzione di esercizi specifici per quest'area (vedi p. 274) nei mesi successivi al parto aiuta a restituire tono alle fibre muscolari.

Incontinenza da urgenza Se la vescica è irritata per un'infezione, un'infiammazione o lesioni riportate durante il parto, è più facile che si contragga. Appena si raccoglie dell'urina, le terminazioni nervose irritate alla base della vescica segnalano una sensazione di pienezza e il bisogno di urinare; nei casi più gravi gli spasmi della vescica possono diventare incontrollabili e provocare la cosiddetta 'incontinenza da urgenza'. L'infezione della vescica ne è una delle cause più frequenti; in questo caso è necessaria una cura, diversamente si tratta solo di aspettare che le lesioni guariscano.

Altre cause Se lo sbocco della vescica e l'uretra sono pesantemente danneggiate, le fibre muscolari possono gonfiarsi e contrarsi. Come conseguenza, l'urina viene trattenuta nella vescica e quella in eccesso espulsa involontariamente. Questo caso abbastanza raro può verificarsi in seguito a un'anestesia peridurale, a un'estrazione con il forcipe o a un parto cesareo. Lo svuotamento con il catetere, un tubicino sottile che termina in un sacchetto di plastica, permette alla vescica di riacquistare un tono normale e consente alle lesioni di guarire.

Vedi DISTURBI RENALI E URINARI DELLA MADRE; ROTTURA PREMATURA DELLE MEMBRANE.

Indigestione → PIROSI

Induzione del parto

La grande maggioranza delle donne inizia il travaglio spontaneamente nel momento in cui il bambino è maturo per nascere. L'induzione del parto consiste invece nel far cominciare il travaglio prima del suo inizio spontaneo.

Quando l'induzione è necessaria Quando i rischi per il bambino nell'utero materno sono superiori a quelli di un parto anticipato, può essere necessaria un'induzione. Se il bambino è già a rischio, va considerato se per madre e bambino l'induzione del parto può rappresentare un vantaggio rispetto alla possibilità di un parto cesareo. Le ragioni che fanno in genere preferire l'induzione del parto sono descritte di seguito.

- *Insufficienza placentare* Se il bambino non riceve abbastanza nutrimento attraverso la placenta (vedi IMMATURITÀ E PREMATURITÀ; POSTMATURITÀ), l'induzione del parto è la soluzione più comune, benché richieda un monitoraggio costante. Un parto cesareo è probabilmente più sicuro.

- *Gravidanza multipla* L'induzione del parto può essere necessaria se uno dei GEMELLI non riceve un nutrimento sufficiente.
- *Diabete* A causa del maggior rischio associato a questo disturbo, molti medici suggeriscono di anticipare la data del parto, sia provocando il travaglio sia tramite il parto cesareo. Molte donne diabetiche preferiscono invece avere un parto naturale. Se il diabete non presenta complicazioni e le condizioni generali non presentano anomalie, non c'è nessuna ragione per impedirlo. Tuttavia, nel caso di bambini molto grossi (macrosomia) potrebbe essere prudente ricorrere al parto cesareo (vedi PESO DEL NEONATO).
- *Malformazioni congenite* Molto raramente, l'induzione del parto è richiesta perché il bambino è malformato o morto.
- *Madri ad alto rischio* L'induzione del parto è più comune tra le donne appartenenti a gruppi a rischio: donne malnutrite, fumatrici, donne con PRESSIONE ALTA. Gli svantaggi dell'induzione (vedi oltre) sono numerosi e vanno ben considerati. Per evitare interventi inutili, ogni caso deve essere valutato a sé.
- *Sproporzione cefalo-pelvica* Spesso si propone un'induzione prima del termine perché in un parto precedente il bambino era troppo grosso per il bacino della madre (vedi PESO DEL NEONATO), ma i rischi dell'induzione superano quasi sempre i potenziali benefici.
- *Presentazione podalica* La presentazione podalica non rappresenta un motivo valido per l'induzione del parto, anche perché in genere si ricorre al parto cesareo.
- *Bambini immaturi* Le piccole dimensioni non sono di per sé un'indicazione per procedere all'induzione del parto, necessaria solo nel caso di un rischio notevole di insufficienza placentare.
- *Postmaturità* Se la nascita non ha avuto luogo una settimana o due dopo il termine, l'induzione del parto non è necessaria, a meno che madre o bambino comincino a manifestare problemi. Andrebbe quindi praticata solo se gli esami indicano un'insufficienza placentare.

Metodi di induzione L'induzione del parto può essere perseguita con diversi metodi.

Rapporto sessuale Lo sperma umano contiene quantità significative di prostaglandine, che stimolano l'attività uterina e favoriscono la maturazione della cervice. Se il parto è imminente, i rapporti sessuali possono avviare il travaglio. Non c'è comunque pericolo che ciò avvenga prima del termine.

Agopuntura Se la cervice è matura e il parto imminente, anche l'agopuntura cinese può stimolare l'utero a contrarsi. Benché tale tecnica sia molto efficace e priva di effetti collaterali, non è sempre praticabile in caso di induzione urgente del parto.

Massaggio del collo dell'utero e delle membrane È una tecnica usata da secoli: nel corso della visita vaginale l'ostetrica inserisce un dito nell'apertura del collo dell'utero e scolla le membrane massaggiando delicatamente la cervice. Ciò provoca la secrezione di prostaglandine che, se la cervice è matura, avviano il travaglio.

Rottura artificiale delle membrane Questo metodo, detto anche 'amniotomia' (o amnioressi), può rappresentare una potente induzione del travaglio in donne che abbiano già avuto dei figli e la cui cervice sia molto matura. La procedura (che consiste nell'inserimento di uno strumento di plastica simile a un uncino attraverso il collo dell'utero per pungere le membrane) è di per sé fastidiosa, ma, se eseguita con abilità e a patto che la cervice sia leggermente dilatata, non procura dolore. La rottura delle membrane aumenta il rischio di infezione uterina, per cui il parto deve poi avvenire entro ventiquattr'ore.

Prostaglandine Di solito sono introdotte nella vagina o nella cervice, in forma di candeletta o di crema, a intervalli di sei, dodici ore. Questo metodo è preferibile perché consente alla donna di muoversi e non richiede la rottura delle acque. Le candelette possono far maturare il collo dell'utero entro ventiquattro, quarantotto ore, provocando facilmente il travaglio. Nella maggior parte dei casi, il travaglio inizia dopo un paio di dosi, ma, se la cervice non è pronta, può essere necessario un tempo più lungo. Dato che la stimolazione con le prostaglandine potrebbe rivelarsi eccessiva, essa non dovrebbe essere praticata nelle donne con cervice già parzialmente dilatata.

Ossitocina Questo potente stimolatore dell'attività uterina è un ormone sintetico simile a quello (vedi p. 210) normalmente prodotto dall'ipofisi. Può essere impiegato per accelerare o rendere più potente un travaglio che procede lentamente, così come per l'induzione. Di solito viene somministrata in perfusione (per fleboclisi). L'ossitocina comincia ad agire quasi subito e, sebbene la velocità di perfusione sia regolabile, provoca generalmente contrazioni più lunghe, intense e dolorose, oltre che meno intervallate, di quelle spontanee. L'intensità delle contrazioni e il battito cardiaco fetale devono essere sottoposti a monitoraggio continuo per individuare eventuali segni di stimolazione eccessiva o di sofferenza fetale. Non sempre la somministrazione di ossitocina è sufficiente ad avviare il travaglio, per cui si ricorre spesso anche alla rottura artificiale delle membrane. Comunque, anche questo metodo combinato è inefficace nel 10-20% dei casi, rendendo necessario il ricorso al parto cesareo.

Svantaggi per la madre L'induzione del parto può presentare una serie di svantaggi per la madre, riassunti di seguito.

- *Contrazioni intense* Con l'ossitocina, giorni interi di attività uterina che di solito precedono il travaglio possono essere condensati in poche ore. Il dolore può diventare subito forte e non consentire alla madre un adattamento progressivo.
- *Stimolazione eccessiva dell'utero* L'attività uterina risulta scoordinata e la cervice non si dilata. In casi estremi, si verificano spasmi della muscolatura uterina e il bambino va incontro a SOFFERENZA FETALE.
- *Parto cesareo* Le possibilità di dover ricorrere a un parto cesareo sono molto più elevate.
- *Effetti collaterali* A dosi elevate, l'ossitocina può provocare EDEMA e PRESSIONE ALTA. Le prostaglandine possono irritare la muscolatura dell'intestino e provocare vomito e diarrea; le candelette possono essere irritanti per la vagina.
- *Emorragia post partum* È più frequente perché la stimolazione eccessiva dell'utero fa sì che questo reagisca meno efficacemente all'ossitocina prodotta naturalmente o a farmaci simili usati nella fase del secondamento per favorire l'espulsione della placenta e delle membrane.
- *Reazioni emotive* Quando il parto è indotto e pilotato attivamente, alla madre è tolta qualsiasi possibilità di controllo della situazione. Benché l'induzione possa essere un'esperienza positiva, molte donne la considerano un evento invasivo difficile da accettare.

Complicazioni per il bambino Analizziamo brevemente le possibili complicazioni dell'induzione del parto sul bambino.

- *Prematurità* Poiché esiste la possibilità che il bambino sia prematuro, soprattutto se la data del concepimento non è stata calcolata con esattezza, l'induzione del parto dovrebbe essere riservata esclusivamente a quei casi in cui il protrarsi della gravidanza comporterebbe un rischio superiore a quello di un parto prematuro.
- *Sofferenza fetale* Le contrazioni più intense e durature del parto indotto, causando una riduzione della circolazione sanguigna placentare, possono determinare sofferenza fetale e costringere quindi al taglio cesareo. Questa situazione si verifica più frequentemente se la donna deve restare sdraiata perché sottoposta a monitoraggio elettronico continuo o ad anestesia peridurale.
- *Problemi dopo la nascita* Le difficoltà respiratorie sono molto più comuni tra i bambini nati con parto indotto, specialmente in caso di prematurità e con polmoni non ancora perfettamente sviluppati. L'ossitocina è stata associata anche a una maggiore incidenza di ittero neonatale.

Infezione genitale → SALPINGITE

Infezioni dell'apparato respiratorio → MALATTIE DA RAFFREDDAMENTO

Infezioni urinarie → DISTURBI RENALI E URINARI

Infezioni vaginali

Micosi (candidosi o moniliasi) Come nella bocca e nell'intestino, anche nella vagina sana è presente una flora batterica. Se le secrezioni vaginali modificano durante la gravidanza il naturale rapporto acidi/zuccheri, il fungo *Candida albicans* può moltiplicarsi e dar luogo a una micosi. Prima o poi questa si sviluppa in quasi tutte le donne e con particolare frequenza in gravidanza. Anche il diabete può rendere l'ambiente vaginale più adatto allo sviluppo di una micosi.

Sintomi e cure Possono anche non essere presenti sintomi evidenti, ma di solito ci sono prurito e rossore sulla pelle intorno alla vagina e all'ano; nella vagina appaiono formazioni simili a 'fiocchetti di ricotta'. Poiché il fungo predilige un ambiente zuccherino, la micosi risponde abbastanza bene alla dieta: limitando gli zuccheri raffinati e sostituendoli con quelli che vengono metabolizzati più lentamente, si possono ridurre i sintomi. Può essere utile mangiare yogurt naturale, che contiene i fermenti lattici normalmente presenti nell'intestino e nella vagina, capaci di distruggere il fungo e formare una barriera contro un nuovo attacco. Un altro metodo usato per ridurre l'acidità consiste invece nell'aggiungere bicarbonato all'acqua in cui si fa il bagno. Le cure farmacologiche sono a base di unguenti, liquidi e candelette da applicare localmente. Alla fine della gravidanza può essere necessario un trattamento per ridurre al minimo la possibilità che l'infezione sia trasmessa al bambino durante il parto (vedi MUGHETTO DEL NEONATO).

Le micosi possono infettare anche il partner, che a sua volta deve curarsi per debellare l'infezione.

Tricomoniasi È un'infezione che di solito si trasmette attraverso i rapporti sessuali. I suoi sintomi sono dolenzia e prurito vaginale, con perdite caratteristiche, gialle e schiumose; talvolta l'infezione si estende all'uretra e alla vescica. In genere viene trattata con un antibiotico, il metronidazolo, che guarisce l'infezione in un giorno o due. Questo antibiotico deve essere evitato all'inizio della gravidanza e comunque non va mai preso insieme con bevande alcoliche. Il trattamento deve riguardare entrambi i partner, mentre in genere l'infezione non si trasmette al bambino.

Herpes Il virus dell'*herpes simplex* è molto comune e può essere di due tipi.

- L'*herpes labialis* si presenta con vescicole intorno alla bocca.
- L'*herpes genitalis*, diffuso attraverso i rapporti sessuali, è localizzato nella regione genitale.

Il primo può essere trasmesso ai genitali in seguito a un rapporto orale. Il virus dell'*herpes genitalis* provoca dolore nella zona della pelle colpita, con successiva comparsa di lesioni che possono durare da dieci giorni a tre settimane. Quando le lesioni guariscono, il virus rimane latente nei nervi locali fino a quando viene riattivato e causa un nuovo attacco nella stessa zona. Il primo attacco è di solito il più virulento, mentre i successivi tendono via via a essere meno frequenti con il passare del tempo.

Un agente antivirale, l'acyclovir, riduce la durata degli attacchi ma non la loro frequenza.

La vagina delle donne che hanno contratto questa infezione dovrebbe essere esaminata regolarmente dopo la trentaseiesima settimana di gravidanza, mediante visita ginecologica e coltura del virus. Se l'infezione non è in corso e la coltura dà esito negativo non c'è alcun rischio per il bambino e il parto può avvenire per via vaginale.

Se la donna ha avuto un attacco e quindi le lesioni sono aperte, il bambino rischia di contrarre l'infezione durante l'espulsione, ingerendo secrezioni vaginali infette. È quindi necessario eseguire il PARTO CESAREO.

L'herpes congenito colpisce pochi bambini. Se si ritiene che il neonato possa essere stato infettato, si esegue in via preventiva un trattamento con acyclovir. L'herpes neonatale può infatti danneggiare qualsiasi organo, compresi cervello, occhi, pelle, intestino, fegato, reni e cuore.

Le donne affette da *herpes genitalis* devono sottoporsi regolarmente al PAP TEST, perché sembra esserci un'associazione tra questo virus e lo sviluppo di tumori alla cervice.

Gonorrea Questa infezione a trasmissione sessuale, nota anche come blenorragia, produce in molti casi perdite bianche, irritazione vaginale e sintomi di cistite e uretrite (vedi DISTURBI RENALI E URINARI DELLA MADRE) o infezione delle tube dopo il parto (vedi SALPINGITE). Molte donne però non presentano alcun sintomo, per cui possono essere portatrici per anni senza nemmeno saperlo. Durante la gravidanza, l'infezione non raggiunge mai la cavità uterina, tuttavia il bambino può rimanere contagiato agli occhi al momento del parto e manifestare una CONGIUNTIVITE molto virulenta, che può causare addirittura cecità. Viene comunemente curata con gli antibiotici.

Chlamydia trachomatis Come la gonorrea, questa rara infezione può essere presente e non dare alcun sintomo, anche se in alcuni casi provoca perdite vaginali e minzione frequente. Di solito non danneggia la madre ma, contratta alla nascita, può determinare un'infezione oculare e, in casi molto rari, una polmonite.

I bambini colpiti hanno gli occhi appiccicosi (congiuntivite) tra il quarto e il ventesimo giorno di vita; in caso di complicazioni come la polmonite o un'infezione nasale, i primi sintomi compaiono invece da uno a tre mesi dopo la nascita. Di solito questa infezione risponde bene al trattamento antibiotico con eritromicina.

Sifilide La sifilide si trasmette attraverso i rapporti sessuali, mentre più raramente il feto risulta contagiato per via transplacentare (sifilide congenita). L'infezione presenta tre stadi. Nel primo stadio, di solito compare una piccola ulcera sulle labbra vaginali, sulla vagina o sulla cervice. Non è dolente e può persistere per tre settimane circa.

Dopo alcune settimane o addirittura mesi inizia

il secondo stadio: i microrganismi presenti nella circolazione sanguigna provocano febbre, malessere generale, ingrossamento dei linfonodi e un'eruzione cutanea indolore. Il terzo stadio può non presentarsi per anni, ma quando si verifica può portare a cecità, disturbi al sistema nervoso centrale, danni al cuore e al fegato e altri problemi gravi.

Poiché il primo stadio può passare inosservato, al primo controllo in gravidanza vi sarà richiesto un esame del sangue per la ricerca della sifilide. Se dovesse risultare positivo saranno eseguiti ulteriori test. Nel primo e nel secondo stadio, con dosi elevate di antibiotici si riescono di solito a impedire ulteriori sviluppi della malattia.

La sifilide congenita è ormai rarissima. I bambini che ne sono affetti possono presentare MALFORMAZIONI CONGENITE, ma un trattamento all'inizio della gravidanza è generalmente in grado di evitare danni al feto.

Insonnia

→ STANCHEZZA E INSONNIA

Interruzione spontanea della gravidanza

Una gravidanza che s'interrompe spontaneamente prima della ventiseiesima settimana viene detta 'aborto spontaneo'. Solo il 25% circa di tutti i concepimenti si conclude con il parto di un bambino vivo. Molte uova fecondate non s'impiantano nell'utero, ancora prima che la donna possa rendersi conto del concepimento.

Qualche volta l'aborto è meno immediato e si presenta come un'emorragia mestruale leggermente più intensa del solito e un po' in ritardo. Le interruzioni evidenti della gravidanza, diagnosticate come tali, costituiscono il 15% circa delle gravidanze. I dati statistici non aiutano certo a superare lo shock di un aborto, ma possono aiutare a considerarlo in una prospettiva più ampia.

Cause Gli aborti spontanei nelle prime dieci settimane di gravidanza sono spesso causati da un'anomalia embrionale. Lo sviluppo corretto dell'embrione dipende dalle condizioni dell'uovo e dello spermatozoo che l'hanno originato, e quindi l'anomalia può provenire dalla madre come dal padre. Poiché gli aborti precoci rappresentano il 'filtro' imposto dalla natura per evitare anomalie, è giusto che in questa fase non si intervenga con un trattamento per prolungare artificialmente la gravidanza. Qualche volta un aborto spontaneo può essere dovuto a una scarsa produzione di progesterone, anche se non esistono prove concrete al riguardo. Questo ormone è normalmente prodotto dalle ovaie nelle prime settimane di gravidanza e successivamente dalla placenta. Gli aborti spontanei a metà gravidanza possono invece essere la conseguenza di un'INCONTINENZA CERVICALE; in questo caso, nella successiva gravidanza è sufficiente eseguire un cerchiaggio della cervice.

Sintomi e diagnosi Il sintomo principale di un aborto è l'EMORRAGIA. Se non c'è dolore potrebbe trattarsi solo di una minaccia d'aborto, quindi con buone probabilità il bambino è vivo e la gravidanza può procedere. Le piccole perdite di sangue all'inizio della gravidanza si risolvono normalmente con alcuni giorni di riposo a letto.

Dopo una minaccia d'aborto non aumentano le possibilità che il bambino sia anormale. L'emorragia infatti riguarda sempre il sangue di provenienza materna. Se l'emorragia è accompagnata da crampi addominali e/o dal passaggio di sangue coagulato, di solito l'aborto è inevitabile. Più forte è il dolore, più probabile è l'aborto. In queste circostanze si effettua solitamente una delicata visita vaginale per confermare la diagnosi.

Una volta la diagnosi veniva confermata con un test di gravidanza, ma il metodo è ormai in disuso perché la placenta può continuare a funzionare anche dopo la morte del bambino e il test dà quindi un falso risultato positivo. È quanto avviene in una gravidanza embrionica o nel 'mancato aborto'. In questo caso l'embrione muore all'inizio della gravidanza ma la placenta continua a crescere e a produrre liquido amniotico. La gravidanza può proseguire fino alla quattordicesima settimana, con la placenta che mantiene alti i livelli dei suoi ormoni dando risultati positivi al test di gravidanza, anche se di fatto il bambino non c'è. L'ECOGRAFIA è in grado di dimostrare la morte dell'embrione e, prima o poi, si verifica anche l'aborto. Se invece l'ecografia rivela la presenza di un embrione con il cuore che batte, la presenza di movimenti e l'assenza di malformazioni congenite evidenti, la madre sarà in genere rassicurata circa la possibilità di portare a termine la gravidanza.

Trattamenti Se avete avuto una minaccia d'aborto, il medico vi consiglierà probabilmente di non stancarvi troppo e di prendervi un periodo

di riposo dal lavoro. Non è comunque provato che il riposo assoluto a letto prevenga gli aborti spontanei. Se l'ecografia conferma la morte del bambino, il trattamento prevede di solito il ricovero in ospedale e il raschiamento in anestesia. Anche nel caso che l'aborto sia già avvenuto, il medico può proporre un raschiamento per accertarsi che l'utero sia completamente svuotato, in quanto qualsiasi frammento di placenta o sacco amniotico rimasto nella cavità uterina può provocare un'infezione.
Se l'aborto avviene in una fase molto iniziale della gestazione (prima dell'ottava settimana), generalmente il raschiamento non è necessario.

Aborti ricorrenti In caso di aborti ricorrenti dopo la dodicesima settimana di gravidanza, soprattutto se non sono accompagnati da dolore, può essere sospettata un'incontinenza cervicale.

Reazioni emotive Per molte donne, il trauma emotivo rappresentato dall'aborto può essere notevole. Le donne che hanno avuto precedenti INTERRUZIONI VOLONTARIE DELLA GRAVIDANZA possono provare un profondo e irrisolto senso di colpa che fa percepire l'aborto spontaneo come una punizione che è stata loro inflitta. Mariti e partner possono tuttavia contribuire a far superare questi sensi di colpa. Le donne poco fertili, che hanno impiegato molto tempo per rimanere incinte, possono essere particolarmente scosse dall'evento.
Per quanto rapidamente l'aborto possa essere avvenuto, è essenziale che vi concediate del tempo per superare il dolore per la perdita (vedi MORTE DEL BAMBINO).

Ritorno alla normalità Più la gravidanza è avanzata al momento dell'aborto, maggiore sarà il tempo necessario al vostro organismo per tornare alla normalità. Le mestruazioni si ripresentano di solito nel giro di sei settimane, ma in alcuni casi ci vuole più tempo. Alcune donne desiderano riprovare a concepire il più presto possibile; tuttavia sarebbe meglio (anche se non essenziale) lasciar passare almeno tre cicli mestruali: questa attesa sembra ridurre infatti il rischio statistico che l'aborto si ripeta. È naturale, nelle donne che hanno avuto un aborto spontaneo, la preoccupazione che l'evento si possa ripetere. Ciònonostante, il fatto di aver avuto un aborto non aumenta necessariamente le possibilità di averne un altro, possibilità che invece crescono leggermente dopo la seconda volta.

Interruzione volontaria della gravidanza (IVG)

Detta anche 'aborto volontario o terapeutico', in Italia può essere praticata entro i primi novanta giorni nel caso la donna accusi circostanze per le quali la prosecuzione della gravidanza, il parto o la maternità comportino un serio pericolo per la propria salute fisica o psichica, oppure entro la ventiquattresima settimana solamente in due casi: quando la gravidanza e il parto potrebbero rappresentare un grave pericolo per la vita o per la salute psichica della donna e quando siano accertati processi patologici, quali rilevanti anomalie e malformazioni del nascituro.
La certificazione per l'IVG nel primo trimestre deve essere firmata dal medico curante o dal medico del consultorio, oltre che dalla donna, dopo un colloquio con l'operatore del consultorio.
Per il secondo trimestre, la richiesta di IVG da parte del proprio medico o del consultorio deve essere accompagnata da una diagnosi dello specialista competente (genetista, internista, neurologo, anatomo-patologo, psichiatra, psicologo). La richiesta deve essere consegnata a un ginecologo dell'ospedale in cui si praticherà l'intervento, che deve a sua volta certificare l'esistenza dei processi patologici.
Oltre ai colloqui necessari per ottenere le certificazioni, una donna può avere bisogno di appoggio psicologico. In genere è molto difficile per una donna prendere la decisione di interrompere la gravidanza, sia che il bambino sia desiderato e presenti delle malformazioni sia che la situazione della madre renda impossibile per lei prendersi cura del bambino. Non di rado una tale decisione è fonte di conflitti e sensi di colpa nei genitori.

Come avviene Fino alla dodicesima settimana di gestazione, l'aborto può essere praticato per aspirazione, quasi sempre sotto anestesia (generale o locale). Qualche volta l'intervento è seguito da un leggero raschiamento. Nel complesso l'operazione è semplice e richiede al massimo un giorno di ricovero, ma può avere profonde conseguenze emotive anche quando la donna è sicura della propria scelta.
Dopo la dodicesima settimana è invece necessario provocare un vero e proprio travaglio con l'uso di farmaci per somministrazione endovenosa o attraverso una sonda inserita nel collo dell'utero (vedi INDUZIONE DEL PARTO). Passata qualche

ora, la donna sperimenta un mini-travaglio, che può durare anche dodici ore, e il feto viene espulso. Può essere molto doloroso, ma nulla vieta di somministrare un anestetico. Dopo l'espulsione si pratica un raschiamento.

Dopo l'aborto Alcune donne si sentono sollevate, altre hanno bisogno di sfogare il proprio dolore. Lo sfogo è importante, come pure l'esigenza di superare eventuali sensi di colpa (vedi MORTE DEL BAMBINO; DEPRESSIONE POST PARTUM). Può essere utile parlare con un esperto di metodi anticoncezionali o delle possibilità di anomalie del feto in un'eventuale futura gravidanza (vedi MALFORMAZIONI CONGENITE E CONSULENZA GENETICA).

Raramente l'interruzione di gravidanza può essere seguita da INCONTINENZA CERVICALE o da infezione genitale (vedi SALPINGITE). In caso di febbre è necessario consultare immediatamente il medico. Prima di iniziare una nuova gravidanza conviene sempre aspettare almeno tre mesi.

Iperglicemia → DIABETE
Ipertensione → PRESSIONE ALTA E GESTOSI
Ipertiroidismo → DISTURBI TIROIDEI DELLA MADRE E DEL BAMBINO
Ipnosi → PARTO INDOLORE
Ipoglicemia → DIABETE
Ipotensione → PRESSIONE BASSA E SVENIMENTI

Ipotermia del neonato

Se la temperatura corporea di un neonato scende al di sotto dei 35 °C per più di un'ora, si parla di ipotermia ('temperatura corporea inferiore alla norma'), in presenza della quale tutte le funzioni del corpo rallentano. Una forte ipotermia può essere grave per un neonato, soprattutto se è malato o prematuro. Quando poi l'organismo impara a regolare la propria temperatura e il bambino ha una quantità di pelle proporzionalmente minore rispetto alle dimensioni del corpo, l'ipotermia diviene meno comune. I bambini che si abituano progressivamente a temperature sempre più basse nel giro di alcuni mesi riescono anche a sopportarle bene.

Sintomi Se, quando fa freddo, un bambino poco vestito viene lasciato a lungo in una stanza insufficientemente riscaldata, la sua pelle risulta fresca al tatto, sia sugli arti sia sul tronco. Probabilmente non avrà abbastanza energia per piangere e starà completamente fermo. La lenta circolazione superficiale della pelle può farlo apparire roseo e in buone condizioni di salute, mentre in realtà il battito cardiaco e la respirazione possono essere pericolosamente rallentati.

Cure Il posto migliore per un bambino è sempre a contatto o in prossimità del corpo della madre. Vicino alla mamma è raro che il bambino si raffreddi. I bambini prematuri perdono calore dalla pelle molto rapidamente, tanto che un'eventuale RIANIMAZIONE al momento della nascita deve essere fatta in prossimità di una fonte di calore. Qualsiasi bambino che abbia avuto una breve ipotermia può essere riscaldato semplicemente mettendolo a contatto con il corpo della madre. Se invece l'ipotermia è stata prolungata, o se la temperatura è scesa sotto i 32 °C, può essere necessario un ricovero di ventiquattr'ore in un'unità di terapia intensiva neonatale per un lento ritorno alla temperatura normale.

Ipotiroidismo → DISTURBI TIROIDEI DELLA MADRE E DEL BAMBINO

Ittero

I globuli rossi che trasportano nel sangue l'emoglobina, a cui si lega l'ossigeno, vengono distrutti dopo aver superato i tre mesi di vita. Un prodotto secondario di questa demolizione è la bilirubina, sostanza giallo-bruna che è formata nel fegato ed espulsa con la bile.

Se alla nascita il bambino non è maturo oppure il suo fegato demolisce troppi globuli rossi, la bile non viene eliminata efficacemente e la bilirubina può riversarsi nel sangue in circolo. In questo caso la pelle e gli occhi del bambino diventano gialli e questo sintomo viene detto 'ittero'.

È un evento assai comune e scompare generalmente nel giro di pochi giorni, ma in rari casi la bilirubina può continuare ad accumularsi. Il pericolo maggiore è che una parte di essa vada a depositarsi nel cervello, producendo una lesione cerebrale.

Ittero fisiologico del neonato Un ittero leggero è più comune nei prematuri, il cui fegato non ha ancora iniziato a produrre bilirubina. Se durante il parto il bambino ha subito delle contusioni, l'ittero può essere particolarmente accentuato in conseguenza della distruzione dei globuli rossi nella sede dell'ematoma. Il disturbo risulta evidente nel secondo o terzo giorno dopo la nascita e il tasso di bilirubina può essere misurato esaminando un piccolo campione di sangue prelevato dal neonato. L'ittero neonatale raggiunge di solito il suo culmine al quarto giorno, poi il fegato comincia a liberarsi della bilirubina. In genere non occorre alcun trattamento. Se i livelli di bilirubina continuano a salire, il bambino viene sottoposto a fototerapia con raggi ultravioletti. Questi vengono somministrati in incubatrice, mentre il bambino è completamente nudo e con gli occhi protetti. La fototerapia degrada la bilirubina presente nel sangue sotto la pelle, consentendole di evitare il passaggio attraverso il fegato e di essere eliminata dai reni; la produzione di urina è stimolata dando al bambino una dose maggiore di liquidi. Normalmente la fototerapia si usa solo per livelli molto alti di bilirubina; nei prematuri, tuttavia, può essere necessaria anche per livelli inferiori. Il colore giallognolo della pelle può durare diverse settimane senza destare preoccupazioni, purché il tasso di bilirubina sia stato contenuto nella prima settimana di vita.

Ittero da incompatibilità con il sangue materno In alcuni bambini i globuli rossi vengono distrutti dagli anticorpi prodotti dalla madre contro il fattore Rh del bambino o, se il gruppo sanguigno della madre è 0, contro gli antigeni A e B, la cui presenza sui globuli rossi caratterizza il gruppo sanguigno A o B o AB del bambino. In questo caso la fototerapia può essere necessaria ancora prima e più a lungo. Gli anticorpi scompariranno entro qualche giorno e, una volta superato lo stress iniziale, i globuli rossi del bambino avranno un ciclo di vita normale.

Altri tipi di ittero Molto raramente può verificarsi uno sviluppo insufficiente del fegato o del sistema dei dotti biliari che da esso si dipartono, oppure un difetto di produzione degli enzimi nelle cellule epatiche. Il trattamento sarà anche in questo caso a base di fototerapia, ma le prospettive di guarigione dipendono essenzialmente dalla causa del problema.

Labbro leporino → PALATOSCHISI E LABBRO LEPORINO

Lacrimazione

Le lacrime prodotte dalle ghiandole lacrimali servono a lubrificare gli occhi e le palpebre e sono poi eliminate dall'occhio attraverso un piccolo canale situato tra l'angolo interno dell'occhio e la parte posteriore del naso. Talvolta, questo canale si ostruisce e gli occhi diventano lacrimosi. Nella maggior parte dei casi i canali si liberano spontaneamente prima dei sei mesi di vita. Qualche volta è invece necessario il ricorso a un oculista che li riapre sotto anestesia.

Vedi CONGIUNTIVITE DEL NEONATO.

Lesioni dovute al parto

Molte donne dopo il parto provano solo un po' di dolore e di indolenzimento dei tessuti genitali per alcuni giorni. In qualche caso, contusioni o lesioni possono essere più estese, soprattutto se il parto è stato difficile e vi è stata l'estrazione con il forcipe o la ventosa (vedi FORCIPE E VENTOSA), oppure dopo un PARTO CESAREO.

Lesioni perineali e vaginali In casi rari può verificarsi un ematoma vaginale, cioè la raccolta di sangue coagulato, proveniente da un vaso sanguigno lacerato, al di sotto della mucosa vaginale. Gli ematomi vaginali sono più comuni dopo un'estrazione con il forcipe, ma possono anche verificarsi dopo un parto normale. Poiché il tessuto vaginale si dilata molto facilmente, la vagina può gonfiarsi senza dare dolore, ma, se l'ematoma è vasto, il coagulo di sangue va eliminato in anestesia.

Lesioni della vescica La base della vescica e l'uretra si trovano al di sotto dell'osso pubico, che le protegge. In qualche caso la vescica può risultare contusa in seguito al parto (vedi DISTURBI RENALI E URINARI DELLA MADRE).

Lesioni dell'utero e della cervice Talvolta la cervice si lacera leggermente durante il parto e può essere necessaria una sutura in anestesia locale. Le lacerazioni dell'utero, in genere assai rare, possono verificarsi in seguito a un travaglio eccezionalmente lungo o non assistito, oppure, molto raramente, in un parto successivo a un taglio cesareo. La lacerazione dell'utero è una delle complicazioni più gravi del parto e richiede un intervento chirurgico urgente. Il bambino viene estratto con taglio cesareo, mentre l'utero lacerato viene suturato chirurgicamente. In casi eccezionalmente rari, non essendo possibile la sutura, viene eseguita un'isterectomia (asportazione chirurgica dell'utero).

Lesioni dell'apparato scheletrico I danni più comuni durante il parto sono quelli subiti dal coccige, dal sacro e dalle articolazioni sacroiliache. In un parto lungo, quando il bambino è stretto nel bacino della madre, la pressione sul sacro e sul coccige può essere molto forte e il sacro finisce per ruotare sulle articolazioni sacroiliache. Nella maggioranza delle donne questa rotazione si corregge spontaneamente entro pochi giorni dal parto. L'articolazione tra il coccige e il sacro può aver subito una distensione. Entrambe queste lesioni devono essere trattate in un primo momento con il riposo a letto. Se c'è dolore può essere necessaria una manipolazione fisioterapica, osteopatica o chiropratica. Gli esercizi per il post parto descritti in questo libro (pp. 274-283) possono risultare utili. In casi rarissimi, durante il parto, può verificarsi un'ernia del disco (vedi DISTURBI TIPICI DELLA GRAVIDANZA E DEL PUERPERIO).

Liquido amniotico

Si dice *polidramnios* un eccesso di liquido amniotico nell'utero e viceversa *oligoidramnios* una sua significativa riduzione. Nella maggior parte dei casi si tratta semplicemente di uno squilibrio del meccanismo che governa la produzione del liquido, senza che il bambino accusi qualche disturbo.

Polidramnios Un eccesso di liquido amniotico può essere causato dal DIABETE, dalla presenza di GEMELLI (in questo caso la quantità di liquido può essere regolare per ciascun gemello ma eccessiva globalmente), oppure da un'ostruzione dell'esofago fetale o da un difetto del tubo neurale, che impediscono al bambino di deglutire il liquido amniotico, il quale di conseguenza si accumula. Una quantità eccessiva di liquido amniotico nell'utero può essere rilevata durante una normale visita di controllo. Con l'ECOGRAFIA si può misurare il liquido amniotico e individuare una gravidanza gemellare, o visualizzare eventuali anomalie fetali. Una curva glicemica da carico (vedi p. 113) può invece confermare una diagnosi di diabete. L'eccesso di liquido amniotico può anche non creare complicazioni. Tuttavia, se l'utero è molto disteso aumenta il rischio di parto prematuro. Se il bambino ha molto spazio in cui muoversi può manifestarsi qualche problema nell'assunzione della posizione definitiva (vedi POSIZIONE DEL BAMBINO). Per la madre, una pressione eccessiva nell'addome può causare dispnea, pirosi e dolori vari.

Una volta diagnosticato l'eccesso di liquido amniotico, è probabile che venga suggerito il riposo a letto per ridurre il rischio di parto prematuro. Se il disagio è grande, inserendo un ago nella cavità uterina attraverso la parete addominale è possibile prelevare un po' di liquido. Durante il travaglio, il bambino deve essere monitorato, per intervenire in caso di prolasso del cordone ombelicale o di presentazione anomala.

Oligoidramnios Tra i problemi che possono causare *oligoidramnios* vi sono lo sviluppo anomalo dei reni e l'ostruzione della vescica, che possono impedire il flusso urinario nel bambino: in questo caso il liquido amniotico non contiene urina fetale. L'ostruzione della vescica può essere momentaneamente risolta inserendo un catetere di plastica attraverso cui l'urina può essere svuotata nel sacco amniotico fino alla nascita. Una grave insufficienza placentare (vedi IMMATURITÀ) può diminuire la crescita fetale e la produzione di liquido amniotico; in tal caso il bambino dovrà essere controllato fino al momento della nascita. L'*oligoidramnios* viene generalmente diagnosticato durante i normali controlli prenatali. L'ecografia fornisce una valutazione più precisa del volume di liquido amniotico, dello sviluppo fetale e della funzionalità renale e urinaria.

Lussazione dell'anca

In alcuni neonati la testa del femore e la cavità che la accoglie, che nell'insieme costituiscono l'articolazione dell'anca, presentano anomalie di sviluppo; ne consegue che l'articolazione dell'anca è instabile, con il rischio di lussazione. In Italia, questa malformazione a carico dell'apparato locomotore è cinque volte più comune nelle femmine che nei maschi e la sua incidenza percentuale varia dallo 0,5 al 5%.

La lussazione congenita dell'anca può a volte essere diagnosticata durante la prima visita pediatrica (vedi p. 298) o in quella che si effettua alla sesta settimana, mediante la cosiddetta 'manovra di Ortolani'. Spesso sono i genitori a notare una differenza nelle pieghe della pelle della parte alta di una delle due cosce del bambino o ad avvertire un piccolo schiocco dell'anca quando aprono le gambe del neonato, durante il cambio del pannolino.

Cure Per i neonati la terapia prevede l'uso di cuscinetti e divaricatori per mantenere ferma l'articolazione, in modo che le sue strutture possano

Manovra di Ortolani

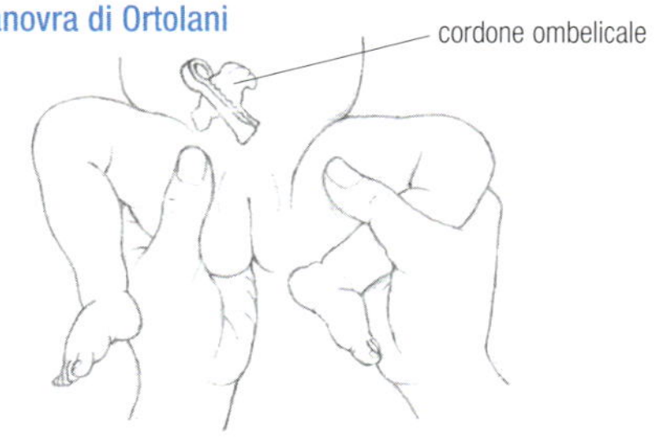

svilupparsi. I divaricatori sono lavabili e possono essere applicati e rimossi senza grossi fastidi per il bambino. In generale, alcune settimane di cura sono sufficienti per risolvere il problema. La diagnosi precoce rende molto spesso superfluo l'intervento chirurgico, che invece è quasi sempre indispensabile se il bambino ha cominciato a camminare prima dell'individuazione del disturbo.

Malattia delle membrane ialine → DISTURBI RESPIRATORI DEL NEONATO

Malattia di Tay-Sachs → GANGLIOSIDOSI DI TAY-SACHS

Malattie da raffreddamento in gravidanza

I raffreddori e le altre infezioni dell'apparato respiratorio come la bronchite sono molto diffuse e possono costituire un problema non indifferente in gravidanza, periodo in cui i mutamenti ormonali sono spesso causa di gonfiore delle mucose del naso e dei seni frontali. Queste infezioni sono fastidiose e persistono a lungo.

La tosse può essere di origine infettiva o allergica. Bisogna fare attenzione che i colpi di tosse non tendano eccessivamente i muscoli dell'addome o della schiena. Umidificate l'ambiente in cui vivete, soprattutto se avete il riscaldamento centralizzato. Fate dei suffumigi o delle inalazioni di vapore due o tre volte al giorno; sottoponetevi a qualche seduta di fisioterapia posturale per drenare i seni frontali; eliminate qualsiasi sostanza potenzialmente allergenica dalla vostra dieta ed evitate gli ambienti in cui si fuma. I decongestionanti naturali possono essere utili, così come i diversi rimedi omeopatici.

Sintomi quali un forte dolore improvviso, mancanza di respiro o espettorazione di sangue devono essere immediatamente riferiti al medico.

Malattie da raffreddamento nel neonato

Un neonato con il raffreddore può cominciare presto a tossire a causa del catarro che gli scende lungo la gola oppure perché l'infezione ha raggiunto la trachea. La tosse serve a eliminare il catarro in eccesso, per cui non va mai soppressa. In questi casi è facile che il bambino abbia un po' di FEBBRE, VOMITO e DIARREA. Vomito e diarrea possono essere conseguenza del catarro ingerito o viceversa derivare da un'infezione dell'apparato digerente.

Cure Quasi tutti i bambini prima o poi hanno il raffreddore e ciò provoca spesso ansia nei genitori, specialmente la prima volta. I bambini però sono resistenti e in generale contrastano molto efficacemente questi disturbi. Per accelerare la guarigione, provate ad allattare il bambino più spesso: un maggior apporto di liquidi aiuta a mantenere la secrezione nasale più chiara e acquosa, e quindi il naso più libero.

Se il riscaldamento tende a seccare l'aria, umidificate l'ambiente con un vaporizzatore o mettendo degli asciugamani bagnati sui caloriferi. Cercate di far tossire il bambino e aiutatelo a liberarsi del catarro massaggiandogli dolcemente la schiena e il torace.

I bambini piccoli spesso si agitano perché non riescono a respirare e a succhiare nello stesso tempo. Se il naso dei bambino è ostruito, inumidite un batuffolo di cotone in acqua o latte materno e pulitegli con dolcezza il muco nasale per attenuare l'ostruzione.

Complicazioni Il raffreddore è sempre provocato da un virus. Le complicazioni subentrano quando a un'infezione virale se ne sovrappone una batterica. Se il vostro bambino appare chiaramente malato (e non semplicemente 'indisposto'), se ha febbre alta e una spessa secrezione nasale verdognola, se tossisce affannosamente, ha una forte diarrea e salta le poppate, chiamate immediatamente il medico. Potrebbe essersi sviluppata una bronchite o una polmonite.

Vedi OTITE DEL NEONATO.

Malattie ereditarie → ANOMALIE CROMOSOMICHE E GENETICHE; MALFORMAZIONI CONGENITE E CONSULENZA GENETICA

Mal di denti → DENTI E GENGIVE IN GRAVIDANZA

Mal di testa → DISTURBI TIPICI DELLA GRAVIDANZA E DEL PUERPERIO

Malformazioni cardiache del neonato

È il tipo di anomalia congenita più comune e colpisce circa quattro bambini su mille, tre dei quali con malformazioni gravi. Nonostante i progressi della medicina, le cause della maggior parte dei difetti cardiaci non sono conosciute. Una parte può essere collegata all'uso di droghe in gravidanza o all'aver contratto la rosolia. Da questo punto di vista, le prime otto settimane di gestazione sono le più pericolose per il cuore fetale in formazione.

Diagnosi e cure Non sempre le malformazioni cardiache possono essere diagnosticate prima della nascita, anche se alcuni ospedali hanno in dotazione apparecchi per l'ECOGRAFIA molto sofisticati. Più spesso le anomalie vengono diagnosticate nel corso della prima visita, subito dopo il parto. Alcune anomalie possono essere causa di un soffio dovuto alla turbolenza del sangue, ma alcuni soffi possono essere presenti anche in bambini perfettamente sani.

Le malformazioni più comuni sono i difetti del setto interventricolare, in cui il cuore presenta un'apertura tra il lato destro e il lato sinistro, e il restringimento di uno dei grossi vasi arteriosi che originano dal cuore. Queste anomalie, correggibili con un intervento chirurgico, spesso passano inosservate per anni.

I neonati con una grave malformazione cardiaca mostrano ovviamente problemi di respirazione e possono diventare cianotici (bluastri) per mancanza di ossigeno. In questi casi occorre il ricovero d'urgenza in un'unità di terapia intensiva. I progressi della cardiochirurgia rendono oggi possibile intervenire in un numero sempre più alto di bambini e persino nel feto.

Vedi OSPEDALIZZAZIONE DEL NEONATO; MALFORMAZIONI CONGENITE E CONSULENZA GENETICA.

Malformazioni congenite del sistema nervoso → TUBO NEURALE, DIFETTI

Malformazioni congenite e consulenza genetica

Si dice che un'anomalia è congenita quando è presente alla nascita. Benché molti genitori temano di avere un figlio affetto da malformazioni, solo una piccolissima percentuale di bambini nasce con anomalie significative. La maggioranza dei feti malformati viene infatti abortita spontaneamente. Le anomalie congenite possono essere più o meno gravi.

Cause e prevenzione Un'alimentazione insufficiente o carente, l'assunzione di DROGHE e MEDICINALI, le RADIAZIONI, l'appartenenza a una famiglia o a gruppi etnici più esposti al rischio di ANOMALIE CROMOSOMICHE E GENETICHE particolari, l'ETÀ DELLA MADRE, la ROSOLIA e altre infezioni contratte in gravidanza sono fattori di rischio nei confronti di particolari anomalie. Ciònonostante, nella maggior parte dei casi non è possibile stabilire con certezza la causa di un'anomalia congenita.

Tutti i genitori cercano di garantire il benessere dei propri figli, tuttavia la prevenzione è possibile solo per alcune anomalie congenite. Un'alimentazione equilibrata prima del concepimento, con l'apporto di tutti i principi nutritivi, sembra per esempio in grado di ridurre il rischio di difetti del tubo neurale (vedi TUBO NEURALE, DIFETTI), mentre con la vaccinazione si può evitare di contrarre la rosolia nel periodo di gestazione (vedi p. 14). Tuttavia, molte malformazioni congenite sono per ora inevitabili.

Diagnosi e consulenza genetica Nelle visite e nei controlli regolari che precedono il parto è possibile che in alcuni casi siano individuate anomalie genetiche. Le coppie nelle cui famiglie si siano già verificati casi di anomalie e quelle che abbiano già avuto un bambino con alterazioni ereditarie sono sottoposte a un'attenzione particolare. Nelle gravidanze ad alto rischio la diagnosi viene effettuata tramite AMNIOCENTESI E BIOPSIA DEI VILLI CORIALI O FETOSCOPIA.

La consulenza genetica serve a fornire consigli specifici circa le possibili anomalie, l'eventualità di avere un figlio affetto da malformazioni e le opzioni disponibili per la prevenzione e la soluzione di eventuali problemi. Ginecologo e genetista sono le persone adatte per discutere l'argomento. La consulenza si divide in tre fasi: quella prima del concepimento, che si basa sulla storia clinica familiare riferita con la massima precisione; la diagnosi prenatale; la diagnosi successiva alla nascita, quando è ormai il bambino a essere riconosciuto affetto da un'anomalia.

La valutazione accurata dei rischi possibili nelle successive gravidanze dipende dalla precisione

della diagnosi. Ai genitori vengono forniti tutti i dati statistici; per esempio, una donna di quarantuno anni ha il 2% di possibilità di avere un bambino affetto da anomalie congenite.
I genitori ad alto rischio possono decidere di tentare una gravidanza e di optare per un'INTERRUZIONE VOLONTARIA DELLA GRAVIDANZA se l'amniocentesi o la biopsia dei villi coriali evidenziano anomalie nel feto. Un'altra soluzione può essere il ricorso all'inseminazione artificiale o al concepimento in provetta.
Consulenza generale L'esigenza di consultare uno psicologo può emergere in momenti diversi del processo.
Prima e durante la gravidanza Una coppia che sia a conoscenza di una significativa percentuale di rischio di anomalie deve prendere alcune decisioni molto difficili. Vi è una serie di esami che consentono la diagnosi di eventuali anomalie. Questi esami possono essere preziosi nel caso in cui il bambino risulti normale, perché sono in grado di dissipare l'ansia. Tuttavia, quando danno risultati positivi, cioè confermano la presenza di anomalie, i genitori devono decidere se interrompere la gravidanza o continuarla, prendendosi consapevolmente la responsabilità e l'impegno di assistere un bambino con molti problemi.
Il vostro medico potrà informarvi circa le prospettive pratiche per il suo futuro, aiutandovi in questa difficile decisione. La scelta di un aborto può creare disillusione, tristezza e dolore (vedi MORTE DEL BAMBINO). Accettare il corso della natura implica d'altra parte andare incontro a difficoltà che non è possibile prevedere. Avrete bisogno di tempo per valutare attentamente i pro e i contro, chiedere consigli e infine prendere la decisione migliore per la vostra situazione.
Dopo il parto Se l'anomalia non era stata prevista, scoprire che il bambino appena nato ha una grave malformazione può essere un vero e proprio trauma per i genitori, che, nei casi in cui sia necessario, possono anche far fatica ad accettare il fatto che il bambino dovrà essere sottoposto molto presto a un intervento di chirurgia correttiva. È questo un periodo molto difficile, soprattutto se è necessario prendere delle decisioni, quando la madre non si è ripresa completamente dallo stress del parto. In questi casi i genitori avranno bisogno di tutto l'aiuto e il sostegno psicologico possibili, non solo momentaneamente, ma anche in seguito, per riprendersi e dare spazio ai propri sentimenti.
Le prospettive a lungo termine I bambini portatori di handicap richiedono cure e attenzioni particolari. Molte madri hanno un affetto grandissimo per questi bambini e sentono che il loro impegno è profondamente ripagato. Con alcuni handicap, tuttavia, la convivenza è più facile che con altri, e lo sforzo maggiore che questi ultimi richiedono da parte di tutta la famiglia deve essere attentamente considerato.
L'impegno può essere economicamente pesante, può a volte richiedere la riorganizzazione della casa, l'assunzione di personale di assistenza e una grossa riduzione delle risorse familiari. Può significare una quantità di sacrifici a molti livelli: prospettive di carriera, vacanze, tempo da dedicare a ciascun membro della famiglia. Tra i genitori di bambini handicappati è più alto il numero dei divorzi e anche i fratelli hanno frequentemente problemi di adattamento.
È inevitabile che, nel tentativo di trovare una spiegazione dell'anomalia, i genitori facciano un esame di coscienza alla ricerca di possibili cause. Possono così provare un profondo senso di responsabilità o di colpa, che a volte tendono a riversare sul partner. Questi sentimenti sono comuni e il più delle volte inconsci; conviene comunque cercare di risolverli, magari parlandone anche con uno psicologo, in modo da vedere le cose nella giusta prospettiva. Se si è optato per l'aborto o il bambino è morto, quasi sempre è necessario un aiuto perché i genitori riescano ad affrontare la separazione e il lutto. In tutti questi casi può essere molto forte l'ansia associata all'idea di affrontare una nuova gravidanza, anche se l'anomalia non dovesse ripresentarsi.
Dovrebbe essere tenuto presente fin dall'inizio anche il punto di vista del bambino che dovrà vivere con una grave anomalia. Nelle malformazioni più lievi o correggibili gli effetti sono minimi, ma, in presenza di un'anomalia grave, il bambino stesso potrebbe avere difficoltà ad accettarla, sul piano fisico, intellettuale e psicologico.
Tutto sommato, la presenza di un bambino con una grave anomalia rappresenta una sfida per tutta la famiglia a livello più profondo ma, come avviene in molte situazioni difficili, può essere in grado di portare in superficie la parte migliore di tutti. I genitori hanno bisogno di appoggio psico-

logico e di essere rassicurati per superare il senso di colpa e accettare la realtà; vi sono anche gruppi di psicologi e genetisti disponibili a fornire consiglio e sostegno ai genitori di bambini con malattie gravi. In ogni caso, nonostante i molti problemi che comporta, la cura di un bambino handicappato può essere un'esperienza incredibilmente bella.

Malformazioni del pene → DISTURBI RENALI E URINARI DEL NEONATO

Malformazioni uterine

La più comune tra le anomalie di sviluppo degli organi genitali femminili è l'utero bicorne, in cui le due metà dell'utero normalmente unite tra loro rimangono separate, assumendo una forma vagamente a cuore. In genere le donne nate con un utero bicorne non hanno problemi per quanto riguarda le mestruazioni, la gravidanza e il parto, tanto che l'anomalia viene scoperta casualmente. Tuttavia questa malformazione può essere tra le cause di INCONTINENZA CERVICALE, PARTO PODALICO o presentazione trasversale (vedi POSIZIONE DEL BAMBINO). Dopo il parto, la placenta può essere ritenuta (vedi PARTO PROLUNGATO: SECONDAMENTO). Di solito l'utero bicorne non richiede alcuna terapia in quanto tale, mentre la possono richiedere gli eventuali problemi di cui è causa. Le altre malformazioni uterine sono assai meno frequenti (vedi UTERO RETROVERSO)

Mastite → ALLATTAMENTO, DISTURBI

Meconio nel liquido amniotico

Il meconio è una sostanza appiccicosa, verdenerastra, che normalmente viene espulsa dall'intestino del neonato nel primo e nel secondo giorno di vita. Talvolta, tuttavia, il bambino evacua il meconio quando è ancora nell'utero materno. In genere, questo è un sintomo che il bambino ha raggiunto la maturità: se è pronto a uscire, può aver evacuato per caso e il tal caso non c'è motivo di preoccuparsi. Nel 10% circa dei casi, però, l'evacuazione di meconio è un sintomo di SOFFERENZA FETALE. Se è presente meconio nel liquido amniotico, prima di prendere una qualsiasi decisione, come la rottura delle membrane, è necessario il MONITORAGGIO DEL BATTITO CARDIACO FETALE, che può confermare o meno la sofferenza del feto. Nel caso in cui il bambino inali del meconio durante il parto e questo finisce nei polmoni può presentarsi un disturbo respiratorio (vedi DISTURBI RESPIRATORI DEL NEONATO).

Medicinali

Fin dal 1961, quando fu stabilito un rapporto preciso tra talidomide e malformazioni congenite, le donne incinte sono consapevoli del fatto che le sostanze chimiche assunte in gravidanza possono avere effetti anche gravi sul nascituro. Solo di pochi farmaci è stata dimostrata l'effettiva pericolosità, tuttavia di nessun medicinale si può affermare con assoluta certezza che sia innocuo nelle prime dodici settimane dopo il concepimento, quando il bambino è più vulnerabile.
Nonostante questo, ci sono donne che continuano ad assumere medicinali in gravidanza, soprattutto analgesici, sostanze contro la nausea e l'acidità e antibiotici. Tutto ciò porta a credere che solo un numero relativamente esiguo di farmaci sia effettivamente causa di malformazioni e, inoltre, che anche i medicinali ad alto rischio non colpiscano tutti i bambini. Conviene comunque evitare l'assunzione di qualsiasi tipo di farmaco nel primo trimestre e ricorrervi solo quando è veramente indispensabile nei mesi successivi e durante l'allattamento. Nel caso sia necessaria una cura farmacologica è opportuno scegliere sempre il medicinale meno tossico.
In gravidanza, qualsiasi medicinale va preso con il consenso del medico e le dosi dovrebbero essere sempre basse. Anche la donna che allatta dovrebbe evitare, per quanto possibile, ogni tipo di farmaco, perché quasi tutti passano nel latte. I rimedi omeopatici sono un'ottima alternativa in alcuni casi, ma anch'essi devono essere prescritti dall'omeopata.

Micosi → ALLATTAMENTO, DISTURBI; INFEZIONI VAGINALI; MUGHETTO DEL NEONATO; PELLE DELLA DONNA IN GRAVIDANZA

Mongolismo → SINDROME DI DOWN

Monitoraggio del battito cardiaco fetale

Il monitoraggio del battito cardiaco fetale e delle contrazioni uterine della madre (cardiotocografia) è un esame eseguito al termine della gravidanza che registra la frequenza cardiaca fetale, cioè il numero di battiti al minuto, e le contrazioni dell'utero materno. Un rilevatore a ultrasuoni del battito cardiaco fetale è posizionato sull'addome della madre, in corrispondenza del dorso del bambino, rilevando le pulsazioni e trasmettendole a un apparecchio computerizzato che fornisce il 'tracciato' del battito. La misurazione delle contrazioni uterine avviene attraverso un misuratore meccanico il cui rilevatore, o trasduttore, è posizionato in corrispondenza del fondo dell'utero ed è sensibile alle pressioni provocate dalle contrazioni.

La differenza fra un battito cardiaco e il successivo, 'variabilità a breve termine', è sotto il controllo di strutture nervose. La perdita di questa variabilità indica una sofferenza fetale ipossica, cioè da mancanza di ossigenazione, che colpisce in particolare il sistema nervoso centrale del feto.

La frequenza cardiaca del feto varia tra 120 e 160 battiti al minuto nel corso della gravidanza e tende a decrescere fino a raggiungere alla nascita le 110 pulsazioni al minuto. Le pulsazioni rimangono costanti solo quando il bambino dorme o se vi è una sofferenza fetale. Se il battito è costante, per valutare esattamente la frequenza delle pulsazioni, si deve attendere che il piccolo si svegli. L'esame può quindi protrarsi anche per quaranta, sessanta minuti o più. I ritmi circadiani (l'alternanza delle fasi di sonno e veglia) del feto sono infatti molto ridotti: ogni fase dura quaranta minuti circa.

L'esame viene eseguito in prossimità della data presunta del parto, dopo il ricovero in ospedale, quando sono iniziate le contrazioni ed è stato quindi avviato il travaglio.

Le pulsazioni del feto possono essere ascoltate dalla madre tramite un amplificatore e contribuiscono a tranquillizzarla.

La variabilità è forse l'elemento più importante per la valutazione del benessere fetale: un battito non più variabile indica un grave stato di sofferenza del feto, mentre quanto maggiore è la variabilità tanto meglio sta il bambino. La variabilità è stata quantificata: è tale se supera cinque battiti al minuto e normalmente oscilla sui quindici battiti al minuto. Due altri parametri importanti sono le accelerazioni, che corrispondono di solito ai movimenti fetali (devono superare i cinque battiti cardiaci al minuto e durare più di quindici secondi), e le decelerazioni, caratteristiche del travaglio e definite in base al rapporto con le contrazioni uterine. Se esse sono assolutamente speculari alle contrazioni, cioè iniziano e terminano contemporaneamente, sono dette 'precoci'. Le decelerazioni sfasate rispetto alla contrazione sono dette 'tardive' e 'variabili', le prime dovute a insufficienza placentare, le seconde a compressione sul cordone ombelicale (entrambe espressione di ipossia cerebrale). Nel caso di due o più decelerazioni tardive è indicato il taglio cesareo.

Montata lattea assente

→ ALLATTAMENTO, DISTURBI

Morte del bambino

Se un bambino nasce morto dopo una gestazione di almeno centottanta giorni, si dice che è avvenuto un 'parto di feto morto'; si parla di 'morte del neonato' quando un bambino muore entro le prime quattro settimane di vita. Entrambi i casi rientrano tra le morti perinatali.

Quando un bambino muore prima di nascere, di solito la madre se ne accorge perché cessano i movimenti fetali. La morte può essere confermata con il MONITORAGGIO DEL BATTITO CARDIACO FETALE o con un'ECOGRAFIA. Possono passare diverse settimane prima che il parto inizi spontaneamente e comunque, una volta confermata la diagnosi, la madre può chiedere l'induzione del travaglio. Qualunque sia la scelta, entrambi i genitori hanno bisogno di assistenza e sostegno psicologico prima e dopo il parto.

La maggioranza delle morti neonatali si verifica entro la prima settimana dopo il parto (vedi OSPEDALIZZAZIONE DEL NEONATO).

La morte di un feto o di un bambino nato da poco può essere un'esperienza devastante, tale da lasciare i genitori privi di difese e di risorse, e può avere profonde e durature conseguenze che, se non vengono accettate e comprese fino in fondo, arrivano talvolta a produrre disturbi emotivi anche molto gravi.

Il primo giorno La reazione più comune alla morte è uno shock intenso, di cui è difficile rendersi conto pienamente, che può provocare una temporanea insensibilità. I genitori sono travolti dagli eventi e la realtà svanisce sullo sfondo. Se avete avuto un'INTERRUZIONE SPONTANEA DI GRAVIDANZA a uno stadio avanzato, o se il vostro bambino è nato morto, il parto può aver lasciato in voi dei segni e un disagio a cui dovrete comunque far fronte. Se avete perso un bambino per MORTE

IMPROVVISA, le conseguenze burocratiche saranno particolarmente penose e stressanti, perché dovrete comunicare l'accaduto e rispondere a molte domande in un momento in cui l'ultima cosa di cui la maggior parte dei genitori ha bisogno è parlare. Può essere d'aiuto vedere e toccare il vostro bambino il più presto possibile dopo la morte. Dargli un nome vi aiuterà a pensare e a riferirvi a lui o a lei come a una persona reale, rendendo più facile l'accettazione del lutto. La situazione peggiora nel caso abbiate subito la perdita di un altro bambino in precedenza o abbiate avuto delle difficoltà a concepire il bambino che avete appena perso. Può inoltre accadere che si stabilisca di eseguire un'autopsia sul bambino per accertare la causa della morte.

In ospedale la madre sarà probabilmente isolata, e tuttavia continuerà a sentire il pianto degli altri neonati, spesso intollerabile. Per l'imbarazzo che tali situazioni suscitano, personale ospedaliero e amici potrebbero evitarvi o non sapere come comportarsi con voi. Avere il supporto di uno psicologo, in questi momenti, può essere di grande sollievo.

Le prime settimane I problemi tipici del dopo parto, come i seni gonfi di latte, possono essere davvero sconvolgenti, perché richiamano in continuazione la perdita del bambino. Vedere il bambino e partecipare al funerale, se le condizioni fisiche lo consentono, sono atti preziosi per cominciare ad accettare il lutto e la sofferenza per la perdita subita. Le donne che non riescono a farlo spesso finiscono per non accettare la morte come una realtà e impiegano più tempo a riprendersi. Emotivamente rimane in loro il desiderio che il bambino riappaia miracolosamente, anche quando razionalmente sanno che ciò è impossibile.

Il risentimento è intenso e la sensazione di deprivazione può diventare prepotente. Alcune donne provano un profondo senso di inadeguatezza e un dolore acuto per il fatto di non avere il loro bambino: i sentimenti violenti sono molto comuni. Molte donne hanno pensieri ossessivi («Se solo avessi fatto...», «Se solo non fosse successo...») che spesso le tormentano giorno e notte. Il senso di colpa può portare al biasimo, alle accuse reciproche tra i genitori o ad attribuire la responsabilità ai medici dell'ospedale. Perfino un bambino piccolo può inconsciamente sentirsi in colpa per la morte di un fratellino; sarà utile aiutarlo a comprendere le cause della morte.

I mesi successivi Il processo di accettazione della perdita subita continua, ma probabilmente siete meno al centro dell'attenzione. È in questo periodo che vengono improvvisamente a galla tutti i sintomi fisici soppressi negli ultimi tempi: dolori, mal di testa, sonnolenza. Probabilmente non avrete nessun desiderio di fare ginnastica, ma l'esercizio fisico può aiutarvi a superare lo stress e a sciogliere le tensioni. Sono mesi difficili, perché, mentre gli altri si aspettano che stiate superando il dolore della perdita, il lutto per voi è ancora, di tanto in tanto, acutissimo. Il dolore può travolgervi come un'onda, che si allontana solo per ritornare con un'intensità sorprendente qualche tempo dopo. Questo può continuare anni; gli anniversari della nascita e della morte di vostro figlio possono continuare a sconvolgervi e rappresentare occasioni dolorose.

Il rapporto di coppia Il rapporto tra i genitori può risultare assai difficile in seguito alla perdita di un figlio. Dopo una morte, talvolta ha origine un processo per cui ogni familiare comincia, oltre che a sentirsi in colpa, ad accusare più o meno palesemente uno o più membri della famiglia, proprio mentre tutti stanno cercando di capire e di accettare quello che è successo. Discussioni apparentemente prive di logica possono essere conseguenza del dolore per la perdita e un partner può addirittura pensare che i frequenti segni di tristezza dell'altro siano un sinonimo di debolezza, mentre in realtà denotano di solito una maggiore forza. Parlare con uno psicologo può aiutare a far emergere questi sentimenti e ad affrontarli, mentre è essenziale parlare con il proprio medico per capire le cause della morte in modo da porre termine alle recriminazioni.

Gli altri figli La perdita di un bambino fa parte della vita della vostra famiglia e gli altri figli potrebbero esserne sconvolti almeno quanto voi. Anche i più piccoli sentono che qualcosa non va e reagiscono di conseguenza. I figli più grandi possono aver vissuto sentimenti conflittuali per l'arrivo di un fratellino o di una sorellina ed è facile che inconsciamente si ritengano responsabili della sua morte. Per quanto possa risultarvi difficile, cercate di confermare ai vostri figli che li amate. Parlate onestamente con loro dell'accaduto e di come vi sentite. Permettendo anche a loro di dirvi come si sentono e di farvi delle domande, scoprirete fino a che punto hanno bisogno di essere rassicurati.

Progettare una nuova gravidanza Prima di pensare a una nuova gravidanza è importante che vi rendiate bene conto di quanto può essere duraturo il dolore che provate, anche se molti vi consiglieranno di vincerlo progettando la nascita di un altro bambino. È normale che l'idea vi sconvolga: è chiaro che il bambino perso non può essere semplicemente sostituito con un altro. Probabilmente è meglio concedersi tutto il tempo necessario per superare completamente il lutto. Nel corso della gravidanza successiva è naturale essere più preoccupate e ansiose del solito. Sono paure profonde, che supererete solamente quando il vostro bambino sarà nato e starà bene. Vedi OSPEDALIZZAZIONE DEL NEONATO; MALFORMAZIONI CONGENITE E CONSULENZA GENETICA.

Reazioni comuni al lutto Il dolore si manifesta in molti modi e queste sono solo alcune delle reazioni possibili. Essere consapevoli di quanto siano naturali e comuni può aiutare ad accettarle.

- Lo shock può durare qualche minuto o continuare per giorni, settimane e mesi. Scoprire che vostro figlio è anormale, sta per morire o è morto può essere un'esperienza devastante. Per alcuni genitori il trauma è così forte che ci vogliono anni prima che si riprendano.
- La negazione può precedere lo shock ed essere posta in termini del tipo: «Non è possibile che questo sia capitato a me». L'esigenza di negare la morte può essere particolarmente intensa.
- La collera può sembrare una reazione anomala alla morte di qualcuno che si ama, eppure molte persone reagiscono così, un po' come fanno i bambini quando vengono privati di qualcosa con cui stavano giocando. Consentite a voi stessi di esprimere questo sentimento e non cercate di nasconderlo, per quanto possa sembrare assurdo trovarvi a odiare il bambino morto per avervi abbandonato.
- Anche il senso di colpa è una reazione comune alla morte di qualcuno che amiamo. È sempre possibile pensare di aver perso il bambino per qualcosa che avete o non avete fatto. Molte donne che perdono un bambino, comprese quelle che ricorrono a un'interruzione volontaria di gravidanza, si sentono così in colpa da non aver spazio per altri sentimenti.
- La tristezza e il pianto sono le manifestazioni tipiche del lutto e possono continuare per settimane, mesi e addirittura anni. Con il tempo, la perdita del bambino sarà più facile da sopportare, ma è comunque importante permettere al dolore di manifestarsi ed esprimerlo piuttosto che sopprimerlo.
- La depressione si manifesta frequentemente in questo periodo e può durare mesi o anni. Negli uomini e nelle donne con una tendenza latente alla depressione, la perdita di un bambino può essere catastrofica. Può manifestarsi sotto forma di dipendenza dall'alcol, dai tranquillanti o da altre droghe, e richiede assolutamente una psicoterapia.
- I sintomi fisici possono manifestarsi intensamente e comprendere mal di testa, dolori al torace, all'addome o alla schiena, disturbi intestinali o urinari. Gli aborti spontanei sono talvolta seguiti da nausea fino al periodo in cui il bambino sarebbe dovuto nascere. È giusto comunicare al medico tutti i sintomi fisici, ma tenete anche presente fino a che punto essi possano avere un'origine psicosomatica.

Cause La maggioranza di tutte le morti perinatali colpisce i bambini con un basso peso alla nascita e soprattutto i prematuri (vedi IMMATURITÀ E PREMATURITÀ) e quelli che presentano MALFORMAZIONI CONGENITE. Il distacco anticipato della placenta (vedi PLACENTA, DISTACCO ANTICIPATO) e la gestosi (vedi PRESSIONE ALTA E GESTOSI) sono responsabili solo di una minoranza di queste morti, come pure le morti bianche (vedi MORTE IMPROVVISA DEL NEONATO).

La mortalità perinatale nei paesi sviluppati è diminuita drasticamente negli ultimi decenni ed è auspicabile un futuro in cui ne saranno responsabili unicamente le anomalie congenite.

Morte improvvisa del neonato

Detta anche 'morte in culla' o 'morte bianca', indica il decesso improvviso e inatteso del neonato o del lattante. Viene indicata in inglese con la sigla SIDS, dalle iniziali di *Sudden Infant Death Syndrome* (sindrome della morte improvvisa del neonato).

La SIDS rappresenta la prima causa di morte nella fascia di età da uno a dodici mesi, è più frequente tra i due e i quattro mesi di vita e ne sono colpiti più i maschi che le femmine (rispettivamente, 60 e 40% dei casi).

La diagnosi di SIDS è fatta dopo esclusione di altre possibili cause di morte come cardiopatie, malattie infettive e maltrattamento. L'incidenza della SIDS varia da 0,5 a 3,5 per 1000 nati vivi, secondo le casistiche.

Sono stati identificati alcuni fattori di rischio, di cui il principale è la posizione prona (a pancia in giù) del bambino durante il sonno, che può causare soffocamento. Anche la posizione in decubito laterale (sul fianco) aumenta il rischio di SIDS, mentre la posizione supina (a pancia in su) lo riduce considerevolmente. Altri fattori di rischio sono il caldo eccessivo nella stanza in cui dorme il bambino, il fumo della madre in gravidanza, il fumo passivo, le infezioni delle vie respiratorie e la prematurità. L'allattamento al seno è un fattore protettivo.

Per sottolineare quanto sia ritenuta oggi importante la posizione del bambino durante il sonno, basti pensare che negli Stati Uniti sui pannolini per bambini, oltre a immagini di orsacchiotti, barchette o bamboline, compare spesso la scritta *Back is the best!* ('È meglio sulla schiena!'), per ricordare alle mamme di adottare questa posizione sicura per il proprio bambino. Vedi MORTE DEL BAMBINO.

Mughetto del neonato

Un bambino può contrarre l'infezione da *Candida*, un microrganismo che colonizza la vagina, al momento della nascita, se la vagina della madre è infetta o se durante l'allattamento questo fungo è presente sulla pelle della madre.

Normalmente il mughetto, così è chiamata questa infezione nei neonati, è localizzato nella bocca. La lingua e la laringe si arrossano e sulla mucosa della bocca compaiono piccoli punti bianchi. Al contrario degli avanzi di latte, a cui assomigliano molto, questi punti non scompaiono pulendo la bocca.

Il bambino può anche avere qualche problema ad alimentarsi. Altre sedi in cui questa micosi può manifestarsi sono le cosce e i glutei, dove spesso può essere confusa con un eritema da pannolino. Se sulla pelle la micosi è leggera, un'abluzione ripetuta diverse volte al giorno con una soluzione di un cucchiaino di bicarbonato sciolto in una tazza d'acqua bollita e lasciata intiepidire è generalmente sufficiente ad attenuarla. Diversamente, conviene rivolgersi al medico per ottenere un rimedio efficace che non faccia male al bambino.

Nausea e vomito

Nausea e vomito sono due tra i sintomi più comuni della gravidanza, benché molte donne non provino né l'una né l'altro. In altre donne, invece, la nausea, ed eventualmente il vomito, hanno inizio subito dopo il concepimento. Il vomito, che più spesso si verifica al mattino, cessa di solito tra la dodicesima e la quattordicesima settimana, ma può anche protrarsi più a lungo, specialmente quando si aspettano dei gemelli, e può ripresentarsi nelle ultime settimane prima del parto.

Cause Non c'è un motivo semplice che spieghi il perché della nausea e del vomito in gravidanza. I mutamenti ormonali all'inizio della gestazione possono esserne parzialmente responsabili, mentre verso la fine della gravidanza la causa può essere collegata alla pressione dell'utero sullo stomaco. Infatti, il vomito sembra peggiorare in caso di gravidanza gemellare.

La tensione protratta del diaframma e dei muscoli addominali può provocare il vomito quando si alterano le funzioni digestive, cosa che avviene regolarmente in gravidanza. Talvolta si verificano nausea e perdita di appetito a causa di un insufficiente apporto di vitamine B e di minerali; aggiungendo per qualche giorno alla dieta cibi ricchi di questi elementi (vedi pp. 166-167) è probabile che l'appetito ritorni e la nausea diminuisca. I casi più seri di vomito (la cosiddetta 'iperemesi') si presentano di solito solo nelle donne che tendono a reagire allo stress con sintomi addominali.

Cure La maggioranza dei casi di vomito in gravidanza non richiede particolari cure mediche. Il bambino non ne risente quasi mai, visto che utilizza le riserve che avete accumulato prima dell'inizio della gravidanza. In effetti, le donne che perdono parecchio peso all'inizio della gravidanza tendono poi a recuperarlo, addirittura in eccesso.

Se la nausea e il vomito vi debilitano, ci sono diversi provvedimenti che potete prendere. Molte donne trovano che la respirazione profonda e lo yoga sono ottimi per vincere la nausea e anche per ridurre l'ansia, che può in parte esserne responsabile. Anche l'attenzione nei confronti della postura e del portamento può essere d'aiuto: dormite sorrette da cuscini e sedetevi su sedie con lo schienale diritto per non incurvarvi troppo. Prestate maggiore attenzione a ciò che mangiate. Evitate gli alimenti raffinati, fritti e con troppe spezie, oltre che l'alcol; mangiate poco e spesso. Se avete nausea la mattina, al risveglio, tenete del cibo accanto al letto e fate uno spuntino prima di alzarvi. Ottime sono le nocciole, da masticare a lungo. Se il vomito è intenso, per qualche settimana provate a mangiare solo ciò che riuscite a trattenere nello stomaco. Spesso i rimedi omeopatici (vedi OMEOPATIA) sono efficaci e l'agopuntura può attenuare molto i sintomi, almeno temporaneamente. Lo yoga e gli stiramenti della muscolatura addominale, insieme con gli esercizi descritti in questo libro per attenuare la tensione muscolare, danno risultati eccellenti.

Le medicine contro il vomito sono ormai poco usate, ma se nulla riesce a eliminare questo disturbo può darsi che il medico ve ne prescriva una. I rischi per il bambino sono minimi, specialmente dopo la decima settimana.

In casi estremi di iperemesi può essere assolutamente necessario il ricovero in ospedale (dove vi verrà praticata una fleboclisi). Vedi PIROSI.

Neoplasie e displasie del collo dell'utero

Nelle cellule del collo dell'utero possono avvenire dei mutamenti. Nella fase iniziale, cellule preneoplastiche (precancerose) possono proliferare senza dare alcun sintomo e questo processo può durare a lungo, anche per vent'anni; se però la 'displasia' non viene diagnosticata, in alcuni casi può trasformarsi, nel corso del tempo, in un tumore (neoplasia) invasivo.

Tutti i tumori della cervice (cioè del collo dell'utero) sono causati dal virus del papilloma umano (HPV). I tipi di virus del papilloma umano possono essere suddivisi in HPV a basso rischio e HPV ad alto rischio per lo sviluppo di neoplasie. Si ritiene che oltre il 70% delle donne contragga un'infezione genitale da HPV nel corso della propria vita, ma la grande maggioranza di queste infezioni è destinata a scomparire spontaneamente nel corso di pochi mesi grazie all'azione del sistema immunitario. Solo in caso di persistenza nel tempo di infezioni di HPV ad alto rischio neoplastico è possibile, in una minoranza dei casi e nel corso di parecchi anni, lo sviluppo di un tumore al collo dell'utero.

L'infezione da HPV si contrae tramite contatto diretto (sessuale, orale e cutaneo). Il rischio aumenta con il numero dei partner sessuali ed è massimo in età giovanile. L'uso del profilattico non pare avere azione protettiva completa, in quanto l'infezione è spesso diffusa anche alla cute della vulva e del perineo.

L'infezione da HPV è asintomatica nella maggior parte dei casi. Talvolta, si può invece manifestare con lesioni tipiche, dette condilomi, in sede genitale.

Il fatto che la displasia cervicale non dia alcun sintomo è un'ottima ragione per sottoporsi regolarmente al pap test, lo striscio vaginale attraverso cui è possibile seguire l'evoluzione delle cellule del collo dell'utero prima che alcune di esse si trasformino e diventino pericolose. Nel caso vengano evidenziate cellule anomale viene di solito consigliata una colposcopia. La colposcopia è un esame che consiste nella visione del collo dell'utero da parte del ginecologo con l'aiuto di una lente d'ingrandimento e nel prelievo di un campione di tessuto (biopsia) per un esame al microscopio.

Durante la gravidanza si può eseguire una colposcopia, mentre il trattamento per la displasia viene di solito rimandato a dopo il parto. La colposcopia non comporta rischi per il bambino, perché la cervice viene solo ispezionata. In un periodo compreso tra le sei e le dodici settimane successive al parto è possibile distruggere piccole aree di cellule displasiche con il laser o mediante calore, in anestesia locale. Molto raramente può essere necessaria l'asportazione chirurgica di un cono di tessuto anomalo della cervice mediante 'conizzazione', un intervento che si esegue in anestesia totale. Le conizzazioni possono ridurre la fertilità o provocare un'INCONTINENZA CERVICALE, il che invece non si verifica con il trattamento con il laser o mediante calore. Il trattamento delle displasie ha un tasso di riuscita del 95%. Terminata la cura, si esegue una colposcopia di controllo, inizialmente ogni sei mesi. In seguito, se tutto procede nella norma, si continua semplicemente a eseguire il pap test ogni anno.

Nel caso, assai raro, che durante la gravidanza venga diagnosticato un tumore invasivo del collo dell'utero, il trattamento dipenderà dal grado d'invasione e dal periodo di gestazione. In alcuni casi può essere necessario anticipare il parto per poter intervenire chirurgicamente.

Obesità del neonato

L'obesità è causata dall'eccessiva assunzione di cibo o dal fatto che il metabolismo tende a immagazzinare gli alimenti sotto forma di grasso.

È rara nella prima infanzia, tuttavia un errato rapporto con l'alimentazione acquisito in un periodo precoce della vita tende a favorire in seguito lo sviluppo dell'obesità.
È quasi impossibile che i bambini alimentati esclusivamente al seno diventino obesi, mentre i latti in polvere, ricchi di zucchero aggiunto e di altri elementi nutritivi raffinati, sono una causa non irrilevante del sovrappeso di alcuni bambini. Se il vostro bambino cresce troppo rapidamente, chiedete consiglio al pediatra. Può darsi che sia necessario cambiare per qualche giorno il tipo di latte oppure sostituire uno o due pasti al giorno con acqua.

Obesità in gravidanza → PESO CORPOREO AL CONCEPIMENTO

Occhi in gravidanza → VISTA E OCCHI IN GRAVIDANZA

Omeopatia

Nel 1796, il medico tedesco Samuel Hahnemann scoprì un rivoluzionario metodo di cura che chiamò omeopatia (dalle parole greche che significano 'simile' e 'malattia'). Dove l'approccio della medicina ufficiale si basa, per fare un esempio, sulla cura dell'insonnia con un farmaco che induce un sonno artificiale, il metodo omeopatico consiste nel dare al malato delle dosi infinitesimali di una sostanza che a forti dosi produrrebbe insonnia in una persona sana. Anche se può apparire incredibile, ciò consente al paziente di raggiungere il sonno in modo naturale. I rimedi omeopatici funzionano stimolando le risorse curative presenti nell'organismo, risorse così efficaci che l'organismo è spesso in grado di curarsi da sé senza bisogno di alcun intervento; tuttavia, quando il processo di autoguarigione, per qualche motivo, si inceppa o rallenta, il rimedio omeopatico agisce stimolandolo.

Quando usare i rimedi omeopatici A seconda del momento si possono impiegare rimedi diversi.

Gravidanza I rimedi omeopatici sono ottimi contro la nausea, il vomito e gli altri disturbi dell'apparato digerente, i disturbi dell'apparato respiratorio e di quello urinario, e anche in caso di anemia, pressione alta e altri problemi che possono sopravvenire in gravidanza.
Alcuni rimedi possono promuovere l'assorbimento del ferro, mentre altri sono efficacissimi per preparare i genitali al travaglio e al parto. I rimedi omeopatici, inoltre, sono tra i più sicuri da usare in gravidanza e non hanno quasi mai effetti nocivi per il feto.

Travaglio e parto Ci sono rimedi che si possono assumere durante il travaglio e il parto per attenuare il dolore, per stimolare le contrazioni e per superare l'eccessiva stanchezza. Se sorgono delle complicazioni, i rimedi omeopatici favoriscono la cicatrizzazione e la ripresa generale. Non esistono tra i farmaci tradizionali rimedi altrettanto validi per attenuare il fastidio e l'indolenzimento dopo un intervento ostetrico o chirurgico.

Dopo il parto Esistono molte preparazioni per uso esterno eccellenti per il dopo parto: la tintura di calendula, per esempio, disinfetta e accelera la cicatrizzazione del cordone ombelicale o dei punti di sutura eventualmente applicati alla madre; la pomata di calendula o l'olio di iperico sono utili per le ragadi, la pomata di iperico e calendula è efficace contro l'eritema da pannolino. Inoltre, i rimedi per uso interno possono essere presi, dietro consiglio dell'omeopata, anche durante l'allattamento perché, benché passino nel latte come qualsiasi altra sostanza, difficilmente hanno effetti negativi sul neonato, a cui, in seguito, potranno essere dati con successo. Infatti proprio i bambini, la cui capacità di autodifesa è già elevatissima e non ancora compromessa dall'assunzione dei comuni farmaci, traggono il massimo vantaggio dal trattamento con i rimedi omeopatici.

Come utilizzare i rimedi omeopatici Non tutte le preparazioni omeopatiche sono sempre e comunque innocue (soprattutto alle diluizioni più forti), perciò conviene sempre somministrarle dietro prescrizione del medico omeopata che, oltre a prescrivere il rimedio adatto, vi saprà suggerire quali altri rimedi tenere in casa per le emergenze e dove acquistarli. Per trovare un omeopata nella vostra zona (in Italia gli omeopati sono quasi sempre medici che hanno studiato anche l'omeopatia), potete chiedere informazioni alle ditte che in Italia producono e distribuiscono i rimedi omeopatici o nelle farmacie che espongono l'insegna 'Omeopatia'.
Secondo alcuni omeopati, quando prendete i rimedi omeopatici dovreste astenervi dall'assumere alcune sostanze, come caffè, menta, eucalipto, mentolo e canfora, che agirebbero da antidoti.

Ospedalizzazione del neonato

Se il vostro bambino dovesse essere ricoverato in ospedale, ricordate, prima di ogni altra cosa, che avete il diritto di rimanergli accanto, anche se ciò potrebbe risultare poco gradito al personale ospedaliero.

Chirurgia Ci sono bambini che devono essere sottoposti a un intervento chirurgico appena nati e ciò può rappresentare un trauma per i genitori, che in genere si chiedono come potrà sopravvivere. È rassicurante sapere che le tecniche di anestesia e chirurgia sono attualmente così avanzate da rendere possibili interventi a cuore aperto addirittura nel primo giorno di vita. Gli interventi meno urgenti vengono invece rimandati di qualche mese.

Unità di terapia intensiva neonatale Può accadere che il vostro il bambino debba essere ricoverato nell'unità di terapia intensiva neonatale. Le strumentazioni ad alta tecnologia che vi si trovano possono risultare disturbanti a prima vista: più i bambini sono piccoli più appaiono vulnerabili e il contesto non è quasi mai incoraggiante. In certi casi l'ospedale consente ai genitori di rimanere accanto al bambino, se lo desiderano, e le madri sono incoraggiate a spremere il proprio latte o ad allattare direttamente il neonato, quando è possibile, perché al bambino fanno molto bene gli anticorpi e le caratteristiche nutrizionali del latte materno e perché in questo modo si facilita il successivo allattamento. Può essere una buona idea, a questo proposito, noleggiare o acquistare una pompa elettrica per l'aspirazione del latte, anche se non sempre è più comoda di quelle manuali (vedi p. 323). Se comunque il vostro bambino viene nutrito con latte in polvere, durante le poppate gli farà molto bene avere un contatto fisico con la madre.

Più tempo i genitori passano a toccare, a cullare e a occuparsi del loro bambino, meglio sarà per tutti (anche se bisogna tenere presente che non sempre il sistema ospedaliero tiene conto di questi aspetti). Se il bambino è in incubatrice e non può essere tenuto in braccio, la vostra presenza è pur sempre importante e anche così potrete toccarlo, accarezzarlo e partecipare alle sue cure.

Può essere difficile separarsi dal proprio bambino appena nato; tuttavia non è sempre possibile restargli accanto, soprattutto quando ci sono altri bambini che vi aspettano a casa.

Otite del neonato

Le infezioni dell'orecchio (otiti) non sono molto comuni tra i bambini sotto i sei mesi e sono piuttosto difficili da diagnosticare, ma se si presentano possono essere gravi. È quindi meglio prevenirle tenendo coperte le orecchie del vostro bambino (una cuffia è più che sufficiente) tutte le volte che fa freddo o c'è vento.

Infezione dell'orecchio esterno Può capitare che il tessuto che riveste il canale auricolare tra il padiglione e il timpano s'infetti. Il bambino in questi casi sente molto dolore, piange e a volte porta le manine alle orecchie, che possono apparire arrossate.

Un rimedio omeopatico prescritto ai primi sintomi può risolvere il problema molto efficacemente, ma, se non osservate alcun miglioramento entro dodici ore, consultate il medico.

Infezione acuta dell'orecchio medio Le tube di Eustachio, che congiungono l'orecchio medio con la gola, nei bambini sono corte e ampie e possono ostruirsi facilmente in seguito a un raffreddore. In questo caso il liquido che si raccoglie nell'orecchio medio non riesce a defluire nella gola e diventa l'ambiente ideale per i batteri. Un bambino con un'infezione acuta dell'orecchio medio avrà malessere e, non di rado, febbre alta. In questo caso conviene sempre far esaminare l'orecchio al medico o all'omeopata, che potrà prescrivere una terapia decongestionante e antinfettiva.

Palatoschisi e labbro leporino

Il palato si sviluppa a partire da tre ossa: in posizione centrale avanzata il primo, le altre due posteriormente e ai lati. Se queste ossa non si fondono, il risultato può essere un labbro leporino (una fessura verticale nel labbro superiore, generalmente di lato) accompagnato o meno da palatoschisi, cioè della presenza di una fessura nella parte posteriore del palato.

Labbro leporino e palatoschisi, in Italia, colpiscono circa un bambino su mille. In genere non viene fatta una diagnosi prenatale e il disturbo viene quindi individuato alla nascita. La causa, nella maggior parte dei casi, è sconosciuta.

Di solito, anche se con qualche difficoltà, il bambino può essere allattato. Se il latte va a finire nel naso, la madre può spremere manualmente il latte e inizialmente darlo al bambino nel poppatoio, al quale avrà applicato una tettarella speciale (vedi pp. 323-324).

Benché all'inizio la reazione dei genitori a questa malformazione possa essere traumatica, la chirurgia plastica riesce ormai a ottenere risultati stupefacenti. Spesso sono necessari diversi interventi, ma le prospettive di successo, anche per i bambini in cui la malformazione è più grave, sono generalmente eccellenti.

Palpitazioni in gravidanza

Le palpitazioni si possono definire come un ritmo cardiaco rapido e talvolta irregolare in una situazione di riposo. Sono abbastanza comuni e spesso assolutamente normali durante la gravidanza, a causa del sovraccarico imposto al cuore e alla circolazione. Sono più frequenti nelle donne che soffrono di ANEMIA e in quelle malnutrite. Spesso sono causate dall'ansia oppure dall'affaticamento, ma in genere conviene sottoporsi a una visita medica completa per escludere eventuali DISTURBI CARDIACI e anemia. Non esiste una cura specifica per le palpitazioni. Potete cercare di ridurle facendo particolarmente attenzione a ciò che mangiate, cercando di migliorare la vostra forma fisica e praticando yoga e meditazione per rilassarvi e ridurre l'ansia.

Pap test

Il pap test, detto anche 'striscio vaginale di Papanicolau', dal nome del suo inventore, è il test su cui viene condotto lo *screening* di base per l'individuazione delle NEOPLASIE E DISPLASIE DEL COLLO DELL'UTERO. Può anche permettere di individuare alcune INFEZIONI VAGINALI.

Il test si esegue inserendo uno speculum nella vagina per rendere visibile il collo dell'utero, da cui vengono prelevate con una spatola alcune cellule superficiali, che vengono successivamente esaminate al microscopio. Su un 10% di donne con cellule anomale il test dà risultato negativo, per questo conviene ripeterlo spesso. Se lo striscio fa sospettare qualcosa, di solito si raccomanda una colposcopia.

La gravidanza è il momento ideale per cominciare a sottoporsi regolarmente al pap test nel caso non lo abbiate mai fatto prima. Il pap test può essere fatto durante la prima visita in gravidanza o alla visita di controllo sei settimane dopo il parto. In Italia il pap test è eseguito come procedura di *screening* ogni tre anni nelle donne di età compresa tra 25 e 64 anni.

Paralisi cerebrale

La paralisi cerebrale infantile rappresenta l'esito di una lesione del sistema nervoso centrale che abbia comportato una perdita più o meno estesa di tessuto cerebrale. Le manifestazioni di questa lesione sono caratterizzate prevalentemente, ma non esclusivamente, da un'alterazione dei movimenti. L'evento lesivo può aver avuto origine in epoca prenatale, perinatale o postnatale, ma in ogni caso entro i primi tre anni di vita del bambino, periodo di tempo in cui vengono completate le principali fasi di crescita e sviluppo del cervello. La paralisi cerebrale è più comune tra i bambini nati immaturi (vedi IMMATURITÀ E PREMATURITÀ), tra quelli con SOFFERENZA FETALE o che hanno presentato malattie gravi subito dopo la nascita e in presenza di malformazioni congenite gravi.

Di solito il bambino è sofferente alla nascita e può essere necessaria una terapia intensiva, in genere seguita da un periodo di transizione, della durata di alcuni mesi, durante il quale il comportamento del bambino è anormale solo in minima parte. I progressi nello sviluppo avvengono generalmente in ritardo e la vera entità del problema viene alla luce solo gradualmente.

Se esiste il sospetto di paralisi cerebrale, sono essenziali in primo luogo una visita completa e un esame neurologico. Nel corso di una serie di sedute specialistiche si discuteranno poi la causa, le prospettive per il bambino e il carico addizionale che la malattia rappresenterà per i genitori e per la famiglia. I primi tre mesi di vita del bambino saranno per la maggior parte dedicati alla pianificazione dell'assistenza e della terapia per il piccolo paziente.

Parti multipli → GEMELLI

Parto assistito → FORCIPE E VENTOSA

Parto cesareo

Quando si esegue un parto cesareo, il bambino viene estratto chirurgicamente mediante un taglio praticato nell'addome e nell'utero della madre. Al termine vengono estratti la placenta e gli annessi placentari e l'incisione viene ricucita.

Quando può essere necessario un cesareo I parti cesarei si eseguono per salvaguardare la salute della madre o, più spesso, del bambino. Alcuni motivi possibili sono: un bambino troppo grande per il canale pelvico della madre; un bambino in una posizione che rende impossibile un parto regolare; un bambino che dà segni di sofferenza fetale; un parto troppo lungo; un'induzione del parto fallita. I motivi che inducono a praticare un cesareo per il bene della madre sono meno comuni. La vita della madre può, per esempio, essere messa in pericolo da una grave gestosi (vedi PRESSIONE ALTA E GESTOSI) o da una eclampsia vera e propria (vedi CONVULSIONI IN GRAVIDANZA). Sono pericolose anche le forti emorragie dovute a PLACENTA PREVIA o distacco anticipato della placenta (vedi PLACENTA, DISTACCO ANTICIPATO). Un'altra indicazione al parto cesareo è la riacutizzazione di un *herpes genitalis* (vedi INFEZIONI VAGINALI).

Il dato sui parti cesarei in Italia, secondo le ultime stime, si aggira intorno al 38,3%, con picchi in alcune regioni fino al 60%, nettamente superiore alle statistiche dell'Unione Europea, che indicano una media del 23,7%, e a quelle degli Stati Uniti che si attestano al 27,5%.

L'Organizzazione mondiale della sanità (OMS), per contro, nel 1985 stabilì il 15% come soglia massima di ricorso al parto cesareo. Inoltre, tra le raccomandazione dell'OMS, si afferma che «non c'è alcuna prova che dopo un precedente cesareo questo sia richiesto anche nella gravidanza successiva, e anzi i parti vaginali, dopo un cesareo, dovrebbero essere incoraggiati». Da studi condotti è emerso che, almeno in Italia, il parto cesareo non è sempre associato a motivi medici, anzi in quasi la metà dei casi sulla cartella di dimissione non è nemmeno indicato il motivo per cui è stato eseguito, che, in molti casi, sarebbe riconducibile a un atteggiamento difensivo imputabile agli operatori, timorosi di una minima complicazione che possa avere ripercussioni legali.

Tipi di cesareo Può darsi che, parlando della futura nascita di vostro figlio con l'ostetrica o il ginecologo, vi troviate a convenire che un cesareo è la soluzione più indicata per le circostanze in cui vi trovate; in tal caso verrà fissata una data per l'ammissione in ospedale prima che il travaglio abbia inizio. Questo tipo di parto viene detto 'programmato' o 'elettivo'. Per contro, il cesareo può essere effettuato d'urgenza a parto iniziato. I cesarei possono differire anche per il tipo di anestesia adottato. In passato erano sempre eseguiti in anestesia totale, la madre cioè veniva addormentata e rimaneva incosciente per tutta la durata dell'intervento, non potendo quindi vedere il bambino fino al risveglio. Oggi, nei casi in cui non vi siano particolari controindicazioni, l'anestesia peridurale (o quella spinale) rappresenta un'alternativa valida e consente alla donna di rimanere cosciente per tutta la durata dell'operazione e di vedere il bambino nel momento in cui viene estratto, potendo anche prenderlo immediatamente in braccio. Dopo l'intervento, la convalescenza è generalmente più rapida. L'anestesia peridurale è inoltre più sicura per il bambino.

Il cesareo in anestesia peridurale non può essere eseguito in caso di emergenza, perché è richiesto più tempo per la preparazione. Alcune donne, inoltre, considerano la prospettiva di essere coscienti durante l'intervento in modo tutt'altro che favorevole e preferiscono l'anestesia totale.

Ogni ospedale ha le sue regole circa la presenza dei padri: in taluni casi è incoraggiata se il cesareo avviene in anestesia peridurale, ma sconsigliata in caso di anestesia totale.

Complicazioni Quando il cesareo viene eseguito in emergenza, di solito la madre ha già cominciato il travaglio e il bambino è pronto per nascere. D'altra parte, i bambini nati con un cesareo programmato sono spesso prematuri, anche quando l'intervento è stato fissato per il termine previsto.

Nonostante i progressi ottenuti nelle tecniche chirurgiche e anestesiologiche, per la donna il parto cesareo rimane più rischioso del parto naturale. I rischi sono gli stessi di tutti gli interventi addominali in cui sia necessaria un'anestesia totale: per esempio un'eccessiva perdita di sangue e la possibilità di lesioni agli organi circostanti, come la vescica e l'intestino. Dopo l'operazione possono a volte intervenire varie complicazioni, come infezioni, trombosi alle vene degli arti inferiori o embolia polmonare (un grumo di sangue viaggia attraverso l'apparato circolatorio e va a finire nei polmoni, vedi TROMBOSI ED EMBOLISMO POLMONARE). Anche se nei moderni reparti di maternità questi rischi sono molto ridotti, il parto cesareo dovrebbe essere effettuato solo quando i vantaggi superano i rischi.

L'intervento Il taglio cesareo viene di regola praticato orizzontalmente. Rispetto al taglio verticale, quello orizzontale presenta il vantaggio di seguire le linee naturali dei tessuti addominali e provoca quindi minore dolore e perdite di sangue più ridotte. Inoltre la ferita si rimargina più in fretta. Negli interventi urgenti spesso viene ancora praticato il taglio verticale. Più facile per il medico, lascia però una brutta cicatrice. Conviene comunque che l'incisione dell'utero sia orizzontale e nella parte bassa, perché in questo modo sono minori sia l'emorragia sia i rischi di lacerazione durante un parto successivo.

A questo punto il bambino viene estratto, qualche volta con l'aiuto del forcipe. Dalla prima incisione all'estrazione passano cinque minuti circa. Il cordone ombelicale viene legato e tagliato e il bambino passato a un assistente. Se vi è stata praticata un'anestesia peridurale, a questo punto il bambino vi verrà consegnato, oppure sarà il padre a riceverlo, se presente.

Si estrae poi la placenta, che viene controllata, e si iniziano a suturare la parete uterina e quella addominale, con punti riassorbibili. La pelle può essere cucita o chiusa con punti metallici.

Dopo l'intervento Dopo l'anestesia totale molte donne si sentono intontite e hanno difficoltà a concentrarsi sul bambino per qualche tempo. Potreste provare dolore e avere bisogno di analgesici. Se il cesareo è avvenuto in anestesia peridurale o spinale, la cannula attraverso cui è stato erogato l'anestetico può essere lasciata in sede per altre ventiquattr'ore, impedendovi di avvertire dolore.

Nel giro di qualche giorno vi sentirete molto meglio. Per ventiquattr'ore vi sarà probabilmente chiesto di non muovervi dal letto e nel frattempo vi sarà praticata una fleboclisi. Vi sorprenderà comunque la rapidità con cui vi incoraggeranno a muovervi. Il muoversi presto favorisce infatti la respirazione e la cicatrizzazione, oltre a prevenire la formazione di trombi.

Madre e bambino rimangono di solito in ospedale per cinque, dieci giorni. I punti di sutura vengono tolti dopo sette giorni circa e dopo sei settimane viene eseguita una visita di controllo. Alcune donne si riprendano abbastanza in fretta, altre richiedono più tempo. È essenziale riposarsi molto e, dopo che sono passate almeno sei settimane dal parto, possono essere d'aiuto gli esercizi descritti alle pagine 274-283.

L'allattamento Quasi tutte le donne che hanno subito un cesareo riescono ad allattare. Qualche volta possono sorgere dei problemi a causa dell'intervento, per esempio quando il bambino viene raggiunto dall'anestetico e rimane insonnolito per un giorno o due. Più spesso possono presentarsi difficoltà legate al motivo per cui si è optato per il cesareo (vedi IMMATURITÀ E PREMATURITÀ).

Il successo dipenderà prevalentemente dal vostro ottimismo e dalla vostra determinazione, oltre che dall'appoggio di chi vi è vicino. L'ideale sarebbe cominciare il più presto possibile. Il personale del reparto maternità spesso incoraggia le madri ad allattare e questo appoggio è particolarmente prezioso se il bambino dovesse trovarsi in terapia intensiva mentre voi siete immobilizzate per tutto il primo e il secondo giorno dopo l'intervento.

Avrete bisogno di aiuto per prendere il bambino e per tenerlo in braccio e le vostre cicatrici dovranno essere protette durante le poppate. In questi casi conviene avere a disposizione dei cuscini per sostenere il bambino oppure per allattare sdraiate su un fianco (vedi p. 315).

Reazioni emotive Molte madri provano emozioni contrastanti dopo un parto cesareo. La prima è di solito di gioia e di sollievo perché il bambino è normale. Se il travaglio è stato difficile e sono sorte delle complicazioni, il cesareo viene di solito considerato come l'unica procedura sicura di cui si poteva disporre.

Tuttavia, dopo un qualsiasi intervento chirurgico che richieda un'anestesia totale è molto comune che sopraggiunga una depressione, di solito il terzo o il quarto giorno. Dopo un cesareo, poi, la depressione può essere peggiorata dai seni dolenti, da difficoltà digestive, dal passaggio di aria nell'intestino e dalle contrazioni del post parto. Questi disagi, insieme alle difficoltà imposte dal fatto di essere costrette a letto, possono rendere i primi giorni particolarmente stressanti. Avrete bisogno di riposare, di cominciare a conoscere il vostro bambino, a nutrirlo e a occuparvi di lui.

Alcune donne si sentono private dell'esperienza del parto vaginale, frustrate per non essere state 'capaci' di partorire naturalmente e invidiose nei confronti delle donne che ce l'hanno fatta. Sono sentimenti perfettamente naturali, che possono emergere anche dopo settimane o mesi. Alcune madri si chiedono se c'era effettivamente bisogno dell'intervento, soprattutto se al momento sono state travolte dagli eventi o se sentono che il cesareo è stato la conseguenza di un'induzione di cui non c'era bisogno. Questi dubbi si risolvono parlandone con chi vi ha assistito il più presto possibile dopo il parto ed eventualmente riparlandone nelle settimane successive.

Molti psicologi ritengono che il cesareo possa avere conseguenze emotive sul bambino, soprattutto quando il piccolo viene subito separato dalla madre per ricevere le cure necessarie in un'unità di terapia intensiva (vedi OSPEDALIZZAZIONE DEL NEONATO), e che, per tale motivo, il bambino ha più bisogno di affetto e attenzione. Non importa se il legame tra madre e bambino s'instaura un po' in ritardo; l'importante è apprezzare questo momento come qualcosa di veramente speciale e avere la possibilità di viverlo in tranquillità e intimità quando finalmente potrete stare con vostro figlio. La maggior parte degli ospedali cerca di ridurre al minimo la separazione tra madre e figlio, a volte addirittura posizionando l'incubatrice accanto al letto della madre.

Parti successivi a un cesareo L'atteggiamento dei medici riguardo ai parti successivi è molto contrastante. In alcuni paesi, una volta che una donna sia stata sottoposta al taglio cesareo, tutti i parti successivi vengono effettuati nello stesso modo, mentre in altri ciò avviene solo se la donna ha già avuto due cesarei: la preoccupazione maggiore è che nei parti successivi si possa lacerare la cicatrice. Oggi, tuttavia, si tende a valutare ogni parto come un caso a sé.

Ovviamente, se avete subito un cesareo perché avete un canale pelvico troppo piccolo, anche i parti successivi saranno cesarei, ma se il motivo per cui è stato fatto l'intervento non si ripete, i parti successivi potranno tranquillamente essere vaginali. Aspetterete di entrare in travaglio spontaneamente ma in un ambiente dotato di tutte le strutture chirurgiche necessarie, mentre il ginecologo terrà sotto stretto controllo le vostre condizioni, il procedere del travaglio e la cicatrice del precedente cesareo. L'adozione di una posizione verticale in questo tipo di parto non solo è più sicura ma anche molto preferibile. Un parto attivo tende ad accorciare il travaglio, favorisce l'attività uterina e allenta la tensione sulla cicatrice. Nel periodo espulsivo, la posizione accovacciata sorretta è ideale. Se ci sono difficoltà di qualsiasi tipo, il ginecologo può suggerire un'estrazione con forcipe o ventosa (vedi FORCIPE E VENTOSA) per ridurre lo sforzo. Dopo il parto, in genere, si controlla internamente la cicatrice, un'operazione che richiede solo qualche secondo.

Parto indolore

Il dolore è una delle grandi paure delle donne che si avvicinano al parto. Per alcune, anche una contrazione un po' forte è insopportabile, mentre altre riescono ad andare avanti durante il travaglio senza mai chiedere aiuto. Tra questi estremi, c'è una grande quantità di donne che preferirebbe partorire senza anestesia e senza interventi ostetrici, ma che li accetterebbe in caso di necessità. Diverse forme di sollievo dal dolore durante il parto sono state sperimentate in tutte le epoche storiche: dall'appoggio emotivo ai rimedi a base di erbe, fino alle sofisticate forme di anestesia oggi disponibili, quali per esempio l'epidurale.

Anestesia epidurale (peridurale) Il desiderio e la necessità da parte della donna di poter vivere il travaglio del parto come evento felice e non traumatico ha contribuito alla diffusione e all'applicazione di questa tecnica di analgesia. Il metodo dell'analgesia epidurale o peridurale (i due termini sono sinonimi) determina l'abolizione del dolore lasciando inalterate le sensazioni tattile e di 'spinta' che sono invece necessarie per il normale espletamento del parto. Le contrazioni uterine continuano quindi a essere percepite ma in modo non doloroso. L'analgesia epidurale è la tecnica anestetica di scelta per il parto indolore. È un tipo di anestesia simile all'anestesia spinale, tranne per il fatto che l'anestetico viene iniettato fuori dello spazio subaracnoideo.

L'analgesia epidurale viene eseguita da un medico anestesista. La procedura è molto rapida (pochi minuti) e non dolorosa. Tra il secondo e il terzo o tra il terzo e il quarto spazio intervertebrale lombare, attraverso un ago (in anestesia locale) viene introdotto un sottilissimo tubicino di plastica (catetere) nello spazio epidurale. La soluzione analgesica viene somministrata attraverso questo catetere, che viene poi fissato con un cerotto dietro la schiena, in modo da consentire qualsiasi movimento alla partoriente. Un vantaggio dell'analgesia epidurale è che l'anestetico può essere dosato, volta per volta, secondo il bisogno e la durata del travaglio. Una volta iniettato nella zona epidurale, vi si diffonde bagnando le fibre che vi passano, dette sensitive, che sono quelle che trasportano la sensazione dolorosa. Le fibre motorie e quelle propriocettive (responsabili della sensazione di premito e di voglia di spingere) non vengono coinvolte nell'azione anestetica. Il movimento e la voglia di spingere rimangono quindi immutati. Perciò, nel caso dell'epidurale, non è corretto parlare di anestesia (come perdita totale di sensibilità), ma piuttosto di analgesia.

Un tempo si attendeva che si verificassero alcune condizioni ostetriche, come una dilatazione di 3 cm del collo dell'utero, prima di ricorrere all'epidurale. Oggi non è più così: se la donna soffre molto, l'analgesia può essere somministrata già all'inizio del travaglio, quando la dilatazione è appena iniziata, oppure quando essa è ormai vicina al completamento. L'analgesia epidurale non è dolorosa: il fastidio può essere paragonabile a quello di un'iniezione intramuscolare. Il tempo di azione è molto soggettivo, ma in media l'effetto si comincia ad avvertire entro venti, trenta minuti e può durare molte ore.

Se la futura mamma decide di avvalersi dell'epidurale, qualche settimana prima del parto verrà invitata a incontrare l'anestesista per una visita preliminare, un colloquio informativo sulla procedura e l'esecuzione di alcuni esami atti, in particolare, a verificare un'eventuale predisposizione a disturbi della coagulazione del sangue.

I possibili effetti collaterali dell'epidurale sono:
- mal di testa nei giorni successivi al parto, il più delle volte leggero, ma talvolta molto fastidioso;
- lento recupero della sensibilità nelle ore successive al parto;
- piccole raccolte di sangue in caso di disturbi della coagulazione;
- ipotensione arteriosa.

Il bambino non corre rischi, anche se a volte si assiste a una brachicardia transitoria dopo l'inizio dell'induzione dell'analgesia.

Si registra comunque un aumento dei parti operativi in caso di utilizzo di epidurale.

È attualmente al vaglio degli esperti un'alternativa naturale basata su varie modalità d'intervento.

Agopuntura Una tecnica di agopuntura è eseguibile dalle ostetriche durante il travaglio. Consiste nell'iniezione di soluzione fisiologica in punti precisi del corpo stabiliti dalla medicina cinese.

Immersione in acqua L'immersione in acqua durante il travaglio e il parto riduce notevolmente la dolorabilità del travaglio (gli autori anglosassoni parlano di un effetto *waterdural*).

Elettrostimolazione (TENS) Questo tipo di anestesia ha qualche punto in comune con l'agopuntura, che in Cina viene usata efficacemente anche nei parti cesarei. Due elettrodi vengono fissati mediante cerotti alla pelle ai lati della colonna vertebrale e una corrente elettrica a bassissimo voltaggio viene erogata stimolando le terminazioni nervose della pelle che bloccano i segnali dolorosi mandati dall'utero. L'analgesia elettrica è una forma di anestesia innocua e priva di effetti collaterali, ma per essere efficace è necessario ricorrervi fin dall'inizio del travaglio. L'effetto analgesico non è molto forte e, se alcune donne lo trovano utile, molte altre lo trovano insufficiente,

Anestesia epidurale

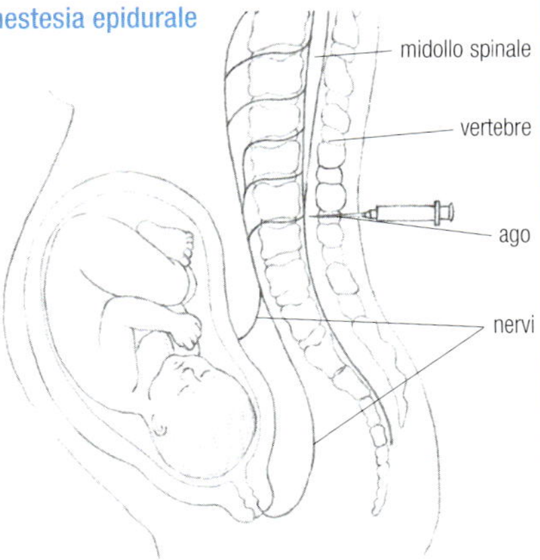

Il midollo spinale è situato al centro del canale osseo formato dalle ossa di protezione della colonna vertebrale; è racchiuso in una membrana detta 'dura madre'. Lo spazio compreso tra la dura madre e le vertebre è definito 'peridurale'. La donna è sdraiata di lato, in posizione fetale; se questa posizione risulta molto scomoda, la donna può stare seduta su una sedia e leggermente inclinata in avanti.
L'anestesista pratica prima una leggera anestesia locale per rendere meno sensibili la pelle e i legamenti vertebrali, poi inserisce un ago nello spazio peridurale, attraverso il quale viene infilato un minuscolo catetere. Tolto l'ago, il catetere viene fissato con cerotti lungo la colonna vertebrale fino alla spalla, dove viene chiuso con un filtro. Per tutta la durata del parto, successive dosi di anestetico possono essere somministrate senza problemi attraverso il catetere.

soprattutto per l'intenso dolore dell'ultima fase del parto.

Ipnosi Quando siete sotto ipnosi, siete consapevoli di ciò che sta avvenendo ma non lo percepite sotto forma di dolore. Se progettate di partorire in ipnosi, la preparazione deve cominciare durante la gravidanza e in certi casi l'ipnoterapista può essere presente durante il parto. Potete praticare l'ipnosi, o meglio l'autoipnosi, con un ipnoterapista o, se ve la sentite, imparando da sole. Tenete presente che alcune donne non riescono a farsi ipnotizzare mentre per altre sono necessarie diverse sedute prima che l'ipnosi funzioni. È un metodo innocuo e privo di effetti collaterali fisici o psicologici.

Maschera analgesica (entonox) Molto usata in Gran Bretagna e quasi inesistente in Italia, una combinazione al 50% di protossido d'azoto (gas esilarante) e ossigeno viene inalata attraverso una maschera di gomma all'inizio di ogni contrazione. La maschera analgesica è dotata di una valvola che si apre quando aspirate e si chiude quando espirate. L'effetto anestetico dura un minuto circa, riducendo il dolore senza eliminarlo completamente. Quando la contrazione ha raggiunto la massima intensità o pensate di non averne più bisogno, potete fare a meno della maschera e gli effetti spariscono molto in fretta. Sul bambino ha effetti ridottissimi.

Parto pilotato

→ INDUZIONE DEL PARTO

Parto podalico

In certe gravidanze, invece di impegnare la testa nell'ingresso pelvico, il bambino vi scende con il podice (cioè le natiche). Il parto podalico può essere di diversi tipi, a seconda che natiche e piedi vengano espulsi contemporaneamente (podalico completo) perché il bambino è accovacciato, oppure che si liberino prima un piede, un ginocchio o le sole natiche.

Dalla fine degli anni Ottanta si è stabilito che la presentazione podalica è un'indicazione tassativa per il taglio cesareo. Si parla di presentazione podalica quando il bambino è in situazione longitudinale (con il suo asse longitudinale parallelo all'asse longitudinale dell'utero) ma con il podice (natiche e/o gambe e piedi), e non la testa, che si affaccia in basso all'ingresso del canale del parto. In Italia la presentazione podalica si verifica in circa quattro casi su cento gravidanze singole e conduce al parto cesareo nel 90,4% dei casi. Quando il bambino ha questo tipo di presentazione, il parto per via vaginale comporta un rischio di complicazioni per il bambino che è quattro volte maggiore rispetto al parto con presentazione cefalica, cioè con la testa che scende verso la vagina. I pericoli del parto podalico vaginale sono legati ad anomalie di progressione del bambino nel canale del parto, con movimenti lenti e stentati e spesso più complessi della norma, in particolare per le difficoltà che incontrano la testa e gli arti superiori del bambino nell'attraversare il canale del parto. In questo caso il ricorso al taglio cesareo è vantaggioso per ridurre i rischi per il bambino. Quando non ci sono specifiche controindicazioni, alla trentaseiesima settimana circa, è possibile tentare manovre ostetriche (ECV o rivolgimento per manovre esterne), oppure utilizzare la moxibustione (stimolo con il calore del sigaro di artemisia di uno specifico punto sul meridiano rene-vescica) per aiutare il bambino a disporsi nella posizione corretta per il parto (vedi il disegno sotto). Se queste manovre falliscono, è indicato ricorrere al taglio cesareo.

L'assistenza al parto podalico per via vaginale può essere presa in considerazione solo nelle

Moxibustione

La moxa sul punto V 67 risulta particolarmente efficace per invertire la posizione di un bambino podalico; consiste nell'applicazione di calore, generalmente mediante un sigaro di artemisia tenuto a qualche centimetro di distanza dal punto da trattare o un cono di artemisia pressata fatto bruciare direttamente sulla pelle, in modo da avvertire una sensazione bruciante, spostando la fonte di calore se la sensazione risulta eccessiva.

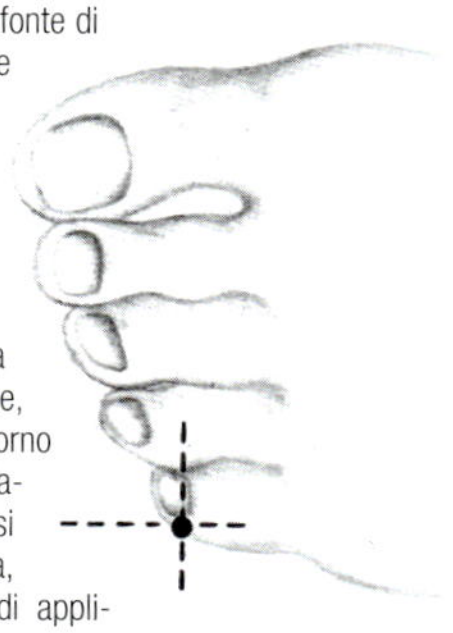

In mancanza d'altro, può essere praticata addirittura con una sigaretta. Si pratica in genere tra la trentesima e la trentottesima settimana di gestazione, per mezz'ora circa al giorno finché la posizione podalica del bambino non si corregge. La frequenza, l'epoca e le modalità di applicazione variano a seconda delle fonti di calore utilizzate, ma la percentuale di successi è sempre altissima. È una tecnica semplice e innocua, priva di effetti nocivi sul bambino e sulla madre.

pluripare (cioè nelle donne non al primo parto) con bambini di peso stimato tra 2500 e 3500 g, esclusivamente in ambiente ospedaliero.
Le informazioni riportate di seguito hanno pertanto valore storico oppure si riferiscono a particolari situazioni in cui il ricorso al taglio cesareo può risultare non indicato per altri motivi.

Perché podalici? Molti bambini si presentano podalici inizialmente, e si girano con l'avanzare della gravidanza, spesso nelle ultime settimane. In molti casi non esiste una ragione particolare. Sono state tuttavia individuate alcune situazioni più a 'rischio' di altre. Prematuri e GEMELLI si presentano podalici più spesso della media e lo stesso accade in presenza di un eccesso di LIQUIDO AMNIOTICO e nei casi di PLACENTA PREVIA. Anche un'anomalia nella forma dell'utero (vedi MALFORMAZIONI UTERINE) e, molto raramente, una malformazione del feto (vedi TUBO NEURALE, DIFETTI) possono favorire la presentazione podalica.

Invertire la posizione durante la gravidanza Alcuni ginecologi eseguono un massaggio dell'addome che a volte aiuta il bambino a fare una capriola. La pressione esercitata è molto dolce: uno sforzo potrebbe risultare dannoso per la placenta o per un cordone ombelicale troppo corto. La testa è la parte più pesante del corpo del bambino ed è naturalmente attratta verso il basso dalla forza di gravità. Dopo la trentaseiesima settimana, alcuni esercizi specifici possono incoraggiare la correzione della posizione.

Problemi di un parto podalico Quando il podice non è ancora impegnato, il cordone ombelicale può scivolare in giù e frapporsi tra il collo dell'utero e il torace del bambino (vedi PROLASSO DEL CORDONE OMBELICALE). Il problema più serio è il possibile ritardo, o la difficoltà, di espulsione della testa, la parte del corpo con le dimensioni maggiori.

Nascita di un bambino podalico In caso di presentazione podalica il PARTO CESAREO è necessario perché, nascendo naturalmente, il bambino potrebbe comprimere il cordone ombelicale e ricevere ossigeno in quantità insufficiente. Per motivi di sicurezza dovrebbe quindi essere espulso nel giro di cinque minuti. Se non si può procedere al taglio cesareo, il parto per via vaginale è facilitato da alcune condizioni:

- il peso previsto è compreso tra due e quattro chili;
- il bambino non è prematuro (la testa di un bambino prematuro, infatti, è particolarmente delicata);
- le dimensioni del bacino sono adeguate;
- la gravidanza è stata normale, senza problemi di crescita e di sviluppo del bambino;
- la dilatazione procede regolarmente.

Il periodo dilatante È necessario controllare regolarmente il battito cardiaco fetale ed effettuare una visita vaginale per escludere che dalla cervice parzialmente dilatata si liberi un piede del bambino (che potrebbe dare alla madre lo stimolo a spingere prima che il collo dell'utero sia completamente dilatato) o scivoli una parte del cordone ombelicale. Se il podice s'impegna senza difficoltà, si può prevedere un periodo espulsivo normale.

Il periodo espulsivo È importante che la madre non inizi a spingere prima che la dilatazione sia completa. La posizione accovacciata sostenuta è in genere la più sicura per un parto podalico, perché sfrutta al massimo l'ampiezza del bacino e la forza di gravità, oltre a facilitare l'espulsione della testa. È comunque preferibile alla posizione normalmente assunta sul lettino ostetrico, con le gambe appoggiate alle staffe, ancora in uso in moltissimi ospedali.
Quando il cordone ombelicale viene espulso, rimane schiacciato tra il torace del bambino e la cavità pelvica: l'afflusso di sangue placentare si riduce drasticamente. La gravità e una trazione moderata possono a questo punto agevolare la nascita.

Bambino podalico: posizione per il massaggio

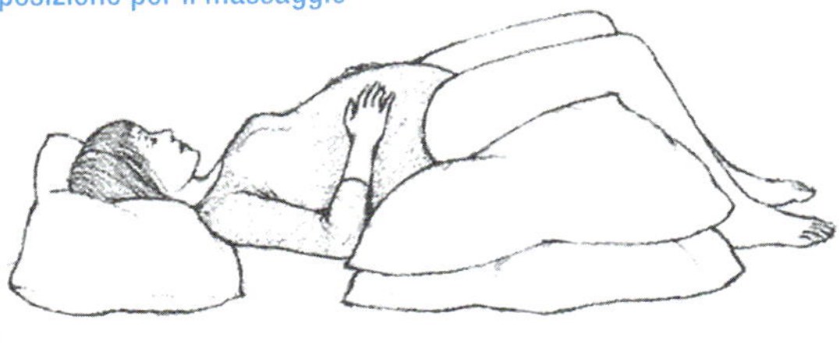

Assumere questa posizione più volte al giorno può aiutare il bambino a girarsi. In base alla posizione del bambino indicata dall'ostetrica, massaggiate dolcemente l'addome nella direzione verso cui farlo spostare. Se si sarà girato, sospendete questa pratica e assumete spesso la posizione accovacciata, per favorire l'impegno della testa.

Dopo il passaggio delle spalle, chi assiste il parto terrà sotto controllo, senza cercare di accelerarla in alcun modo, la velocità di espulsione della testa. Questa normalmente non incontra particolari difficoltà, soprattutto nei parti attivi e quando la madre adotta la posizione accovacciata sorretta (in cui può anche essere praticata un'episiotomia). Il ricorso a un'anestesia peridurale, invece, potrebbe costringere il medico a impiegare il forcipe per l'estrazione della testa, perché non vengono più sfruttati l'effetto della gravità e l'ampiezza completa del bacino. La testa dei bambini nati podalici può apparire e rimanere deforme anche per diverse settimane dopo la nascita. Appare comunque un po' diversa da quella dei bambini nati di vertice.

Parto prolungato: la dilatazione

Spesso non è facile capire esattamente quando comincia un travaglio, perché molte donne hanno delle contrazioni 'di prova' per diversi giorni prima del parto vero e proprio. Il travaglio incomincia sostanzialmente quando le contrazioni e la dilatazione procedono in modo stabile. In genere, i primi sei centimetri di dilatazione richiedono più tempo degli ultimi quattro, che sono considerati la 'fase attiva' dei periodo dilatante. Se il ritmo a cui avvengono i progressi nella dilatazione devia da quello considerato 'normale', talvolta si dice che il parto è prolungato. Poiché un numero considerevole di parti non rientra minimamente nella norma, ogni parto dovrebbe essere considerato a sé. Prima di decidere per un qualsiasi intervento ostetrico bisognerebbe tenere conto di molti fattori.

Quando la dilatazione richiede più tempo Ci sono diversi motivi per cui questa fase del parto può durare più del previsto.

L'ambiente Il travaglio può essere prolungato perché la madre resiste, lotta e si oppone in tutti i modi al dolore, fatto che può essere dovuto a molte cause: mancanza d'intimità, distrazioni eccessive, conflittualità nella relazione con il partner o con chi assiste alla nascita.

Ipotonia uterina Se la dilatazione progressiva procede ma lentamente e le contrazioni uterine sono rare, si dice che il travaglio è ipotonico. Anche nel caso in cui il travaglio procede molto lentamente, se la madre riesce a riposare tra una contrazione e l'altra e viene nutrita adeguatamente, non c'è nessun problema.

Ipertonia e discinesia uterina Quando a contrazioni intense e dolorose non corrisponde un'adeguata dilatazione, si parla di ipertonia uterina. In questo caso può esserci dolore anche tra una contrazione e l'altra. Un parto di questo tipo può essere dovuto a una sproporzione cefalo-pelvica. Se l'utero non si contrae uniformemente, si parla di discinesia uterina (contrazioni non coordinate). Anche in questo caso il travaglio procede più lentamente.

Presentazione scorretta Il travaglio è quasi sempre prolungato se all'ingresso pelvico si presenta per prima una parte insolita della testa oppure del corpo del bambino. Il tipo di posizione scorretta più comune è la presentazione occipito-posteriore (vedi POSIZIONE DEL BAMBINO).

Sproporzione cefalo-pelvica Se la cavità pelvica è molto piccola o non ha una forma ideale o se il bambino è troppo grosso, la testa può avere difficoltà a passare. Nella maggior parte dei parti lunghi, la capacità pelvica è adeguata, ma la tensione dei legamenti e del tessuto connettivo che sostiene il bacino può ostacolare il passaggio. La posizione accovacciata aiuta a rilassare i tessuti e assicura la massima apertura pelvica, aumentando le sue dimensioni di circa un quarto (vedi PESO DEL NEONATO).

Come affrontare un travaglio prolungato Innanzitutto è necessaria una diagnosi per sapere se il travaglio è effettivamente iniziato. Un esame completo dell'addome e della vagina è in grado di valutare l'attività uterina, la posizione del bambino e lo stato del collo dell'utero e del bacino. Successivamente si effettueranno visite a intervalli regolari, per stabilire se ci sono dei progressi. Anche il battito cardiaco fetale verrà controllato regolarmente.

Accorgimenti utili Un'alimentazione corretta in gravidanza, buone condizioni fisiche e un atteggiamento positivo sono tutti fattori che favoriscono un andamento regolare del parto. All'inizio del travaglio avrete bisogno di mangiare qualcosa per avere forza ed energia in abbondanza. Immergersi in un bagno caldo può essere il modo migliore per accelerare la dilatazione, ma anche un ambiente calmo e semibuio, privo di distrazioni, può essere molto utile. La respirazione profonda e il massaggio, eseguiti secondo le istruzioni fornite in questo libro, aiutano a rilassarsi.
Può anche essere utile assumere la posizione più

adeguata. Un travaglio lento con contrazioni molto distanziate può accelerare se provate a stare in piedi o accovacciate, mentre un travaglio scoordinato e molto doloroso può essere agevolato se vi mettete carponi o sdraiate, soprattutto in acqua calda. Se il bambino sta bene e sentite che potete farcela, potete continuare a contare solo su voi stesse fintanto che la dilatazione progredisce, per quanto lentamente.

Assistenza medica Se il periodo dilatante è molto lento, talvolta si procede alla rottura artificiale delle membrane per incoraggiare la testa a scendere nel collo dell'utero, oppure si pratica una perfusione di ossitocina (vedi INDUZIONE DEL PARTO) per incrementare l'attività uterina. Il vantaggio di quest'ultimo intervento consiste nel fatto che può accelerare considerevolmente un travaglio lento e rendere possibile il parto vaginale. Talvolta viene praticata anche una fleboclisi per prevenire la disidratazione.

Il travaglio ipertonico può essere molto doloroso e un'anestesia (vedi PARTO INDOLORE) consente alla madre di rilassarsi. Spesso si somministra un farmaco a base di scopolamina butilbromuro, ma l'anestesia peridurale consente una dilatazione progressiva più rapida.

Se il travaglio si prolunga eccessivamente e risulta chiaro che le contrazioni non riusciranno a dilatare il collo dell'utero, è necessario il ricorso al PARTO CESAREO.

Parto prolungato: periodo espulsivo

La durata del periodo espulsivo varia notevolmente da donna a donna e può essere da pochi minuti a diverse ore. I limiti di tempo tanto spesso imposti arbitrariamente dai medici non tengono conto di queste profonde variazioni individuali.

Se si pongono dei limiti rigidi, per esempio un'ora per un primo parto o quarantacinque minuti per un secondo, il risultato sarà sicuramente un numero elevato di estrazioni con forcipe o ventosa e una quantità assai minore di parti normali. In realtà, fintantoché madre e bambino stanno bene e il cuore fetale è controllato regolarmente, non c'è alcun bisogno di porre alcun limite di durata.

Quando l'espulsione richiede più tempo Le contrazioni uterine possono essere molto distanziate o poco efficaci; dopo un lungo travaglio la partoriente può essere anche molto stanca. Se alla madre è stata praticata l'analgesia peridurale o un'iniezione di un forte analgesico in una fase avanzata del travaglio (vedi PARTO INDOLORE), essa può non essere in grado di spingere. Se inoltre è sdraiata e non viene favorita in nessun modo dalla forza di gravità, la sua partecipazione sarà ancora più ridotta.

In alcune madri il periodo espulsivo è ostacolato da una serie di timori: la paura delle lacerazioni, quella di provare un dolore eccessivo o addirittura di vedere il proprio bambino. Certe donne temono di aver combinato un guaio quando si rompono le acque o evacuano delle feci durante il parto. Altre provano un sentimento di profonda ambivalenza, come se non volessero portare a termine la gravidanza e cominciare una nuova vita con la maternità. Qualche volta l'ambiente e le persone che assistono al parto sono la causa del suo protrarsi, specie se la madre si sente osservata o se le viene chiesto di spingere prima che ne senta il bisogno.

Come comportarsi se l'espulsione è prolungata Cercate di aumentare preventivamente la vostra resistenza durante la gravidanza, mangiando correttamente e arrivando in condizioni ottimali al parto. Il praticare gli esercizi di stretching e la respirazione consapevole descritti in questo libro vi insegnerà ad assumere un atteggiamento rilassato. Durante il periodo espulsivo, cercate di stare in posizione verticale, in ginocchio, in piedi o sedute, adottando la posizione accovacciata solamente alla fine (vedi pp. 205-206) per rendere ottimale il riflesso di espulsione. Sono essenziali il sostegno rilassato e fiducioso da parte di chi assiste alla nascita e il rispetto dell'intimità e della tranquillità. L'accento dovrebbe essere posto sul rilassamento, finalizzato a lasciare andare il bambino, piuttosto che sullo sforzo di spingerlo fuori. Quando la testa affiora è il momento di assumere la posizione accovacciata sorretta.

Se il parto si prolunga, può darsi che abbiate bisogno di un po' di zucchero o di una fleboclisi per prevenire la perdita eccessiva di liquidi. Una perfusione di ossitocina può, se necessario, stimolare le contrazioni. Se la posizione accovacciata non è efficace, potrebbe essere necessaria un'estrazione con forcipe o ventosa (vedi FORCIPE E VENTOSA). Se la testa non è ancora impegnata nel canale pelvico, può essere più sicuro un parto cesareo anche se il collo dell'utero è completamente dilatato.

Parto prolungato: secondamento

L'ultima fase del parto, detta 'secondamento', inizia dopo la nascita del bambino e si conclude con l'espulsione della placenta. Anche rispetto alla durata teorica di questa fase ci sono atteggiamenti contrastanti, e spesso si ritiene di doverla accelerare. In questi casi alla donna viene somministrata una sostanza con gli stessi effetti dell'ossitocina, che mantiene l'utero contratto dopo la nascita del bambino; anche la placenta viene così eliminata entro pochi minuti, eventualmente con l'aiuto della trazione controllata del cordone ombelicale da parte dell'ostetrica (vedi p. 255).

Se si lascia che il secondamento avvenga naturalmente, può semplicemente essere questione di tempo perché la placenta si separi e venga espulsa; a meno che non si presenti una forte emorragia, non c'è nessuna fretta.

Placenta ritenuta In alcuni casi la placenta può non essere espulsa parzialmente o completamente; in questo caso è effettivamente necessario un intervento.

Placenta accreta Questa complicazione, rara ma grave, si ha quando la placenta risulta impiantata troppo profondamente nella mucosa dell'utero, talvolta addirittura penetrando nello spessore della parete uterina. In questi casi la trazione controllata del cordone ombelicale non serve ed è necessario somministrare alla donna un'anestesia totale o peridurale per consentire al ginecologo di staccare manualmente la placenta dalla parete uterina.

Frammenti trattenuti Talvolta capita che non vengano espulsi dei frammenti di placenta o di sacco amniotico. Se non c'è emorragia non è necessario prendere alcun provvedimento: i frammenti sono piccoli e verranno espulsi spontaneamente con le lochiazioni (le secrezioni frammiste a sangue attraverso cui, nelle settimane successive al parto, vengono eliminati i residui della gravidanza). Una forte emorragia suggerisce invece la presenza di frammenti più estesi, che probabilmente andranno asportati chirurgicamente.

Contrazione prematura dell'utero Qualche volta, la somministrazione di ossitocina fa sì che la parte inferiore dell'utero si ricontragga rapidamente, intrappolando la placenta al suo interno; ciò avviene più facilmente se viene praticata la trazione sul cordone ombelicale mentre la placenta si è separata solo in parte dalla parete uterina. In questi casi può essere di aiuto adottare la posizione accovacciata. Il distacco parziale della placenta può provocare un'emorragia, quindi è urgente che si stacchi anche il resto della placenta. Talvolta questa evenienza richiede un intervento d'emergenza sotto anestesia.

Pelle della donna in gravidanza

I mutamenti normali della pelle in gravidanza sono descritti alle pp. 57-58; di seguito sono invece riportate le possibili alterazioni.

Pigmentazione Molte donne notano che la pelle si abbronza più facilmente in gravidanza, vi è infatti una maggiore produzione di pigmenti. Come misura precauzionale, conviene in ogni caso evitare le lampade abbronzanti in questo periodo, perché non sono noti gli effetti che possono avere sul feto.

La pigmentazione prodotta autonomamente, spesso a chiazze, viene chiamata 'cloasma gravidico' e di solito sparisce spontaneamente qualche mese dopo il parto; l'areola intorno ai capezzoli rimane invece per sempre un po' più scura.

Macchie e acne Le chiazze rosse che diventano bianche quando vengono toccate sono prodotte dagli ormoni estrogeni che dilatano i vasi della pelle. Questo fenomeno è responsabile anche della luminosità particolare che caratterizza il viso delle donne incinte. Le macchie spariscono dopo la gravidanza.

L'acne può peggiorare o migliorare. Se vengono usati gli antibiotici, la terapia deve essere sospesa prima del concepimento, soprattutto se a base di tetraciclina.

Prurito ed eruzioni cutanee Se prima del concepimento sono presenti psoriasi o eczema, queste affezioni spesso si riducono durante la gravidanza. L'etretinato, un farmaco sicuramente teratogeno, cioè in grado di indurre malformazioni nel feto, usato per curare la psoriasi, dovrebbe essere sospeso alcuni mesi prima del concepimento. L'eczema può ridursi se si fa particolare attenzione alla dieta.

Un'eruzione cutanea dovuta a una micosi (vedi INFEZIONI VAGINALI) può provocare intenso prurito e arrossamento, particolarmente nella regione genitale, in quella inguinale e sulle cosce. Può essere curata facilmente con pomate antimicotiche, purché non contengano sostanze pericolose per il bambino. Il prurito può anche comparire senza alcun motivo evidente e in questo caso è più difficile da curare, ma in genere sparisce dopo il parto. Le eruzioni cutanee possono presentarsi spontaneamente, soprattutto nell'ultimo trimestre, spesso coinvolgendo il tronco e gli arti; in diversi casi determinano prurito, fastidio e insonnia. Di solito spariscono entro un paio di settimane dopo il parto. Una lozione al carbonato di zinco può essere utile, come anche indossare abiti larghi di cotone o di lino.

Pelle del neonato, affezioni

Nei primi giorni o nelle prime settimane dopo la nascita, sulla pelle dei bambini appaiono spesso macchie o puntini che, per quanto brutti, sono perfettamente normali e spariscono da soli entro breve tempo. La risoluzione delle affezioni cutanee descritte di seguito può invece richiedere una maggiore attenzione, una terapia o semplicemente un tempo maggiore.

Crosta lattea Si tratta di un'innocua forma di dermatosi molto comune nei lattanti. La secrezione eccessiva delle ghiandole sebacee provoca la formazione di foruncoli sul viso e sul cuoio capelluto del neonato. La placca ispessita che si viene a formare sulla testa può durare anche diversi mesi, per poi guarire spontaneamente.

La crosta lattea non richiede cure specifiche e le crosticine, anche se possono risultare sgradevoli alla vista, non vanno mai staccate. Può essere di aiuto spazzolare dolcemente il cuoio capelluto con una spazzolina morbida per neonati, o anche applicare localmente un olio vegetale che, ammorbidendo le incrostazioni, ne agevoli l'eliminazione.

Eczema Detto anche 'dermatite', l'eczema è un'infiammazione della pelle che può presentarsi con secchezza, screpolature o crosticine, rossore e prurito. Colpisce di preferenza il viso, la parte posteriore delle ginocchia, l'interno dei gomiti, le mani, il cuoio capelluto e il torace, ed è raro che si presenti prima del quarto mese di vita.

Spesso è il risultato di un'allergia e in generale conviene, a titolo preventivo, allattare il bambino al seno il più a lungo possibile, badando a non assumere sostanze allergeniche e a introdurre non troppo presto cereali e latte vaccino nella sua dieta.

Sudamina È un'eruzione cutanea che si presenta quando i bambini sono troppo coperti e soffrono il caldo. Comincia con piccole chiazze rosse localizzate in genere sul collo, sul petto e sulla parte superiore delle braccia. Si cura semplicemente vestendo il bambino con abiti più leggeri, rinfrescando l'ambiente e mettendo un pugno di amido di riso nell'acqua usata per il bagno del bambino.

Voglie e macchie cutanee Le 'voglie' possono essere di vario tipo: alcune, come le cosiddette 'macchie mongoliche', che niente hanno a che vedere con il mongolismo, spariscono nel giro di qualche mese, mentre altre sono permanenti. Il medico è di solito in grado di stabilirlo e, se necessario, vi indicherà come trattarle.

Vedi ERITEMA DA PANNOLINO; MUGHETTO DEL NEONATO.

Perdite di sangue → EMORRAGIE

Peso corporeo al concepimento

La donna sovrappeso In generale il sovrappeso non è in relazione con la difficoltà a concepire; le donne obese, però, soffrono più spesso di PIROSI, a causa della pressione esercitata sullo stomaco, di VENE VARICOSE, di STANCHEZZA e di DISPNEA e possono anche avere disturbi del sonno. Oltre a ciò, sono maggiormente esposte alle irritazioni cutanee provocate dallo sfregamento e dalla traspirazione, che possono peggiorare in presenza di micosi (vedi INFEZIONI VAGINALI).

Non è il caso di intraprendere una dieta in gravidanza, ma una maggiore attenzione all'alimentazione (vedi il capitolo a essa dedicato) consentirà di non andare incontro a un eccessivo aumento di peso (vedi PESO CORPOREO IN GRAVIDANZA).

I figli delle donne sovrappeso tendono a essere appena più grossi della media.

Nel periodo che segue il parto, i problemi principali riguardano generalmente la libertà di movimento e le eruzioni cutanee, mentre l'allattamento di solito non ne risente.

La donna sottopeso Una madre sottopeso crea al bambino una quantità maggiore di problemi. Può essere difficile stabilire quando una donna è effettivamente sottopeso: molte donne sono magrissime ma nutrite perfettamente, mentre altre, anche se non lo sembrano, possono essere malnutrite. Quando una donna è gravemente denutrita o anoressica, l'ovulazione e le mestruazioni cessano. La malnutrizione prima del concepimento è stata associata a un numero maggiore di aborti spontanei e di bambini immaturi (vedi IMMATURITÀ E PREMATURITÀ).

La denutrizione prima o all'inizio della gravidanza ha generalmente sul bambino effetti molto maggiori che non alla fine, quando il suo organismo è in grado di estrarre autonomamente, attraverso la placenta, le sostanze nutritive essenziali presenti nel sangue materno. Le donne che sono sottopeso al momento del concepimento dovrebbero soprattutto cercare di migliorare l'apporto globale di sostanze nutritive naturali nella propria dieta. Lo scarso peso materno non è associato a problemi particolari durante il travaglio e il parto; il bambino tuttavia deve essere tenuto regolarmente sotto controllo per tutta la durata della gravidanza e durante il parto. Dopo la nascita, è essenziale che l'alimentazione della madre sia bilanciata, per favorire la secrezione lattea.

Peso corporeo in gravidanza

È giusto e naturale aumentare di peso in gravidanza. L'aumento complessivo è in media di dieci chili ed è normalmente compreso tra cinque e quindici (per informazioni sul modo in cui questo peso si distribuisce vedi p. 46). Un aumento superiore a quindici chili può essere normale se il bambino è molto grosso, se la gravidanza è gemellare e se la madre è alta e robusta. L'aumento medio settimanale è di 0,3 kg.

Aumento eccessivo Benché in ogni gravidanza esistano delle differenze, in generale un aumento superiore a 15 kg nel corso di tutta la gravidanza, o a 0,5 kg settimanali, si considera eccessivo.

Un rapido aumento di peso nelle ultime dieci settimane può essere dovuto a ritenzione idrica o essere un segnale di gestosi (vedi PRESSIONE ALTA E GESTOSI).

Se il vostro aumento di peso è eccessivo dovete fare attenzione a ciò che mangiate. Iniziate a ridurre tutti i cibi raffinati, i dolci e i cibi fritti. Le 'voglie' e gli sfizi alimentari possono essere il segnale di una carenza di vitamine o minerali, curabile con degli integratori. Cercate di mangiare soprattutto frutta e verdura cruda. Se mangiate troppo per attenuare la PIROSI o la NAUSEA, la soluzione potrebbe essere un antiacido.

L'esercizio fisico è un modo eccellente per contenere l'aumento di peso. Il nuoto e le passeggiate a passo rapido accelerano il metabolismo e fanno bruciare più calorie, sia in gravidanza sia in seguito. Anche allattare, ammesso che riusciate a contenere il vostro apporto calorico, può essere d'aiuto, perché il bambino per alimentarsi consuma molte delle vostre calorie.

Aumento insufficiente Una perdita di peso in gravidanza o un aumento inferiore ai cinque chili può indicare due cose: o la madre non mangia abbastanza, così da perdere peso mentre il bambino cresce, o il bambino non si sta sviluppando come dovrebbe.

La gravidanza è il momento meno adatto per intraprendere una dieta. Il bambino infatti dipende completamente da voi per il suo fabbisogno di proteine, zuccheri, grassi, minerali e vitamine essenziali per la sua crescita. Se vi mettete a dieta, le sostanze nutritive che il corpo non è in grado di immagazzinare potrebbero presto esaurirsi. Il bambino riesce a ottenere dal sangue della madre tutto ciò che gli serve, ma se state a dieta gli renderete il compito più arduo.

Se esiste la possibilità che il vostro bambino non stia crescendo adeguatamente, tenete sotto controllo il peso per diverse settimane. Non preoccupatevi se in qualche circostanza l'aumento è insufficiente: ciò che conta è la tendenza generale.

Un aumento insufficiente in una donna sottopeso è assai più significativo di un aumento insufficiente o addirittura di una perdita di peso in una donna in sovrappeso. Può anche essere necessario intervenire sull'alimentazione della madre per migliorarla; se il bambino è immaturo (vedi IMMATURITÀ E PREMATURITÀ) rispetto all'età gestazionale, la gravidanza dovrà essere tenuta sotto controllo. Vedi PESO CORPOREO AL CONCEPIMENTO.

Peso del neonato

Il miglioramento nella qualità dell'alimentazione di molte madri è tra i principali motivi dell'aumento del peso medio alla nascita. Di solito peso e dimensioni del bambino sono perfettamente adeguati alle condizioni della madre, ma in alcuni casi possono creare dei problemi.

Le donne affette da DIABETE hanno spesso bambini molto grossi che si comportano come i bambini prematuri. Quando un bambino è troppo grosso, il problema principale che si presenta durante il parto è la sproporzione tra il cranio del bambino e il bacino della madre. Questa sproporzione può infatti causare difficoltà e potrebbe rendersi necessario il parto assistito o addirittura un taglio cesareo (vedi PARTO CESAREO). Talvolta,

dopo l'espulsione della testa, le spalle fanno fatica a uscire. Si tratta di una complicazione rara ma che richiede un pronto intervento. In genere il problema viene evitato se la madre partorisce in posizione verticale. Dopo il parto, questi bambini non hanno in genere problemi di crescita.
In generale è abbastanza normale che dopo la nascita si verifichi un aumento di peso contenuto nei bambini; le pesate frequenti sono necessarie solo se l'aumento è molto al di sotto della media. La maggioranza dei bambini con un insufficiente aumento di peso avrà solo una costituzione minuta e non sarà denutrita.
A volte il problema può essere alimentare: alcuni bambini non tollerano certe marche di latte in polvere, pertanto va cercata un'alternativa. Alcune madri possono effettivamente avere poco latte, oppure un ritardo nel riflesso di lattazione per cui il bambino riceve solo il primo latte, che è quello meno ricco (vedi ALLATTAMENTO, DISTURBI). Diversamente, può darsi che un'infezione intestinale, il MUGHETTO o un ERITEMA DA PANNOLINO ostacolino la sua normale crescita.
Anche la mancata soddisfazione delle esigenze d'affetto e di stimolazione del bambino possono rappresentare un ostacolo e un disturbo al suo sviluppo fisico, emotivo e intellettuale. In questo caso al bambino mancano la sicurezza, la capacità di amare e di entrare intimamente in contatto con gli altri e anche il legame alimentare con la madre può essere anomalo o assente.
Se siete preoccupate che vostro figlio possa essere sottopeso perché vi sembra che l'allattamento non proceda come dovrebbe, parlatene con il vostro medico, oppure recatevi in un consultorio dove il bambino verrà sottoposto a una visita completa. Spesso infatti le prime difficoltà si superano semplicemente con un po' di perseveranza.
Vedi IMMATURITÀ E PREMATURITÀ; OBESITÀ DEL NEONATO.

Piede torto → TALISMO
Pielite → DISTURBI RENALI E URINARI DELLA MADRE

Pirosi

Le secrezioni ormonali della gravidanza hanno un effetto rilassante sulla muscolatura, di cui può risentirne anche la 'valvola' posta tra l'esofago e lo stomaco. Di conseguenza, l'acidità gastrica può raggiungere l'esofago, irritandone la mucosa assai sensibile e provocando dolore e bruciore.
Accorgimenti utili Evitate la pressione sull'addome, soprattutto quella causata da busti e abiti stretti. Gli esercizi descritti in questo libro per stirare il tronco e distendere l'addome (p. 147) possono essere di aiuto. Tenete il letto leggermente rialzato dalla parte della testa e dormite appoggiate a qualche cuscino. Evitate tutto ciò che può irritare lo stomaco. Consumate pasti frequenti ma leggeri, per ridurre l'acidità, e naturalmente cercate di evitare l'alcol, i cibi fritti o ricchi di spezie, gli additivi chimici e tutto quanto potrebbe procurarvi disturbi digestivi. La pirosi può essere attenuata mangiando alimenti alcalini che neutralizzino gli acidi, per esempio yogurt e latte. Alcune donne trovano che in questo modo lo stomaco ha una reazione maggiore, il che consente loro di mangiare anche alimenti leggermente acidi, quali succhi di frutta e pomodori. Se adottando questi semplici accorgimenti la pirosi permane, occorre parlarne con il medico.

Placenta accreta → PARTO PROLUNGATO: SECONDAMENTO

Placenta, distacco anticipato

Il distacco anticipato della placenta si verifica per lo scollamento in un punto della superficie di contatto fra la placenta e la parete uterina, che si separano così prima della nascita del bambino. Si determina in questo caso un'EMORRAGIA e il sangue può raccogliersi, formando un coagulo, tra la placenta e la parete uterina o può uscire dalla vagina.
La contrazione dell'utero nel punto del distacco può causare un dolore continuo a cui difficilmente si trova sollievo.
Verso la fine della gravidanza, il distacco anticipato della placenta può avvenire in qualsiasi momento e addirittura, anche se raramente, durante il travaglio. È un evento estremamente pericoloso per il bambino. Se quindi avvertite un dolore persistente, con o senza perdite di sangue, verso la fine della gravidanza, mettetevi subito sdraiate e chiamate un'ambulanza.
Cause Non si sa molto circa le cause di questo problema. È più comune tra le donne malnutrite e con gravi carenze di vitamine e minerali, e si è notata un'associazione con la PRESSIONE ALTA.

Complicazioni Se la placenta si stacca dalla parete uterina, la quantità di sangue materno che la raggiunge risulta immediatamente ridotta e ciò può provocare SOFFERENZA FETALE o addirittura la morte del feto. Una notevole perdita di sangue può portare a un abbassamento della pressione materna tale da provocare un collasso.
Il coagulo può assorbire tutte le riserve di sostanze coagulanti presenti nel sangue della madre, al punto da impedire la coagulazione, con un peggioramento dell'emorragia.
Complicazioni di tale gravità sono di competenza di un ospedale dotato di un centro trasfusionale; il successo della terapia dipende dalla rapidità con cui si raggiunge l'ospedale.
Cure In ospedale verrà immediatamente fatto un esame per valutare l'entità del danno. Se l'emorragia è lieve e il battito cardiaco del bambino è regolare, un'ECOGRAFIA può facilitare la diagnosi, che potrebbe anche essere di PLACENTA PREVIA. Se il distacco non è grave, il ricovero in ospedale e il MONITORAGGIO DEL BATTITO CARDIACO FETALE possono essere sufficienti. Un distacco di maggiore entità rappresenta invece un'emergenza e può essere necessario un PARTO CESAREO per salvare il bambino.

Placenta previa

Normalmente la placenta s'impianta nella metà superiore dell'utero. Se si impianta nella metà inferiore, ostruendo in parte o completamente l'apertura cervicale, si parla di placenta previa. La placenta previa si manifesta molto raramente. All'inizio della gravidanza, è abbastanza comune che la placenta si presenti un po' in basso, ma, generalmente, con il passare del tempo e con l'espandersi dell'utero, risulta collocata più in alto. Alla fine della gravidanza possono verificarsi delle EMORRAGIE. Nelle ultime settimane, quando la parte bassa dell'utero comincia ad assottigliarsi e la cervice a maturare e a raccorciarsi in preparazione del parto, il bordo della placenta, che non può estendersi, tende a staccarsi dalla parete uterina provocando un'emorragia.
Sintomi Il primo sintomo di una placenta previa consiste in genere nella perdita indolore di sangue dalla vagina. Questa perdita, non troppo intensa, può continuare in modo intermittente e poi improvvisamente aumentare. In alcuni casi la placenta previa non viene diagnosticata fino all'inizio del travaglio, allorché si verifica una violenta emorragia. Normalmente la placenta previa impedisce al bambino di impegnare la testa nel bacino.
Cure Se alla prima ECOGRAFIA la placenta appare bassa, probabilmente vi verrà suggerito di ripetere l'esame alla trentaduesima settimana, per verificarne la posizione. A quell'epoca della gestazione una placenta previa vera e propria può essere diagnosticata con certezza e in questo caso vi verrà proposto di rimanere in ospedale. In caso di emorragia dovrete comunque rimanere in ospedale anche una volta che essa è cessata, perché quella successiva potrebbe essere molto più forte. I rapporti sessuali devono essere sospesi perché possono causare un'ulteriore perdita di sangue. L'ultima visita interna verrà fatta in sala operatoria con tutte le attrezzature pronte; se effettivamente la placenta è previa, il bambino deve nascere con il PARTO CESAREO. Poiché l'emorragia dovuta a placenta previa di solito non comporta alcun dolore, non sempre le donne pensano che sia il caso di rivolgersi al medico, che è invece d'importanza vitale per qualsiasi tipo di emorragia.

Placenta ritenuta → EMORRAGIE; PARTO PROLUNGATO: SECONDAMENTO
Polmonite → MALATTIE DA RAFFREDDAMENTO NEL NEONATO

Posizione del bambino

Presentazione trasversale Molto raramente, alla fine della gravidanza, il bambino può trovarsi in posizione orizzontale nell'utero, con una mano, una spalla o il cordone ombelicale nel punto più vicino al collo dell'utero. Se questa presentazione anomala è diagnosticata in anticipo, un massaggio delicato, detto 'versione esterna' (vedi PARTO PODALICO), può aiutare il bambino a girarsi. Se la presentazione trasversale non si corregge prima dell'inizio del travaglio è necessario ricorrere al PARTO CESAREO. Se vi si rompono le acque conviene sempre che l'ostetrica controlli che il cordone ombelicale non risulti compresso, mettendo in pericolo il rifornimento di ossigeno al bambino (vedi PROLASSO DEL CORDONE OMBELICALE). Se siete a casa, mettetevi sdraiate e chiedete un'ambulanza.
Presentazioni cefaliche anomale All'inizio del travaglio, il mento del bambino è generalmente

schiacciato contro il petto, in modo che a impegnarsi nel canale pelvico sia la sommità del capo. Ogni tanto capita che il bambino estenda la testa all'indietro. Se questa si trova all'indietro solo per metà, si parla di presentazione frontale. Le presentazioni frontali e di faccia sono complicazioni rare, che vanno trattate con la massima delicatezza. La presentazione di faccia può essere particolarmente difficile e spesso, a meno che il bambino sia particolarmente piccolo rispetto alle dimensioni del bacino, bisogna intervenire con il taglio cesareo. Nella presentazione di faccia, la testa del bambino è talmente estesa all'indietro che il suo diametro risulta appena maggiore di quello che avrebbe in una presentazione normale. In questo caso dunque, benché spesso si tenda a praticare il cesareo, è probabilmente possibile il parto vaginale, anche se il bambino presenterà il viso prima del vertice.

Presentazione occipito-posteriore Un bambino con presentazione occipito-posteriore si trova con la testa in giù ma con la fronte in direzione dell'ombelico materno e la nuca verso la colonna vertebrale. In questo caso i 'calci' vengono avvertiti dalla madre sul davanti invece che di lato.

Perché si presenta la posizione occipito-posteriore Il motivo più comune di questo tipo di presentazione è che il bambino si trova meglio di fronte alla placenta, che può essersi impiantata sulla parete anteriore dell'utero. A volte la ragione può risiedere nella forma triangolare, invece che ovale, del bacino materno, che risulta più ampio nella parte posteriore; l'angolo tra le ossa del bacino nella parte anteriore è troppo stretto e la testa del bambino non passa. Il diametro della testa, più ampio posteriormente, in questo caso si adatta meglio alla parte posteriore del bacino materno. Se il bacino è sufficientemente ampio, questa presentazione non crea problemi. Se essa è invece dovuta alla forma del bacino, il parto potrà essere prolungato. La testa del bambino, invece che con il mento schiacciato sul collo, può essere spostata all'indietro.

A causa della pressione esercitata dalla testa sull'osso sacro, il parto potrà essere caratterizzato da mal di schiena e dolore al sacro e da una lunga e scoordinata attività uterina (vedi PARTO PROLUNGATO: LA DILATAZIONE). Se il parto è attivo, le difficoltà sono lievemente ridotte.

Il travaglio Se il vostro bambino è in posizione occipito-posteriore probabilmente avvertirete un forte mal di schiena tra una contrazione e l'altra. Una volta iniziato il travaglio, provate a mettervi in diverse posizioni. Spesso la posizione carponi è più comoda, perché riduce la pressione della testa sul sacro, e favorisce anche la rotazione, perché la parte più pesante del corpo del bambino, la colonna vertebrale, è spinta verso il basso dalla forza di gravità. Muovervi e cambiare posizione liberamente, oltre che lo stare il più possibile in posizione verticale, aiuterà la testa del bambino a flettersi e a impegnarsi nella cavità pelvica. Anche i movimenti rotatori delle anche incoraggiano la rotazione. L'immersione in acqua calda (vedi p. 231) e il massaggio possono rilassare la muscolatura pelvica, aumentandone la capacità.

Il parto Durante il periodo espulsivo è opportuno assumere una posizione verticale, o preferibilmente quella accovacciata sorretta (vedi p. 205), per consentire al bacino di aprirsi al massimo e per sfruttare il più possibile la forza di gravità. Ciò consente in molti casi di non impiegare il forcipe né la ventosa, che diversamente vi verranno proposte (vedi FORCIPE E VENTOSA). La ventosa può essere applicata alla testa del bambino per aiutarla a flettersi e a ruotare. Il ginecologo può far ruotare manualmente la testa o usare un forcipe Kiellands. Questa manovra richiede un'anestesia peridurale e una notevole abilità operativa.

In altri casi, la sproporzione cefalo-pelvica rende necessario il ricorso al PARTO CESAREO.

Presentazione occipito-posteriore ricorrente Se la causa della presentazione anomala è stata una sproporzione cefalo-pelvica, è probabile che anche il vostro prossimo figlio si presenti in posizione occipito-posteriore. Tuttavia, la distensione dei legamenti pelvici che si verifica nel corso del primo parto rende in genere più agevoli i successivi.

Per la trattazione della presentazione podalica vedi PARTO PODALICO.

Postmaturità

Si considerano 'postmaturi' i bambini che nascono più di due settimane dopo la data presunta del parto: il tal caso c'è la possibilità che la placenta non riesca più a far fronte alle esigenze di ossigeno e di nutrimento del bambino (vedi IMMATURITÀ E PREMATURITÀ).

Quasi tutti i bambini che vengono considerati 'postmaturi' in realtà non sono nati oltre il termi-

ne e non hanno bisogno di alcun trattamento: i ritardi sono spessissimo il risultato di un errore di calcolo nella data dell'ultima mestruazione o di cicli mestruali lunghi con concepimento negli ultimi giorni fertili. In alcuni casi, comunque, l'inizio del travaglio può tardare senza alcun motivo.
Trattamento Il ritardo non rappresenta di per sé un rischio per il bambino, salvo nei casi in cui la madre presenti PRESSIONE ALTA, sia malnutrita, fumi o beva molto, o quando il bambino sia immaturo. In tutti questi casi è maggiore il rischio di insufficienza placentare. Se questa però non viene accertata, non c'è alcun motivo per indurre il travaglio. Nel frattempo la madre può tenere una registrazione accurata dei movimenti fetali, che devono essere sempre almeno dieci nell'arco di dodici ore, e sottoporsi a un MONITORAGGIO DEL BATTITO CARDIACO FETALE, se dovesse percepirne un numero inferiore. Questo sistema, nonostante richieda pazienza da parte dei genitori e dell'ostetrica, consente di limitare l'induzione del travaglio ai casi di effettiva necessità.

Prematuri → IMMATURITÀ E PREMATURITÀ

Pressione alta e gestosi

La misurazione della pressione arteriosa, che viene fatta durante tutte le visite di controllo in gravidanza, è necessaria perché un suo aumento costante (ipertensione) può essere molto rischioso per il bambino, per la madre o per entrambi.
Cause La pressione alta può manifestarsi durante la gravidanza nelle donne che sono già ipertese o in quelle, spesso intorno ai trent'anni, con genitori o altri familiari ipertesi, che possono avere una predisposizione a sviluppare questo disturbo. L'ipertensione lieve (valori di pressione massima e minima d 150/100) rappresenta un rischio minimo per madre e bambino; tutto ciò che va fatto in questo caso si riduce a controlli frequenti per prevenire un'eventuale gestosi. Molto raramente, la pressione alta è dovuta a un disturbo renale. La gravidanza aumenta il carico di lavoro per i reni danneggiati facendo alzare ulteriormente la pressione.
La gestosi è caratteristica della gravidanza e si manifesta con pressione alta, ritenzione idrica (vedi EDEMA) e albumina nelle urine. Se non viene adeguatamente curata, può trasformarsi in una pericolosissima eclampsia gravidica, con convulsioni e danni per il cuore, i reni, il fegato e la coagulazione del sangue materni (vedi CONVULSIONI IN GRAVIDANZA). Anche il bambino corre dei rischi, perché una pressione molto alta può produrre insufficienza placentare (vedi IMMATURITÀ E PREMATURITÀ).
Le cause della gestosi sono sconosciute; tuttavia sembra possibile che il sistema immunitario reagisca in modo inopportuno al bambino o alla placenta. È più comune nelle gravidanze gemellari e nelle donne che hanno un'alimentazione sbilanciata. Appare di solito alla prima gravidanza, scomparendo completamente nel giro di poche settimane dopo il parto. In genere non si ripete nelle gravidanze successive.
Diagnosi e cure Valori di pressione arteriosa superiori a 140/90 indicano un'anomalia; letture superiori a 160/110 sono considerate gravi. Di per sé l'edema non è significativo, mentre se è accompagnato da pressione alta ed è localizzato soprattutto alle mani e al viso è sicuramente un sintomo di gestosi. L'albumina nelle urine suggerisce la presenza di una gestosi solo quando sono state scartate tutte le altre possibili cause (dalle infezioni urinarie alla presenza di secrezioni vaginali). In caso di pressione alta o gestosi sono possibili diversi interventi.
Dieta Un approccio utile alla prevenzione dell'ipertensione consiste nell'alimentarsi con cibi sani senza eccedere con il sale. Se la gestosi si è già manifestata, è invece importante ridurre l'apporto di sale.
Riposo a letto È uno dei rimedi principali della gestosi, perché consente l'impiego ottimale del sangue in circolo da parte della placenta.
Antipertensivi Lo yoga, la meditazione, l'agopuntura e l'omeopatia sono tutte cure efficaci per abbassare la pressione, anche nel caso in cui siano comunque necessari dei farmaci antipertensivi. Questi ultimi vengono somministrati spesso alle donne con un'ipertensione latente diagnosticata prima o all'inizio della gravidanza. Possono essere necessari anche quando ci sia un forte rialzo di pressione alla fine della gravidanza o durante il travaglio. Sono farmaci molto potenti e devono essere dosati con attenzione, ma fortunatamente hanno pochi effetti sul nascituro. Madre e bambino richiedono comunque controlli frequenti e regolari per eventuali modifiche dei dosaggi.
La gestosi grave viene curata con fleboclisi, con farmaci antipertensivi e in alcuni casi anche con

farmaci contro le convulsioni. Conviene tuttavia provare prima rimedi alternativi, in quanto gli anticonvulsivanti possono creare dipendenza nella madre, e i bambini prematuri, nel caso vi siano esposti, risentono dell'effetto di questi farmaci per alcune settimane dopo la nascita, prima di riuscire a eliminarli completamente.

Nascita anticipata Se una forte ipertensione sta determinando un'insufficienza placentare, il bambino va fatto nascere, in genere mediante PARTO CESAREO, anche se non dovesse avere più di ventotto-trentadue settimane. Se la madre ha un'eclampsia o corre un forte rischio in tal senso, il parto, normalmente cesareo, deve avvenire subito. Se l'ipertensione non è molto grave, si procede a un'INDUZIONE DEL PARTO, anche se ciò richiede un intenso MONITORAGGIO DEL BATTITO CARDIACO FETALE e materno, per essere sempre certi del benessere del bambino. L'induzione non è necessaria se la pressione arteriosa è solo leggermente alta (valori inferiori a 140/100) e non c'è albumina nelle urine.

Travaglio e parto La pressione molto alta durante il parto è spesso trattata con l'anestesia peridurale, che riduce la pressione arteriosa con pochi effetti sul bambino. Tra le sostanze impiegate per stimolare l'attività uterina, l'ossitocina dovrebbe essere usata con cautela perché ad alte dosi può innalzare la pressione; per lo stesso motivo dovrebbe essere evitata l'ergometrina.

Dopo il parto I controlli della pressione arteriosa vanno proseguiti per evitare che si verifichi una eclampsia post partum.

Se la pressione alta si protrae per oltre sei settimane, è necessaria una visita completa per stabilirne l'origine. Il bambino deve essere accuratamente visitato al momento della nascita e, nel caso sia prematuro o immaturo, deve essere curato di conseguenza.

Pressione bassa e svenimenti

La pressione bassa (ipotensione) è di solito un buon segno. In generale, in gravidanza, è una condizione invidiabile. Se però la pressione scende improvvisamente o si abbassa di molto, può essere causa di capogiri e svenimenti.

Alcune cause di pressione bassa sono gravi: per esempio, una perdita di sangue può far scendere la pressione, primo segnale di un trauma. Più spesso, le donne facilmente soggette a questi sbalzi di pressione si accorgono che basta stare un po' di tempo distese sul dorso per sentirsi svenire quando si alzano. Questo genere di pressione bassa 'posturale' (avere le vertigini o sentirsi svenire quando ci si alza improvvisamente o dopo essere rimaste in piedi a lungo) si verifica abbastanza di frequente in gravidanza, in particolare nelle donne che soffrono di vene varicose o che seguono una terapia con farmaci antipertensivi; di solito peggiora nell'ultimo trimestre. Il caldo intenso e l'assunzione di alcol possono aggravare il disturbo.

Se vi sentite svenire, mettetevi per un po' sedute e rilassatevi; diversamente potreste cadere pesantemente a terra e subire danni. A parte questa possibilità, la pressione bassa legata al cambiamento di posizione non ha altri effetti potenzialmente dannosi. Per evitare le sensazioni fastidiose, contraete e rilassate regolarmente i muscoli delle gambe e i glutei, come se fossero una pompa, per far ritornare il sangue al cervello. Assumere la posizione su un fianco invece che sul dorso quando andate a letto (in modo che l'utero non pesi sui grossi vasi sanguigni) vi aiuterà a non sentirvi svenire nel momento in cui vi alzerete. A meno che l'abbassamento di pressione sia estremo, non ci sono rischi per il bambino.

Prolasso del cordone ombelicale

È una complicazione abbastanza rara del parto, che si verifica quando un tratto del cordone ombelicale si trova al di sotto della testa del bambino prima che questa s'impegni. È più frequente nei casi in cui il bambino sia prematuro, podalico o in posizione trasversale.

Se si rompono le acque prima che la testa si sia impegnata nella cavità pelvica, mettetevi subito in contatto con l'ospedale o con l'ostetrica. Se le membrane sono rotte è possibile che il cordone prolassi (scivoli fuori) prima della testa e venga compresso, il che provocherebbe SOFFERENZA FETALE per mancanza di ossigeno.

Se il cordone è prolassato, la madre deve mettersi carponi per evitare che il bambino prema sul cordone, in attesa che le venga praticato il PARTO CESAREO.

Prolasso vaginale

Il prolasso vaginale si verifica quando i legamenti e i muscoli di sostegno della vagina si distendono, permettendo alle pareti vaginali di scivolare in basso, talvolta trascinando con sé anche l'utero, la vescica o il retto. Praticamente si tratta di un'ernia della vagina, più probabile in caso di predisposizione ereditaria, di malnutrizione, di obesità o di sforzo eccessivo durante il parto.

Sintomi La sensazione è che la vagina stia 'scendendo', accompagnata da dolore nella regione lombare, provocato dalla tensione a cui sono soggetti i legamenti. Possono essere presenti frequente bisogno di urinare, difficoltà a svuotare completamente vescica e intestino o incontinenza. Potreste avere la sensazione che la vagina sia rilassata, con riduzione delle sensazioni durante i rapporti sessuali.

Cure In gravidanza, il problema principale è la perdita involontaria di urina ed è difficile da trattare, ma dopo il parto il disturbo si attenua di solito nell'arco di qualche mese. Se si è già verificato un prolasso vaginale durante il parto precedente, può essere necessario praticare un'episiotomia (vedi EPISIOTOMIA E LACERAZIONI), perché la pressione della testa del bambino nel periodo espulsivo sia ridotta al minimo.

Gli esercizi per il pavimento pelvico da praticare dopo il parto (descritti in questo libro) possono essere di grande aiuto per rinforzare i muscoli e recuperare il tono muscolare perduto. In casi rari, dopo il parto, è necessario inserire un anello nella vagina per sostenere il collo dell'utero.

Se dovesse essere necessario un intervento di chirurgia plastica, questo viene in genere eseguito dopo la menopausa. Se infatti alla ricostruzione plastica dovesse seguire una nuova gravidanza, il collo dell'utero andrebbe controllato attentamente e regolarmente nel corso dei nove mesi, per escludere una possibile INCONTINENZA CERVICALE, mentre il bambino dovrebbe nascere con PARTO CESAREO per prevenire danni nella regione ricostruita.

Prurito → PELLE DELLA DONNA IN GRAVIDANZA

Pseudoerosione cervicale (ectopia)

Il collo dell'utero (cervice) è rivestito internamente di una mucosa di colore rosso, mentre all'esterno è formato da uno spesso strato di mucosa rosa, come quella della vagina. Con la gravidanza, il collo dell'utero tende ad allargarsi e ad aprirsi, mostrando così il suo rivestimento interno. Se la cervice si lacera durante il parto, il rivestimento interno della cervice diviene ancor più visibile. Questo fenomeno è chiamato 'pseudoerosione' o 'ectopia' cervicale.

L'ectopia cervicale non rappresenta un disturbo grave e, nel corso degli anni, sono moltissime le donne che presentano questa alterazione. Di solito non produce alcun sintomo, ma talvolta può determinare perdite di sangue di colore rosso vivo attraverso la vagina, soprattutto dopo un rapporto sessuale. Sulla mucosa cervicale estrusa può essere eseguito il pap test per escludere la presenza di anomalie.

Benché la pseudoerosione cervicale non richieda generalmente alcun trattamento, in gravidanza qualsiasi emorragia deve essere riferita al medico. L'eventuale trattamento in caso di perdite, eseguito dopo la fine della gravidanza, prevede la distruzione del tessuto ectopico mediante applicazione di calore (diatermocoagulazione). Nel giro di qualche settimana si ha poi la sostituzione da parte della mucosa esterna, più spessa. Durante la rigenerazione del tessuto di copertura sono normali perdite e piccole emorragie.

Psoriasi → PELLE DELLA DONNA IN GRAVIDANZA

Radiazioni

Anche se tutti siamo normalmente esposti a piccole dosi di radiazioni nella vita quotidiana, durante la gravidanza è raccomandabile non esporsi a esse, se non ve ne è necessità, per il potenziale grave pericolo che rappresentano per l'embrione in via di sviluppo, soprattutto nelle prime settimane di gestazione.

Le radiografie addominali all'inizio della gravidanza sono pericolose per il feto perché potrebbero arrecare danni alle ovaie o favorire l'insorgere di leucemia nella vita postnatale. Le radiografie diagnostiche sono ampiamente sostituite durante la gravidanza dall'ECOGRAFIA, che si avvale invece di onde sonore (ultrasuoni). Queste ultime sono innocue per il feto. Anche le radiografie dei denti andrebbero evitate durante la gravidanza, a meno che non siano veramente indispensabili. Se dovete ricorrervi, comunque, non abbiate timore di insistere per farvi dare il camice protettivo in modo che l'addome sia schermato. Un'unica radiografia alla fine della gravidanza, per controllare la dimensione del bacino materno se c'è il sospetto di sproporzione cefalo-pelvica (vedi PESO DEL NEONATO), rappresenta un rischio minimo per il bambino.

Ragadi anali

Sono fessure che si formano nella mucosa che riveste il canale dell'ano. Le contusioni sopportate durante il parto possono provocare uno spasmo della muscolatura circostante, mentre una lacerazione o l'applicazione di punti in vagina tendono a peggiorare la situazione. Le feci dure provocano una spaccatura superficiale che facilmente s'infetta, perpetuando il ciclo spasmo-dolore. Un dolore nell'ano che peggiora quando si evacuano le feci può essere determinato da una ragade anale o da EMORROIDI prolassate.

Il primo passo verso la guarigione consiste nel modificare la dieta per ammorbidire le feci. Anche l'uso di un olio vegetale o di supposte alla glicerina può risultare utile. In caso d'infezione vi converrà rivolgervi al medico o all'omeopata. È possibile che vi vengano consigliati antibiotici, ma, nei casi più gravi, è necessario ricorrere alla chirurgia per distendere la muscolatura anale e ridurre lo spasmo.

Ragadi del capezzolo → ALLATTAMENTO, DISTURBI

Rianimazione del neonato

Benché i neonati riescano a sopravvivere con quantità piuttosto scarse di ossigeno molto più a lungo degli adulti, alcuni richiedono qualche aiuto per respirare al momento della nascita. Per ridurre al massimo questa eventualità, il cordone ombelicale non dovrebbe essere tagliato finché pulsa, in modo che continui a fornire ossigeno al neonato. L'eventuale liquido amniotico presente nelle vie respiratorie dovrebbe essere aspirato. Il bambino va tenuto al caldo, possibilmente a stretto contatto con il corpo della madre.

Se il bambino non comincia a respirare, può essere necessario somministrargli dell'ossigeno, fino a quando l'apparato respiratorio non sia completamente libero, con una maschera o attraverso un tubicino flessibile inserito nelle vie respiratorie del neonato, in cui l'ossigeno possa fluire con una pressione molto bassa. La maggior parte dei bambini reagisce in pochi minuti e non ha più bisogno dell'intubazione.

Ritardo sulla data presunta del parto → POSTMATURITÀ

Ritenzione della placenta → EMORRAGIE; PARTO PROLUNGATO: SECONDAMENTO

Ritenzione idrica → EDEMA

Ritenzione testicolare

Nei maschi i testicoli si formano nell'addome fetale e normalmente scendono nello scroto verso la fine della gravidanza o poco tempo dopo la nascita. Alcuni bambini hanno i testicoli retrattili, che cioè si ritirano nell'addome quando sono esposti al freddo. Questa manifestazione deve essere curata, perché nel corso del tempo il passaggio dall'addome allo scroto tende a restringersi spontaneamente. Se uno o entrambi i testicoli non scendono nel sacco scrotale, va eseguita una palpazione inguinale per escludere un'ernia, che risulta spesso associata alla ritenzione testicolare. Un eventuale intervento chirurgico per riportare i testicoli nello scroto non viene comunque eseguito prima dei cinque anni di vita, poiché in questo lasso di tempo la maggior parte dei testicoli trattenuti tende a scendere spontaneamente. Se i testicoli rimangono nell'addome, può risultare compromessa la capacità di procreare.

Rosolia in gravidanza

La rosolia è una malattia infettiva contagiosa di origine virale; se presa durante l'infanzia è priva di complicazioni, ma può avere conseguenze gravi per il feto quando è contratta da una donna incinta nelle prime sedici settimane di gravidanza. Ogni anno in Italia nascono un centinaio di bambini colpiti da rosolia congenita. Non si è però in grado di definire con certezza quante delle loro madri abbiano sofferto di rosolia nel corso dei primi mesi di gravidanza. Il virus è presente nella circolazione materna sette giorni dopo l'infezione; una settimana dopo si manifesta in genere l'esantema e dopo altri sette giorni sono individuabili gli anticorpi prodotti dal sistema immunitario.

Effetti Quanto più è precoce il periodo di gestazione in cui la madre contrae la rosolia, tanto maggiori sono le possibilità che il bambino ne risenta gravemente. Il virus danneggia maggiormente il bambino nel periodo embrionale, vale a dire nelle prime otto settimane di gravidanza; in questo periodo l'infezione può essere causa di cecità, sordità, ritardo mentale, anomalie cardiache e addominali, anche associate tra loro. Dopo la sedicesima settimana il danno si limita esclusivamente alla perdita dell'udito; dopo la diciottesima è probabile che il bambino non ne risenta affatto.

Prevenzione In Italia, è stato avviato un programma di vaccinazione contro la rosolia di tutta la popolazione infantile, in modo particolare di quella femminile, così da prevenire le conseguenze di tale malattia. Il vaccino può provocare un'eruzione e sintomi di tipo influenzale, con linfonodi ingrossati, simili ma più leggeri di quelli dell'infezione vera e propria. All'inizio della gravidanza le donne vengono sottoposte regolarmente al test per la ricerca degli anticorpi antirosolia ma, quando è possibile, il test andrebbe fatto prima del concepimento: la presenza degli anticorpi garantisce l'immunizzazione per tutta la vita. Se invece il test risulta negativo, potete farvi vaccinare, ma dovete evitare di rimanere incinte nei tre mesi successivi.

Trattamento Se venite in contatto con la rosolia durante la gravidanza, o se notate un'eruzione cutanea sospetta, potete fare un test per la ricerca degli anticorpi. Se gli anticorpi sono assenti, il test va ripetuto due e quattro settimane dopo, per controllare eventuali cambiamenti.

Per la pericolosità dei suoi effetti, se l'infezione è diagnosticata nelle prime sedici settimane di gravidanza è probabile che vi venga proposta un'INTERRUZIONE VOLONTARIA DELLA GRAVIDANZA. Dopo la diciottesima settimana l'aborto terapeutico non è più necessario, ma la funzione uditiva del neonato deve essere esaminata attentamente alla nascita.

Vedi MALFORMAZIONI CONGENITE E CONSULENZA GENETICA.

Rottura artificiale delle membrane

→ INDUZIONE DEL PARTO

Rottura prematura delle membrane

Una perdita di liquido amniotico attraverso le membrane del sacco amniotico che perduri per più di ventiquattr'ore prima dell'avvio spontaneo del travaglio viene detta 'rottura prematura delle membrane'. Comune soprattutto nelle gravidanze a termine, può anche verificarsi in qualsiasi momento dopo la ventiquattresima settimana di gestazione. Se avete il sospetto che le membrane si siano rotte, è importante una visita vaginale di controllo. Qualche volta la perdita è in realtà il risultato di un'incontinenza urinaria o dell'emissione di muco cervicale.

Complicazioni Se le membrane si rompono prima della trentaquattresima settimana, il vostro medico cercherà probabilmente di prolungare la gravidanza per consentire al bambino una maggiore maturità. Il rischio legato a un parto prematuro è maggiore di quello associato a un'infezione. Le membrane intatte sono una barriera contro gli agenti infettivi che possono risalire attraverso il collo dell'utero. Se l'infezione raggiunge il liquido amniotico può provocare disturbi respiratori nel neonato.

Trattamento Se la visita vaginale conferma la diagnosi, non ne verranno fatte altre, onde ridurre il rischio di infezione. Dovrete anche evitare i rapporti sessuali. Alcuni raccomandano la prevenzione con antibiotici, mentre altri sostengono che questo intervento aumenta solo il rischio di infezioni resistenti agli antibiotici. Conviene rimandare l'uso degli antibiotici ai casi di effettiva necessità, quando cioè l'infezione è diagnosticata con certezza. La vitamina C e le capsule di aglio (acquistabili in erboristeria, nelle farmacie o nei negozi specializzati in alimentazione naturale) possono aiutare a prevenire l'infezione. In alcuni casi è difficile diagnosticare l'infezione all'interno dell'utero e i sintomi (per esempio, febbre o polso accelerato) sono spesso assenti. Il prelievo con un tampone dalla parte alta della vagina può essere impiegato per la ricerca dei microrganismi. Il modo migliore per diagnosticare un'infezione uterina consiste nel controllare l'odore e il colore del liquido amniotico raccolto sugli assorbenti. Se comincia a odorare e a colorarsi, è probabile che vi sia in corso un'infezione e che il parto debba essere indotto.

Salpingite

Quasi tutte le salpingiti (infezioni delle tube di Falloppio), diagnosticate e curate ai primi sintomi, non ostacolano in seguito la funzione delle tube, perché non ne distruggono il rivestimento interno. Se invece le tube vengono completamente ostruite da tessuto cicatriziale, la sterilità è inevitabile. Se le tube sono bloccate solo in parte, ripiegate o distorte, è possibile una GRAVIDANZA EXTRAUTERINA. Durante la gravidanza, il bambino in via di sviluppo e le membrane 'sigillano' la cavità uterina, impedendo l'ingresso di microrganismi estranei. Nella prima settimana successiva al parto o a un'INTER-

RUZIONE SPONTANEA DELLA GRAVIDANZA, i microrganismi possono invece penetrare nell'utero, raggiungere le tube di Falloppio e provocare questa infezione, nota un tempo come 'febbre puerperale'. Tra i sintomi possono esserci perdite vaginali odorose, dolore nella zona inguinale e febbre.

Prima della scoperta degli antibiotici, la febbre puerperale era un'infezione estremamente pericolosa. Oggi gli antibiotici vengono, se necessario, somministrati per via endovenosa, per distruggere i microrganismi. La frequenza di questa infezione si è notevolmente ridotta da quando si procede alla sterilizzazione di tutto il materiale usato durante il parto e si presta maggiore attenzione alla completa espulsione della placenta e dei suoi annessi.

Sciatica → DISTURBI TIPICI DELLA GRAVIDANZA E DEL PUERPERIO

Screening prenatali

Translucenza nucale La translucenza nucale è una raccolta di liquido presente nella nuca del feto evidenziabile con l'ECOGRAFIA nel corso del primo trimestre di gravidanza. Un aumento di questo liquido è presente nei feti con SINDROME DI DOWN (trisomia del cromosoma 21) e in quelli affetti da altre anomalie congenite, anche non cromosomiche. Si tratta di un metodo non invasivo che consente di valutare la probabilità per il feto di essere affetto dalla sindrome di Down. Questa indagine non si sostituisce all'AMNIOCENTESI e alla biopsia dei villi coriali che analizzano il cariotipo del feto, cioè il numero di cromosomi nelle cellule fetali, che possono essere eseguite successivamente se la probabilità di sindrome di Down è elevata.

Bitest Il bitest è effettuato tra la decima e la quattordicesima settimana di gravidanza e consiste nel dosaggio di due proteine (*free* ß-hCG e PAPP-A) a partire da un semplice prelievo di sangue materno. I valori di questi dosaggi, insieme con un parametro ecografico, la translucenza nucale, vengono confrontati con quelli di mediane di riferimento. Il risultato è un indice di rischio. Quando questo valore è inferiore rispetto a un valore soglia, l'esame viene considerato negativo. Valori superiori al valore soglia sono invece considerati positivi e suggeriscono il ricorso all'amniocentesi. Questo test consente di identificare l'85% dei feti affetti da trisomia 21. Anche questo, come la translucenza nucale, è un esame non invasivo per il feto.

Tritest Il tritest, eseguito tra la quindicesima e la ventesima settimana di gestazione, analizza tre ormoni: l'alfafetoproteina (AFP), la gonadotropina corionica umana (hCG) e l'estriolo non coniugato (E3 *free*), prodotti dall'unità feto-placentare. La valutazione combinata e computerizzata dei tre parametri ormonali insieme con l'età materna consente di quantificare il rischio di sindrome di Down, mentre il valore di AFP, valutato singolarmente, consente di identificare difetti di chiusura del TUBO NEURALE. L'esecuzione del tritest richiede un'esatta datazione della gravidanza in corso, che può essere fatta dal ginecologo attraverso misurazioni ecografiche di alcuni parametri fetali. Questo *screening* consente di rilevare un'alta percentuale di feti affetti da sindrome di Down o da difetti del tubo neurale. Si tratta però di un test di tipo probabilistico, per cui un risultato positivo o negativo non significa in maniera definitiva la presenza o l'assenza di questa sindrome, ma un'aumentata o diminuita probabilità che essa si verifichi. Alla donna incinta, in base all'età e ad altre caratteristiche, viene attribuito un valore soglia. Un valore numerico superiore a tale soglia indica un livello di rischio molto basso. Al contrario un valore numerico inferiore a tale soglia indica un rischio elevato di presenza dell'alterazione cromosomica, che indirizzerà verso ulteriori indagini diagnostiche da concordare con il ginecologo (ecografia di conferma per la valutazione dello stato morfologico del feto ed eventuale amniocentesi per l'analisi cromosomica delle cellule fetali, che rimane l'unico esame in grado di confermare o escludere, in maniera definitiva, la presenza della sindrome di Down).

Ultrascreen L'*ultrascreen*, o *screening* combinato del primo trimestre di gravidanza, integra i dati ecografici (translucenza nucale), biochimici (bitest e tritest) e l'ETÀ DELLA MADRE, individuando il 90% dei casi di anomalie cromosomiche con solo il 5% di risultati falsi positivi. Questo metodo consente di effettuare, nei casi a rischio, la diagnosi prenatale, tramite biopsia dei villi coriali, entro i primi novanta giorni (termine ultimo di legge, in Italia, per l'interruzione volontaria della gravidanza). L'esame è inoltre in grado di fornire informazioni utili a tutte le donne e quindi è consigliabile a ogni donna incinta indipendentemente dall'età.

Vedi INTERRUZIONE VOLONTARIA DELLA GRAVIDANZA.

ETÀ MATERNA E ANOMALIE CROMOSOMICHE (%)									
Età	35	36	37	38	39	40	41	42	43
%	1,3	1,4	1,5	1,7	2,1	2,4	2,8	4,0	5,0

Sindrome di Down

La sindrome di Down, un tempo nota come 'mongolismo', è la più comune tra le ANOMALIE CROMOSOMICHE e la causa più diffusa di ritardo mentale nei paesi industrializzati. Fu descritta per la prima volta da John Down nel 1866 ed è il risultato della presenza di un cromosoma aggiuntivo alla ventunesima coppia (per questo è anche chiamata 'trisomia del cromosoma 21'). Alla nascita, il caratteristico aspetto del bambino mongoloide, con la lingua grossa e un'unica piega sulla palma della mano, è già evidente e diventerà dominante con il passare del tempo.

La sindrome di Down è più comune tra i figli di donne che hanno superato i trentacinque anni. Per tale motivo alle madri di questa età viene proposta normalmente un'AMNIOCENTESI o una biopsia dei villi coriali per la diagnosi prenatale. Poiché la maggior parte dei bambini nasce da madri più giovani, molti bambini Down non sono diagnosticati prima della nascita.

In genere i bambini Down sono molto amabili e allegri. Esistono scuole e metodi speciali per migliorare il loro sviluppo intellettivo, ma è di vitale importanza una stimolazione precoce. È possibile che essi presentino anche disturbi cardiaci o addominali, ma, nonostante ciò, la vita media dei soggetti affetti da sindrome di Down ha ormai superato i trent'anni.

Come indicato dalla tabella sopra, la percentuale di bambini affetti da sindrome di Down aumenta di pari passo con l'ETÀ DELLA MADRE. In Italia, l'incidenza è di poco più di un caso ogni mille nati.

Vedi MALFORMAZIONI CONGENITE E CONSULENZA GENETICA.

Sinusite → MALATTIE DA RAFFREDDAMENTO IN GRAVIDANZA

Sofferenza fetale

Il metabolismo del bambino è perfettamente preparato ad affrontare il travaglio. Durante le contrazioni, i vasi sanguigni delle pareti uterine vengono compressi e ciò riduce il flusso di sangue alla placenta, ma il bambino è in grado di utilizzare le riserve di ossigeno contenute nel sangue placentare. Se la quantità di ossigeno diventa troppo scarsa, il bambino è capace di passare a un tipo diverso di metabolismo, detto 'anaerobico' (cioè senza ossigeno). Se questo avviene, il bambino trae energia dal glucosio che gli viene dalle riserve di zucchero accumulate nel corso dei mesi dal suo organismo. In questo modo i neonati sono in grado di rimanere senza ossigeno addirittura per dieci minuti, molto più a lungo quindi degli adulti, per un meccanismo naturale di protezione. Se però l'afflusso di sangue placentare al bambino risulta ridotto per un periodo di tempo relativamente lungo, il cervello non riesce a ricevere abbastanza ossigeno. Questa eventualità è detta 'sofferenza fetale' e nei casi più gravi può avere come conseguenza un grave danno cerebrale o addirittura la morte. Una sofferenza fetale acuta è un evento raro ma pericoloso.

Cause I motivi della sofferenza fetale non sono sempre chiari, tuttavia sono state individuate alcune situazioni di rischio:

- i bambini gravemente immaturi (vedi IMMATURITÀ E PREMATURITÀ) o che hanno insufficienti riserve di zucchero possono non essere in grado di affrontare il parto;
- se la partoriente giace sul dorso durante il parto, la circolazione placentare è ridotta e, a volte, può peggiorare ulteriormente se viene praticata un'anestesia peridurale (vedi PARTO INDOLORE), che può provocare l'afflusso di una maggiore quantità di sangue agli arti inferiori;
- se il cordone ombelicale si trova intorno al collo del bambino, può comprimersi durante la discesa e inpedisce il passaggio di tutto l'ossigeno necessario;
- raramente si può verificare un distacco anticipato della placenta (vedi PLACENTA, DISTACCO ANTICIPATO).

Sintomi È noto che certe alterazioni del battito cardiaco fetale sono importanti segnali di sofferenza. Tali alterazioni vengono individuate grazie al MONITORAGGIO DEL BATTITO CARDIACO FETALE e possono essere confermate misurando la quantità di ossigeno presente in un campione di sangue prelevato dal cuoio capelluto. La presenza di meconio nel liquido amniotico (vedi MECONIO NEL LIQUIDO AMNIOTICO) indica che il bambino ha

svuotato l'intestino prima di nascere, il che talvolta è un segno di sofferenza fetale.
Prevenzione Il rischio di sofferenza fetale si riduce eliminando, se possibile, i fattori che possono predisporre alla sua insorgenza. Un'eventuale immaturità del bambino dovrebbe essere diagnosticata prima del parto, durante il quale il bambino va tenuto sotto stretto controllo.
Cure prima e durante il parto Talvolta un semplice cambiamento di posizione della madre o l'inalazione di ossigeno può essere sufficiente a modificare un ritmo cardiaco fetale anomalo. Se c'è sofferenza fetale già durante il travaglio e il parto non sembra imminente, può essere necessario il ricorso al PARTO CESAREO. Se la madre ha già raggiunto la fase espulsiva, il parto dovrebbe essere accelerato con l'adozione di una posizione verticale o con un'episiotomia. Conviene inoltre che la madre non trattenga il respiro durante le contrazioni. I bambini che sono incorsi in una sofferenza fetale richiedono un'attenzione particolare al momento della nascita. Potrebbero aver bisogno di un intervento di RIANIMAZIONE e, se le loro riserve di zucchero sono scarse, di essere immediatamente alimentati. La visita pediatrica completa è in grado di stabilire se la mancanza di ossigeno ha prodotto effetti duraturi.

Sordità

Nell'infanzia la sordità è un fenomeno raro, con circa due bambini su mille completamente sordi alla nascita e qualcuno in più con una sordità parziale. Tra le cause possono essere comprese la rosolia materna nei primi mesi di gestazione e l'estrema prematurità, ma nella maggior parte dei casi si tratta di una sordità congenita ereditaria.
La perdita dell'udito comporta di solito un ritardo nello sviluppo della parola e diverse difficoltà di apprendimento. Quanto prima viene diagnosticata, tanto più celermente può essere avviato l'insegnamento specializzato.

Spasticismo → PARALISI CEREBRALE
Spina bifida → TUBO NEURALE, DIFETTI

Stanchezza e insonnia

In gravidanza alcune donne si sentono incredibilmente piene d'energia, altre invece stanche, affaticate, deboli e con disturbi del sonno, soprattutto nel primo e nell'ultimo trimestre.
Cause Ci sono molti motivi per sentirsi stanche in gravidanza. In primo luogo è certo che le alterazioni ormonali influiscono sul livello d'energia. NAUSEA e VOMITO e anche la PIROSI possono modificare l'assunzione di cibo, riducendo drasticamente l'energia disponibile. Anche le carenze nutritive e l'assunzione di troppi cibi raffinati possono essere tra le cause dell'affaticamento eccessivo, e gli effetti della malnutrizione si sentono anche dopo il parto, quando le esigenze del bambino rendono più difficile dedicarsi alla preparazione dei pasti, mentre l'allattamento esaurisce le riserve di calorie e di elementi nutritivi. La vostra alimentazione in gravidanza e dopo il parto è di vitale importanza.
È essenziale concedersi tutto il riposo necessario. Il vostro modo di dormire può cambiare per motivi fisici: potreste avere la necessità di svuotare regolarmente la vescica durante la notte, sentire che vi manca il fiato o non trovare la posizione giusta, o soffrire di mal di schiena e crampi. Un mal di schiena cronico tenderà a esaurire tutte le vostre energie durante il giorno e a impedirvi di dormire la notte. Troppo poco esercizio fisico è spesso causa di indifferenza agli stimoli; il vostro organismo ha bisogno di ginnastica per acquistare energia, per farvi dormire meglio e per migliorare il benessere complessivo.
La difficoltà di dormire può anche essere determinata da problemi di ordine emotivo, da brutti sogni (vedi p. 94) o da preoccupazioni che dominano i vostri pensieri. L'ansia può manifestarsi sotto forma di insonnia e di stanchezza eccessiva. Dopo il parto, possono essere necessarie intere settimane prima che i periodi di sonno della madre e del bambino si regolarizzino. Le esigenze del nuovo nato possono essere estremamente impegnative e un ritorno troppo affrettato al lavoro può peggiorare la situazione. La stanchezza può essere anche un sintomo di depressione.
Accorgimenti utili e cure Se vi sentite veramente troppo stanche e deboli, consultate il medico. In casi abbastanza rari e soprattutto se manca anche il respiro, l'estrema debolezza può essere un sintomo di ANEMIA o di altri problemi da non sottovalutare. Diversamente, cercate di accettare la gravidanza e di ascoltare le nuove esigenze del vostro organismo, accogliendo tranquillamente i suoi nuovi ritmi. Fate di tutto per garantirvi un sonno adeguato, che vi aiuterà a superare il mal di schiena, la mancanza di fiato e il bruciore di

stomaco. Se dovete alzarvi spesso la notte per urinare, provate a bere meno dopo le quattro del pomeriggio e consultate il medico per escludere la possibilità di una cistite. La ginnastica (in particolare lo yoga) e il massaggio prima di coricarvi possono favorire il sonno. Anche la respirazione profonda praticata durante il giorno può essere di aiuto. Cercate inoltre di scoprire se avete qualche problema emotivo, magari anche consultando uno psicologo. Se tutti questi accorgimenti non sono sufficienti a farvi dormire tutta la notte, provate a riposarvi due o tre volte durante la giornata invece di esigere un lungo sonno notturno.

Fate attenzione a quello che mangiate. Fate ginnastica e un po' di yoga e vi sentirete molto meglio. Agopuntura e massaggi sono ottimi per stimolare il flusso energetico. Dopo il parto è inevitabile sentirsi stanche. Cercate di delegare il più possibile ad altri incombenze quali fare la spesa e i lavori di casa. Durante la notte tenete il bambino vicino a voi, in modo da poterlo allattare senza alzarvi e senza svegliarvi completamente. Accettate il fatto che sarà il bambino a condizionare i vostri tempi ancora per parecchio tempo: prima vi abituate a questa idea e imparate a badare a voi stesse e alle vostre esigenze mentre dorme, prima riuscirete a vincere la stanchezza. La ginnastica in questo momento è importante quanto durante la gravidanza.

Stitichezza del neonato

Se il bambino è stitico, il passaggio delle feci, spesso dure, può ovviamente essere causa di disagio. Se il problema riguarda solo la frequenza delle evacuazioni, non c'è invece bisogno di preoccuparsi.

Nei primi giorni dopo il parto, i bambini evacuano una sostanza verde-nerastra detta 'meconio' (vedi p. 292). Se dopo settantadue ore dalla nascita il meconio non è stato espulso, il medico controllerà che il retto non sia ostruito.

Una volta espulso tutto il meconio, le feci del neonato diventano molto caratteristiche. Il loro aspetto varia a seconda che il bambino sia allattato al seno o artificialmente.

In ogni caso, non fate mai un clistere a un neonato. Se la stitichezza non sembra migliorare, consultate il pediatra. Il massaggio (vedi pp. 354-357) può avere successo dove altri rimedi sono risultati inefficaci.

Bambino allattato al seno La stitichezza nei bambini allattati al seno è rarissima. Finché le feci sono liquide e galline il bambino non è stitico, anche se dovesse evacuare solo una volta alla settimana. In questo caso sta semplicemente assorbendo la maggior parte di ciò che mangia. Un'eventuale stitichezza migliora di solito dando più liquidi al bambino, specialmente se fa caldo. Se ciò non avviene, la risposta giusta può essere una maggiore attenzione alla vostra dieta.

Bambino allattato artificialmente Ci sono diversi motivi per cui un bambino allattato artificialmente può essere stitico. Per esempio, il bambino può avere un'intolleranza alle proteine del latte vaccino. In questi casi il problema si risolve in genere passando a un altro tipo di latte, magari di soia. Più spesso la causa della stitichezza va ricercata nell'errata convinzione di alcuni genitori che mettendo nel poppatoio più latte in polvere di quello indicato, il bambino crescerà meglio e più in fretta, fatto assolutamente non vero, mentre è facile che quest'operazione provochi stitichezza. Se aumentando i liquidi (acqua), le feci non si ammorbidiscono, un cucchiaino al giorno di succo d'arancia appena spremuto, con una punta di miele, può essere una soluzione. In certe zone, l'acqua è così 'dura' che quando viene usata per preparare il latte può contribuire a dare stitichezza. Provate a usare acqua minerale naturale per qualche tempo e vedete se notate qualche differenza.

Altre cause di stitichezza Molto raramente la stitichezza può essere dovuta a un'insufficiente innervazione dell'intestino crasso, nota come 'megacolon'. Ancora più raramente, la stitichezza può essere provocata da una malattia ereditaria, la FIBROSI CISTICA (mucoviscidosi).

Stitichezza in gravidanza

In gravidanza, il transito intestinale è rallentato e di conseguenza può esserci stitichezza. La causa principale è la scarsa quantità di fibre nella dieta. La fibra alimentare, con il suo volume, agisce come un importantissimo stimolatore sull'ultimo tratto dell'intestino, facendo sì che si contragga e possa espellere il suo contenuto. Le 'voglie' della gravidanza (vedi p. 160) frequentemente aumentano la quantità di cibi calorici e poveri di fibra nella dieta. Anche gli integratori a base di ferro possono favorire la stitichezza.

Cure Qualche cambiamento nella vostra alimentazione può fare miracoli. Mangiate più cereali integrali, frutta fresca con la buccia, verdura (al vapore e cruda) e insalate. Bevete molti liquidi e in particolare acqua minerale tra un pasto e l'altro. Se pensate che gli integratori a base di ferro possano essere responsabili della vostra stitichezza, provate a cambiare prodotto, oppure consultate l'elenco degli alimenti ricchi di ferro riportato a pagina 167 e provate a sostituirli agli integratori. Se sospettate che la vostra stitichezza sia una reazione a qualcosa che avete mangiato, provate a eliminare dei cibi dalla vostra dieta: in momenti differenti, fate a meno dei latticini, del caffè e dei cereali per una settimana o due, e vedete se succede qualcosa. Non spingete troppo durante le evacuazioni; cercate invece di rilassarvi respirando profondamente. Il massaggio, lo yoga e l'OMEOPATIA possono essere di grande aiuto. I lassativi non sono quasi mai necessari, ma se li usate scegliete quelli che aumentano il volume delle feci. Se soffrite di stitichezza cronica, consultate il medico.

Strabismo

Molti bambini con gli occhi normali sembrano strabici nelle prime settimane di vita. Questo falso strabismo è dovuto alle pieghe della pelle che circondano gli occhi e sparisce nel giro di pochi mesi. Gli occhi di un bambino veramente strabico sono permanentemente non allineati. Inizialmente si può avere una visione doppia, ma, se non s'interviene, ben presto un occhio avrà il sopravvento, tanto che in quello non usato la funzione visiva sarà soppressa dal cervello. Parlate al dottore di qualsiasi anomalia vi sia capitato di notare.

Sudamina → PELLE DEL NEONATO, AFFEZIONI
Svenimenti → PRESSIONE BASSA E SVENIMENTI
Taglio cesareo → PARTO CESAREO
Talassemia → ANEMIA FALCIFORME E TALASSEMIA

Talismo

In Italia, quasi due bambini su mille nascono con un piede deformato, piegato verso il basso e verso l'interno. Questa affezione viene detta 'talismo' o 'piede torto'. Molti casi sono leggeri e quasi tutti rispondono bene alla manipolazione e al massaggio ripetuto due o tre volte al giorno, eseguito dai genitori con la supervisione di un fisioterapista. La notte può essere necessario far indossare al bambino stecche e stivaletti ortopedici. Nei casi più gravi, il legamento corto e teso, responsabile della posizione del piede, deve essere allungato chirurgicamente. Grazie alla chirurgia e alla fisioterapia, la maggior parte dei bambini affetti da piede torto è in grado di camminare normalmente e di usare scarpe normali.

Test dei villi coriali → AMNIOCENTESI
Testicolo retratto → RITENZIONE TESTICOLARE
Tosse → MALATTIE DA RAFFREDDAMENTO

Toxoplasmosi

L'infezione prodotta dal parassita *Toxoplasma gondii* può essere contratta mangiando o maneggiando carne cruda o poco cotta o, più raramente, attraverso le feci di un gatto infetto. In generale gli adulti colpiti non hanno sintomi o presentano sintomi simili a quelli di un'influenza. La maggior parte delle donne che contraggono la malattia in gravidanza non nota alcun sintomo e il bambino non risulta danneggiato. I bambini colpiti possono avere sintomi lievissimi, ma nella sua forma più grave la toxoplasmosi può provocare ritardo mentale, cecità e sordità. Non esiste per il momento una cura o un vaccino contro la toxoplasmosi, che può tuttavia essere diagnosticata con una ricerca degli anticorpi nel sangue materno. Se la ricerca risulta positiva prima della gravidanza, la madre risulterà protetta. Durante la gravidanza conviene comunque evitare sempre il contatto con la carne cruda o le deiezioni dei gatti.

Translucenza nucale → SCREENING PRENATALI

Traumi da parto del neonato

Oggi è estremamente raro che un bambino, nascendo, sia soggetto a un grave trauma. In ogni caso, se in seguito a un parto difficile o prematuro il bambino dovesse aver riportato qualche trauma, tale è la sua capacità di riprendersi che in genere il problema si risolverà nel giro di pochi giorni.

Contusioni Certi bambini escono dal parto un po' contusi. I più soggetti alle contusioni sono i prematuri, quelli estratti con il forcipe o con la ventosa, i podalici e quelli con alterazioni del sistema della coagulazione, indotte per esempio dall'assunzione di aspirina da parte della madre. La pressione della sommità del capo contro la cervice non ancora dilatata può produrre un rigonfiamento, detto *caput succedaneum* o 'tumore da parto', che sparisce entro quarantotto ore. Certe volte il bambino, durante il parto, inclina la testa, che è così sottoposta a una maggiore pressione. In questo caso, su un lato, può apparire un rigonfiamento grande come un uovo, detto 'cefaloematoma', formato da una massa di sangue che si raccoglie e ristagna tra il cranio e il cuoio capelluto. Benché possa apparire molto brutto, questo tipo di ematoma guarisce meglio se non viene trattato: nel giro di qualche settimana si appiattirà completamente. L'estrazione con il forcipe può lasciare qualche segno intorno alle orecchie, agli zigomi o ai lati del capo. La ventosa, invece, lascia un rigonfiamento e una linea rossa circolare sulla testa, nel punto in cui è stata applicata la coppetta, che scompaiono in poco tempo. Il parto podalico può lasciare qualche ematoma sui glutei e, nei maschi, sullo scroto. Tutti questi segni spariscono in genere entro pochi giorni. Il sangue di ogni ematoma viene assorbito nella circolazione del bambino e può essere causa di un lieve ittero.

Traumi cranici In casi eccezionali, il parto può danneggiare il cranio del bambino e determinare una lacerazione delle meningi, le membrane che coprono e proteggono il cervello, provocando talvolta un'emorragia interna. I bambini prematuri sono quelli che ne soffrono più facilmente, perché le loro membrane sono particolarmente delicate e incapaci di sostenere la normale pressione del parto: il sacco amniotico non deve essere rotto artificialmente e la madre dovrebbe cercare di partorire in posizione verticale.

Le lacerazioni di lieve entità delle meningi guariscono in pochi giorni e non hanno effetti duraturi, mentre quelle più gravi possono lasciare delle cicatrici interne.

Lesioni a carico delle spalle e delle ossa Qualche volta l'espulsione delle spalle di un bambino molto grande avviene con difficoltà e le manovre per aiutarlo a uscire possono produrre delle lesioni. I nervi che vanno dal collo al braccio possono essere stirati, causando debolezza nell'avambraccio e nella mano. Qualche volta è possibile anche che si fratturi una clavicola, che tuttavia tende a saldarsi molto in fretta e senza lasciare cicatrici. Nella maggior parte dei casi, la posizione accovacciata o carponi è sufficiente a prevenire le lesioni alle spalle.

Tritest

→ SCREENING PRENATALI

Trombosi ed embolismo polmonare

La formazione di un trombo (un coagulo di sangue) in una vena è una complicazione poco comune, ma potenzialmente molto pericolosa, della gravidanza. Dal concepimento fino a dopo il parto, il sistema di coagulazione materno è molto attivo: è questo il modo in cui la natura cerca di prevenire le emorragie. Purtroppo aumenta però il rischio di trombosi, particolarmente nella prima settimana dopo il parto.

Un trombo può distruggere una delle valvole che permettono alle vene di funzionare correttamente e favorire la formazione delle vene varicose. È ancora più pericoloso nel caso che si stacchi dalla parete venosa e viaggi con il sangue fino al lato destro del cuore, da dove potrebbe bloccare completamente il flusso di sangue verso i polmoni. Questa complicazione viene chiamata embolismo polmonare e, pur essendo molto rara, può essere fatale. I fattori di rischio comprendono: grosse VENE VARICOSE preesistenti; riposo forzato a letto per lunghi periodi di tempo durante la gravidanza; PARTO CESAREO o episiotomia estesa; precedenti casi di trombosi; sovrappeso e fumo di sigaretta. Per ridurre al minimo i rischi di trombosi, controllate le eventuali vene varicose già presenti. Più il parto sarà dolce e non traumatico, più in fretta potrete tornare a muovervi, allontanando il rischio di una trombosi post partum.

Sintomi Nella trombosi delle vene superficiali, la vena colpita, appena sotto la pelle, è calda, arrossata e dolente; anche la gamba può essere dolente e gonfiarsi. Nella trombosi delle vene profonde la gamba può apparire pallida. Una buona metà delle trombosi, comunque, non provoca alcun sintomo visibile nelle gambe.

Il trombo può essere nascosto in una vena pelvica e il primo segno della malattia può essere un embolo polmonare. I sintomi di embolismo polmonare sono improvviso dolore al torace, mancanza di fiato e, in alcuni casi, espettorazione di sangue.

Cure La trombosi dei vasi venosi superficiali comporta solo un rischio minimo di embolismo, per cui può essere semplicemente trattata con decongestionanti locali, bende e calze elastiche. Una trombosi dei vasi profondi richiede invece una terapia con anticoagulanti (che rendono il sangue più fluido) anche per diversi mesi. Uno dei più comuni, l'eparina, è abbastanza sicuro in gravidanza perché non attraversa la placenta;

gli altri medicinali richiedono cautela. Se si forma un grosso trombo in una vena profonda, vi verrà suggerito di non avere altre gravidanze e di evitare la pillola anticoncezionale. L'embolismo si cura con anticoagulanti per via endovenosa ed eventualmente con un intervento chirurgico.

Tubo neurale, difetti

In Italia, quattordici bambini su diecimila nascono con gravi malformazioni del cervello o del midollo spinale, dovute alla mancata saldatura del tubo neurale embrionale. Le malformazioni più comuni sono la spina bifida (formazione incompleta delle vertebre e/o del midollo spinale), l'idrocefalo (un eccesso di fluido cerebrospinale nel cervello) e l'anencefalia (formazione incompleta del cervello e del cranio).

Le prospettive di vita per i bambini nati con una o più di queste anomalie dipendono dalla gravità della patologia. Un idrocefalo isolato può essere curato, ma può risultarne un ritardo mentale. Un bambino con una spina bifida non grave, in cui le vertebre siano malformate ma la pelle al di sopra e il midollo spinale al di sotto siano normali, può anche avere una vita quasi regolare. Una spina bifida aperta, invece, in cui il tratto non saldato non sia coperto di pelle e implichi un'anomalia anche a livello del midollo spinale, produce quasi sempre paralisi degli arti inferiori e della parte bassa del tronco, con incontinenza. Metà dei bambini che nascono con questo tipo di anomalia muore nei primi cinque anni di vita e solo pochissimi non risultano gravemente handicappati. Non è possibile la sopravvivenza in caso di anencefalia.

Cause Le cause sono sconosciute, ma sembra possibile un collegamento tra queste malformazioni e gravi carenze minerali e vitaminiche. Ci sono prove concrete che l'assunzione di vitamine e minerali prima del concepimento riduce l'incidenza di difetti del tubo neurale. Questo provvedimento riveste una particolare importanza nel caso di famiglie in cui si siano già verificati dei casi e che quindi sono maggiormente a rischio.

Diagnosi Per la diagnosi dei difetti del tubo neurale, spesso alla sedicesima settimana di gravidanza viene misurato il livello di alfafetoproteina (AFP) nel sangue delle donne incinte (vedi p. 113). Questo test, anche se non è infallibile, consente di individuare il 65% dei casi di spina bifida aperta. In caso di esito positivo è richiesta una conferma con l'ECOGRAFIA. Talvolta, livelli anomali di AFP sono la conseguenza di un'anomalia di sviluppo dell'apparato digerente fetale, ugualmente accertabile con l'ecografia. L'ecografia eseguita tra la diciassettesima e la ventesima settimana è in grado quindi di fornire le stesse informazioni dell'AFP e, in ultima analisi, rende possibile anche la diagnosi di un eventuale idrocefalo, del quale l'AFP non è in grado di svelare la presenza.

Cure Il tipo di cura dei difetti del tubo neurale dipende dall'entità del danno. Un leggero idrocefalo cui non sono associate altre complicazioni può essere curato mediante l'inserimento di una valvola che consente al fluido cerebrospinale in eccesso di riversarsi nel sangue.

Una spina bifida chiusa non ha bisogno di cure. La spina bifida aperta rappresenta il maggiore dilemma: bisogna infatti assumersi l'enorme responsabilità di decidere se chiuderla con un intervento chirurgico, che potrebbe però mettere in pericolo la vita del bambino, o se semplicemente prolungare le sue sofferenze. La chiusura non elimina la paralisi né il ritardo mentale. Con la crescita, i problemi emotivi dei bambini con spina bifida aumentano; l'incontinenza è causa di molte difficoltà e l'eventuale idrocefalo associato normalmente peggiora con il tempo.

I genitori devono prendere una decisione sul futuro del loro bambino malato senza ignorare questo tipo di problemi, possibilmente con l'aiuto e il sostegno dello staff medico. Quando la decisione è quella di non intervenire, molte famiglie preferiscono assistere il bambino malato a casa.

Vedi OSPEDALIZZAZIONE DEL NEONATO; MALFORMAZIONI CONGENITE E CONSULENZA GENETICA.

Tumore cervicale → NEOPLASIE E DISPLASIE

Tunnel carpale → FORMICOLII E DOLORI ALLE DITA IN GRAVIDANZA

Ultrascreen → SCREENING PRENATALI

Utero bicorne → MALFORMAZIONI UTERINE

Utero retroverso

Si dice che l'utero è retroverso quando è inclinato all'indietro, in direzione del sacro, invece che in avanti. In genere non provoca alcun problema in gravidanza a meno che, occupando uno spazio sempre maggiore nel bacino a mano a mano

che cresce e cominciando a esercitare una forte pressione sulla vescica, non arrivi a impedire il flusso urinario. Questo problema si verifica intorno alla dodicesima settimana.
La cura consiste nel sollevamento manuale dell'utero da parte del ginecologo, accompagnato, se necessario, dall'inserimento di un anello di plastica nella vagina per qualche giorno, per mantenerne la posizione. Raramente può essere necessario il posizionamento di un catetere per svuotare la vescica. Dopo la quattordicesima settimana, quando l'utero sale oltre il bacino, la pressione si esaurisce.
L'utero retroverso non pone particolari problemi durante e dopo il parto e non è una causa di aborto spontaneo, come qualcuno sostiene. L'unico problema è dato dalla difficoltà a usare il diaframma come metodo anticoncezionale (vedi CONTRACCEZIONE).

Vene varicose

La gravidanza impone alle vene, e soprattutto a quelle della metà inferiore del corpo, uno sforzo particolare. Il volume di sangue aumenta e distende le pareti delle vene e le loro valvole. Per questo il sangue può ristagnare negli arti inferiori, gonfiando le vene varicose e rendendole dolenti. Più comuni nelle gambe, in gravidanza possono spesso presentarsi anche sulle labbra vaginali, e in questo caso si parla di varicosità vulvare, o nell'ano, dove sono chiamate emorroidi.
C'è una tendenza ereditaria alle vene varicose, che sono inoltre più comuni tra le donne che svolgono un'occupazione che le costringe a stare in piedi per lunghi periodi. Sono anche più frequenti nelle gravidanze gemellari.
Cure La varicosità vulvare sparisce sempre, in modo completo, dopo la gravidanza.
Le vene varicose delle gambe, invece, non sempre ritornano alla normalità, per cui conviene curarle quando si presentano.
Utilizzate sempre calze elastiche di buona qualità e sdraiatevi con le gambe sollevate più volte al giorno. Alzate il letto di 15 cm circa (o mettete un cuscino sotto il materasso) dalla parte dei piedi e fate ginnastica tutti i giorni.
Dopo il parto, continuate a portare le calze elastiche fino a quando le vene non sono tornate normali; qualsiasi rossore o dolore di una vena dopo il parto deve essere trattato come una TROMBOSI.

Ventosa → FORCIPE E VENTOSA
Villi coriali → AMNIOCENTESI E BIOPSIA DEI VILLI CORIALI

Vista e occhi in gravidanza

Nell'ultimo trimestre di gravidanza può accadere che la vista subisca delle alterazioni. Il motivo va ricercato nei liquidi (vedi EDEMA) trattenuti dai tessuti dell'occhio. Dopo il parto, la vista molto probabilmente tornerà come prima.
La difficoltà a mettere a fuoco e i lampi di luce sono invece sintomi da prendere in seria considerazione. Sia l'una sia gli altri possono infatti segnalare una gestosi, soprattutto se avete PRESSIONE ALTA e albumina nelle urine. Parlatene subito con il vostro medico curante.

Vomito del neonato

Spesso i bambini molto piccoli rigurgitano un po' di latte dopo le poppate e questo è un fenomeno normalissimo. Molti sono però i casi in cui si presenta un vomito vero e proprio: alcuni sono rari e gravi; altri, più comuni, si risolvono in fretta. Tutti i bambini prima o poi vomitano, e molti vomitano facilmente, apparentemente senza alcun motivo. Per lo più il vomito non ha bisogno di cure, essendo di per sé una reazione utile all'organismo. Tuttavia, se il vomito è violento, acuto o persistente, se è accompagnato da diarrea, se il bambino non aumenta di peso o è evidentemente malato e disidratato, il medico deve essere chiamato con urgenza.
Stenosi pilorica Alcuni bambini nascono con la valvola tra stomaco e duodeno (il piloro) ristretta: questa condizione è detta 'stenosi pilorica'. Si tratta di un problema più comune nei maschi, che comporta un tipo di vomito molto caratteristico nel bambino che ha meno di quattro settimane: quasi tutto il cibo ingerito viene rigettato con notevole forza, tanto che può essere spruzzato a qualche metro di distanza. Questo vomito violento può ripetersi a ogni poppata; spesso è accompagnato da STITICHEZZA e il bambino non cresce a sufficienza.
La stenosi pilorica deve essere curata al più presto. Gli antispastici per via orale sono utili solo se la stenosi e lo spasmo sono leggeri. Nei casi più gravi il bambino deve essere sottoposto a un intervento chirurgico in anestesia totale per allargare il piloro.

APPENDICE

La tutela della maternità

L'ordinamento giuridico italiano tutela la maternità e le mamme lavoratrici con la legge dell'8/03/2000 n. 53 e soprattutto con il successivo Testo Unico contenuto nel decreto legislativo n. 151 del 26/05/2001 che costituiscono i principali riferimenti legislativi. Le norme considerano anche i diritti e i doveri dei padri e dei genitori adottivi, sostanzialmente parificandoli a quelli della madre e dei genitori naturali.

Durante il periodo lavorativo

Durante tutto il periodo di gravidanza e fino a sette mesi di età del figlio la donna ha diritto a non svolgere lavori considerati pericolosi, faticosi o insalubri. Il datore di lavoro deve valutare i rischi e adottare le misure necessarie, eventualmente anche modificando le mansioni e l'orario. Inoltre, fino al compimento di un anno di età del bimbo, è previsto il divieto del lavoro notturno.

Congedo di maternità

La legge stabilisce il cosiddetto 'congedo di maternità', ovvero il periodo di **astensione obbligatoria dal lavoro** per la madre lavoratrice nei 2 mesi che precedono il parto e nei 3 mesi che lo seguono.

La novità introdotta dal D. Lgs. 151/01 è la flessibilità del congedo: la lavoratrice può anche scegliere di rinviare l'astensione dal lavoro fino a un mese prima del parto, recuperando il periodo non goduto in aggiunta ai 3 mesi dopo il parto.

Se la nascita avviene dopo la data prevista, il congedo di maternità decorre dalla data del parto effettivo; se il parto è invece prematuro, i giorni di astensione non fruiti si vanno ad aggiungere all'astensione post parto.

Durante il periodo di astensione obbligatoria dal lavoro, la lavoratrice percepisce un'indennità giornaliera pari all'100% della retribuzione.

Il congedo di maternità è utile ai fini del calcolo dell'anzianità di servizio, della tredicesima, delle gratifiche e delle ferie. Consente l'accreditamento di tutti i contributi figurativi ai fini previdenziali.

Le lavoratrici che svolgono lavori faticosi o pericolosi (e non possono essere adibite ad altre mansioni) e quelle che soffrono per particolari patologie, preesistenti alla gestazione o verificatesi in seguito, **possono anticipare 'per rischio'** il periodo di astensione obbligatoria precedente al parto, su autorizzazione dell'Ispettorato del lavoro.

Il padre lavoratore ha diritto all'astensione dal lavoro per tutta la durata del congedo di maternità o per la parte residua che sarebbe spettata alla madre se si verifica una grave infermità o la morte della madre, l'abbandono della prole da parte della madre o l'affidamento esclusivo della prole al padre. Il trattamento economico, normativo e previdenziale sono identici a quelli che spetterebbero alla madre. Il diritto è riconosciuto anche nel caso in cui la madre non sia lavoratrice dipendente.

Dalla fine del 2007 il diritto al congedo di maternità e all'astensione anticipata dal lavoro è stata estesa anche alle lavoratrici iscritte alla Gestione separata (per esempio in caso di Co.Co.Pro, ovvero contratti a progetto) che abbiano determinati requisiti contributivi.

Permessi per allattamento

Sono comunemente chiamati permessi per allattamento quei permessi spettanti ai genitori, per poter meglio accudire i figli dal momento del rientro al lavoro sino al compimento del primo anno di vita del bambino.

Durante la giornata la lavoratrice ha diritto a 2 permessi di un'ora, anche cumulabili, che si riducono a uno quando l'orario di lavoro è inferiore alle 6 ore.

I permessi vengono contabilizzati quali ore lavorate agli effetti della durata e della retribuzione del lavoro. Ai fini del trattamento previdenziale sono coperti da contribuzione figurativa ridotta. In caso di parto gemellare, i riposi giornalieri raddoppiano. Le ore in aggiunta possono essere utilizzate anche dal padre: se, per esempio, la madre partorisce 2 o più gemel-

li ha diritto a 4 ore al giorno, di cui 2 possono essere utilizzate dal padre.
Anche il padre ha diritto ai permessi per allattamento con le stesse modalità della madre ma ne può usufruire nei seguenti casi:
– se il figlio è stato affidato al solo padre;
– in alternativa alla madre lavoratrice dipendente che non se ne avvale;
– nel caso in cui la madre non sia lavoratrice dipendente;
– in caso di morte o grave infermità della madre.

La domanda per il padre va presentata anche all'Inps. Egli non ne ha diritto se la madre non svolge alcuna attività lavorativa o nei periodi in cui la madre è in congedo parentale o in maternità.

QUANDO	CHE COSA FARE	PER OTTENERE...
Non appena la gravidanza è confermata.	Presentare un certificato medico attestante la gravidanza al datore di lavoro.	I diritti circa i lavori pericolosi, i permessi retribuiti per le visite mediche, l'astensione dal lavoro notturno.
A gravidanza confermata.	Presentare all'Inps e al datore di lavoro la domanda di astensione obbligatoria.	Il diritto al congedo di maternità.
In qualsiasi momento della gravidanza.	In caso di gravidanza a rischio, presentare domanda all'Ispettorato del lavoro del luogo di residenza, indicando i motivi della richiesta e allegando il certificato del medico.	Congedo anticipato dal lavoro.
Entro i due mesi dalla data presunta del parto.	Presentare un certificato medico attestante la data presunta del parto al datore di lavoro. Comunicare con una lettera l'intenzione di posticipare l'astensione obbligatoria.	Godere del periodo di astensione obbligatoria dal lavoro ed eventualmente posticiparlo.
Entro 30 giorni dal parto.	Presentare un certificato medico (oppure un'autocertificazione) attestante la nascita del figlio al datore di lavoro e comunicargli la data di rientro dall'astensione obbligatoria.	Godere della flessibilità dell'astensione obbligatoria.
Entro 15 giorni dalla fine dell'astensione obbligatoria (ma anche secondo i contratti collettivi).	Presentare domanda al datore di lavoro e all'Inps allegando: – certificato di nascita (o autocertificazione), da cui risulti la maternità o la paternità; – dichiarazione non autenticata di responsabilità da parte dell'altro genitore da cui risulti il periodo di congedo già eventualmente fruito da questi per il figlio (a cui va aggiunta l'indicazione del datore di lavoro o l'attestazione di non essere titolare di diritto al congedo in quanto non occupato); – dichiarazione non autenticata di responsabilità, da parte del richiedente, relativa ai periodi di astensione eventualmente già goduti per lo stesso figlio; – impegno scritto a comunicare qualsiasi successiva variazione dello status quo.	Godere del periodo di congedo parentale.
Al rientro al lavoro nel primo anno di vita del bambino.	Presentare domanda al datore di lavoro; se deve usufruirne il padre anche all'Inps.	Godere dei permessi di allattamento
15 giorni prima di ogni periodo di congedo parentale.	Comunicare al datore di lavoro l'eventuale richiesta di ulteriore congedo.	Godere di periodi frazionati del congedo parentale.

Congedo parentale

Il congedo parentale (o **astensione facoltativa dal lavoro**) è la possibilità, concessa a entrambi i genitori, di assentarsi anche contemporaneamente dal lavoro, durante i primi 8 anni di vita del bambino.

Tale periodo può essere continuativo o frazionato, anche a giorni singoli, ma non deve superare complessivamente i 10 mesi, con un massimo di 6 mesi per ciascun genitore. (Il totale può essere portato a 11 mesi se il padre decide per un congedo superiore ai 3 mesi. Un singolo genitore può godere di un'astensione facoltativa di 10 mesi se è solo, cioè in caso di morte o abbandono dell'altro genitore o di affidamento in esclusiva).

Vengono indennizzati solo un massimo di 6 mesi tra i due genitori (quindi, se la madre utilizza tutti i 6 mesi, il padre non avrà diritto alla retribuzione per i 4 mesi di sua spettanza), con il 30% della retribuzione spettante, con le eventuali migliori condizioni previste da alcuni contratti collettivi.

I mesi ulteriori sono indennizzati con il 30% solo se il reddito individuale del genitore non supera di 2 volte e mezzo l'importo del trattamento minimo di pensione (458,20 euro nel 2009) e se vengono utilizzati entro il terzo anno di vita del bambino.

I periodi goduti dopo i 3 anni di vita del bambino, non sono in ogni caso coperti da contribuzione.

I periodi di congedo parentale sono computati nell'anzianità di servizio ma non concorrono alla determinazione delle ferie, della tredicesima e della gratifica natalizia.

Il genitore è tenuto ad avvisare il datore di lavoro secondo le modalità previste dal proprio contratto collettivo, in ogni caso con un preavviso mai inferiore ai 15 giorni di calendario.

Entro questi termini il datore di lavoro è tenuto ad accordare il congedo.

Assegni di maternità

A tutela di particolari condizioni esiste la possibilità di ottenere assegni di maternità erogati dallo Stato (Inps) oppure dai comuni.

Per i requisiti e gli aggiornamenti si può consultare il sito dell'Inps (www.inps.it) o del proprio Comune di residenza a cui si deve presentare domanda, solitamente entro sei mesi dalla nascita o dall'ingresso in famiglia.

Lavoro autonomo

Lavoratrici autonome (coltivatrici dirette, artigiane, esercenti un'attività commerciale...) e lavoratrici parsubordinate possono richiedere un'indennità giornaliera per 5 mesi e un congedo parentale di 3 mesi. Occorre rivolgersi all'Inps anche per la verifica dei requisiti. Per le libere professioniste, l'indennità e le informazioni relative devono essere richieste alle rispettive casse di previdenza.

Se il bambino si ammala

Se il bambino ha un'età inferiore ai 3 anni, la madre, alternativamente al padre, può astenersi dal lavoro per periodi corrispondenti alla malattia del figlio senza limiti di tempo.

Ha inoltre diritto, sempre in alternativa al padre, ad astenersi dal lavoro, nel limite di 5 giorni lavorativi all'anno, per la malattia di ogni figlio di età compresa fra i 3 e gli 8 anni.

La malattia deve essere certificata da un medico del Servizio sanitario nazionale.

La madre deve inoltre presentare un'autocertificazione in cui attesta che il padre non è in congedo negli stessi giorni per lo stesso motivo o, per esempio nel caso in cui sia lavoratore autonomo, che non ha diritto al permesso.

Nel caso in cui la coppia abbia contemporaneamente due figli malati, ciascun genitore può chiedere il permesso per un figlio.

Il periodo di congedo per malattia dei figli non è retribuito ma è coperto da contribuzione figurativa completa fino ai 3 anni di età del bambino e contribuzione ridotta fra i 3 e gli 8 anni; in quest'ultimo caso, il periodo è computato come anzianità di servizio, ma non è utile per le ferie, la tredicesima mensilità e la gratifica natalizia.

Indirizzi utili

Ministero della salute

www.ministerosalute.it

Sul sito del Ministero, alla voce Salute delle donne, è possibile trovare gli elenchi con gli indirizzi dei consultori. Istituiti con la legge del 29 luglio 1975, n. 405, i **consultori familiari pubblici** offrono la possibilità di usufruire gratuitamente dei servizi di un'ostetrica, di un ginecologo, di un assistente sociale, di uno psicologo e, in alcuni casi, di un pediatra e di altri specialisti e consulenti.

Sempre sul sito del Ministero si trovano elencati tutti i **Centri autorizzati** che applicano le tecniche di **Procreazione Medicalmente Assistita**.

MIPA, Movimento Internazionale Parto Attivo - Centro Studi

via Castello 183, 25080 Serle (BS)
www.mipaonline.com
info@mipaonline.com

Fondato nel 1985 da Piera Maghella, è legato all'Active Birth Movement di Londra (fondato da Janet Balaskas). Impegnato per il riconoscimento del diritto al parto umanizzato, offre corsi di preparazione al parto attivo e di lavoro sul corpo per la gravidanza e, con i neonati, dopo il parto. Organizza inoltre seminari, corsi di aggiornamento e dibattiti.

Villaggio della madre e del fanciullo

via F. Goya 60, 20148 Milano
segreteria@villaggiodellamadre.org
www.villaggiodellamadre.org

Creato nel 1945 da Elda Scarzella Mazzocchi, inizialmente come comunità-alloggio per ragazze madri, dispone oggi di diverse strutture tra cui un consultorio che abbraccia tutte le problematiche legate alla maternità e all'infanzia, dalla gravidanza al parto, dal dopo parto a tutto il primo anno di vita del bambino.

Dagli anni Cinquanta ospita la prima casa di maternità in Italia per partorire al di fuori della struttura ospedaliera.

Il melograno

www.melograno.org
info@melograno.org

È un'associazione senza fini di lucro che dal 1981 si occupa di maternità, nascita e prima infanzia.

Promuove una cultura della nascita rispettosa dei ritmi fisiologici del parto, dell'intimità, delle emozioni e dei bisogni affettivi della coppia e del bambino. I centri del Melograno, sono operanti in diverse regioni e città italiane.

Scuola Elementale di Arte Ostetrica - Centro studi Il marsupio

via Pier Capponi 17, 50132 Firenze
info@marsupioscuola.it
www.marsupioscuola.it

Organizza e promuove la formazione di ostetriche e operatori del settore materno e infantile; pubblica il periodico 'Donna & Donna', la rivista italiana per le ostetriche.

Associazione Centro Nascita Montessori

via G.B. Benedetti 9, 00197 Roma
centronascita@alice.it
www.centronascitamontessori.it

È un ente culturale sorto per studiare le esigenze globali e personali del bambino nei primi anni dello sviluppo, con particolare attenzione alla gestazione, al momento del parto-nascita e al primo anno di vita. Organizza corsi di preparazione al parto, incontri dopo il parto sulla cura dei neonati, dibattiti.

CEMP, Centro Educazione Matrimoniale e Prematrimoniale

via Eugenio Chiesa 1, 20122 Milano
info@consultoriocemp.org
www.consultoriocemp.org

Nato nel 1966, autorizzato dalla Regione Lombardia dal 1981. Fa parte dell'UICEMP (Unione Italiana Centri Educazione Matrimoniale Prematrimoniale) e dal 1968 è l'unico membro per l'Italia dell'IPPF (*Internationa Planned Parenthood Federation*), la maggiore organizzazione mondiale di pianificazione familiare.

AIED, Associazione Italiana Educazione Demografica

via Salaria 58, 00198 Roma
aied@aied.it
www.aied.it
Storica associazione per l'educazione demografica, dispone di diverse sedi in tutto il territorio nazionale.

ANEP, Associazione Nazionale per l'Educazione Prenatale

piazza Mattarella 3/A, 43100 Parma
www.anep.org
Dal 1993 raccoglie le conoscenze sulla vita prenatale in ambiti scientifici diversi, collaborando con strutture ed enti pubblici e privati in Italia e all'estero. Ha sedi in tutta Italia.

La Leche League, Lega per l'allattamento materno - Italia

www.lllitalia.org
Per avere consigli e aiuto circa l'allattamento al seno, anche prima del parto, ci si può rivolgere a questa organizzazione, nata negli Stati Uniti negli anni Cinquanta e diffusa in tutto il mondo.

MAMI, Movimento Allattamento Materno Italiano

via Treggiaia 11, 50020 Romola (FI)
info@mami.org
www.mami.org.
È affiliato alla WABA (*World Alliance for Breastfeeding Action*), una rete internazionale di organizzazioni e persone che tutela il diritto di ogni madre e di ogni bambino all'allattamento al seno.

Associazione Nazionale Culturale Ostetriche Parto a Domicilio

via Comi 57, Induno Olona (Va)
info@nascereacasa
www.nascereacasa.it
È stata fondata nel 1981 dalle prime ostetriche italiane che rispondevano in modo nuovo alla richiesta delle donne di far nascere il bambino in casa loro con sicurezza e serenità. Ci si può rivolgere alla segreteria organizzativa per informazioni a livello nazionale su singole ostetriche e associazioni che praticano la preparazione al parto dolce, o forniscono l'assistenza per il parto a domicilio o in case di maternità. Queste ostetriche, attive da anni, hanno elaborato linee guida per un'assistenza appropriata e mantengono un aggiornamento periodico e costante.

ANDRIA associazione scientifica

via Servais 112, 10146 Torino
postmaster@associazioneandria.it
www.associazioneandria.it
Coordinamento di operatori senza fini di lucro per la promozione di un'assistenza appropriata in ostetricia, ginecologia e medicina perinatale. Organizza eventi formativi per ginecologi e ostetriche e congressi nazionali.

ADISCO Associazione donatrici italiane sangue del cordone ombelicale

sede legale: via Forlì 36/38, 00161 Roma
segreteria: c/o Az. Ospedaliera Universitaria Policlinico Tor Vergata
www.adisco.it
Onlus nata nel 1995 per promuovere la donazione di sangue del cordone ombelicale e raccogliere fondi per la ricerca sul suo impiego nei trapianti. Fornisce informazioni alle madri che vogliono donare.

Associazione Rete Malattie Rare - Onlus

Sede legale: via Bergamo 1, 47838 Riccione (RI)
Sede operativa: via Ronzinella, 31021 Mogliano Veneto (TR)
www.retemalattierare.it
È un'associazione costituita nel 2004 da pazienti affetti da una malattia rara, da genitori di bambini affetti da malattia rara e da familiari di pazienti. Il sito internet rappresenta il principale strumento attraverso il quale i volontari dell'associazione vogliono raggiungere l'obiettivo di costruire una rete di informazioni e solidarietà per le persone affette da malattie rare e per tutti coloro che si confrontano con queste patologie.

Letture consigliate

I. Arena, *Dopo un cesareo*, Bonomi, Pavia

A. Auckett, *Massaggio per i vostri bambini*, red!, Milano

J. Balaskas, *Audiocorso per il parto attivo*, red!, Milano

J. Balaskas, *Manuale del parto attivo*, red!, Milano

J. Balaskas, Y. Gordon, *Manuale del parto in acqua*, red!, Milano

J. Balaskas, J.L. Stirk, *Stretching*, red!, Milano

R. Beintema, *Yoga in gravidanza*, red!, Milano

B. Bettelheim, *Dialoghi con le madri*, Comunità, Milano

B. Bettelheim, *Un genitore quasi perfetto*, Feltrinelli, Milano

L. Braibanti, *Parto e nascita senza violenza*, red!, Milano

L. Braibanti, P. Braibanti, *Nascere meglio*, Editori Riuniti, Roma

A. Deans (a cura di), *Il grande libro della gravidanza*, Rizzoli, Milano

C. Flamigni, *Avere un bambino*, Mondadori, Milano

R. Fraioli, *In dolce attesa*, Xenia, Milano

R. Fraioli, A. Thoeni, *L'acqua e la nascita*, red!, Milano

I.M. Gaskin, *La gioia del parto*, Bonomi, Pavia

G. Honegger Fresco, *Essere genitori*, red!, Milano

S. Kitzinger, *Donne come madri*, Bompiani, Milano

S. Kitzinger, *Gravidanza e parto*, Rizzoli, Milano

S. Kitzinger, *Il bambino, l'attesa e la nascita*, Mondadori, Milano

S. Kitzinger, *La gioia della nascita*, Bompiani, Milano

M.H. Klaus, P.H. Klaus, *Venire al mondo: le prime settimane di vita*, Il Pensiero Scientifico Editore, Roma

P. Leach, *Impariamo da lui*, red!, Milano

F. Leboyer, *Dalla luce il bambino*, Bompiani, Milano

F. Leboyer, *L'arte del respiro*, IPSA, Palermo

F. Leboyer, *L'arte di partorire*, red!, Milano

F. Leboyer, *Per una nascita senza violenza*, Bompiani, Milano

F. Leboyer, *Shantala*, Bompiani, Milano

C. Lees, G. McCartan, *Gravidanza: domande & risposte*, De Agostini, Novara

E. Malvagna, *Partorire senza paura*, red!, Milano

A. Montagu, *Il linguaggio della pelle*, Garzanti, Milano

A. Montagu, *I nove mesi dell'attesa*, Longanesi, Milano

L. Nava, *Alimentazione in gravidanza*, red!, Milano

M. Odent, *A misura di bambino*, Emme, Milano

L. Regan, *La tua gravidanza di settimana in settimana*, Tecniche Nuove, Milano

K. Schlenz, *Finalmente papà*, red!, Milano

V. Schmid, *Salute e nascita*, Urra, Milano

V. Schmid, *Venire al mondo dare alla luce*, Urra, Milano

W. Sears, M. Sears, *Allattamento e svezzamento*, red!, Milano

M. Segal, *Il mio bambino da 0 a 1 anno*, red!, Milano

E. Sidenbladh, *Nascere nell'acqua*, red!, Milano

A. Tomatis, *La notte uterina*, red!, Milano

T. Valpiana, *L'alimentazione naturale del bambino*, red!, Milano

T. Valpiana, M. Parona, *Le ricette per l'alimentazione naturale dei bambino*, red!, Milano

T.R. Verny, P. Weintraub, *Bambini si nasce*, Bonomi, Pavia

M. Wessels, H. Oellerich, *Ginnastica in gravidanza*, red!, Milano

A. Zocco, *In forma dopo il parto*, red!, Milano

Indice analitico

I numeri di pagina in grassetto rimandano a voci presenti nel 'Dizionario medico'.

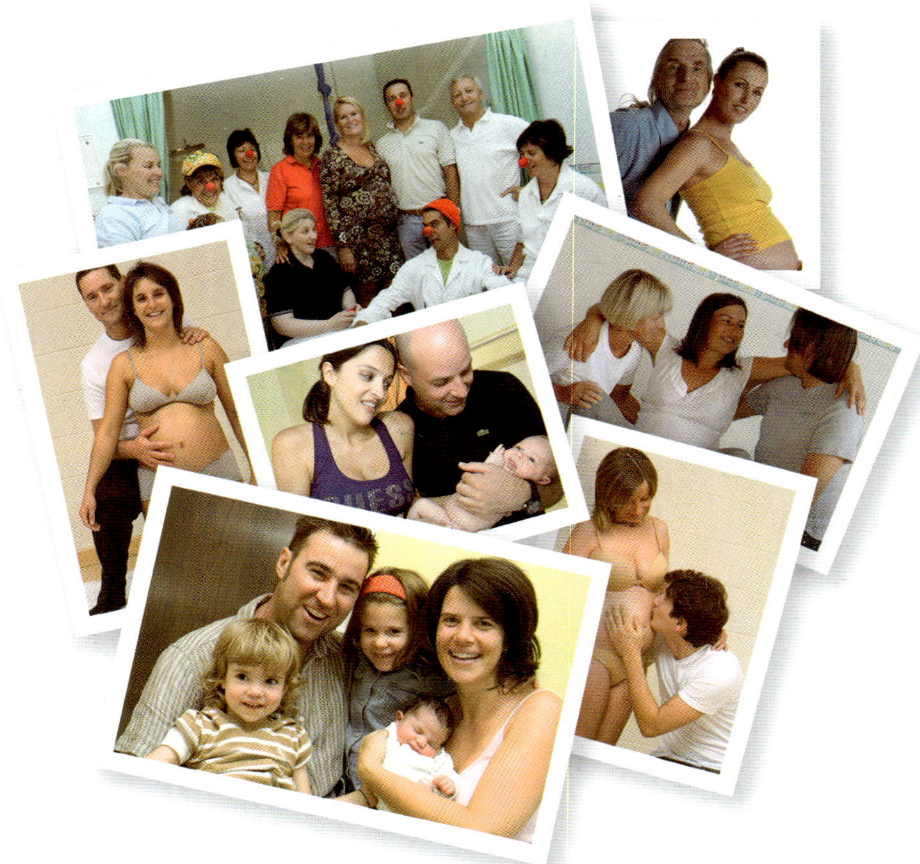

Si ringrazia tutto il personale ospedaliero, le mamma, i papà e i bambini che si sono gentilmente prestati per la realizzazione del servizio fotografico. In particolare si ringrazia il dottor Albin Thoeni e il personale dell'Ospedale di Vipiteno per le fotografie del parto in acqua. Per le foto del parto in casa e del massaggio del bambino si ringrazia Sabina Pastura e le ostetriche di Lalunanuova, associazione di via Settembrini 3, Milano.

Servizio fotografico di Italo Bertolasi. Fotografie di Istockphoto, con le seguenti eccezioni: Italo Bertolasi, pp. 113, 117, 128-149, 153, 155, 156, 157, 182, 183, 198, 200, 203, 204, 205, 206, 207, 213, 226, 229, 230, 232, 233, 235, 236, 246, 247, 248, 249, 252, 253, 257, 261, 272, 274-283, 285, 290, 291, 292, 294, 298, 315, 316, 319; Marka, pp. 68, 69, 84, 116, 307, 309, 312, 321, 372; Chiara Diomede, pp. 188, 189, 191, 192, 351, 353; Archivio red!, pp. 64, 67, 96, 343; Anthea Sieveking, p. 240. Disegni di Lucy Su.

Dal catalogo red!

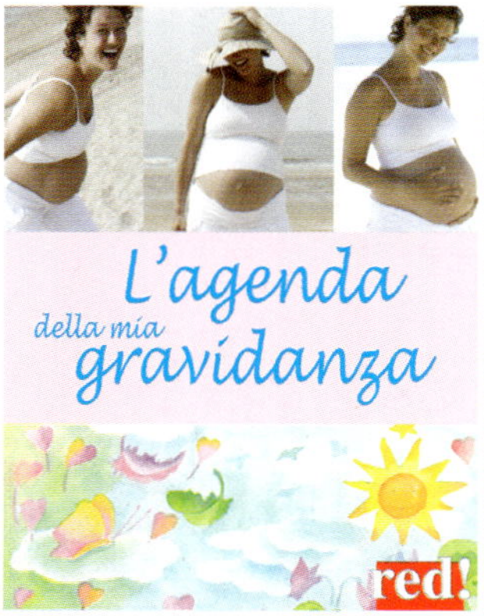

G. Gottardi, S. Viviani

L'AGENDA DELLA MIA GRAVIDANZA

Un'agenda personale che ti seguirà come un'amica preziosa fino alla nascita del tuo bambino e un CD con musiche per il rilassamento. Settimana dopo settimana l'agenda ti proporrà: semplici suggerimenti per alimentarti in maniera corretta, facili e sicuri esercizi per mantenerti in buona forma fisica, efficaci rimedi naturali per far fronte ai disturbi più comuni, tutti i controlli e gli esami medici da fare, tante curiosità su nomi, segni zodiacali, consigli e detti sulla gravidanza dalla tradizione popolare. Accanto alle informazioni pratiche, troverai anche tante rubriche da riempire con le cose da fare, con gli appunti che prenderai durante il corso pre parto, ma anche con i tuoi pensieri, le tue preoccupazioni, i tuoi sogni.

pp. 192 € 16.90 STR004

16,5 x 21 Cartonato bombato

A cura di Nirodh Fortini

MUSICHE PER I NOVE MESI DELL'ATTESA

Dieci brani da ascoltare in vari momenti della giornata, delicati e affettuosi; piccoli viaggi sonori a cui abbandonarsi per entrare più profondamente in contatto con la creatura che si porta in grembo. Emozioni semplici e gentili, per nutrire e accompagnare la gravidanza in un dialogo intimo e naturale. Il CD è a cura di Nirodh Fortini, che da oltre trent'anni si occupa della ricerca nel settore della musica e dei video applicati alla terapia.

pp. 16 € 9.90 MUS070

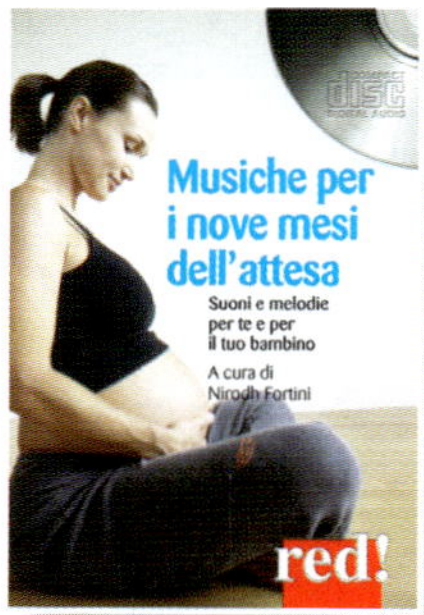

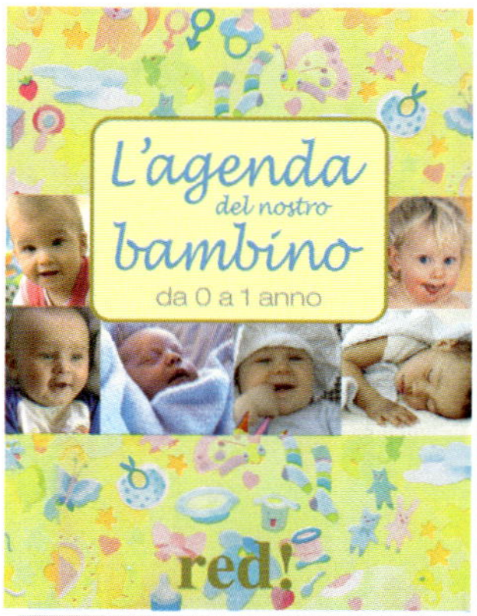

G. Settimo, G. Trapani

L'AGENDA DEL NOSTRO BAMBINO

Il diario del tuo bambino, dal primo giorno di vita fino al compimento del primo anno d'età. Un giornale di bordo che diventa un oggetto unico e personale, grazie alle tante pagine da personalizzare con appunti, aneddoti e foto, ma anche un manuale ricco di consigli utili su allattamento, svezzamento, sonno, pianto e salute del neonato. In regalo il CD 'Facciamo la nanna'.

pp. 192 € 9.90 PRE002

16,5 x 21 Cartonato bombato